现代护理管理与常见病护理

主编 孙圣发 崔兆坤 张 倩 祁业英

陈 鑫 侯冰鑫 李爱洁 吉中华

中国海洋大学出版社
·青岛·

图书在版编目（CIP）数据

现代护理管理与常见病护理 / 孙圣发等主编.

青岛：中国海洋大学出版社，2024.8. -- ISBN 978-7
-5670-3974-2

Ⅰ. R47

中国国家版本馆CIP数据核字第2024PX4748号

Modern Nursing Management and Common Disease Nursing

出版发行	中国海洋大学出版社
社 址	青岛市香港东路23号　　　　　邮政编码　266071
出版人	刘文菁
网 址	http://pub.ouc.edu.cn
电子信箱	369839221@qq.com
订购电话	0532-82032573（传真）
责任编辑	韩玉堂　李 燕　　　　　　　电 话　0532-85902349
印 制	日照报业印刷有限公司
版 次	2024年8月第1版
印 次	2024年8月第1次印刷
成品尺寸	185 mm×260 mm
印 张	34
字 数	864千
印 数	1～1000
定 价	208.00元

发现印装质量问题，请致电0633-8221365，由印刷厂负责调换。

编委会

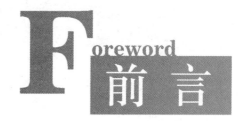
前言

随着社会文明的进步和医疗技术的提高,患者对医疗服务的需求已不再局限于疾病的治疗,而是更加注重治疗过程中的体验与康复效果。护理作为医疗服务的核心环节之一,其专业化和精细化水平直接影响着患者的治疗效果和生活质量。同时,面临人口老龄化加速、生活方式改变及疾病谱变迁的社会现状,常见病的防治与护理变得至关重要,常见病虽不及罕见病那般引人注目,却因其广泛存在和对公众健康质量的深刻影响,成为护理领域不可忽视的关键议题。《现代护理管理与常见病护理》一书的编写,正是基于这样的时代背景,旨在全面梳理和深入探讨护理管理和常见病的护理理论与实践,为护理工作者提供一本科学、系统、实用的指导手册。

本书通过结合编者丰富的临床护理经验,深入探讨了护理管理及临床常见病的护理内容,不仅包括疾病的常规护理,如护理评估、护理措施、护理评价、健康教育等,还简要叙述了疾病的病理生理、临床表现、实验室检查及诊断等内容。本书重视国内外护理领域的最新研究成果和技术进展,力求将循证护理、精准护理、远程护理等先进理念和技术融入常见病护理实践之中,展示这些新理念和新技术在提升护理质量、促进患者康复方面的积极作用。同时,本书还鼓励护理工作者勇于探索和创新,结合实际情况,灵活运用各种护理模式,为患者提供更加优质、高效的护理服务,适合广大护理工作者阅读使用。

我们期待通过本书的推广与应用,能够进一步推动常见病护理工作的专业化、精细化进程,提升护理服务的整体水平,为患者带来更加安全、有效、舒适的护理体验。同时,我们也希望广大护理工作者能够不断学习、勇于创新,为护理学科的繁荣发展贡献自己的力量。

《现代护理管理与常见病护理》编委会

2024 年 6 月

Contents 目 录

第一章

临床护理技术

第一节 生命体征观察与护理

生命体征是体温、脉搏、呼吸及血压的总称,是机体生命活动的客观反映,是评价生命活动状态的重要依据,也是护士评估患者身心状态的基本资料。

正常情况下,生命体征在一定范围内相对稳定,相互之间保持内在联系;当机体患病时,生命体征会发生不同程度的变化。护士通过对生命体征的观察,可以了解机体重要脏器的功能状态,了解疾病的发生、发展、转归,并为疾病预防、诊断、治疗和护理提供依据;可以发现患者现存的或潜在的健康问题,以正确制订护理计划。因此,生命体征的测量及护理是临床护理工作的重要内容之一,也是护士应掌握的基本技能。

一、体温

体温由三大营养物质氧化分解而产生。50%以上迅速转化为热能,50%贮存于ATP内,供机体利用,最终仍转化为热能散发到体外。正常人体的温度是由大脑皮质和丘脑下部体温调节中枢所调节(下丘脑前区为散热中枢,下丘脑后区为产热中枢),并通过神经、体液因素调节产热和散热过程,保持产热与散热的动态平衡,所以正常人有相对恒定的体温。

(一)正常体温及生理性变化

1.正常体温

通常说的体温是指机体内部的温度,即胸腔、腹腔、中枢神经的温度,又称体核温度,较高且稳定。皮肤温度称体壳温度。临床上通常用口温、肛温、腋温来代替体温。在这3个部位测得的温度接近身体内部的温度,且测量较为方便。3个部位测得的温度略有不同,口腔温度居中,直肠温度较高,腋下温度较低。同时在3个部位进行测量,其温度差一般不超过1 ℃。这是由于血液在不断地流动,将热量很快地由温度较高处带往温度较低处,因而机体各部的温度一般差异不大。

体温的正常值不是一个具体的点,而是一个范围。由于机体各部位代谢率的不同,温度略有差异,常以口腔、直肠、腋下的平均温度为标准,个体体温可以较正常的平均温度增减 0.3～0.6 ℃,健康成人的平均温度波动范围见表 1-1。

表 1-1　健康成人不同部位温度的波动范围

部位	波动范围
口腔	36.2～37.0 ℃
直肠	36.5～37.5 ℃
腋窝	36.0～36.7 ℃

2.生理性变化

人的体温在一些因素的影响下,会出现生理性的变化,但这种体温的变化,往往是在正常范围内或是一闪而过的。

(1)时间:人的体温 24 h 内的变动在 0.5～1.5 ℃,一般清晨 2～6 时体温最低,下午 2～8 时体温最高。这种昼夜的节律波动,可能与人体活动代谢的相应周期性变化有关。如长期从事夜间工作的人员,可出现夜间体温上升、日间体温下降的现象。

(2)年龄:新生儿因体温调节中枢尚未发育完全,调节体温的能力差,体温易受环境温度影响而变化;儿童由于代谢率高,体温可略高于成人;老年人代谢率较低,血液循环变慢,加上活动量减少,因此体温偏低。

(3)性别:一般来说,女性比男性有较厚的皮下脂肪层,维持体热能力强,故女性体温较男性高约 0.3 ℃。并且女性的基础体温随月经周期出现规律变化,即月经来潮后逐渐下降,至排卵后,体温又逐渐上升。这种体温的规律性变化与血中孕激素及其代谢产物的变化相吻合。

(4)环境温度:在寒冷或炎热的环境下,机体的散热受到明显的抑制或加强,体温可暂时性的降低或升高。另外,气流、个体暴露的范围大小亦影响个体的体温。

(5)活动:任何需要耗力的活动,都使肌肉代谢增强,产热增加,可以使体温暂时性上升 1～2 ℃。

(6)饮食:进食的冷热可以暂时性地影响口腔温度,进食后,由于食物的特殊动力作用,可以使体温暂时性地升高 0.3 ℃左右。

另外,强烈的情绪反应、冷热的应用及个体的体温调节机制都对体温有影响,在测量体温的过程中要加以注意并能够做出解释。

3.产热与散热

(1)产热过程:机体产热过程是细胞新陈代谢的过程。人体通过化学方式产热,即食物氧化、骨骼肌运动、交感神经兴奋、甲状腺素分泌增多,以及体温升高均可提高新陈代谢率,而增加产热量。

(2)散热过程:机体通过物理方式进行散热。机体大部分的热量通过皮肤的辐射、传导、对流、蒸发来散热;一小部分的热量通过呼吸、尿、粪便而散发于体外。

当外界温度等于或高于皮肤温度时,蒸发就是人体唯一的散热形式。

1)辐射:热由一个物体表面通过电磁波的形式传至另一个与它不接触物体表面的一种形式。在低温环境中,它是主要的散热方式,安静时的辐射散热所占的百分比较大,可达总热量的 60%。其散热量的多少与所接触物质的导热性能、接触面积和温差大小有关。

2)传导:机体的热量直接传给同它接触的温度较低的物体的一种散热方法。

3）对流：传导散热的特殊形式，是指通过气体或液体的流动来交换热量的一种散热方法。

4）蒸发：由液态转变为气态，同时带走大量热量的一种散热方法。

(二)异常体温的观察

人体最高的耐受热为40.6～41.4 ℃，低于34 ℃或高于43 ℃，则极少存活。升高超过41 ℃，可引起永久性的脑损伤；高热持续在42 ℃以上24 h常导致休克及严重并发症。所以对于体温过高或过低者应密切观察其病情变化，不能有丝毫的松懈。

1.体温过高

体温过高又称发热，是由于各种原因使下丘脑体温调节中枢的调定点上移，产热增加而散热减少，导致体温升高超过正常范围。

(1)原因：①感染性，如病毒、细菌、真菌、螺旋体、立克次体、支原体、寄生虫等感染引起的发热，最多见。②非感染性，如无菌性坏死物质的吸收引起的吸收热、变态反应性发热等。

(2)以口腔温度为例，按照发热的高低将发热分为如下几类。低热：37.5～37.9 ℃。中等热：38.0～38.9 ℃。高热：39.0～40.9 ℃。超高热：41 ℃及以上。

(3)发热过程：发热的过程常依疾病在体内的发展情况而定，一般分为3个阶段。

1)体温上升期：特点是产热大于散热。主要表现：皮肤苍白、干燥无汗，患者畏寒、疲乏，体温升高，有时伴寒战。方式：骤升和渐升。骤升指体温在数小时内升至高峰，如肺炎球菌导致的肺炎；渐升指体温在数小时内逐渐上升，数天内达高峰，如伤寒。

2)高热持续期：特点是产热和散热在较高水平上趋于平衡。主要表现：体温居高不下，皮肤潮红，呼吸加深加快，脉搏增快并有头痛、食欲缺乏、恶心、呕吐、口干、尿量减少等症状，甚至惊厥、谵妄。

3)体温下降期：特点是散热增加，产热趋于正常，体温逐渐恢复至正常水平。主要表现：大量出汗、皮肤潮湿、温度降低。老年人易出现血压下降、脉搏细速、四肢厥冷等循环衰竭的症状。方式：骤降和渐降。骤降指体温在数小时内降至正常，如大叶性肺炎、疟疾；渐降指体温在数天内降至正常，如伤寒、风湿热。

(4)热型：将不同时间测得的体温绘制在体温单上，互相连接就构成体温曲线。各种体温曲线形状称为热型。有些发热性疾病有特殊的热型，通过观察体温曲线可协助诊断。但需注意，药物的应用可使热型变得不典型。常见的热型如下。

1)稽留热：体温持续在39～40 ℃，达数天或数周，24 h波动范围不超过1 ℃。常见于大叶性肺炎、伤寒等急性感染性疾病的极期。

2)弛张热：体温多在39 ℃以上，24 h体温波动幅度可超过2 ℃，但最低温度仍高于正常水平。常见于化脓性感染、败血症、浸润性肺结核等疾病。

3)间歇热：体温骤然升高达高峰后，持续数小时又迅速降至正常，经过一天或数天间歇后，体温又突然升高，如此有规律地反复发作，常见于疟疾。

4)不规则热：发热不规律，持续时间不定。常见于流行性感冒、肿瘤等疾病引起的发热。

2.体温过低

体温过低是指由于各种原因引起的产热减少或散热增加，导致体温低于正常范围，称为体温过低。当体温低于35 ℃时，称为体温不升。体温过低的原因如下。

(1)体温调节中枢发育未成熟：如早产儿、新生儿。

(2)疾病或创伤：见于失血性休克、极度衰竭等患者。

(3)药物中毒。

(三)体温异常的护理

1.体温过高

降温措施有物理降温、药物降温及针刺降温。

(1)观察病情:加强对生命体征的观察,定时测量体温,一般每天测温 4 次,高热患者应每4 h 测温 1 次,待体温恢复正常 3 d 后,改为每天 1～2 次,同时观察脉搏、呼吸、血压、意识状态的变化;及时了解有关各种检查结果及治疗护理后病情好转还是恶化。

(2)饮食护理:①补充高蛋白、高热量、高维生素、易消化的流质或半流质饮食,如粥、鸡蛋羹、面片汤、青菜、新鲜果汁等。②多饮水,每天补充液量 3 000 mL,必要时给予静脉滴注,以保证摄入量。

由于高热时,热量消耗增加,全身代谢加快,蛋白质、维生素的消耗量增加,水分丢失增多,同时消化液分泌减少,胃肠蠕动减弱,所以宜及时补充水分和营养。

(3)使患者舒适:①安置舒适的体位让患者卧床休息,同时调整室温和避免噪声。②每天早、晚刷牙,饭前、饭后漱口,不能自理者,可行特殊口腔护理。由于发热患者唾液分泌减少,口腔黏膜干燥,机体抵抗力下降,极易引起口腔炎、口腔溃疡,因此口腔护理可预防口腔及咽部细菌繁殖。③发热患者退热期出汗较多,此时应及时擦干汗液并更换衣裤和床单等,以保持皮肤的清洁和干燥,防止皮肤继发性感染。

(4)心理调护:注意患者的心理状态,对体温的变化给予合理的解释,以缓解患者紧张和焦虑的情绪。

2.体温过低

(1)保暖:①给患者加盖衣被、毛毯、电热毯等或放置热水袋,注意小儿、老人、昏迷者,热水袋温度不宜过高,以防烫伤。②暖箱:适用于体重低于 2 500 g,胎龄不足 35 周的早产儿、低体重儿。

(2)给予热饮。

(3)监测生命体征:每小时测体温 1 次,直至恢复正常且保持稳定,同时观察脉搏、呼吸、血压、意识的变化。

(4)设法提高室温:以 22～24 ℃为宜。

(5)积极宣教:教会患者避免导致体温过低的因素。

(四)测量体温的技术

1.体温计的种类及构造

(1)水银体温计:水银体温计又称玻璃体温计,是最常用的、最普通的体温计。它是一种外标刻度为红线的真空玻璃毛细管。其刻度范围为 35～42 ℃,每小格 0.1 ℃,在 37 ℃ 刻度处以红线标记,以示醒目。体温计一端贮存水银,当水银遇热膨胀后沿毛细管上升;因毛细管下端和水银槽之间有一凹陷,所以水银柱遇冷不致下降,以便检视温度。

根据测量部位的不同可将体温计分为口表、肛表、腋表。口表的水银端呈圆柱形,较细长;肛表的水银端呈梨形,较粗短,适合插入肛门;腋表的水银端呈扁平鸭嘴形。临床上口表可代替腋表使用。

(2)其他:如电子体温计、感温胶片、可弃式化学体温计等。

2.测体温的方法

(1)目的:通过测量体温,了解患者的一般情况及疾病的发生、发展规律,为诊断、预防、治疗提供依据。

(2)用物准备:①测温盘内备体温计(水银柱甩至 35 ℃ 以下)、秒表、纱布、笔、记录本。②若测肛温,另备润滑油、棉签、手套、卫生纸、屏风。

(3)操作步骤:①洗手、戴口罩,备齐用物,携至床旁。②核对患者并解释目的。③协助患者取舒适卧位。④根据病情选择合适的测温方法。a.测腋温:擦干汗液,将体温计放在患者腋窝,紧贴皮肤屈肘臂过胸,夹紧体温计。测量 10 min 后,取出体温计用纱布擦拭。b.测口温法:嘱患者张口,将口表汞柱端放于舌下热窝。嘱患者闭嘴用鼻呼吸,勿用牙咬体温计。测量时间 3～5 min。嘱患者张口,取出口表,用纱布擦拭。c.测肛温法:协助患者取合适卧位,露出臀部。润滑肛表前端,戴手套用手垫卫生纸分开臀部,轻轻插入肛表 3～4 cm。测量时间 3～5 min。用卫生纸擦拭肛表。⑤检视读数,放体温计盒内,记录。⑥整理床单位。⑦洗手,绘制体温于体温单上。⑧消毒用过的体温计。

(4)注意事项:①测温前应注意有无影响体温波动的因素存在,如 30 min 内有无进食、剧烈活动、冷热敷、坐浴等。②如体温值与病情不符,应重复测量。③腋下有创伤、手术或消瘦夹不紧体温计者不宜测腋温;腹泻、肛门手术、心肌梗死的患者禁测肛温;精神异常、昏迷、婴幼儿等不能合作者及口鼻疾病或张口呼吸者禁测口温;进热食或面颊部热敷者,应间隔 30 min 后再测口温。④对小儿、重症患者测温时,护士应守护在旁。⑤测口温时,如不慎咬破体温计,应立即清除玻璃碎屑,以免损伤口腔黏膜;口服蛋清或牛奶,以保护消化道黏膜并延缓汞的吸收;病情允许者,进粗纤维食物,以加快汞的排出。

3.体温计的消毒与检查

(1)体温计的消毒:为防止测体温引起的交叉感染,保证体温计清洁,用过的体温计应消毒。先将体温计分类浸泡于含氯消毒液内 30 min 后取出,再用冷开水冲洗擦干,放入清洁容器中备用。集体测温后的体温计,用后全部浸泡于消毒液中。5 min 后取出用清水冲净,擦干后放入另一消毒液容器中进行第二次浸泡,半小时后取出用清水冲净,擦干后放入清洁容器中备用。消毒液的容器及清洁体温计的容器每周进行 2 次高压蒸汽灭菌消毒,消毒液每天更换一次,若有污染随时消毒。传染病患者应设专人体温计,单独消毒。

(2)体温计的检查:在使用新的体温计前或定期消毒体温计后,应对体温计进行校对,以检查其准确性。将全部体温计的水银柱甩至 35 ℃ 以下,同一时间放入已测好的 40 ℃ 水内,3 min 后取出检视。若体温计之间相差0.2 ℃以上或体温计上有裂痕者,取出不用。

二、脉搏

(一)正常脉搏及生理性变化

1.正常脉搏

随着心脏节律性收缩和舒张,动脉内的压力也发生周期性的波动,这种周期性的压力变化可引起动脉血管发生扩张与回缩的搏动,这种搏动在浅表的动脉可触摸到,临床简称为脉搏。正常人的脉搏节律均匀、规则,间隔时间相等,每搏强弱相同且有一定的弹性,每分钟搏动的次数为60～100 次(即脉率)。脉搏通常与心率一致,是心率的指标。

2.生理性变化

脉率受许多生理性因素的影响而发生一定范围的波动。

(1)年龄：一般新生儿、幼儿的脉率较成人快。

(2)性别：同龄女性比男性快。

(3)情绪：兴奋、恐惧、发怒时脉率增快,忧郁时则慢。

(4)活动：一般人运动、进食后脉率会加快;休息、禁食则相反。

(5)药物：兴奋剂可使脉率增快,镇静剂、洋地黄类药物可使脉率减慢。

(二)异常脉搏的观察

1.脉率异常

(1)速脉：成人脉率在安静状态下超过 100 次/分钟,又称为心动过速。见于高热、甲状腺功能亢进(甲亢,由于代谢率增加而使脉率增快)、贫血或失血等患者。正常人可有窦性心动过速,为一过性的生理现象。

(2)缓脉：成人脉率在安静状态下低于 60 次/分钟,又称心动过缓。颅内压增高、病态窦房结综合征、二度以上房室传导阻滞,或服用某些药物如地高辛、普尼拉明、利血平、普萘洛尔等可出现缓脉。正常人可有生理性窦性心动过缓,多见于运动员。

2.脉律异常

脉搏的搏动不规则,间隔时长时短,称为脉律异常。

(1)间歇脉：在一系列正常均匀的脉搏中出现一次提前而较弱的脉搏,其后有一较正常延长的间歇(即代偿性间歇),亦称期前收缩。见于各种心脏病或洋地黄中毒的患者;正常人在过度疲劳、精神兴奋、体位改变时也偶尔出现间歇脉。

(2)脉搏短绌：同一单位时间内脉率少于心率。绌脉是由于心肌收缩力强弱不等,有些心排血量少的搏动可发出心音,但不能引起周围血管搏动,导致脉率少于心率。特点：脉律完全不规则,心率快慢不一、心音强弱不等。多见于心房纤颤者。

3.强弱异常

(1)洪脉：当心排血量增加,血管充盈度和脉压较大时,脉搏强大有力,称洪脉。见于高热、甲状腺功能亢进、主动脉关闭不全等患者;运动后、情绪激动时也常触到洪脉。

(2)细脉：当心排血量减少,动脉充盈度降低时,脉搏细弱无力,扪之如细丝,称细脉或丝脉。见于大出血、主动脉瓣狭窄和休克、全身衰竭的患者,是一种危险的脉象。

(3)交替脉：节律正常而强弱交替时出现的脉搏,称为交替脉。交替脉是左心衰竭的重要体征。常见于高血压性心脏病、急性心肌梗死、主动脉关闭不全等患者。

(4)水冲脉：脉搏骤起骤落,有如洪水冲涌,故名水冲脉,主要见于主动脉关闭不全、动脉导管未闭、甲亢、严重贫血患者,检查方法是将患者前臂抬高过头,检查者用手紧握患者手腕掌面,可明显感知。

(5)奇脉：在吸气时脉搏明显减弱或消失为奇脉。其产生主要与吸气时,左心室的搏出量减少有关。常见于心包腔积液、缩窄性心包炎等患者,是心包压塞的重要体征之一。

4.动脉壁异常

由于动脉壁弹性减弱,动脉变得迂曲不光滑,有条索感,如按在琴弦上,多见于动脉硬化的患者。

(三)测量脉搏的技术

1.部位

临床上常在靠近骨骼的动脉测量脉率。最常用和最方便的是桡动脉,患者也乐于接受。其次为颞动脉、颈动脉、肱动脉、腘动脉、足背动脉和股动脉等。如怀疑患者心搏骤停或休克时,应选择大动脉为诊脉点,如颈动脉、股动脉。

2.测脉搏的方法

(1)目的:通过测量脉率,可间接了解心脏的情况,观察相关疾病发生、发展规律,为诊断、治疗提供依据。

(2)准备:治疗盘内备带秒钟的表、笔、记录本及听诊器。

(3)操作步骤:①洗手、戴口罩,备齐用物,携至床旁;②核对患者信息,解释目的;③协助患者取坐位或半坐卧位,手臂放在舒适位置,腕部伸展;④以示指、中指、无名指的指端按在桡动脉表面,压力大小以能清楚地触及脉搏为宜,注意脉律,强弱动脉壁的弹性;⑤一般情况下所测得的数值乘以 2,心脏病患者、脉率异常者、危重患者则应以 1 min 记录;⑥协助患者取舒适体位;⑦将脉搏绘制在体温单上。

(4)注意事项:①诊脉前患者应保持安静,剧烈运动后应休息 20 min 后再测;②偏瘫患者应选择健侧肢体测量;③脉搏细、弱难以测量时,用听诊器测心率;④脉搏短细的患者,应由 2 名护士同时测量,一人听心率,另一人测脉率,一人发出"开始""停止"的口令,记数 1 min,以分数式记录:心率/脉率,若心率每分钟 120 次,脉率 90 次,即应写成 120/90 次/分钟。

三、呼吸

(一)正常呼吸及生理变化

1.正常呼吸的观察

在安静状态下,正常成人的呼吸频率为 16～20 次/分钟。正常呼吸表现为节律规则,均匀无声且不费力。

2.生理性变化

(1)年龄:一般年龄越小,呼吸频率越快,小儿比成年人稍快,老年人稍慢。

(2)性别:同龄的女性呼吸频率比男性稍快。

(3)运动:运动后呼吸加深加快,休息和睡眠时减慢。

(4)情绪:强烈的情绪变化会刺激呼吸中枢,导致呼吸加快或屏气,如恐惧、愤怒、紧张等都可引起呼吸加快。

(5)其他:环境温度过高或海拔增加,均会使呼吸加深加快,呼吸的频率和深浅度还可受意识控制。

(二)异常呼吸的评估及护理

1.异常呼吸的评估

(1)频率异常:①呼吸过速,在安静状态下,成人呼吸频率超过 24 次/分钟,称为呼吸过速或气促。见于高热、疼痛、甲亢、缺氧等患者,因血液中二氧化碳积聚,血氧不足,可刺激呼吸中枢,使呼吸加快。发热时,体温每升高 1℃,每分钟呼吸增加 3～4 次。②呼吸过缓,在安静状态下,成人呼吸频率少于 10 次/分钟,称为呼吸过缓。常见于呼吸中枢抑制的疾病,如颅内压增高、麻醉剂及安眠药过量等患者。

(2)节律异常:①潮式呼吸又称陈-施呼吸,是一种周期性的呼吸异常,周期 0.5～2 min,需观察较长时间才能发现。特点表现为开始时呼吸浅慢,以后逐渐加深加快,又逐渐由深、快变为浅、慢,然后呼吸暂停 5～30 s 后,再重复上述状态的呼吸,如此周而复始,呼吸运动呈潮水涨落样,故称潮式呼吸(图 1-1)。发生机制:当呼吸中枢兴奋性减弱或高度缺氧时,呼吸减弱至暂停,血中二氧化碳增高到一定程度时,通过颈动脉和主动脉的化学感受器反射性地刺激呼吸中枢,使呼吸恢复。随着呼吸的由弱到强,二氧化碳不断排出,使其分压降低,呼吸中枢又失去有效的刺激,呼吸再次减弱至暂停,从而形成了周期性呼吸。常见于中枢神经系统疾病,如脑炎、颅内压增高、酸中毒、巴比妥中毒等患者。②间断呼吸又称比奥呼吸,表现为呼吸和呼吸暂停现象交替出现的呼吸。特点是有规律地呼吸几次后,突然暂停呼吸,间隔时间长短不同,随后又开始呼吸,然后反复交替出现(图 1-2)。其发生机制同潮式呼吸,是呼吸中枢兴奋性显著降低的表现,但比潮式呼吸更为严重,多在呼吸停止前出现,预后不佳。常见于颅内病变、呼吸中枢衰竭等患者。

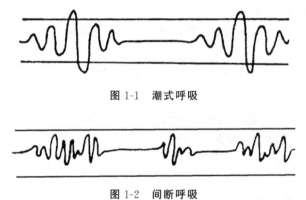

图 1-1　潮式呼吸

图 1-2　间断呼吸

(3)深浅度异常:①深度呼吸又称库斯莫呼吸,是一种深而规则的大呼吸。见于尿毒症、糖尿病等引起的代谢性酸中毒等患者。②浮浅性呼吸是一种浅表而不规则的呼吸。有时呈叹息样,见于呼吸肌麻痹或濒死的患者。

(4)音响异常:①蝉鸣样呼吸,吸气时有一种高音调的音响,声音似蝉鸣,称为蝉鸣样呼吸。其发生机制多由于声带附近有阻塞,使空气进入发生困难所致。见于喉头水肿、痉挛、喉头有异物等患者。②鼾声呼吸,呼气时发出粗糙的呼声。其发生机制由于气管或支气管内有较多的分泌物蓄积,多见于深昏迷等患者。

(5)呼吸困难:指呼吸频率、节律和深浅度都有异常。呼吸困难的患者主观上表现为空气不足、呼吸费力;客观上表现为用力呼吸、张口耸肩、鼻翼翕动、发绀,辅助呼吸肌也参与呼吸运动,在呼吸频率、节律、深浅度上出现异常改变,根据临床表现可分为以下几种。

1)吸气性呼吸困难:是由于上呼吸道部分梗阻,使得气体进入肺部不畅,肺内负压极度增高所致,患者感觉吸气费力,吸气时间显著长于呼气时间,辅助呼吸肌收缩增强,出现明显的三凹征(胸骨上窝、锁骨上窝和肋间隙及腹上角凹陷)。多见于喉头水肿或气管、喉头有异物等患者。

2)呼气性呼吸困难:是由于下呼吸道部分梗阻,使得气体呼出肺部不畅所致,患者呼气费力,呼气时间显著长于吸气时间,多见于支气管哮喘和阻塞性肺气肿患者。

3)混合性呼吸困难:呼气和吸气均感费力,呼吸的频率加快而表浅。多见于重症肺炎、大片肺不张或肺纤维化的患者。

(6)形态异常:①胸式呼吸渐弱,腹式呼吸增强。正常女性以胸式呼吸为主。当胸部或肺有疾病或手术时均使胸式呼吸渐弱,腹式呼吸增强。②腹式呼吸渐弱,胸式呼吸增强。正常男性及儿童以腹式呼吸为主。当有腹部疾病时,如腹膜炎、腹部巨大肿瘤、大量腹水等,使膈肌下降,腹式呼吸渐弱,胸式呼吸增强。

2.异常呼吸的护理

(1)观察:密切观察呼吸状态及相关症状、体征的变化。

(2)吸氧:酌情给予氧气吸入,必要时可用呼吸机辅助呼吸。

(3)心理护理:根据患者的反应,有针对性地对患者做好患者的心理护理,合理解释及安慰患者,以消除患者的紧张、恐惧心理,有安全感,主动配合治疗和护理。

(4)卧床休息:调节室内温度和湿度,保持空气清新,禁止吸烟;根据病情安置舒适体位,以保证患者的休息,减少耗氧量。

(5)保持呼吸道通畅:及时清除呼吸道分泌物,必要时给予吸痰。

(6)给药治疗:根据医嘱给药治疗,注意观察疗效及不良反应。

(7)健康教育:讲解有效咳嗽和正确呼吸方法,指导患者戒烟。

(三)呼吸测量技术

1.目的

(1)测量患者每分钟的呼吸次数。

(2)协助临床诊断,为预防、治疗、护理提供依据。

(3)观察呼吸的变化,了解患者疾病发生、发展的规律。

2.评估

(1)患者的病情、治疗情况及合作程度。

(2)患者在 30 min 内有无活动、情绪激动等影响呼吸的因素存在。

3.操作前准备

(1)用物准备:有秒针的表、记录本和笔。

(2)患者准备:情绪稳定,保持自然的呼吸状态。

(3)护士准备:着装整洁,修剪指甲,洗手,戴口罩。

(4)环境准备:安静、整洁、光线充足。

4.操作步骤

见表1-2。

表1-2　呼吸测量技术操作步骤

流程	步骤	要点说明
1.核对	携用物到床旁,核对床号、姓名	*确定患者
2.取体位	测量脉搏后,护士仍保持诊脉手势	*分散患者的注意力
3.测量呼吸	(1)观察患者胸部或腹部的起伏(一起一伏为一次呼吸),一般情况测 30 s,将所测数值乘以 2 即为呼吸频率,如患者呼吸不规则或婴儿应测 1 min (2)如患者呼吸微弱不易观察时,可用少许棉花放在患者鼻孔前,观察棉花纤维被吹动的次数,计数 1 min	*男性多为腹式呼吸,女性多为胸式呼吸,同时应观察呼吸的节律、深浅度、音响及呼吸困难的症状
4.记录	记录呼吸值:次/分钟,洗手	

5.注意事项

测量患者呼吸时,患者应处于自然呼吸的状态,以保证测量数值的准确性。

四、血压

血压是指血液在血管内流动时对血管壁的侧压力。一般指动脉血压,如无特别注明均指肱动脉的血压。当心脏收缩时,主动脉压急剧升高,至收缩中期达最高值,此时的动脉血压称收缩压。当心室舒张时,主动脉压下降,至心舒末期达动脉血压的最低值,此时的动脉血压称舒张压。

(一)正常血压及生理性变化

1.正常血压

在安静状态下,正常成人的血压范围:(12.0～18.5)/(8.0～11.9)kPa,脉压为4.0～5.3 kPa。

血压的计量单位,过去多用mmHg(毫米汞柱),后改用国际统一单位kPa(千帕斯卡),目前仍用mmHg(毫米汞柱)。两者换算公式:1 kPa=7.5 mmHg,1 mmHg≈0.133 kPa。

2.生理性变化

在各种生理情况下,动脉血压可发生各种变化,影响血压的生理因素有以下几种。

(1)年龄:随着年龄的增长血压逐渐增高,以收缩压增高较显著。儿童血压的计算公式:

$$收缩压=80+年龄\times 2$$
$$舒张压=收缩压\times 2/3$$

(2)性别:青春期前的男女血压差别不显著。成年男子的血压比女性高0.7 kPa(5 mmHg);绝经期后的女性血压又逐渐升高,与男性差不多。

(3)昼夜和睡眠:血压在上午8～10 h达全天最高峰,之后逐渐降低;午饭后又逐渐升高,下午4～6 h出现全天次高值,然后又逐渐降低;至入睡后2 h,血压降至全天最低值;早晨醒来又迅速升高。睡眠欠佳时,血压稍增高。

(4)环境:寒冷时血管收缩,血压升高;气温高时血管扩张,血压下降。

(5)部位:一般右上肢血压常高于左上肢,下肢血压高于上肢。

(6)情绪:紧张、恐惧、兴奋及疼痛均可引起血压增高。

(7)体重:血压正常的人发生高血压的危险性与体重增加呈正比。

(8)其他:吸烟、劳累、饮酒、药物等都对血压有一定的影响。

(二)异常血压的观察

1.高血压

目前基本上采用2022年世界卫生组织(WHO)和国际抗高血压联盟(ISH)高血压治疗指南的高血压定义:在未服抗高血压药的情况下,成人收缩压≥18.7 kPa(140 mmHg)和(或)舒张压≥12.0 kPa(90 mmHg)者。95%的患者为病因不明的原发性高血压,多见于动脉硬化、肾炎、颅内压增高等,最易受损的部位是心、脑、肾、视网膜。

2.低血压

一般认为血压低于正常范围且有明显的血容量不足表现如脉搏细速、心悸、头晕等,即可诊断为低血压。常见于休克、大出血等。

3.脉压异常

脉压增大多见于主动脉瓣关闭不全、主动脉硬化等;脉压减小多见于心包积液、缩窄性心包炎等。

(三)血压的测量

1.血压计的种类和构造

(1)水银血压计:分立式和台式两种,其基本结构都包括输气球、调节空气的阀门、袖带、能充水银的玻璃管、水银槽几部分。袖带的长度和宽度应符合标准:宽度比被测肢体的直径宽20%,长度应能包绕整个肢体。充水银的玻璃管上标有刻度,范围为0～40.0 kPa(0～300 mmHg),每小格表示0.3 kPa(2 mmHg);玻璃管上端和大气相通,下端和水银槽相通。当输气球送入空气后,水银由玻璃管底部上升,水银柱顶端的中央凸起对应压力的刻度。水银血压计测得的数值相当准确。

(2)弹簧表式血压计:由一袖带与有刻度2.7～4.0 kPa(20～30 mmHg)的圆盘表相连而成,表上的指针指示压力。此种血压计携带方便,但欠准确。

(3)电子血压计:袖带内有一换能器,可将信号经数字处理,在显示屏上直接显示收缩压、舒张压和脉搏的数值。此种血压计操作方便,清晰直观,不需听诊器,使用方便、简单,但欠准确。

2.测血压的方法

(1)目的:通过测量血压,了解循环系统的功能状况,为诊断、治疗提供依据。

(2)准备:听诊器、血压计、记录纸、笔。

(3)操作步骤:①测量前,让患者休息片刻,以消除活动或紧张因素对血压的影响;检查血压计,如袖带的宽窄是否适合患者、玻璃管有无裂缝、橡胶管和输气球是否漏气等。②向患者解释,以取得合作。患者取坐位或仰卧,被侧肢体的肘臂伸直、掌心向上,肱动脉与心脏在同一水平。坐位时,肱动脉平第4软骨;卧位时,肱动脉平腋中线。如手臂低于心脏水平,血压会偏高;手臂高于心脏水平,血压会偏低。③放平血压计于上臂旁,打开水银槽开关,将袖带平整地缠于上臂中部,袖带的松紧以能放入一指为宜,袖带下缘距肘窝2～3 cm。如测下肢血压:袖带下缘距腘窝3～5 cm,将听诊器胸件置于腘动脉搏动处,记录时注明下肢血压。④戴上听诊器,关闭输气球气门,触及肱动脉搏动。易地听诊器胸件放在肱动脉搏动最明显的地方,但勿塞入袖带内,以一手稍加固定。⑤挤压输气球囊打气至肱动脉搏动音消失,水银柱又升高2.7～4.0 kPa(20～30 mmHg)后,以每秒0.5 kPa(4 mmHg)左右的速度放气,使水银柱缓慢下降,视线与水银柱所指刻度平行。⑥在听诊器中听到第一声动脉音时,水银柱所指刻度即为收缩压;当搏动音突然变弱或消失时,水银柱所指的刻度即为舒张压。当变音与消失音之间有差异时,或危重者应记录两个读数。⑦测量后,驱尽袖带内的空气,解开袖带。安置患者于舒适卧位。⑧将血压计右倾45°,关闭气门,气球放在固定的位置,以免压碎玻璃管;关闭血压计盒盖。⑨用分数式,即收缩压/舒张压 mmHg记录测得的血压值,如14.7/9.3 kPa(110/70 mmHg)。

(4)注意事项:①测血压前,要求安静休息20～30 min,如运动、情绪激动、吸烟、进食等可导致血压偏高;②血压计要定期检查和校正,以保证其准确性,切勿倒置或震动;③打气不可过猛、过高,如水银柱里出现气泡,应调节或检修,不可带着气泡测量;④降至"0",稍等片刻再行第二次测量;⑤对偏瘫、一侧肢体外伤或手术后患者,应在健侧手臂上测量;⑥排除影响血压值的外界因素,如袖带太窄、袖带过松、放气速度太慢测得的血压值偏高,反之则血压值偏低;⑦长期测血压应做到四定,即定部位、定体位、定血压计、定时间。

(崔兆坤)

第二节　患者体位的移动

一、移动技术

(一)目的
协助不能自行移动的患者进行床上移动,达到让患者舒适的目的。

(二)操作前准备

1.告知患者

操作目的、方法、注意事项、配合方法。

2.评估患者

(1)病情、意识状态、皮肤情况、活动耐力及配合程度。

(2)肢体活动能力、体重,有无约束、伤口、引流管、骨折和牵引等。

3.操作护士

着装整洁、修剪指甲、洗手、戴口罩。

4.物品准备

快速手消毒剂、必要时备软枕。

5.环境

整洁、安静。

(三)操作步骤

1.协助患者移向床头

(1)一人协助法:适用于轻症或疾病恢复期患者。①核对患者腕带、床头卡;②固定床脚刹车,妥善安置各种管路;③视病情放平床头,将软枕横立于床头;④患者仰卧屈膝,双手握住床头栏杆,也可搭在护士肩部或抓住床沿;⑤护士一手托在患者肩部,另一手托住臀部,同时让患者两臂用力,脚蹬床面,托住患者重心顺势向床头移动;⑥放回软枕,根据病情摇起床头;⑦固定管路,整理床单位;⑧洗手。

(2)二人协助法:适用于重症或体重较重的患者。①同一人协助法①~③;②患者仰卧屈膝;③两位护士分别站在床的两侧,交叉托住患者颈肩部和臀部,或一人托住肩及腰部,另一人托住臀部及腘窝部,两人同时抬起患者移向床头;④放回枕头;⑤协助患者取舒适卧位,固定管路,整理床单位;⑥洗手。

2.协助患者翻身侧卧

(1)一人协助法:适用于体重较轻的患者。①核对患者腕带、床头卡。②固定床脚刹车,妥善安置各种管路。③患者仰卧,两手放于腹部。④将患者肩部、臀部移向护士侧床沿,护士两腿分开 11~15 cm,以保持平衡,使重心稳定。⑤移上身:护士将患者近侧肩部稍托起,一手伸入肩部,并用手臂扶托颈项部;另一手移至对侧肩背部,用合力抬起患者上身移至近侧。再将患者臀部、双下肢移近并屈膝,使患者尽量靠近护士。⑥护士一手托肩,一手扶膝,轻轻将患者转向对侧,背向护士。⑦按侧卧要求,在患者背部及所需部位垫上软枕。⑧固定管路,整理床单位。

⑨洗手。⑩记录翻身时间和皮肤情况。

(2)二人协助法:适用于重症或体重较重的患者。①同一人协助法①～③;②护士二人站在床的同一侧,一人托住患者颈肩部和腰部,另一人托住患者臀部和腘窝部,二人同时抬起患者移向近侧;③分别托扶患者的肩、腰、臀和膝,轻轻将患者翻向对侧;④同一人协助法⑦～⑩。

(四)注意事项

(1)注意各种体位转换间的患者安全,保护管路。

(2)注意体位转换后患者的舒适程度;观察病情、生命体征的变化,记录体位维持时间。

(3)协助患者体位转换时,不可拖拉,注意节力。

(4)被动体位患者翻身后,应使用辅助用具支撑体位保持稳定,确保肢体和关节处于功能位。

(5)注意各种体位受压处的皮肤情况,做好预防压疮的护理。

(6)颅脑手术后,不可剧烈翻转头部,应取健侧卧位或平卧位。

(7)颈椎或颅骨牵引患者,翻身时不可放松牵引。

(8)石膏固定和伤口较大患者翻身后应使用软垫支撑,防止局部受压。

(五)评价标准

(1)患者/家属能够知晓护士告知的事项,对服务满意。

(2)卧位正确,管道通畅。

(3)护理过程安全,患者局部皮肤无擦伤,无其他并发症。

(4)操作规范,动作熟练。

二、运送技术

(一)目的

运送不能下床的患者。

(二)操作前准备

1.告知患者

操作目的、方法、注意事项、配合方法。

2.评估患者

(1)病情、意识状态、体重及配合能力。

(2)躯体活动能力、皮肤情况。

(3)有无约束、各种管路情况,身体有无移动障碍。

3.操作护士

着装整洁、修剪指甲、洗手、戴口罩。

4.物品准备

轮椅/平车、被单。

5.环境

安全。

(三)操作步骤

(1)轮椅运送:①携用物至患者床旁,核对腕带、床头卡;②从床上向轮椅移动时,在床尾处备轮椅,轮椅应放在患者健侧,固定轮椅;③协助患者下床、转身,坐入轮椅后,放好足踏板;④患者坐不稳或轮椅下斜坡时,用束腰带保护患者;⑤下坡时,倒转轮椅,使轮椅缓慢下行,患者头及背部应向后靠;⑥从轮椅向床上移动时,推轮椅至床尾,轮椅朝向床头,并固定轮椅;⑦协助患者站起、转身、坐至床边;⑧协助患者取舒适卧位,整理床单位;⑨整理用物,洗手。

(2)平车运送:①携用物至患者床旁,核对腕带、床头卡。②挪动法:适用于能在床上配合移动的患者。将平车推至与床平行,并紧靠床边,固定平车,将盖被平铺于平车上,协助患者移动到平车上,盖好被单。③搬运法:儿童或体重较轻者可采用1人搬运法;不能自行活动或体重较重者采用2~3人搬运法;病情危重或颈、胸、腰椎骨折患者采用4人以上搬运法;应先将平车推至床尾,使平车头端与床尾成钝角,固定平车,1人或以上人员将患者搬运至平车上,盖好被单。④拉起护栏。⑤头部置于平车的大轮端。⑥推车时小轮在前,车速适宜,护士站于患者头侧,上下坡时应使患者头部在高处一端。⑦返回病房时,同法移回病床,协助患者取舒适卧位。⑧整理用物及床单位。⑨洗手。

(四)注意事项

(1)使用前应先检查轮椅和平车,保证其完好无损方可使用;轮椅、平车放置位置合理,移动前应先固定。

(2)轮椅、平车使用中注意观察病情变化,确保安全。

(3)保护患者安全、舒适,注意保暖,骨折患者应固定好骨折部位再搬运。

(4)遵循节力原则,速度适宜。

(5)在搬运过程中,妥善安置各种管路,避免牵拉。

(五)评价标准

(1)患者/家属能够知晓护士告知的事项,对服务满意。

(2)护理过程安全,患者出现异常情况时,护士处理及时。

三、预防跌倒

(一)目的

评估患者及客观危险因素,采取防止患者跌倒的有效措施,保证患者安全。

(二)操作前准备

1.告知患者/家属

(1)操作目的、注意事项、配合方法。

(2)预防跌倒的方法。

2.评估患者

(1)病情、年龄、意识、自理能力、步态、合作程度、心理状态。

(2)用药、既往病史、目前疾病状况等。

3.操作护士

着装整洁、洗手、戴口罩。

4.物品准备

根据患者情况适时准备污物桶、快速手消毒剂、隔离衣。

5.环境

(1)地面、各种标识、灯光照明、病房设施。

(2)易跌倒的因素。

(3)整洁、私密、温度适宜。

(三)操作步骤

(1)穿隔离衣,携用物至患者床旁,核对腕带、床头卡。

(2)协助患者取舒适、安全卧位。

(3)定时巡视患者,严密观察患者的生命体征及病情变化,合理安全陪护。

(4)遵医嘱按时给患者服药,告知患者服药后注意事项,患者服药后,密切观察其状况。

(5)将病床调至最低位置,并固定好脚刹,必要时加床挡。

(6)患者坐凳稳定,螺丝固定牢固。

(7)呼叫器、便器等常用物品放在患者易取处。

(8)搬运患者时将平车(轮椅)固定,防止滑动,就位后拉好护栏。

(9)创造良好的病室安全环境,保持地面干净无水迹,走廊畅通,无障碍物、光线明亮。

(10)加强与患者及其家属的交流沟通,关注患者的心理需求,给予必要的生活帮助和护理。

(11)整理用物及床单位,用物按医疗垃圾分类处理。

(12)脱隔离衣,洗手、记录。

(四)注意事项

(1)做好防止患者跌倒的宣教工作。

(2)对年老体弱、活动不便者,下床活动时应有保护措施。

(3)搬运患者时将平车(轮椅)固定,防止滑动,就位后拉好护栏。

(4)创造良好的病室安全环境,保持地面干净无水迹,走廊畅通,无障碍物、光线明亮。

(5)加强与患者及其家属的交流沟通,关注患者的心理需求,给予其必要的生活帮助和护理。

(五)评价标准

(1)患者/家属能够知晓护士告知的事项,对服务满意。

(2)操作规范,动作娴熟。

(3)护理过程安全。

(崔兆坤)

第三节 无 菌 技 术

一、无菌包使用技术

(一)目的

保持已经灭菌的物品处于无菌状态。

(二)操作前准备

1.操作护士

着装整洁、修剪指甲、洗手、戴口罩。

2.物品准备

无菌包、无菌持物钳及容器、治疗盘。

3.操作环境

整洁、宽敞。

(三)操作步骤

(1)检查无菌包,核对名称、有效灭菌日期、化学指示胶带颜色、包布情况。

(2)打开无菌包,揭开化学指示胶带或系带,按原折叠顺序逐层打开。

(3)用无菌钳取出物品,放于指定的区域内。

(4)包内剩余物品,按原折痕包好。

(5)注明开包时间。

(6)包内物品一次全部取出时,将包托在手中打开,另一手将包布四角抓住,使包内物品妥善置于无菌区域内。

(7)整理用物。

(四)注意事项

(1)严格遵循无菌操作原则。

(2)无菌包置于清洁、干燥处,避免潮湿。

(3)打开包布时,手不可跨越无菌区,非无菌物品不可触及无菌面。

(4)注明开包日期,开启后的无菌包使用时间不超过 24 h。

(五)评价标准

(1)遵循无菌操作原则。

(2)护士操作过程规范、准确。

二、戴无菌手套

(一)目的

执行无菌操作或者接触无菌物品时需戴无菌手套,以保护患者,预防感染。

(二)操作前准备

1.操作护士

着装整洁、修剪指甲、洗手、戴口罩。

2.物品准备

一次性无菌手套。

3.操作环境

整洁、宽敞。

(三)操作步骤

(1)检查无菌手套包装、有效期、型号。

(2)打开手套外包装。①分次取手套法:一手掀起口袋的开口处,另一手捏住手套翻折部分(手套内面)取出手套对准五指戴上。掀起另一只袋口,以戴着无菌手套的手指插入另一只手套的翻边内面,将手套戴好。②一次性取手套法:两手同时掀起口袋的开口处,分别捏住两只手套的翻折部位,取出手套。将两手套五指对准,先戴一只手,再以戴好手套的手指插入另一只手套的翻折内面,同法戴好。

(3)双手对合交叉调整手套位置,将手套翻边扣套在工作服衣袖外面。

(4)脱手套方法:①用戴着手套的手捏住另一只手套污染面的边缘将手套脱下;②戴着手套

的手握住脱下的手套,用脱下手套的手捏住另一只手套清洁面(内面)的边缘,将手套脱下;③用手捏住手套的里面丢至医疗垃圾桶内。

(5)整理用物,洗手。

(四)注意事项

(1)严格遵循无菌操作原则。

(2)戴无菌手套时,应防止手套污染。注意未戴手套的手不可触及手套的外面,戴手套的手不可触及未戴手套的手或者另一手套的里面。

(3)诊疗护理不同的患者之间应更换手套。

(4)脱手套时,应翻转脱下。

(5)脱去手套后,应按规定程序与方法洗手,戴手套不能替代洗手,必要时进行手消毒。

(6)操作时发现手套破损时,应及时更换。

(五)评价标准

(1)遵循无菌原则,符合无菌要求。

(2)操作过程规范、熟练。

(3)手套选择型号大小适宜,外观平整。

三、铺设无菌器械台

(一)目的
将无菌巾铺在清洁、干燥的器械台上,形成无菌区,放置无菌物品,以备手术使用。

(二)操作前准备

1.操作护士
着装整洁,修剪指甲,洗手,戴帽子、口罩。

2.物品准备
治疗车、无菌持物钳、无菌敷料包、器械包、手术衣及手术需要的物品。

3.操作环境
宽敞,洁净。

(三)操作过程

(1)核对、检查无菌包。

(2)打开无菌持物钳,标记开启时间。

(3)依次打开无菌敷料包、无菌器械包、无菌手术衣,分别铺置于治疗车上。

(4)用无菌持物钳夹取无菌手套置于手术衣旁。

(5)穿手术衣,戴无菌手套。

(6)整理台面,器械、敷料分别置于无菌台左、右侧。

(7)废弃物按医疗垃圾处理。

(四)注意事项

(1)严格执行无菌技术操作原则,预防交叉感染。

(2)无菌物品不超过器械台边缘。

(3)铺无菌台时身体须远离无菌区 10 cm 以上。

(4)无菌器械台边缘垂下的无菌单前侧比背侧长,无菌单垂缘至少 30 cm。

（五）评价标准

（1）符合无菌操作技术原则及查对制度。

（2）铺置无菌器械台顺序、方向正确。

（3）无菌器械台面平整，无菌物品摆放整齐、合理。

（4）移动无菌台方法正确。

（5）用物处理得当。

四、铺无菌盘

（一）目的

将无菌巾铺在清洁干燥的治疗盘内，形成无菌区，放置无菌物品，以供治疗时使用。

（二）操作前准备

1.操作护士

着装整洁、修剪指甲、洗手、戴口罩。

2.物品准备

治疗盘、无菌包、无菌持物钳及容器、无菌物品。

3.操作环境

整洁、宽敞。

（三）操作步骤

（1）检查无菌包，核对名称、有效灭菌日期、化学指示胶带颜色、包布情况。

（2）打开无菌包，使用无菌持物钳取出 1 块治疗巾，放于治疗盘内。

（3）剩余物品按原折痕包好，注明开包日期及时间。

（4）将无菌治疗巾双折平铺于治疗盘内，将上层呈扇形折叠到对侧，边缘向外。

（5）放入无菌物品。

（6）将上层盖于物品上，上下层边缘对齐，开口处向上翻折，两侧边缘向下翻折。

（7）注明铺盘日期及时间。

（8）整理用物。

（四）注意事项

（1）严格遵循无菌操作原则。

（2）铺无菌盘区域清洁干燥，无菌巾避免潮湿、污染。

（3）不可跨越无菌区，非无菌物品不可触及无菌面。

（4）注明铺无菌盘的日期、时间，无菌盘有效期为 4 h。

（五）评价标准

（1）遵循无菌技术原则。

（2）操作轻巧、熟练、规范。

（3）用物放置符合节力及无菌要求。

（4）无菌物品摆放合理，折边外观整齐。

（曹　秀）

第四节 皮 下 注 射

一、目的

(1)注入小剂量药物,用于不宜口服给药而需在一定时间内发生药效时。

(2)预防接种。

(3)局部供药,如局部麻醉用药。

二、评估

(一)评估患者

(1)双人核对医嘱。

(2)核对患者的床号、姓名、住院号和腕带(请患者自己说出床号和姓名)。

(3)评估患者的病情、意识状态、配合能力、用药史、药物过敏史、不良反应史等。

(4)向患者解释操作目的和过程,取得患者配合。

(5)查看注射部位皮肤情况(皮肤颜色,有无皮疹、感染)。

(6)协助患者取舒适坐位或卧位。

(二)评估环境

安静整洁,宽敞明亮,必要时遮挡。

三、操作前准备

(一)人员准备

仪表整洁,符合要求。洗手,戴口罩。

(二)按医嘱配制药液

(1)操作台上放置注射盘、纸巾、无菌治疗巾、无菌镊子、2 mL 注射器、医嘱用药液、安尔碘、75%乙醇、无菌棉签。

(2)双人核对药液标签、药名、浓度、剂量、有效期、给药途径。

(3)检查瓶口有无松动,瓶身有无破裂,药液有无混浊、沉淀、絮状物和变质。

(4)检查注射器、安尔碘、75%乙醇、无菌棉签等,包装无破裂,在有效期内。

(5)按正规操作抽吸药液,并贴好标识,置于无菌盘内。

(6)再次核对药液,记录时间并签名。

(三)物品准备

治疗车上层放置无菌盘(内置抽吸好的药液)、治疗盘(安尔碘、75%乙醇)、注射单、快速手消毒剂。以上物品应符合要求,均在有效期内。治疗车下层放置生活垃圾桶、医疗废物桶、锐器盒。

四、操作程序

(1)携用物推车至患者床旁,核对床号、姓名、住院号和腕带(请患者自己说出床号和姓名)。

19

（2）根据注射目的选择注射部位（上臂三角肌下缘、两侧腹壁、后背、股前侧和外侧等）。

（3）常规消毒皮肤,待干。

（4）二次核对患者的床号、姓名和药名。

（5）排尽空气;取干棉签夹于左手示指与中指之间。

（6）一手绷紧皮肤,另一手持注射器,示指固定针栓,针头斜面向上,与皮肤成30°～40°（过瘦患者可捏起注射部位皮肤,并减少穿刺角度）快速刺入皮下,深度为针梗的1/2～2/3;松开紧绷皮肤的手,抽动活塞,如无回血,缓慢推注药液。

（7）注射毕用无菌干棉签轻压针刺处,快速拔针后按压片刻。

（8）再次核对患者的床号、姓名和药名,注射器按要求放置。

（9）协助患者取舒适体位,整理床单位,并告知患者注意事项。

（10）快速手消毒剂消毒双手,记录时间并签名。

（11）推车回治疗室,按医疗废物处理原则处理用物。

（12）洗手,根据病情书写护理记录单。

五、注意事项

（1）遵医嘱和药品说明书使用药品。

（2）长期注射者应注意更换注射部位。

（3）注射中、注射后观察患者的不良反应和用药效果。

（4）注射<1 mL 药液时须使用1 mL 注射器,以保证注入药液剂量准确无误。

（5）持针时,右手示指固定针栓,但不可接触针梗,以免污染。

（6）针头刺入角度不宜超过45°,以免刺入肌层。

（7）尽量避免应用对皮肤有刺激作用的药物做皮下注射。

（8）若注射胰岛素时,需告知患者进食时间。

（王征东）

第五节　肌　内　注　射

一、目的

注入药物,用于不宜或不能口服或静脉注射,且要求比皮下注射更快发生疗效时。

二、评估

（一）评估患者

（1）双人核对医嘱。

（2）核对患者的床号、姓名、住院号和腕带（请患者自己说出床号和姓名）。

（3）评估患者的病情、治疗情况、意识状态、用药史、药物过敏史、不良反应史、肢体活动能力和合作程度。

(4)向患者解释操作目的和过程,取得患者配合。

(5)查看注射部位皮肤情况(皮肤颜色,有无皮疹、感染和皮肤划痕阳性)。

(6)协助患者取舒适坐位或卧位。

(二)评估环境

安静整洁,宽敞明亮,必要时遮挡。

三、操作前准备

(一)人员准备

仪表整洁,符合要求。洗手,戴口罩。

(二)按医嘱配制药液

(1)操作台:注射盘、无菌盘、2 mL注射器、5 mL注射器、医嘱所用药液、安尔碘、无菌棉签。如注射用药为油剂或混悬液,需备较粗针头。

(2)双人核对药物标签、药名、浓度、剂量、有效期、给药途径。

(3)检查瓶口有无松动,瓶身有无破裂,药液有无混浊、变质。

(4)检查无菌注射器、安尔碘、无菌棉签等,包装无破裂,在有效期内。

(5)按正规操作抽吸药液,并贴好标识,置于无菌盘内。

(6)再次核对药液,记录时间并签名。

(三)物品准备

治疗车上层放置无菌盘(内置抽吸好药液)、安尔碘、注射单、无菌棉签、快速手消毒剂,以上物品符合要求,均在有效期内。治疗车下层放置生活垃圾桶、医疗废物桶、锐器盒。

四、操作程序

(1)携用物推车至患者床旁,核对床号、姓名、住院号和腕带(请患者自己说出床号和姓名)。

(2)协助患者取舒适体位,暴露注射部位,注意保暖,保护患者隐私,必要时可遮挡。

(3)选择注射部位(臀大肌、臀中肌、臀小肌、股外侧和上臂三角肌)。

(4)常规消毒皮肤,待干。

(5)再次核对患者的床号、姓名和药名。

(6)拿取药液并排尽空气,取干棉签,夹于左手示指与中指之间,以一手拇指和示指绷紧局部皮肤,另一手持注射器,中指固定针栓,将针头迅速垂直刺入,深度约为针梗的2/3。

(7)松开紧绷皮肤的手,抽动活塞。如无回血,缓慢注入药液,同时观察反应。

(8)注射毕,用无菌干棉签轻按进针处,快速拔针,按压片刻。

(9)再次核对患者床号、姓名和药名。

(10)协助患者取舒适体位,整理床单位,注射后观察用药反应。

(11)快速手消毒剂消毒双手,记录时间并签名。

(12)推车回治疗室,按医疗废物处理原则处理用物。

(13)洗手,根据病情书写护理记录单。

五、常用肌内注射定位方法

(一)臀大肌肌内注射定位法

注射时应避免损伤坐骨神经。

1.十字法

从臀裂顶点向左或右侧画一水平线,然后从髂嵴最高点做一垂线,将一侧臀部被划分为4个象限,其外上象限并避开内角为注射区。

2.连线法

从髂前上棘至尾骨做一连线,其外1/3处为注射部位。

(二)臀中肌、臀小肌肌内注射定位法

(1)以示指尖和中指尖分别置于髂前上棘和髂嵴下缘处,在髂嵴、示指、中指之间构成一个三角形区域,示指与中指构成的内角为注射部位。

(2)髂前上棘外侧三横指处(以患者手指的宽度为标准)。

(三)股外侧肌肌内注射射定位法

在股中段外侧,一般成人可取髋关节下10 cm至膝关节的范围。此处大血管、神经干很少通过且注射范围广,可供多次注射,尤适用于2岁以下的幼儿。

(四)上臂三角肌肌内注射定位法

取上臂外侧,肩峰下2～3横指处。此处肌肉较薄,只可做小剂量注射。

(五)体位准备

1.卧位

臀部肌内注射时,为使局部肌肉放松,减轻疼痛与不适,可采用以下姿势。

(1)侧卧位:上腿伸直,放松,下腿稍弯曲。

(2)俯卧位:足尖相对,足跟分开,头偏向一侧。

(3)仰卧位:常用于危重和不能翻身的患者,采用臀中肌、臀小肌肌内注射法较为方便。

2.坐位

坐位为门诊患者接受注射时常用体位。可供上臂三角肌或臀部肌内注射时采用。

六、注意事项

(1)遵医嘱和药品说明书使用药品。

(2)药液要现用现配,在有效期内,剂量要准确。选择两种药物同时注射时,应注意配伍禁忌。

(3)注射时应做到"两快一慢"(进针、拔针快,推注药液慢)。

(4)选择合适的注射部位,避免刺伤神经和血管,无回血时方可注射。

(5)注射时切勿将针梗全部刺入,以防针梗从根部衔接处折断。若针头折断,应先稳定患者情绪,并嘱患者保持原位不动,固定局部组织,以防断针移位,同时尽快用无菌血管钳夹住断端取出;如断端全部埋入肌肉,应速请外科医师处理。

(6)对需长期注射者,应交替更换注射部位,并选择细长针头,以避免减少硬结的发生。如因长期多次注射出现局部硬结时,可采用热敷、理疗等方法予以处理。

(7)2 岁以下婴幼儿不宜选用臀大肌内注射,因其臀大肌尚未发育好,注射时有损伤坐骨神经的危险,最好选择臀中肌和臀小肌内注射。

（陈　鑫）

第六节　静　脉　输　液

静脉输液是利用液体重量所产生的液体静压和大气压的作用,将大量的灭菌溶液、电解质或药物等由静脉输入体内的方法,又称静脉滴注。依据穿刺部位的不同静脉输液可分为外周静脉输液和中心静脉输液。

一、静脉输液的目的与常用溶液

在临床治疗过程中,由医师依据患者的病情和治疗的需要为患者制订输液方案,由护士按照医师的医嘱具体执行输液操作。

(一)静脉输液的目的

(1)补充血容量,维持血压,改善微循环:常用于治疗严重烧伤、各种原因引起的大出血、休克等。

(2)补充水和电解质,以维持或调节酸碱平衡:常用于纠正各种原因引起的水、电解质和酸碱平衡失调,如腹泻、大手术后、禁食、剧烈呕吐的患者。

(3)输入药物,达到控制感染、解毒和治疗疾病的目的:常用于各种感染、中毒等患者。

(4)补充营养和热量,促进组织修复,维持正氮平衡:常用于禁食、胃肠道吸收障碍或不能经口腔进食(如昏迷、口腔疾病)、慢性消耗性疾病的患者。

(5)输入脱水剂,提高血浆的渗透压,以达到降低颅内压,预防或减轻脑水肿,改善中枢神经系统功能的目的,同时借高渗作用,达到利尿消肿的作用。

(二)常用溶液的种类及作用

常用溶液可以分为晶体溶液和胶体溶液两大类。

1.晶体溶液

晶体溶液是指溶液中的溶质分子或离子均<1 nm,当用一束光通过时不出现反射现象。晶体溶液相对分子质量小,在血管内停留时间短,对维持细胞内外水分的相对平衡有着重要意义。临床常用的晶体溶液按其目的又可分为维持输液剂和补充输液剂(修复输液剂)。维持输液剂用于补充机体的不显性失水,如呼吸与皮肤蒸发、排尿失水等。补充输液剂用于补充机体病理性体液丢失,治疗水、电解质和酸碱失衡。常用晶体溶液如下。

(1)5%～10%葡萄糖溶液:主要用于供给水分和热量。

(2)0.9%氯化钠、5%葡萄糖氯化钠、复方氯化钠等溶液:主要用于供给电解质。

(3)5%碳酸氢钠、11.2%乳酸钠等溶液:主要用于纠正酸中毒,调节酸碱平衡。

(4)20%甘露醇、25%山梨醇、25%～50%葡萄糖注射液等:主要用于利尿脱水。

2.胶体溶液

胶体溶液是指溶液中的溶质分子或离子在1～100 nm,或当一束光通过时出现光反射现象者,称为胶体溶液。胶体溶液相对分子质量大,在毛细血管内存留时间长,可提高血管内胶体渗透压,将组织间液的水分吸入血管内,使血浆量增加,维持有效血容量,消除水肿。当给患者输入大量晶体溶液扩容后,有可能使血浆胶体渗透压显著降低,为了维持血容量,需要适当补充胶体溶液以维持扩容效应。常用胶体溶液如下。

(1)中分子右旋糖酐和低分子右旋糖酐:为水溶性多糖类高分子聚合物,中分子右旋糖酐(平均相对分子质量为75000左右)能提高血浆胶体渗透压,扩充血容量;低分子右旋糖酐(平均相对分子质量为40000左右)能降低血液黏滞度,改善微循环,防止血栓形成。

(2)羟乙基淀粉(706代血浆)、氧化聚明胶和聚维酮(PVP):作用与低分子右旋糖酐相似,扩容效果良好,输入后可增加循环血量和心排血量。多用于失血性休克、大面积烧伤等患者。

3.其他

用于特定治疗目的,如浓缩清蛋白注射液,可维持胶体渗透压,减轻组织水肿;水解蛋白注射液,用以补充蛋白质;静脉营养液,能供给患者热量,维持机体正氮平衡,并供给各种维生素、矿物质,多用于不能进食的重症患者。

二、静脉输液的部位及其选择

静脉输液时可依据患者的年龄、病情、治疗的目的、病程长短、所输药物的性质、患者的合作程度等选择合适的静脉穿刺部位。

(一)常用的静脉穿刺部位

1.外周浅静脉

(1)上肢浅静脉:手背静脉网、头静脉、贵要静脉、肘正中静脉等,对多数患者而言这些静脉比较表浅且安全。

(2)下肢浅静脉:足背静脉网、大隐静脉、小隐静脉等。由于下肢静脉活动受限,易形成血栓,且可迅速播散至深部静脉,有造成深静脉栓塞的危险,因而比较少用。

(3)头皮静脉:多用于0~3岁婴幼儿。此年龄段小儿头皮有较多的浅层静脉,易固定且活动限制最少,因此婴幼儿输液多选头皮静脉。常用头皮静脉有颞浅静脉、额静脉、枕静脉和耳后静脉。

2.颈外静脉

颈外静脉是颈部最大的浅静脉,其走行表浅,位置较恒定,需长期持续输液或需要静脉高营养的患者多选此部位。

3.锁骨下静脉

位置较固定,管腔较大,由于管腔较粗、血量较多,输入液体随即被稀释,对血管的刺激性较小。当输入大量高浓度溶液或刺激性较强的药物时,可选择此部位。

(二)选择穿刺部位的原则

选择穿刺部位一般遵循以下原则。

1.根据静脉穿刺的目的和治疗时间选择

休克或大出血患者需要短时间内输入大量液体时,可选用较大静脉;需要长期输液时,则可由远端末梢小静脉开始选择,有计划地使用静脉血管。

2.根据药物的性质选择

刺激性较大、黏度大的药物,一般选用较粗大的血管。

3.根据穿刺局部的皮肤及静脉状况选择

一般多选择平滑、柔软、有弹性的静脉,不可选用硬化、栓塞、局部有炎症的静脉,注意避开感染、瘢痕、血肿、破损及患皮肤病处,已多次穿刺的部位应避免再次穿刺。

4.根据患者活动和舒适的需要选择

静脉穿刺部位尽量选择患者活动限制最少的部位,如应避开关节部位。

三、外周静脉输液的方法

(一)密闭式静脉输液法

利用原装密封瓶或塑料袋,直接插入一次性输液管进行静脉输液的方法。其优点是污染机会少,操作相对简单,是目前临床最常用的输液方法。

1.目的

同静脉输液的目的。

2.评估

(1)身心状况:①患者的年龄、病情、意识状态及心肺功能等作为合理输液的依据;②心理状态及合作程度。

(2)穿刺局部:穿刺部位的皮肤、血管及肢体活动情况。

(3)输注药液:包括药物的作用、不良反应,药物的质量、有效期及有无药物配伍禁忌。

3.操作前准备

(1)用物准备:治疗盘内备以下几种物品。一次性输液器、皮肤消毒剂(2.5%碘酊、75%乙醇或0.5%碘伏、安尔碘)、无菌棉签、输液液体及药物、加药用注射器、启瓶器及砂轮、弯盘、止血带、治疗巾、输液卡、笔、胶布(敷贴)、带秒针的表,根据需要备网套、输液架、夹板及绷带。

(2)患者准备:了解静脉输液的目的和配合方法,输液前排尿或排便,取舒适卧位。

(3)护士准备:着装整洁,修剪指甲,洗手,戴口罩。

(4)环境准备:清洁、宽敞,光线明亮,方便操作。

4.操作步骤

(1)核对检查:①衣帽整洁,洗手,戴口罩,备齐用物;②核对治疗卡和药液瓶签(药名、浓度、时间);③检查药液质量。

(2)填写、贴输液瓶贴:根据医嘱填写输液卡,并将填好的输液瓶贴倒贴于输液瓶上。

(3)加药:①套瓶套;②用开瓶器启开输液瓶铝盖的中心部分(若塑料输液瓶直接拉掉盖),常规消毒瓶塞;③按医嘱加入药物;④根据病情需要有计划地安排输液顺序。

(4)插输液器:检查并打开输液器,将输液器针头插入瓶塞内直到针头的根部,关闭调节器。

(5)核对、解释:携用物至患者床旁,核对患者的床号、姓名及药物名称、浓度、剂量、给药时间和方法,向患者解释操作目的和方法。

(6)排气:①挂输液瓶。②将穿刺针的针柄夹于两手指之间,倒置茂菲滴管,打开调节器,使液体流出。当茂菲滴管内液面达1/2~2/3满时,迅速转正茂菲滴管,使液体慢慢流下,排尽输液管里的空气后,关紧调节器。

(7)选择穿刺部位:备胶布,在穿刺肢体下放置脉枕、治疗巾、止血带。

(8)消毒皮肤:常规消毒穿刺部位皮肤,消毒范围直径≥5 cm。第一次穿刺部位消毒后,在穿刺点上方约6 cm处扎止血带,嘱患者握拳,进行第二次穿刺部位消毒,待干。

(9)再次核对患者的床号、姓名及药物名称、浓度、剂量、给药时间和方法。

(10)再次排气。

(11)静脉穿刺:取下护针帽,针尖斜面向上,与皮肤成15°～30°进针,见回血后,将针头与皮肤平行,再推进少许。

(12)三松一固定:松开止血带,嘱患者松拳,放松调节器。待液体滴入通畅、患者无不舒适后,胶布固定穿刺针头。

(13)根据患者年龄、病情和药物性质调节输液速度。

(14)再次核对。

(15)撤去治疗巾、小垫枕、止血带,协助患者取舒适卧位,整理床单位,将呼叫器放于患者易取处。

(16)整理用物,洗手,记录。

(17)更换液体:先仔细查对,再消毒输液瓶的瓶塞和瓶颈,从第一瓶液体内拔出输液管针头插入第二瓶液体内直到针头的根部,调节好输液滴数。再次查对签名。

(18)输液完毕:①输液结束后,关闭调节器,轻揭胶布,迅速拔出针头,按压穿刺点1～2 min至无出血,防止穿刺点出血。②整理床铺,清理用物,洗手,做好记录。

5.注意事项

(1)严格执行"三查八对"制度,防止发生差错。

(2)严格执行无菌操作,预防并发症。输液器及药液应绝对无菌,连续输液超过24 h应更换输液器。穿刺部位皮肤消毒若使用0.5%碘伏时局部涂擦两遍,无需脱碘。使用安尔碘时,视穿刺局部皮肤用原液涂擦1～2遍即可。

(3)注意药物配伍禁忌,药物应现配现用,不可久置。

(4)注意保护血管,选择较粗、直、弹性好的血管,应避开关节和静脉瓣,并选择易于固定的部位。对长期输液者可采取以下措施。①四肢静脉从远端小静脉开始。②穿刺时提高穿刺成功率。③输液中加入对血管刺激性大的药物,应先用生理盐水进行穿刺,待穿刺成功后再加药,宜充分稀释,输完药应再输入一定量的等渗溶液,冲尽药液保护静脉。

(5)输液前排尽输液管内的空气,输液过程中及时更换输液瓶及添加药液,防止液体流空,输完后及时拔针,预防空气栓塞。

(6)在输液过程中应加强巡视,注意观察患者输液管是否通畅;针头连接处是否漏水;针头有无脱出、阻塞、移位;滴速是否适宜;患者穿刺部位局部和肢体有无肿胀;有无输液反应等。

(7)移动患者、为患者更衣或执行其他护理活动时,要注意保护穿刺部位,以避免过分牵拉。对婴幼儿、小儿应选用头皮静脉。昏迷或其他不合作的患者,必要时可用绷带或夹板加以固定。

(8)不可自静脉输液的肢体抽取血液化验标本或测量血压。偏瘫患者应避免经患侧肢体输液。

(二)静脉留置针输液法

静脉留置针又称套管针,作为头皮针的换代产品,已成为临床输液的主要工具。其外管柔软无尖,不易刺破或滑出血管,可在血管内保留数天。随着技术的不断完善,静脉留置针输液在临床的应用越来越广泛。

其优点主要包括以下几个方面。①由于静脉留置针的外管使用的材料具有柔韧性,且对血管的刺激性小,因而在血管内可以保留较长时间。②静脉留置针的使用,可以减少由于反复穿刺对患者血管的破坏,减轻患者的痛苦及不适感。③可以完成持续或间断给药、补液。④患者活动方便。⑤通过静脉留置针可以完成部分标本的采集。⑥可以减轻护士的工作量,提高工作效率。⑦随时保持静脉通路的通畅,便于急救和给药。适用于长期静脉输液、年老体弱、血管穿刺困难、小儿及全身衰竭的患者。可用于静脉输液、输血、动脉及静脉抽血。

静脉留置针可以分为外周静脉留置针和中央静脉留置针,一般推荐使用外周静脉留置针的方法。依据静脉留置针的种类、患者的情况等,留置针可在血管内保留 3～5 d,最长不超过 7 d。

常用的静脉留置针是由针头部与肝素帽两部分组成。①针头部:内有不锈钢丝导针,导针尖部突出于软硅胶导管针头部。②肝素部:前端有硬塑活塞,后端橡胶帽封闭。肝素帽内腔有一中空管道,可容肝素。

1.目的

同密闭式静脉输液法。

2.评估

(1)患者的病情、血液循环状况及自理能力,当前诊断及治疗情况。

(2)患者的心理状态及配合程度。

(3)穿刺部位皮肤、血管状况及肢体活动度。

3.操作前准备

(1)用物准备:同密闭式静脉输液。另备无菌手套一副、静脉留置针一套、敷贴一个、5 mL注射器、输液盘内另备封管液、肝素帽(如果留置针肝素帽是非一次性使用者,可以反复穿刺,可不备肝素帽,只需要常规消毒原来的肝素帽后就可以封管)。

(2)患者准备:同密闭式静脉输液法。

(3)护士准备:着装整洁、修剪指甲、洗手、戴口罩。

(4)环境准备:清洁、宽敞,光线明亮,方便操作。

4.操作步骤

(1)同密闭式静脉输液法(1)～(6)。

(2)连接留置针与输液器:①打开静脉留置针及肝素帽或可来福接头外包装;②手持外包装将肝素帽(或可来福接头)对接在留置针的侧管上;③将输液器连接于肝素帽或可来福接头上。

(3)打开调节器,将套管针内的气体排于弯盘中,关闭调节器。

(4)选择穿刺部位,铺治疗巾,将小垫枕置于穿刺肢体下,在穿刺点上方 10 cm 处扎止血带。

(5)消毒皮肤,消毒范围直径要≥8 cm。待干,备胶布及透明敷贴。

(6)再次核对,旋转松动套管,调整针头斜面。

(7)再次排气,拔去针头保护套。

(8)穿刺:左手绷紧皮肤,右手持针翼在血管上方以 15°～30°进针,见回血,放平针翼再进针少许,左手持 Y 接口,右手后撤针芯约 0.5 cm,再持针座将外套管与针芯一同送入静脉,左手固定 Y 接口,右手撤出针芯。

(9)三松:松开止血带,打开调节器,嘱患者松拳。

(10)固定:待液体流入通畅后,用无菌透明敷贴对留置针管做密闭式固定,用胶布固定 Y 接口和插入肝素帽的输液器针头及输液管,在胶布上注明日期和时间。

(11)同静脉输液(14)～(15)。

(12)封管:当输液完毕,要正确进行封管。拔出输液器针头,常规消毒肝素帽的胶塞,用注射器向肝素帽内注入封管液。

(13)再次输液:常规消毒肝素帽,将输液器上的针头插入肝素帽内,用胶布固定好,调节输液滴数。

(14)输液完毕后处理:不再需要继续输液时,要进行拔管。先撕下小胶布,再撕下无菌敷贴,把无菌棉签放于穿刺点前方,迅速拔出套管针,纵向按压穿刺点3～5 min。

(15)协助患者适当活动穿刺肢体,取舒适卧位,整理床单位,清理用物。

(16)洗手,记录。

5.注意事项

(1)严格执行无菌原则和查对制度。皮肤消毒的面积应大于敷料覆盖的面积;穿刺过程中避免污染外套管。

(2)静脉的选择应尽量选择相对较粗、直、有弹性、无静脉瓣等利于固定的静脉,避开关节,减轻对血管的机械刺激。成人多选用上肢静脉,以头静脉、贵要静脉、肘正中静脉为宜。由于人体下肢静脉瓣多,血流缓慢,易发生静脉炎,故常不为首选。3岁以下患儿宜选用头皮静脉。

(3)注意药物配伍禁忌,根据医嘱、用药原则、患者的病情及药物的性质,有计划、合理地安排药物输入的顺序,以达最佳治疗效果。

(4)输液前要注意检查是否排尽输液管及针头内的空气,输液过程中要及时更换输液瓶,输液完毕要及时拔针,防止发生空气栓塞。

(5)在输液过程中应加强巡视,密切观察患者全身及置管局部,每次输液前要仔细检查套管是否在血管内,确认在血管内方可输入药物,防止渗漏到皮下造成组织损伤。如果发现导管堵塞,可以换管重新穿刺或采用尿激酶溶栓,禁忌加压将小血栓冲入血管内,防止造成血栓。每次输液前后,均应检查穿刺部位及静脉走行方向有无红肿,并询问患者有无疼痛与不适。如局部红、肿或疼痛反应时,及时拔管,对局部进行理疗处理。对仍需输液者应更换肢体另行穿刺。

(6)留置针保留时间参照产品说明书,要注明置管时间。一般可保留3～5 d,不超过7 d。连续输液24 h以上者,须每天更换输液器。

(7)封管时要注意边退针边注药,确保正压封管。

(8)向患者做好健康教育,说明药物的作用、可能出现的反应、处理办法及自我监测的内容等,对使用静脉留置针的肢体应妥善固定,注意保护,避免肢体下垂姿势。尽量减少肢体的活动,保持置管局部的清洁,在日常活动中避免污染或被水沾湿。如需要洗脸或洗澡时应用塑料纸将局部包裹好。

四、中心静脉穿刺置管输液

对于长期持续输液、输入高浓度或有刺激性的药物、静脉高营养、抢救危重患者及外周静脉穿刺困难的患者,可采用中心静脉穿刺置管输液,以使患者能得到及时的治疗,挽救患者的生命。临床中常选用的中心静脉有颈内静脉、颈外静脉、锁骨下静脉。虽然中心静脉输液在临床有广泛的应用,但由于穿刺置管技术要求较高,一般由麻醉师或有经验的医师、护师在严格无菌的条件下完成。

(一)颈外静脉穿刺置管输液

颈外静脉是颈部最大的浅静脉,在下颌角后方垂直下降,越过胸锁乳突肌后缘,于锁骨上方穿过深筋膜,最后汇入锁骨下静脉,其走行表浅,位置较恒定,穿刺置入硅胶管后保留时间长。

1.目的

同密闭式静脉输液法。适用于:①需长期输液而外周静脉穿刺困难的患者;②长期静脉内滴注高浓度或刺激性药物或行静脉内高营养的患者;③外周循环衰竭而需测中心静脉压的患者。

2.评估

(1)患者病情、意识状况、活动能力;询问普鲁卡因过敏史。

(2)患者的心理状态及配合程度。

(3)穿刺部位皮肤、血管状况。

3.操作前准备

(1)用物准备。①治疗盘内盛:一次性输液器、皮肤消毒剂(2.5%碘酊、75%乙醇或0.5%碘伏、安尔碘)、无菌棉签、输液液体、弯盘、输液卡、胶布、根据需要备网套、输液架、夹板及绷带;②无菌穿刺包:带内芯穿刺针两枚(长约6.5 cm,内径2 mm,外径2.6 mm),硅胶管两根(长25～30 cm,内径1.2 mm,外径1.6 mm),平头针两枚,洞巾一块,小纱布一块,纱布数块,镊子一把,无菌手套两副,5 mL、10 mL注射器各一副,尖头刀片一个,弯盘一个;③其他:1%普鲁卡因注射液10 mL,无菌生理盐水,无菌敷贴,0.4%枸橼酸钠生理盐水或0.5%肝素盐水。

(2)患者准备:了解颈外静脉输液的目的和配合方法;穿刺前做普鲁卡因过敏试验;输液前排尿、排便;取舒适卧位。

(3)护士准备:着装整洁、修剪指甲、洗手、戴口罩。

(4)环境准备:清洁、宽敞,光线明亮,方便操作。

4.操作步骤

(1)洗手,戴口罩。

(2)核对,检查药液,备齐用物,按医嘱备药。核对药液瓶签(药名、浓度、剂量和有效期),检查药液质量。

(3)填写、贴输液瓶贴:根据医嘱填写输液卡,并将填好的输液瓶贴倒贴于输液瓶上。

(4)加药:①套瓶套;②用开瓶器启开输液瓶铝盖的中心部分(若塑料输液瓶直接拉掉瓶盖),常规消毒瓶塞;③按医嘱加入药物;④根据病情需要有计划地安排输液顺序。

(5)插输液器:检查并打开输液器,将输液器针头插入瓶塞内直到针头的根部,关闭调节器。

(6)核对,解释:携用物至患者床旁,核对患者的床号、姓名及药物名称、浓度、剂量、给药时间和方法,向患者解释操作目的和方法。

(7)排气:①挂输液瓶。②排出空气。将穿刺针的针柄夹于两手指之间,倒置茂菲滴管,打开调节器,使液体流出。当茂菲滴管内液面达1/2～2/3满时,迅速转正茂菲滴管,使液体慢慢流下,排尽输液管里的空气后,关紧调节器。

(8)取体位:协助患者去枕平卧,头偏向对侧后仰,必要时肩下垫一软枕。

(9)选择、确定穿刺点:操作者站在穿刺部位对侧或头侧。

(10)常规消毒局部皮肤,打开穿刺包,戴无菌手套,铺洞巾。

(11)局部麻醉:助手协助,操作者用细针头连接5 mL注射器抽吸利多卡因注射液,在皮肤穿刺点处做皮丘,并做皮下浸润麻醉。

(12)穿刺:操作者左手绷紧穿刺点上方皮肤,右手持粗针头注射器与皮肤呈45°进针,入皮后改为 25°沿颈外静脉方向穿刺。

(13)放置导丝:穿刺成功后,用左手固定穿刺针管,右手将导丝自穿刺孔插入,导丝插入长度约 40 cm 时拔出穿刺针。

(14)扩皮:沿着导丝插入扩张器,接触皮肤后按同一方向旋转,随导丝进入血管后撤出扩张器,并以左手用无菌纱布压迫穿刺点,防止出血。

(15)放置中心静脉导管:右手将中心静脉导管沿着导丝插入颈外静脉内,一边推进一边撤离导丝,当导管进入 14 cm 时,即可完全抽出导丝。

(16)再次抽回血:用装有肝素生理盐水溶液的注射器与导管尾端相连接,反复抽吸 2~3 次均可见回血,向导管内注入 2~3 mL 肝素生理盐水溶液,同时用固定夹夹住导管,撤下注射器,接好输液管接头。

(17)固定导管:将导管固定夹在近穿制点处缝合固定,用 75%乙醇棉球擦除局部血迹,待干后用无菌透明敷贴覆温穿刺点,并固定硅胶管。

(18)接输液器:撤出洞巾,将输液接头与输液器控接,进行输液,调节滴速。

(19)输液完毕,将输液器与输液接头分离,将肝素理盐水溶液注入导管内进行封管。

(20)再次输液:消毒输液接头,连接输液器,调好滴速即可。

(21)停止置管:管前局部常规消毒,拆线后拔管,局部按压 5 min 至不出血,消毒穿刺处皮肤,覆盖无菌敷料。

5.注意事项

(1)严格无菌技术操作,每天更换输液管及穿刺点敷料,常规消毒穿刺点与外周皮肤,用0.9%过氧乙酸溶液擦拭消毒硅胶管,防止感染,但不可用乙醇擦拭硅胶管。注意观察局部有无红肿。一般导管保留 4~7 d。

(2)若颈外静脉插管插入过深,则较难通过锁骨下静脉与颈外静脉汇合角处,此时可牵拉颈外静脉使汇合角变直;若仍不能通过则应停止送入导管,并轻轻退出少许,在此固定输液,防止盲目插入,导管在血管内打折。如导管质硬,可能会刺破血管发生意外。

(3)根据病情密切观察输液速度,不可随意打开调节器,使液体输入失控。

(4)当暂停输液时可用 0.5%肝素盐水 2 mL 封管,防止凝血堵塞管腔。若已经发生凝血,应先用注射器抽出凝血块,再注入药液,若血块抽不出时,应边抽边拔管,切忌将凝血块推入血管内。

(5)局部出现肿胀或漏液,可能硅胶管已脱出静脉,应立即拔管。如出现不明原因发热时应考虑拔管,并剪下一段硅管送培养及做药敏试验。

(6)气管切开处严重感染者,不应做此插管。

(二)锁骨下静脉穿刺置管术

锁骨下静脉是腋静脉的延续,成人长 3~4 cm。在锁骨与第一肋骨之间,向内走行于胸锁关节后方与颈内静脉汇合为无名静脉,再向内与对侧无名静脉汇合成上腔静脉。位置较固定,管腔较大,多作为中心静脉穿刺置管部位,由于右侧无名静脉与上腔静脉几乎在同一直线,且距上腔静脉距离最近,加之右侧胸膜顶较左侧低,穿刺时不易损伤胸膜,故首选右侧穿刺。硅胶管插入后可保留较长时间。当输入大量高浓度溶液或刺激性较强的药物时,由于管腔较粗,血量较多,输入液体随即被稀释,对血管的刺激性较小。

1.目的

(1)全胃肠外营养(TPN)治疗者。

(2)需输入刺激性较强药物者(如化学治疗)。

(3)需长期输液而外周静脉穿刺困难者。

(4)经静脉放置心脏起搏器者。

(5)各种原因所致大出血,需迅速输入大量液体以纠正血容量不足,提高血压者。

(6)测定中心静脉压。

2.评估

(1)患者的病情、意识状况、活动能力;询问普鲁卡因过敏史。

(2)患者的心理状态及配合程度。

(3)穿刺部位皮肤、血管状况。

3.操作前准备

(1)用物准备:治疗盘内盛外周静脉输液用物。无菌穿刺包含治疗巾一块、洞巾一块,小纱布一块,纱布数块、缝合针、持针器、结扎线、弯盘一个、镊子、尖头刀片一个。另备中心静脉穿刺导管及穿刺针,无菌敷布,皮肤常规消毒用棉球,5 mL、20 mL 注射器各一具,肝素帽,1%普鲁卡因注射液 10 mL,0.9%氯化钠溶液,无菌敷贴,0.4%枸橼酸钠生理盐水或 0.5%～1.0%肝素盐水适量,1%甲紫溶液。

(2)患者准备:了解锁骨下静脉穿刺置管输液的目的和配合方法;穿刺前做普鲁卡因过敏试验;穿刺前排尿、排便;取适当卧位。

(3)护士准备:着装整洁、修剪指甲、洗手、戴口罩。

(4)环境准备:清洁、宽敞,光线明亮,方便操作。

4.操作方法

(1)洗手,戴口罩。

(2)核对,解释:携用物到患者处,核对患者床号、姓名,向患者解释操作目的、过程及配合要点。

(3)体位:协助患者取仰卧位,头后仰15°并偏向对侧,穿刺侧肩部垫一软枕使其略上提外展。

(4)选择穿刺点:用1%甲紫溶液标记进针点及锁骨关节。

(5)消毒,麻醉:常规皮肤消毒,打开无菌穿刺包,戴无菌手套,铺洞巾,局部用2%利多卡因注射液浸润麻醉。

(6)试穿刺:将针尖指向胸镜关节,自穿刺点进针,深度通常为 2.5～4.0 cm,边进针边抽吸,见回血后再进针少许即可。

(7)穿刺针穿刺:试穿成功后,沿着试穿针的角度、方向及深度用穿刺针穿制。当回抽到静脉血时,表明针尖已经进入锁骨下静脉,减小进针角度,当回抽血液通畅时,置入导引钢丝至 30 cm刻度平齐针尾时,撤出穿刺针,压迫穿刺点。

(8)置入扩张器:沿导引钢丝尾端置入扩张器,扩张穿刺处皮肤及皮下组织,将扩张器旋入血管后,用无菌纱布按压穿刺点并撤出扩张器。

(9)置入导管:沿导钢丝送入静脉置导管,待导管进入锁骨下静脉后,边退导引钢丝边插导管,回抽血液通畅,撤出导引钢丝桶入长度为 15 cm 左右,退出导引钢丝,接上输液导管。

(10)检测:将装有生理盐水的注射器分别连接每个导管尾端,回抽血液后向管内注入2~3 mL生理盐水,锁定卡板,去下注射器,接上肝素帽。

(11)固定,连接:将导管固定于穿刺点处,透明敷粘固定,必要时缝合固定导管,连接输液器或接上CVP测压装置。

(12)输液完毕,将输液器与导管针栓孔分离,将肝素生理盐水溶液注入导管内进行封管,用无菌静脉帽塞住针栓孔,再用安全别针固定在敷料上。

(13)再次输液:消毒导管针栓孔,连接输液器,调好滴速即可。

(14)停止置管:硅胶管尾端接上注射器,边抽吸边拔管,局部加压数分钟,消毒穿刺处皮肤,覆盖无菌敷料。

五、静脉输液速度的调节

在输液过程中,每毫升溶液的滴数称该输液器的滴系数。目前,常用输液器的滴系数有10、15、20等,以生产厂家输液器包装袋上标明的滴系数为准。

静脉输液的速度调节依据患者的年龄、身体状况、病情、药物的性质、治疗要求调节,一般成人为40~60滴/分钟,儿童为20~40滴/分钟。对年老、体弱、婴幼儿及心肺疾病患者,输入速度宜慢;滴注高渗溶液、含钾药物、升压药物等宜慢;严重脱水、心肺功能良好者,速度可适当加快。

(1)已知每分钟滴数与液体总量,计算输液所需的时间:输液时间(h)=液体总量(mL)×滴系数/每分钟滴数×60(min)。

(2)已知液体总量与计划需用的时间,计算每分钟滴数:每分钟滴数=液体总量(mL)×滴系数/输液时间(min)。

(3)已知每分钟滴数,计算每小时输入量:每小时输入量(mL)=每分钟滴数×60(min)/滴系数。

六、静脉输液时常见故障及排除方法

(一)溶液点滴不畅或不滴

1.针头滑出血管外

液体进入皮下,局部肿胀、疼痛。处理方法为拔出针头,另选血管重新穿刺。

2.针头斜面紧贴血管壁,造成不滴

调整针头位置或适当变换肢体位置或在头皮针尾部垫棉签等,直至点滴通畅。

3.针头阻塞

检测方法为挤压输液管,感觉有阻力,松手后无回血,表示针头已阻塞,应更换针头和部位,重新穿刺。

4.压力过低

适当调高输液瓶的位置。

5.静脉痉挛

输入的液体温度过低,或环境温度过低可造成静脉痉挛。表现为局部无隆起,但点滴不畅可采用局部热敷以缓解静脉痉挛。

(二)茂菲滴壶内液面过高

1.侧壁有调节孔的茂菲滴壶

夹住滴壶上端的输液管,打开调节孔,等液体降至露出液面时再关闭调节孔,松开上端即可。

2.侧壁无调节孔的茂菲滴壶

取下输液瓶倾斜,使插入瓶中的针头露出液面,但须保持输液管通畅,待滴壶内露出液面时,再挂回到输液架上。

(三)茂菲滴壶内液面过低

(1)侧壁有调节孔的茂菲滴壶:先夹住滴壶下端的输液管,打开调节孔,待液面升高至1/2或2/3水平高度时再关闭调节孔,打开滴壶下端输液管即可。

(2)侧壁无调节孔的茂菲滴壶:可夹住滴壶下端的输液管,用手挤压滴壶,待液面升至适当水平高度时,松开滴壶下端输液管即可。

(四)滴壶内液面自行下降

在输液过程中,如果滴壶内液面自行下降,则应检查输液器上端是否有漏气或裂隙,必要时更换输液管。

七、常见输液反应与处理

由于输入的液体不纯、输液管不洁或长时间大量输入刺激性药液、多次反复穿刺等原因常常会出现一些并发症。由于输液引起的这些反应,称之为输液反应。常见的输液反应有以下内容。

(一)发热反应

由于输液过程中输入致热物质,如致热原、游离菌体蛋白、死菌、药物成分不纯等引起的发热。这些致热物质多来源于输液器具消毒灭菌不完全或在操作过程中未严格执行无菌操作造成污染;或输入的药液制剂不纯、保存不当被污染等。

1.主要临床表现

患者在输液过程中突然出现发热,症状较轻者发热常在38℃左右,于停止输液后数小时内体温可恢复正常;严重者,初起有寒战,继而高热达40～41℃,并伴有恶心、呕吐、头痛、周身不适,甚至有神经、精神症状。

2.发热反应的预防

首先输液用具必须严格灭菌;输液时严格执行无菌操作,防止输液器具、药液及穿刺部位被污染;认真检查输液用液体及输液管的质量及有效期;输液用具的保管应注意避免污染。

3.发热反应的处理

对于发热较轻的患者,可减慢或更换药液、输液器,注意保暖;严重者,须立即停止输液,并按高热护理方法对患者进行处理。同时应配合医师共同合作处理,必要时按医嘱给地塞米松5 mg或盐酸异丙嗪25 mg等治疗。剩余液体和输液管送检查找反应原因。

(二)静脉炎及血栓性静脉炎

静脉炎是由于输入刺激性较强的溶液或静脉内放置刺激性较强的塑料管时间过长,引起局部静脉壁化脓性炎症或机械性损伤;或由于输液过程中未严格执行无菌操作,导致局部静脉感染。如果血管内膜严重受损,致使血小板黏附其上而形成血栓,则称为血栓性静脉炎。

1.主要临床表现

沿静脉走向出现条索状红线,局部组织红、肿、热、痛,有时伴有全身发热症状。

2.静脉炎的预防

避免感染,减少对血管壁的刺激。在输液过程中,严格执行无菌技术操作,对刺激性强的药物要充分稀释,并防止药液溢出血管外。同时注意保护静脉,需长期输液者应有计划地更换注射部位。静脉置管者做好留置导管的护理。

3.静脉炎的处理

对已经出现静脉炎的部位,可抬高患肢,局部用95％乙醇或50％硫酸镁行湿热敷或用中药如意金黄散外敷,可达到消炎、止痛、收敛、增加舒适的作用;局部还可用超短波理疗。如已合并感染,应根据医嘱给予抗生素治疗。

(三)循环负荷过重反应

由于输液速度过快,或患者原有心肺功能不良者,在短时间内输入过多液体,使循环血容量急剧增加,致心脏负担过重而引起心力衰竭、肺水肿。

1.主要表现

急性左心衰竭的症状,患者突感胸闷、呼吸急促、咳嗽、咳粉红色泡沫样痰、面色苍白、出冷汗、心前区疼痛或有压迫感,严重者可自口鼻涌出大量的泡沫样血性液体;肺部布满湿啰音;脉搏快且弱;还可有尿量减少、水肿、腹水、颈静脉怒张等症状。

2.循环负荷过重反应的预防

为防止患者出现循环负荷过重反应,输液时要控制输液速度不宜过快,对老年人、小儿及心肺功能不良者尤应注意。

3.循环负荷过重反应的处理

(1)输液过程中加强巡视注意观察,一旦发现,应立即停止输液,并通知医师。

(2)病情允许的患者可取端坐位,两腿下垂,以减少下肢静脉回流,减轻心脏负担。

(3)按医嘱给予血管扩张药,扩张外周血管,减轻循环负荷,缓解肺水肿;给予利尿剂,有助于缓解肺水肿。

(4)高流量吸氧,湿化瓶内注入20％～30％乙醇,以降低肺泡内泡沫表面的张力,使泡沫破裂、消散,从而改善肺泡内的气体交换,减轻缺氧症状。

(5)根据医嘱给予氨茶碱和毛花苷C等药物。

(6)必要时可进行四肢轮扎,有效地减少静脉回心血量。但注意掌握轮扎时间、部位及观察肢体情况,每5～6 min轮流放松一个肢体的止血带。另外,还可采用静脉放血的方法,每次放血量为200～300 mL,以缓解循环负荷过重状况。

(四)空气栓塞

空气经静脉进入循环,可导致严重后果,甚至导致死亡。原因是空气进入静脉,随血液循环进入右心房,再到右心室,如空气量少则随血液被压入肺动脉,再分散到肺小动脉,最后到肺毛细血管后被打散、吸收,损害较小;当大量的空气进入右心室可阻塞肺动脉入口,使血液无法进入肺内,从而导致气体交换障碍,机体严重缺氧,可致患者立即死亡。

造成空气栓塞的原因是输液导管内空气未排净、导管连接不紧、有缝隙;或在加压输液、输血时无人看守导致液体走空;更换药液不及时,更换药液后未检查输液管内是否进气,当输液管走空范围较大或滴壶以下部分进气未采取措施,则在更换药液后由于液体的压力,将气体压入静脉。

1.主要症状和体征

患者突然出现胸部感觉异常不适或有胸骨后疼痛,随即出现呼吸困难,严重发绀,濒死感、心前区可听到响亮持续的水泡音,心电图检查表现为心肌缺血和急性肺心病的改变。严重者意识丧失、死亡。

2.空气栓塞的预防

由于空气栓塞可造成严重后果,甚至导致患者死亡,因而在输液时必须排净空气,及时更换药液,每次更换药液都要认真检查输液管内是否有空气,滴壶液面是否过低,发现异常及时予以调整。如需加压输液、输血,护士应严密监测,不得随意离开患者。

3.空气栓塞的处理

一旦发生空气进入静脉,嘱患者立即取左侧卧位,病情允许最好取头低足高位,该体位有利于气体浮向右心室尖部,避免阻塞肺动脉口,从而防止发生肺阻塞;再者由于心脏不断跳动,可将空气混成泡沫,分次小量进入肺动脉内,以免发生肺栓塞。如果可能,也可通过中心静脉导管抽出空气。

（陈　鑫）

第二章

护 理 管 理

第一节　护理规章制度

护理规章制度是护理管理的重要内容,是护理人员正确履行工作职责、工作权限、工作义务及工作程序的文字规定。它是护理管理、护理工作的标准及遵循的准则,是保障护理质量、护理安全的重要措施,并具有鲜明的法规性、强制性等特点。因此,护理人员必须严格遵守和执行各项护理规章制度。

本节仅列举主要的护理规章制度,各级管理者可根据医院实际情况不断修改补充,完善更新各项护理制度,并认真贯彻执行,定期督促检查执行情况。

一、护理部工作制度

(1)护理部有健全的组织管理体系,根据医院情况实行三级或二级管理,对科护士长、护士长进行垂直领导。

(2)按照护理部工作职责,协助医院完成护理人员的聘任、调配,负责培训、考核、奖惩等相关事宜。

(3)实行护理工作目标管理,护理工作有中长期规划,有年计划,季度安排,月、周工作重点,并认真组织落实,每年对执行情况有分析、总结,持续改进。

(4)依据医院的功能、任务制订护理工作的服务理念,建立健全适应现代医院管理的各项护理规章制度、疾病护理常规、护理技术操作规程及各级护理人员岗位职责和工作标准。

(5)根据医院的应急预案,制定护理各种应急预案或工作指南。

(6)有护理不良事件管理制度,并不断修订、补充、完善。

(7)有健全的科护士长、护士长的考核标准,护理部每月汇总护理工作月报表,发现问题及时解决。

(8)组织实施护理程序,为患者提供安全的护理技术操作及人性化的护理服务。

(9)定期深入科室进行查房,协助临床一线解决实际问题。

(10)护理质量管理实施三级或二级质量控制。护理部、护理质量安全管理委员会、大科护士长严格按照护理质量考核标准,督促检查护理质量和护理服务工作,护理部专人负责护理质量管理,对全院护理质量有分析及反馈,有持续质量改进的措施。

(11)定期组织召开各种会议,检查、总结、布置工作。

(12)护理教学:护理部专人负责教学工作,制订年度教学计划及安排,制定考核标准。定期组织各级各类护理人员继续医学教育培训及岗前培训、业务考核,年终有总结及分析。

(13)护理科研:有护理科研组织、有科研计划并组织实施,对科研成果和优秀论文有奖励方案。

二、会议制度

(一)医院行政办公会

护理副院长和护理部主任(副主任)参加。获取医院行政指令并汇报护理工作情况。

(二)医院行政会

全体护士长应参加。了解掌握医院全面工作动态,接受任务,传达至护士。

(三)护理部例会

1～2周召开1次。传达医院有关会议精神,分析讨论护理质量和工作问题,做工作小结和工作安排。

(四)护士长例会

每月召开1次。全体护士长参加,传达有关会议精神;组织护士长业务学习。通报当月护理工作质量控制情况,分析、讲评、研究护理工作存在问题,提出改进措施,布置下月工作。

(五)临床护理带教例会

护理部每学期召开不少于2次,科室召开每月1次。传达有关会议精神,学习教学业务。检查教学计划落实情况,分析、讲评、教学工作,做教学工作小结,布置工作。

(六)护理质量分析会

每年召开1～2次,对护理管理及护理工作中存在的问题、疑点、难点及质量持续改进等问题进行分析、通报,加强信息交流,采取有效的护理措施,规范护理工作。

(七)医院护理质量安全管理委员会会议

每年至少召开2次,分析、讲评、研究护理质量安全管理问题,修改、补充和完善护理规章制度、护理质量检查标准和护理操作规程。

(八)全院护士大会

每年召开1～2次。传达上级有关会议精神,护理专业新进展新动态,表彰优秀护士事迹,总结工作、部署计划。

(九)晨交班会

由护士长主持,全科护士参加,运用护理程序交接班,听取值班人员汇报值班情况,并进行床旁交接班,解决护理工作中存在的主要问题,布置当日的工作。每天08:00～08:30。

(十)病区护士会

每月召开1次,做工作小结,提出存在问题和改进措施,传达有关会议精神,学习业务及规章制度。

(十一)工休座谈会

每月召开1次,由护士长或护士组长主持。会议内容:了解患者需求,听取患者对医疗、护理、生活、饮食等方面的意见和建议;宣传健康保健知识;进行满意度调查;要求患者自觉遵守病区规章制度等。

三、护理部文件档案管理制度

(1)护理部文件包括:①全院护理工作制度、工作计划、工作总结;②护理质量控制、在职培训、进修、实习情况;③各种有关会议纪要、记录;④护士执业注册、出勤、奖、惩、护理不良事件、晋升资料;⑤护理科研、新技术、新项目、科研成果、学术论文申报及备案资料;⑥上级有关文件及申报上级有关文件存底;⑦护理学习用书、资料;⑧护理部仪器设备,如打印机、扫描仪、计算机、相机等。

(2)护理部指定专人负责资料收集、登记和保管工作。

(3)建立保管制度,平时分卷、分档存放,年终进行分类、分册装订,长期保管。

(4)严格遵守保密原则,机密文件、资料的收发、传阅、保管须严格按有关程序办理,加强计算机、传真机的管理,护理部以外其他人员不得动用各种文件及仪器设备,严禁通过无保密措施的通信设施传递机密文件及信息。

(5)护理部文件不得带出护理部。如需借用,填写借用单,妥善保管,不能丢失,并在规定时间归还。

四、护理查房制度

(一)护理部查房

(1)管理查房每月1次。查阅护士长管理资料。依据相关标准,进行全面质量检查、评价,提出改进意见。

(2)业务查房每季度1次,护理部组织。由科室确定查房病例,对各科危、重患者的护理每周1次,对护士的岗位职责、护理服务过程、分级护理质量、危重患者护理、疾病护理常规、技术操作规程、病区管理、差错事故隐患、医院感染控制、抢救药品、器械完好情况等工作进行检查、督促、落实。

(二)教学查房

全院教学查房每季1次,科室教学查房每季1～2次。对护理病例进行分析、讨论,对主要发言人作点评,会前做好提问和答疑准备。

(三)全院护士长夜查房

每周2次。夜班护士长不定时到科室查房,重点巡视护士岗位职责、规章制度的落实情况,解决护理工作疑难问题、临时调配护理人员,指导或参与危重患者抢救并做好值班记录。

(四)节假日查房

节假日安排查房。护理部或科护士长组织对全院各病区进行巡查,检查各科值班人员安排是否合理,护士工作状态和规章制度的落实情况,指导危重患者抢救护理,以及时解决护理工作中疑难问题。

(五)护士长参加科主任查房

每周1次,掌握特殊、危重患者病情,了解护理工作情况和医疗对护理的要求。

五、护理会诊制度

(1)护理会诊的目的:为了解决重危、复杂、疑难患者的护理问题,切实、有效地提高护理质量。

（2）护理会诊工作由护理部负责，由各护理专科小组承担会诊任务，定期进行工作总结、反馈、整改。全院性会诊，由护理部安排有关护理专家进行，会诊地点常规设在护理会诊申请科室。

（3）对于临床危重、复杂、疑难病例的护理，科室先组织护士进行讨论，讨论后仍难以处理，报告大科护士长协调处理，由大科护士长决定是否申请院内护理会诊。

（4）认真填写护理会诊申请单，经护士长书面签字后送交或电话通知大科护士长，再由大科护士长汇报护理部。

（5）护理部主任负责会诊的组织、协调有关护理人员进行会诊。

（6）会诊由护士长或管床护士汇报情况，会诊小组提出处理意见，并记录在会诊单上，科室执行处理意见详细记录在护理记录单上。会诊记录单一式两份，护理部一份，科室留存一份。

（7）参加护理会诊的人员由医院护理质量安全管理委员会成员、专科护士（经专科护士培训取得合格证，并具有一定临床工作能力）组成。

（8）普通会诊24 h内完成，急护理会诊2 h内完成。请院外护理会诊须经主管护理的院领导同意，由护理部向被请医院护理部提出会诊邀请。

六、护理制度、护理常规、操作规程变更制度

（1）护理制度、操作常规、操作规程变更，应立足于适应临床工作需要，规范护理行为，提高工作质量，确保患者安全。

（2）护理制度、操作常规、操作规程变更，由护理质量管理委员会负责。如有变更需求，护理部、科室提出变更意见和建议，待委员会讨论批准后执行。

（3）变更范围：①对现有护理制度、操作常规、操作规程的自我完善和补充。②对新开展的工作，需要制定新的护理制度、护理常规或操作规程。

（4）护理制度、护理常规、操作规程变更后，应试行3~6个月，经可行性再评价后方可正式列入实施。文件上须标有本制度执行起止时间及批准人。

（5）变更后的护理制度、护理常规、操作规程由护理部及时通知全院护士，认真组织培训并贯彻执行。

（6）重大护理制度、护理常规、操作规程变更需与医疗管理职能部门做好协调，保持医疗护理一致性，并向全院通报。

七、护士管理规定

（1）严格遵守中华人民共和国《护士条例》，护士必须按规定及时完成首次执业注册和定期延续注册。

（2）护士执业过程中必须遵守相关法律法规、医疗护理工作的规章制度、技术规范和职业道德。

（3）护士需定期考核，接受在职培训，完成规范化培训和继续教育有关规定。

（4）护士应对自己的护理行为负责，热情工作，尊重每一位患者，努力为患者提供最佳的、最适宜的护理服务。

（5）护士要养成诚实、正直、慎独、上进的品格和沉着、严谨、机敏的工作作风。护士通过实践、教育、管理、学习等方法提高专业水平。

(6)护士的使命是体现护理工作的价值、促进人类健康;护士应与其他医务人员合作,为提高整个社会健康水平而努力。

八、护士资质管理规范

(1)护理部每年审核全院护士执业资质,按上级通知统一组织护士首次执业注册和延续注册(在注册期满前 30 d),对《中华人民共和国护士执业证》进行集体校验注册。

(2)护理部协助人事部门审核招聘护士的身份证、毕业文凭、《中华人民共和国护士执业证书》。

(3)护理部负责审核进修护士的身份证、毕业文凭、《中华人民共和国护士执业证书》。

(4)护理部为转入护士及时办理变更执业注册,在有效变更注册前不得在临床单独值班。

(5)实习护士、进修护士、未取得《中华人民共和国护士执业证书》并有效注册的新护士不能单独工作,必须在执业护士的指导下进行护理工作。

(6)护理部对资质审核不合格的护士,书面通知相关人员,确保做到依法执业。

(7)按"各级护士考核制度"进行定期考核,考核合格方可注册。

(8)护士长严格执行上述规范,加强依法执业管理。

九、护理质量管理制度

(1)建立护理质量安全管理委员会,在分管院长及护理部主任的领导下进行工作,成立三级护理质量控制组织,负责全院的护理质量监督、检查与评价,指导护理质量持续改进工作。

(2)依据相关法律法规和卫生行政相关规范和常规,修订完善医院护理质量管理标准、规章制度、护理不良事件等管理制度。

(3)定期监督、检查各项护理规章制度、岗位职责、护理常规、操作规程落实情况,发现问题及时纠正。

(4)检查形式采取综合检查、重点检查、专项检查、夜班检查等。

(5)护理质量控制要求:①全院各病区每月检查不得少于 1 次,有整改措施、有记录;②根据护理工作要求,制订和完善患者对护理工作满意度调查表,每季度满意度调查 1 次,每个病区 5 张调查表;③按照《临床护理实践指南(2011)》进行护士的培训和考核,每年急救技术(CPR)操作培训,要求人人参训并掌握。

(6)对患者及其家属的投诉、纠纷及护理安全隐患,做到三不放过(事件未调查清楚不放过;当事人未受教育不放过;整改措施未落实不放过)。对问题要调查核实讨论分析,提出改进措施和投诉反馈。

(7)每月汇总各类质控检查结果,作为护理部和科室质量改进的参考依据,存在问题作为次月质控考核的重点,年终质控结果与科室护理工作奖惩挂钩。

(8)护理不良事件管理登记完整,以及时上报汇总,定期组织讨论,提出预防和改进措施。

(9)强化对全院护士的质量管理教育,树立质量管理意识,参与质量管理,定期进行护理安全警示教育。

十、重点科室、重点环节护理管理制度

(一)重点科室护理管理制度

(1)重点科室包括重症医学科、急诊科、产房、血液透析室、手术室、供应室。

(2)根据相关要求,制定各重点科室的护理质量管理考评标准。

(3)科护士长严格按照质量标准的各项要求管理、督导护理工作。

(4)护理质量管理委员会对上述科室的护理工作进行重点检查。

(二)重点环节护理管理制度

(1)重点环节包括以下内容。①重点环节:患者交接、患者信息的正确标识、药品管理、围术期管理、患者管道管理、压疮预防、患者跌倒/坠床、有创护理操作、医护衔接;②重点时段:中班、夜班、连班、节假日、工作繁忙时;③重点患者:疑难危重患者、新入院患者、手术患者、老年患者、接受特殊检查和治疗的患者、有自杀倾向的患者;④重点员工:护理骨干、新护士、进修护士、实习护士、近期遭遇生活事件的护士。

(2)落实组织管理:护士长应组织有关人员加强重点时段的交接班管理和人员管理,根据病房的具体情况,科学合理安排人力,对重点时段的工作、人员、工作衔接要有明确具体的要求,并在排班中体现。

(3)落实制度:严格执行各项医疗护理制度,护理操作规程。

(4)落实措施:病房针对重点环节,结合本病房的工作特点,提出并落实具体有效的护理管理措施,保证患者的护理安全。

(5)落实人力:根据护士的能力和经验,有针对性地安排重点患者的护理工作,以及时检查和评价护理效果,加强对重点患者的交接、查对和病情观察,并体现在护理记录中。

(6)控制重点员工,工作职责有明确具体的要求,并安排专人管理。

十一、抢救及特殊事件报告制度

各科室进行重大抢救及特殊病例的抢救治疗时,应及时向医院有关部门及院领导报告。

(一)需报告的重大抢救及特殊病例

(1)涉及灾害事故、突发事件所致死亡 3 人及以上或同时伤亡 6 人及以上的重大抢救。

(2)知名人士、保健对象、外籍、境外人士的抢救,本院职工的病危及抢救。

(3)涉及有医疗纠纷或严重并发症患者的抢救。

(4)特殊危重病例的抢救。

(5)大型活动或其他特殊情况中出现的患者。

(6)突发甲类或乙类传染病及新传染病患者。

(二)应报告的内容

(1)灾害事故、突发事件发生的时间、地点、伤亡人数、分类及联络方式;伤病亡人员的姓名、年龄、性别、致伤、病亡的原因,伤者的伤情、病情,采取的抢救措施等。

(2)大型活动和特殊情况中发生的患者的姓名、年龄、性别、诊断、病情、预后及采取的医疗措施等。

(3)特殊病例患者的姓名、性别、年龄、诊断、治疗抢救措施、目前情况、预后等。

(三)报告程序及时限

(1)参加院前、急诊及住院患者抢救的医务人员向医务部(处)、护理部报告;参加门诊抢救的医务人员向门诊部报告;节假日、夜间向院总值班报告。在口头或电话报告的同时,特殊情况应填报书面报告单在 24 h 内上交医务部和护理部。

(2)医务部(处)、护理部、门诊部、院总值班接到报告后,应及时向院领导报告。

十二、护理投诉管理制度

(1)在护理工作中,因服务态度、服务质量、技术操作出现的护理失误或缺陷,引起患者或家属不满,以书面或口头方式反映到护理部或有关部门的意见,均为护理投诉。

(2)护理投诉管理制度健全,有专人接待投诉者,使患者及其家属有机会陈诉自己的观点,并做好投诉记录。

(3)接待投诉时要认真倾听投诉者意见,并做好解释说明工作,避免引发新的冲突。

(4)护理部设有护理投诉专项记录本,记录事件发生的时间、地点、人员、原因,分析和处理经过及整改措施。

(5)护理部接到护理投诉后,调查核实,应及时反馈给有关科室的护士长。科室应认真分析事发原因,总结经验,接受教训,提出整改措施。

(6)投诉经核实后,护理部可根据事件情节严重程度,给予当事人相应的处理。①给予当事人批评教育;②当事人认真做书面检查,并在护理部或护士长处备案;③向投诉者诚意道歉,取得谅解;④根据情节严重程度给予处罚。

(7)对护理投诉,进行调查、分析并制定相应措施,要及时在护士长会议通报,减少投诉、纠纷的发生。

十三、护理不良事件报告及管理制度

护理不良事件是指医院对住院患者、孕妇及新生儿,由于护理不周,直接或间接导致患者受伤、昏迷,甚至死亡等事件。

(1)护理不良事件包括护理差错、护理事故、在院跌倒、坠床、护理并发症、护理投诉及其他意外或突发事件。

(2)主动及时报告:凡发生护理不良事件,当事人或者知情人应立即主动向科室领导或护士长报告,护士长向护理部报告,护理部及时上报医院领导。发生严重差错逐级上报,不得超过24小时。

(3)护理部接到护理投诉,应热情接待,认真调查、尊重事实、耐心沟通、端正处理态度,避免引发新的冲突。调查核实后,应及时向有关科室的护士长进行反馈。

(4)及时补救:对护理不良事件采取积极有效的补救措施,将问题及对患者造成的不良后果降到最低限度,并立即报告医师及时抢救、启动应急预案及时处理。

(5)调查分析:发生护理不良事件,护理部应组织有关人员了解情况,核对事实,同时指导科室确定不良事件的性质及等级,找出原因,进行分析,上报书面材料。

(6)按规定处理:对护理不良事件,应根据医院有关规定进行处理,以事实为依据,客观、公正地按护理不良事件的判定标准评定处理,既考虑到造成的影响及后果,又要注意保护当事护理人员。护理事故由医院医疗事故技术鉴定委员会定性或由医学会组织专家鉴定。

(7)吸取教训:护理不良事件的处理不是最终目的,关键是吸取教训,将防范重点放在预防同类事件的重复发生上。应视情节及后果,对当事人进行批评教育,召开会议。对事件的原因与性质进行分析、讨论,吸取经验教训,提出处理和改进措施,不断提高护理工作质量。

(8)发生护理不良事件的各种有关记录,检验报告、药品、器械等均应妥善保管,不得擅自涂改、销毁,必要时封存,以备鉴定。

（9）各科室及护理部如实登记各类护理不良事件,护理部指定专人负责护理不良事件的登统,详细记录不良事件发生的原因、性质、当事人的态度、处理结果及改进措施等。

（10）执行非惩罚性护理不良事件主动报告制度,并积极鼓励上报未造成不良后果但存在安全隐患的事件及有效杜绝差错的事例。对主动报告、改进落实有成效的科室及护士长,在当月护士长会上给予口头表扬,并对不良事件进行分析、总结。对主动报告的当事人按事件性质给予奖励 50～100 元。如不按规定报告、有意隐瞒已发生的护理不良事件,经查实,视情节轻重严肃处理。

十四、紧急状态护理人员调配制度

（1）护理部、科室有护理人员紧急调配方案,担任紧急任务的人员需保持联络通畅。

（2）突发事件发生时,护理部、科室依照情况需要,统一组织调配。夜间、节假日由科室值班护士立即向医院总值班和病区护士长报告,总值班根据情况统一组织调配。

（3）院内、外重大抢救时,正常工作时间由护理部统一调配人员;夜间、节假日听从院总值班和护理部统一调配,同时向科护士长、病区护士长通报。护理部、科护士长或护士长接报后立即妥善安排工作。

（4）在岗护理人员有突发情况不能工作时,首先通知该病区护士长,安排人员到岗。病区有困难时,应逐级向科护士长、护理部汇报,由上级部门协调解决。

（5）病事假原则上应先请假或持有相关部门的有效假条作凭证。如遇临时特殊情况急需请假有书面报告,应立即向病区护士长报告,病区内安排有困难可逐级请科护士长、护理部协调解决,等待替换人员到岗后方可离开。

十五、护理人员培训与考核制度

（一）岗前培训制度

新护士必须进行岗前培训。由护理部负责组织护理专业相关内容培训。

（二）在岗培训与考核制度

（1）每年对各级护士要制订护理培训考核计划,包括基础理论、基本操作、基本技能、专科技能、新业务技术及应急处置技能培训。由护理部组织实施。

（2）要求护士参训率、考核合格率达标。

（3）根据专科发展需要,有计划选送护士进修学习。

（4）护理部每月组织业务授课,科室每月组织业务学习。

（5）组织继续护理学教育,完成年度规定学分,考核登记归档。

十六、护理人员技术档案管理制度

（1）护理人员技术档案由护理部指定专人管理,负责收集资料、整理、登记和档案保管工作,档案用专柜存放并上锁。

（2）档案内容包括护士的一般资料(姓名、年龄、婚否、性别、家庭地址和电话号码、学历、职称、职务、毕业学校、毕业时间、执业注册、论文发表、科研、晋升时间等)护士年度行为评价资料、继续教育情况及一些特殊情况记录。

（3）技术档案登记完善、准确、不得随意涂改、伪造或遗失,保管者调动工作时应及时移交。

有记录。

(4)每年核对补充整理档案,发现问题及时解决。

(5)技术档案不得外借,以确保档案保密性。

（李　烨）

第二节　护理人员的培训

一、护理人员培训的目的与功能

(一)护理人员培训的目的

1.角色转变需要

帮助护理人员了解医院的宗旨、文化、价值观和发展目标,增进护理人员对组织的认同感和归属感,尽快适应角色。

2.满足工作需要

学校教育主要是完成基础教育和基本专业技术教育,毕业时所拥有的仅仅为基础理论知识与技能操作方法。进入医院护理岗位后将从事的工作大多数则是专业性较强的理论知识与技能,所以必须对他们进行相应的培训。

3.适应发展需要

随着社会、经济、医学科学技术和教育的发展,只有接受培训,才能顺应发展的需要,不断转变观念,更新知识,提高技能,发展能力。

4.提升素质需要

培训可以促使具有不同价值观、信念、工作习惯的护理人员,按照社会、市场、岗位及管理的要求,形成统一、团结、和谐的工作团队,使其拥有饱满的精神状态,提升护理人员整体素质,提高工作效率与护理服务质量。

(二)护理人员培训的功能

1.掌握工作基本方法

通过培训,使新上岗的护理人员或调到新岗位的护理人员尽快进入工作角色,掌握工作基本方法,履行角色职责。

2.理解护理工作宗旨

通过培训,帮助护理人员理解组织和护理工作的宗旨、价值观和发展目标,提高和增进护理人员对组织的认同感和归属感。

3.改善护理工作态度

通过培训,强化护理人员的职业素质,为打造优质护理服务奠定基础。

4.制订职业生涯规划

通过培训,协助护理人员结合自身特点制订职业生涯发展规划,使护理人员在完成各项护理工作的同时有意识地关注自身的发展,自觉地提高个人素质,最大限度地发展个人潜能。

在注重对个体培训的同时,有计划地进行护理人力资源团队的建设,以利于护理工作的顺利开展,有效优化护理质量,保障护理人力资源的可持续发展。

二、护理人员培训的程序

目前的护理人员培训程序一般由 3 个阶段组成:培训前准备阶段、培训中实施阶段和培训后评价阶段。

(一)培训前准备阶段

培训前准备阶段主要是进行培训需求分析、培训前测试和确立培训目标。培训需求分析是从医院发展、工作岗位需求及护理人员个人要求 3 个方面考虑。培训需求分析是确立培训目标、制订培训计划和评价培训效果的依据。

(二)培训中实施阶段

在确定培训需求的基础上,培训者要根据目标制订出相应的培训计划。培训计划包括培训内容、时间安排、培训方法、学习形式、培训制度、受训人员和培训人员及必要的经费预算等内容。培训内容的选择应体现学习目标,既要考虑培训的系统性,也要考虑培训的可行性、适宜性。培训人员的选择要注重资格(教师本身的专业性)和责任心。培训方法与学习形式的选择应根据培训的目标、医院条件和岗位需求综合考虑。

(三)培训后评价阶段

培训评价是保证培训效果的重要一环,其主要包括 4 个步骤。

1.确立评价目标

以目标为基础确立评价标准。标准应具体、可操作、符合培训计划。

2.控制培训过程

控制培训过程是指培训过程中不断根据目标、标准和受训者的特点,矫正培训方法和控制培训进程。培训过程中注意观察,以及时了解培训情况,以及时获得培训过程中的信息,矫正偏差,保证培训取得预期效果。

3.评价培训效果

它包括培训效果的评价和培训经费使用的审核两个方面,常用的评价方法如下。

(1)书面评估表评价课堂理论培训效果。

(2)小组讨论形式评价,让受训者讲述学习收获和对培训的建议。

(3)相关试卷测试及技能考核。

(4)岗位实际工作考核,观察受训者在工作中使用新知识、新技能的情况。

(5)问卷调查,通过问卷比较受训者培训前后的工作表现。

(6)培训经费使用的审核包括培训费用支出的有效性、可控性及合理性。

4.迁移评价效果

迁移评价效果是指把培训的效果应用于临床护理工作中,促进临床护理工作的优质化。

三、护理人员培训的形式和方法

(一)培训形式

1.岗前培训

岗前培训是使新员工熟悉组织,适应环境和岗位的过程。对刚进入工作单位的护士来说,最重要的是学会如何去做自己的工作,以及保持与自己角色相适应的行为方式。岗前培训能帮助新护士放弃自己与组织要求不相适应的理念、价值观和行为方式,以便尽快地适应新组织的要求、工作准则和工作方法。岗前培训首先要使新护士在和谐的气氛中融入工作环境,为今后的工作打下良好的基础。其次,要使护士了解医院的组织文化、经营思想和发展目标,帮助护士熟悉胜任工作的必要知识技能和职业道德规范,了解医院和护理系统的有关政策、规章制度和运转程序,熟悉岗位职责和工作环境。

2.脱产培训

脱产培训是根据医院护理工作的实际需要选派不同层次的护理骨干,集中时间离开工作岗位,到专门的学校、研究机构或其他培训机构进行学习。这种培训可以系统地学习相关理论,因此,对提高培训人员的素质和专业能力具有积极影响。脱产培训包括短期或长期脱产学习、学历教育和新技能培训等形式。

3.在职培训

在职培训是指护理人员边工作边接受指导、教育的学习过程。这种培训方法多采用导师制,即由高年资护士向低年资护士传送知识和技能的过程。这种指导关系不仅体现在操作技能方面,同时,在价值观的形成、人际关系的建立及合作精神培养等方面都具有指导意义。

培训的安排有集中式、分散式、集中与分散相结合 3 种。集中式是由护理部统一安排所有新护士参加护理部组织的培训;分散式则由各临床科室护士长组织相应的临床师资,对进入本科室的新护士进行针对性的专科培训。集中与分散相结合则兼有上述两种形式。

(二)培训的方法

1.讲授法

讲授法是一种以教师讲解为主的知识传授方法。通过教学人员的讲解可帮助学员理解有一定难度的知识。并且可同时对数量较多的护理人员进行培训。讲授法培训也可以结合案例分析进行讨论。可用于职业道德、规章制度、专科护理技术、护士礼仪等培训。

2.演示法

演示法是借助实物和教具,通过操作示范,使学员了解某项操作的完成步骤的一种教学方法。如心肺复苏术,呼吸机、监护仪、输液泵的使用等内容。演示法能激发学习者的学习兴趣,有利于加深对学习内容的理解。也可通过运用光盘、录像带、幻灯片等教具介绍医院的发展情况、医院环境、组织规模等,进行护士职业道德、行为规范、基础护理操作技术等教育。

3.案例分析法

案例分析法是通过观察和分析,让学员针对案例提出问题并找出解决问题方法的一种教学方法。案例分析法可以培养学员观察问题、分析问题和解决护理问题的实际能力。

4.讨论法

讨论法是一种通过学员之间的讨论来加深对知识的理解、掌握和应用,并能解决疑难问题的培训方法。讨论法有利于知识和经验的交流,促使受训者积极思考,从而锻炼和培养实际工作能力。

5.研讨会

研讨会是以学员感兴趣的题目为主,进行有特色的演讲,并发放相关材料,引导学习者讨论的培训方法。研讨会需要合适的场地,对参会人员数量和时间也有一定要求,这些因素都限制了研讨会的举行。适宜于在学校、研究机构或其他培训机构进行。

6.其他方法

视听和多媒体教学法、角色扮演等方法均可选择性地运用于护理人员的培训教育。计算机网络技术的发展、远程教育手段等技术的应用,为提高护理人员的培训质量提供了更加广阔的前景。

(三)培训的内容

1.公共部分

由护理部制订培训计划并组织实施,一般为1~2周。包括医院简介、医院环境、医院组织体系、相关规章制度、职业道德、护士礼仪与行为要求、相关法律法规、护理纠纷的防范、基本护理技术、急救技术(如心肺复苏)、院内感染预防、护理文书书写等,有些医院还组织新护士的授帽仪式。

2.专科部分

由各临床科室分别制订计划并逐项落实,普通科室为3~4周,ICU、CCU、急诊科一般为6~8周。包括熟悉本科室环境、人员结构、各类人员职责、各班工作要求、质量控制标准等,以及本科室常见病和常见急症的主要临床表现、治疗(救治)原则及护理措施、主要专科检查和特殊诊疗技术的临床应用及主要护理措施(如各种造影检查、心电监护、呼吸机的应用)等。

(四)培训的考核

(1)公共部分由护理部统一组织安排,分为理论和技能两部分,理论部分包括有关规章制度、职业道德、护士礼仪与行为要求、相关法律法规及护理纠纷的防范、护理文书书写等内容;技能部分主要为基础护理操作技术、护士礼仪及语言的考核。

(2)专科部分由各专科护士长组织有关临床师资负责,以理论考试为主,包括护士的职责、各班工作要求、本科室常见病和常见急症的临床表现、治疗(救治)原则及护理措施、专科主要检查和特殊诊疗技术的临床应用及护理(如各种造影检查、心电监护、呼吸机的应用)等。

(五)护士的继续护理学教育

继续护理学教育是继护士的规范化培训之后,以学习新理论、新知识、新技术和新方法为主的一种终生性护理学教育。主要内容包括学术会议、专题讲座、调研考察报告、护理疑难病例讨论会、技术操作示教、专题培训班等,一般以短期和业余学习为主。

1.学分授予

继续护理学教育实行学分制,分为Ⅰ类学分和Ⅱ类学分。

2.学分制管理

继续护理学教育实行学分制,可按照《继续医学教育学分授予试行办法》执行。护理人员继续教育学分制要求护理技术人员每年参加经认可的继续护理学教育活动的最低学分为25学分,其中Ⅰ类学分须达到3~10学分,Ⅱ类学分须达到15~22学分。省、自治区、直辖市级医院的主管护师及其以上人员5年内必须获得国家级继续护理学教育项目授予5~10学分。护理技术人员在任期内每年须修满25学分以上(包括25学分),才能再次注册、聘任及晋升。

(李 烨)

第三章

健 康 管 理

第一节　健康管理的分类与主要内容

一、基本健康管理

经研究,天津市健康管理协会组织 5 家医疗机构连续 3 年对上千名政协委员进行基本健康管理,结果证明,基本健康管理适合群体和健康个体。

通过对群体、个体进行基本健康管理,使服务对象及时了解自己的健康状况和患慢性病的风险;掌握预防和控制慢性病危险因素的健康知识、技能,促进形成健康的生活方式,提高自我保健能力。基本健康管理的周期一般为一年。

(一)收集健康信息

健康管理师向服务对象介绍基本健康管理的目的、内容、要点。发放电子或书面健康信息调查表,健康管理师指导或协助填写个人健康信息调查表。

为进行健康评估,收集服务对象近期体检结果。对未进行健康体检者组织进行体检,同时发放体检温馨提示,提示体检注意事项。体检基本项目包括身高、体重、腰围、血压、空腹血糖、总胆固醇、甘油三酯、高密度脂蛋白、低密度脂蛋白、血尿酸。

(二)建立电子档案并进行保管

健康管理师负责建立永久性个人电子健康管理档案,该档案中包括体检数据、家族病史、生活习惯、饮食、运动状况、个人疾病史及医师处方等所有健康相关信息。可在工作时间提供电话或上门查询,随时更新健康档案信息。

(三)健康风险评估

健康管理师利用商业化的计算机软件对每一位服务对象进行健康风险评估。健康风险评估的内容有以下几点。

1.个人健康信息汇总

全面汇总服务对象目前的健康状况、疾病史、家族史、饮食习惯、体力活动情况、生活方式及体检结果的异常信息,同时,针对目前存在的健康风险因素进行专业提示。

2.生活方式评估报告

综合分析管理对象的整体生活方式,并通过生活方式得分获得评价健康年龄。

3.疾病风险评估报告

对管理对象未来5～10年患某些疾病(如肺癌、高血压、糖尿病、缺血性心血管疾病)的风险进行预测,并提示主要相关的风险因素及可改善的危险因素。

4.危险因素重点提示

评估出管理对象目前存在的可改变的健康危险因素,这些因素对健康的危害,其对应的理想范围,控制这些危险因素将为降低疾病风险所贡献的力量等。

通过健康风险评估可以帮助服务对象全面地认识自身的健康风险;制订个性化的健康干预计划及措施,鼓励和帮助服务对象改善不良的饮食、运动习惯和生活方式。

(四)制订健康改善计划

针对健康风险评估的结果,按照健康"四大基石",根据个体自身情况制订健康管理计划。健康改善计划的制订和指导服务对象实施计划是健康管理的关键。目前健康改进计划多数设定在膳食营养与运动的项目上,对其他不合理生活方式的干预都是根据个体情况在干预追踪中落实。

1.个性化膳食处方

根据服务对象当前健康与运动情况,建议一日三餐应摄取的热量及食物搭配、分量描述及等值食物交换等。

2.个性化运动处方

根据服务对象当前健康状况,建议一周运动计划,给出不同运动内容(有氧运动、力量练习、柔韧性练习)的建议运动方式、运动频率和运动强度。

3.健康管理师要进行健康计划指导咨询

至少对服务对象提供一次面对面专家健康咨询,讲解健康风险评估结果和健康改善计划。

(五)开展多种形式的健康教育

健康教育主要是结合服务对象的健康需求和健康问题,通过以下方式提供健康知识。

1.健康科普读物

定期发送电子健康科普读物,发放健康读物印刷品,提供健康知识、国内外发生的与健康有关的事件、健康预警等。

2.温馨短信

利用短信、微信,定期发放有关健康内容的温馨提示、指导等。

3.健康大讲堂

根据需求,组织健康讲座,请专家介绍健康知识和技能,达到健康教育的目的。

4.专题健康咨询

根据需求,进行专题健康咨询,由医疗、营养、运动、心理、中医保健等专家进行有针对性的咨询指导和改善健康的实践体验。

5.组织大型健康娱乐会

活动包括健康讲座、健康咨询、健康知识竞赛、发放健康手册、无创健康检测、音乐疗法体验、保健品展示等。

6.开通健康咨询电话,提供健康咨询

咨询内容包括营养、运动、养生保健、慢性病预防与控制、健康管理等基本健康知识;常见传染病预防与控制知识等。

(六)健康管理综合分析

每年进行 1 次群体的健康状况综合分析,包括健康行为及生活方式评估,体检结果分析和影响健康的相关因素分析等。

二、亚健康状态健康管理

通过分析评估确定亚健康状态的症状与原因,采取相应的干预措施改善、缓解亚健康症状;掌握预防与控制亚健康的健康知识、技能,促进形成健康的生活方式,提高自我保健能力。亚健康状态健康管理的周期根据需求确定。

(一)收集健康信息

收集基本健康信息;通过采取量表评估、血液检测、仪器检测确定亚健康状态的主要问题,分析造成亚健康状态的原因。

(二)建立电子档案并进行保管

健康管理师负责建立永久性个人电子健康管理档案,该档案中包括基本健康信息、亚健康状态评估、分析等所有健康相关信息。

(三)制订健康改善计划

根据亚健康状态分析结果,由健康管理师安排相适应的健康改善活动。

(四)开展健康管理活动

针对管理对象亚健康状态的问题和需求,采取以下适宜的健康管理项目。

1.膳食指导

进行膳食调查,分析;由营养师制订个性化的饮食方案;根据各种危险因素的营养治疗原则,制订营养干预方案;制订中医食疗方案;指导合理平衡膳食。

2.运动技能和方法指导

根据个体情况指导开展运动项目;由运动专家对运动方式、方法、运动不适时的紧急处理进行指导;通过佩戴能量仪,对运动和能量消耗进行分析,帮助确定有效运动方式和时间。

3.心理辅导

由心理专家根据个体情况进行心理咨询辅导,缓解心理压力。

4.音乐理疗

由音乐治疗专家根据个体情况制订音乐疗法的课程、内容,进行适宜的音乐理疗缓解心理压力,改善睡眠等。

5.中医疗法

首先用专业软件进行中医体质辨识,根据个人体质、健康状况、季节等因素,由中医专家制订个性化的中医药养生调理方案,进行中医养生指导。结合健康需求,进行推拿、按摩、刮痧拔罐,调整机体功能,改善机体不适状况。

6.物理疗法

结合健康需求,用物理疗法改善局部的不适感及症状,如颈、肩、腰、腿痛等。

7.保健品选择指导

根据个体健康状况,指导选择适宜的保健食品、用品,讲解保健品的使用方法和功效。

8.牙齿保健

在专业口腔医疗机构,每年进行 1 次口腔检查与清洁牙齿。

三、慢性病危险因素专项健康管理

在基本健康管理的基础上,对发现有慢性疾病危险因素的管理对象进行专项健康管理。通过有针对性、系统的健康管理活动,使管理对象增加健康知识、纠正不健康的生活方式,自觉地采纳有益于健康的行为和生活方式,消除或减轻影响健康的危险因素,预防或推迟疾病的发生。健康管理时间一般为 3 个月的强化健康管理和 9 个月巩固期的随访管理。

慢性病危险因素专项干预的技术依据为国家制定的相应技术指南。

(一)健康评估

为每一位健康管理对象配有专门健康管理师。在健康管理前由医师收集管理对象的健康信息调查表、体检结果,采用健康评估软件对管理对象进行健康评估、危险因素预警。根据健康评估结果,健康管理师制订全过程跟踪、个性化的健康改善计划,确定符合管理对象健康需求的强化干预和健康维护的健康管理项目,向健康管理对象详细介绍计划。

(二)强化健康管理

健康管理师要指导进行全过程的健康管理,及时了解管理对象的健康状态、健康改善情况,及时完善健康档案及指导方案。

强化健康管理目标:第一个月——通过 4 次健康管理指导,使管理对象掌握合理膳食基本知识,了解自己膳食存在的主要问题及解决方法;学会适量规范运动,包括运动习惯、运动量、有效运动量。健康管理师和管理对象互动,医务人员要以诚恳热情态度,科学优质的服务质量,调动管理对象的主观能动性和依从性,积极参加到管理中来。第二个月——管理对象能够执行规范的膳食、运动处方,实现能量平衡。在医师指导下,改进其他不良生活习惯。第三个月——管理对象能够巩固各项干预措施,建立起健康的生活方式,降低、减少健康危险因素。

采用健康管理软件对管理对象的膳食和运动情况进行分析。

1.首诊

(1)由主管健康管理师向管理对象详细介绍项目的安排,发放"健康管理使用手册"。

(2)物理检查:进行相关物理检查(身高、体重、血压、腰围)。

(3)向管理对象讲解健康评估结果和健康改善计划,并向管理对象提供纸质的健康管理计划。

(4)膳食指导:学会记录膳食日记。嘱其每周记录好代表正常膳食情况的两天膳食日记,并嘱其保持原有的饮食习惯。

(5)运动指导:学会使用运动能量仪,通过佩戴能量仪,对运动和能量消耗进行分析,帮助确定有效运动方式和时间。嘱其坚持佩戴仪器,保持原有运动习惯。

2.第 1 次复诊(第一周)

(1)物理检查:测量体重、血压、腰围(为每次复诊必检项目)。

(2)运动指导:检查知己能量监测仪使用情况,传输运动数据、进行运动图形分析和有效运动讲解。对管理对象的表现给予充分肯定,同时指出需要改进的地方,重点指导建立适量运动习惯和规律。

(3)膳食指导:核对膳食日记、教给管理对象食物重量的估算方法;通过记录的膳食日记寻找饮食方面存在的突出问题(或与能量相关的问题);录入膳食日记进行膳食结构分析。

(4)根据运动和膳食分析的结果,开出首次饮食、运动处方,并根据饮食、运动方面存在的主要问题,有针对性地进行指导,选择短信督导语。发放有针对性的慢性病防治知识的健康教育材料。

3.第2次复诊(第二周)

(1)检查运动处方执行情况,纠正不合理的运动方法、运动时间、运动频率等问题,开出适合其个性的运动处方。

(2)检查膳食日记和不良饮食习惯的改进情况,进一步教管理对象学习估量食物重量,调整膳食结构,开出适合其个性的膳食处方和短信督导语。

4.第3次复诊(第三周)

(1)检查运动习惯和规律建立情况,指导重点提高运动强度,达到有效运动量。

(2)督促管理对象完整准确记录膳食日记。

(3)向管理对象征询对健康管理的意见和建议,得到管理对象的认同,使其积极配合健康管理师进行运动及饮食的不良生活方式的改善,主动参与到管理中来。

5.第4次复诊(第四周)

(1)进一步规范运动,确定相对固定的运动量及有效运动量,完成规范运动的阶段目标。

(2)重点平衡热量,并根据管理对象习性,调整饮食结构(三大营养素比例和三餐热能比)。

6.第5次复诊(第六周)

(1)巩固规范的运动处方;结合管理对象实际体质,适当指导管理对象进行力量性锻炼及柔韧性运动,达到丰富运动项目,增强体质,提高运动积极性的目的。

(2)通过膳食分析,重点调整管理对象的膳食结构。

(3)教给管理对象食物交换份知识,调配丰富多彩的膳食。

(4)用无创手段,为管理对象进行相关危险因素检查,了解危险因素变化情况。

(5)进行阶段小结:内容为运动量变化趋势、三大营养素改变趋势、三餐比例变化趋势和危险因素指标变化情况。①打印阶段小结报告:运动、膳食、能量平衡和危险因素监测分析。②阶段小结的目的:了解通过管理整体健康状况的变化趋势;是否实现管理的阶段目标;总结已取得的有效方法、还存在的问题;充分肯定健康管理成果,鼓励管理对象完成下阶段管理任务。

7.第6次复诊(第八周)

(1)检查干预对象的饮食、运动处方执行情况,巩固能量平衡的成果。

(2)进一步规范饮食结构,三大营养素比和三餐热量比合理。

(3)在平衡膳食的基础上,重点应用食物交换份丰富食物品种和烹饪技巧。

(4)指导其他不良生活习惯(烟、酒、夜生活等)的改进,戒烟、限酒技能传授。

8.第7次复诊(第十周)

(1)检查、巩固各项干预措施的落实情况,建立起健康的生活方式。

(2)安排管理对象进行体检,填写"个人信息调查表",进行健康信息收集。

9.第8次复诊(第十二周)

(1)检查、巩固各项干预措施的落实情况。

(2)进行第2次健康评估,并进行前后两次评估报告的对比分析。

(3)做强化管理期总结,包括健康知识、饮食运动情况、危险因素变化和各项检查指标的评估。根据评估结果制订巩固期健康管理计划。向管理对象讲解总结评估结果。

（4）强化期结束，转为巩固期进行随访指导。

（三）巩固期随访健康管理

巩固期健康管理时间：从第 4 个月开始到第 12 个月结束。根据具体情况确定随访方法，每 1 个月随访 1 次。

随访内容：通过电话随访继续跟踪指导，主要是检查、巩固强化管理期的成果，鼓励管理对象坚持健康的生活方式；利用短信、微信发送健康信息；发放健康知识资料；鼓励管理对象每 3 个月进行 1 次无创血液检查，了解危险因素变化情况；必要时进行面对面指导。

在健康管理过程中，根据健康需求和管理对象要求，进行血压、血糖、心电远程监测，根据监测结果及时进行健康指导。

巩固期结束安排管理对象做健康体检，填写"个人信息调查表"，为健康管理效果评估收集必要的信息。

（四）健康管理效果评估

健康管理 12 个月后进行健康管理效果评估：①是否掌握必要的健康知识；②是否坚持健康生活方式；③危险因素改善情况；④下一步健康改善建议。

四、慢性病健康管理

对患有一些慢性疾病的患者进行疾病健康管理。通过有针对性、系统的健康管理活动，使管理对象增加健康知识、纠正不健康的生活方式，消除或减轻影响健康的危险因素，坚持合理药物治疗，以达到促进健康、延缓慢性病进程、减少并发症、降低伤残率、提高生活质量的目的。慢性病健康管理的周期根据需求确定。

（张　倩）

第二节　健康风险评估

一、健康风险评估的定义

风险是指某种损失或后果的不确定性。风险识别和风险评估是进行风险管理的基础，风险管理的目标是控制和处置风险，防止和减少损失及不利后果的发生。从这个意义上说，健康管理也就是建立在健康风险识别和健康风险评估基础上的健康风险管理，其目的是控制健康风险，实施健康干预以减少或延缓疾病的发生。

健康风险评估是指对某一个体评定未来发生某种特定疾病或因某种特定疾病导致健康损害甚至死亡的可能性。健康风险评估是建立在健康风险识别、健康风险聚类和健康风险量化的基础上的。因此，可以通过健康风险评估的方法和量化工具，对个体健康状况及未来患病和（或）死亡危险性做量化评估。

二、健康风险评估的目的

(一)识别健康危险因素和评估健康风险

健康风险评估的首要目的是对个体或群体的健康危险因素进行识别,对个体的健康风险进行量化评估。在疾病发生、发展过程中,疾病相关危险因素很多,正确判断哪些因素是引起疾病的主要因素和辅助因素,对危险因素的有效干预和疾病预防控制至关重要。慢性非传染性疾病属多基因疾病、多危险因素和遗传交互作用,其发病过程隐蔽、外显率低、病程较长,持续的健康监测和科学的健康风险评估是疾病早期发现和早期干预的基础,也是疾病预防控制的有效手段。

(二)制订健康指导方案和个性化干预措施

健康风险评估是健康管理的关键技术,其目的是在风险评估基础上,为个体制订健康指导方案和个性化干预措施。健康到疾病的逐步演变过程具有可干预性,尤其是慢性非传染性疾病、生活方式相关疾病和代谢疾病的可干预性更强,一级预防的效果更好。因此,科学的健康指导方案和个性化干预措施能够有效降低个体的发病风险,降低或延缓疾病的发生。

(三)干预措施及健康管理效果评价

健康风险评价可以用于干预措施、健康指导方案和整个健康管理的效果评价。健康管理是个连续不断的监测—评估—干预的周期性过程,实施健康管理和个性化干预措施以后,个体的健康状态和疾病风险可以通过健康风险评估得到再确认,有效的健康干预和健康管理可以改善健康状态、降低疾病风险,健康管理中出现的问题也可通过健康风险评估去寻找原因,从而进一步完善健康指导计划和干预方案。

(四)健康管理人群分类及管理

健康管理可依据管理人群的不同特点做分类和分层管理。健康风险评估是管理人群分类的重要依据,可将管理人群根据健康危险因素的多少、疾病风险的高低和医疗卫生服务利用水平及医疗卫生费用等标准进行划分,对不同管理人群采取有针对性的健康管理、健康改善和健康干预措施。一般来说,健康危险因素多、健康风险和疾病风险高的群体或个体的健康管理成本和医疗卫生费用相对较高,基本医疗保障和基本公共卫生服务费用的增加可以有效降低疾病风险和医疗费用。

三、健康风险评估的种类

健康风险评估是一个广义的概念,其目的是了解健康状态和疾病风险,其核心是评估方法和技术。健康风险评估包含三个基本内容,即健康相关信息和疾病相关信息获取、依据健康危险因素建立疾病风险预测模型和完成健康风险评估报告。健康风险评估可根据其应用领域、评估对象和评估功能进行分类。

(一)按健康风险评估应用领域

1.临床风险评估

主要对个人疾病状态、疾病进展和预后进行评估。

2.健康状态评估

主要对健康状况、健康改变和可能患某种疾病的风险进行评估。

3.专项评估

针对某个健康危险因素或干预因素,如生活方式、健康行为和营养膳食等进行的健康风评估。

4.人群健康评估

从群体角度进行的健康危害和风险评估。

(二)按评估对象

1.个体评估

对个体进行的健康状况、健康危害和疾病风险的评估。

2.群体评估

在个体评估基础上对特定人群所做的健康风险和疾病风险评估。需要强调的是,健康风险评估中的个体评估和群体评估是相对的和相互依存的,群体评估来源于不同的个体评估的集成,而个体评估依据的健康危害识别和预测模型是建立在来自群体的大量数据信息、流行病学研究结果和循证医学证据基础上的。

(三)按健康风险评估功能

1.一般健康风险评估

针对健康危险因素对个体做出的健康风险评估,主要用于健康危害识别、健康风险预测、健康改善及健康促进。

2.疾病风险评估

针对特定疾病及疾病相关危险因素对个体的疾病风险、疾病进程和预后所做的评估。特定疾病的风险评估从危险因素到建立预测模型的指标参数与一般健康风险评估会有较大不同,因而可以用来进行疾病预测预警,并可通过在疾病预测预警模型中设定不同的预警水平来实现对患者、高危人群甚至一般人群的预测预警。

(四)健康风险评估的技术与方法

早期的健康风险评估主要采用流行病学、数学和统计学的原理和方法。以特定人群和特定疾病的患病率或死亡率作为评价指标,评估和预测个体暴露于单一危险因素或综合危险因素可能患这种疾病的风险,疾病风险可用相对危险度和绝对危险度表示。相对危险度是暴露于某种健康危险因素人群患病率(或死亡率)与非暴露于该危险因素人群的患病率(或死亡率)之比,反映的是健康危险因素与疾病的关联强度及个体相对特定人群患病危险度的增减。绝对危险度是暴露于某种健康危险因素人群患病率与非暴露于该危险因素人群的患病率之差,反映的是个体未来患病的可能性或概率。从病因学的角度来说,建立在单一健康危险因素和患病率关系基础上的疾病危险性评价和预测方法比较简单,偏倚相对容易控制,不需要很多指标和大量的数据分析。因而成为健康管理和风险评估早期采用的主要方法,现在仍然为一些健康管理项目所采用。但是,疾病尤其是慢性非传染性疾病往往是多种健康危害因素共同作用及环境与遗传交互作用的结果。因此,单一健康危险因素的危险性评价和疾病预测存在着很大的局限性。

后期发展起来的健康风险评估技术主要采用数理统计、流行病学和病因学研究方法,能对多种健康危险因素的疾病危险性评价和预测,更接近疾病发生和发展过程,涵盖了更多的疾病相关参数,对疾病的风险评估也更加准确。这类方法比较经典和成功的例子是 Framingham 冠心病预测模型,该方法将重要的冠心病危险因素作为参数列入模型指标体系,采用 logistic 回归分析危险因素与疾病的关联,建立危险评分标准、冠心病预测模型和评价工具,并在冠心病风险评估过程中应用,取得了令人满意的效果。但该模型由人群、地域和年龄的影响造成的预测误差相对较大。在这一经典模型基础上陆续开发出一些改良的危险评分标准和预测模型,如欧洲人心脏手术危险因素评分系统和欧洲心脏病协会推出心血管疾病预测和处理软件以及法国 MEDI 公司开发的鹰眼心血管疾病监测和评估系统。现在有些疾病风险评估模型和评估工具已经开发成实用软件，对疾病预测和风险评价起到了十分积极的作用，但这些评估工具往往是针对心血管患者，主要预测心脏手术风险、预后和 ICU 费用。虽然能进行危险因素分析和预测，但针对全人群的预测预警功能不强。

随着生物医学和生命科学的发展以及大数据时代的到来，人们对生命和疾病过程认识逐步深刻，计算机技术、网格技术和网络技术的进步使与健康和疾病相关的海量数据的存储、分析、处理和共享成为可能。越来越多的前瞻性队列研究，Meta 分析方法和循证医学的研究方法被用于健康和疾病风险评估。多元数据处理技术和数据挖掘技术的不断成熟为健康风险和疾病风险评价提供了强有力的技术支持。已有贝叶斯模型、人工神经网络和支持向量机技术被用于疾病风险评估和疾病预测，这些系统的疾病数据处理能力和疾病预测效能将会比以往的疾病模型更加强大，也更加"智能化"和"拟人化"。我们有理由相信，未来的健康风险评估将在个体、疾病群体和全人群疾病风险评估，疾病预测、预警，疾病预防控制和健康管理发挥重要的作用。

（张　倩）

第三节　健康干预

一、健康和疾病的可干预性

从现代医学模式的角度看，人的健康状况受生物、心理和社会诸多因素的影响，由健康向疾病的转化过程及疾病的进展和预后同样也受上述因素的影响，是多种复杂健康危险因素协同作用的结果。在众多健康危险因素当中，很多危险因素是可以干预的，这种可干预性是健康干预的基础。以心脑血管疾病为例：国内外研究证实心脑血管疾病的发生和发展与遗传背景、个体敏感性、性别、年龄、高血压、脂代谢异常、糖尿病、胰岛素抵抗、炎症、凝血异常、吸烟、生活方式、神经行为等因素有关，现有研究报道的心脑血管相关危险因素已达上百种。在众多心脑血管疾病相关危险因素中，除了年龄、性别、家族史等危险因素指标不可干预，绝大多数的指标参数是可干预的。针对不同人群和不同危险因素对心脑血管疾病进行健康教育、健康干预和药物干预，可以有效推迟心脑血管疾病的发病时间和降低发病率。美国疾病控制中心研究发现，在美国引起疾病和死亡的健康危险因素 70% 以上是可干预的因素。哈佛公共卫生学院疾病预防中心的研究表明，通过有效地改善生活方式，80% 的心脏病与糖尿病，70% 的中风以及 50% 的癌症是可以避免的。可见，个人的健康危险因素是可以控制并降低的，有效的健康干预所获得的健康效益也将是十分明显的。

二、健康干预的意义

（一）降低疾病风险

健康管理的意义在于通过健康干预有效控制健康危险因素，降低疾病风险，对一般人群的健康干预能够充分发挥一级预防的作用，从而有效预防和控制疾病。世界卫生组织研究报告表明：

人类 1/3 的疾病通过预防保健就可以避免,1/3 的疾病通过早期发现可以得到有效控制,1/3 的疾病通过积极有效的医患沟通能够提高治疗效果。

(二)控制疾病进展

健康干预可以有效降低疾病风险的同时,对患者群体的早期干预可以有效控制病情进展和并发症的出现。美国的健康管理经验证明,通过有效的主动预防与干预,健康管理服务的参加者按照医嘱定期服药的概率提高了 50%,其医师能开出更为有效的药物与治疗方法的概率提高了 60%,从而使健康管理服务对象的综合风险降低了 50%。

(三)减少医疗费用

疾病一级预防和早期干预是疾病控制最为有效和性价比最高的手段,通过对一般人群和患者群体的健康干预,可以明显减少医疗费用和降低健康损失。数据证实,在健康管理方面投入 1 元,相当于减少 3~6 元医疗费用的开销。如果加上劳动生产率提高的回报,实际效益可达到投入的 8 倍。

三、健康干预的形式

健康管理的目的在于识别和控制健康危险因素,降低疾病风险,促进个体和群体健康。因此,有效的健康干预是健康管理的重点和实现健康管理目标的重要手段。根据干预对象、干预手段和干预因素的不同健康干预可有多种形式,具体包括如下几项。

(一)个体干预

个体干预指以个体作为干预对象的健康干预,所干预的健康危险因素可以是单一危险因素,如对个体血压的干预,也可以是综合危险因素,如对个体心脑血管疾病危险因素的综合干预。

(二)群体干预

群体干预指以群体为干预对象的健康干预,如孕期增补叶酸预防出生缺陷就是对孕妇群体的干预措施。

(三)临床干预

临床干预主要指对特定患者个体或群体在临床上采取的以控制疾病进展和并发症出现的干预措施,临床干预包括对患者实施的药物干预。

(四)药物干预

药物干预指以药物为手段,以减低疾病的风险和防止病情进展为目的的干预措施,药物干预既可以是针对患者群体的临床干预也可以是对特殊群体的预防性干预措施,如采用小剂量他汀类药物对心脑血管高危人群的干预。

(五)行为干预

行为干预指对个体或群体不健康行为如吸烟,酗酒等健康危险因素进行的干预。

(六)生活方式干预

生活方式干预指对个体或群体生活方式如膳食结构、运动等进行的干预。

(七)心理干预

心理干预指对可能影响个体或群体健康状况并引发身心疾病的健康危险因素进行的干预。

(八)综合干预

综合干预指同时对个体或群体的多种健康危险因素进行的干预,在健康管理中通过健康监测和风险评估所形成的健康指导方案应包括综合干预措施。

(张 倩)

第四节　健　康　教　育

一、健康教育的概念与发展

(一)健康教育的概念

WHO 将健康定义为:健康不仅仅是没有疾病或虚弱,而是指身体、心理和社会适应的完美状态。健康教育是旨在帮助对象人群或个体改善健康相关行为的系统的社会活动。健康教育在调查研究的基础上采用健康信息传播、行为干预等措施,促使人群或个体自觉地采纳有益于健康的行为和生活方式,消除或减轻影响健康的危险因素,从而达到疾病预防、治疗、康复,增进身心健康,提高生活质量和健康水平的目的。

健康教育的核心在于教育人们树立健康意识,改善健康相关行为,进而防治疾病、促进健康。慢性非传染性疾病(如心脑血管疾病)和传染性疾病(艾滋病)等许多疾病与人类的行为密切相关,且目前尚缺乏有效的预防控制手段和治愈方法,这使得健康教育成为医疗卫生工作中的一个相对独立和十分重要的领域。健康教育又是一种工作方法,可参与其他卫生工作领域的活动或为其提供相关技术支持。针对健康相关行为及其影响因素的调查研究方法、健康教育干预方法及评价方法已广泛应用于临床医学和预防医学的各个领域。此外,健康相关行为及其影响因素的复杂性决定了健康教育须不断地从其他领域引入新的知识和技术,如卫生政策与管理学、社会营销学、健康传播学、教育学、行为科学、预防医学、心理学等。

(二)健康教育的意义

1.健康教育是世界公认的卫生保健的战略

健康教育已成为人类与疾病做斗争的客观需要。通过健康教育促使人们自愿地采纳健康生活方式与行为,能够控制致病因素,预防疾病,促进健康。

2.健康教育是实现初级卫生保健的先导

健康教育是能否实现初级卫生保健任务的关键,在实现所有健康目标、社会目标和经济目标中具有重要的地位和价值。

3.健康教育是一项低收入、高产出、效益大的保健措施

健康教育引导人们自愿改变不良行为、生活方式,追求健康,从成本—效益的角度看是一项低投入、高产出的保健措施。

(三)健康教育工作步骤

健康教育是预防医学的实践活动,所有健康教育工作都为改善对象人群的健康相关行为和防治疾病、促进健康服务。当健康教育以项目形式开展时,过程大体可分为四个阶段。

1.调查研究与计划设计阶段

通过现场调查、专家咨询、查阅文献等方式收集信息,进行诊断/推断,以期发现社区人群的生活质量、目标疾病、危险行为和导致危险行为发生发展的因素及其分布等,进而根据这些结果进行健康教育干预计划的设计、制订。

2.准备阶段

包括制作健康教育材料、动员及培训预试验和实施过程中涉及人员和组织、筹集建设资源及准备物质材料等。

3.实施阶段

动员目标社区或对象人群,利用组建的各级组织和工作网络,全面实施多层次多方面的健康教育干预活动。

4.总结阶段

对干预进程和结果进行检测与评价。

当然并非所有的健康教育工作都需要完整经历上述过程,如当既往工作已将某个健康问题的相关行为及其影响因素基本查清时,就不必另行组织调查。

(四)健康教育发展概况

健康教育是人类最早的社会活动之一。早在远古时代,为了个体的生存和种族的延续,人类就不断地积累并传承关于伤害避免、疾病预防的行为知识和技能。随着社会经济和科学技术的发展、生活水平的逐步提高、行为与生活方式的改变、健康知识的不断积累,人们对健康的要求不断提高,健康教育越来越受到重视。自 20 世纪 70 年代以来,健康教育的理论和实践有了长足的进步,在全世界范围内迅速发展。旨在研究健康教育基本理论和方法的科学——《健康教育学》也被纳入预防医学专业课程。

有记载我国最早的医学典籍《黄帝内经》中就论述到健康教育的重要性,甚至谈及健康教育的方法。20 世纪初健康教育学科理论引入我国,使得健康教育活动开始在科学基础上活跃起来。新中国成立后,我国健康教育在学科建设、人才培养、学术水平、国内外交流等方面取得了长足的进步。健康教育专业机构、人才培养机构、研究机构和学术团体不断发展壮大,如 1984 年在北京成立了"中国健康教育协会";1985 年《中国健康教育》专业学术期刊创刊;1986 年中国健康教育所建立;健康教育领域的专科、学士和硕士人才的招收、培养,以及一批批健康教育工作者到先进国家或地区的学习进修,促进了我国健康教育学科建设、学术水平的提高,增进了国际学术交流;新的理论和工作模式的引进,逐步加强了健康教育工作的横向联系及与其他社会部门的协作,丰富了健康教育途径、方式方法,促进了国际合作。

世界各国健康教育的发展极不平衡,发达国家起步较早,但真正重视健康教育也是在 20 世纪 70 年代以后,如 1971 年后美国设立了健康教育总统委员会,国家疾病控制中心设立了健康促进/健康教育中心,联邦卫生福利部设立了保健信息及健康促进办公室等。近年来,西太平洋地区一些国家的健康教育进展较快。例如:新加坡将健康教育计划纳入全国卫生规划;澳大利亚在健康教育人才培养方面有特色,取得了不少成绩和经验;韩国、马来西亚、菲律宾等国家在制定国家卫生政策、建设健康教育机构、健康教育项目开展等方面有很大的进步。

目前健康教育有关的国际组织如下。

1.国际健康促进和教育联合会

国际健康促进和教育联合会是唯一通过公共卫生的推广和教育、社区行动和开发公共卫生政策来改善人类健康、提升公共卫生发展水平的全球性科学组织,其主要活动是组织大型国际性专题会议,深入探讨健康教育重大问题。

2.世界卫生组织(WHO)

其下设有公共信息与健康教育司,互联网网站上提供各种相关的健康促进、健康教育材料。

3.联合国儿童基金会

互联网网站上提供有各种健康教育、健康促进材料。

4.联合国人口基金会

互联网网站上提供与生育和妇女生殖健康、预防性传播疾病和艾滋病、保护妇女权益和制止家庭暴力等内容有关的健康教育、健康促进材料。

5.联合国艾滋病署

互联网网站上提供丰富的性传播疾病和艾滋病方面的文献和数据,特别是"最佳实践"文献中包含许多健康教育成功范例,对健康教育干预具有很好的指导意义。

二、健康相关行为

(一)人类行为

行为是有机体在内外部刺激作用下引起的反应。美国心理学家 Woodworth 提出了著名的"S-O-R"行为表示式:S(stimulation)代表机体内外环境的刺激,O(organization)代表有机体,R(reaction)代表行为反应。人的行为由五大基本要素构成,分别为行为主体(人)、行为客体(人的行为所指向的目标)、行为环境(行为主体与行为客体发生联系的客观环境)、行为手段(行为主体作用于行为客体时的方式方法和所应用的工具)和行为结果(行为对行为客体所致影响)。人类的行为受自身因素和环境因素的影响,与其他动物行为相比,其主要特点是既具有生物性,又具有社会性。著名心理学家 Kurt Lewin 指出,人类行为是人与环境相互作用的函数,用公式 $B=f(P \cdot E)$ 表示。其中,B(behavior)代表行为,P(person)代表人,E(environment)代表环境,主要指社会环境。人类的行为因其生物性和社会性决定可分为本能行为和社会行为。前者是人类最基本的行为,主要包括摄食、睡眠、躲避、防御、性行为、好奇和追求刺激的行为;后者是由人的社会性所决定的,通过社会化过程确立的。人类行为还具有目的性、可塑性和差异性的特点。

(二)健康相关行为

健康相关行为是指个体或团体与健康或疾病有关联的行为,可分为以下两大类。

1.促进健康的行为

指个体或团体表现出的、客观上有利于自身和他人健康的一组行为,具有有利性、规律性、和谐性、一致性和适宜性的特点,可细分为以下几方面。①日常健康行为:指日常生活中有益于健康的基本行为,如合理膳食、充足睡眠、适量运动等;②预警行为:指对可能发生的危害健康事件给予警示,以预防事故的发生并在事故发生后正确处置的行为,如驾车时使用安全带,预防车祸、火灾、溺水等意外事故的发生以及发生后的自救和他救行为;③保健行为:指合理利用现有的卫生保健服务,以实现三级预防、维护自身健康的行为,如定期体检、预防接种、患病后遵医嘱等;④避开环境危害行为:指避免暴露于自然环境和社会环境中的有害健康的危险因素,如不接触疫水、远离受污染环境、积极应对各种紧张生活事件等;⑤戒除不良嗜好:如戒烟、不酗酒、不滥用药物等。

2.危害健康的行为

危害健康的行为指偏离自身、他人乃至社会健康期望方向的,客观上不利于健康的一组行为,具有危害性、稳定性和习得性的特点,可细分为以下几方面。①不良生活方式:如吸烟、酗酒、熬夜等,对健康的影响具有潜伏期长、特异性弱、协同作用强、个体差异大、存在广泛等特点,研究证实,肥胖、高血压、糖尿病、心脑血管疾病、癌症等疾病的发生与不良生活方式有着密切的关系;

②致病性行为模式:是导致特异性疾病发生的行为模式,目前 A 型和 C 型行为模式在国内外的研究较多,前者与冠心病发生密切相关,后者与肿瘤发生有关;③不良疾病行为:指个体从感知自身患病到疾病康复全过程所表现出的不利于健康的行为,如疑病、瞒病、不及时就诊等;④违反社会法律法规、道德规范的危害健康行为:既直接危害行为者自身的健康,也严重影响社会健康与正常的社会秩序,如药物滥用、性乱等。

3.健康教育行为改变理论

健康教育的目的是使受教育对象采纳、建立健康相关行为,帮助人们的行为向有利于健康的方向变化、发展。健康教育行为改变包括终止危害健康的行为、实践促进健康的行为以及强化已有的健康行为。为使健康教育达到预期目的,必须对目标行为及其影响因素有明确的认识。近年来涉及健康相关行为内外部影响因素及其作用机制等方面的理论快速发展,这为解释和预测健康相关行为,指导、实施和评价健康教育计划奠定了基础。

目前,国内外健康教育实践中常用的健康相关行为理论从应用水平上有三个层次,即应用于个体水平、人际水平及社区和群体水平的理论,其中运用较多、较成熟的行为理论包括知信行模式、健康信念模式、行为变化阶段模式等。知信行模式将人们行为的改变分为获取知识、产生信念及形成行为三个连续过程,表示为知—信—行。健康信念模式认为人们要接受医师的建议而采取某种有益健康的行为或放弃某种危害健康的行为,首先需要知觉到威胁,认识到严重性,其次坚信一旦改变行为会得到益处,同时也认识到行为改变中可能出现的困难,最后使人们感觉到有信心、有能力通过长期的努力改变不良行为。行为变化阶段模式则认为人的行为改变通常要经过无转变打算、打算转变、转变准备、转变行为和行为维持五个阶段,而且行为改变中的心理活动包括了认知层面及行为层面。从这些健康相关行为理论中可以看出,影响人的行为的因素是多层次、多方面的。在实际健康教育工作中必须考虑到多种因素对目标行为的协同作用,动员各种力量,采用各种策略和措施,对多种关键的、可改变的措施进行干预。

三、健康教育与健康传播

健康教育作为卫生事业发展的战略措施,目的在于帮助个体和群体掌握卫生保健知识,树立健康观念,采取有益于健康的行为和生活方式,从而实现预防疾病、促进健康和提高生活质量的目的。因此,健康教育是由一系列有组织、有计划的健康信息传播和健康教育活动所组成的。

(一)健康传播的概念

健康传播是指通过各种渠道,运用各种传播媒介和方法,为维护和促进人类健康而收集、制作、传递、分享健康信息的过程。该概念的提出是从美国开始的,最早出现在美国公共卫生专业刊物上。"治疗性传播"这一概念应用较早,主要针对与疾病治疗和预防有关的医学领域,而不包括诸如吸毒、性乱、避孕、延长寿命等一系列重要的议题,于是 20 世纪 70 年代中期被"健康传播"这一涵盖内容更丰富的概念所替代。虽然关于健康传播的概念还有许多提法,每个概念的侧重点不同,但最终目的都是为了预防疾病、促进健康、提高生活质量。

(二)健康传播的特点

健康传播是应用传播策略来告知、影响、激励公众、专业人士、领导以及政府、非政府组织机构人员等,促使相关个人及组织掌握健康知识与信息、转变健康态度、做出决定并采纳有利于健康的行为的活动。健康传播作为一般传播行为在医疗卫生保健领域的具体化和深化,除了具有传播行为的基本特性外,还有其独特的特点和规律,表现如下:

1.健康传播对传播者有着特殊的素质要求

一般来说,人人都具有传播的本能,都可作为传播者,但是健康传播者应是专门的技术人才,有特定的素质要求。

2.健康传播传递的是健康信息

健康信息泛指一切有关人的健康的知识、观念、技术、技能和行为模式。

3.健康传播目的性明确

健康传播旨在改变个人和群体的知识、态度、行为,使其向着有利于健康的方向转化。根据健康传播对人的心理、行为的作用,按达到传播目的的难易层次,由低到高可将健康传播的效果分为知晓健康信息、健康信念认同、形成健康态度、采纳健康行为四个层次。

4.健康传播过程具有复合性

从信息来源到最终的目标人群,健康信息的传播往往经历了数个甚至数十个的中间环节,呈复合性传播,具有多级传播、多种传播途径、多次反馈的特点。

（三）健康传播的意义

健康传播是健康教育的重要的手段和基本策略。有效运用健康传播的方法与技巧有助于健康教育资源的收集、挖掘,为健康教育调研做准备,提高健康教育活动效率,以最有效的投入获得最大的产出。充分运用健康传播的原理可为健康教育决策提供科学依据,从而影响决策者对健康促进政策的制定。而且健康教育是促进公众健康的手段之一,可从个体、群体、组织、社区和社会多水平、多层次上影响目标人群。它可动员社会各团体,引起群众关注、支持并参与到健康教育活动;针对不同目标人群开展多种形式的健康传播干预,有效地促进行为改变,疾病的早期发现和治疗,从而降低疾病对公众健康的危害;也可收集反馈信息,用于监测、评价、改进和完善健康促进计划。

（四）健康传播方式

人类健康信息的传播活动形式多样,可从多个角度进行分类。例如,按传播的符号可分为语言传播、非语言传播;按使用的媒介可分为印刷传播、电子传播;按传播的规模可分为自我传播、人际传播、群体传播、组织传播和大众传播。各种传播方式在健康教育与健康促进中有着各自的应用。例如,人际传播是全身心的传播,信息比较全面、完整、接近事实,可用形体语言、情感表达来传递和接受用语言和文字所传达不出的信息,而且反馈及时,可及时了解对方对信息的理解和接受程度,可根据对方的反应来随时调整传播策略、交流方式和内容,在健康教育中常用的形式有咨询、交谈或个别访谈、劝服和指导。群体传播在群体意识的形成中起着重要的作用,主要用于信息的收集、传递以及促进态度和行为改变。组织传播是沿着组织结构而进行的,有明确的目的,其反馈具有强迫性,主要有公关宣传、公益广告和健康教育标识系统宣传三种类型。

（五）健康传播的影响因素及对策

健康传播最终要使受传者从认知、心理、行为三个层面上产生效果。从认知到态度再到行为改变,层层递进,效果逐步累积、深化和扩大,这一过程正与健康教育所追求的"知-信-行"改变统一。加强研究影响健康传播效果的因素,提出相应的对策,将有利于健康传播,这也是健康传播学研究的重要内容。影响健康传播的因素主要有以下几方面。

1.传者因素

健康传播者的素质直接关系到传播效果,因此健康传播者要严格把关,树立良好的形象,加强传播双方共通的意义空间。

2.信息因素

依据传播的目的和受众的需要应适当取舍信息内容,科学地进行设计,使健康信息内容具有针对性、科学性和指导性。而且同一信息在传播中须借助不同方式反复强化,并应注重信息的反馈,及时了解受众反应,分析传播工作状况,找寻出问题,提高健康传播质量。

3.受者因素

受者间存在着个人差异和群体特征,对健康信息的需求存在多样性,应收集、分析和研究受众的需求,根据受众个体和群体的心理特点制订健康传播策略。

4.媒介因素

健康传播活动中,应充分利用媒介资源,多种传播媒介共用,优势互补,提高健康传播效率。

5.环境因素

包括自然环境(如传播活动的时间、天气、地点、场所、环境布置等)和社会环境(如特定目标人群的社会经济状况、文化习俗、社会规范,政府的政策法规、社区支持力度等)。健康传播工作者要对这些因素事先进行研究,深入了解,在实际健康传播计划设计和实施中应加以考虑。

四、健康教育计划

健康教育活动是通过施加一定影响,使目标人群改变原有行为和生活方式中不利于健康的部分、建立/加强有利于健康的部分、使之向促进健康的方向转化而设计的、有机组合的一系列活动和过程。在一项健康教育项目工作中,通过进行健康教育诊断的调查研究,充分了解目标人群健康问题、健康相关行为、可利用资源等情况后,紧接着进行健康教育计划的制订和实施。

(一)健康教育计划的制订

健康教育计划的制订应遵循客观性和系统性的原则,主要有以下步骤。

1.确定优先项目和优先干预的行为因素

优先项目的选择应遵循重要性和有效性两大原则。确定为优先项目的健康问题应是严重威胁着人群健康,对经济发展、社会稳定的影响性较大,并可通过健康教育干预获得明确的健康收益。确定优先干预的健康问题后,紧接着应对该问题有关的心理和行为进行分析、归纳、推断和判断,按照重要性和可变性的原则选择出关键的、预期可改善的行为作为干预的目标行为。对于导致危险行为发生发展的三类行为影响因素——倾向因素、促成因素、强化因素也存在选择重点和优先的问题。

2.确定计划目标

目的和目标是计划存在与效果评价的依据。计划目的是项目最终利益的阐述,具有宏观性和远期性;目标是目的的具体体现,具有可测量性,有总体目标和具体目标之分。

3.确定健康教育干预框架

包含确定目标人群、三类行为影响因素中的重点和干预策略。其中,策略的制订应充分运用健康教育行为改变理论。干预策略一般可分为教育策略、社会策略、环境策略和资源策略四类。在实际中,要综合应用各类干预策略方可达到事半功倍的效果。

4.确定干预活动内容和日程

依据干预策略合理地进行设计各阶段各项干预活动的内容、实施方法、地点、所需材料和日程表等。

5.确定干预活动组织网络与工作人员队伍

干预活动所需的网络组织是多层次、多部门参与的,除各级健康教育专业机构外,还应包括政府有关部门、大众传播部门、教育部门、社区基层单位及其他医疗卫生部门等;工作人员队伍以专业人员为主,并吸收网络组织中其他部门人员参加。

6.确定干预活动预算

干预活动预算是干预经费资源的分配方案,必须认真细致、科学合理、厉行节约、留有余地。

7.确定监测与评价计划

监测与评价贯穿于项目始终,是控制项目进展状态、保证项目目标实现的基本措施。在计划设计时就应根据项目目标、指标体系、日程安排、预算等做出严密的监测与评价方案。

8.形成评价

主要通过专家评估或模拟试验进行,形成对项目本身的评价,评估计划设计是否符合实际。

(二)健康教育计划的实施

健康教育计划的实施是按照计划设计所规定的方法和步骤来组织具体活动,并在实施过程中修正和完善计划。一个完整健康教育计划主要包括如下几项。

1.回顾目标

进行项目背景情况、目的与目标的回顾,为后续进一步的目标人群的分析、健康干预场所的选择、干预策略和活动的设计奠定基础,确保项目目标得以实现。

2.细分人群

根据目标人群的社会人口学特征、目标人群中包含哪些亚人群及影响各类亚人群的人文因素和自然环境因素进一步对目标人群进行细分。这有利于我们对目标人群的理解更为清晰,从而使设计的健康教育干预策略和活动能覆盖全部目标人群,易于被不同亚人群所接受,取得预期效果。

3.确定干预场所

健康教育干预场所是指针对项目目标人群的健康教育干预活动的主要场所,在项目中也经常有许多中间性的干预活动场所。

4.制订实施进度表

在项目计划的日程安排基础上,在干预实施开始前制订实施进度表,从而从时间和空间上将各项措施和活动整合起来,使得项目计划实施启动后,各项措施和任务能以进度表为指导有条不紊地进行,逐步实现工作目标。

5.建立项目组织机构

积极动员目标社区或对象人群,建立并完善健康教育协作组织和工作网络。

6.培训各层次骨干人员

根据项目目的、执行手段、教育策略等对项目有关人员进行培训,促使他们具备胜任健康教育任务所需的知识和技能。培训工作应遵循按需施教、学用结合、参与性强、灵活性高以及少而精原则,内容包括项目管理知识、专业知识和技能,并对培训工作进行明确的过程、近期效果和远期效果方面的评价。

7.管理健康教育传播资料

根据健康教育计划有目的地制作健康教育传播材料,并选择正确的传播渠道有计划、有准备地发放和使用。认真监测材料的发放和使用情况,调查实际使用人员对材料内容及使用情况的意见,为材料的进一步修改打好基础。

8.实施干预活动和质量控制

按计划全面展开多层次多方面的健康教育干预活动。在健康教育干预实施过程中,建立质量控制系统,保障项目按计划进度和质量运行,并收集反馈信息和建立资料档案为项目评价做准备。质量控制的内容涉及工作进度监测、干预活动质量监测、项目工作人员能力监测、阶段性效果评估和经费使用监测。

(张　倩)

第五节　脑卒中的健康管理

脑卒中的健康管理主要依据《脑卒中筛查与防治技术规范》《中国脑卒中康复治疗指南》。

一、脑卒中的定义

脑卒中俗称中风,是一种急性脑血管疾病。当供给人体脑部的血流发生障碍,脑卒中就会发生。脑卒中包括血管阻塞(缺血性脑卒中)和血管破裂出血(出血性脑卒中)两种类型,可造成部分脑细胞因无法获得维持正常活动的氧供和营养出现损伤或者死亡。

脑卒中早期常见的症状有以下几点。

(一)全脑受损害症状

表现为头痛、恶心、呕吐;严重者有不同程度的神志不清,如迷糊或昏迷不醒。

(二)局部脑损害症状

脑的某一部位出血或梗死后,出现的症状复杂多样,但常见的主要有以下几种。

(1)偏瘫,即一侧肢体没有力气,有时表现为没有先兆的突然跌倒。

(2)偏身感觉障碍,即一侧面部或肢体突然麻木,感觉不舒服。

(3)偏盲,即双眼的同一侧看不见东西。

(4)失语,即说不出话,或听不懂别人及自己说的话。

(5)眩晕伴恶心、呕吐。

(6)复视,即看东西成双影。

(7)发声、吞咽困难,说话舌头发笨,饮水呛咳。

(8)共济失调,即走路不稳,左右摇晃不定,动作不协调。

二、我国人群脑卒中的重要危险因素

(一)年龄、性别和家族倾向

脑卒中会随着年龄的增长而发病率上升,55岁以上,年龄每增加10岁,发病率增长一倍。就性别而言,男性比女性发病率高50%。临床实践证明,虽然家庭中有多人患病是否属于遗传,目前尚未得到证实,但家族倾向的问题,与该家族中高血压、糖尿病和心脏病的发病率高呈正相关。

(二)可干预的危险因素

主要包括高血压、糖尿病、心脏病、血脂异常、肥胖、吸烟、饮酒。此外,颈动脉狭窄、伴有血浆同型半胱氨酸升高的高血压(H 型高血压)是中国人群独特的但长期以来被忽略的危险因素。

三、脑卒中的危害

脑卒中发病率高,全国每年新发脑卒中患者约 200 万人;病死率高,我国每年因脑血管病死亡约 165 万人,已成为我国居民第一位死因;患病率和致残率高,我国现存脑卒中患者近 700 万,其中致残率高达 75%,约有 450 万名患者有不同程度的劳动能力丧失或生活不能自理;脑卒中复发率高,5 年内再次发生率达 54%。脑卒中在严重危害患者的生命和生活质量的同时,还造成了患者及其家庭和社会沉重的医疗、经济和社会负担。2003 年的调查显示,缺血性脑卒中救治直接费用 107 亿元,总费用达 198 亿元,相当于全国卫生总支出的 3.0%。

四、脑卒中健康管理的目标

结合我国提出的脑卒中三级预防的基本策略,确定脑卒中健康管理目标。

(一)一级预防

指发病前预防。指导健康人群养成良好的健康生活方式,预防脑卒中危险因素的产生;指导脑卒中高危人群,早期改善不健康生活方式,及早控制危险因素。

健康管理目标是推广健康生活方式,让管理对象掌握自身保健的知识和能力;进行有针对性的危险因素干预,使脑卒中高危人群能够形成一种健康的生活方式并维持下去,从而降低脑卒中的发病率。

(二)二级预防

针对发生过一次或多次脑卒中的患者,探寻病因和控制可干预危险因素,预防或降低脑卒中再发危险。健康管理的目标是推广 ABCDE 策略,配合治疗,针对筛查出的危险因素进行干预,控制高危因素,降低脑卒中复发、致残的风险。

(三)三级预防

针对脑卒中患者加强治疗和康复护理,防止病情加重,预防或减轻残疾,促进功能恢复。健康管理的目标是提高社区医师对脑卒中的健康管理知识和技能,使患者能够在社区得到适宜的管理,促进患者康复,提高生活质量。

五、脑卒中健康管理的内容

(一)脑卒中高危人群的健康管理

1.早期发现脑卒中高危人群

健康管理师对 40 岁以上的人群收集资料,帮助被管理对象进行脑卒中风险评估:①有高血压病史[≥18.7/12.0 kPa(140/90 mmHg)],或正在服用降压药;②有房颤和心瓣膜病;③吸烟;④有血脂异常(血脂四项中任何一项异常);⑤有糖尿病;⑥很少进行体育运动(体育锻炼标准是每周≥3 次,每次≥30 min,持续时间超过 1 年;从事中重度体力劳动者视为经常体育锻炼);⑦明显超重或肥胖(BMI>26 kg/m²);⑧有脑卒中家族史。

(1)高危人群:上述 8 项危险因素中,具有≥3 项危险因素,或既往史者,可评定为脑卒中高危人群。

(2)中危人群:上述 8 项危险因素中,具有<3 项危险因素,但患有慢性病(高血压、糖尿病、心房颤动或瓣膜性心脏病)之一者,评定为脑卒中中危人群。

(3)低危人群:具有<3 项危险因素,且无慢性病者为脑卒中低危人群。

如果属于高危人群,健康管理师应动员其进一步进行体格检查、实验室检查和颈动脉超声检查;针对评估发现的危险因素进行健康管理。

2.健康管理

(1)健康教育:健康管理师要对被管理对象进行系统的脑卒中知识健康教育,分为四方面的内容:一是讲解何为脑卒中及其危害,掌握脑卒中的主要危险因素;二是讲解如何主动采取预防措施,通过健康的生活方式来预防或控制危险因素的进一步发展,鼓励其积极治疗相关疾病如高血压、糖尿病、高脂血症、肥胖症等;三是讲解脑卒中的几种预警症状、就诊时机及治疗与预后的关系;四是教会患者如何自行监测血压、血糖等指标的变化。采用集体讲解与个别指导相结合的方式,将各方面的内容贯穿整个管理过程。通过询问的方式进行评估,直至达到预期的目标。

(2)健康生活方式指导。①合理膳食指导:健康管理师制订个体的膳食改善计划,并鼓励被管理对象坚持膳食改善计划,评估膳食改善效果。膳食指导的原则应提倡多吃蔬菜、水果,适量进食谷类、牛奶、豆类和肉类等,使能量的摄入和消耗达到平衡;限制红肉的摄入量;减少饱和脂肪(<10%总热量)和胆固醇(<300 mg/d)的摄入量;限制食盐摄入量(<6 g/d);不喝或尽量少喝含糖饮料。具体内容见本书第四章"合理膳食"。②运动指导:健康管理师结合个体情况制订运动改善计划,根据被管理者自身情况及爱好选择 1～2 项有氧运动(如快走、慢跑),评估运动改善效果。鼓励被管理对象每天运动时间不少于 30 min,每周不少于 3 次的有氧运动,切忌运动强度过大,持续时间过长。③戒烟限酒:通过健康管理师对被管理对象进行健康教育、戒烟咨询、心理辅导等方法鼓励吸烟者戒烟,不吸烟者也应避免被动吸烟。饮酒者应适度,一般男性每天摄入酒精不超过 25 g,女性减半,不酗酒。④控制体重:健康管理师要劝说、指导超重者和肥胖者通过采取合理饮食、增加体力活动等措施减轻体重,降低脑卒中发病危险。具体内容见本章:超重与肥胖健康管理。⑤心理调节:健康管理师要及时疏导被管理对象的不良情绪,鼓励其积极调节自身心理状态,保持乐观情绪,避免过度疲劳与紧张。具体内容见本书第四章:心理平衡。⑥定期体检:对 40 岁以上的管理对象建议每年进行 1 次体检,了解心脑血管有无异常,监测血压、血糖和血脂水平。发现异常应积极干预。

3.危险因素管理

(1)血压管理:对患高血压者,要在医师指导下进行药物治疗,使血压达标。健康管理师电话随访服药、血压情况,增加服药的依从性。

(2)血糖管理:健康管理师指导糖尿病患者改变不健康的生活方式,控制饮食,加强体育锻炼。2～3 个月后血糖控制仍不满意者,在医师指导下进行治疗。健康管理要电话随访服药、血糖情况,增加服药的依从性。

(3)控制血脂:当通过合理调整饮食结构,改变不良生活习惯,加强体育锻炼后,仍不能使血脂降至理想水平时,就必须开始药物治疗。要在医师指导下进行药物治疗。健康管理师电话随访服药情况,增加服药的依从性,定期监测血脂变化。

如心律不规则,请医师诊断有没有心房颤动。如确诊房颤,在医师的指导下治疗。

鼓励被管理对象进行颈动脉筛查和血浆同型半胱氨酸检测。当前,对颈动脉狭窄病变的干预技术已趋于成熟。对不同程度的狭窄患者可分别采取生活方式调整、药物治疗、颈动脉内膜剥脱术和颈动脉支架成形术予以干预。颈动脉狭窄的主要危险因素有:高血压、血脂异常、高血糖、长期吸烟史、长期大量饮酒、慢性牙周炎病史、缺血性眼病史、年龄>45 岁男性和年龄>55 岁女性。健康管理师要劝说具有以上 2 项危险因素者进行颈动脉筛查。劝告、提示被管理对象重视脑卒中早期症状,出现脑卒中早期症状,不论时间长短应及时就医,以缩短院前延误时间。

(二)预防脑卒中复发健康管理

对于发生过一次或多次脑卒中的患者,进行复发风险评估,提供专业的个性化健康管理,以达到降低其再发风险的目的。

预防脑卒中复发的治疗方法,需遵守 ABCDE 策略:①服用阿司匹林;②控制血压和体重;③降低胆固醇和戒烟,开展颈动脉血管支架术和颈动脉内膜剥脱术;④控制糖尿病、膳食调整;⑤健康教育、体育锻炼、定期查体。健康管理师要根据 ABCDE 策略制订健康管理方案,并开展以下健康管理工作。

1.综合评估

全面评估患者对脑卒中发病的相关知识、预警症状及防治措施的掌握情况;了解其生活方式、饮酒吸烟史、饮食习惯及精神心理状况和肢体功能状况;监测血压、血脂、血糖及血流变等指标,进行危险因素测评。对健康管理对象进行评估后,确定存在的危险因素并进行规范管理。

2.制订健康管理计划

结合健康管理对象的具体病情、家庭状况及就医条件,制订个体、群体的脑卒中健康管理计划,给予相应的健康管理干预措施,鼓励、促进其改变不良生活方式,控制健康危险因素。健康管理主要内容有:健康教育、健康生活方式指导、慢性病防控指导。

3.健康教育

(1)健康知识宣教:主要介绍健康四大基石,鼓励被管理对象改变不健康的生活方式。

(2)脑卒中危险因素宣教:鼓励积极防控危险因素。

(3)疾病知识宣教:针对健康管理对象的文化水平、学习能力,选用适宜的方法,讲解疾病的主要症状、病因、治疗原则、防治保健措施等,普及冠心病、动脉硬化、高血压、糖尿病预防知识。

(4)遵医行为教育:主要讲解药物治疗和服药依从性的重要性,让患者正确对待药物治疗,能耐心接受长期的防治措施,增强战胜疾病的信心。

4.健康生活方式指导

(1)膳食指导:帮助健康管理对象及其家庭制订科学合理的饮食计划,帮助其养成良好的饮食习惯。脑卒中患者的饮食与营养要注意:饮食要有节制;限制高胆固醇食物的摄入;饮食要多样化,切忌偏食;食盐要限制,对于患有高血压的脑卒中患者,每天食盐摄入应控制在 3 g 以下;少吃甜食;多吃蔬菜和水果,适当多吃一些具有降低血脂和软化血管作用的食物;由于脑卒中患者长期卧床,肠蠕动减慢,易造成排便困难或便秘,故应增加高纤维素食物。督促健康管理对象戒烟限酒。

(2)运动指导:根据健康管理对象的情况制订运动计划,并指导计划的实施,科学进行运动和功能锻炼以降低脑卒中复发危险因素。

(3)心理干预:脑卒中患者除具有一般患者的心理变化外,还因脑部受损而产生不同程度的心理和情感障碍,因此进行心理调适十分重要。评估健康管理对象的心理状态,制订心理治疗方案,根据心理评估的结果采用不同的心理干预措施。由心理咨询师对其进行干预,采用认知行为疗法、心身放松疗法、音乐疗法,也可采用家庭疗法、小组疗法,使患者面对现实、正确对待病情及树立康复信心,有效提高积极参与治疗护理的积极性,促进疾病的恢复。

(4)控制体重指导:健康管理师要劝说、指导超重者和肥胖者通过采取合理饮食、增加体力活动等措施减轻体重,坚持健康的生活方式,使体重维持在正常范围内。

(5)鼓励定期查体:脑卒中患者最好每半年到医院做 1 次体检,日常注意检测血压和血糖,发现异常及时就医。

(6)慢性病防控指导:鼓励健康管理对象定期复查,减少复发;坚持对高血压、糖尿病、高血脂等慢性疾病规范治疗;定期了解服药情况、血压、血糖自检结果;安排慢性病主要指标监测,评价治疗效果。

帮助开展家庭康复管理,主要促使患者家属建立良好的家庭康复环境,措施是向家庭提供健康信息;指导家庭成员间有效沟通,使家庭对患者尽可能地给予关注,提供心理和物质的支持。

预警干预,指导健康管理对象学会重视早期多因素预警评估,严密观察危险因素并进行干预。一旦发生预警症状,及时就医。

(张 倩)

第六节　糖尿病的健康管理

糖尿病高危人群的健康管理主要依据《中国 2 型糖尿病防治指南》和《中国成人 2 型糖尿病预防的专家共识》。

一、糖尿病的高危人群

糖尿病是一种代谢性疾病。它是由于胰岛 β 细胞分泌胰岛素的功能异常,导致胰岛素分泌绝对或相对不足以及靶细胞对胰岛素的敏感性降低,引起糖、蛋白质和脂肪代谢紊乱,进而出现血中葡萄糖水平升高及尿糖阳性。

(一)糖尿病高危人群的定义

糖尿病高危人群包括血糖正常性高危人群和糖尿病前期人群。

1.血糖正常性高危人群

成年人(>18 岁)具有下列任何一个及以上的糖尿病高危因素,可定义为糖尿病高危人群:①年龄≥40 岁;②既往有糖尿病前期病史;③超重、肥胖(体重指数≥24 kg/m²),男性腰围≥90 cm,女性腰围≥85 cm;④静坐的生活方式;⑤一级亲属中有 2 型糖尿病家族史;⑥有巨大儿(出生体重≥4 kg)生产史,妊娠期显性糖尿病或妊娠糖尿病病史的妇女;⑦高血压[收缩压≥18.7 kPa(140 mmHg)和(或)舒张压≥12.0 kPa(90 mmHg)]或正在接受降压治疗;⑧血脂异常(高密度脂蛋白胆固醇≤0.91 mmol/L 及甘油三酯≥2.22 mmol/L,或正在接受调脂治疗);⑨动脉粥样硬化性 CCVD 患者;⑩有一过性类固醇性糖尿病病史者;⑪多囊卵巢综合征患者;⑫严重精神病和(或)长期接受抗抑郁症药物治疗的患者。

2.糖尿病前期人群

糖尿病前期人群指空腹血浆葡萄糖和(或)口服葡萄糖耐量试验(OGTT)2 h 血浆葡萄糖(2 h PG)升高但未达到糖尿病的诊断标准,即存在 IFG 或 IGT 或两者兼具(IFG＋IGT)。

（二）糖尿病高危人群的筛查

无糖尿病病史者，首先根据高危因素（同上）进行初筛，对于具有一项危险因素者进一步进行空腹血糖或任意点血糖筛查。

1.空腹血糖

建议以空腹血糖≥5.6 mmol/L 作为行 OGTT 的切点。

2.任意点血糖

建议以任意点血糖≥7.8 mmol/L 作为行 OGTT 的切点。

二、糖尿病前期的危害

流行病学资料显示，糖尿病高危人群中，每年有 10％～20％ 将自然转归为糖尿病患者。杜群的研究显示，孤立性空腹血糖受损（I-IFG）的糖尿病年转变率为 5.1％，孤立性糖耐量减低（I-IGT）的糖尿病年转变率为 11.5％，IGT 的糖尿病年转变率为 14.1％，IGT 合并 IFG 的糖尿病年转换率为 20.2％。

糖尿病引起微血管、大血管并发症的危害已被熟知。实际上，高血糖的损害在糖尿病诊断之前就已经发生，因此糖尿病前期可以被认为是一种标志或分水岭，它的出现标志着将来发生大血管病、糖尿病、轻微的肾、视网膜和神经等微血管病，以及肿瘤和痴呆等的危险性增高；美国内分泌医师协会（AACE）认为糖尿病前期患者短期内罹患糖尿病的绝对风险增加 3～10 倍，糖尿病前期人群中 IFG＋IGT 发展为糖尿病的风险最高。

国内外大型临床研究都显示有效的生活方式干预可以减少糖尿病的发病率。糖尿病前期干预方式中，健康教育和咨询的基础上强化生活方式为首选，是行之有效的措施，可使糖尿病发生的风险下降 28％～63％。国内外权威卫生组织都认为强化生活方式也是迄今最安全和不需要支付医药费用的方式。

三、糖尿病高危人群健康管理的目标

（一）生活方式干预

每天饮食总热量至少减少 1 674 kJ（400 kcal）；饱和脂肪酸摄入占总脂肪酸摄入的 30％ 以下；膳食纤维摄入＞30 g/d；体力活动增加到每周 250～300 min。

（二）体重控制

肥胖或超重的糖尿病前期人群体重应减少 5％～10％，并使体重指数长期维持在健康水平（＜24 kg/m²）。

（三）血糖控制

强调个体化，并根据其年龄与预期寿命、是否存在微血管和大血管疾病、CCVD 危险因素、是否存在可导致严重低血糖的疾病及危险因素以及社会因素如医疗条件、经济条件和健康需求等制订血糖控制水平。

理想水平：空腹血糖≤6.1 mmol/L，OGTT 2 h PG≤7.8 mmol/L。自然餐后 2 h PG≤7.8 mmol/L。

糖尿病前期人群理想的控制目标是将血糖水平逆转至糖耐量正常（NGT）水平。如无法逆转至 NGT 水平，至少应尽力维持在糖尿病前期，力争阻止或延缓其进展为糖尿病。

（四）心脑血管病危险因素控制

心脑血管危险因素控制目标见表 3-1。

表 3-1   心脑血管疾病控制目标

指标	控制目标
血压	
收缩压	＜18.7 kPa(140 mmHg)
舒张压	＜12.0 kPa(90 mmHg)
血脂	
LDL-C	无 CCVD 风险或风险较小患者≤2.6 mmol/L
	已存在 CCVD 或是多于 2 个危险因素患者≤1.8 mmol/L
甘油三酯	＜2.3 mmol/L
HDL-C	男性＞1.0 mmol/L;女性＞1.3 mmol/L

注:CCVD 为心脑血管疾病;LDL-C 为低密度脂蛋白胆固醇;HDL-C 为高密度脂蛋白胆固醇。

四、糖尿病高危人群健康管理的内容

(一)糖尿病高危人群健康管理基本原则

1.平衡膳食、合理营养指导

(1)良好的饮食控制,是降低糖尿病风险的重要内容,基本原则是固定热量、均衡营养、控制血糖、改善血脂。

(2)主食一般以米面为主。粗杂粮,如燕麦、玉米面富含膳食纤维,膳食纤维具有降低血糖作用,对控制血糖有利。

(3)蛋白质来源以适量大豆制品为好。一方面其所含蛋白质量多、质好,另一方面不含胆固醇,具有降脂作用,故可代替部分动物性食品,如肉等。

(4)在控制热量期间,如感到饥饿,可多食用含糖少的蔬菜,只加入水和佐料一同食用。由于蔬菜所含的膳食纤维多,水分多,供热能低,具有饱腹作用。

(5)禁食白糖、红糖、葡萄糖及糖制甜食。

(6)用植物油代替动物油。

(7)选择血糖生成指数低的水果,可在两餐间食用。

(8)了解食物血糖生成指数(GI)。

近年来的研究证明,不同的碳水化合物可以由于结构不同,消化吸收速率不同,对血糖影响也不同。GI 是进餐后 2 h 血浆葡萄糖曲线下总面积与等量葡萄糖餐后 2 h 血浆葡萄糖曲线下总面积的比较。GI 是一个比较而言的数值,表示这个食物与葡萄糖相比升高血糖的速度和能力。葡萄糖的血糖生成指数是 100;如果某种食物升高血糖比葡萄糖快,那就是大于 100,如果低于葡萄糖则小于 100。就是说低 GI 食物引起血糖变化小,相反高 GI 食物则引起血糖升高。

一般而言,GI＞70 为高 GI 食物;GI 55～70 为中 GI 食物;GI＜55 为低 GI 食物。

食物血糖生成指数的用途和意义:低血糖生成指数食物在体内缓慢消化,血糖上升缓慢和血糖升高幅度减小,从而降低了一日三餐的胰岛素分泌量,能够使糖尿病患者很好地控制血糖,并对健康人群也同样有益。长期食用低血糖生成指数膳食,可以降低 2 型糖尿病和心脏病的发生率。世界卫生组织推荐全民以低血糖生成指数食物作为饮食基础。

低血糖指数的食物:面条、通心粉、黑米、大麦、玉米楂、粉条、藕粉、魔芋、豆腐及豆类食物、牛奶及奶制品等。

高血糖指数食品(GI>70)会引起血糖急剧地大幅度升高。这种能量供应只能维持较短的时间,身体很快又会感到饥饿乏力。一般加工越精细、加工温度越高的食物,血糖指数越高。高血糖指数食品还会导致胰岛素大量分泌。位于55~70的血糖指数被称为血糖指数适度。

如何利用食物血糖生成指数选择食物:注意食物类别和精度。同类食物的选择,可选择硬质的加工食物,如全麦制品或含50%全麦的面包。就是说含膳食纤维高的食物GI较低;选用不容易糊化的谷类制品。糊化就像我们熬粥一样,不选购黏性大的食物,不吃长时间、高温煮好的稠粥,松软的发酵面包和点心等。多选择豆类及其制品。豆类血糖生成指数低,有利于控制血糖。

注意选择蔬菜类和薯类。蔬菜类膳食纤维高,无论是单吃还是与粮谷类合吃,都能有效地延迟消化吸收速率,所以对降低血糖有好处。需要控制南瓜等根类蔬菜的食用量,特别是蒸煮的很烂时很快升高血糖。薯类如红薯、土豆、芋头、山药等都可吃一些,但土豆、红薯富含淀粉,蒸煮的很烂时与面粉一样很快升高血糖。

选择适宜的水果。水果中大部分是果糖。果糖的吸收代谢不需要胰岛素的帮助。从水果的血糖生成指数来看,多数水果对血糖的影响也很小。可以根据GI选择一些水果。水果酸度越高,对血糖影响就越小,您就可以多吃点,如李子、橘子等。水果对血糖的影响与吃的方式有很大关系,建议不要煮了再吃,不要榨汁吃,也不要挑熟透了的吃。生的、青的都对血糖调节有好处。

如熟香蕉和青香蕉差别很大,建议你吃青香蕉。当然最重要的还是"量"不能过多。要根据食物的血糖生成指数选择食物。

每一餐食物生糖指数的计算:查表了解各种食物的碳水化合物含量,根据该餐食物重量计算该食物碳水化合物含量。再计算该餐所有食物碳水化合物量。

评价某一种食物碳水化合物占该餐总碳水化合物的比例,如250 g牛奶碳水化合物为8.5 g,该餐总碳水化合物如40 g,则8.5/40=0.213。计算牛奶的GI值,查表得知牛奶GI为27.6,用0.21×27.6=5.88。该餐所有食物的GI总和即为该餐的GI值。

2.运动指导

合理运动能加速糖的分解,降低胰岛素抵抗,提高胰岛素的敏感度,还可以提高机体的免疫功能和抵抗力。糖尿病高危人群适合的运动是有氧运动。指导服务对象坚持适量运动并进行运动情况监测。

3.体重控制

见超重与肥胖健康管理。

4.心理干预

一个好的心态对糖尿病的预防是有积极作用的。因为心理不平衡会进一步加强胰岛素抵抗,促使糖尿病的发生。

在进行健康管理时,应了解管理对象的心理状况,并进行相应的心理辅导。健康管理师应采取各种措施,帮助患者预防和缓解精神压力以及纠正和治疗病态心理,必要时建议患者寻求专业心理辅导或治疗。

(二)血糖正常性糖尿病高危人群的管理

(1)健康教育:建议每位高危者和(或)家属(照护者)应接受系统性的教育,并且做到每年巩固1次。教育的内容至少应包括糖尿病前期及糖尿病相关知识,如什么是糖尿病前期及糖尿病、膳食营养治疗、运动和戒烟的基本知识等;此外还应包括该人群的其他 CCVD 风险的管理知识。

（2）生活方式干预:每天饮食总热量至少减少 1 674 kJ(400 kcal);饱和脂肪酸摄入占总脂肪酸摄入的 30% 以下;膳食纤维摄入>30 g/d;体力活动增加到每周 250～300 min。这是干预的基础。开始生活方式干预后,须定期随访其执行度。

（3）其他 CCVD 风险的管理,如血压、血脂同等重要。

（4）监测:开始生活方式干预后,须定期随访该人群的血糖变化情况,建议每年至少 1 次到医院进行空腹血糖和(或)OGTT 检查。

（三）糖尿病前期人群的管理

1.IFG 人群的管理

（1）健康教育:同血糖正常性糖尿病高危人群部分。

（2）其他干预:生活方式干预及血糖以外其他 CCVD 风险的管理同血糖正常性糖尿病高危人群的管理。必须再次强调,强化生活方式干预是基础。

（3）降糖药干预:如严格执行生活方式干预达 6 个月以上而血糖仍控制不佳(空腹血糖>6.1 mmol/L),或高血糖进展,且年轻、经济条件好、有高的健康需求及医疗条件者可考虑使用药物。

（4）监测:开始生活方式干预后,需定期随访其血糖变化情况,建议每年至少 1 次到医院进行空腹血糖和(或)OGTT 检查。若已进行药物干预,每次随访时检测空腹血糖。定期监测体重及其他危险因素指标。

2.IGT 人群的管理

（1）健康教育:同血糖正常性糖尿病高危人群部分。

（2）其他干预:生活方式干预及血糖以外其他 CCVD 风险的管理同血糖正常性糖尿病高危人群的管理。

（3）降糖药干预:如严格生活方式干预进行 6 个月以上而血糖仍控制不佳(餐后血糖>7.8 mmol/L),或高血糖进展。且年轻、经济条件好、有较高的健康需求及医疗条件者可考虑使用药物。

（4）监测:该部分人群重点监测餐后血糖。血糖监测频率及其他监测指标及频率同 IFG 人群。

3.IFG＋IGT 人群的管理

（1）健康教育:积极进行教育,教育频率应提高到每年至少 1 次。

（2）其他干预:应立即启动强化生活方式干预。

（3）降糖药干预:如强化生活方式干预进行 6 个月以上血糖仍控制不佳[空腹血糖>6.1 mmol/L和(或)餐后血糖>7.8 mmol/L],或高血糖进展,且年轻、经济条件好者,推荐早期使用药物干预。

（4）监测:该人群的血糖监测频率每 6 个月至少 1 次,具体血糖监测指标及其他监测指标同 IGT 或 IFG 患者。

（张　倩）

第七节 高血压的健康管理

高血压健康管理主要依据《中国高血压防治指南》。通过健康管理,使被管理的对象要掌握以下内容。

一、高血压的定义

高血压是最常见的慢性病,是我国人群脑卒中和冠心病发病及死亡的主要危险因素。国内外的实践证明,高血压是可以预防和控制的疾病,降低高血压患者的血压水平,可明显减少脑卒中及心脏病事件,明显改善患者的生存质量,有效降低疾病负担。

高血压定义:在未使用降压药物的情况下,收缩压≥18.7 kPa(140 mmHg)和(或)舒张压≥12.0 kPa(90 mmHg);根据血压升高水平,又进一步将高血压分为1级、2级和3级。一般需要非同日测量3次来判断血压升高及其分级,尤其是轻、中度血压升高者。

要注意的是,大多数患者早期没有明显症状,有的患者即使血压很高,也不会感到身体不适。血压水平分类和定义见表3-2。

表3-2 血压水平分类和定义(mmHg)

分类	收缩压		舒张压
正常血压	<120	和	<80
正常高值血压	120~139	和(或)	80~89
高血压	≥140	和(或)	≥90
1级高血压(轻度)	140~159	和(或)	90~99
2级高血压(中度)	160~179	和(或)	100~109
3级高血压(重度)	≥180	和(或)	≥110
单纯收缩期高血压	≥140	和	<90

二、我国人群高血压的重要危险因素

(一)人口学因素

原发性高血压是一种由多基因、多环境危险因子交互作用而形成的慢性疾病。世界卫生组织调查显示,男性收缩压每年增加0.04~0.12 kPa(0.29~0.91 mmHg),女性为0.08~0.18 kPa(0.6~1.31 mmHg)。这些资料显示,随着年龄的增长,男性比女性(更年期前)血压增加快速,在更年期后女性增加较快。高血压具有家族聚集倾向,一般认为遗传因素约占40%,环境因素约占60%。

(二)高钠、低钾膳食

人群中,钠盐(氯化钠)摄入量与血压水平和高血压患病率呈正相关,而钾盐摄入量与血压水平呈负相关。膳食钠与钾的比值与血压的相关性更强。高钠、低钾膳食是导致我国大多数高血压患者发病的主要危险因素之一。

(三)超重和肥胖

身体脂肪含量与血压水平呈正相关。人群中体重指数(BMI)与血压水平呈正相关。我国24万成人随访资料的汇总分析显示,BMI≥24 kg/m² 者发生高血压的风险是体重正常者的3～4倍,腰围≥90 cm(男性)或≥85 cm(女性),发生高血压的风险是腰围正常者的4倍以上。

(四)饮酒

过量饮酒也是高血压发病的危险因素,人群高血压患病率随饮酒量增加而升高。虽然少量饮酒后短时间内血压会有所下降,但长期少量饮酒可使血压轻度升高;过量饮酒则使血压明显升高。如果每天平均饮酒＞3个标准杯(1个标准杯相当于12 g酒精),收缩压与舒张压分别平均升高0.5 kPa(3.5 mmHg)与0.3 kPa(2.1 mmHg),且血压上升幅度随着饮酒量增加而增大。

(五)精神紧张

长期精神过度紧张也是高血压发病的危险因素,长期从事高度精神紧张工作的人群高血压患病率增加。

三、高血压的危害

高血压对人体危害非常大,不仅直接产生头痛、头晕、失眠、烦躁、心悸、胸闷等一系列症状,而且长期下去对心、脑、肾及其他器官的损伤也是非常严重的。许多高血压患者死于卒中、心力衰竭(简称心衰)和肾衰竭。高血压的危害如下。

(一)心力衰竭、心律失常及高血压猝死

长期高血压会加重心脏左心室负担,使左心室出现代偿性肥厚、扩张,引起心力衰竭。

(二)高血压引起脑卒中

高血压会引起脑部血管病变及硬化,当血管发生阻塞、产生栓塞时,高血压导致血管破裂,引起脑卒中即中风。研究发现,收缩压每升高1.3 kPa(10 mmHg),亚洲人群脑卒中与致死性心肌梗死风险分别增加53％与31％。

(三)高血压可引起冠心病

长期高血压将加速动脉粥样硬化,引起冠心病(包括心绞痛、心肌梗死等)。高血压是我国心脑血管疾病首位危险因素,每年300万例心血管死亡中至少一半与高血压有关。

(四)高血压引起其他疾病

长期高血压可以导致肾脏损害,肾衰竭(严重的引起尿毒症)。在重度高血压患者中,终末期肾病发生率是正常血压者的11倍以上,即使血压在正常高值水平也达1.9倍。引起眼睛的损坏、眼底动脉硬化等。

四、高血压健康管理的目标

(1)限制钠盐每人每天通过各种食物摄入的食盐量＜6 g,增加钾盐摄入。

(2)降低体重5％～10％,最好达到BMI＜24 kg/m²。

(3)戒烟、限酒。

(4)坚持适量运动:每周适量体力活动3～5次,每次不少于30 min。

(5)减轻精神压力,保持心理平衡。

(6)如有其他慢病危险因素要进行干预,使其得到一定的改善。

(7)维持健康血压：收缩压<16.0 kPa(120 mmHg)和舒张压<10.7 kPa(80 mmHg)。

(8)坚持合理用药。

五、高血压健康管理的内容

(一)减少钠盐摄入

首先在膳食评估中要了解服务对象的膳食钠盐摄入量和来源。指导其尽可能减少钠盐的摄入量，并增加食物中钾盐的摄入量。主要措施包括以下几点。

(1)尽可能减少烹调用盐，建议使用可定量的盐勺。

(2)减少味精、酱油等含钠盐的调味品用量。

(3)少食或不食含钠盐量较高的各类加工食品，如咸菜、火腿、香肠以及各类炒货。

(4)增加蔬菜和水果的摄入量。

(5)注意补充钾和钙，膳食中应增加含钾多，含钙高的食物，如绿叶菜、鲜奶、豆制品、土豆等。

(6)肾功能良好者，使用含钾的烹调用盐。

(二)控制体重

具体内容请见超重与肥胖健康管理部分。减重的速度因人而异，通常以每周减重 0.5～1.0 kg为宜。对于非药物措施减重效果不理想的重度肥胖患者，应在医师指导下使用减肥药物控制体重。

(三)戒烟

健康管理师应强烈建议并督促高血压患者戒烟，并指导患者寻求药物辅助戒烟，同时也应对戒烟成功者进行随访和监督，避免复吸。

(四)限制饮酒

长期大量饮酒可导致血压升高，限制饮酒量则可明显降低高血压的发病风险。所有患者均应控制饮酒量，每天酒精摄入量不应超过 25 g(男性)、15 g(女性)。不提倡高血压患者饮酒，如饮酒，则应少量：白酒或葡萄酒(或米酒)或啤酒的量分别少于 50 mL/d、100 mL/d 和 300 mL/d。

(五)运动指导

定期的体育锻炼则可产生重要的治疗作用，可降低血压、改善糖代谢等。因此，每天应进行适当的体力活动(每天 30 min 左右)；而每周则应有 3 次以上的有氧体育锻炼。指导服务对象坚持适量运动并进行运动情况监测。

(六)心理干预

长期的精神压力和心情抑郁是引起高血压和其他慢性病的重要原因之一。因此，鼓励高血压患者参加体育锻炼、绘画等文化活动，参与社交活动，可向同伴们倾诉心中的困惑，得到同龄人的劝导和理解，保持乐观心态。

在进行健康管理时，应了解管理对象的心理状况，并进行相应的心理辅导。健康管理师应采取各种措施，帮助患者预防和缓解精神压力以及纠正和治疗病态心理，必要时建议患者寻求专业心理辅导或治疗。

(七)坚持定期测量血压

正常成年人，每年至少测量 1 次血压；35 岁以上的所有就诊者，均应测量血压；易患高血压的高危人群，每 6 个月至少测量 1 次血压；高血压患者血压达标者，每周测量血压 1～2 d；血压未达标者，每天测量血压 1 次；提倡高血压患者进行家庭血压测量；学会正确测量血压；测量前至少休息 5 min,坐在靠背椅上测血压,要裸露右上臂,袖带大小合适并紧贴上臂,袖带要与心脏保持在同一水平,测压时保持安静不讲话、不活动肢体,每回测压 3 次,每次间隔 1～2 min,以 3 次平均值为结果。

(八)高血压的药物治疗指导

(1)不要乱用药物。降压药有许多种,作用也不完全一样。要根据个体情况,遵循医嘱用药,不要听别人推荐用药,不听信广告宣传用药。根据医嘱用药,联合用药可产生协同作用,减少每种药物剂量,减少不良反应。

(2)降压不能操之过急。有些人一旦发现高血压,恨不得立即把血压降下来,随意加大药物剂量,很容易发生意外。短期内降压幅度最好不超过原血压的 20%,血压降得太快或过低都会发生头晕、乏力,重的还可导致缺血性脑卒中和心肌梗死。

(3)服药期间定时测量血压,及时调整服药剂量。有些患者平时不测血压,仅凭自我感觉服药。感觉无不适时少服一些,头晕不适就加大剂量。其实,自觉症状与病情轻重并不一致,血压过低也会出现头晕不适,继续服药很危险。正确的做法是,定时测量血压,及时调整剂量,维持巩固。

(4)切莫间断服药。有的患者用降压药时服时停,血压一高吃几片,血压一降马上停药。这种间断服药,不仅不能使血压稳定,还可使病情发展。

(5)最好不要在临睡前服用降压药。临床发现,睡前服降压药易诱发脑血栓、心绞痛、心肌梗死。正确的方法是睡前 2 h 服药。

(张　倩)

第八节　血脂异常的健康管理

血脂异常健康管理主要依据《中国成人血脂异常防治指南》。

一、血脂异常的定义

血脂是血浆中的胆固醇(TC)、甘油三酯(TG)和类脂,如磷脂等的总称。血脂异常是指 TC、TG、低密度脂蛋白胆固醇(LDL-C)增高,高密度脂蛋白胆固醇(HDL-C)降低。血脂异常在发病早期可能没有不舒服的症状。多数患者在发生了冠心病、脑卒中后才发现血脂异常,可表现为头晕、头痛、胸闷、心痛、乏力等。

我国人群的血脂适宜水平如下。

(一)TC

(1)TC<5.18 mmol//L(200 mg/dL)为合适范围。

(2)TC 在 5.18～6.1 mmol/L(200～239 mg/dL)为边缘升高。

(3)TC≥6.22 mmol/L(240 mg/dL)为升高。

(二)TG

(1)TG<1.70 mmol/L(150 mg/dL)为合适范围。

(2)TG 在 1.70～2.25 mmol/L(150～199 mg/dL)为边缘升高。

(3)TG≥2.26 mmol/L(200 mg/dL)为升高。

(三)LDL-C

(1)LDL-C<3.37 mmol/L(130 mg/dL)为合适范围。

(2)LDL-C 在 3.37～4.12 mmol/L(130～159 mg/dL)为边缘升高。

(3)LDL-C≥4.14 mmol/L(160 mg/dL)为升高。

(4)LDL-C 增高是动脉粥样硬化发生、发展的主要脂质危险因素。故最好采用 LDL-C 取代 TC 作为对冠心病及其他动脉粥样硬化性疾病的危险性评估。

(四)HDL-C

(1)HDL-C<1.04 mmol/L(40 mg/dL)为减低。

(2)HDL-C≥1.55 mmol/L(60 mg/dL)为升高。

(3)若<0.91 mmol/L(<35 mg/dL),称为低 HDL-C 血症。

基础研究证实,HDL 能将外周组织如血管壁内胆固醇转运至肝脏进行分解代谢,提示 HDL 具有抗动脉粥样硬化作用。

二、血脂异常的危险因素

(1)人口学因素:研究认为血脂异常是一种由遗传和环境危险因素共同作用的结果。胆固醇水平常随年龄而上升,但大于 70 岁后不再上升甚或有所下降。中青年期女性低于男性,女性绝经后 TC 水平较同年龄男性高。家族中有早发血脂异常或冠心病患者。

(2)饮食习惯:长期高胆固醇、高饱和脂肪酸摄入可造成血脂升高。

(3)体力活动或体育锻炼过少。

(4)超重或肥胖。

(5)吸烟、过量饮酒。

(6)精神长期处于紧张状态。

三、高脂血症的危害

大量的流行病学调查结果表明,血脂异常是高血压、脑卒中、动脉粥样硬化和冠心病等多种慢病的重要危险因素。高血脂是导致动脉粥样硬化的重要因素,过多的脂肪沉积于动脉内膜,形成粥样斑块,使管腔缩小,造成供血部位缺血性损害,最终发生各器官功能障碍。

(1)冠心病(包括心绞痛、心肌梗死、心律失常、心搏骤停等)。

(2)缺血性脑卒中(偏瘫、失语、意识障碍、吞咽困难甚至生命危险)。

(3)肾性高血压、肾衰竭。

(4)眼底血管病变、视力下降、失明等。

四、血脂异常健康管理的目标

(1)减少饱和脂肪酸和胆固醇的摄入。

(2)增加能够降低 LDL-C 食物的摄入(如植物甾醇、可溶性纤维)。

(3)降低体重 5%～10%,最好达到 BMI<24 kg/m^2。

(4)增加有规律的体力活动。

(5)如有其他慢病危险因素要进行干预,使其得到一定的改善。

(6)维持血脂在适宜的水平。

五、血脂异常健康管理的内容

(一)平衡膳食及合理营养指导

高脂血症与饮食的关系最为密切,控制饮食对高脂血症的防治是十分重要的。

(1)减少饱和脂肪酸和胆固醇的摄入对降低 LDL-C 作用最直接,效果最明显,也最容易做到。饮食应限制动物油脂、动物脑髓内脏、蛋黄、黄油等;烹调不用动物油。

(2)选用富含能够降 LDL-C 膳食成分的食物(如富含植物甾醇、可溶性纤维)。不吃甜食和零食,多吃蔬菜、水果和豆类食品。以大米为主食的饮食习惯,三餐中至少一餐改为面食,每天要吃 50~100 g 粗粮。

(3)宜低盐饮食,食油宜用豆油、花生油、菜油、麻油、玉米胚芽油,适量选用橄榄油或核桃油等。

(4)饥饱适度,每餐进食量以下一餐就餐前半小时有饥饿感为度,不宜采用饥饿疗法,过度的饥饿反而使体内脂肪加速分解,使血液中脂肪酸增加。

(5)多吃有降脂作用的食物。①大豆:大豆及其制品中含有丰富的不饱和脂肪酸、维生素 E 和卵磷脂,三者均可降低血中的胆固醇。②黄瓜:黄瓜中含有的丙醇二酸,可抑制糖类物质转化为脂肪,尤其适用于心血管病患者。③大蒜:新鲜的大蒜或大蒜提取物可降低胆固醇。大蒜的降脂效能与大蒜内所含的物质——蒜素有关,它具有抗菌、抗肿瘤特性,能预防动脉粥样硬化,降低血糖和血脂等。④洋葱:其降血脂效能与其所含的烯丙基二硫化物及少量硫氨基酸有关,这些物质属于苷类,除降血脂外还可预防动脉粥样硬化,是防止心血管疾病的理想食物。⑤蘑菇:含有一种嘌呤衍生物,有降血脂作用。⑥牛奶:含有羟基,甲基戊二酸,能抑制人体内胆固醇合成酶的活性,从而抑制胆固醇的合成,降低血中胆固醇的含量。⑦茶叶:有降低胆固醇的效果。⑧生姜:生姜内含有一种类似水杨酸的有机化合物,该物质的稀溶液的稀释剂和防凝剂对降血脂、降血压、防止血栓形成有一定作用。⑨香菇、黑木耳:能降低血清胆固醇、甘油三酯及低密度脂蛋白水平,经常食用可使身体内高密度脂蛋白增加。

(6)食谱举例。①早餐:脱脂牛奶 250 mL,玉米发面糕(玉米面 100 g),拌莴笋丝 150 g;②午餐:馒头或米饭 100 g,炖豆腐(海米 15 g,香菇 25 g,豆腐 100 g),炒茄子(茄子 100 g);③晚餐:玉米面粥,馒头(100 g),番茄炒圆白菜(番茄 50 g,圆白菜 100 g),蘑菇鸡块(鸡块 100 g);④全日烹调用油 10 g。

(7)高脂血症患者保健汤。①海带木耳肉汤:取海带、黑木耳各 15 g,瘦猪肉 60 g,味精、精盐、淀粉适量。海带、木耳切丝,猪肉切成丝或薄片,用淀粉拌好,与海带丝、木耳丝同入锅,煮沸,加入味精和淀粉,搅匀即成。②百合芦笋汤:取百合 50 g,芦笋 250 g,黄酒、味精、精盐和素汤适量。先将百合浸泡洗净,锅中加入素汤,将泡好的百合放入汤锅内,加热烧几分钟,加黄酒、精盐、味精调味,倒入盛有芦笋的碗中即成。③山楂首乌汤:取山楂、何首乌各 15 g,白糖 20 g。先将山楂、何首乌洗净、切碎,一同入锅,加水适量,浸泡 2 h,再熬煮约 1 h,去渣取汤,日服 1 剂,分两次温服。④山楂银花汤:取山楂 30 g,金银花 6 g,白糖 20 g。先将山楂、金银花放在勺内,用文火炒热,加入白糖,改用小火炒成糖钱,用开水冲泡,日服 1 剂。

(二)运动指导

应用减轻体重干预和增加体力活动的措施可以加强降低 LDL-C 效果,还可以获得降低

LDL-C之外进一步降低缺血性心血管病危险的效益。因此,适量运动和控制体重是预防血脂过高的重要措施之一。指导服务对象坚持适量运动并进行运动情况监测。

(三)戒烟限酒

指导服务对象积极开展戒烟限酒,以便进一步控制患者的心血管病综合危险因素。

(四)心理干预

在进行健康管理时,应了解管理对象的心理状况,并进行相应的心理辅导。健康管理师应采取各种措施,帮助患者预防和缓解精神压力以及纠正和治疗病态心理,必要时建议患者寻求专业心理辅导或治疗。

(五)提倡适量饮茶

茶叶中含有的儿茶碱有增强血管柔韧性、弹性和渗透性的作用,可预防血管硬化。茶叶中的茶碱和咖啡因能兴奋神经,促进血液循环,减轻疲劳和具有利尿作用。适量饮茶能消除油腻饮食而减肥。但过多喝浓茶,会刺激心脏,使心跳加快,对身体有害。

六、血脂异常健康管理的流程

(1)健康管理的前3个月优先考虑降低LDL-C。因此,在首诊时健康管理师应通过询问和检查了解健康管理对象在以下几方面是否存在问题:①是否进食过多的升高LDL-C的食物;②是否肥胖;③是否缺少体力活动;④如肥胖或缺少体力活动,是否有代谢综合征。

为了解和评价摄入升高LDL-C食物的状况,推荐使用高脂血症患者膳食评价表。该表虽然不能取代营养师所作的系统性膳食评价,但可以帮助健康管理师发现管理对象所进能升高LDL-C的食物,以便有效指导下一步的干预。

(2)首诊发现血脂异常时,应立即开始必要的健康管理。主要是减少摄入饱和脂肪和胆固醇,也鼓励开始轻、中度的体力活动。

(3)管理进行6~8周,应监测血脂水平。如果已达标或有明显改善,应继续进行管理;否则,可通过如下手段来强化降脂。首先,进一步强化膳食干预。其次,选用能降低LDL-C的植物甾醇,也可以通过选择食物来增加膳食纤维的摄入。含膳食纤维高的食物主要包括全谷类食物、水果、蔬菜、各种豆类。

(4)再进行管理经6~8周,应再次监测患者的血脂水平。若已达标,继续保持强化管理;若血脂继续向目标方向改善,仍应继续管理,不应启动药物治疗;若检测结果表明不可能仅靠管理达标,应考虑加用药物治疗。

(5)经过上述两个管理过程后,如果管理对象有代谢综合征,应开始针对代谢综合征的健康管理。代谢综合征健康管理主要是减肥和增加体力活动。在达到满意疗效后,定期监测管理对象的依从性。

(6)在健康管理的第1年,每4~6个月监测1次,以后每6~12个月随诊1次。对于加用药物的患者,更应经常随访。

健康管理师对于启动和维持血脂管理均起着至关重要的作用。健康管理师的知识、态度和说服技巧决定了干预能否成功。应向管理对象说明健康管理的多重效益,并强调说明即使使用药物仍需要必要的健康生活方式干预。

(张　倩)

第九节 超重与肥胖的健康管理

对超重与肥胖者的健康管理主要依据《中国成人超重和肥胖症预防控制工作指南》。通过健康管理,使管理对象掌握以下内容。

一、概述

(一)超重与肥胖的概念

肥胖是一种由多因素引起的慢性代谢性疾病。肥胖症患者的一般特点为人体脂肪的过量贮存,表现为脂肪细胞增多和(或)细胞体积增大,即全身脂肪组织块增大,体脂占体重的百分比异常增高,并在某些局部过多沉积脂肪。

超重和肥胖对人体健康的危害都是因为体内脂肪过多惹的祸。因此要评价某个人是否肥胖,最好是实际测量他的体脂肪含量。目前公认的、在人群调查和临床实践中最实用的方法就是体重指数法(body mas index,BMI),在大多数情况下,体重指数与体脂肪的比例相关。

要知道自己的体重是否合理,就要学会用体重指数(BMI)科学评价自己的体重。体重指数具体计算方法是以体重(千克,kg)除以身高(米,m)的平方,即:

$$BMI=体重(kg)/身高(m)^2$$

举例:体重 70 kg,身高 1.65,BMI 是 $70\div(1.65)^2=25.7$。

BMI<18.5,说明体重过轻,可以适当增加食物的摄入量。

BMI 为 18.5～23.9,说明体重是很标准的,应当将体重维持在这个范围内。

BMI 为 24～27.9,说明体重已经超出正常范围,应当积极采取行动来减轻体重。

BMI≥28,说明体重为肥胖,患慢性病的概率会显著升高,要积极开展减重行动。

通过测量腰围,能预测出患心血管疾病的危险性,衡量肥胖常用的指标是体重指数,但是腹部肥胖对心脏病的预测作用比体重指数更为准确,它是心脏病发作的一个独立危险因素。

用腰围判断中心型肥胖的标准:男性≥85 cm、女性≥80 cm。

(二)肥胖的分类

(1)单纯性肥胖是指无内分泌疾病或找不出引起肥胖的特殊病因的肥胖症。单纯性肥胖者占肥胖症总人数的 95% 以上,肥胖儿童中约 99% 以上属于单纯性肥胖。单纯性肥胖按肥胖的程度可分轻、中、重三级。单纯性肥胖按脂肪的分布可分为全身性(均匀性)肥胖、向心性肥胖、上身肥胖或下身肥胖、腹型(苹果型)肥胖和臀型(梨形)肥胖等。

(2)继发性肥胖主要是指由于继发于某种疾病所引起的肥胖,一般均有明显的疾病因素可寻。病因包括:遗传因素,中枢神经系统因素,内分泌因素,代谢因素,环境因素(生活方式、社会因素、药物)。

(3)特殊时期肥胖是指在某些特殊情况下由于人体自身的需要,也可使个体处于脂肪蓄积过多的状态,这种状态某种意义上有利于机体,如妊娠期及哺乳期的肥胖。

(4)遗传性肥胖主要是指遗传物质(染色体、DNA)发生改变而导致的肥胖。

二、单纯性肥胖的危险因素

(一)遗传因素

多项研究表明,单纯性肥胖具有遗传倾向,肥胖者的基因可能存在多种变化或缺陷。双亲均为肥胖者,子女中有 $70\%\sim80\%$ 的人表现为肥胖,双亲之一(特别是母亲)为肥胖者,子女中有 40% 的人较胖。研究表明遗传因素对肥胖形成的作用占 $20\%\sim40\%$ 。

(二)膳食不合理

膳食结构不合理对肥胖发生的影响,谷类和根茎类食物摄入量低;动物性食物、油脂类摄入量高,使得高能量密度食物摄入过高,脂肪供能 $>30\%$,甚至 35% ,造成超重与肥胖。机体的能量摄入大于机体的能量消耗,从而使多余的能量以脂肪形式贮存,是导致肥胖的根本原因。

进食行为是影响肥胖症发生的重要因素。不吃早餐,晚餐吃得过多,经常吃快餐,进食速度快等,都会使多余的能量在体内转化为脂肪而储存起来。此外,如经常性的暴饮暴食、夜间加餐、喜欢零食,尤其是在看电视时进食过多零食,是许多人发生肥胖的重要原因。另外,在外就餐和购买现成的加工食品及快餐食品的情况增多,特别是经常上饭店参加宴会和聚餐者常常进食过量。

(三)体力活动过少

随着现代交通工具的日渐完善,家务劳动量减轻,人们处于静态生活的时间增加,能量消耗降低;大多数肥胖者相对不爱活动;坐着看电视是许多人在业余时间的主要休闲消遣方式,成为发生肥胖的主要原因之一。

研究表明,遗传因素是不可改变的,而环境因素是可改变的。因此,在肥胖发生过程中环境更加重要。遗传的作用是非常缓慢的长期过程。而近一二十年,肥胖症如此快速增长,说明不是遗传基因发生了显著变化,主要是人们生活方式发生了改变。因此,改变多吃少动的生活方式是预防超重与肥胖的关键。它不仅是可能的,事实证明也是完全有效的。

三、超重与肥胖病症的危害

肥胖和许多慢性病有关,控制肥胖是减少慢性病发病率和病死率的一个关键因素。根据世界卫生组织的报告,与肥胖相关疾病的相对危险度见表 3-3。

表 3-3　肥胖者发生肥胖相关疾病或症状的相对危险度 *

危险性显著增高(相对危险度大于3)	危险性中度增高(相对危险度2~3)	危险度稍增高(相对危险度1~2)
2 型糖尿病	冠心病	女性绝经后乳腺癌,子宫内膜癌
胆囊疾病	高血压	男性前列腺癌,结肠直肠癌
血脂异常	骨关节病	生殖激素异常
胰岛素抵抗	高尿酸血症和中风	多囊卵巢综合征
气喘	脂肪肝	生育功能受损
睡眠中阻塞性呼吸暂停	背下部疼痛	麻醉并发症

注:* 相对危险度是指肥胖者发生上述肥胖相关疾病的患病率是正常体重者对该病患病率的倍数。

四、超重与肥胖健康管理的目标

(1)坚持合理膳食,控制膳食总能量和减少饱和脂肪酸摄入量。

（2）增加体力活动和锻炼，每天安排进行的体力活动的量和时间应按减体重目标计算。

（3）戒烟限酒。

（4）降低体重 5%～10%，最好达到 BMI＜24 kg/m²；合理安排减重速度，如成年轻度肥胖者，按每月减轻体重 0.5～1.0 kg，中度肥胖者每周减轻体重 0.5～1.0 kg 为宜。

（6）如有其他慢病危险因素要进行干预，使其得到一定的改善。

（5）管理期结束后，管理对象能够养成健康的生活习惯，合理调配膳食结构，坚持适量运动，维持体重不增加。

五、超重与肥胖健康管理的内容

（一）平衡膳食、合理营养指导

1.减肥膳食原则

（1）低热能饮食：膳食给予低热能食物，以造成能量的负平衡，使体内储存的多余脂肪逐渐消耗。对摄入的热能控制要循序渐进，逐步降低，最好使每天膳食中热量比原来每天减少 1/3，这是达到每周能降低体重 0.5 kg 目标的一个重要步骤。低能量减重膳食一般设计为女性 4 186～5 023 kJ（1 000～1 200 kcal）/d，男性 5 023～6 697 kJ（1 200～1 600 kcal）/d，或比原来习惯摄入的能量减少 1 256～2 093 kJ（300～500 kcal）/d。避免用极低能量膳食［即能量总摄入低于每天 3 349 kJ（800 kcal）的膳食］，如有需要，应在医护人员的严密管理下进行。控制热能的摄入时，要做到营养平衡，保证摄入充足的蛋白质。蛋白质来自肉、蛋、乳及豆制品，应占总热量的 15%～20%，适量优质蛋白质可以与谷类等植物蛋白质的氨基酸起互补作用，提高植物蛋白质的营养价值。不提倡采用素食疗法，否则损害健康。

（2）适当限制脂肪的摄入：脂肪应占总热能的 20%～25%，严格控制烹调油的用量，每天用烹调油 10～20 g，同时还要控制油脂肥厚的食物，如烤鸭、炸鸡、红烧肉、扣肉、熘肝尖、爆腰花等。烹调时应注意烹调方法，以蒸、煮、炖、拌、汆、卤等方法，避免油煎、油炸和爆炒等方法，煎炸食物含脂肪较多。

（3）摄入适量的碳水化合物：碳水化合物应限制在占总热能的 40%～55%，不可极度地控制，防止酮症的出现。碳水化合物以谷类食物为主要来源，每天应摄入 150～250 g。在谷类食物中，最好选择粗粮和杂粮，因为它们含有丰富的膳食纤维，食用后具有饱腹感，可以延缓食物的消化、吸收的速率，有利于控制体重，减轻肥胖。严格限制单糖食物如蔗糖、麦芽糖、果糖、蜜饯及甜点心等食物。也要限制辛辣及刺激性食物及调味品，如辣椒、芥末、咖啡等，这类食物可以刺激胃酸分泌增加，容易使人增加饥饿感，提高食欲、进食量增加，导致减肥失败。食盐也应限制，食盐可引起口渴和刺激食欲，增加体重，每天食盐量控制在 5～6 g。

（4）充足的无机盐和维生素：膳食中必须有足够量的新鲜蔬菜，尤其是绿叶蔬菜和水果。蔬菜含膳食纤维多，水分充足，属低热能食物，有充饥作用，可采用拌豆芽，拌菠菜，拌萝卜丝，拌芹菜、小白菜、冬笋；有的蔬菜可以生食、借以充饥。还可补充多种维生素、无机盐，防止维生素和无机盐缺乏。

（5）改变不良饮食习惯：养成良好的饮食习惯是防止肥胖的有效措施之一，平时最好不要吃零食、甜食、含糖饮料和碳酸饮料。吃饭时要细嚼慢咽，使食物与唾液充分混合，有助于消化吸收，可延长用餐时间，即使吃得少也可达到饱腹作用。一日三餐要定时定量，早餐要吃好，午饭要吃饱，晚餐要吃少。不可不吃早餐，中午对付，晚上会餐，这样不利于减肥。进餐时不看电视、阅读报纸等。

2.减肥的饮食疗法

(1)充分摄取蛋白质、维生素和矿物质:每餐在肉、鱼、蛋、乳类和大豆制品中摄取 2 种以上;蔬菜类要绿、黄色和单色蔬菜合理搭配,约各占一半;海草、蘑菇、魔芋类等要充分摄取;每餐食品种类要在 8 种以上。

(2)要努力使副食的体积不减少:肉要选用瘦肉部位;肉类的热量按白肉、红肉和青鱼的顺序的增加;贝、虾、蟹类因热量低可充分摄取;使用食用果酱、调味汁、蛋黄酱、甜味剂等。

(3)要设法获得饱腹感:摄取汤类食品,品种要多。选用耐嚼的食品。

(4)采取措施,防止体重反弹:肥胖症的饮食疗法存在的问题是,一旦减肥成功也很难维持,容易反弹。对于这些情况必须进行指导:必须充分品味食物,咀嚼可以向大脑传递已经进食的信号。因此,养成每口咀嚼 20 次的习惯很重要;确定规则的、正确的进食时间:就寝前进食是肥胖的原因。特别是早餐应多吃,晚餐少吃,睡前则禁止进食;不要过多购买食物。

(5)减肥期间禁用的食品:油炸食品、腌制食品、加工的肉类食品(肉干、肉松、香肠)、饼干类(不含低温烘烤和全麦饼干)、汽水可乐类食品、方便类食品(方便面和膨化食品)、罐头类食品、话梅蜜饯类食品(果脯)、冷冻甜食类(冰激凌、冰棒、雪糕)、烧烤类食品。

(二)减肥食谱举例

1.一日膳食[5 860 kJ(1 400 kcal)]

早餐:牛奶(牛奶 250 g),全麦面包(全麦粉 25 g),炝黄瓜条(黄瓜 100 g)。

午餐:包子(标准粉 100 g、白菜 100 g、瘦猪肉 50 g、韭菜 25 g),拌海带 100 g,西红柿鸡蛋汤(西红柿 50 g、鸡蛋 50 g、紫菜 2 g)。

加餐:草莓 100 g,黄瓜 100 g。

晚餐:米饭(大米 40 g、燕麦 35 g),砂锅白菜(大白菜 200 g、鲜蘑 50 g),清蒸鱼(鲤鱼 100 g)。

加餐:猕猴桃 100 g,菜瓜 100 g。

全日烹调用油 20 g。

2.一日膳食[5 023 kJ(1 200 kcal)]

早餐:牛奶燕麦粥[牛奶 250 g、燕麦 10 g、鸡蛋 1 个(鸡蛋 50 g)],玉米面发糕(玉米粉 25 g),拌卷心菜(卷心菜 100 g、麻油 1 g)。

午餐:米饭(大米 70 g),清炖鸡(鸡块 50 g),豆腐干炒芹菜(豆腐干 25 g、芹菜 200 g)。

加餐:苹果 200 g,黄瓜 200 g。

晚餐:荞麦面条(荞麦面粉 60 g),肉片柿子椒(瘦猪肉 50 g、柿子椒 150 g),炒西葫芦(西葫芦 125 g)。

全日烹调用油 15 g。

(三)运动指导

运动是超重与肥胖防控的重要措施。运动可增加脂肪分解,提高胰岛素敏感性。长期坚持适量运动,具有良好预防肥胖、减肥的作用,还可提高心肺功能,改善身体不良指标。

(1)只限制饮食而不合并增加体力活动或不采取其他措施时,减重的程度和持续效果均不易达到满意的程度。建议采用中等降低能量的摄入并积极参加体力活动的做法,使体重逐渐缓慢地降低。

(2)提倡采用规律的、中等强度的有氧活动或运动。因为中等或低强度运动可持续的时间长,运动中主要靠燃烧体内脂肪提供能量。如用心率来大致区分,进行中等强度体力活动量时的心率为 $100\sim120$ 次/分钟,低强度活动时则为 $80\sim100$ 次/分钟。

(3)每天安排进行体力活动的量和时间应按减体重目标计算,对于需要亏空的能量,一般多考虑采用增加体力活动量和控制饮食相结合的方法,其中 $50\%(40\%\sim60\%)$ 应该由增加体力活动的能量消耗来解决,其他 50% 可由减少饮食总能量和减少脂肪的摄入量以达到需要亏空的总能量。

(4)如希望在 1 个月内减体重 4 kg,每周需减体重 1 kg,则需每天亏空能量约 4 604 kJ(1 100 kcal),其中通过增加运动量以消耗 2 302 kJ(550 kcal),即每天需要增加中等强度体力活动 2 h 或低强度体力活动 $3\sim4$ h。

(5)如计划在 1 个月内减体重 3 kg,每周需减体重 0.75 kg,需每天亏空能量约 3 349 kJ(800 kcal),其中通过运动增加消耗 1 674 kJ(400 kcal),每天需要增加中等强度体力活动 $1.5\sim2$ h,或低强度体力活动 $2.5\sim3.5$ h。

(6)计划在 1 个月内减体重 2 kg,每周减体重 0.5 kg,则需每天亏空能量约 2 302 kJ(550 kcal),其中由体力活动增加消耗 1 256 kJ(300 kcal)。最好每天增加中等强度体力活动 $1\sim1.5$ h,或低强度体力活动 $2\sim3$ h。

(7)计划在 1 个月内减体重 1 kg,每周减体重 0.25 kg,则需每天亏空能量约 1 130 kJ(270 kcal),其中由增加体力活动量每天消耗 628 kJ(150 kcal)。每天至少增加中等强度体力活动 1 h 或低强度体力活动约 2 h。

(8)要使已超重或肥胖者意识到,期望短期恢复到所谓的"理想体重"往往不太现实,但是即使在一年之内比原有体重减少 $5\%\sim10\%$ 也会对健康有极大好处。减肥成功后一定坚持健康的生活方式,否则体重会进一步增长,甚至超过减重前的原始水平。减肥反复失败会失去信心。

(四)心理干预

肥胖症也是一种心身疾病,它不仅和社会心理文化因素密切相关,同时与肥胖者的自身情况、家庭及成长环境也密切相关。在进行健康管理时,应了解管理对象的心理状况,并进行相应的心理辅导。

1.认知疗法

改变管理对象的知识、观念、态度和行为,首先应当树立正确观念,即肥胖是可以预防和控制的,某些遗传因素也可以通过改变生活方式来抗衡,肥胖症必须防治,它不仅损害身心健康,降低生活质量,而且与发生慢性病息息相关。通过心理辅导,应让他们了解,在大多数情况下,不良环境或生活方式因素对超重与肥胖的发生可起促进作用并激活这一趋势,而改变膳食、加强体力活动对预防超重与肥胖是有效的。对超重与肥胖者,要强调监测体重和进行管理的重要性和必要性,对超重和肥胖症的健康管理是比较经济而有效的措施。

2.行为疗法

鼓励管理对象建立节食意识,每餐不过饱,尽量减少暴饮暴食的频度和程度;注意挑选脂肪含量低的食物;细嚼慢咽以延长进食时间,有助于减少进食量。另一种方法就是进食时使用较小的餐具,使得中等量的食物看起来也不显得单薄;也可按计划用餐,即在进餐前将一餐的食物按计划分装,自我限制进食量,使每餐达到七分饱;也可使漏餐者不致在下一餐过量进食。餐后加点水果可以满足进食欲望。改变进食行为常常有助于减少进食量而没有未吃饱的感觉。

（五）保健食品减肥指导

由于种种原因体重仍然不能减低者，或行为疗法效果欠佳者，可考虑用保健食品辅助减重。减重所选择的食品应是国家正式批准的保健食品或特殊膳食食品。健康管理师应提供使用减肥食品的指导，同时进行合理膳食和运动指导。

（六）非药物干预体重管理

在健康管理师指导下进行 3 个月强化健康管理，即非药物干预体重健康管理。通过管理有计划地减少体重，同时要养成健康的生活习惯。3 个月强化健康管理期结束后，健康管理师定期随访，鼓励其坚持健康的生活方式，防止体重反弹。

（七）养成经常检测体重的习惯

为了加强体重管理，应该提倡家中购买体重计，经常检测。只有这样，才能及时知道体重的增加和减肥效果。

（张　倩）

第十节　高尿酸血症与痛风的健康管理

高尿酸血症及痛风的健康管理主要依据《高尿酸血症和痛风治疗中国专家共识》。

一、什么是痛风及高尿酸血症

痛风是人体嘌呤代谢异常所致的一组综合征，其主要病理基础为持续、显著的高尿酸血症，在多种因素影响下，过饱和状态的单水尿酸钠析出，沉积于关节内、关节周围、皮下及肾脏等部位，引发急、慢性炎症和组织损伤。

高尿酸血症是指 37 ℃时血清中尿酸含量：男性＞420 μmol/L；女性＞357 μmol/L。

高尿酸血症是痛风病变发展中的一个阶段，是其最重要的生化基础。痛风的发生与血尿酸水平呈正相关。正常成人每天约产生尿酸 750 mg，其中 80％为内源性，20％为外源性尿酸，这些尿酸进入尿酸代谢池（约为 1 200 mg），每天代谢池中的尿酸约 60％进行代谢，其中 1/3 约 200 mg 经肠道分解代谢，2/3 约 400 mg 经肾脏排泄，从而可维持体内尿酸水平的稳定。而其中任何环节出现问题均可导致高尿酸血症。

二、痛风的症状

（一）临床分期

痛风对不同的人来说，症状表现也是大相径庭，痛风发病前后共有四个阶段，且每个阶段的症状都不一样。

1.一阶段

即前期：又称高尿酸血症期，患者可无任何的临床症状，只表现为血尿酸升高。

2.二阶段

即痛风的早期症状：表现为急性痛风性关节炎的发作，症状消失后关节会完全恢复，可反复发作，是一般皮下痛风石的形成期。

3.三阶段

即中期:由于急性发作反复出现造成的、关节出现不同程度的骨破坏与功能障碍损伤,使慢性痛风性关节炎形成。可形成皮下痛风石、尿酸性肾病及肾结石,肾功能正常或轻度减退。

4.四阶段

即晚期:会有明显的关节畸形及功能障碍,皮下痛风石数量增多、体积增大,破溃会出现白色尿盐结晶。尿酸性肾病及肾结石有所发展,肾功能明显减退,可出现氮质血症及尿毒症。

(二)痛风性关节炎

痛风最常见的临床表现为急性痛风性关节炎。急性痛风性关节炎起病急,大多发生于下肢小关节,特别是第一跖趾关节。常在夜间突然发病,患处关节局部红肿、剧烈疼痛,对温度、触摸、振动极为敏感。急性发作症状多持续一周余,然后逐渐缓解。关节局部红肿消退后,可有皮肤发痒、脱皮、色素沉着。发作期全身症状可有发热、乏力、心率加快、头痛等。反复发作数次后,可累及多个关节,并导致关节畸形。

(三)痛风性肾病

1.肾结石

据统计,痛风患者出现肾结石的概率为正常人的 1 000 倍左右;由于尿中的尿酸量越多、酸碱度越酸,越容易发生结石,因此必要时应多喝白开水、服用小苏打防止肾结石发生。

2.肾损伤

如果痛风治疗不及时,造成长期高尿酸血症,会造成痛风性肾病,引起肾损伤。早期可出现尿蛋白和镜下血尿,逐渐出现夜尿增多和尿比重下降。最终由氮质血症发展为尿毒症。

二、高尿酸血症与痛风的危险因素

(一)遗传因素

痛风多有明显的家族遗传倾向,痛风患者亲属合并无症状高尿酸血症的检出率明显高于非痛风患者。

(二)年龄因素

好发于中老年人,发病高峰为 30~50 岁,约 95% 为男性,5% 女性常为绝经期后发病。

(三)环境因素

暴饮暴食、酗酒、食入富含嘌呤食物过多是痛风性关节炎急性发作的常见原因。

(四)继发因素

(1)引起体内尿酸生成过多的病因,如白血病、淋巴瘤进展期,真性红细胞计数增多症等。严重外伤、挤压伤、大手术后。

(2)引起肾脏尿酸排出减少的病因,如重症高血压、子痫致肾血流量减少,影响尿酸的滤过;先天性肾小管功能异常、范可综合征、巴特综合征等;影响肾小管分泌尿酸的代谢异常,如乙醇中毒、饥饿过度、酮症酸中毒等。

(3)影响血液尿酸浓度变化的因素包括长期用利尿剂治疗、重度肾前性脱水等。

三、高尿酸血症与代谢性疾病

20 世纪 80 年代以来,随着我国经济快速增长和人民生活方式的迅速改变,高尿酸血症呈现高流行、年轻化的趋势(详见痛风流行病学),而仅有 5%~18% 的高尿酸血症会发展为痛风。因此长期以来,无症状高尿酸血症很少引起我们的关注。然而无症状高尿酸与几乎所有的代谢性疾病(糖尿病、肥胖、高脂血症、高血压)均密切相关。

(一)糖尿病

无症状高尿酸是糖尿病发生发展的独立危险因素,对痛风病患者做口服葡萄糖耐量试验,结果发现有 30%～40%合并糖尿病。此外,随着血尿酸水平的增高,糖尿病肾病的患病率显著增加,而生存率显著下降。

(二)高血压及高脂血症

痛风患者大多是较为肥胖体型,体内蓄积过多的脂肪容易使动脉硬化而引起高血压,血尿酸是高血压发病的独立危险因素,二者可能存在因果关系。并且,由于高尿酸血症患者日常饮食上偏向摄取高脂、高热量食物,因此体内的中性脂肪含量都相当高,胆固醇值通常也都超过正常标准,是高脂血症的好发族群之一。

(三)心脏病

血尿酸可预测心血管及全因死亡,是预测心血管事件发生的独立危险因素。长期高尿酸血症会造成缺血性心脏病,目前美国心脏病协会已把痛风列为缺血性心脏病的危险因素及动脉硬化的促进因子。无症状高尿酸也是心衰、缺血性卒中发生及死亡的独立危险因素。原因部分在于持续的高尿酸血症会导致过多的尿酸盐结晶沉淀在冠状动脉,加上血小板的凝集亢进,均加速了动脉硬化的进展。

四、血尿酸的控制与健康管理的目标

(1)指导健康人群养成良好的健康生活方式,预防高尿酸血症危险因素的产生。

(2)指导高尿酸血症的高危人群及早控制危险因素,使其能够形成一种健康的生活方式并维持下去,对血尿酸进行有效控制。

血尿酸控制目标:无症状控制在<360 μmol/L;有发作控制在<300 μmol/L。

(3)对已发生高尿酸血症或痛风者,应鼓励积极治疗,防止病变发展。配合治疗,针对筛查出的危险因素进行健康管理,以达到更佳的治疗、保健效果。

(4)高尿酸血症健康管理的总体原则:①合理控制饮食;②摄入充足水分;③生活要有规律;④适当体育活动;⑤有效药物治疗;⑥定期健康体检。

五、高尿酸血症健康管理的内容

(一)健康教育,掌握健康生活方式

针对健康人群开展积极的健康教育与咨询,使其掌握健康的四大基石,养成健康的生活方式;了解高尿酸血症及痛风的危险因素、对健康的危害及干预措施,积极预防高尿酸血症等慢性病的危险因素。

(二)早期发现高尿酸血症者

早期发现痛风最简单而有效的方法,就是检测血尿酸浓度。对人群进行大规模的血尿酸普查可及时发现高尿酸血症,这对早期发现及早期防治痛风有十分重要的意义。在目前尚无条件进行大规模血尿酸检测的情况下,至少应对下列人员进行血尿酸的常规检测。

(1)60 岁以上的老年人,无论男、女及是否肥胖。

(2)肥胖的中年男性及绝经期后的女性。

由于我国经济快速成长,人民生活水平迅速提高,肥胖的人越来越多;肥胖不但会使尿酸合成亢进,造成高尿酸血症,也会阻碍尿酸的排泄,易引起痛风、合并高脂血症、糖尿病等。

(3)高血压、冠心病、脑血管病(如脑梗死、脑出血)患者。

(4)糖尿病。

(5)原因未明的关节炎,尤其是中年以上的患者,以单关节炎发作为特征。

(6)肾结石,尤其是多发性肾结石及双侧肾结石患者。

(7)有痛风家族史的成员。

(8)长期嗜肉类,并有饮酒习惯的中年以上的人。

凡属于以上所列情况中任何一项的人,均应主动去医院做有关痛风的实验室检查,以便及早发现高尿酸血症与痛风,不要等到已出现典型的临床症状(如皮下痛风结石)后才去求医。如果首次检查血尿酸正常,也不能轻易排除痛风及高尿酸血症的可能性。以后应定期复查,至少应每年健康检查1次。这样可使痛风的早期发现率大大提高。

(三)饮食控制、合理营养

(1)限制总能量:维持理想体重,如超重应限制能量摄入,增加体力活动消耗;能量供给,按理想体重休息状态计算供给,通常为 105～126 kJ/(kg・d)[25～30 kcal/(kg・d)]。

(2)适当蛋白质摄入:蛋白质占总能量 11%～15%,每人每天可按千克体重计算,1 g/(kg・d),急性发作期 0.8 g/(kg・d)。以植物蛋白质为主,动物蛋白可选用牛奶、奶酪和鸡蛋,肉汤中嘌呤含量高,可将肉类煮后弃汤食用,但应注意限量食用。

(3)适量的碳水化合物:碳水化合物占总能量的 65%～70%,减少蔗糖或甜菜糖摄入,因为它们代谢后可成为果糖,果糖增加尿酸生成,蜂蜜含有果糖不宜食用。

(4)限制脂肪摄入量:脂肪氧化生成能量是蛋白质和碳水化合物的 2 倍,为降低体重应限制脂肪摄入,每天应限制 40～50 g,因脂肪有阻碍肾脏排泄尿酸的作用,急性期应严格限制。

(5)禁忌酒类:经常饮酒加速 ATP 分解促进嘌呤合成,一次性大量饮酒同时伴有高嘌呤和高脂肪膳食可引发急性痛风发作。

(6)食用碱性食物:含有钠、钾、钙、镁等元素的食物对痛风症患者的代谢有益,蔬菜、水果为碱性食物,可以降低血液和尿液的酸度,使尿液碱性化,增加尿酸盐的溶解度。

(7)多饮水:每天至少要保持 2 000 mL 以上的饮水,以白开水最为适宜,浓茶、咖啡、可可等饮料虽然不增加尿酸,但有兴奋自主神经的作用,可能会引起痛风发作,应尽量避免使用。为了防止夜尿浓缩,可在睡前或半夜适当饮水。

(8)注意食物的烹调方法:不用油煎、油炸的烹饪方法,肉类煮后食用,不吃火锅中的豆腐或蔬菜,不喝火锅中的汤汁,不用刺激性调料(如辣椒、胡椒、芥末、生姜等)以减少对自主神经的刺激,低盐饮食。

(9)不暴饮暴食,进食规律。

(10)少吃火锅:因为吃火锅时嘌呤摄入量比正常进餐要高很多,易诱发痛风。

(四)适当运动,避免过度劳累

长时间剧烈活动会引起一过性高血尿酸血症,不仅不利于病情的改善,反而会成为痛风发生的诱因。因此运动应当从小运动量开始,循序渐进,适可而止。

(五)保持良好的生活方式

劳逸结合、避免精神紧张、过度劳累。这样能稳定患者病情,还可极大提高患者生活质量,是最主动的防治措施。

(张　倩)

第四章

静配中心护理

第一节　药物的相互作用

一、药物的相互作用的定义

药物的相互作用是指一个药物的作用由于其他药物或化学物质的存在而受到干扰,使该药物的疗效发生变化或产生药物不良反应。

二、药物相互作用的发生

各种药物单独作用于人体,可产生各自的药理效应。当多种药物联合应用时,由于他们的相互作用,可使药效加强或不良反应减轻,也可使药效减弱或出现不应有的毒副作用,甚至可出现一些奇特的不良反应,危害用药者。因此,必须重视药物的相互作用问题。

药物相互作用主要是探讨 2 种或多种药物不论通过什么途径给予(相同或不同途径,同时或先后)在体内所起的联合效应。但从目前的研究水平来看,只能探讨 2 种药物间的相互作用。超过 2 种以上的药物所发生的相互作用比较复杂,目前研究工作尚不能问津。

临床上常将一些药物合并给予,如在输液中添加多种药物。此时,除发生药物相互作用外,还可能发生理化配伍变化。

三、药物相互作用对临床治疗的影响

根据对治疗的影响,药物相互作用可分为有益和有害两方面。此外,尚有一些属于有争议性的相互作用。

(一)有益的相互作用

联合用药时若得到治疗作用适度增强或不良反应减轻的效果,则此种相互作用是有益的。举例如下。

(1)多巴脱羧酶抑制剂(卡比多巴或苄丝肼)可抑制左旋多巴在外周的脱羧。二者合用可增加药物进入中枢的概率而提高疗效,并减少外周部位的不良反应。

(2)甲氧苄啶(TMP)使磺胺药增效。

(3)阿托品和吗啡联用,可减轻后者所引起的平滑肌痉挛而加强镇痛作用等。

(二)不良的相互作用

不良的药物相互作用分为下面几种类型。

(1)药物治疗作用的减弱,甚至可导致治疗失败。

(2)不良反应或毒性增强。

(3)治疗作用的过度增强,如果超出了机体所能耐受的能力,也可引起不良反应,甚至危害患者等。

(三)有争议性的相互作用

有一些相互作用在一定条件下是有益的,可为医疗所利用,但在其他时候也可以是有害的,常引起争议。如钙盐可增加洋地黄类的作用,一般认为应禁止合用。在很少的特殊情况下,却需要合用,但必须在严密监护的条件下进行。此时,应根据实际情况进行判定。

(四)重点注意问题

实际上药物相互作用中,有益的相互作用是很少的,而不良的相互作用和有争议性的相互作用是较普遍的,即大多数的药物相互作用中包含了不安全因素,可能引起不良反应和意外。因此,不良的相互作用和有争议的相互作用是应该重点注意的问题。

四、药物相互作用的分类

药物相互作用按照发生的原理可分为药效学相互作用和药动学相互作用两大类。这两类相互作用都可引起药物作用性质或强度的变化。此外,还有掩盖不良反应的相互作用,它不涉及药物的正常治疗作用,只涉及某些药物不良反应或毒性。

五、药效学相互作用

药物作用的发挥,可视为药物和机体的效应器官、特定的组织、细胞受体或某种生理活性物质(如酶等)相作用的结果。如不同性质的药物对受体可起激动(兴奋)或阻滞(拮抗、抑制)作用。2 种药物作用于同一受体或同一生化过程中,就可发生相互作用,产生效应变化。

一般地说,作用性质相同的药物联合应用,可产生增效(相加、协同);作用性质相反的药物联合应用,可产生减效(拮抗)。因此,可将药效学相互作用分成相加、协同和拮抗 3 种情况。

(一)相加

相加是指 2 种性质相同的药物联合应用所产生的效应相等或接近两药分别应用所产生的效应之和。可用下式来表示(设 A 药和 B 药的效应各为 1):$A(1)+B(1)\approx2$。

(二)协同

协同又称增效,即两药联合应用所产生的效应明显超过两者之和,可表示为(如 A 药和 B 药的效应各为 1)$A(1)+B(1)>2$。

(三)拮抗

拮抗即减效,即两药联合应用所产生的效应小于单独应用一种药物的效应,可表示为(如 A 药和 B 药的效应各为 1)$A(1)+B(1)<1$。

(四)药效学不良反应示例

(1)氯丙嗪与肾上腺素:氯丙嗪具有 α 受体阻滞作用,可改变肾上腺素升压作用为降压作用。

使用氯丙嗪过量而致血压过低的患者,若误用肾上腺素以升压,反而导致血压剧降。

(2)应用降糖药常因引起低血糖而产生心悸、出汗反应,使用普萘洛尔可掩盖这些反应,但由于β受体阻滞剂可抑制肝糖原分解,而使血糖降低,增加了发生虚脱反应的危险性。β受体阻滞剂(阿替洛尔、美托洛尔等)抑制肝糖原分解作用较轻,但仍有掩盖低血糖反应的作用,均应避免联合应用。

六、药动学相互作用

一种药物的吸收、分布、代谢、排泄、清除速率等常可受联合应用的其他药物的影响而有所改变,因而使体内药量或血药浓度增或减而致药效增强或减低,这就是药代动力学的相互作用。这种相互作用可以是单向的,也可以是双向的。药物 A 与药物 B 联合应用,A 可使 B 的吸收、分布、代谢(或消除)起变化,而 B 则对 A 无作用,这是单向的。如 B 也对 A 有作用,这是双向的。可用如下方式表示。①单向相互作用:A 使 B↑或↓。②双向相互作用:AB 相互↑或↓。

药动学的相互作用,根据发生机制不同,可分为:①影响药物吸收的相互作用;②影响药物血浆蛋白结合的相互作用;③药酶诱导作用;④药酶抑制作用;⑤竞争排泄;⑥影响药物的重吸收等。

七、配伍禁忌

(一)配伍禁忌含义

药物配伍是在药剂制造或临床用药过程中,将 2 种或 2 种以上的药物混合在一起。在配伍时,若发生不利于质量或治疗的变化,则称配伍禁忌。药物配伍恰当可以改善药剂性能,增强疗效,如选择适当的附加剂以使药剂稳定,口服亚铁盐时加用维生素 C 可以增加吸收等。配伍禁忌分为物理性、化学性和药理性 3 类。物理性配伍禁忌是指药物配伍时发生了物理性状变化,如某些药物研合时可形成低共熔混合物,破坏外观性状,造成使用困难。化学性配伍禁忌是指配伍过程中发生了化学反应,发生沉淀、氧化还原、变色反应,使药物分解失效。药理性配伍禁忌是指配伍后发生的药效变化,如增加毒性等。

(二)避免配伍禁忌发生的方法

(1)避免药理性配伍禁忌(即配伍药物的疗效互相抵消或降低,或增加其毒性),除药理作用相互对抗的药物如中枢兴奋剂与中枢抑制剂、升压药与降压药、扩瞳剂与缩瞳剂、泻药与止泻药、止血药与抗凝血药等一般不宜配伍外,还需注意可能遇到的一些其他药理性配伍禁忌。

(2)理化性质配伍禁忌,主要需注意酸、碱性药物的配伍问题,维生素 C 溶液与苯巴比妥钠配伍,能使苯巴比妥析出,同时维生素 C 部分分解。在药物混合静脉滴注的配伍禁忌方面,主要也是酸、碱的配伍问题,如四环素族(盐酸盐)与青霉素钠(钾)配伍,可使后者分解,生成青霉素酸析出;青霉素与普鲁卡因、异丙嗪、氯丙嗪等配伍,可产生沉淀等。

(陈　鑫)

第二节 无 菌 药 品

一、药品配置洁净室(区)的空气洁净度

药品配置洁净室(区)的空气洁净度划分为 4 个级别,见表 4-1。

表 4-1　洁净室(区)空气洁净度级别表

洁净度级别	尘粒最大允许数/m³		微生物最大允许数	
	≥0.5 μm	≥5 μm	浮游菌/m³	沉降菌/皿
100 级	3 500	0	5	1
1 万级	350 000	2 000	100	3
10 万级	3 500 000	20 000	500	10
30 万级	10 500 000	60 000	1 000	15

二、洁净室(区)的管理要求

(1)洁净室(区)内人员数量应严格控制。其工作人员(包括维修、辅助人员)应定期进行卫生和微生物学基础知识、洁净作业等方面的培训及考核;对进入洁净室(区)的临时外来人员应进行指导和监督。

(2)洁净室(区)与非洁净室(区)之间必须设置缓冲区域,人流、物流走向合理。

(3)100 级洁净室(区)内不得设置地漏,操作人员不应裸手操作。

(4)1 万级洁净室(区)使用的传输设备不得穿越较低级别区域。

(5)10 万级以上区域的洁净工作服应在洁净室(区)内洗涤、干燥、整理,必要时应按要求灭菌。

(6)洁净室(区)内设备保温层表面应平整、光洁,不得有颗粒性物质脱落。

(7)洁净室(区)内应使用无脱落物、易清洗、易消毒的卫生工具,卫生工具要存放于对产品不造成污染的指定地点,并应限定使用区域。

(8)洁净室(区)在静态条件下检测的尘埃粒子数、浮游菌数或沉降菌数必须符合规定,应定期监控动态条件下的洁净状况。

(9)洁净室(区)的净化空气如可循环使用,应采取有效措施避免污染和交叉污染。

(10)空气净化系统应按规定清洁、维修、保养,并做记录。

三、无菌药品配置

它是指法定药品标准中列有无菌检查项目的配置。

(1)无菌药品配置环境的空气洁净度级别要求:①100 级或 1 万级背景下局部 100 级;②配置前不需除菌滤过的药液配置;③注射剂的配置、分装;④直接接触药品的包装材料最终处理后的暴露环境。

（2）与药液接触的设备、容器具、各型号注射空针,应符合国家要求标准。

（3）直接接触药品的注射空针不得回收使用。

（4）成品批的划分原则:①每天配置的药品要根据药物稳定性及临床要求分批送往临床;②第一批成品,一般为抗生素、主要治疗药及配置后稳定性较差的药物;③第二批一般为全静脉营养液及一般普通药物;④第三批一般为续液,大多为配置后稳定性较长的药物及空瓶(无须加药);⑤第四批为 2 次/天的治疗药、普通药;⑥第五批为续液;⑦如有临时医嘱可根据临床需要临时配置。

（陈　鑫）

第三节　静脉配置细胞毒性药物的安全操作规范

一、中心(室)工作人员有三种主要接触药物的途径

（1）吸入药物的气雾和小液滴。

（2）药物直接接触皮肤和眼睛吸收(包括外伤,如针刺)。

（3）通过受污染的食物、食物容器或吸入接触。

二、操作总则

（1）准备工作。

（2）药物配置。

（3）废弃物丢置。

（4）配置后药物的传递。

（5）清除飞溅、溢出的液滴。

（6）处置药物容器、包装等废物。

三、药物准备和配置过程中可能发生药物接触的现象

（1）从药瓶中拔出针头。

（2）使用针头、针筒、过滤膜转移药物。

（3）打开安瓿。

（4）从针筒、管子中排出空气。

（5）连接物、瓶子或袋子的渗漏和破裂。

（6）更换袋子、瓶子和管子。

（7）针筒中药物过多(超过容积的 3/4)。

四、废弃物丢置过程中可能发生药物接触的现象

（1）丢置在准备和使用细胞毒性药物过程中用过的材料。

（2）处置吸收或污染有接触过细胞毒性药物的材料和亚麻布织物(如桌布、抹布等)。

（3）清除溅出或溢出的药物。

五、采取的保护措施

卫生工作者在细胞毒性药物准备、使用和处置过程中应采取的保护措施。

（一）手套

（1）使用无粉灭菌乳胶手套（厚度应＞0.22 mm）。

（2）手套的厚度和接触药物的时间决定手套的透过性，乳胶手套对细胞毒性药物的透过性要低于非乳胶的，在操作细胞毒性药物中不应使用 PVC 手套。

（3）手套的透过性会随着时间的增加而增大，通常每操作 60 min 或遇到手套破损、刺破和被药物玷污则需要更换手套。

（4）如果操作者对乳胶过敏，可以换用腈制手套，或戴双层手套，即在乳胶手套内戴一副 PVC 手套。

（5）在戴手套之前和脱去手套之后都必须洗手。

（二）制服

（1）制服应由非透过性、防静电、无絮状物材料制成，并且前部完全封闭。制服的袖口应该可以卷入手套之中，最好是一次性可丢弃的。

（2）在药物配置和给患者用药时必须穿上制服。

（三）呼吸保护装置

在配置和混合细胞毒性药物时必须使用 class Ⅱ 或 class Ⅲ 垂直气流生物安全柜，不允许使用水平层流台。

（四）眼睛和脸部的保护

（1）眼睛和脸部应有保护（如眼罩、面罩），以预防药物溅出，在使用气雾及喷雾剂时也应有保护。

（2）普通眼镜不能提供足够的保护。

六、药物配置的区域和设备

（一）建议

（1）药品配置区域只允许授权的员工进入。

（2）配置区域应尽量避免频繁的物流及人员的进出，以避免将生物安全柜中的药物带入周围环境。

（3）在配置药物区域的入口应有醒目的标记说明只有授权人员才能进入。

（4）在储存药物的区域应有适当的警告标签来提醒操作细胞毒性药物时应该注意的防护措施。

（5）在药物配置区域禁止进食、喝水、抽烟、嚼口香糖、化妆和储存东西。

（6）在配置区域应张贴有处理药物液滴及皮肤或眼睛意外接触的处理过程。

（7）在准备区域应有水池，最好有冲洗眼睛的喷头，可选择性地准备一些包括生理盐水在内的溶液，以备紧急冲洗眼睛。

（8）所有危险药物的配置都应在 class Ⅱ 或 class Ⅲ 中进行，class Ⅱ 或 class Ⅲ 是最好的。

(二)步骤

1.生物安全柜的准备

(1)在柜台表面铺上一次性无菌割症巾,必须是在每次配置结束后或无菌割症巾上有药液污染时更换掉。

(2)在配置药物前,应当准备好所有配置时需要的药品和器材,这样可减少柜内气流的影响来减少对配置人员的污染。

2.器材准备

(1)针筒和溶解容器:正确使用空针操作方法如下。①使用前:应检查空针的有效期及密封性(不漏气),无误后,从撕口处撕开,固定针头,防止针栓同针筒分离。取出空针,再次固定针头,使针头与刻度在同一水平面上,示指固定针栓。②使用中:针筒中的液体不能超过针筒长度的3/4,防止针栓从针筒中意外滑落。手不得握住活塞,只能持活塞柄。为保持其无菌性,配置过程中,应将其放于铺好的无菌盘内。在配置细胞毒性药物过程中使用的针筒和针头,应避免挤压、敲打、滑落,以及在丢弃针筒时,须将针帽套上,并立即丢入锐器盒中再处置,这样可以防止药物液滴的产生和防止针头刺伤。③使用后:应将污染的器材分类丢置于生物安全柜内的一次性专用容器中。

(2)个人防护器材:个人防护器材包括一件长袖、有弹性袖口、无絮状物、防静电、前面完全封闭的制服,鞋套,2副无粉乳胶手套,2个口罩,眼罩。

3.在生物安全柜中配置药物

(1)正确配置安瓿类药物的操作方法(自安瓿内吸取药液法)。①查对。②消毒及折断安瓿:将安瓿尖端药液弹至体部,用乙醇棉球消毒颈部及砂轮后,在安瓿颈部划一锯痕,重新消毒,拭去细屑,用棉球按住颈部,折断安瓿。若安瓿颈部有蓝色标记,则不需划痕,用乙醇棉球消毒颈部,用棉球按住颈部,蓝点记在上方,折断安瓿。③抽吸药液:将针头斜面向下放入安瓿内的液面下,抽动活塞,进行抽吸。抽吸药液时,不得用手握住空针活塞,只能持活塞柄。④排空气:将针头垂直向上,轻拉活塞,使针头中的药液流入注射器内,并使气泡聚集在针头,排出气体。排气毕,将安瓿套在针头上,再次查对后放于铺好的无菌巾内备用。

(2)正确配置西林瓶类药物操作方法(自密封瓶内吸取药液)。①查对。②除去铝盖、消毒:除去铝盖中心部分,用乙醇棉球消毒瓶塞(如抽吸青霉素皮试液时,则禁用碘酊消毒瓶塞),待干。③抽吸药液:将针头插入瓶塞内,往瓶内注入所需药液等量空气,以增加瓶内压力。倒转药瓶及注射器,使针头在液面以下,吸取药液至所需量,再以示指固定针栓,拔出针头。④排出注射器内空气,再次查对。

(3)吸取结晶、粉剂或油剂法:用无菌生理盐水或注射用水将结晶或粉剂溶化,待充分溶解后吸取。如为混悬液,应先摇匀后再抽吸。油剂可先加温,然后抽取。油剂或混悬剂配置时,应选用稍粗的斜面针头。由于玻璃瓶中的气压会升高,操作时应尽量小心,避免产生药物的气雾。只需相当的气压即可轻易地抽取药物。当针头抽出时,如果瓶中压力太高会使药液溢出。

(4)开瓶装置:①最好使用具有不沾水性的剔除钳;②不正当使用开瓶装置会增加受污染的机会。

(5)带有标签的容器:①所有装有细胞毒药物的容器都必须贴上具有警告性质的陈述性语言的标签,如"警告:化疗药物,小心轻放";②容器的外表面应当用织物擦过以除去可能的污染,容器的内表面必须用乙醇来擦过,容器最好使用适当的封口。

(6)转运装置:配置好的药物应当及时地放入封闭的塑料口袋之中(此过程最好在配置间生物安全柜内完成),再送至用药的地点。

4.生物安全柜的清洁

(1)有受污染的物品都必须放置在位于生物安全柜内的防漏防刺的容器内。

(2)个人防护器材脱卸后放置于位于准备区域内的防漏防刺容器内,操作人员不得将个人防护器材穿戴出准备区域。

七、药物的使用

(一)建议

(1)为了避免不必要的接触污染,只有经过细胞毒性药物使用训练的人员才有资格对患者进行施药。

(2)配药人员必须穿戴专用服装如隔离衣、鞋套、一次性无粉灭菌乳胶手套、防溅眼罩、无菌手术帽、无菌口罩。

(二)过程

(1)在为患者用细胞毒性药物时建议使用以下器材:①全套个人防护器材;②一块足够大的织物垫子;③无菌纱布、乙醇纱布;④一次性无菌割症巾;⑤可封闭的塑料口袋;⑥患者的药物。

(2)在戴上手套前、脱去手套后应立即洗手。

(3)手套和隔离衣如若被污染,应立即更换。

(4)工作区域应铺有一块无菌割症巾。

(5)如果是用 Y 形管为患者配药,应将一块无菌纱布包绕住 Y 形管的交接处,以防止药物污染到环境中去。

(6)所有的针筒和针头都应被完整地丢置在带有明显标签的防漏防刺的容器(锐利器盒)。

(7)药物的溶液袋也应完整地丢置在上述容器内。

(8)在离开配置间之前,防护器材应脱卸完整。

(9)在为患者配药的配置区域应准备有处理液滴的处理包和紧急处理皮肤及眼睛污染的器材。

八、细胞毒性药物的溢出

(一)溢出包

1.配备范围

在所有细胞毒性药物准备、配发、施用、运输和丢置的地方都应备有溢出包。

2.包中的对象

(1)一件由无渗透性纤维织成的有袖的制服。

(2)一双鞋套。

(3)两副乳胶手套。

(4)一副备用乳胶手套。

(5)一副化学防溅眼镜。

(6)一副再呼吸口罩。

(7)一个一次性锐器盒(收集碎玻璃)。

(8)两块塑料背面的吸收手巾。

(9)两块一次性海绵(一块擦除溢出液体,一块擦洗溢出物去除后的地板等)。

(10)两个大的、厚的黄色塑料袋。

(二)小量溢出的处理

1.定义

小量溢出是指在生物安全柜以外体积≤5 mL 或剂量≤5 mg 的溢出。

2.评估

正确评估暴露在有溢出物环境中的每一个人。如果有人的皮肤或衣服直接接触到药物,必须立即用肥皂和清水清洗被污染的皮肤。

3.除掉溢出的小量药物的程序

受训人员应立即清除掉溢出的小量药物。其程序如下。

(1)穿好制服,戴上两副无粉乳胶灭菌手套,戴上两个口罩。

(2)如果溢出的药物发生汽化,则需要戴上呼吸器。

(3)液体应用吸收性强的织物布吸去和擦去,固体应用湿的吸收性织物布擦去。

(4)用小铲子将玻璃碎片拾起并放入锐器盒内。

(5)防刺容器、擦布、吸收垫子和其他被污染的物品都应丢置于专门放置细胞毒性药物的黄色医疗专用垃圾袋内。

(6)药物溢出的地方应用清洁剂反复清洗 3 遍,再用清水清洗。

(7)凡要反复使用的物品应当由受训过的人员在穿戴好个人防护器材的条件下用清洁剂清洗两遍,再用清水清洗。

(8)放有细胞毒性药物污染物的黄色医疗专用垃圾袋应封口,再放入另一个放置细胞毒性废物的黄色医疗专用垃圾袋中。所有参加清除溢出物员工的防护制服应丢置在外面的黄色医疗专用垃圾袋内。

(9)外面的黄色医疗专用垃圾袋也应封口并放置于细胞毒性废物专用一次性锐器盒内。

(10)记录以下信息:①药物名称,大概的溢出量;②溢出如何发生;③处理溢出的过程;④暴露于溢出环境中的员工、患者及其他人员;⑤通知相关人员注意药物溢出。

(三)大量溢出的处理

1.定义

大量溢出是指在生物安全柜以外体积>5 mL 或剂量>5 mg 的溢出。

2.评估

正确评估暴露在有溢出物环境中的每一个人。如果有人的皮肤或衣服直接接触到药物,必须立即用肥皂和清水清洗被污染的皮肤。

3.隔离并标记溢出点

当有大量药物溢出发生,溢出地点应被隔离起来,应有明确的标记提醒该处有细胞毒性药物溢出。

4.大量细胞毒性药物溢出的处理

大量细胞毒性药物的溢出必须由受过培训的人员清除。

(1)必须穿戴好个人防护用品,包括里层的乳胶手套、鞋套、外层操作手套、眼罩或者防溅眼镜。

(2)如果是会产生气雾或汽化的细胞毒性药物溢出,必须佩戴呼吸器。

(3)轻轻地将吸收药物的织物布块或垫子覆盖在溢出的液体药物之上,液体药物则必须使用吸收性强的织物布吸收掉。

(4)轻轻地将湿的吸收性垫子或湿毛巾覆盖在粉状药物之上,防止药物进入空气中去,用湿垫子或毛巾将药物除去。

(5)将所有的被污染的物品放入溢出包中备有的密封的细胞毒性废物垃圾袋内。

(6)当药物完全被除去以后,被污染的地方必须先用清水冲洗,再用清洁剂清洗3遍,清洗范围应由小到大地进行。

(7)清洁剂必须彻底用清水冲洗干净。

(8)所有用来清洁药物的物品必须放置在一次性密封细胞毒性废物黄色垃圾袋内。

(9)放有细胞毒性药物污染物的黄色垃圾袋应封口,再放入另一个放置细胞毒性废物的黄色垃圾袋中。所有参加清除溢出物员工的个人防护器材应丢置在外面的黄色垃圾袋内。

(10)外面的黄色垃圾袋也应封口并放置于细胞毒性废物专用一次性防刺容器内。

(11)记录以下信息:①药物名称,大概的溢出量;②溢出如何发生;③处理溢出的过程;④暴露于溢出环境中的员工、患者及其他人员;⑤通知相关人员注意药物溢出。

(四)生物安全柜内的溢出

(1)在生物安全柜内体积≤150 mL的溢出的清除过程如同小量和大量的溢出。

(2)在生物安全柜内的药物溢出>150 mL时,在清除掉溢出药物和清洗完药物溢出的地方后,应该对整个生物安全柜的内表面进行另外的清洁。其程序:①戴上工作手套将所有碎玻璃放入位于生物安全柜内的防刺容器内;②生物安全柜的内表面,包括各种凹槽之内,都必须用清洁剂彻底地清洗;③当溢出的药物不在一个小范围或凹槽中时,额外的清洗(如用特殊pH的肥皂来去除不锈钢上的化学物质)也是需要的;④如果溢出药物污染了高效微粒气体过滤器,则整个生物安全柜都要封在塑料袋中,直到高效微粒气体过滤器被更换。

(陈 鑫)

第五章

消毒供应中心护理

第一节 消毒供应中心的设备配置

一、消毒供应中心基本设备配置

为保障消毒供应中心正常运作及工作质量,应具备以下必备条件。

(1)自来水、热水、蒸馏水或软水。有充足的水、电及饱和蒸汽供应。

(2)清洗装置、冲洗池,如需要可配棉球、纱布等敷料制作设备。

(3)压力蒸汽灭菌,干热灭菌器。

(4)空气消毒设备、无菌物品存放柜及筐、包装台、下收下送设备、空调降温设备。

(5)防护用品,如防护手套、防水衣及鞋、护目镜。

(6)各区域(无菌区除外)配备工作人员洗手设备。

(7)具有与医院污水处理室相通的污水排放管道。

二、消毒供应中心标准设备配

有条件的医院除基本设备配置外,还应有以下设备配置。

(1)全自动清洗消毒机、超声波清洗机、导管清洗器、车辆清洗装置。

(2)气体灭菌设备。

(3)空气净化设备、烘干设备、压缩空气供应装置。

(4)各区域(无菌区除外)配备工作人员感应或脚控开关洗手设备。

(5)灭菌物品质量监测设备。

(6)计算机管理设备。

(孙圣发)

第二节　消毒供应中心的组织管理与业务要求

一、消毒供应中心组织管理

(一)组织管理

体制消毒供应中心应实行护理部垂直管理体系内的护士长负责制,护理部负责人员及组织与质量管理。医院感染管理部门实施业务指导和院内感染的项目监控。

(二)人员配置与结构

(1)按照消毒供应中心功能和任务的不同,工作人员与床位之比约为(1.5~3)∶100,其中具有护理专业技术职称人员占 30%~50%。

(2)护士长具备相应的临床工作经历,应经过护理管理、消毒供应中心业务管理知识的培训。

(3)护理人员应经过相应的理论与技术培训。

(4)从事操作消毒灭菌设备的工作人员应持有相应的上岗证(如压力容器、低温灭菌设备);消毒员应除具有上述相应上岗证外,还必须具有省(市)级以上消毒灭菌知识专项培训(包括理论和操作)证书。

二、消毒供应中心人员业务管理要求

随着科学技术的不断发展,各种高尖端的精密仪器和设备在临床科室的使用越来越广泛;手术的复杂性、手术器械的精致性,对消毒供应中心人员提出更加严格的业务要求。医院消毒供应中心应具有护理业务技术管理规程,以保证工作人员的业务水平。具体管理方案有如下几种。

(1)严格执行《消毒技术规范》《医院感染管理规范》《技术操作常规》。

(2)有学习计划和制度,定期开展科室业务学习,对科室人员按岗分层考核业务要求。

(3)科室每周有工作质量检查,医院护理部及感染管理部门负责对其质量管理实施监督和指导。

(4)参与护理部举办的各种理论、业务学习及考核。

(5)开展继续教育,实行学分制。

(孙圣发)

第三节　消毒供应中心的岗位操作与质量标准

一、消毒供应中心岗位操作规程

(一)下收下送岗位操作规程

(1)按照科室所需各种物品用量,有计划装车。

(2)下收下送过程中严禁无菌、污染物品混拿混放。

(3)与病房护士共同清点回收物品,填写物品交换清单。

(4)根据临床需求及时将物品送至科室。

(5)与清洗间工作人员清点交接各种回收器械。

(6)下收、下送的各类物品必须全部密闭存放。

(7)下送、车每次使用后,及时清洁消毒。

(二)物品清洗岗位操作规程

(1)与下收人员交接回收物品数量,填写物品交换清单。

(2)根据器械的类别、性能进行分类,选择相适应的清洗方法。保证清洗质量。

(3)检查各种清洗设备,保证性能完好,所用消毒液及酶浓度合格。

(4)按照岗位要求做好自身防护,清洗人员相对固定。

(5)清洗机工作完毕及时关闭电源,每天做好清洗机保养工作。

(6)做好室内卫生保洁工作,每天空气消毒。

(三)物品包装岗位操作规程

(1)各类器械须经过清洗后方能进入包装区。

(2)及时烘干清洗消毒后的各类器械并分类放置。

(3)检查各器械的性能,刀刃、关节处均应去锈上油,包装时各关节必须充分撑开。

(4)物品包装后应及时灭菌,不得长时间放置,以防止再污染和热源产生。

(5)检查各种包装材料,完整无损方可使用。

(6)各包大小应符合灭菌设备要求。

(7)各种物品应严格执行一用一包装原则,做到分类包装。

(8)按照各种治疗包的基数配制,实行一人配制,一人核对的制度,核查无误方可包装并签名。

(9)按照规范放置包内指示卡,包外贴化学指示胶带;治疗包标记清楚,注明品名、灭菌及失效日期。

(四)物品灭菌岗位操作规程

(1)使用前检查灭菌器的性能是否完好,预真空压力蒸汽灭菌器每天第一锅做 B-D 试验。

(2)将待灭菌物品按消毒规范要求摆放在灭菌器内。

(3)尽量将同类物品同锅次灭菌。

(4)根据灭菌物品的类别选择不同的灭菌程序。

(5)灭菌过程中随时观察各项参数(时间、温度、压力、浓度)发现问题及时解决,记录每个灭菌周期的关键数据。

(6)检查指示胶带的变色情况,遇有不合格者必须查找原因后重新灭菌。

(7)出锅时应无关闭容器筛孔,再分类放入无菌物品储存柜内。

(8)每天清洁灭菌器,每月维护、保养一次。

(五)物品发放岗位操作规程

(1)上班时间坚守岗位,严格按照无菌区规定着装和行走。

(2)每天检查灭菌物品的数量、有效期及容器筛孔关闭情况。根据供需情况,及时调整物品种类和基数。

(3)无菌物品分类放置,按有效期先后顺序整齐摆放于储物架上;超过有效期的物品严禁发放,需重新包装灭菌。

(4)发放无菌物品时,应核对品名、数量、失效日期,并检查外包装有无破损。

(5)严格执行借物制度,填写借物清单并督促按时归还。

(6)每天对发放物品申请单进行核算、登记。

二、消毒供应中心质量标准

(一)物品清洗质量标准

(1)每天确保使用中的消毒液及酶浓度在有效范围内。

(2)清洗物品分类放置,清洗设备维修保养及时。

(3)针头锐利无钩,针梗通畅无弯曲、无污垢、无锈迹,穿刺针配套准确。

(4)金属器械清洁、无锈、无污垢、无血迹,刀、剪刀面锋利,各器械关节灵活,卡口紧密。

(5)玻璃类物品光亮、透明、无污垢、无裂痕及破损。

(6)橡胶类物品无污迹、无裂痕、无破裂及粘连,保证管腔通畅。

(二)物品包装质量标准

(1)盘、盆、碗等器皿类物品尽量单个包装。若需多个包装,则器皿间应有吸湿毛巾或纱布隔开。

(2)待灭菌物品如能拆卸,则拆卸包装。有筛孔的容器应将筛孔打开,容器内存装物品不宜过多、过紧。

(3)各种包内物品齐全、性能好,包名与包内容物相符。

(4)打包程序规范化,标签清楚,包内有指示卡,包外有指示胶带。

(5)物品捆扎不宜过紧。采用下排气式压力蒸汽灭菌的物品包,体积不得超过 30 cm×30 cm×25 cm;采用预真空和脉动真空压力蒸汽灭菌器的物品包,体积不得超过 30 cm×30 cm。小于 50 cm。金属包的重量不超过 7 kg,敷料包重量不超过 5 kg。

(6)采用环氧乙烷灭菌时,灭菌包体积不得超过 25 cm×25 cm×30 cm。

(7)采用干热灭菌时,灭菌包体积不得超过 10 cm×10 cm×20 cm;油剂、粉剂的厚度不超过 0.635 cm;凡士林纱布条厚度不超过 1.3 cm。

(三)包装材料质量标准

(1)一次性无纺布、一次性复合材料必须经国家卫生行政部门批准后方可使用。

(2)新包装材料应先用生物指示剂验证灭菌效果后方可使用。

(3)包装材料应允许物品内部空气的排出和蒸汽的透入。

(4)新棉布应洗涤去浆后再使用,重复使用的包装材料和容器,应做到一用一洗。

(5)包布清洁无破损,包装层数不少于两层。

(6)自动启闭式或带筛孔的容器(储槽等),必须完好无损,筛孔开启灵活。

(四)灭菌物品装载质量标准

(1)下排气灭菌器的装载量不得超过柜室容量的 80%;预真空灭菌器的装载量不得超过柜室容积的 90%,同时预真空和脉动真空压力蒸汽灭菌器的装载量又分别不得小于柜室容积的 10%和 5%。

(2)若不同性能物品同时灭菌,则以最难达到灭菌要求的物品所需温度和时间为标准。

（3）物品装放时，上下左右需有一定空间，以利于蒸汽流通。

（4）混合装载时，难于灭菌的大包放在上层，较易灭菌的小包放在下层，敷料包放在上层，金属物品放在下层。

（5）金属包应平放，布包类物品应垂直放置，玻璃瓶应使开口向下或侧放以利蒸汽进入和空气排出。

（6）小包应采用标准篮筐装载存放。

（7）纸塑包装物品灭菌时应将纸塑相间交错并垂直放置。

（8）有筛孔的容器，应将筛孔打开。

（五）无菌物品储存质量标准

（1）物品摆放有序，分类放置。

（2）无菌物品应放在洁净的储物架上，储物架应不易吸潮、表面光洁。一次性无菌物品须去外包装后进入无菌间保存。

（3）无菌物品应放于离地高 20～25 cm，离天花板 50 cm，离墙远于 5 cm 处的储物架上。

（4）下送的无菌物品应封闭存放或加防尘罩。

（5）储存有效期：在温度 25 ℃下，棉布类包装 7～14 d，潮湿多雨季节应缩短天数；纸塑包装相应延长。

（孙圣发）

第四节　消毒供应中心的管理业务知识与相关指标

一、消毒供应中心有关术语

（一）消毒
杀灭或清除传播媒介上的微生物，使其达到无害化的处理。

（二）灭菌
杀灭或清除传播媒介上的一切微生物的处理。

（三）消毒卫生标准
不同对象经消毒与灭菌处理后，允许残留微生物的最高数量。

（四）载体
试验微生物的支持物。

（五）无菌保证水平
指灭菌处理后单位产品上存在活微生物的概率。即在 100 万件灭菌物品中，污染微生物的可能性要低于一件，用来评价医疗产品的灭菌质量。

（六）生物负载
被测试的一个单位物品上承载活微生物的总数。

（七）灭菌时间
指当灭菌器达到规定温度后为达到灭菌要求所需持续的时间。

(八)热穿透时间

指物品中心达到规定温度所需的时间。

(九)热死亡时间

指微生物经某种温度作用被杀灭所需的时间,一般以细菌芽孢的热死亡时间为准。

(十)安全时间

为使蒸汽灭菌器灭菌效果得到确切保证所需增加的时间,一般为热死亡时间的 50%。

(十一)无菌检验

证明灭菌后的物品中是否存在活的微生物所进行的试验。

(十二)人员卫生处理

对污染或可能被污染人员进行人体、着装、随身物品等的消毒与清洗等除污染处理。

(十三)高度危险性医用物品

这类物品是穿过皮肤或黏膜而进入无菌组织或器官内部的器材,或与破损的组织、皮肤、黏膜密切接触的器材和用品。

(十四)中度危险性医用物品

这类物品仅和破损的皮肤、黏膜相接触而不进入无菌组织内。

(十五)低度危险性医用物品

这类物品和器材仅直接或间接地和健康无损的皮肤相接触。

(十六)消毒剂

能杀灭细菌繁殖体、部分真菌和病毒,不能杀灭细菌芽孢的药物。

(十七)化学消毒法

利用化学液体或气体浸泡或渗透以破坏细胞蛋白质,可达到不同水平的消毒,也有部分化学方法可达到灭菌水平。

(十八)高水平消毒法

可以杀灭各种微生物,对细菌芽孢杀灭达到消毒效果的方法。

(十九)中水平消毒法

可以杀灭和去除细菌芽孢以外的各种病原微生物的消毒方法。

(二十)低水平消毒法

只能杀灭细菌繁殖体(分枝杆菌除外)和亲脂病毒的化学消毒剂和通风换气、冲洗等机械除菌法。

(二十一)煮沸消毒法

一般情况下微生物在 100 ℃水中煮沸后 5～15 min 均可杀死。

(二十二)巴氏消毒法

以 75 ℃左右的热水消毒 30 min,可使蛋白质凝固,达到高水平消毒。

(二十三)干热灭菌器灭菌法

利用电控制温度在 160～180 ℃持续 1～3 h,利用传导辐射使热度均匀散布,渗透到物品内部把细菌烤干,以达到灭菌目的,粉剂、油类可用该方法。

(二十四)放射线灭菌法

利用 γ 或 β 射线的能量,转变成热及化学能,以射线强度的穿透力来杀死微生物,需要有特殊的仪器和设备以及特殊的防护措施。

(二十五)蒸汽灭菌法

温度在 120 ℃以上时,各类型的细菌在此温度中 2 min 即可死亡,由于蒸汽的穿透性较空气高,比重较空气轻,将灭菌器内的空气完全排除时,蒸汽便能达到饱和状态。当蒸汽在一定的压力时高压可促成高温度,使微生物体内的蛋白质发生变性和凝结,致使不能复原,而达到灭菌目的,故蒸汽灭菌的要素是压力、温度、时间、饱和水蒸气。

(二十六)超热蒸汽

在一定压力下,蒸汽温度比纯蒸汽条件应该达到的温度还高 2 ℃以上。

(二十七)重力(下排汽)灭菌器

利用蒸汽比空气轻的原理,蒸汽由灭菌器上方进汽口进入,渐渐充满整个锅内,将锅内的空气排出锅外。

(二十八)预真空(脉动)灭菌器

利用抽气装置先将灭菌器中空气快速排出锅外,再将蒸汽充入锅内,可缩短蒸汽穿透灭菌包的时间,提高灭菌器内温度,以达到省时的效果。

(二十九)灭菌过程监测

包括物理(工艺)、化学、生物监测。只有将三种方法结合起来,才能最大限度地表示灭菌过程的成功,从而保证灭菌的质量。

(三十)物理(工艺)监测

又称机械性能监测,灭菌器装置所有的温度表、压力表、真空表,可以指示温度、时间、压力是否达到标准。该项监测仅能指出设备本身的机械状况,不能说明物品是否完全灭菌。

(三十一)生物监测

通过标准化的菌株和合乎要求的抗力来考核整个负荷是否达到无菌保证水平,是唯一能确定灭菌完全的方法。

(三十二)生物指示物

将适当载体染以一定量的特定微生物,用于指示消毒或灭菌效果的制品。

(三十三)化学指示物

利用某些化学物质对某一杀菌因子的敏感性,使其发生颜色或形态改变,以指示杀菌因子的强度(或浓度)和(或)作用时间是否符合消毒或灭菌处理要求的制品。

(三十四)过程监测化学指示剂

如包外指示胶带,用来指示包裹是否经过灭菌过程,以颜色的变化来区分灭菌过和未灭菌过的物品,但无法对是否灭菌完全提供可靠的指示。

(三十五)多参数化学指示剂

如包内指示卡,主要反映灭菌的关键参数。①干热:温度、时间;②压力蒸汽:温度、时间、压力;③环氧乙烷:浓度、温度、时间、湿度。以上参数均用来考核每个包裹的灭菌情况。

(三十六)B-D 测试

即真空灭菌器残余空气测试。蒸汽灭菌的功能决定于所有灭菌物品的表面是否完全与饱和蒸汽接触,为了检查预真空灭菌器内是否还有空气的残存,每天第一锅次必须在空锅的情况下,做 B-D 测试,以评估预真空灭菌器内排除空气及蒸汽接触的情况。

(三十七)供应室清洁区

灭菌前,供应室人员对清洁物品进行检查、包装及存放等处理的区域。

(三十八)供应室无菌区

供应室内无菌物品存放的区域。

(三十九)环氧乙烷气体灭菌

又名氧化乙烯,在低温下为五色液体,具有芳香醚味,沸点为 10.8 ℃,嗅阈值为 760～1 064 mg/m³,密度为 1.52,易燃易爆,其最低燃烧浓度为 3%。环氧乙烷气体穿透力强、杀菌力强、杀菌谱广,可杀灭各种微生物包括细菌芽孢,属灭菌剂。一般要求灭菌条件的浓度为 800～1 000 mg/L。温度 55～60 ℃,相对湿度 60%～80%,作用时间 6 h。

(四十)超声清洗机

以一种空化作用的力学过程,通过清洗液传播超声波的处理装置,将高频率的声波转变成机械性的振动,使器械上的污垢松动脱离。对难以接触到的表面的清洁特别有效,需配合温水及特殊配方的清洗剂(如多酶清洗剂)使用。

(四十一)小装量效应

常规预真空灭菌方法,使真空度抽至 2.7 kPa(20 mmHg)绝对压力,柜室内的物品装填量不能小于柜室容积的 10%,否则影响灭菌效果。这种装入物品少灭菌效果反而差的现象称为小装量效应。

二、消毒供应中心建筑面积计算公式

消毒供应中心建筑面积(m²)=(0.8～1.0)×床位数+50 m²。

备注:①当综合性医院日门、急诊人次与实际床位数的关系符合 3:1 的比例时,则公式中的床位数等于医院实际床位数。②当综合性医院日门、急诊人次与实际床位数的关系不符合 3:1 的比例时,则公式中的床位数可以按照下列公式进行调整;专科医院的床位数则应按照下列公式进行调整。

床位数(张床)=实际床位数/2+日平均门、急诊人次/6。

消毒供应中心床位数与建筑面积的关系可参考表 5-1。

表 5-1 消毒供应中心建筑面积

床位数(床)	200	300	400	500	600
建筑面积(m²)	283	396	503	589	750
床位数(床)	720	800	900	1 000	
建筑面积(m²)	875	968	1 089	1 210	

从上述数据中得出的推算公式,可作为消毒供应中心建筑面积的另一种计算方法:消毒供应中心建筑面积(m²)=1.2×床位数+[(-11)～(+43)]m²。

三、消毒供应中心压力蒸汽灭菌设备配置估算方法

(一)消毒供应中心供应给医院各科室物品

(1)压力蒸汽灭菌处理的物品。

(2)低温气体灭菌处理的物品。

(3)其他灭菌处理的物品。

(4)一次性医疗用品。

(5)其他。

(二)消毒供应中心压力蒸汽灭菌处理的物品供应量

计算参考系数:①门诊部门0.4升/人次;②病房部门4升/床位;③手术部门,50升/台;④其他部门(①+②+③)×20%,单位为升;⑤医院每天所需压力蒸汽灭菌处理的物品供应量=①+②+③+④,单位为升。

(三)压力蒸汽每天每台正常运行的参考系数

(1)每台灭菌器有效使用的容积(升)=灭菌器固定容积×(75%～80%)。

(2)机器运转周期:从准备到工作结束约50 min。

(3)最高运转次数:每天工作时间7 h,机器连续运转次数为420 min/50 min=8.4次≈8次。

(4)实际运转次数:平常运转最高次数60%～70%为理想,即8次×(60%～70%)=4.8～5.6次=5～6次。

(四)消毒供应中心所需压力蒸汽灭菌器台数

$$灭菌的台数=\frac{医院每天所需压力蒸汽灭菌处理的物品供应量}{每台灭菌器有效使用面积×实际运转次数}$$

例:若某医院床位数1 500张,医院日手术数为70台,医院日平均门诊量为6 000人。则:①消毒供应中心每天需供应门诊部门灭菌物品量=0.4升/人次×医院日平均门诊量6 000人=2 400升;②消毒供应中心每天需供应病房部门灭菌物品量=4升/床位×医院床位数1 500张=6 000升;③消毒供应中心每天需供应手术部门灭菌物品量=150升/台×医院日手术数台=10 500升;④消毒供应中心每天需供应其他部门灭菌物品量=(2 400+6 000+10 500)×20%=3 780升;⑤消毒供应中心每天所需供应医院灭菌物品总量=2 400+6 000+10 500+3 780=22 680升;⑥若每台灭菌器固定容积为1 000(升),则灭菌器有效使用容积=1 000×80%=800升;⑦每台灭菌器每天实际运转次数5次;⑧消毒供应中心所需灭菌器的台数=22 680升/(800升×5次/天)=5.67台≈6台。

四、选择消毒灭菌方法的原则

(1)使用经卫生厅行政部门批准的消毒药、械,并按照批准使用的范围和方法在医疗卫生机构和疫源地等消毒中使用。

(2)根据物品污染后的危害程度选择消毒、灭菌的方法:①高度危险性物品,必须选用灭菌方法处理。②中度危险性物品,一般情况下达到消毒即可,可选用中水平或高水平消毒法。但中度危险性物品的要求并不相同,有些要求严格,如内窥镜、体温表等必须达到高水平消毒,需采用高水平消毒法消毒。③低度危险性物品,一般可用低水平消毒法,或只作一般的清洁处理即可,仅在特殊情况下,才做特殊的消毒要求。例如,在有病原微生物污染时,必须针对所污染病原微生物的种类选用有效的消毒方法。

(3)根据物品上污染微生物的种类、数量和危害性,选择消毒、灭菌的方法:①对受到细菌芽孢、真菌孢子、分枝杆菌和经血传播病原体(如乙型肝炎病毒、丙型肝炎病毒、艾滋病病毒等)污染的物品,选用高水平消毒法或灭菌法;②对受到真菌、亲水病毒、螺旋体、支原体、衣原体和病原微生物污染的物品,选用中水平以上的消毒方法;③对受到一般细菌和亲脂病毒等污染的物品,可选用中水平或低水平消毒法;④对存在较多有机物的物品消毒时,应加大消毒剂的使用剂量和(或)延长消毒作用时间;⑤消毒物品上微生物污染特别严重时,应加大消毒剂的使用剂量和(或)延长消毒作用时间。

(4)根据消毒物品的性质选择消毒方法。选择消毒方法时需考虑:一是要保护消毒物品不受损坏,二是使消毒方法易于发挥作用。应遵循以下基本原则:①耐高温、耐湿度的物品和器材,应首选压力蒸汽灭菌;耐高温的玻璃器材、油剂类和干粉等可选用干热灭菌。②不耐热、不耐湿以及贵重物品,可选用环氧乙烷或低温蒸汽甲醛气体消毒、灭菌。③器械的浸泡灭菌,应选择对金属基本无腐蚀性的消毒剂。④选择表面消毒方法,应考虑表面性质,光滑表面可选择紫外线消毒器近距离照射,或液体消毒剂擦拭;多孔材料表面可采用喷雾消毒法。

五、消毒供应中心灭菌效果监测方法

(一)压力蒸汽灭菌效果监测方法

1.化学监测法

(1)化学指示卡(管)监测法:将既能指示蒸汽温度,又能指示温度持续时间的化学指示卡(管)放入待灭菌包的中央,经过一个灭菌周期后,取出指示卡(管),根据其颜色及性状的改变,判断是否达到灭菌条件。

(2)化学指示胶带监测法:将化学指示胶带粘贴于每一待灭菌物品包外,经过一个灭菌周期后,观察其颜色的改变,以指示是否经过灭菌处理。

(3)对预真空和脉动真空压力蒸汽灭菌,每天进行一次 B-D 试验。将 B-D 测试包水平放于灭菌柜内底层,靠近柜门与排气管口处;柜内除测试包外无任何物品,134 ℃、3.5~4.0 min后,取出 B-D 测试纸观察颜色变化,均匀一致变色,说明冷空气排队效果良好,灭菌器可以使用;反之,则灭菌器内有冷空气残留,需检查 B-D 测试失败原因,直至 B-D 测试通过后灭菌器方能使用。

B-D 测试包制作方法:将 100% 的脱脂纯棉布折叠成长 30 cm±2 cm,宽 25 cm±2 cm,高 25~28 cm 的布包裹,重量为 4 kg±5%;将专门的 B-D 测试纸放入布测试包中间即可;或用一次性 B-D 测试包。

2.物理监测法

根据待灭菌物品的性能,选择所需灭菌温度、时间、压力;根据所设定的物理参数是否能达到,辅助判断灭菌效果。

3.生物监测法

将两个生物指示剂(嗜热脂肪杆菌芽孢)置于标准试验包中心部位,后将标准试验包置于灭菌柜内排气口上方。经过一个灭菌周期后,将生物指示剂取出培养,并设阴性和阳性对照,观察其颜色变化以判断灭菌效果。

(1)下排气压力蒸汽灭菌器标准试验包制作方法:将 3 件平纹长袖手术衣,4 块小手术巾,2 块中手术巾,1 块大毛巾,30 块 10 cm×10 cm 8 层纱布敷料,包裹成大小为 25 cm×30 cm×30 cm 即可。

(2)预真空和脉动真空压力蒸汽灭菌器标准包制作方法:16 条全棉手术巾每条 41 cm×66 cm,将每条手术巾的长边先折成 3 层,短边折成 2 层,然后叠放,包裹成大小为 23 cm×23 cm×15 cm 即可。

(二)干热灭菌效果监测方法

1.化学监测法

将既能指示温度又能指示温度持续时间的化学指示剂 3~5 个分别放入待灭菌的物品中,并置于灭菌器最难达到灭菌的部位,经过一个灭菌周期后,取出化学指示剂,根据其颜色及性状的改变,判断是否达到灭菌条件。

2.物理监测法

将多点温度检测仪的多个探头分别放于灭菌器各层内、中、外各点。关好柜门,将导线引出,由记录仪中观察温度上升与持续时间。若所示温度(曲线)达到预置温度,则灭菌温度合格。

3.生物监测法

将枯草杆菌芽孢菌片分别装入灭菌试管内(1片/管)。在灭菌器与每层门把手对角线内、外角处放置2个含菌片的试管,经过一个灭菌周期后取出试管。在无菌条件下,加入普通营养肉汤培养基(5毫升/管),以 36 ℃±1 ℃培养 48 h,观察初步结果,无菌生长管继续培养至第 7 天。

(三)环氧乙烷灭菌效果监测方法

1.化学监测法

(1)化学指示卡监测法:将环氧乙烷化学指示卡放入每个待灭菌物品包中央,作为灭菌效果的参考。经过一个灭菌周期后,取出指示卡,根据其颜色及性状的改变,判断是否达到灭菌条件。

(2)化学指示胶带监测法:将化学指示胶带粘贴于每一个待灭菌物品包外,经过一个灭菌周期后,观察其颜色的变化,以指示是否经过灭菌处理。

2.物理监测法

根据待灭菌物品的性能,选择所需灭菌的温度、时间、压力、浓度。根据所设定的物理参数是否能达到辅助判断灭菌效果。

3.生物监测法

每月用生物指示剂监测一次。将生物指示剂置于环氧乙烷测试包内,根据灭菌器的大小,均匀选择几个点,将测试包置于灭菌器中。经过一个灭菌周期后,将生物指示剂取出培养,并设阴性和阳性对照,观察其颜色变化以判断灭菌效果。

环氧乙烷测试包分为挑战测试包和常规测试包。挑战包主要用于对灭菌器灭菌性能的考核,一般用于新购入或维修后灭菌器灭菌性能的测试。常规测试包主要用于平时的常规生物监测之用。

(1)挑战包制作方法:将一生物指示剂放入一个 20 mL 注射器内,去掉针头和针套,生物指示剂带孔的塑料帽应朝注射器针头处,再将注射器芯放在原位(注意不要碰及生物指示剂),另选一成人型气管插管或一个塑料注射器(内放化学指示卡),一条长为 25.4 cm、内径为 0.76 cm、管壁厚为 1.6 mm 的琥珀乳胶管和4条全棉清洁手术巾(46 cm×76 cm),每条巾单先折叠成 3 层,再对折,即每条巾单形成 6 层,然后将叠好的巾单从下至上重叠在一起,再将上述物品放于巾单中间层,最后选两条清洁布或无纺布包裹,用化学指示胶带封扎成一个测试包。

(2)常规测试包制作方法:与挑战包制作方法类似,先将一生物指示剂放于一个注射器内(同前),再用一条全棉小手巾两层包裹后用纸塑包装袋封口即可。

(孙圣发)

第五节 清洗、消毒与灭菌质量监测

一、清洗质量监测

(一)器械、器具或物品清洗质量监测

日常监测应以目测为主,每件清洗后的器械、器具和物品都应检查。目测是目前全世界公认的一种清洗效果监测方法,操作简单,效果明显。材质表面光滑的器械如盆、盘、碗等,可通过肉眼直接目测检查;复杂器械、器械关节或缝隙处等,使用带光源放大镜(4~6倍)检查,以提高检查效果;管腔器械可以采用专用探条进行探查。对每件器械均应进行清洗消毒质量检查,并且重点检查齿牙、咬合面、关节等复杂部位。清洗后的器械表面及其关节、齿牙应光洁,无血渍、污渍、水垢等残留物质和锈斑视为合格。不合格器械应视污染性质进行再处理。肉眼可观测到的血渍、污渍应返回污染区重新进行清洗;放大镜下观测到的微量污渍可直接使用75%~80%的乙醇擦拭去污,乙醇仅适用于不锈钢材质或金属、玻璃等类材质。其他材质慎用,应返回污染区重新清洗或去污处理。目前国内外对清洗效果的评价方法很多,但没有一个被医院广泛接受、公认的标准方法。除目测外,监测方法还有蛋白残留量测定、潜血测试、标准污染物测试和ATP三磷酸腺苷监测等。

(二)清洗消毒设备清洗质量监测

清洗消毒设备的清洗质量应根据设备运行中显示的参数、器械清洗质量的目测检查、清洗测试物监测结果、清洗用水监测等指标综合起来分析。在设备每次运行中还应观测喷淋壁的旋转、喷水口有无堵塞等运行情况。每批次清洗的物理参数符合清洗设备厂商的技术标准,并在误差范围内视为合格;不符合标准的清洗循环,视为清洗失败,应重新进行清洗工作,清洗设备停止使用,进行检修;对清洗不合格的物品,应分析原因,并采取相应的措施。设备循环参数符合标准,而测试物监测结果不符合标准,查找原因予以纠正。

二、消毒质量监测

(一)湿热消毒监测

消毒供应中心在物品检查包装前应对其进行消毒,以保障检查包装灭菌区环境和操作人员的安全。一些物品经过消毒后会直接用于患者,因此,为保证消毒效果和质量应进行消毒质量监测。每次消毒设备运行时,通过设备自动测试打印记录,观测消毒维持的时间和温度,或 A0 值是否符合消毒质量标准。监测不合格,应及时查找原因或修正参数;消毒后直接使用的物品应重新消毒处理。

(二)化学消毒剂消毒监测

化学消毒剂必须以足够浓度在适当温度下保持与器械、器具或物品的表面接触特定时间,才能达到消毒的要求。不同种类的消毒剂所需的浓度、温度及暴露时间不同,必须严格按照消毒产品卫生许可批件中的规定使用,包括使用中的注意事项。应记录消毒剂监测日期、消毒剂名称、具体监测的浓度等项目、监测结果、监测人签名等;监测记录留存≥6个月;监测不合格应立即纠

正后使用。

(三)器械消毒监测

经过消毒后可直接供应临床部门使用的器械物品应定期进行消毒效果测试,如呼吸机管路及其配件。应每季度进行消毒效果的监测,由检验室进行细菌培养。直接使用的消毒物品的抽样,则根据消毒后直接使用物品的种类而定,原则上是选取有代表性的和难于消毒的物品 3~5 件进行监测。监测结果不合格,应从清洗、消毒方面查找原因并改进,不合格的物品重新清洗消毒。

三、灭菌质量监测

(一)物理监测

由于灭菌过程的特殊性,无法用肉眼或其他直接的方法进行监测,只能通过间接的手段对其过程进行监控,物理监测指通过灭菌器自带的探头对关键物理参数进行监测和记录的方法。物理监测能马上显示监测结果,及时发现灭菌失败,对部分灭菌失败较敏感;其局限性是灭菌器温度探头一般位于排气口上方,无法监测包裹中心部位温度,监测结果只能反映灭菌器炉腔温度。若局部灭菌物品装载过密,则该部位的实际温度可能比显示的温度低。另外,物理监测的缺陷也包括了探头等需要定期校验。物理监测很重要,但不能代替化学监测和生物监测。

(二)化学监测

化学监测指利用某些化学物质对某一杀菌因子的敏感性,使其发生颜色或形体改变,以指示杀菌因子的强度(或浓度)和(或)作用时间是否符合消毒或灭菌处理要求的制品。化学监测能帮助发现因不正确的包裹、不正确的装载和灭菌器故障等引起的灭菌失败。其局限性是化学监测"合格"并不能证明该监测物品无菌。化学监测仅是整个灭菌质量考核体系中的一部分,应同时结合物理监测、生物监测来综合评价灭菌过程的有效性。

(三)生物监测

生物是唯一含有活的微生物(芽孢)对该灭菌过程进行监测和挑战的监测技术。它能够直接反映该灭菌过程对微生物的杀灭能力和效果,是最重要的监测手段。因为灭菌过程的目的就是要杀灭微生物,而对灭菌过程最大的挑战来自对该灭菌过程有最大抗力的芽孢。灭菌器和灭菌循环参数的设定都是基于对特定芽孢的杀灭,生物指示剂是灭菌器和灭菌循环设计的基础和出发点,所以在实际灭菌的工作中生物指示剂的地位不可替代,是最重要的监测方法。但生物监测也不能代替物理监测和化学监测。

随着医院信息化的普及,CSSD 信息化管理也于近几年开始发展。通过信息系统获得监测数据和信息,可以评价 CSSD 的工作质量,及时发现各个科室灭菌包的储存时限,提前预警,促进 CSSD 质量标准的落实和质量的持续改进,并将 CSSD 的医院感染预防和控制关口前移,可以有效预防医院感染的发生。

(孙圣发)

第六节　器械清洗、消毒与灭菌操作流程的要求

一、清洗流程的要求

(一)影响因素

清洗是指去除医疗器械、器具和物品上污物的全过程,包括冲洗、洗涤、漂洗和终末漂洗。影响清洗质量的重要因素有清洁剂、清洗用水及设备。清洁剂应选择符合国家相关标准和规定,低泡,与器械的材质(如高分子、不锈钢等)、污染物种类相适宜。洗涤用自来水水质应符合GB5749－2022《生活饮用水卫生标准》的规定;纯化水应符合电导率≤15 μS/cm(25 ℃)。

(二)清洗方法

清洗不彻底,残留的污染物会形成生物膜,影响消毒质量,造成灭菌失败,并且可造成器械锈蚀、腐蚀和损坏,缩短器械的使用寿命。因此应根据器械材质和精密程度选择有效的清洗方法。耐湿耐热的器械采用机械清洗方法;精密、复杂器械采用手工清洗方法;污染量较重的器械应进行预处理清洗后再作常规清洗;精密器械的清洗,应遵循生产厂家提供的使用说明或指导手册。手工清洗可以针对性地的去除器械上湿性、干性的血渍和污渍、锈迹、水垢、化学药剂残留、医用胶残留等。手工清洗时水温最好在15～30 ℃;去除凝固的污渍应先用酶清洁剂浸泡,再刷洗或擦洗;刷洗操作应在水面下进行,防止产生气溶胶;管腔器械应用压力水枪冲洗,可拆卸部分应拆开后清洗;应选用相匹配的刷洗用具、用品,不应使用钢丝球类用具和去污粉等用品,避免器械磨损。手工清洗后的器械应及时进行消毒处理后传送到检查、包装与灭菌区,避免二次污染。清洗池、清洗用具等每天清洁与消毒。超声波清洗水温应控制在35～45 ℃将器械放在清洗设备专用篮筐中,浸没在水面下;设定清洗时间最好为3～5 min,可根据器械污染情况适当延长清洗时间,不宜超过10 min;清洗时应盖好超声清洗机盖子,防止产生气溶胶。清洗消毒器清洗的器械、器具和物品应充分接触水流;器械轴节应充分打开;可拆卸的零部件应拆开;管腔类器械应使用专用清洗架;精细器械和锐利器械应固定放置;冲洗、洗涤、漂洗时应使用软水,终末漂洗、消毒时应使用纯化水。预洗阶段水温应≤45 ℃;金属器械在终末漂洗程序中应使用润滑剂。塑胶类和软质金属材料器械,不应使用酸性清洁剂和润滑剂;设备舱内、旋臂应每天清洁、除垢。清洗的环境即去污区应保持清洁,及时去除台面污染物和杂物,防止微粒污染产生。

二、消毒流程的要求

(1)消毒处理特指污染器械清洗后,进行消毒的过程,可使用化学或物理的方法杀灭或清除传播媒介上的病原微生物。消毒方法首选机械热力消毒,如自动化清洗消毒机;少量精密器械可采用75%乙醇消毒;大量手工清洗器械可采用酸性氧化电位水流动冲洗浸泡消毒,或取得国务院卫生行政部门卫生许可批件(新研发、对器械没有腐蚀性)的消毒药械进行消毒。

(2)消毒后的干燥目的是去除消毒后器械上的残留水,以防止细菌的生长和锈蚀。根据器械的材质选择适宜的干燥温度,金属类干燥温度70～90 ℃;塑胶类干燥温度65～75 ℃。无干燥设备以及不耐热的器械、器具和物品可使用消毒的低纤维絮擦布进行干燥处理。穿刺针、手术吸引

头等管腔类器械,应使用压力气枪或 95％乙醇进行干燥处理。不应使用自然干燥方法进行干燥。

三、灭菌流程的要求

(1)灭菌是指杀灭或清除传播媒介上一切微生物,包括细菌芽孢和非致病性微生物的处理。灭菌的影响因素包括灭菌设备的效能、灭菌方法及程序的选择、操作人员技能水平等、灭菌前的清洗去污、制作包装等。因此,灭菌操作人员需要全面了解和掌握质量要求,严格执行灭菌操作规程和进行全面的灭菌过程质量监测和质量追溯,以保证灭菌成功。

(2)常规灭菌方法包括热力灭菌和低温灭菌方法。热力灭菌方法包括湿热灭菌法和干热灭菌法。湿热可使菌体蛋白凝固、变性;干热可使菌体蛋白氧化、变性、碳化和使电解质浓缩引起细胞的死亡。湿热灭菌方法中的压力蒸汽灭菌方便、效果好、无毒,因此是目前医院消毒供应中心使用主要的灭菌方法。医院消毒供应中心常用灭菌设备还有干热灭菌器、低温环氧乙烷灭菌器、过氧化氢等离子低温灭菌器等。

(孙圣发)

第七节 手 消 毒

一、外科手消毒

外科手消毒是手术前医务人员的手与前臂的消毒过程,包括外科手术前医务人员用肥皂(皂液)和流动水洗手,再用手消毒剂清除或者杀灭手部暂居菌和减少常居菌等环节。

(一)外科手消毒应遵循以下原则

先洗手,后消毒;不同患者手术之间、手套破损或手被污染时,应重新进行外科手消毒。

(二)洗手方法与要求

洗手之前应先摘除手部饰物,并修剪指甲,长度应不超过指尖;取适量的清洁剂清洗双手、前臂和上臂下 1/3,并认真揉搓。清洁双手时,应注意清洁指甲下的污垢和手部皮肤的皱褶处;流动水冲洗双手、前臂和上臂下 1/3;使用干手物品擦干双手、前臂和上臂下 1/3。

(三)外科手消毒方法

1.冲洗手消毒方法

取适量的手消毒剂涂抹至双手的每个部位、前臂和上臂下 1/3,并认真揉搓 2～6 min,用流动水冲净双手、前臂和上臂下 1/3,无菌巾彻底擦干。流动水应达到相关要求。特殊情况水质达不到要求时,手术医师在戴手套前,应用醇类手消毒剂在消毒双手后戴手套。手消毒剂的取液量、揉搓时间及使用方法遵循产品的使用说明。

2.免冲洗手消毒方法

取适量的免冲洗手消毒剂涂抹至双手的每个部位、前臂和上臂下 1/3,并认真揉搓直至消毒剂干燥。手消毒剂的取液量、揉搓时间及使用方法遵循产品的使用说明。

(四)外科手消毒产品的选择

美国强调持续杀菌能力,欧盟强调杀真菌能力,我国已有的手消毒剂卫生标准并未对此有特殊要求。在美国,评估其减少手部细菌的能力:①洗手后即刻;②戴手套后 6 h(持久活性);③多次使用 5 d 后(累积活性)。美国推荐的指南中,即刻和持久活性被认为是最重要的,外科手消毒产品应该能显著降低完整皮肤上的微生物,含有无刺激性的消毒剂,拥有广谱抗菌、快速、持久活性。

(五)外科手消毒设施

(1)应配置洗手池。洗手池设置在手术间附近,水池大小、高矮适宜,能防止洗手水溅出,池面应光滑无死角易于清洁。洗手池应每天清洁与消毒。

(2)洗手池及水龙头的数量应根据手术间的数量设置,水龙头数量应不少于手术间的数量,水龙头开关应为非手触式。

(3)应配备清洁剂。肥皂应保持清洁与干燥。盛放皂液的容器宜为一次性使用,重复使用的容器应每周清洁与消毒。皂液有浑浊或变色时及时更换,并清洁、消毒容器。

(4)应配备清洁指甲用品;可配备手卫生的揉搓用品。如配备手刷,手刷应柔软,并定期检查,及时剔除不合格手刷。

(5)手消毒剂应在卫生行政部门备案,有效期内使用。

(6)手消毒剂的出液器应采用非手触式。消毒剂宜采用一次性包装,重复使用的消毒剂容器应每周清洁与消毒。

(7)应配备干手物品。干手巾应每人一用,用后清洁、灭菌;盛装消毒巾的容器应每次清洗、灭菌。

(8)应配备计时装置、洗手流程及说明图。

(六)注意事项

(1)不应戴假指甲,保持指甲和指甲周围组织的清洁。

(2)在整个手消毒过程中应保持双手位于胸前并高于肘部,使水由手部流向肘部。

(3)洗手与消毒可使用海绵、其他揉搓用品或双手相互揉搓。

(4)术后摘除外科手套后,应用肥皂(皂液)清洁双手。

(5)用后的清洁指甲用具、揉搓用品如海绵、手刷等,应放到指定的容器中;揉搓用品应每人使用后消毒或者一次性使用;清洁指甲用品应每天清洁与消毒。

二、卫生手的消毒

卫生手消毒是指手的预防性消毒的过程。医务人员用手消毒剂揉搓双手,以减少手部暂居菌的过程。

(一)原则

洗手与卫生手消毒应遵循以下原则:①手部有血液或其他体液等肉眼可见的污染时,应用肥皂(皂液)和流动水洗手;②手部没有肉眼可见污染时,宜使用速干手消毒剂消毒双手代替洗手;③医务人员在下列情况时应先洗手,然后进行手卫生消毒:接触患者的血液、体液和分泌物及被传染性致病性微生物污染的物品后;直接为传染病患者进行检查、治疗、护理或处理传染患者污物之后。

(二)规范

我国 WS/T313-2009《医务人员手卫生规范》规定在下列情况下,医务人员可根据上述原则选择洗手或使用速干手消毒剂。

(1)直接接触每个患者前后,从同一患者身体的污染部位移动到清洁部位时。

(2)接触患者黏膜、破损皮肤或伤口前后,接触患者的血液、体液、分泌物、排泄物、伤口敷料等之后。

(3)穿脱隔离衣前后,摘手套后。

(4)进行无菌操作、接触清洁、无菌用品之前。

(5)接触患者周围环境及物品后。

(6)处理药物或配餐前。

(三)方法

医务人员卫生手消毒应遵循以下方法。

(1)取适量的速干手消毒剂于掌心。

(2)每个步骤认真揉搓双手至少15 s,应注意清洗双手所有皮肤,包括指背、指尖和指缝,具体揉搓步骤:①掌手相对,手指并拢,相互揉搓;②手心相对,双手交叉指缝相互揉搓,交换进行;③掌心相对,双手交叉指缝相互揉搓;④弯曲手指使关节在另一手掌心旋转揉搓,交换进行;⑤右手握住左手大拇指旋转揉搓,交换进行;⑥将五个手指尖并拢放在另一手掌心旋转揉搓,交换进行。

(3)揉搓时保证手消毒剂完全覆盖手部皮肤,直至手部干燥。

(四)卫生手消毒设施

应配备合格的速干手消毒剂,并应方便医务人员使用。卫生手消毒剂应符合下列要求:①应符合国家有关规定;②宜使用一次性包装;③医务人员对选用的手消毒剂应有良好的接受性,手消毒剂无异味、无刺激性等。

三、手消毒剂的进展

手消毒剂是应用于手消毒的化学制剂,如乙醇、异丙醇、氯己定、碘伏等。

(一)醇类

当手未被致病菌明显玷污时,醇类手消毒剂是国际权威卫生机构推荐使用的最佳手部卫生用品。目前大多数以醇类为基础的手消毒剂含有乙醇、丙醇或异丙醇或两种成分的复方。醇类的抗菌活性主要是使蛋白质变性。60%~80%的醇类抗菌活性最强,浓度越高,有效性越低,这主要是由于蛋白质在缺水的情况下不容易变性。醇类在体外试验中对革兰氏阳性(G^+)菌和革兰氏阴性(G^-)菌(包括多种耐药菌如 MRSA 和 VRE)、结核分枝杆菌和多种霉菌都有非常好的杀菌作用,然而对芽孢和原生动物虫卵没有活性。乙醇很容易灭活亲脂性病毒和许多亲水性病毒(如腺病毒、鼻病毒和轮状病毒,但不包括甲型肝炎病毒,对乙型肝炎病毒的杀灭效果尚有争议),杀灭真菌孢子则需要适当延长时间。

醇类不是好的清洁剂,当手脏或有明显可视的含蛋白质的物质时,不推荐使用醇类,建议使用肥皂和水洗手。醇类用于皮肤能快速杀菌,但是没有持久(残留)活性。氯己定、季铵盐或三氯生加入醇类配方可产生持久活性。频繁使用乙醇进行手消毒会导致皮肤干燥,除非加入保湿剂和其他护肤因子。例如,解决乙醇干燥的问题可以通过添加1%~3%的甘油和其他护肤因子。

即使含有保湿剂,耐受度较好的醇类手消毒剂也会引起破损(切口、磨损)皮肤的刺痛。伴有浓烈香味的醇类手消毒剂会导致很多呼吸道过敏的医护人员难以耐受。醇类手卫生产品受很多因素的影响,包括醇类的种类、浓度、接触时间、使用乙醇的量和使用醇类时手是否湿润等,少量(0.2～0.5 mL)乙醇洗手并不比普通肥皂和水洗手更有效。理想用于手消毒的乙醇量未知且可能因为不同配方有所不同。然而通常如果揉搓双手不到 10 s 双手感觉干,则说明使用乙醇的量不够。乙醇性湿纸巾只含有少量乙醇,与肥皂和水洗手比较有效性并不高。

医院中常用的醇类手消毒液包括液体剂、凝胶和泡沫剂。很少有数据显示各种类型手消毒剂的相对有效性。一个小型研究发现乙醇类凝胶在降低医护人员手部菌落的有效性方面低于液体剂。最近研究发现相同的结论,液体剂在降低医护人员手部菌落上显著性优于测试凝胶。但目前已经发现新一代的凝胶配方比以前的版本有更好的抗菌有效性。更多的关于乙醇液体和凝胶对降低医院相关性感染的有效性研究有待开展。此外值得考虑的是医务人员的依从性,即如果体外试验有效性低的凝胶使用更加广泛,则其总体使用效果也许更好。

尽管醇类手消毒剂具有显见的益处,但它确实存在局限性,最突出的一点是醇类手消毒剂使用后不能从手上移走污垢和其他污物,也不能杀死类似炭疽或艰难梭菌之类的细菌孢子。最新的研究重点是提高手消毒剂对难杀死、无包膜病毒的效果。已经有几项研究报告描述了醇类手消毒剂在杀死无包膜病毒方面的有效性,这些手消毒剂均是在醇消毒的基础上,增添了可加强醇对特殊病毒杀灭效果的成分。

(二)氯己定

氯己定本身难溶于水,但其葡萄糖酸的形式是水溶性的。抗菌活性似乎是黏附并破坏细胞浆膜,导致细胞内容物沉淀。氯己定的即刻抗菌活性比乙醇慢。它具有很好的抗 G^+ 菌作用,对 G^- 和霉菌的作用较弱,对分枝杆菌作用小,对芽孢无效。体外试验显示对有包膜的病毒如疱疹病毒、HIV、巨细胞病毒、流感病毒和呼吸道合胞病毒有效,但明显对无膜的病毒如轮状病毒、肠道病毒和腺病毒有效性较低。氯己定的抗菌活性不受有机物质包括血液的影响。因为氯己定是阳离子分子,它的活性会被天然肥皂、各种无机阴离子、阴离子的表面活性剂及含阴离子乳化剂的护手霜减弱。葡萄糖酸氯己定已被大量用于手卫生产品。氯己定通过皮肤吸收很少见。使用 1％及以上浓度的氯己定应注意避免接触眼睛,因为氯己定可以导致结膜炎和严重的角膜损伤。因为耳毒性,应避免在内耳和中耳的手术中使用。应避免和脑组织与脑膜接触。皮肤刺激和浓度有关,频繁使用 4％氯己定洗手易导致皮炎。变态反应不常见。偶然的几起医院感染暴发和氯己定污染有关。氯己定耐药也有报道。

氯己定具有明显的残留活性。低浓度(0.5％～1.0％)的氯己定加上乙醇比单纯乙醇具有显著性的残留活性,且氯己定具有很好的安全性。目前医院使用的手消毒剂,多数是乙醇与氯己定的复合制剂,除了这两种主要成分,还有很多其他的成分,如护肤成分等。复合制剂可以增加消毒效果。因为乙醇作用快,但持续时间短;而氯己定作用起效慢,但持续时间较长,两者合用可以互补。外科手消毒用有效含量≥2 g/L 氯己定-乙醇(70％,体积比)溶液,使用方法及作用时间应遵循产品使用说明。

(三)氯二甲酚

氯二甲酚的抗菌作用是使细菌的酶明显失活,并破坏细胞壁。体外试验对 G^+ 和 G^- 菌、分枝杆菌和许多病毒有同等的活性作用。氯二甲酚对铜绿假单胞菌的作用较小,加入二胺四乙酸乙醇(EDTA)可以增加对假单胞菌属和其他病原体的活性。

过去 25 年来,很少有关于氯二甲酚用于医护人员的文章发表,研究的结论有时也是相互矛盾的。将氯二甲酚用于外科洗手,有报道称 3％氯二甲酚和 4％葡萄糖酸氯己定相比较具有即刻和持久活性。而另外有研究发现氯二甲酚的即刻和持久活性比葡萄糖酸氯己定和碘伏差。不同研究之间的分歧可能是由于所含浓度、配方的不一致性或是否含有 EDTA 所致。有研究总结认为氯二甲酚作用没有葡萄糖酸氯己定和碘伏快,而残留活性比葡萄糖酸氯己定弱。

氯二甲酚的活性受有机物的影响较小,但易被非离子表面活性剂中和。氯二甲酚一般耐受性较好,相关过敏不常见;会被皮肤吸收;有效浓度为 0.30％～3.75％。

(四)六氯酚

六氯酚是双酚类化合物,包括两个酚基团和三个氯。20 世纪 50 年代和 20 世纪 60 年代初,3％的六氯酚广泛用于卫生洗手、外科洗手和医院内新生儿洗澡。抗菌活性和引起微生物重要酶系统失活有关。六氯酚是抑菌剂,对金黄色葡萄球菌有很好的作用,但对 G^- 杆菌、霉菌和分枝杆菌的作用较弱。

对六氯酚用于洗手和术前消毒液的研究证实单次洗手后已有适当的作用。多次使用后六氯酚有几小时的持久活性,并逐渐降低手上的菌落(累积效应)。事实上重复使用 3％六氯酚,药物会被皮肤吸收,婴儿洗澡和常规使用 3％六氯酚洗手,血液六氯酚水平为百万分之 0.1～0.6。早在 20 世纪 70 年代,使用六氯酚婴儿洗澡有时会产生神经毒性(黄斑变性)。结果于 1972 年美国 FDA 警告六氯酚不再常规用于婴儿洗澡。而医院内不再使用六氯酚婴儿洗澡后,大量的调查发现和医院相关的金黄色葡萄球菌感染事件明显上升了。很多例子说明重新使用六氯酚进行婴儿洗澡后,感染的发生率下降。然而目前的指南建议不要使用六氯酚进行婴儿洗澡,因为存在潜在的神经毒性。美国 FDA 未将六氯酚归于安全和有效的抗菌消毒剂,因为皮肤吸收率和毒性作用高,含有六氯酚的产品应该避免使用。

(五)碘和碘伏

从 1800 年起,碘已经被广泛认为是有效的消毒剂。然而因为碘会刺激皮肤及引起皮肤着色问题,碘伏因其杀菌有效性已大部分替代碘。

碘分子快速渗透细胞壁,导致蛋白合成困难和细胞膜改变。碘伏为有效碘、碘化物或三碘化物和高分子聚合物。碘分子的量("游离碘")确定了碘伏的抗菌活性。碘和各种聚合物结合可以提高碘的溶度,并可促进碘离子持续释放,降低皮肤的刺激。碘伏的抗菌活性会受到 pH、温度、暴露时间、有效碘浓度、有机物和无机物化合物(如乙醇和清洁剂)的影响。

碘和碘伏对 G^+、G^- 菌和很多芽孢形式的细菌(梭菌属、杆菌属)有效,对分枝杆菌、病毒和霉菌也有效。然而用于消毒的碘伏浓度通常不能杀死芽孢。人体试验已经证实这类消毒剂可以降低可能来源于医护人员手上的微生物。在美国 FDA 中将 5％～10％的碘伏归为安全和有效的医护人员手消毒剂。碘伏使用后的持久活性有很多争议。有研究显示持久活性为 6 h,但是很多其他的研究证实使用碘伏洗手后持久活性为 30～60 min。在人体试验中,碘伏的活性会被有机物如血液或唾液显著性降低。大多数用于手卫生的碘伏含有 7.5％～10.0％聚维酮碘。含更低浓度聚维酮碘的碘伏也有很好的抗菌活性,稀释会提高游离碘的浓度。然而游离碘的量越大,皮肤刺激性也越大。碘伏对皮肤的刺激和产生的变态反应比碘少,但是比其他消毒剂在手卫生中引起的接触性皮炎要多。偶尔由于工艺原因会出现 G^- 菌的污染,并导致感染的暴发或假暴发。外科手消毒用碘伏消毒液原液擦拭揉搓作用至少 3 min。

(六)季铵盐类化合物

尽管美国 FDA 在 1994 年颁布的暂定最终规范中将季铵盐类归于"种类Ⅲ"(即效率不高)的活性物种类,但仍有几种市售的手消毒剂以苯扎氯胺或苯扎溴铵作为活性物。专家一般将季铵盐类手消毒剂定位为替代醇类手消毒剂、无灼烧感的手消毒剂,或满足使用者偶发性或有意的潜在消费需求,这些都是季铵盐类的正面作用,但有效性和对皮肤的刺激性或敏感性(变态反应)是其不足之处,尚需得到进一步的科学论证。

季铵盐类的抗菌活性归因于它对胞质膜的吸附性并导致低分子量胞质成分的缺失。季铵盐是最早用于抑制细菌和真菌的季铵葡萄糖苷类化合物。季铵盐对 G^+ 菌的杀灭作用优于对 G^- 菌,对分枝杆菌和真菌的抑活性则相对较弱,对脂包膜病毒的作用也不大。由于季铵盐的作用部位瞄准了细胞膜,因而它们对非包膜病毒也没有活性。其抗菌活性会受到有机物的影响,并且可能被阴离子表面活性剂和非离子表面活性剂、水、蛋白质和其他物质所中和。

通常季铵盐化合物耐受性较好。不过由于对 G^- 菌的作用弱,苯扎氯胺有可能会被这一类细菌污染。大量感染暴发的发生与季铵盐化合物被 G^- 细菌污染有关。因为这个原因,在美国最近 20 年已很少使用该类化合物作为手消毒剂了。然而更新的苯扎氯胺和苯扎溴铵洗手产品已经推广用于医护人员洗手。最近在外科 ICU 医护人员中做临床研究发现用含有季铵盐化合物的产品擦手,效果与肥皂和水洗手相似,但两者的效果都比乙醇性手消毒剂差。

(七)三氯生

三氯生在水中的溶解性差,但易溶于醇类。三氯生可通过损害细胞膜杀死微生物。三氯生有一定的抗菌谱,但是偏向于抑菌。最小抑菌浓度为 $0.1\sim10.0\ \mu g/mL$,而最小杀菌浓度为 $25\sim500\ \mu g/mL$。在较低浓度下,三氯生就能表现出抑菌性,并对烯酰还原酶具有靶向性,而烯酰还原酶是生物体进行脂肪酸合成的重要物质。三氯生对 G^+ 菌(包括 MRSA)的作用强于 G^- 杆菌(尤其是铜绿假单胞菌),除了对 G^+ 和 G^- 菌具有低活性外,对大多数细菌均表现出广谱抗菌性。三氯生对分枝杆菌和假丝酵母菌属有一定的活性,但是对细丝真菌的活性较弱。从配方角度考虑,三氯生的水溶性相当差,而且倾向于随表面活性剂进入胶束。因此,很难在配方中维持其抗菌活性。目前关于三氯生的数据许多被用来评价含三氯生手消毒产品的有效性,但几乎没有什么数据是用来支持三氯生用于免洗产品。由于三氯生的环境累积性和存在的潜在健康危险性引起了广泛的注意,美国 FDA 已禁止此类产品用于普通民用洗手液和沐浴液。

大量研究发现,三氯生对细菌落的降低数比氯己定、碘伏和乙醇产品低。就像氯己定,三氯生也有皮肤上的持久活性。它在医疗产品中的活性会受 pH、表面活性因子或保湿剂和部分配方中离子的影响。三氯生的活性不受有机物的影响,但可能会受某些配方中表面活性因子的凝胶形态的影响。大多数浓度低于 2% 的三氯生都有很好的耐受性并很少引起变态反应。很多报道认为提供含三氯生的产品给医护人员手消毒可以减少 MRSA 引起的感染。三氯生对 G^- 杆菌缺乏足够的抗菌活性会导致偶然有三氯生被污染的报道。

(八)其他消毒剂

100 多年前已有研究证实使用次氯酸洗手对降低产妇由于产褥感染而导致的病死率有重要意义,并有研究发现用 4% 次氯酸溶液洗手大约 5 min 直至手部光滑,其有效性是 60% 异丙醇使用 1 min 的 30 倍。然而次氯酸反复使用会对皮肤造成严重刺激,并且气味难闻,所以现在已很少用于手卫生。

美国 FDA 正在评估大量用于临床消毒的消毒剂,然而没有对其用于医护人员的手卫生作出足够的评估。使用传统不同浓度的消毒剂(如低浓度的碘伏)或新成分的消毒剂产品可能被推广用于医护人员手消毒。例如,初步研究已经证实在乙醇中加入含银的聚合体在动物和人体身上有持久活性。体外试验具有很好活性的化合物必须做人体试验以证实它能够去除医护人员手上的常驻菌和暂驻菌。

(孙圣发)

第八节 微波消毒

波长为 0.001～1.000 m,频率为 300～300 000 MHz 的电磁波称为微波。物质吸收微波能所产生的热效应可用于加热,在加热、干燥和食品加工中,人们发现微波具有杀菌的效能,于是又被逐渐用于消毒和灭菌领域。近年来,微波消毒技术发展很快,在医院和卫生防疫消毒中已有较广泛的应用。

一、微波的发生及特性

微波是一种波长短而频率较高的电磁波。磁控管产生微波的原理是使电子在相互垂直的电场和磁场中运动,激发高频振荡而产生微波。磁控管的功率可以做得很大,能量由谐振腔直接引出,而无须再经过放大。现代磁控管一般分为两类:一类是产生脉冲微波的磁控管,其最大输出功率峰值可达 10 000 kW,另一类是产生连续微波的磁控管,如微波干扰及医学上使用的磁控管,其最大输出功率峰值可达 10 kW。用于消毒的微波的频率为 2 450 MHz 及 915 MHz,由磁控管发生,能使物品发热,热使微生物死亡。微波频率高、功率大,使物体发热时,内外同时发热且不需传导,故所需时间短,微波消毒的主要特点如下。

(一)作用快速

微波对生物体的作用就是电磁波能量转换的过程,速度极快,可在 10^{-9} 秒之内完成,加热快速、均匀,热力穿透只需几秒至数分钟,不需要空气与其他介质的传导。用于快速杀菌时是其他因子无法比拟的。

(二)对微生物没有选择性

微波对生物体的作用快速而且不具选择性,所以其杀菌具有广谱性,可以杀灭各种微生物及原虫。

(三)节能

微波的穿透性强,瞬时即可穿透到物体内部,能量损失少,能量转换效率高,便于进行自动化流水线式生产杀菌。

(四)对不同介质的穿透性不同

对有机物、水、陶瓷、玻璃、塑料等穿透性强,而对绝大部分金属则穿透性差,反射较多。

(五)环保、无毒害

微波消毒比较环保、无毒害、无残留物、不污染环境,也不会形成环境高温。还可对包装好的、较厚的或是导热差的物品进行处理。

二、微波消毒的研究与应用

(一)医疗护理器材的消毒与灭菌

微波的消毒灭菌技术是在微波加热干燥的基础上发展而来的,这一技术首先是在食品加工业得到推广应用,随着科技的发展,微波的应用越来越广泛。现在微波除了用于医院和卫生防疫消毒外,还广泛用于干燥、筛选及物理、化工等行业。但是目前微波消毒仍处于探索研究阶段,许多试验的目的主要是探索微波消毒的作用机制。目前使用较多的有以下几种。

1.微波牙钻消毒器

目前市场上已有通过国家正式批准生产的牙钻涡轮机头专用微波消毒装置,WBY 型微波牙钻消毒器为产品之一,多年临床使用证明,该消毒器有消毒速度快,效果可靠,不损坏牙钻,操作简单等优点。

2.微波快速灭菌器

型号为 WXD-650A 的微波快速灭菌器是获得国家正式批准的医疗器械微波专用灭菌设备,该设备灭菌快速,5 min 内可杀灭包括细菌芽孢在内的各种微生物,效果可靠,可重复使用,小型灵活,适用范围广,特别适合用于需重复消毒、灭菌的小型手术用品,它可用于金属类、玻璃陶瓷类、塑料橡胶类材料的灭菌。

3.眼科器材的专用消毒器

眼科器械小而精细、要求高、消毒后要求不残留任何有刺激性的物质。目前眼科器械消毒手段不多,越来越多的眼科器械、仿人工替代品、角膜接触镜(又称隐形眼镜)等物品的消毒开始使用微波消毒。

4.口腔科根管消毒

有研究者(2003)将 WB-200 型电脑微波口腔治疗仪用于口腔急、慢性根尖周炎及牙髓坏死患者根管的治疗,微波消毒组治愈率为 95.2%、好转率为 3.1%、无效率为 1.8%,常规组分别为90.0%、5.0%、5.0%,统计学处理显示,两者差别显著。

5.微波消毒化验单

用载体定量法将菌片置于单层干布袋和保鲜袋内,用 675 W 微波照射 5 min,杀菌效果与双层湿布袋基本一致,照射 8 min,对前两种袋内的大肠埃希菌、金黄色葡萄球菌、枯草杆菌黑色变种芽孢平均杀灭率达到 99.73%～99.89%,而双层湿布包达到 100%。有报道,利用家用微波炉对人工染菌的化验单进行消毒,结果以 10 张为一本,800 W 照射 5 min,以 50 张为一本,照射7 min,均可完全杀灭大肠埃希菌、金黄色葡萄球菌和铜绿假单胞菌,但不能完全杀灭芽孢;以50 张为一本,800 W 作用 7 min 可以杀灭细菌繁殖体,但不能杀灭芽孢。

6.微波消毒医用矿物油

医用矿物油类物质及油纱条的灭菌因受其本身特性的影响,仍是医院消毒灭菌的一个难题。常用的干热灭菌和压力蒸汽灭菌都存在一些弊端,而且灭菌效果不理想。采用载体定性杀菌试验方法,观察了微波灭菌器对液状石蜡和凡士林油膏及油纱布条的杀菌效果。结果液状石蜡和凡士林油膏经 650 W 微波灭菌器照射 20 min 和 25 min,可全部杀灭嗜热脂肪杆菌芽孢;分别照射 25 min 和 30 min,可全部杀灭枯草杆菌黑色变种芽孢,但对凡士林油纱布条照射 50 min,仍不能全部杀灭枯草杆菌黑色变种芽孢。试验证明,微波照射对液状石蜡和凡士林油膏可达到灭菌效果。

(二)食品与餐具的消毒

由于微波消毒快捷、方便、干净、效果可靠,将微波应用于食品与餐具消毒的报道亦较多。将250 mL酱油置玻璃烧杯中,经微波照射10 min即达到消毒要求。有研究者(1988)将细菌总数为312×10^6 cfu/g的塑料袋装咖喱牛肉置微波炉中照射40 min,菌量减少至413×10^2 cfu/g。市售豆腐皮细菌污染较严重,当用650 W功率微波照射300 g市售豆腐皮5 min,可使之达到卫生标准。用微波对牛奶进行消毒处理,亦取得了较好的效果。用微波炉加热牛奶至煮沸,可将铜绿假单胞菌、分枝杆菌、脊髓灰质炎病毒等全部杀灭;但白念珠菌仍有存活。用700 W功率微波对餐茶具,如奶瓶、陶瓷碗及竹筷等照射3 min,可将污染的大肠埃希菌全部杀灭,将自然菌杀灭99.17%以上;照射5 min,可将HBsAg的抗原性破坏。专用于餐具和饮具的WX-1微波消毒柜,所用微波频率为2 450 MHz,柜室容积为480 mm×520 mm×640 mm。用该微波消毒柜,将染有枯草杆菌黑色变种(ATCC9372)芽孢、金黄色葡萄球菌(ATCC6538)、嗜热脂肪杆菌芽孢及短小芽孢杆菌(E601及ATCC27142)的菌片放置于成捆的冰糕棍及冰糕包装纸中,经照射20 min,可达到灭菌要求。

(三)衣服的消毒

用不同频率的微波对染有蜡状杆菌(4 001株)芽孢的较大的棉布包(16 cm×32 cm×40 cm)进行消毒,当微波功率为3 kW时,杀灭99.99%芽孢,2 450 MHz频率微波需照射8 min,而915 MHz者则仅需5分钟。微波的杀菌作用随需穿透物品厚度的增加而降低。如将蜡状杆菌芽孢菌片置于含水率为30%的棉布包的第6、34和61层,用2 450 MHz频率(3 kW)微波照射2 min,其杀灭率依次为99.06%、98.08%和91.57%。关于照射时间长短对杀菌效果影响的试验证明,用2 450 MHz频率(3 kW)微波处理,当照射时间由1 min增加至2、3、4 min时,布包内菌片上的残存芽孢的对数值由3.8依次降为1.4、0.7和0。在一定条件下,微波的杀菌效果可随输出功率的增加而提高。当输出功率由116 kW增至216 kW和316 kW时,布包内菌片上的残存蜡状杆菌芽孢的对数值依次为3.0、1.5和0。将蜡状杆菌芽孢菌片置于含水率分别为0、20%、30%、45%的棉布包中,用450 MHz(3 kW)微波照射2 min。结果显示残存芽孢数的对数值依次为3.31、2.39、1.51和2.62。该结果表明,当含水率在30%左右时最好,至45%其杀菌效果反而有所降低。有报道,用家用微波炉,以650 W微波照射8 min,可完全杀灭放置于20 cm×20 cm×20 cm衣物包(带有少量水分)中的枯草杆菌黑色变种芽孢。有报道称,用915 MHz(10 kW)微波照射3 min,可使马鬃上蜡状杆菌芽孢的杀灭率达100%。

(四)废弃物等的消毒

用传送带连续照射装置对医院内废物,包括动物尸体及组织、生物培养物、棉签,以及患者的血、尿、粪便标本和排泄物等进行微波处理。结果证明,该装置可有效地杀灭废弃物中的病原微生物。为此建议在医院内,可用这种装置代替焚烧炉。在德国(1991),污泥的农业使用有专门法规,如培育牧草用的污泥,必须不含致病性微生物。传送带式微波处理为杀灭其中病原微生物的方法之一。用微波-高温压力蒸汽处理医疗废物,效果理想。处理流程见图5-1。

(五)固体培养基的灭菌

金龟子绿僵菌是一种昆虫病原真菌,在农林害虫生物防治中应用广泛。为了大批量培养绿僵菌,其培养基的灭菌工作十分重要。目前常用的灭菌方法是传统的压力蒸汽灭菌法,存在灭菌时间长,不能实现流水作业等缺点。微波灭菌具有灭菌时间短、操作简便及对营养破坏小等特点。

为探讨微波对金龟子绿僵菌固体培养基的灭菌效果及其影响因素,用家用微波炉、载体定量法对农业用绿僵菌固体培养基灭菌效果进行了实验室观察,结果随着负载量的增大,杀菌速度降低。负载量为 200 g 以下时,微波处理 3 min,全部无菌生长。负载量为 250 g 时,微波照射 4 min,存活菌数仍达 100 cfu/g,试验证明,随着微波处理时间的延长,灭菌效果增强。以 100 g 固体培养基加 60 g 水的比例经微波处理效果比较好,灭菌处理 3 min 均能达到灭菌目的。微波对绿僵菌固体培养基灭菌最佳工艺为:100 g 的固体培养基加 60 g 水,浸润 3 h,在 800 W 的微波功率处理 3 min,可达到灭菌效果。

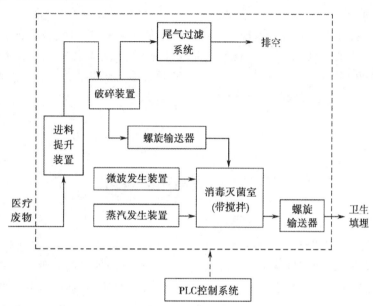

图 5-1 微波高温高压处理医疗废物流程

三、影响微波消毒的因素

(一)输出功率与照射时间
在一定条件下,微波输出功率大、电场强、分子运动加剧、加热速度快,消毒效果就好。

(二)负载量的影响
杨华明以不同重量敷料包为负载,分别在上、中、下层布放枯草杆菌芽孢菌片,经 2 450 MHz、3 kW照射 13 min,结果 4.25～5.25 kg 者,杀灭率为 99.9％;5.5 kg 者,杀灭率为 99.5％;6.0 kg 者,杀灭率为 94.9％。

(三)其他因素
包装方法、灭菌材料含湿量、协同剂等因素对微波杀菌效果的影响也是大家所认同的。这些因素在利用微波消毒时应根据现场情况酌情考虑。

四、微波的防护

微波过量照射对人体产生的影响,可以通过个体防护而减轻,并加以利用,因此在使用微波时需要采取的防护措施如下。

(一)微波辐射的吸收和减少微波辐射的泄漏
当调试微波机时,需要安装功率吸收天线,吸收微波能量,使其不向空间发射。设置微波屏障需采用吸收设施,如铺设吸收材料,阻挡微波扩散。做好微波消毒机的密封工作,减少辐射泄漏。

(二)合理配置工作环境

根据微波发射有方向性的特点,工作点应置于辐射强度最小的部位,尽量避免在辐射束的前方进行工作,并在工作地点采取屏蔽措施,工作环境的电磁强度和功率密度,不要超过国家规定的卫生标准,对防护设备应定期检查维修。

(三)个人防护

针对作业人员操作时的环境采取防护措施。可穿戴喷涂金属或金属丝织成的屏障防护服和防护眼镜。对作业人员每隔 1~2 年进行一次体格检查,重点观察眼晶状体的变化,其次为心血管系统,外周血常规及男性生殖功能,及早发现微波对人体健康危害的征象,只要及时采取有效的措施,作业人员的安全是可以得到保障的。

(孙圣发)

第九节　超声波消毒

近 20 年来,人们一直在努力寻找一种更迅速、更便宜而又能克服高温(饱和蒸汽或干热)消毒灭菌方法和化学消毒法的弱点的消毒方法,超声波消毒就是其中的一种。随着超声波的使用越来越广泛,人们对其安全性产生了担忧。事实上,临床实践证明,即使以超过临床使用数倍的剂量,也难以观察到其对人体的损伤。现在普遍认为,强度小于 $20\ mW/cm^2$ 的超声波对人体无害,但对大功率超声波照射还是应注意防护。

一、超声波的本质与特性

超声波和声波一样,也是由振动在弹性介质中的传播过程形成的,超声波是一种特殊的声波,它的声振频率超过了正常人听觉的最高限额,达到 20 000 Hz 以上,所以人听不到超声波。

超声波具有声波的一切特性,它可以在固体、液体和气体中传播。超声波在介质中的传播速度除了与温度、压强及媒介的密度等有关外,还与声源的振动频率有关。在媒介中传播时,其强度随传播距离的增长而减弱。超声波也具有光的特性。可发生辐射和衍射等现象,波长越长,其衍射现象越明显。但由于超声波的波长仅有几毫米,所以超声波的衍射现象并不明显。高频超声波也可以聚焦和定向发射,经聚焦而定向发射的超声波的声压和声强可以很大,能贯穿液体或固体。

二、超声波消毒的研究与应用

(一)超声波的单独杀菌效果

用 2.6 kHz 的超声波进行微生物杀灭试验,发现某些细菌对超声波是敏感的,如大肠埃希菌、巨大芽孢杆菌、铜绿假单胞菌等可被超声波完全破坏。此外,超声波还可使烟草花叶病毒、脊髓灰质炎病毒、狂犬病毒、流行性乙型脑炎病毒和天花病毒等失去活性。但超声波对葡萄球菌、链球菌等效力较小,对白喉毒素则完全无作用。

(二)超声波与其他消毒方法的协同作用

虽然超声波对微生物的作用在理论上已获得较为满意的解释,但是,在实际应用上还存在一些问题。例如,超声波对水、空气的消毒效果较差,很难达到消毒作用,而要获得具有消毒价值的超声波,必须首先具有高频率、高强度的超声波波源,这样,不仅在经济上费用较大,而且与所得到的实际效果相比是不经济的。因此,人们用超声波与其他消毒方法协同作用的方式,来提高其对微生物的杀灭效果。例如,超声波与紫外线结合,对细菌的杀灭率增加;超声波与热协同,能明显提高对链球菌的杀灭率;超声波与化学消毒剂合用,即声化学消毒,对芽孢的杀灭效果明显增强。

1.超声波与戊二醛的协同消毒作用

据报道,单独使用戊二醛完全杀灭芽孢需要数小时,在一定温度下戊二醛与超声波协同可将杀灭时间缩短为原来的 $1/12 \sim 1/2$。如果事先将菌悬液经超声波处理,则它对戊二醛的抵抗力是一样的。只有将戊二醛与超声波协同作用,才能提高戊二醛对芽孢的杀灭能力(表 5-2)。

表 5-2 超声波与戊二醛协同杀菌效果

戊二醛含量(%)	温度(℃)	超声波频率(kHz)	完全杀灭芽孢所需时间(min)
1	55	无超声波	60
1	55	20	5
2	25	无超声波	180
2	25	250	30

2.超声波与环氧乙烷的协同消毒作用

Boucher 等用频率为 30.4 kHz,强度为 2.3 W/cm^2 的连续性超声波与浓度 125 mg/L 的环氧乙烷协同,在 50 ℃恒温,相对湿度 40%的条件下对枯草杆菌芽孢进行消毒,作用 40 min 可使芽孢的杀灭率超过 99.99%,如果单用超声波时只能使芽孢的菌落数大约减少 50%。因此认为环氧乙烷与超声波协同作用的效果比单独使用环氧乙烷或超声波消毒效果好,而且认为用上述频率与强度的超声波,在上述的温度与相对湿度的条件下,与环氧乙烷协同消毒是最理想的条件。环氧乙烷与超声波协同消毒在不同药物浓度、不同温度条件及不同作用时间的条件下消毒效果有所不同。环氧乙烷与超声波协同消毒在相同药物浓度、相同温度时,超声波照射时间越长,杀菌率越高;在相同药物浓度、相同照射时间下,温度越高,杀菌率越高;而在相同照射时间、相同温度下,药物浓度越高,杀菌率也越高。

3.超声波与环氧丙烷的协同消毒作用

有报道,在 10 ℃、相对湿度为 40%的条件下,暴露时间为 120 min 时,不同强度的超声波与环氧丙烷协同消毒的结果不同,在环氧丙烷浓度为 500 mg/L,作用时间为 120 min 时,用强度为 1.6 W/cm^2 的超声波与环氧丙烷协同作用,可完全杀灭细菌芽孢。在相同条件下,单独使用环氧丙烷后,不能完全杀灭。而且,在超声波与环氧丙烷协同消毒时,存活芽孢数是随声强的增加而呈指数下降。

4.超声波与强氧化高电位酸性水协同杀菌

强氧化高电位酸性水是一种无毒无不良气味的杀菌水,技术指标:氧化还原电位(ORP)值≥1 100 MV,pH≤2.7,有效氯≤60 mg/L。如单独使用超声波处理 10 min,对大肠埃希菌杀灭率为 89.9%;单独使用强氧化高电位酸性水作用 30 s,对大肠埃希菌杀灭率为 100%;超声波与氧化水协同作用 15 s,杀灭率亦达到 100%。单用超声波处理 10 min、单独用强氧化高电位酸性水作用 1.5 min,可将悬液内 HBsAg 阳性血清的抗原性完全灭活,两者协同作用仅需 30 s 即可达到完全灭活。

5.超声波与其他消毒液的协同杀菌作用

据闫傲霜等试验表明,用超声波(10 W/cm²)与多种消毒液对芽孢的杀灭均有协同作用,特别是对一些原来没有杀芽孢作用的消毒剂,如氯己定(洗必泰)、苯扎溴铵(新洁尔灭)、醛醇合剂等,这种协同作用不仅对悬液中的芽孢有效,对浸于液体中的载体表面上的芽孢也有同样效果。Ahemd 等报道,超声波可加强过氧化氢的杀菌作用,使其杀芽孢时间从 25 min 以上缩短到 10~15 min。Jagenberg-Werke 用超声波使过氧化氢形成气溶胶,使之均匀附着在消毒物表面,从而提高消毒效果。

Burleson 用超声波与臭氧协同消毒污水,有明显增效作用,可能是因为超声波:①增加臭氧溶解量;②打碎细菌团块和外围有机物;③降低液体表面张力;④促进氧的分散,形成小气泡,增加接触面积;⑤加强氧化还原作用。声化学消毒的主要机制是由于超声波快速而连续性的压缩与松弛作用,使化学消毒剂的分子打破细菌外层屏障,加速化学消毒剂对细菌的渗透,细菌则被进入体内的化学消毒剂的化学反应杀死。超声波本身对这种化学杀菌反应是没有作用的,但它能加速化学消毒剂在菌体内的扩散。在声化学消毒中,超声波的振幅与频率最为重要。

(三)超声波的破碎作用

利用高强度超声波照射菌液,由于液体的对流作用,整个容器中的细菌都能被破碎(图5-2)。超声波的破碎作用应用于生物研究中,能提高从器官组织或其他生物学基质中分离病毒及其他生物活性物质(如维生素、细菌毒素等)的阳性率。

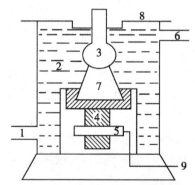

1.冷却水进口;2.冷却水;3.处理容器;4.换能器;5.高频线圈;
6.冷却水出口;7.增幅杆;8.固定容器装置;9.电源输入。

图 5-2 超声波细胞破碎器结构

三、影响超声波消毒效果的因素

超声波的消毒效果受到多种因素的影响,常见的有超声波的频率、强度、照射时间、媒质的性质、细菌的浓度等。

(一)超声波频率

在一定频率范围内,超声波频率高,能量大,则杀菌效果好,反之,低频率超声波效果较差。但超声波频率太高则不易产生空化作用,杀菌效果反而降低。

(二)超声波的强度

利用高强度超声波处理菌液,由于液体的对流作用,整个容器中的细菌都能被破碎。据报道,当驱动功率为 50 W 时,容器底部的振幅为 10.5 μm,对 50 mL 含有大肠埃希菌的水作用经 10~15 min,细菌 100% 破碎。驱动功率增加,作用时间减少。

(三)作用时间和菌液浓度

超声波消毒的消毒效果与其作用时间成正比,作用时间越长,消毒效果越好。作用时间相同时,菌液浓度高比浓度低时消毒效果差,但差别不很大。有人用大肠埃希菌试验,发现 30 mL 浓度为 3×10^6 cfu/mL 的菌液需作用 40 min,若浓度为 2×10^7 cfu/mL 则需作用 80 min。15 mL 浓度为 4.5×10^6 cfu/mL 的菌液只需作用 20 min 即可杀死。另有人用大肠埃希菌、金黄色葡萄球菌、枯草杆菌、铜绿假单胞菌试验发现,随超声波作用时间的延长,其杀灭率皆明显提高,而且在较低强度的超声波作用下以铜绿假单胞菌提高最快,经统计学处理发现,铜绿假单胞、枯草杆菌的杀灭率和超声波作用时间之间的相关系数有统计学意义。

(四)盛装菌液容器

R.Davis 用不锈钢管作容器,管长从 25 cm 不断缩短,内盛 50% 酵母菌液 5 mL,用 26 kHz 的超声波作用一定时间,结果发现,细菌破碎的百分数与容器长度有关,在 10~25 cm 之间出现 2 个波峰和 2 个波谷,两波峰或两波谷间相距约 8 cm。从理论上说,盛装容器长度以相当于波长的一半的倍数为最好。

(五)菌液容量

由于超声波在透入媒质的过程中不断将能量传给媒质,自身随着传播距离的增长而逐渐减弱。因此,随着被处理菌悬液的菌液容量的增大,细菌被破坏的百分数降低。R.Davis 用 500 W/cm^2 的超声波对 43.5% 的酵母菌液作用 2 min,结果发现,容量越大,细菌被破坏的百分数越低。此外被处理菌悬液中出现驻波时,细菌常聚集在波节处,在该处的细菌承受的机械张力不大,破碎率也最低。因此,最好使被处理液中不出现驻波,即被处理菌悬液的深度最好短于超声波在该菌悬液中波长的一半。

(六)媒质

一般微生物被洗去附着的有机物后,对超声波更敏感。另外,Ca^{2+} 的存在、pH 的降低也能提高其敏感性。

(孙圣发)

第十节 紫外线消毒

紫外线(ultraviolet ray,简称 UV)属电磁波辐射,而非电离辐射(图 5-3),根据其波长范围分为 3 个波段:A 波段(波长为 400.0~315.0 nm)、B 波段(315.0~280.0 nm)、C 波段(280.0~100.0 nm),是一种不可见光。杀菌力较强的波段为 280.0~250.0 nm,通常紫外线杀菌灯采用的波长为 253.7 nm,广谱杀菌效果比较明显。

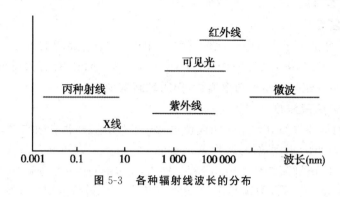

图 5-3　各种辐射线波长的分布

一、紫外线的发生与特性

(一)紫外线的发生

目前用于消毒的紫外线杀菌灯多为低压汞灯,它所产生的紫外线波长 95% 为 253.7 nm。用于消毒的紫外线灯分为普通型紫外线灯和低臭氧紫外线灯,低臭氧紫外线灯因能阻挡 184.9 nm 波长的紫外线向外辐射,减少臭氧的产生,因此目前医院多选择低臭氧紫外线灯。

(二)紫外线灯消毒特性

紫外线灯的杀菌特性有以下几点。

(1)杀菌谱广:紫外线可以杀灭各种微生物,包括细菌繁殖体、细菌芽孢、结核杆菌、真菌、病毒和立克次体。

(2)不同微生物对紫外线的抵抗力差异较大,由强到弱依次为真菌孢子>细菌芽孢>抗酸杆菌>病毒>细菌繁殖体。

(3)穿透力弱:紫外线属于电磁辐射,穿透力极弱,绝大多数物质不能穿透,因此使用受到限制;在空气中可受尘粒与湿度的影响,当空气中每立方厘米含有尘粒 800～900 个,杀菌效力可降低 20%～30%,相对湿度由 33% 增至 56% 时,杀菌效能可减少到 1/3。在液体中的穿透力随深度增加而降低,小、中杂质对穿透力的影响更大,溶解的糖类、盐类、有机物都可大大降低紫外线的穿透力。酒类、果汁、蛋清等溶液只需 0.1～0.5 mm,即可阻留 90% 以上的紫外线。

(4)杀菌效果与照射剂量有关。杀菌效果直接取决于照射剂量(照射强度和照射时间)。

(5)在不同介质中紫外线杀菌效果不同。

(6)杀灭效果受物体表面因素影响。紫外线大多是用来进行表面消毒的,粗糙的表面不适宜用紫外线消毒,当表面有血迹、痰迹等污染物质时,消毒效果亦不理想。

(7)协同消毒作用。有报道,某些化学物质可与紫外线起协同消毒作用,如紫外线与醇类化合物可产生协同杀菌作用,经乙醇湿润过的紫外线口镜消毒器可将杀芽孢时间由 60 min 缩短为 30 min,污染有 HBsAg 的玻璃片经 3% 过氧化氢溶液湿润后,再经紫外线照射 30 min 即可完全灭活,而紫外线或过氧化氢单独灭活上述芽孢菌都需 60 min 左右。

二、紫外线消毒装置

(一)紫外线杀菌灯分类

紫外线灯管根据外形可分为直管、H 型管、U 型管;根据使用目的不同被分别制成高强度紫外线消毒器、紫外线消毒箱、紫外线消毒风筒、移动式紫外线消毒车、便携式紫外线灯等。

（二）杀菌灯装置

1.高强度紫外线灯消毒器

高强度的紫外线灯是专门研制出的 H 型热阴极低压汞紫外线灯,它在距离照射表面很近时,照射强度可达 5 000 $\mu W/cm^2$ 以上,5 s 内可杀灭物体表面污染的各种细菌、真菌、病毒,对细菌芽孢的杀灭率可达 99.9% 以上,目前国内生产的有 9 W、11 W 等小型 H 型紫外线灯,在 3 cm 的近距离照射,其辐射强度可达到 5 000~12 000 $\mu W/cm^2$。该灯具适用于光滑平面物体的快速消毒,如工作台面、桌面及一些大型设备的表面等。有报道,多功能动态杀菌机内,在常温常湿和有人存在的情况下,对自然菌的消除率为 59%~83%,最高可达 86%。

2.紫外线消毒风筒

在有光滑金属内表面的圆桶内安装高强度紫外线灯具,在圆桶一端装上风扇,进入风量为 25~30 m^3/min,开启紫外线灯使室内空气不断经过紫外线照射,不间断地杀灭空气中的微生物,以达到净化空气的目的,适合有人存在的环境消毒。

3.移动式紫外线消毒车

有立式和卧式两种,该车装备有紫外线灯管 2 支、控制开关和移动轮,机动性强。适合于不经常使用或临时需要消毒的表面和空气的消毒。

4.循环风空气净化(洁净)器

现在市场上有很多种类的空气净化器,这些净化器大多由几种消毒因素组合而成,紫外线在其中起着非常重要的杀菌作用,而且具有能在各种动态场所进行空气消毒的显著特点。某公司生产的 MKG 空气洁净器,就是由过滤器、静电场、紫外线、空气负离子等消毒因素和进、出风系统组成。连续消毒 45 min,可使空气中喷染的金黄色葡萄球菌和大肠埃希菌的杀灭率达到 99.9% 以上,对枯草杆菌黑色变种芽孢的杀灭率达到 99.0% 以上。朱伯光等研制了动态空气消毒器(图 5-4),由循环箱体、风机、低臭氧紫外线灯、初效和中效过滤器、程控系统等组成。结果在 60 m^3 房间,静态开启 30 min,可使自然菌下降 80%,60 min 下降 90%,动态环境下可保持空气在 Ⅱ 类环境水平。但循环风空气消毒器内可能存在未被破坏的细菌,重复使用的消毒器内可能存在定植菌,进而造成空气二次污染。

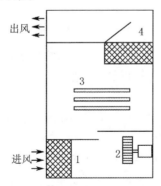

1、4.初、中效过滤器;2.轴流抽风机;3.紫外线灯管。

图 5-4 动态空气消毒器结构

5.高臭氧紫外线消毒柜

高臭氧紫外线消毒柜是一种以高臭氧、紫外线为杀菌因子的食具消毒柜。在实验室用载体定量灭活法进行检测,在环境温度为 20~25 ℃、相对湿度为 50%~70% 的条件下,开机 4 min,

柜内紫外线辐射强度为 1 400～1 600 $\mu W/cm^2$,臭氧浓度 40.0 mg/m³,消毒作用 60 min 加上烘干45 分钟,对玻片上脊髓灰质炎病毒的平均灭活对数值≥4.0。以臭氧和紫外线为杀菌因子的食具消毒柜,工作时臭氧浓度为 53.6 mg/L,紫外线辐照值为 675～819 $\mu W/cm^2$,只消毒或只烘干均达不到消毒效果,只有二者协同作用 90 min,才可达到杀灭对数值>5.0。

三、影响紫外线消毒效果的因素

与紫外线消毒效果有关的因素很多,概括起来可分为两类:影响紫外线辐射强度、照射剂量的因素和微生物方面的因素。

(一)影响紫外线辐射强度和照射剂量的因素

1.电压

紫外线光源的辐射强度明显受到电压的影响,同一个紫外线光源,当电压不足时,辐射强度明显下降。

2.距离

紫外线灯的辐射强度随灯管距离的增加而降低,辐射强度与距离成反比。

3.温度

消毒环境的温度对紫外线消毒效果的影响是通过影响紫外线光源的辐射强度来实现的。一般,紫外线光源在 40 ℃时的辐射强度最强,温度降低时,紫外线的输出减少,温度再高,辐射的紫外线因吸收增多,输出也减少。因此,过高或过低的温度对紫外线的消毒都不利,杀菌试验证明,5～37 ℃范围内,温度对紫外线的杀菌效果影响不大。

4.相对湿度

当进行空气紫外线消毒时,空气的相对湿度对消毒效果有影响,RH 过高时,空气中的水分增多,可以阻挡紫外线,因此用紫外线消毒空气时,要求相对湿度最好在 60％以下。

5.照射时间

紫外线的消毒效果与照射剂量呈指数关系,照射剂量为照射时间和辐照强度的乘积,所以要杀灭率达到一定程度,必须保证足够的照射剂量,在光源达到要求的情况下,可以通过保证足够的时间来达到要求剂量。

6.有机物的保护

有机物对消毒效果有明显影响,当微生物被有机物保护时,需要加大照射剂量,因为有机物可以影响紫外线对微生物的穿透,并且可以吸收紫外线。

7.悬浮物的类型

紫外线是一种低能量的电磁辐射,其能量仅有 6 eV,穿透力很弱,空气尘埃能吸收紫外线而降低杀菌率,当空气中每立方厘米含有尘粒 800～900 个,杀菌效能可降低 20％～30％。如枯草杆菌芽孢在灰尘中悬浮比在气溶胶中悬浮时,对紫外线照射有更大的抗性。

8.紫外线反射器的使用

为了更有效地对被辐照表面进行消毒,必须使用对波长为 253.7 nm 的紫外线具有高反射率的反射罩,反射罩的使用,还可以避免操作者受紫外线的直接照射。

(二)微生物方面的因素

1.微生物的类型

紫外线对细菌、病毒、真菌、芽孢、衣原体等均有杀灭作用,不同微生物对紫外线照射的敏感性不同。细菌芽孢对紫外线的抗性比繁殖体细胞大,革兰氏阴性杆菌最易被紫外线杀死,紧接着依次为葡萄球菌属、链球菌属和细菌芽孢,真菌孢子抗性最强。抗酸杆菌的抗力,较白色葡萄球菌、铜绿假单胞菌、肠炎沙门菌等要强 3~4 个对数级。即使是在抗酸杆菌中,不同种类对紫外线的抗性亦不相同。

根据抗力大致可将微生物分为 3 类:高抗性的有真菌孢子、枯草杆菌黑色变种芽孢、耐辐射微球菌等;中度抗性的有鼠伤寒沙门菌、酵母菌等;低抗性的有大肠埃希菌、金黄色葡萄球菌、普通变形杆菌等。

2.微生物的数量

微生物的数量越多,需要产生相同致死作用的紫外线照射剂量也就越大,因此,消毒污染严重的物品需要延长照射时间,加大照射剂量。

四、紫外线消毒应用

(一)空气消毒

紫外线的最佳用途是对空气消毒,也是空气消毒的最简便方法。紫外线对空气的消毒方式主要有以下 3 种。

1.固定式照射

紫外线灯固定在天花板上的方法:①将紫外线灯直接固定在天花板上,离地约 2.5 m;②固定吊装在天花板或墙壁上,离地约 2.5 m,上有反光罩,往上方向的紫外线也可被反向下来;③安装在墙壁上,使紫外线照射在与水平面成 3°~80°范围内;④将紫外线灯管固定在天花板上,下有反光罩,这样使上部空气受到紫外线的直接照射,而当上、下层空气对流交换时,整个空气都会被消毒(图 5-5)。

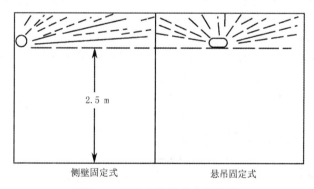

侧壁固定式　　　　悬吊固定式

图 5-5　固定式紫外线空气消毒

通常灯管距地面 1.8~2.2 m 的高度比较适宜,这个高度可使人的呼吸带受到最高辐射强度有效照射,使用中的 30 W 紫外线灯在垂直 1 m 处辐照强度应高于 70 μW/cm^2(新灯管>90 μW/cm^2),每立方米分配功率不少于 1.5 μW/cm^2,最常用的直接照射法时间应不少于 30 min。有报道,60 m^{3}烧伤病房,住患者 2~3 人,悬持 3 支 30 W 无臭氧石英紫外线灯,辐照强度值 >90 μW/cm^2,直接照射 30 min,可使烧伤病房空气达到 Ⅱ 类标准(空气细菌总数≤200 cfu/cm^3)的合格率为 70%,60 min 合格率达到 80%。

2.移动式照射

移动式照射法主要是利用其机动性,既可对某一局部或物体表面进行照射,也可对整个房间的空气进行照射。

3.间接照射

间接照射是指利用紫外线灯制成各种空气消毒器,通过空气的不断循环达到空气消毒的目的。

(二)污染物体表面消毒

1.室内表面的消毒

紫外线用于室内表面的消毒主要是医院的病房、产房、婴儿室、监护病房、换药室等场所,某些食品加工业的操作间也比较常用。一般较难达到卫生学要求,必要时可以在灯管上加反射罩或更换高强度灯管,提高消毒效果。

2.设备表面的消毒

用高强度紫外线消毒器进行近距离照射可以对平坦光滑表面进行消毒。如便携式紫外线消毒器可以在近距离表面 3 cm 以内进行移动式照射,每处停留 5 s,对表面细菌杀灭率可达 99.99%。

3.特殊器械消毒的应用

针对某些特殊器械专门设计制造的紫外线消毒器,近年已开发使用。如紫外线口镜消毒器,内装3支高强度紫外线灯管,采用高反射镜和载物台,一次可放 30 多支口镜,消毒 30 min 可灭活 HBsAg。紫外线票据消毒器可用于医院化验单、纸币和其他医疗文件的消毒。

(三)饮用水和污水的消毒

紫外线消毒技术正以迅猛发展的态势出现在各种类型的水消毒领域,许多大型水厂和污水处理厂开始使用紫外线消毒技术和装置。紫外线用于水消毒,具有杀菌力强、不残留对人体有害有毒物质和安装维修便捷等特点。目前,紫外线水消毒技术已在许多国家得到推广和使用。按紫外线灯管与水是否接触,紫外线消毒装置分为灯管内置式和外置式两类。目前正在使用和开发的大多数紫外线消毒技术均为灯管内置式装置。

紫外线用于水的消毒有饮用水的消毒和污水的消毒。饮用水的消毒是将紫外线灯管固定在水面上,水的深度应小于 2 cm,当水流缓慢时,水中的微生物被杀灭。另一种方法是制成套管式的紫外线灯(图 5-6),水从灯管周围流过时,起到杀菌作用。国内现已研制出纯水消毒器,使用特殊的石英套,能确保在正常水温下灯管最优紫外输出。每分钟处理水量 5.7 L,每小时 342 L。

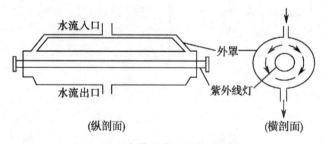

图 5-6　套管式紫外线灯水消毒

(四)食具消毒

餐具保洁柜以臭氧和紫外线为杀菌因子。实验室载体定量杀菌试验,启动保洁柜 60 min,对侧立于柜内碗架上左、中、右三点瓷碗内表面玻片上大肠埃希菌的平均杀灭率分别为 99.89%、99.99%、99.98%,对金黄色葡萄球菌的平均杀灭率为 99.87%、99.98%、99.96%,但是启动保洁柜 180 min,对平铺于保洁柜底部碗、碟内的玻片 HBsAg 的抗原性不能完全破坏。

五、消毒效果的监测

紫外线灯具随着使用时间的延长,辐射强度不断衰减,杀菌效果亦会受到诸多因素的影响,因此对紫外线灯做经常性监测是确保其有效使用的重要措施,监测分为物理监测、生物监测两种,在卫健委的《消毒技术规范》里均有较详细说明。

(一)物理监测

物理监测器材是利用紫外线特异敏感元件制成的紫外线辐射照度计,直接测定辐照度值,间接确定紫外线的杀菌能力,国家消毒技术规范将其列入测试仪器系列。

仪器组成:由受光器、信号传输系统、信号放大电路、指示仪(或液晶显示板)等部件组成。测试原理:当光敏元件受到照射时,光信号转变成电信号,通过信号传输放大器由仪表指示出读值或转变成数字信号,在显示窗口显示出来。测试前先开紫外线灯 5 min,打开仪器后稳定 5 min 再读数。

(二)生物监测

生物监测是通过测定紫外线对特定表面污染菌的杀灭率来确定紫外线灯的杀菌强度。方法:先在无菌表面画出染菌面积 5 cm × 5 cm,要求对照组回收菌量达到(5×10^5)~(5×10^6)cfu/cm^2。打开紫外线灯后 5 min,待其辐射稳定后移至待消毒表面垂直上方 1 m 处,消毒至预定时间后采样并做活菌培养计数,计算杀菌率,以评价杀菌效果。

(孙圣发)

第十一节 过滤除菌

用物理阻留方法去除介质中的微生物,称为过滤除菌。大多数情况下,过滤只能除去微生物而不能将之杀死。处理时,必须使被消毒的物质通过致密的滤材从而将其中的微生物滤除,因此只适用于液体、气体等流体物质的处理。乳剂、水悬剂过滤后,剂型即被破坏,故不宜使用此法。过滤除菌的效率主要随滤材性能而异,微生物能否被滤除,则取决于它本身的大小。

近几年发展较快的是过滤除菌净化材料,特别是有机高聚物制备膜过滤材料,被认为是 21 世纪最有发展前途的高科技产品之一。常用的高分子膜材料有纤维素类、聚砜类、聚丙烯腈(PAN)、聚偏氟乙烯(PVDF)、聚醚酮(PEK)、聚酰亚胺(PI)等工程高分子材料。高分子纳米滤膜是近年国际上发展较快的膜品种之一,该类膜对相对分子质量在 300 以上的有机物的截留率较高,对细菌、病毒的过滤效果较好。

一、液体的过滤除菌

(一)除菌作用与原理

滤材对液体中微生物滤除的机制:①毛细管阻留,亦称网击阻留,即滤材中无数微孔参差不齐重叠排列形成曲折狭窄的通道(毛细管),液体通过时微生物被机械阻挡于通道之中(图 5-7A);②筛孔阻留,即微生物颗粒大于滤材上的微孔,因而被阻留在滤材的表面(图 5-7B);③静电阻留,微生物多带有负电荷(或兼性),而滤材多带有正电荷,由此而被吸附。

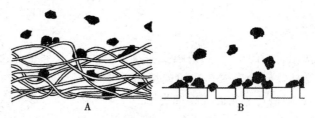

图 5-7 滤器机械阻留颗粒形式

(二)液体除菌的设备与方法

过滤设备分为滤器、管道、阀门、液体容器以及加压泵或抽气机等部分。其中以滤器为主,其他则使用一般的通用设备即可。

常用滤器根据滤材制作材料的不同,可分为硅藻土滤器、素磁滤器、石棉板滤器、垂熔玻璃滤器(又称烧结玻璃滤器)和薄膜滤器五大类。

1.硅藻土滤器与素磁滤器

(1)结构:硅藻土滤器主体是用含有硅石(SiO_2)的硅藻碎片,以稀盐酸净化、水洗后锻制而成,质地较素瓷滤器软,如在煅制中加入银,可大大加强过滤效果,硅藻土滤器壁厚一般为 6～12 mm,孔径大小分为三种规格:粗号(V)孔径 8～12 μm,中号(N)孔径 5～7 μm,细号(W)孔径 2～3 μm。

素磁滤器主体是用磁土与白陶土混合物烧制而成。两者的原料不同,但过滤机制、使用方法、过滤性能基本相似。这一类滤器有盘状与柱状两种。柱状滤器中空,细长似烛,故又称为滤烛。素磁滤器壁厚一般为 3～5 mm,按孔径大小分为多种规格,常以 L_1、L_2、L_3、L_5、L_7、L_9、L_{11}、L_{13} 编号。其中,以 L_1 的孔径最大,L_{13} 的孔径最小。L_1、L_2、L_3 依次相当于硅藻土滤器的粗号、中号、细号。L_5 孔径为 1.5～1.7 μm,L_7 小于 1.3 μm。对于型号不明的滤器,可做"气泡压力试验"以测定其孔径的大小。

(2)过滤设备的安装:滤器在使用时应与其他设备组装成一套完整的过滤装置(图 5-8)。大型过滤装置可根据具体情况进行设计,其基本原理与结构同实验室装置。必要时,可用多个滤器并联以加大滤过量。过滤加压可用空气压缩机、钢瓶装压缩空气,甚至打气筒。抽真空可用真空泵或流水泵。

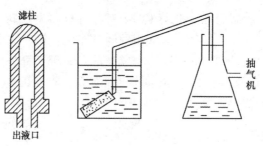

滤柱
出液口
抽气机

图 5-8 素磁过滤装置

(3)使用方法:新滤器应经下列处理后再使用。①清水中浸泡 12～24 h,除去滤器内的空气;②用 1.5～1.8 kg/cm^2 压力的水冲洗滤器内外,除去尘埃颗粒;③用同样压力的水通过滤器,除去其中所有的空气;④做气泡压力试验,以确定滤器性能是否合乎要求;⑤将滤器接到抽气机,除去滤孔中的水和其他固体颗粒;⑥用 30～40 ℃温度,将滤器烤干备用。

滤器临用前,根据需要,可在干热烤箱中进行除菌(温度勿超过 300 ℃,否则可损坏滤器)。过滤时,将灭菌的滤器按规定安装后,先用小量新制备的蒸馏水试滤一下,待一切正常,即可过滤需要灭菌的液体。

使用后的滤器应及时进行清洗。如不将残留的物质除净,特别是有机物质,干烤时残渣干结可阻塞滤孔。清洗步骤:①用软刷轻轻将滤器外层的滤渣除去,边刷边洗;②用压力为 1.5～1.8 kg/cm² 的水通过滤器(要和过滤时液体通过的方向相反),同时用软刷在表面轻刷,直到流出的水比较清洁通畅为止;③用 2% 碳酸钠溶液煮沸 30 min;④用清水煮沸 1 h,煮时经常换水;⑤如有大量蛋白质沉着物存在,可用 pH 8.5 的胰消化酶浸泡过夜(40 ℃);⑥用水通过滤器 5 min,除去已被煮松或经胰消化酶分解的颗粒;⑦用 1N 盐酸通过滤器,将 pH 中和至 7;⑧趁湿的时候试验滤器有无缺陷;⑨将完好的滤器在 30～40 ℃ 下烤干备用。

2.石棉板滤器

(1)结构:石棉滤板是用石棉与其他纤维浆压制而成,厚 2～6 mm。将石棉滤板夹于特制金属漏斗中即成石棉板滤器,石棉滤板下衬有筛孔垫板以防加压时破裂。多层滤板滤器使液体经两次过滤,可用于医院制备无菌水。石棉滤板有不同的孔径,各国甚至各厂产品的孔径编号多不一致。一般 K_1、K_3、K_5 的孔径分别为 7 μm、6 μm、5 μm 左右,K_7、K_{10}、EK 的孔径分别是 3 μm、2 μm、1 μm;以 S 编号的,其孔径通常在 1 μm 以下,如 S_1(0.3～0.5 μm),S_2(0.1 μm)。所以,EK、S_1、S_2 的规格,可用于除菌过滤。使用前应用压力蒸汽或干热灭菌,用后即废弃。该滤器吸附性较强,并易使滤液呈碱性,故用前可先以 0.1% 稀盐酸处理,使滤器呈中性。另外,此滤器在运用中可发现有细微的石棉纤维脱落,据报道有中毒和致癌的危险,应引起注意。1975 年,美国食品、药品部门,已禁止使用该滤器;1979 年美国药典亦规定:无菌医药制剂,不得使用石棉过滤,若必须使用,则其滤过液一定要附加其他滤器,以保证除去脱落在制剂中的石棉纤维。

(2)过滤设备的安装:开放式滤斗型支架,只能用负压法过滤;密闭型可使用加压法。

(3)使用方法:石棉滤板只用 1 次即弃去,不必洗涤,使用方便。使用前,应经压力蒸汽或干热灭菌。滤板上层质松,下层质密,安装时不得颠倒,否则很快即堵塞。

过滤时,先用蒸馏水浸润,使滤板膨胀以增加滤过速度。用于过滤油液时,用醇浸润。滤板带碱性,易使某些物品产生沉淀或影响滤液质量。必要时,可先用 0.1% 稀盐酸滤洗,然后用蒸馏水洗除余酸,使呈中性。石棉滤板常有微细纤维脱落,当要求滤液不含杂质时,可在流出管下接一小型垂熔玻璃滤器将之滤除。

3.垂熔玻璃滤器

(1)结构:用纯硬质玻璃粉在适当温度下熔融制成滤板,将滤板固定在各式玻璃漏斗上即成垂熔玻璃滤器,亦有制成烛式滤器者。垂熔玻璃滤器的型号各厂不一,常以 G 编号(其中 G6 <1.5 μm)。

(2)过滤设备的安装:漏斗式滤器过滤时的装置与石棉板滤器相同。烛式滤器的过滤装置与硅藻土滤器相似。

(3)使用方法:垂熔玻璃滤器可反复使用。用前以压力蒸汽或干热灭菌,但干热温度不宜超过 200 ℃。用后可用水反向冲洗。另一方法是将之浸于碳酸氢钠浓溶液,再放到稀盐酸中,使产生的二氧化碳将黏附于孔内的颗粒带出,然后再用水冲净。本类滤器不可放于硫酸、重铬酸钾清洗液中处理,否则铬酸钾易吸附在滤板的玻璃颗粒上。

还有用青铜、不锈钢、银等金属粉末烧结制成的金属滤器,同样可用于过滤除菌,但目前运用较少。

4.薄膜滤器

(1)结构:将滤膜固定于过滤漏斗或特制框架上即成薄膜滤器(图 5-9)。滤膜可用纤维素酯或高分子聚合物制成。其孔径大的有 14 μm,小的仅 0.01 μm。最常见的滤膜是用硝化纤维素制成的。其制法有:①将钢铝石滤柱浸入硝化纤维素的冰醋酸溶液中,使硝化纤维素将滤柱包裹,待溶剂蒸发后,滤柱表面即形成一层薄膜;②溶硝化纤维素于戊醇二戊醚、乙醚、乙醇、丙酮或其他溶剂中,将溶液倾于平面玻璃上,待溶剂蒸发,再将膜小心洗入蒸馏水中即得;③所得硝化纤维素滤膜约厚 0.15 mm,其孔隙比较均匀,一般不超过平均直径的 5%~10%。孔径大小在制作时可调节,如欲制作孔径较大的滤膜可在溶液中加入少量的水;如欲制作孔径较小的滤膜,可加入少量醋酸或乙二醇。此外,孔径还可用蒸发时间来控制,蒸发愈快孔径愈大。

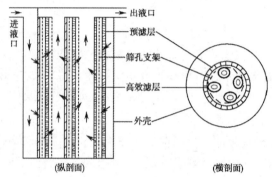

图 5-9　筒式薄膜滤器结构

滤膜制成后,可用气泡压力试验测定其孔径大小。除菌过滤,孔径不应大于 0.22 μm。

(2)过滤设备的安装:薄膜滤器的支架一般用金属制作,滤膜夹于当中,其下应有金属筛板状衬垫,防止加压时薄膜破裂。过滤时的装置与石棉板滤器相同。小型的可装在注射器上使用。为增加单位体积中的过滤面积,亦可将滤膜安装于筒状滤器内。

(3)使用方法:滤膜不能滤除小于孔径的微生物,选用滤膜时应予注意。用前须经煮沸消毒或压力蒸汽灭菌,但温度勿超过 125 ℃。滤膜只可使用 1 次,故不存在事后洗涤问题。

5.自制过滤器除菌

介绍一种简单的自制除菌装置(图 5-10)。适用于不宜采用高效过滤除菌方法而应过滤除菌的液体。如医院在配制 RPMI1640、DMEM、0.25%胰蛋白酶、Dhank's 液等工作中,可以尝试采用这种方便的过滤除菌方法。

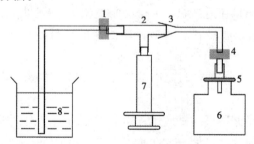

1、4.静脉输液管自带的滤器;2.三通;3.断口被扩张的静脉输液管;
5.无菌针头滤器;6.无菌容器;7.注射器;8.待过滤的液体。

图 5-10　简易过滤器

(三)使用注意事项

(1)各厂生产的滤器或滤膜的编号与孔径大小的关系多不一致,选用时应以厂家说明书为准。必要时,应先进行孔径大小或滤效的测定。

(2)过滤时,应慢慢加压,压力不宜过高,否则可影响滤器性能。对石棉滤板,因质地疏松,压力一般在 $0.3\sim0.5$ kg/cm^2 即可;对孔径小的薄膜滤器,需大一些,最大的可增加至 7 kg/cm^2 左右。至于其他滤器,使用压力多介于 $1.0\sim1.5$ kg/cm^2。

当滤孔堵塞须加压以保持流量时,不宜过急过高,否则反可将颗粒紧压于滤孔内,增加堵塞程度。有时,轻轻搅动滤液或使用搏动压力即可使堵塞情况改善。

(3)滤膜、滤板切忌折皱,保存、取用应加小心。可反复使用的滤器,经处理后,应重新测定有无裂纹或孔径有无变化。

(4)液体过于混浊,切勿直接过滤,否则滤器很快即可被堵塞。必要时,可在前面加一孔径较大的预滤器先将大颗粒去除。

(5)溶液与滤器的酸碱度都可影响滤效,应控制在中性条件。有报道 pH $9\sim10$ 时,细菌较易通过滤孔。对于蛋白质液体,在其等电点的 pH 情况下,易形成颗粒,堵塞滤孔。

(6)温度低,溶液黏稠度大,过滤速度慢时,不宜加大压力,适当加温(25 ℃左右)即可克服。

(四)滤孔大小测定方法

制作滤膜或重复使用经清洁处理的滤器时,都需测定其孔径大小。滤孔大小的测定,一般采用气泡压力法,其具体试验步骤随滤器种类不同而异。

1.烧结滤器气泡压力测定法

烧结滤器气泡压力测定法的原理是空气通过不同大小孔径时所需压力不同,孔径愈小,所需压力愈大。由空气通过滤器所需压力可推算出滤孔的最大孔径概值。本法适用于硅藻土、素磁、垂熔玻璃滤器。器材与装置测试时,将滤器、空气压缩机、压力表与管道连接好后进行测试,测试方法:①将滤器浸于蒸馏水中;②以水均匀通过滤材,驱尽所有存留于滤孔中的空气;③通入压缩空气,逐渐增大压力;④观察并记录由滤器逸出第 1 个气泡时的压力;⑤按表 5-3 查知滤器的最大孔径概值。

表 5-3 烧结滤器孔径与气泡压力关系

最大孔径概值(μm)	气泡压力	
	(kg/cm^2)	(1b/in2)
5.3	0.6	8
3.5	0.8	12
2.8	1.0	15
2.3	1.3	18
2.1	1.4	20
1.7	1.8	25
1.4	2.1	30
1.2	2.5	35
1.9	3.2	45
0.8	3.5	50

2.薄膜滤器气泡压力测定法

原理与烧结滤器气泡压力测定法相同。由于两类滤器过滤主要机制不同,因此气泡压力与孔径大小的关系亦有差别。本法适用于各式薄膜滤器。器材与装置测定时,使用专门的测试装置。

测试方法:①将滤器先浸泡于蒸馏水中 3 min;②取出用试样夹夹好;③将蒸馏水灌入压力罐中;④打开压力罐与滤膜之间的阀门,加压,使水通过测试滤膜流入贮液瓶内;⑤待水面浸没出气管时,关闭此阀门;⑥徐徐打开压力表阀门,使空气将管道中剩余的水压出到贮液瓶内;⑦逐渐增大压力;⑧观察并记录贮液瓶逸出第一个气泡时的压力,按表5-4查知滤器的最大孔径概值。

表 5-4 薄膜滤器孔径与气泡压力关系

最大孔径概值(μm)	气泡压力	
	(kg/cm²)	(1b/in2)
1.20	0.7	10
0.80	1.0	15
0.65	1.3	19
0.45	2.0	29
0.30	2.5	36
0.22	3.4	49

(五)滤效的测定

1.原理

以体积较小的细菌测试滤器效能。

器材与装置:利用原过滤装置,这样可以比较准确地说明滤器在使用中是否可靠。

2.菌种

神灵色杆菌,(0.6 μm×0.5 μm)～(1.0 μm×0.5 μm)大小,菌落呈红色,易于鉴别,并且是非病原菌,使用安全。

3.测试方法

(1)将神灵色杆菌 24 h 肉汤培养液用肉汤稀释 25 倍。

(2)经滤器过滤,收集滤液 50 mL(使用负压法,负压不低于 53.3 kPa)。

(3)将滤液放于 25～30 ℃室温下观察 5 d,并防止再污染。

(4)观察结果,如无菌生长,说明滤效可靠。

(六)使用评价

液体过滤除菌,不加热,不使用化学药物,不仅可滤除活菌,并可滤除死亡的菌体。目前,已广泛用于医疗卫生、实验室试验与工业生产。除了除菌外,还可用于病毒分离、细菌计数与测定微生物颗粒大小等。

液体过滤的滤器,虽然种类很多,但各有特点。目前使用最为广泛的是薄膜滤器。薄膜制作简易,价格低廉,滤速较快,使用方便,能适应多种需要,正逐渐取代其他种类滤材。

二、空气的过滤除菌

(一)空气除菌作用与原理

滤除空气中的微生物,很少单纯依靠筛孔阻留的原理。筛式滤器,滤材孔径必须小于拟去除颗粒,因此阻力大,不适于大流量的空气过滤。目前应用的空气滤材都是由各种紧密排列的纤维组成,它们的孔隙有的大于拟滤除的微生物颗粒,其过滤作用机制主要有:①随流阻挡,即颗粒随气流运动直接碰撞于纤维上被阻留;②重力沉降,即当空气通过滤材时,颗粒由于重力沉降而黏附于纤维之上;③惯性碰撞,即当气流经过曲折的纤维空隙时,空气中颗粒因惯性作用不能随气流绕过而撞于纤维之上;④扩散黏留,即颗粒在气流中,不断进行布朗运动而黏附于纤维之上;⑤静电吸附,即纤维带有静电时,可将空气中的微粒吸附其上。

细菌的颗粒比较大,对其已有不少效果较好的滤材。病毒一般都附着在其他物质上,颗粒往往也大于 1 μm;但在特殊情况下,如在微生物实验室或敌人生物战洒布病毒战剂气溶胶时,仍可能存在单个病毒颗粒。对病毒的滤效,除用噬菌体进行试验外,尚无其他资料报道。在要求去除空气中单个病毒颗粒时,除过滤法外,还可兼用其他方法进行消毒处理(如紫外线照射、火烧等)。

空气过滤设备主要包括滤器、风机、管道等。其中以滤器为主,其他则使用一般的通风设备即可。滤器由支架与滤材组成。支架多用金属、塑钢或彩钢结构,其大小随用途而定。常用形式有两种:一种是平面结构,即将滤材平铺固定于支架上;另一种是波状结构,即将滤材反复折叠铺于支架并加以固定,这种结构可扩大单位体积内的过滤面积(图5-11)。滤材多由各种纤维组成,有的质地紧密呈纸状,有的质地疏松呈棉毡状,纤维愈细滤效愈好。用于过滤的纤维直径可小于 1 μm。

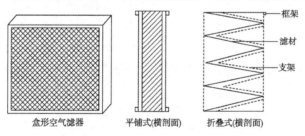

盒形空气滤器　　　平铺式(横剖面)　　　折叠式(横剖面)

图 5-11　空气滤器结构

(二)空气除菌过滤设备

空气滤材随其滤效可分为 4 级(表5-5):①粗滤材,一般用于预过滤,多由动植物纤维或合成纤维制成,有的涂以黏性物质(油类)以增加黏留效果;②中效滤材,适用于通风量较大,对滤效要求不太严格的场合,多用泡沫塑料、玻璃纤维或纸浆做成;③高效滤材,用于通风量较小,要求较严格的场合,多用玻璃棉、高级纸浆与石棉纤维制成;④超高效滤材,用于要求严格的场合,多用石棉纤维、超细玻璃棉、矿渣棉或带静电的过氯乙烯纤维制成(表5-6)。

表 5-5　各种滤材的滤效

滤材等级	微生物阻留率(%)
粗效滤材	10~60
中效滤材	60~90
高效滤材	90~99
超高效滤材	>99.9

表 5-6　5 种超高效滤材的性能

滤材名称	纤维直径(μm)	性状	微生物阻留率(%)
石棉滤烟纸	1~5	深灰色,滤纸状,质紧密	99.99~100.00
超细玻璃棉	1~3	白色,棉状,质疏松	99.9~100.0
超细玻璃棉毡	1~3	色黄,由超细玻璃棉加树脂制成	99.9~100.0
过氯乙烯纤维	<1	色白,薄絮状,带静电,外护以纱布层	99.90~99.99
矿渣棉	5~10	灰色,棉状,质疏松	99.9

其他清除空气中微生物的方法:①液体冲洗除菌,目前多被滤材过滤法所取代;②静电吸附除菌装置,有固定式和移动式两大类,此类装置不适用于有爆炸性气体的场所,亦不适用于处理高温、高湿气体;③空气火烧器,对空气中微生物有特效,其缺点是通风量过多,难以保持温度,耗电量大,只适于特殊场合处理污染严重的少量空气。

(三)建筑物通风中滤器的使用

空气过滤装置可用于建筑物的空气除菌及个人防护。仅介绍一般建筑物通风时对空气除菌的使用方法。

1.建筑物的通风

有两种方式:①湍流式通风;②层流式通风。

湍流式通风即空气由一侧进风口送入,由另一侧出风口排出,因为通风时在室内形成明显的湍流,所以称为湍流式通风。这种方式的通风,一般要求风量相当于每小时换气 6~20 次,所需滤器较小,滤速要求较快。设备与维持费用较低廉,但对室内微生物清除不彻底(图 5-12)。

层流式通风即使空气由一侧以同等速度流向另一侧(或由上向下),将污染空气平推而出。因为通风时,气流在房间中按整个横截面平推行进,故称层流式通风。层流式通风,送风量大,最多可相当于每小时换气 600~700 次。通风中使用滤器的面积大,气流通过滤器的流速较慢。这类通风,设备与维持费用高,但过滤效果好(图 5-13)。

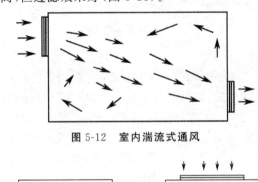

图 5-12　室内湍流式通风

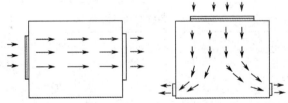

图 5-13　室内层流式通风

2.滤器的选择

湍流式通风时,如室内有人活动不断形成新的微生物气溶胶,则到一定时间后空气中微生物的浓度即达到平衡。这种平衡与滤器的滤效和室内人员活动产生微生物气溶胶的浓度有关。虽为一假设条件,但有关数据说明,滤器的滤效愈好,平衡时微生物浓度愈低,但到一定程度后,再提高滤效,微生物浓度的降低亦有限。由于提高滤器的滤效收益不大,而增加的费用却很高,得不偿失,因此,一般医院的病房、手术室等,使用滤效为90%左右的滤器即可。若需进一步降低空气中微生物数量,则应采取抑制微生物气溶胶措施,如地板涂蜡、不在室内抖动衣物、动作轻巧、戴口罩等。

特殊情况下,如对生物战剂气溶胶的防护,或烈性菌实验室中的排风过滤设备,为尽量减少危险,保证安全,应使用超高效滤器。饲养无菌动物的进风过滤,亦需使用超高效滤器。层流式通风,多用于要求较严格的场合,因此对滤器的要求也比较高,至少应使用高效滤器。

3.滤器与风机的位置

滤器与风机位置的设计,应考虑防止风机的污染及微生物从管道与风机的裂缝中漏出再次污染清洁空气。当室内污染,对排出空气进行过滤时,应按图5-14的相关位置进行安装。如室外空气污染,对送入空气进行过滤时,应按图5-15的相关位置进行安装。此外,滤器位置愈靠近清洁区空气的出入口处愈好。

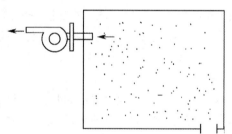

图5-14 排气滤器的安装(室内负压)

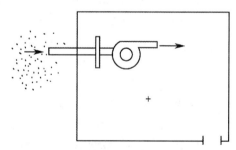

图5-15 进气滤器的安装(室内正压)

4.多级过滤

空气中含尘量大,增加了滤器的负荷,会缩短使用时间。因此,使用高效和超高效滤器时,最好在前面安装一粗滤器,先将大部分尘土滤除。这样,可延长高效和超高效滤器的使用时间。当气流阻力保持在0.25 cm水柱时,使用预滤装置,动力费用增加不多。在通风量大的情况下,采取多级过滤,是一项很重要的措施,特别对于层流式通风的空气过滤。

5.通风压差

为减少空气的再污染,除在通风中送入清洁空气外,还应防止污染空气的回流。防止污染空气回流最简便的方法即是在建筑物内不同部分形成压差。一般清洁区的空气压力应比污染区高2～10 Pa。为防止开门时空气压力突然降低,可修建空气缓冲间(又称气锁)予以缓冲。

6.滤器的维护与更换

(1)安装维护注意事项:滤器的安装必须谨慎,勿使滤材折皱、破损。框架应大小合适,结合紧密,保持密封。安装地点要保持干燥,不用时应加盖防护罩,减少表面尘土沉积。通风过滤时,应控制流量,勿使滤材受力过大而破损。

(2)更换条件:滤器使用前、后与使用时,应建立检查制度,发现下列情况即须更换。①滤材折皱、破损;②框架松脱;③滤材表面有真菌生长;④阻力增大,超过风机负荷(一般不超过10 Pa)或影响流量。

(3)滤器的消毒:使用过的滤器,积满灰尘与微生物,特别是用于烈性菌实验室与生物气溶胶防御工事的滤器,危险性较大,因此更换时应进行消毒。

对于能向外排风的滤器,先就地做初步消毒,拆下后再做进一步的处理,初步消毒的方法,可在室内向滤器的出风口处喷以消毒液气溶胶30 min,喷药同时开动风机,使药液随空气分散到滤材各处。消毒处理后,静置一夜即可取下,如使用甲醛溶液(福尔马林),用量为35 mL/m³,为防止甲醛聚合在管道与框架上,可用甲醇稀释以减少聚合反应(甲醛溶液∶甲醇＝5∶3)。对不能向外排风的滤器,可先向滤器正反两面喷以消毒液(或油液),防止微生物颗粒飞扬,然后小心卸下,装于塑料袋内,拿到外面再进行环氧乙烷熏蒸、消毒液浸泡或压力蒸汽灭菌等方法处理。拆卸时,工作人员必须做好个人防护,以免吸入或接触到滤器上的病原微生物。事后,应进行认真的消毒处理。

(四)负压病房

负压隔离病房是控制呼吸道传染病有效的医疗隔离设施,负压隔离病房室内空气压力低于室外并形成病房内负压梯度,控制室内污染空气对外界的影响。北京某部队医院负压病房主要功能区由负压病房、负压卫生间、负压缓冲区组成,室外新风经初效过滤进入空调处理器,再经中效过滤,最后经高效过滤器将新风送入负压病房,负压值依次为－50 kPa、－40 kPa、－20 kPa,进风量400 m³/h,排风量450 m³/h,换气12次/小时,结果显示,负压病房缓冲区含菌量最低(平均为288 cfu/m³),病房最高(平均为6 250 cfu/m³、真菌858 cfu/m³),提示病房细菌污染严重,要进一步加强管理和环境、污水、空气的消毒措施,不能只依靠过滤系统来控制室内微生物含量。

(五)呼吸道过滤装置

我国目前缺少呼吸道防护装备对微生物气溶胶滤除率的生物测试验证国家标准,无统一评价其微生物气溶胶过滤性能的方法。目前对呼吸道防护装备的性能仅限于物理检测,检测指标按国家标准GB 13554－1992和GB 6165－1985及其他行业、部门的相关标准执行。这些标准规定过滤效率的检测方法为钠焰法和油雾法。呼吸道防护装备对微生物气溶胶过滤效果是确定产品是否能够有效防护空气传播传染性病原体的重要指标。以黏质沙雷菌气溶胶对滤毒罐、高效滤材、高效过滤器的过滤效果进行测定,结果滤毒罐滤除率为99.9%～100.0%,高效滤材滤除率100%,高效过滤器滤除率为91%～96%。所测试的几种高效过滤防护装备对黏质沙雷菌气溶胶的滤除效果波动在91%～100%,不同单位研制生产的高效过滤装备防护效果差异较大,但滤毒罐和高效滤材滤除率达到99.99%和100.00%。

(六)使用注意事项

1.通风时应控制适宜流量

气流速度较慢时,扩散黏留与重力沉降机制可较好发挥作用;气流速度较快时,惯性碰撞可较好发挥作用。因此,往往是中速滤效较差。对于 $1~\mu m$ 以下的小颗粒,最好使用低速过滤($6\sim15~cm/s$);对于大颗粒,则使用高速过滤($60~cm/s$ 以上)效果较好。

2.要考虑过滤性能是否符合要求

增加滤材的厚度可增加一定的阻留率,但有一极限,当适于本类滤材阻留的颗粒大部滤除,滤材再厚,滤效亦不会有明显增加。

3.滤材的装填密度应适当

纤维装填过于紧密,虽可增加滤效,但气流阻力增大,容尘量降低,反而不利。

4.避免潮湿

滤器用前不宜用压力蒸汽灭菌,否则可使滤材中间形成"甬道",降低滤效。潮湿不仅增加阻力,有时亦可凝并纤维,使微生物易于穿透。

5.远离污染环境和灰尘

空气中微生物颗粒愈多,愈难清除彻底。此外,颗粒大小不同,滤除机制也不同,因此粒谱愈广,清除愈难。

(孙圣发)

第十二节 医院环境的消毒

一、医院环境微生物污染

(一)医院物体表面微生物污染状况及与医院感染的关系

医院环境特别是物体表面,是一个巨大的储菌库,物体表面存在着多种多样的细菌、真菌、病毒、衣原体等微生物。大多数病原体可以通过附着在微滴、皮屑或灰尘颗粒上而分散在病区空气中,也可以最终沉淀在地板及柜子、窗帘、床单、电脑、电话和所有诊疗设备表面,还有一些病原菌,如假单胞菌属多聚集在如水槽、淋浴和浴缸等潮湿的地方,而难辨梭状芽孢杆菌和耐万古霉素肠球菌(VRE)则常污染厕所或便桶。

国外对物体表面微生物污染的关注较早,在20世纪70年代以前,医院感染控制人员对医院物体表面进行常规采样监测。结果显示,医院物体表面细菌污染很普遍,病房内地面和其他物体表面普遍受到潜在致病菌如金黄色葡萄球菌、肠球菌和革兰氏阴性细菌污染,但这并不能说明物体表面微生物污染是医院感染的来源。20世纪70年代以后,美国CDC和美国医院协会认为医院感染率与空气或环境物体表面一般微生物污染水平无关,因而不再提倡对医院物体表面进行连续的常规监测。但是近年来,物体表面污染在医院感染传播中的作用重新受到重视,认为特别是患者诊疗区域频繁接触的物体表面,在病原体传播过程中发挥重要作用。研究显示,具有流行病学意义的、能够导致医院感染的微生物检出率往往很高,某些病原菌包括艰难梭菌芽孢、耐万古霉素肠球菌(VRE)、耐甲氧西林金黄色葡萄球菌(MRSA)、肺炎克雷伯菌和鲍曼不动杆菌,在

143

干燥的物体表面可以存活 4～5 个月或更长时间,诺沃克病毒和流感病毒以及真菌如白念珠菌,也能持续在医院的环境中存活很长时间,这使它们有机会被重新转移并传播到患者身上。Dr.Boyce 等对 MRSA 感染患者周围的 10 个常接触表面进行病原微生物培养,发现平均有 59% 的接触表面被 MRSA 污染,其中以床架(100% 被污染)、血压计袖带(88% 被污染)、电视遥控器(75% 被污染)、床头柜(63% 被污染)、洗手盆(63% 被污染)被污染的程度较严重。另一项研究表明,感染 MRSA 和 VRE 的风险与患者所住的病房前一位患者是否感染 MRSA 或 VRE 有关。这从另一个角度证实了环境中的 MRSA、VRE 可以导致 MRSA、VRE 的医院内感染。物体表面微生物污染可以通过直接接触的传播方式将病原菌传播给患者,同时还能间接的经由医务人员的手进行病原菌的传播。Dr.Hayden 等对没有直接接触 VRE 感染患者,但触及过患者病室内物体表面的医务人员手套取样,发现有 52% 被 VRE 污染。一项在实验室模拟条件下的研究证明,微生物从物体表面到手的传播效率为 27.59%～65.80%,为物体表面微生物污染能通过医务人员的手间接导致院内感染的可能性提供了有利的证据。中国疾病预防控制中心在"全国医院消毒与感染控制监测项目"中开展了医院频繁接触的物体表面细菌菌落总数和(条件)致病菌监测,在随机采样监测的情况下,我国医院有 5% 以上的物体表面细菌总数超标明显;部分科室甚至有 5% 以上的物体表面细菌总数超过 10^3 cfu/cm^2,物体表面(条件)致病菌检出率在 8.3%～30.1%,特别是在 ICU 和血透室检出率很高,且发现(条件)致病菌检出率与菌落总数呈正相关。综上数据说明,医院内病原体可以通过污染物体表面直接以及间接传播给患者,是医院内病原体传播的主要途径之一,尤其邻近患者诊疗区域频繁接触的物体表面上的病原菌在医院内感染的过程中起着重要作用。

(二)物体表面消毒在医院感染控制中的作用

清洁是用清水或去污剂清除物体表面的污垢及部分微生物的过程,它是维护医院环境的一项基础工作。许多研究结果表明,清洁是减少医院感染干预措施中的一个重要组成部分,但是清洁只能移除病原体,并不能彻底阻断病原体的传播。清洁巾在对环境进行清洁时,很容易使病菌从一个表面转移到另一个表面,反而造成了污染。Dr.Barker 等的研究表明,诸如病毒污染的物表用清洁剂清洗后,物体表面 100% 仍有诺如病毒的污染。不仅如此,抹布清洗后再擦干净的表面,原来干净的表面也沾染有诺如病毒,而且清洁人员的手也被污染。

消毒是指清除或杀灭人体表面和外部环境中的病原微生物或其他有害微生物,使之达到无害化的一个过程。大量研究显示,物体表面消毒能够减少病原微生物负载水平,消毒后微生物菌落总数会显著降低,致病菌的检出率也会显著降低,并可杀灭或清除已污染的致病性微生物和多重耐药菌,对切断病原菌传播途径,减少医院感染具有重大意义。Mahamat 等人在一系列研究中,发现在对 MRSA 感染或定植患者的病房使用含氯消毒剂进行终末消毒后,医院内 MRSA 的感染率下降 27%,而在第二年 5 月份停止此项措施后换用普通清洁剂做终末除菌,MRSA 的感染率增加 28.1%。充分证明了环境的清洁消毒对减少医院内感染的重要性。

在控制传染病和医院感染的暴发流行的过程中,提高环境物体表面的消毒效果对控制医院感染暴发至关重要。医院感染暴发现场研究发现,仅对环境进行清洁是不够的,致病菌如鲍曼不动杆菌、艰难梭菌、MRSA、铜绿假单胞菌和 VRE 等引起的医院感染暴发期间,在对患者进行隔离、接触预防、加强手卫生及单纯清洁环境物体表面往往不能控制这些感染的暴发。当将单纯清洁改为用含氯消毒剂(500～600 mg/L)对物体表面进行消毒后,能降低物体表面的污染,检出致病性微生物的平板上平均菌数就会明显降低。Dr.Markogiannakis 等的研究结果已证实,在多耐药不动杆菌属感染发病率高的重症病区,加强环境表面及医用仪器的清洁消毒、手卫生和对医护人员的教育,可降低多耐药不动杆菌属感染的发病率。在关闭该病区并且对它进行彻底消毒后的4个月中,多耐药不动杆菌属感染的发病率为0。其他类似研究发现,无论是对病区所有病房环境物体表面或仅对艰难梭菌相关腹泻患者所在的病房物体表面用含氯消毒剂进行消毒均能控制艰难梭菌相关腹泻的流行。在另一项对骨髓移植病房有艰难梭菌相关腹泻流行的干预试验表明,在将用于患者病房环境物体表面消毒的消毒剂从季铵盐改为次氯酸盐溶液后,骨髓移植患者中与艰难梭菌有关腹泻的发病率显著的降低,从每1 000例患者住院日发病8例降为3例,而重新改为季铵盐后,每1 000例患者住院日发病又恢复到8例。

所以,物体表面消毒对于减少病原微生物负载水平,杀灭或清除已污染的致病性微生物和多重耐药菌,控制医院感染暴发具有重要作用。在目前手卫生依从性较低的情况下,物体表面的消毒,尤其是对感染的重点部门、患者诊疗区域频繁接触的物体表面消毒显得尤为重要。

二、空气消毒

空气是很多感染性疾病的传播媒介,由于空气中微生物多以气溶胶形态存在,颗粒小,可以随着气流运动扩散,因此,空气消毒是医院感染防控的重要措施,对医院感染防控的高危区域来说更是如此。医院应根据临床科室的感染风险评估结果,采取适宜的空气消毒措施,使其室内空气质量符合国家相应标准的要求。室内空气消毒主要手段包括过滤或静电除菌、消毒剂熏蒸、喷雾及臭氧、紫外线杀菌等。近年来国内外空气消毒也在研发一些新技术,如等离子体技术、光催化、溶菌酶、金属离子抗菌剂等,我国在中草药如艾烟空气消毒方面也有积极探索,但尚未在医院内广泛使用,其杀菌效果也有待提高。

等离子体空气消毒的原理是电晕线在高压正脉冲电源作用下产生正脉冲电晕放电,形成稳定的等离子体,微生物经过等离子体区域时,受到高强度电场效应,高速粒子击穿效应的作用,并受到等离子体云中高能紫外线光子和活性自由基的作用,破坏菌体蛋白质和核酸而死亡,从而达到消毒目的。

纳米光催化材料的空气净化原理是在一定强度的紫外线照射下,使二氧化钛固体表面生成空穴,同时也生成电子空穴使水分子氧化,电子使空气中的氧还原,生成活性基团·OH和氧负离子,·OH氧化能力较强,使得有机物质和有害气体起氧化还原反应,分解成水和CO_2,具有净化空气的能力。常用的半导体纳米粒子有二氧化钛氧化锌、硫化镉、三氧化钨、铽等,其中以二氧化钛最为常用。

人工负离子空气净化的原理是将直流高压电源的输出端与电晕线连接,当接通电源时,电晕线可产生大量的空气负离子,微生物在高能紫外线光子和活性自由基的作用下,菌体蛋白质和核酸被破坏而死亡。

近年来除了空气消毒技术的革新,在管理和技术要求方面,我国也出台了一系列技术规范和标准,如《医疗机构消毒技术规范》(WS/T367－2012)、《医院洁净手术部建筑技术规范》(GB50333－2013)、《医院空气净化管理规范》(WS/T368－2012)、《公共场所集中空调通风系统卫生规范》(WS394－2012)、《公共场所集中空调通风系统清洗消毒规范》(WS/T396－2012)等,对医疗机构各类区域空气消毒做出了明确规范要求。

(一)手术室

手术室按照建设类别可分为洁净手术室和非洁净手术室,分别采取不同的消毒方式对空气进行消毒处理。

洁净手术室采取空气洁净技术,对手术室空气进行循环、过滤,按照不同洁净级别的设计要求,通过空气的初效过滤、中效过滤和高效过滤,减少空气中的尘埃颗粒及微生物,达到消毒目的。我国住房和城乡建设部与国家市场监督管理总局联合发布的《医院洁净手术部建筑技术规范》(GB 50333—2013)对洁净手术部建设与管理进行了详细的规定,特别要求负压手术室顶棚排风口入口处以及室内回风口入口处均须设高效过滤器,并应在排风出口处设止回阀,回风口入口处设密闭阀。正负压转换手术室,应在部分回风口上设高效过滤器,另一部分回风口上设中效过滤器;当供应负压使用时,应关闭中效过滤器处密闭阀,当供应正压使用时,应关闭高效过滤器处密闭阀。

非洁净手术室可选用下列设备或装置进行消毒空气:安装循环风紫外线空气消毒器或静电吸附式空气消毒器、紫外线杀菌灯,以及其他能使消毒后空气中的细菌总数不超过4 cfu/(15/30 min·9 cm 直径平皿)、获得国家卫健委消毒产品卫生许可批件或在省级卫生计生行政部门备案的其他空气消毒产品;也可选择安装空气净化消毒装置的集中空调通风系统。

(二)隔离病房

隔离病房分为两类。一类为传染病隔离病房,用于传染源隔离,主要执行消毒隔离措施,预防病原微生物从患者及其污染区域向外扩散,防止感染发生。另一类为保护性隔离病房,主要是保护免疫力低下的易感患者处于相对洁净的环境中,免于微生物侵袭,如重症监护病房、骨髓移植病房等。这类环境可采取净化空调系统对空气进行净化消毒处理,使之达到相应的洁净度要求;同时,选择使用的空气消毒产品应能使消毒后空气中的细菌总数≤4 cfu/(15/30 min·9 cm 直径平皿)。使用空气洁净技术的隔离病房,应保证空气流向由洁到污并使污染区域保持相对负压。

(三)传染病病房

传染病病房可选用的空气净化消毒方式包括通风、循环风紫外线空气消毒器或静电吸附式空气消毒器净化消毒、紫外线灯照射消毒、化学消毒液喷雾或熏蒸消毒,以及其他能使消毒后空气中的细菌总数≤4 cfu/(5 min·9 cm 直径平皿)且获得国家卫健委消毒产品卫生许可批件或在省级卫生计生行政部门备案的其他空气消毒产品;也可在集中空调通风系统加装净化消毒装置进行空气净化消毒。

需要注意的是,呼吸道传染病患者所处场所应该选用以下方法:负压隔离病房,安装空气净化消毒装置的集中空调通风系统等;受客观条件限制的医院可采用通风,包括自然通风和机械通风,宜采用机械排风,通过稀释,降低空气中病原微生物浓度,减少或消除感染风险。

(四)普通病房及相关区域

医院内普通病房及相关区域的空气消毒一般情况下通风即可,也可采用循环风紫外线空气消毒器或静电吸附式空气消毒器、紫外线杀菌灯、化学消毒液等进行消毒,以及选取获得国家卫健委消毒产品卫生许可批件或在省级卫健委生行政部门备案的其他空气消毒产品;必要时,也可选用集中空调通风系统装置进行空气净化消毒。

(五)集中空调系统

集中空调系统宜设置去除送风中微生物、颗粒物和气态污染物的空气净化消毒装置。其新风应直接取自室外,不应从机房、楼道及天棚吊顶等处间接吸取新风。集中空调系统的新风口应设置防护网和初效过滤器,送风口和回风口应设置防虫媒装置,设备冷凝水管道应设置水封。中央空调的通风系统清洁十分重要,但由于清洁面积大且纵横交错,容易成为卫生死角,由此造成的室内空气污染问题严重。传统人工清洁方式费时费力且清洁效果不佳,已不能满足现实的需要,利用机器人进行清洁的空调清洁业正在悄然兴起。集中空调系统加湿方式宜选用蒸汽加湿,选用自来水喷雾或冷水蒸发的加湿方式应有控制军团菌等繁殖的措施。集中空调使用过程中,要严格注意预防引发军团菌等的感染,措施包括开放式冷却塔的设置应远离人员聚集区域、建筑物新风取风口或自然通风口,不应设置在新风口的上风向,宜设置冷却水系统持续消毒装置;开放式冷却塔应设置有效的除雾器和加注消毒剂的入口等。在日常监测中,集中空调系统冷却水和冷凝水中不得检出嗜肺军团菌,并应对集中空调系统相关部位进行定期清洗。当空气传播性疾病暴发流行时,应每周对运行的集中空调系统的开放式冷却塔、过滤网、过滤器、净化器、风口、空气处理机组、表冷器、加热(湿)器、冷凝水盘等设备或部件进行清洗、消毒或者更换。近年来,静电等离子加光催化中央空调清洁技术将静电等离子技术和光催化技术结合起来,为解决中央空调空气污染问题提供了一种可供选择的新方法。

三、物体表面消毒

(一)消毒关注的重点部位

越来越多的研究表明,医院住院患者诊疗区域内频繁接触的物体表面在医院感染病原微生物传播过程中具有重要意义,因此医院在物体表面消毒工作中应对物体表面分类管理,区别对待,重点加强频繁接触物体表面的消毒。我国 GB15982－2012《医院消毒卫生标准》和WS/T367－2012《医疗机构消毒技术规范》均对医院物体表面分类提出了要求,包括低度危险的诊疗用品(如血压计袖带、听诊器等),频繁接触的物体表面(如治疗车、床栏、床头柜、门把手、灯开关、水龙头等)、患者生活卫生用品(如毛巾、面盆、痰盂、便器、餐饮具等),室内用品如桌子、椅子、凳子、床头柜等)、床单元(含床栏、床头柜等)。要求部分物体表面以清洁为主,频繁接触的表面定期清洁和(或)消毒,遇明显污染随时去污、清洁与消毒。感染性疾病科、重症监护病区、保护性隔离病区(如血液病病区、烧伤病区)等重点科室、耐药菌及多重耐药菌污染的诊疗场所应做好随时消毒和终末消毒。并特别要求,拖布(头)和抹布宜清洗、消毒,干燥后备用,推荐使用脱卸式拖头。物体表面的消毒方法,采用中、低效的消毒剂消毒。

美国 CDC 和 HICPC 联合发布的《医疗卫生机构环境感染控制指南》和《医疗机构消毒灭菌指南》将环境物体表面分为两大类,一是医疗表面(如医疗仪器按钮或把手、推车、牙床等),二是卫生表面(如地板、墙面、桌面等)。卫生表面分为两类,一是很少接触的表面(如地面、天花板等),二是频繁接触的表面(如桌面、门把手、窗栏杆、灯开关等)。

(二)医院物体表面消毒的频率

各国在物体表面消毒的频率上并无统一的规定。美国 CDC《医疗机构消毒灭菌指南》建议每天 1 次或每周 3 次,我国 GB15982－2012《医院消毒卫生标准》将医院环境和物体表面分为Ⅰ、Ⅱ、Ⅲ、Ⅳ类,并对物体表面的细菌总数限值做了规定。要求物体表面应保持清洁,当受到肉眼可见污染时应及时清洁、消毒。对治疗车、床栏、床头柜、门把手、灯开关、水龙头等频繁接触的物体表面应每天清洁、消毒。人员流动频繁、拥挤的诊疗场所应每天在工作结束后进行清洁、消毒。感染性疾病科、重症监护病区、保护性隔离病区(如血液病病区、烧伤病区)、耐药菌及多重耐药菌污染的诊疗场所应做好随时消毒和终末消毒。WS/T367－2012《医疗机构消毒技术规范》要求,低度危险性诊疗用品如血压计袖带、听诊器等,患者生活卫生用品如毛巾、面盆、痰盂(杯)、便器、餐饮具等,室内用品如桌子、椅子、凳子、床头柜等,床单元(含床栏、床头柜等)的表面均以保持清洁为主,或进行定期清洁和(或)消毒,遇污染应及时清洁与消毒,患者出院、转院或死亡进行终末消毒。物体表面无明显污染时,采用湿式清洁。在感染高风险的部门如手术部(室)、产房、导管室、洁净病房、骨髓移植病房、器官移植病房、重症监护病房、新生儿室、血液透析病房、烧伤病房、感染疾病科、口腔科、检验科、急诊等病房与部门的物体表面特别提出要求,应保持清洁、干燥,每天进行消毒,遇明显污染随时去污、清洁与消毒。"全国医院消毒与感染控制监测项目"监测结果显示,重点科室频繁接触的物体表面可能需加强消毒频次。因为研究发现,物体表面在消毒 8 h 后细菌总数即显著升高,33%的物体表面超过 10 cfu/cm^2,而细菌总数>10 cfu/cm^2 的物体表面(条件)致病菌的检出率高于≤10 cfu/m^2 样本的 2.3 倍,因此建议频繁接触的物体表面每天应至少消毒 2 次。

(三)消毒方法

对医院内物体表面进行清洁消毒的方法有很多,主要包括擦拭消毒、喷雾消毒和紫外线照射等。

擦拭消毒法是指用布或其他擦拭物浸以消毒剂溶液后,通过依次往复的物理机械动作,将消毒剂涂抹至拟消毒物品表面,从而降低或消除其病原微生物的数量。传统的擦拭消毒法消毒时,要求使用干净的抹布或其他擦拭物浸消毒剂溶液,作用至所用消毒剂要求的时间后,再用清水擦洗,去除残留消毒剂,以减轻可能引起的腐蚀、漂白等损坏作用。常用于擦拭的消毒剂有 75%乙醇、含氯制剂(健之素和 84 消毒液)和季铵化合物等。在消毒剂溶液配制使用过程中,需要定时监测消毒液有效浓度,以保证消毒效果。虽然传统的擦拭消毒法,费用低、效果好,但也存在费时费力等缺点,并且由于使用后的抹布在医院内晾晒空间不足,难以达到有效晾干,长期处于潮湿状态,容易形成二次污染。目前许多医院使用商品化的消毒湿巾进行擦拭消毒。消毒湿巾以非织造布、织物、无尘纸或其他原料为载体,纯化水为生产用水,适量添加防腐剂等辅料,并浸有特定浓度对手、皮肤黏膜、物体表面、医疗设备表面或生产设备表面具有清洁消毒作用的消毒液。与传统的擦拭消毒法相比,消毒湿巾使用非常方便,可以放置在患者床边或挂在治疗车上、操作台面等,即取即用,"清洁-消毒"在擦拭过程中可一步完成,使用后即可抛弃,减少了复用环节,不仅节约人力、时间,还能避免交叉污染。许多研究比较了使用抹布与使用消毒湿巾对物体表面进行擦拭消毒的效果,结论却存在显著差异。陈文婷等的研究表明,使用浸有双链季铵盐的消毒湿巾后物体表面细菌数与使用前比较差异有统计学意义,且其消毒持续效果优于使用 500 mg/L 含氯消毒剂和使用 75%乙醇擦拭后的消毒效果。沈辛西和张瑾则认为,含氯消毒剂与复合双链季铵盐湿巾的消毒效果没有统计学差异。徐敏等使用某种一次性消毒湿巾对重症 ICU 物体表面进行消毒后,MRSA 及鲍曼不动杆菌检出率与清洁前比较,差异无统计学意义。作者认为含有季铵盐类的消毒湿纸巾在运送保存过程中很容易受到温度、pH、有机物和拮抗物等环境因素的影响,从而降低消毒效果。由此提醒消毒湿纸巾的推广应建立在规范化使用的基础上。Gonzalez EA 等用纱布浸清水和用浸有苄索氯铵、柠檬酸、次氯酸钠、过氧化氢、邻苯基苯酚/邻苯基对氯苯酚 5 种消毒液的商品化消毒湿巾分别擦拭被金黄色葡萄球菌、枯草杆菌芽孢和产芽孢梭状芽孢杆菌芽孢污染的麻醉器械,结果表明,用清水擦拭去除器械表面细菌的效果与用消毒湿巾擦拭并无太大差别;消毒湿巾的湿润度对消毒效果有较大影响。无论是采用传统的擦拭消毒法消毒,还是使用消毒湿巾进行擦拭消毒,都需要注意以下几点:①不耐湿的物品表面不能应用该方法实施消毒处理;②擦拭时应防止遗漏;③污物可导致消毒剂有效浓度下降,因此表面污物较多时,应适时更新消毒液或消毒湿巾,以防止污物中的病原体对消毒剂溶液或消毒湿巾的污染。

喷雾消毒法包括普通喷雾消毒法和气溶胶喷雾消毒法。普通喷雾消毒法指用普通喷雾器喷洒消毒液进行表面消毒的处理方法,各种农用和医用喷雾器均可应用。气溶胶喷雾消毒法指用气溶胶喷雾器喷雾消毒液进行空气或物体表面消毒的处理方法,雾粒直径 20 μm 以下者占 90% 以上。由于所喷雾粒小,浮于空气中易蒸发,可兼收喷雾和熏蒸之效。喷雾时,应使用产生雾粒的直径在 20 μm 以下的喷雾器。常用于喷雾消毒的消毒剂有过氧乙酸和过氧化氢等。室内采用喷雾消毒时,喷前需将食品、衣被及其他不需消毒的物品收叠放好,或用塑料膜覆盖防湿,并关好门窗;喷雾时,按自上而下、由左向右顺序喷雾。喷雾量以消毒剂溶液可均匀覆盖在物品表面或消毒液的雾团充满空间为度。作用 30～60 min 后,打开门窗通风,驱除空气中残留的消毒液的雾粒及气味。消毒过程中,消毒人员应佩戴防护口罩、眼镜,穿防护服,站在上风向,特别注意防止消毒剂进入呼吸道。

紫外线属低能量电磁波,是一种不可见光,杀菌波长范围为 200～270 nm,杀菌中心波长为 253.7 nm。紫外线具有强大的杀菌能力,只要直接照射,强度足够可杀灭各种微生物,可引起细菌细胞内成分,核酸、蛋白与酶变性,使核酸中的胸嘧啶形成二聚体,致使其死亡。但是有些微生物对紫外线具有抗性,其中以真菌孢子为最强,细菌芽孢次之,繁殖体为最敏感,但有少数例外,如藤黄八叠球菌对紫外线的抗性比枯草杆菌芽孢还强。紫外线穿透力极弱,遇到障碍物,照射强度可明显减弱,当每立方厘米空气中含尘粒 800～900 个时,只能透过 70%～80%,空气中水分含量也可影响其穿透力,紫外线在水中的穿透随其厚度增加而降低,水中有机质和无机盐均可影响其穿透力。而且,照射强度与照射距离平方呈反比,因而杀菌力随之减弱。紫外线消毒时,应注意消毒环境的温度,适宜于 20～40 ℃,可发挥其最佳杀菌作用;紫外线灯管应定期清洁,防止尘埃沉积;并注意个人防护,避免紫外线直接照射。紫外线杀菌剂量计算的公式是紫外线照射剂量$[(\mu W \cdot s)/cm^2]$=紫外线辐照强度$(\mu W/cm^2)$×照射时间(s)。虽然紫外线杀菌作用取决于辐照剂量,但是紫外线的辐照强度是关键,如果辐照强度低于 40 $\mu W/cm^2$ 时,即便延长时间使其达到杀菌剂量,仍不能将其杀灭。一般情况下,在辐照强度大于 70 $\mu W/cm^2$ 时,杀灭细菌繁殖体的剂量为 10 000 $(\mu W \cdot s)/cm^2$;杀灭病毒和真菌的剂量为 50 000～60 000 $(\mu W \cdot s)/cm^2$;杀灭细菌芽孢的剂量为 100 000 $(\mu W \cdot s)/cm^2$;杀灭真菌孢子的剂量为 350 000 $(\mu W \cdot s)/cm^2$。一般物体表面可用功率为 30W 紫外线灯距离 1 m 处照射 15～20 min。对某些纸张、票据、化验单等污染物品可采用低臭氧高强度紫外线消毒器,短距离(1～2 cm),照射强度可达到 7 500～12 000 $\mu W/cm^2$,在 30 s 内对所照射的部位可达到消毒要求。

四、水消毒

(一)诊疗用水的消毒处理

1.内镜用水

医用内镜分为硬式内镜和软式内镜。硬式内镜主要是由金属材料构成,如腹腔镜、胸腔镜、宫腔镜、关节镜、阴道镜、直肠镜等;而软式内镜的镜体主要是由高分子材料构成,如纤维胃镜、支气管镜等。内镜的材质不能耐受高温高压,构造精密,管腔窦道多,易腐蚀,且经常暴露于有机质中,特别容易被病原微生物污染。因此,必须加强内镜的清洗消毒管理,确保消毒与灭菌效果。据报道,美国平均每年进行内镜检查的人次达 2 000 万例次,但由内镜检查引起的感染很少,这归功于有效的清洗、消毒与灭菌。

内镜室用水主要为内镜清洗用水。《内镜清洗消毒技术操作规范》中关于硬式内镜和软式内镜的清洗消毒规定中指出,清洗流程主要包括水洗、酶洗、清洗3个步骤,最后进入消毒灭菌环节。采用化学消毒剂浸泡消毒的硬式内镜,消毒后应当用流动水冲洗干净,再用无菌纱布擦干;采用化学消毒剂浸泡灭菌的硬式内镜,灭菌后应当用无菌水彻底冲洗,再用无菌纱布擦干。此外,采用化学消毒剂浸泡灭菌的软式内镜,使用前必须用无菌水彻底冲洗,去除残留消毒剂。内镜附件中注水瓶及连接管采用高水平以上无腐蚀性化学消毒剂浸泡消毒,消毒后用无菌水彻底冲净残留消毒液,干燥备用。注水瓶内的用水应为无菌水,每天更换。目前,我国尚未制定针对内镜室清洗用水的卫生标准。

清洗剂只有清洗作用而无消毒作用,作为含酶清洗剂,水温会影响到酶的活性,水温过高会导致酶活性降低甚至失去活性;水温过低则应适当延长浸泡时间。有文献指出,含酶清洗剂可含有脂肪酶、糖酶、淀粉酶以及蛋白酶,它在温度为 15～30 ℃ 且 pH 接近中性的情况下,可有效清除血迹、蛋白质等多种有机物类的顽固性污垢,发挥最佳作用。

清洗用水直接关系到内镜的微生物污染状况和热原质污染水平。中国疾病预防控制中心环境所的调查表明,我国内镜漂洗用水普遍存在较严重的微生物污染问题,用有效的消毒措施(如过滤、投加含氯消毒剂或过氧乙酸)消除水中的微生物,特别避免因生物膜的产生导致水体的二次污染。采用过滤法除菌时,最好每月更换滤膜;采取投加消毒剂的方式时,可采用少量(1～2 mg/L)长期维持,并定期清洗消毒管路、容器的方法。

2.血液透析用水

血液透析室用水主要为透析用水,是将自来水经过过滤、软化、活性炭吸附及反渗处理形成的反渗水,透析用水与透析浓缩液按一定比例混合即成透析液。透析用水按照行业标准 YY0572－2005《血液透析和相关治疗用水》规定,处理水所含细菌总数,应不得超过 100 cfu/mL;在水处理装置的输出端的细菌内毒素,应不得超过 1 EU/mL;在血液透析装置入口的输送点上的细菌内毒素,应不得超过 5 EU/mL。

对水处理系统进行消毒的主要目的不是在发现微生物后进行杀灭,而是预防微生物的繁殖和生物膜的形成。目前血液净化水处理系统所采取的消毒方式:①热消毒;②化学消毒,其中包括过氧乙酸、甲醛、专用消毒剂、次氯酸钠以及臭氧;③紫外线消毒。

目前我国血液透析中心水处理系统最常用的消毒方法是化学消毒法。过氧乙酸具有良好的消毒效果,是目前常用的高效消毒剂,但它会腐蚀水处理系统的材料,使用时要注意过氧乙酸的浓度。目前国际上比较推崇的水处理系统消毒方法是热水消毒。但热水消毒的效果取决于热水的温度和加热的速率,一旦温度和加热速率没有达到消毒的要求,其消毒效果就会降低。另外,热水消毒不能清除已经产生的生物膜,但是对于生物膜的产生可以起到一定的预防作用。对于有反渗水水箱的非直供水处理系统,在水箱内安装一个紫外线灯,便可以起到杀死细菌的作用。

全自动在线血液透析水处理机的整体设计是利用单片机微控制单元(micro control unit, MCU)控制血液透析机的制水和消毒过程,利用各种传感器对水质的生物和化学指标进行监测,并通过触摸屏使整个控制过程非常方便。全自动在线水处理机的制水、消毒和检测过程全自动化,极大地节省了时间,它能在整个制水工程中不断对水质进行检测,保证反渗水水质达到国家要求,从而有效防止血液透析医疗事故甚至是医院感染的发生。为了方便以后的质量控制并及时发现水处理机报警,在每天制水、消毒结束后可打印水质报告和消毒报告。

3.口腔用水

口腔综合诊疗台水路(dental unitwaterlines,DUWLs)是一套复杂的相互连接的细孔管道。供水中的微生物及气动涡轮牙科手机在停止旋转时由于回吸现象造成回流的污染物是 DUWLs 的污染来源。这些水源性细菌能附着在管路表面并形成生物膜,这就是未经管路消毒处理的无菌水独立供水系统也存在输出水细菌含量超标的原因。国内外报道从口腔综合诊疗台水路中分离出的细菌包括嗜肺军团菌、非结核分枝杆菌、铜绿假单胞菌、鲍曼不动杆菌等致病性微生物。

为控制 DUWLs 输出水质量,目前通常应用物理方法和化学方法,但效果各异。前者包括使用防回吸装置或微生物滤膜、保持 DUWLs 管路干燥以及改善 DUWLs 材料等。美国 CDC 推荐使用牙科手机后,应放水和气来冲洗 20~30 s,以减少口腔液体回吸到 DUWLs 中,但该方法对已存在生物膜的 DUWLs 无效;后者包括使用消毒剂和电化学活性水生物膜处理方案。常见的 DUWLs 消毒剂包括过氧化氢、过氧化氢银离子、次氯酸钠、二氧化氯、氯己定、过氧乙酸和加热柠檬酸等。Lin 等研究发现,日常使用时在市政水中加入体积分数为 0.05% 的过氧化氢,且每周使用体积分数 2% 过氧化氢进行定期消毒,12 周后的观察结果显示,这种做法可以有效控制 DUWLs 中的生物膜和浮游微生物污染,但不能完全清除已定植的生物膜。电化学活性水(electrochemically activated solution,ECA)目前已广泛用于医院消毒、农业及工业领域。这种 ECA 在牙科综合治疗台(dental chair unit,DCU)供水现场生成,自来水经过滤软化处理后,加入低浓度的氯化钠,经电解水生成器电解后,阳极生成主要成分为次氯酸的混合溶液,该溶液具有杀灭细菌及穿透生物膜的特性。

近年来,有人研究了能够控制 DUWLs 生物膜的、新型的、有特殊配置的 DCU 和集成自动化水处理系统。O'Donnell 等报道了都柏林牙科大学医院应用集成式自动化水处理系统整体管理医院 DCU 供水和 DUWLs 输出水质量。该系统的显著优势是可持续保证 DCU 供水质量和输出水质量。O'Donnell 等经过 100 周观察,每周检测,DCU 供水和 DUWLs 输出水中需氧异养细菌的均值分别为小于 1 cfu/mL 和 18.1 cfu/mL,而相应未经处理的自来水是88 cfu/mL。另外,该系统具有良好的口腔安全性及 DCU 部件兼容性。

美国牙医学会(American Dental Association,ADA)科学事务委员会曾设立在 200 年前达到口腔综合治疗台用水细菌总数<200 cfu/mL 的目标,但至今未实现。2005 年版《医疗机构口腔诊疗器械消毒技术操作规范》中明确规定,进入患者口腔内的所有诊疗器械必须达到"一人一用一消毒或者灭菌",但对综合治疗台用水仍未做相关规定。目前我国还没有出台口腔综合治疗台消毒技术规范,对 DUWLs 中的细菌总数评定,大多数采用 GB5749-2022《生活饮用水卫生标准》,即细菌总数≤100 cfu/mL。

4.湿化水

湿化水多用于呼吸机、氧气湿化瓶、雾化器、婴儿暖箱和婴儿蓝光箱等,湿化水使用时应进行灭菌或煮沸消毒,使用中的湿化瓶(储水罐)及湿化水应每天更换;储水瓶使用后应浸泡消毒,冲洗沥干后封闭保存。依据 GB15982-2012《医院消毒卫生标准》,湿化瓶属中度危险医疗用品,细菌总数≤20 cfu/cm², 不得检出致病性微生物(金黄色葡萄球菌、大肠埃希菌、铜绿假单胞菌)为合格。

氧气湿化瓶是氧气吸入治疗的重要装置,当患者进行氧疗时,氧气通过湿化瓶中的湿化液而被湿化,从而使患者吸入湿润的氧气,减少干燥氧气对呼吸道黏膜的刺激,提高患者的舒适度。但氧气湿化瓶的污染可导致湿化液污染,引起患者呼吸道感染。美国 CDC 指出,氧气湿化装置能够产生大量的直径<4 μm的气溶胶,当湿化液被细菌污染时,便会产生含有高浓度细菌的气溶胶,当患者吸入含有细菌的气溶胶时,气溶胶会沉积于患者的下呼吸道。有研究将 90 件经手工清洗的湿化瓶,分别采用含氯消毒片、75%乙醇、酸性氧化电位水三种方法消毒。对消毒后的湿化瓶进行采样,监测细菌数和致病菌,三种方法消毒的湿化瓶合格率均为 100%。

我国原卫生部《消毒技术规范》要求,通过管道间接与浅表体腔黏膜接触的器具如氧气湿化瓶等,可在清洁的基础上,用含氯或含溴消毒剂 500 mg/L 浸泡 30 min 后,清水冲净、晾干、清洁干燥封闭保存备用。《现代医院消毒学》中提到,物理煮沸消毒湿化瓶,是先将清洗干净的湿化瓶用蒸馏水煮沸 10~20 min,然后晾干保存备用;化学方法消毒湿化瓶,是将经过清洁处理的湿化瓶浸泡在 500~1 000 mg/L 有效氯溶液内 10~30 min,取出用无菌蒸馏水冲洗干净,晾干保存备用。在选择氧气湿化瓶消毒后冲洗液时,《消毒技术规范》要求用清水冲净;《现代医院消毒学》要求用无菌蒸馏水冲洗干净;美国 CDC 指出,呼吸治疗器械经化学消毒后,如需要冲掉残留的化学消毒剂或灭菌剂,首选无菌水,因为自来水或自制蒸馏水可能含有微生物,将会引起肺炎。可见国内外对冲洗液的要求不同。

5.配药用水

配药中心用水应达到制药用水级别,包括去离子水、纯化水、注射用水和灭菌注射用水等。去离子水需应用软水机离子交换技术,硬度值≤0.03 mmol/L,常用于医疗器械、器具及物品的洗涤、漂洗以及灭菌用水;纯化水为饮用水通过蒸馏法、离子交换法、反渗透法或其他适宜方法制得的符合《中华人民共和国药典》二部中"纯化水"项下规定,且不含任何添加剂的水;注射用水为纯化水经蒸馏得到的水。《中华人民共和国药典》中明确规定,纯化水电导率不超过5.1 μS/cm(25 ℃),细菌、霉菌和酵母菌总数≤10 cfu/100 mL;注射用水内毒素含量不超过0.25 EU/mL,电导率≤1.3 μS/cm(25 ℃),细菌、霉菌和酵母菌总数≤10 cfu/100 mL;灭菌注射用水的标示装量为 10 mL 或 10 mL 以下时,电导率限度为 25 μS/cm(25 ℃),标示装量为 10 mL 以上时,电导率限度为 5 μS/cm(25 ℃)。

(二)清洗消毒用水

1.消毒供应中心用水

《医院消毒供应中心第 2 部分:清洗消毒及灭菌技术操作规范》中提到,医疗器械、器具的清洗方法包括机械清洗和手工清洗。机械清洗适用于大部分常规器械的清洗。手工清洗适用于精密、复杂器械的清洗和有机物污染较重器械的初步处理。清洗用水分冲洗、洗涤、漂洗和终末漂洗四步。由于各种评价方法优缺点不一,迄今为止,国际上尚无评定医疗器械清洗效果的统一方法,但一般认为清洗的结果应尽可能地降低生物负荷,去除有机和无机污物,保障灭菌标准达到10 的无菌保障水平。

(1)预清洗用水:对于消毒供应中心的监测,尚未制定规范规定监测频率及内容,只制定了部分用水卫生标准,《医院消毒供应中心第 1 部分:管理规范》规定医疗器械清洗用自来水水质应符合《生活饮用水卫生标准》。可重复使用医疗器械的清洗、消毒和灭菌是医疗机构控制医院感染的重要工作之一。美国 AAMIST79、CDC 消毒灭菌指南和 WHO 感染控制指南中均明确指出,医疗器械上任何污染物的存在,都会起到保护微生物的作用。因为器械表面残留的有机或无机污染物会阻碍消毒剂和灭菌剂与器械表面的有效接触,从而影响消毒灭菌效果,因此,器械在消毒灭菌前进行全面细致的清洗操作非常重要。

医疗器械清洗对水质的要求较高,但并非每个清洗过程都需要高纯度水。因此,在一个完整的器械清洗流程中,可以根据清洗方法和程序的不同,使用不同水质的水。我国目前没有针对预清洗用水的相关规定,大多数采用 GB5749－2022《生活饮用水卫生标准》,即细菌总数≤100 cfu/mL。

器械清洗用水的水温也应有效控制,冲洗环节以冷水或温水为宜,多酶清洗环节水温30～40 ℃为宜(酶的活性最强,水温＞45 ℃,活性反而下降;仅少数的酶可以耐受 70 ℃水温),漂洗和热水消毒环节水温则越高越好。

(2)最后冲洗用水:《医院消毒供应中心第2部分:清洗消毒及灭菌技术操作规范》中规定,手工清洗的终末漂洗用水应用软水、纯化水或蒸馏水进行冲洗,且清洗时的水温控制在 15～30 ℃;若用超声波冲洗器(台式)清洗,则终末漂洗用水应用软水或纯化水进行冲洗,且洗涤时水温应≤45 ℃;若用清洗消毒器清洗,则冲洗、洗涤、漂洗时应用软水,终末漂洗、消毒时应使用纯化水,且预洗阶段水温应≤45 ℃。纯化水为饮用水通过蒸馏法、离子交换法、反渗透法或其他适宜方法制得的符合《中华人民共和国药典》二部中"纯化水"项下规定,且不含任何添加剂的水。《中华人民共和国药典》中明确规定,纯化水电导率≤5.1 μS/cm(25 ℃),细菌、霉菌和酵母菌总数≤10 cfu/100 mL。

(3)衣物洗消用水:医用织物又称医院布草,指医院及其他卫生医疗机构可重复使用的纺织品,包括患者使用的衣物、床单、枕巾、手术巾及医务人员使用的工作服、手术衣等。医用织物被患者的血液、体液、排泄物等污染后,具有传染性,必须进行洗涤及消毒处理。有研究对抽取的93 家医疗机构洗衣房洗涤消毒后的医用织物共计 711 份标本进行采样检测,从 48 份标本中分别检出大肠菌群、金黄色葡萄球菌、肺炎克雷伯菌、铜绿假单胞菌和白念珠菌等细菌或真菌,总检出率为 6.75％。洗涤消毒后的医用织物细菌总数在 0～15 200 cfu/100 cm² 范围,有 15 件检出大肠菌群,1 件检出革兰氏阳性致病球菌。结果提示医用织物的洗涤质量存在一定问题,特别是洗涤消毒后的医用织物污染菌量超标,且检出机会致病菌。

《可重复使用医用织物洗涤消毒技术规范》中规定,医用织物洗涤(消毒)用水的卫生质量应符合 GB 5749－2022《生活饮用水卫生标准》要求。洗涤周期包括预洗、主洗、漂洗、中和等四个步骤。预洗是指用温度不超过 35 ℃的水,去除水溶性污垢的冲洗过程。一般织物的预洗应采用低温、高水位方式,预洗时间不宜少于 10 min;确认被气性坏疽、传染性非典型肺炎、人感染高致病性禽流感、甲型 H1N1 流感以及突发原因不明传染病病原体或其他具有生物污染风险的污染织物应先进行消毒处理,再进行常规预洗。主洗分为热洗涤和冷洗涤两种方法。根据被洗涤医用织物的污染情况可加入碱、清洁剂或乳化剂、消毒洗涤原料。热洗涤要求 70 ℃的水洗涤25 min或 90 ℃的水洗涤 10 min。除了确认被气性坏疽、传染性非典型性肺炎、人感染高致病性禽流感、甲型 H1N1 流感及突发原因不明传染病病原体或其他具有生物污染风险的污染织物以外,其他医用织物(包括一般织物和污染织物)应使用250～400 mg/L(污染织物的消毒应适当加大用量)的含氯消毒剂等浸泡 20 min 以上后,再冷洗去掉有机物。漂洗是通过稀释的方法去除医用织物中所有悬浮污渍和残留化学洗剂,每次漂洗时间不应低于 3 min,每次漂洗间隔应进行一次脱水,漂洗次数应不低于 3 次。中和是对最后一次漂洗时的水进行中和,中和后水中的 pH应为 6.5～7.4。

另外还需对洗涤设备进行清洗消毒。污染织物放入洗涤设备时,应立即对其设备入口处进行消毒处理,可用含氯消毒剂擦拭消毒;洗涤工作完毕后,还应对该设备内胆和外表面进行清洗和擦拭消毒处理,其消毒处理工作应于当天完成。

洗涤服务机构污水应采用封闭管道排放,并进行无害化处理,污水排放应符合 GB18466《医疗机构水污染物排放标准》和国家相关规定。

2.卫生手和外科手用水

皮肤菌群通常可以被划分为常驻菌群和暂驻菌群。前者居住在皮肤角质层上皮细胞下面,也可以在皮肤表面发现。WS/T313-2009《医务人员手卫生规范》中定义,常驻菌能从大部分人体皮肤上分离出来,是皮肤上持久的固有寄居菌,不易被机械的摩擦清除,如凝固酶阴性葡萄球菌、棒状杆菌类、丙酸菌属、不动杆菌属等。真菌中最常见的皮肤常驻菌落是瓶形酵母菌(马拉色真菌)。通常情况下,常驻菌不会引起感染,但能在无菌体腔、眼睛或非完整皮肤内引起感染。在医院这一特殊环境下,常居菌多为机会致病菌,尤其当医护人员进行手术或其他侵入性操作时,常居菌便能通过医护人员的手被带入深部组织,此时医护人员的手就成为这些细菌的宿主,如凝固酶阴性葡萄球菌、链球菌、革兰氏阴性菌或真菌。当医护人员通过手将这些寄生菌传播给某些易感患者时,这些常居菌就成了感染源。若菌群失衡,则常驻菌群大量繁殖,便会导致感染的发生。暂驻菌是寄居在皮肤表层,常规洗手容易被清除的微生物。直接接触患者或被污染的物体表面时可获得,可随时通过手传播,与医院感染密切相关。

不论是手卫生还是由皮肤消毒不善引起的院内感染一直存在。美国国家医疗安全网络(NHSN)报告显示,美国每年约有 500 000 例手术部位感染病例发生,占所有医院感染总发病率的 20% 左右。在美国,ICU 每年发生 80 000 例导管相关性血流感染,我国的导管相关性血流感染也不乐观。

外科手消毒是外科手术前医务人员用肥皂(皂液)和流动水洗手,再用手消毒剂清除或杀灭手部暂居菌和减少常居菌的过程。《消毒技术规范》中规定,外科手消毒包括消毒刷洗手臂法和先刷洗后消毒手臂法,前者是在用肥皂流动水洗手的基础上,取无菌小刷蘸取洗手液涂擦手、臂,以无菌水冲洗干净后,另取无菌刷蘸取洗手液刷手、臂 2 min,无菌水冲净后待干,或取无菌擦手巾擦干。后者是取无菌刷蘸肥皂液,按规定顺序无遗漏地刷洗手臂三遍,每遍刷完用无菌水冲净,待自然干或用无菌小毛巾由手向肘部擦干。用以上任一方法刷洗完毕后,将消毒液 3~5 mL 涂擦于手和前臂,干燥后,戴上灭菌手套。

洗手是指医务人员用肥皂(皂液)和流动水洗手,去除手部皮肤污垢、碎屑和部分致病菌的过程。卫生手消毒是指医务人员用速干消毒剂揉搓双手,以减少手部暂居菌的过程。WS/T313-2009《医务人员手卫生规范》中规定,医护人员在各种操作前,应用皂液流动水冲洗双手。进行各种操作后,应进行卫生手消毒。

一些感应式水龙头可能因为内部存在非金属管路,导致细菌生物膜产生,使水中的微生物严重超标。建议使用金属管路和抗菌管材,避免生物膜的产生,也可采用过滤、加热等方式消除水中的微生物。

3.配制消毒剂用水

《消毒产品生产企业卫生规范》(2009 年版)中规定,生产用水的水质应符合以下要求:隐形眼镜护理用品的生产用水应为无菌的纯化水;灭菌剂、皮肤黏膜消毒剂和抗(抑)菌制剂的生产用水应符合纯化水要求;其他消毒剂、卫生用品的生产用水应符合 GB 5749-2022《生活饮用水卫生标准》的要求。

2007 年,国家卫生部以国卫监督发(2007)265 号印发《次氯酸钠类消毒剂卫生质量技术规范》和《戊二醛类消毒剂卫生质量技术规范》。前者规定,配制次氯酸钠类消毒剂的水应符合

GB 5749－2022《生活饮用水卫生标准》的生活饮用水,或在生活饮用水基础上进一步净化得到的水;后者要求,配制戊二醛类消毒剂的水应为纯化水。《中华人民共和国药典》中明确规定,纯化水电导率≤5.1 μS/cm(25 ℃),细菌、霉菌和酵母菌总数≤10 cfu/100 mL。

(三)医院污水

1.定义及分类

国家环境保护总局和质量监督检验检疫总局于 2005 年 7 月发布了《医疗机构水污染物排放标准》,2006 年 1 月 1 日起开始实施。该标准规定了医疗机构的污水、处理过程中产生的废气、污泥的污染物控制项目及排放和控制限值、处理工艺和消毒要求、取样与监测等内容。该标准将医院污水定义为医疗机构门诊、病房、手术室、各类检验室、病理解剖室、放射室、洗衣房、太平间等处排出的诊疗、生活及粪便污水。当医疗机构其他污水与上述污水混合排出时一律视为医疗机构污水。GB 18466－2005《医疗机构水污染物排放标准》的实施,对于加强医疗机构污水排放的控制和管理,预防和控制传染病的发生和流行,保障人体健康,维护良好的生态环境,都具有积极的意义。

医院污水分为传染病医院污水、非传染病医院污水及特殊性质污水。传染病医院污水指传染性疾病专科医院及综合医院传染病房排放的诊疗、生活及粪便污水;非传染病医院污水指各类非传染病专科医院以及综合医院除传染病房外排放的诊疗、生活及粪便污水;特殊性质医院污水指医院检验、分析、治疗过程中产生的少量特殊性质污水,主要包括酸性污水、含氰污水、含重金属污水、洗印污水、放射性污水等。

2.污染来源及危害

2013 版《医院污水处理技术指南》中提到,医院各部门的功能、设施和人员组成情况不同,产生污水的主要部门和设施有诊疗室、化验室、病房、洗衣房、X 线片洗印、动物房、同位素治疗诊断、手术室等排水;医院行政管理和医务人员排放的生活污水,食堂、单身宿舍、家属宿舍排水。不同部门科室产生的污水成分和水量各不相同,如重金属废水、含油废水、洗印废水、放射性废水等。

医院污水受到粪便、传染性细菌和病毒等病原性微生物污染,具有传染性,可以诱发疾病或造成伤害;医院污水中含有酸、碱、悬浮固体、BOD、COD 和动植物油等有毒、有害物质;牙科治疗、洗印和化验等过程产生污水含有重金属、消毒剂、有机溶剂等,部分具有致癌、致畸或致突变性,危害人体健康并对环境有长远影响;同位素治疗和诊断产生放射性污水。放射性同位素在衰变过程中产生 α-、β-和 γ-放射性,在人体内积累而危害人体健康。

3.特点

2013 版《医院污水处理技术指南》中提到,由于医院性质不同,医疗条件和医疗种类也不尽相同,所以其产生的医疗污水的成分、致病菌种类、排水量都存在较大差异。医院污水来源及成分复杂,含有病原性微生物及有毒、有害的物理化学污染物和放射性污染等,具有空间污染、急性传染和潜伏性传染等特征,不经有效处理会成为一条疫病扩散的重要途径,并严重污染环境。

4.污水排放要求

GB18466－2005《医院污水排放标准》中规定:传染病、结核病医疗机构污水中粪大肠菌群数不得超过 100 MPN/L;肠道致病菌、肠道病毒及结核杆菌不得检出;pH 为 6～9;采用含氯消毒剂消毒的排放标准为消毒接触池接触时间≥1.5 h,接触池出口总余氯 6.5～10 mg/L;采用其他消毒剂对总余氯不做要求。综合医疗机构和其他医疗机构污水排放要求粪大肠菌群数不得超过

500 MPN/L;肠道致病菌和肠道病毒不得检出;pH 为 6～9;采用含氯消毒剂消毒的排放标准为消毒接触池接触时间≥1 h,接触池出口总余氯 3～10 mg/L;预处理标准为消毒接触池接触时间≥1 h,接触池出口总余氯 2～8 mg/L。采用其他消毒剂对总余氯不做要求。

5.医院污水处理

医院污水处理系统主要包括预处理、一级处理、二级处理、深度处理和消毒处理等单元。特殊性质污水应经预处理后进入医院污水处理系统。HJ2029-201《医院污水工程技术规范》中规定,特殊性质污水处理要求达到以下标准才能排入医院污水处理系统。酸性废水宜采用中和法,中和至 pH 7～8;含氰污水宜采用碱式氯化法,处理槽有效容积应能容纳不小于半年的污水量;含汞污水宜采用硫化钠沉淀＋活性炭吸附法,处理后含汞浓度低于 0.02 mg/L;含铬污水宜采用化学还原沉淀法,处理后六价铬含量小于 0.5 mg/L;洗印污水宜采用过氧化氢氧化法,处理后六价铬浓度需符合相关标准。放射性废水处理后直接排放,不进入医院污水处理系统。传染病医院污水应在预消毒后采用二级处理＋消毒工艺或二级处理＋深度处理＋消毒工艺;非传染病医院污水,若处理出水直接或间接排入地表水体或海域时,应采用二级处理＋消毒工艺或二级处理＋深度处理＋消毒工艺;若处理出水排入终端已建有正常运行的二级污水处理厂的城市污水管网时,可采用一级强化处理＋消毒工艺。

2002 版《消毒技术规范》中规定,一级处理工艺流程:污水通过排水管汇集到污水处理站,对于粪便污水应先通过化粪池沉淀消化处理,然后进入污水处理站。处理站设有隔栅、调节池、计量池、提升泵和接触池。消毒剂通过与水泵联动或与虹吸定量池同步定量投加至待处理污水中,通过管道或专用设备充分与污水混合后进入接触池,在接触池内污水与消毒剂经过一定时间的接触后达到水质净化和消毒要求之后,排放入城市下水道。化粪池和沉淀池产生的污泥定期进行清除和消毒处理。二级处理工艺流程:污水的二级处理即生物处理,是利用微生物的代谢过程将污水中的有机物转化为无机物。典型的二级处理工艺流程为污水-隔栅-调节池-初次沉淀池-生化处理-二次沉淀池-加消毒剂接触池。常用的方法有生物转盘法、生物接触氧化法、射流曝气法、塔式生物滤池、氧化沟法等。

医院污水的处理越来越受到人们的重视,应根据医院的类型、规模、总污水量和污水性质,明确污水来源,选择合理、有效的处理工艺,保证医院污水得到有效处理,使出水水质符合现行有关国家排放标准的规定。

(1)生物学方法:医院污水采用生物处理,一方面降低水中的污染物浓度,达到排放标准;另一方面可保障消毒效果。微生物处理的实质是利用微生物降解医院污水中的有机物,消除病原体赖以生存的基础,它在医院污水的处理中发挥着重要作用。

1)简易生化处理:沼气净化池利用厌氧消化原理进行固体有机物降解。简易生化处理工艺的流程为"沼气净化池→消毒"。沼气净化池分为固液分离区、厌氧滤池和沉淀过滤区。三区的主要功能分别为去除悬浮固体、吸附胶体和溶解性物质,进一步去除和降解有机污染物,最后通过沉淀和过滤单元去除剩余悬浮物和降解有机污染物,保证出水质量。沼气净化池的处理效率优于腐化池和沼气池,造价低,动力消耗低,管理简单,但不能保证出水 COD、BOD 等理化指标达标。对于经济不发达地区的小型综合医院,条件不具备时可采用此法作为过渡处理措施,之后逐步实现二级处理或加强处理效果的一级处理。

2)活性污泥法:活性污泥法是以活性污泥为主体,通过悬浮生长的微生物在好氧条件下对污水中的有机物、氨氮等污染物进行降解的废水生物处理工艺的污水生物处理工艺。通过向医院污水中注入空气并进行曝气,每天保留沉淀物,更换新鲜污水,经过一段时间后,因好氧性微生物繁殖而形成黄褐色的污泥状絮凝物,即活性污泥。活性污泥上栖息着具有强大生命力和降解水中有机物能力的微生物群,以菌胶团为主,具有很强的吸附与氧化有机物的能力,从而降低污水的化学需氧量(COD)和生物需氧量(BOD),达到污水净化的效果。活性污泥工艺的优点是对不同性质的污水适应性强,建设费用较低。活性污泥工艺的缺点是曝气过程中易造成对空气的二次污染;产生的大量活性污泥增加了处理难度;由于活性污泥法对于水质水量波动的冲击耐受能力较差,易发生污泥膨胀和污泥流失,运行效果不稳定,分离效果不够理想。活性污泥法适用于800床以上水量较大的医院污水处理工程。对于800床以下、水量较小的医院常采用活性污泥法的变形工艺-序批式活性污泥法(sequencing batch reactor activated sludge process,SBR)。SBR工艺是活性污泥法的一种变形,具有流程简单、管理方便、基建投资省、运行费用较低、处理效果好及设备国产化程度高等优点。

3)生物接触氧化法:生物接触氧化法是一种具有活性污泥法特点的生物膜法,兼有生物膜法和活性污泥法的优点。它是从生物膜法派生出来的一种废水生物处理法,基本原理与一般生物膜法相同,它采用固定式生物填料作为微生物的载体,利用栖附在填料上的生物膜和充分供应的氧气,通过生物氧化作用,将污水中有机物氧化分解,从而达到净化目的。生物接触氧化法的优点是:抗冲击负荷耐受能力高,运行稳定性好;容积负荷高,占地面积小,建设费用较低;污泥产量较低,无须污泥回流,运行管理简单。另外,由于生物接触氧化法的微生物固定生长于生物填料上,在反应器中能保持很高的生物量,克服了悬浮活性污泥容易流失的缺点。其缺点是部分脱落的细碎生物膜可能造成水中的悬浮固体浓度升高。生物接触氧化法适用于500床以下的中小规模医院污水处理工程。尤其适用于场地面积小、水量小、水质波动较大和污染物浓度较低、活性污泥不易培养等情况,管理方便。

4)曝气生物滤池(biological aeratel filter,BAF)法:该法是在生物接触氧化法的基础上,融合饮用水处理过滤工艺而发展起来的一种好氧生物膜污水处理工艺。它采用一种具有很大的比表面积的新型粗糙多孔的粒状滤料,滤料表面生长有生物膜,池底提供曝气,污水流过滤床后,被过滤和吸附的污染物便被滤料表面的微生物氧化分解。目前BAF已从单一的工艺逐渐发展成集生物氧化和截留悬浮固体为一体的综合工艺,有去除悬浮物、COD、BOD、硝化、脱氮、除磷以及去除AOX(有害物质)等作用。其优点是出水水质好,能去除污水中的悬浮物、COD、细菌和大部分氨氮;微生物不易流失,对有毒有害物质有一定适应性,运行可靠性高,抗冲击负荷能力强;无污泥膨胀问题;BAF容积负荷高于常规处理工艺,占地面积小。其缺点是需进行反冲洗,反冲水量较大且运行方式复杂。该工艺适用于300床以下的小规模医院污水处理工程,尤其适用于场地面积小和水质要求高等的情况。

5)膜生物反应器(membrance bioreactor,MBR)法:膜-生物反应器是将膜分离技术与生物反应器有机结合而产生的一种新型污水处理工艺。根据膜分离组件的设置位置,可分为分置式MBR和一体式MBR两大类。MBR由膜过滤取代传统生化处理技术中的二次沉淀池和沙滤池,利用组件进行固液分离,截留的污泥回流至生物反应器中,收集渗透液并回用。其优点是抗冲击负荷能力强,出水水质优质稳定,能有效去除SS和病原菌;实现了反应器水力停留时间(HRT)和污泥龄(SRT)的完全分离,使运行控制更加灵活稳定;生物反应器内微生物量浓度高,处理装置容积负荷高,占地面积小,减少硝化所需体积;有利于增殖缓慢的微生物的截留和生长,提高系统硝化效率;能延长一些难降解有机物的水力停留时间,提高降解效率;剩余污泥产量低甚至无。其缺点是膜需进行反洗,增加医院管理难度和运行成本。但与传统处理工艺相比,其独特的优势和对污水的回收再利用符合绿色节能的建设趋势。该工艺适用于300床以下的小规模的医院污水处理工程,尤其适用于场地面积小、水质要求高和紫外消毒等的情况。

需要注意的是,生物学方法与化学消毒法可能存在拮抗作用,医院污水中残留的消毒剂、抗生素等也可能导致生物法处理中微生物的抑制甚至死亡,影响去污效果。

(2)物理方法:紫外线消毒是利用特殊设计的高功率、高强度和长寿命的 C 波段紫外光发生装置产生的一定剂量的强紫外光照射流水,导致水中的各种细菌、病毒、寄生虫以及其他病原体发生能量的传递和积累,使其细胞组织中 DNA 的各种结构键断裂或发生光化学聚合反应,丧失复制繁殖能力,从而达到消毒杀菌和净化的目的。紫外线消毒法具有杀菌速度快、效果好;操作简单、易实现自动化;无臭味和有害物质残留;运行管理和维修费用低的优点。但紫外线穿透力弱,杀菌效率不高;电耗大;紫外灯管与石英套管需定期更换;对处理水的悬浮物浓度有要求且无后续杀菌作用。因此在消毒前需对污水进行一定的深度处理,降低水中悬浮物浓度,以保证良好的透光性。HJ2029—2013《医院污水处理工程技术规范》中规定,当二级处理出水 254 nm 紫外线透射率不小于 60%、悬浮物浓度小于 20 mg/L 时可采用紫外消毒;在有特殊要求的情况下(如排入有特殊要求的水域)也可以采用紫外消毒方式。医院污水宜采用封闭型紫外线消毒系统。医院污水紫外线消毒系统应设置自动清洗装置。当水中悬浮物浓度<20 mg/L,推荐的照射剂量为 60 mJ/cm²,照射接触时间应大于 10 s 或由试验确定。GB18466—2005《医疗机构水污染排放标准》中规定,污水悬浮物浓度<10 mg/L,照射剂量为 30~40 mJ/cm²,照射接触时间应大于10 s 或由试验确定。2013 版《医院污水处理技术指南》中规定:被处理的水中悬浮物浓度<10 mg/L,在此条件下推荐的照射强度为 25~30 μW/cm²,照射时间>10 s。

(3)化学消毒方法如下。

1)氯气:氯是一种强氧化剂和广谱杀菌剂,能有效杀死污水中的细菌和病毒,并具有持续消毒作用。其优点是工艺、操作简单,技术成熟,投量准确,效果可靠。其缺点是腐蚀性强,有毒,运行管理有一定的危险性,杀灭病毒效果较差,能产生具有致癌、致畸作用的有机氯化物(THMs),污水负荷波动对杀菌效果影响较大,处理后的水有氯或氯酚味。

2)液氯:液氯消毒是医院污水消毒中最常用的方式之一,液氯在水中能迅速产生次氯酸根离子,被广泛应用于自来水和医院污水消毒。由于氯气是一种有刺激性气味的黄色有毒气体,必须有专用的贮存设备和加氯设备。典型的加氯设备有人工定时开启式加氯和自动提升加氯。研究表明,液氯会与氨反应生成一氯胺、二氯胺及三氯胺而消耗液氯,也能形成有致癌作用的三卤甲烷(THM),加上液氯的不完全性,所以液氯消毒受到限制。液氯的含氯浓度高,液氯中有效氯含量比次氯酸钠溶液高 5~10 倍,消毒能力强且价格便宜。

3)次氯酸钠:次氯酸钠消毒是利用次氯酸钠溶液或现场制备的次氯酸钠溶液作为消毒剂,其溶解后产生的次氯酸对水中的病原菌有良好的杀灭效果,可对污水进行消毒。其消毒机制和杀菌效果与液氯相同。其优点是无毒,运行、管理无危险性。其缺点是使污水的 pH 升高,有废渣产生,且当污水中含有大量有机物时,氯与这些污染物很容易形成具有致癌、致畸作用的有机氯化物(THMs),持久稳定地存在于水生环境中。

4)二氧化氯:二氧化氯(ClO₂)在水中的溶解度是氯的 5 倍,具有很强的氧化能力,用量少而作用快,投放简单方便,不受 pH 影响,二氧化氯消毒范围广,可以杀灭一切微生物,包括细菌繁殖体、细菌芽孢、真菌、分枝杆菌和病毒等,能有效地破坏水中的微量有机污染物,如苯并芘蒽醌、氯仿、四氯化碳、酚、氯酚、氰化物、硫化氢及有机硫化物等；能很好地氧化水中一些还原状态的金属离子如 Fe^{2+}、Mn^{2+}、Ni^{2+} 等。二氧化氯最大的优点在于与腐殖质及有机物反应几乎不产生有机氯化物（THMs）而造成二次污染，不生成并抑制生成有致癌作用的三卤甲烷，也不与氨及氨基化合物反应，因此可用于控制藻类、腐败植物和酚类化合物产生的嗅和味问题。与传统的消毒杀菌剂氯气相比，它不会与水中的酚类产生有怪味的氯酚，不会与水中的氨生成有害的氯氨，且比氯杀菌效果好。其缺点是二氧化氯发生器价格较昂贵，运行、管理有一定的危险性；必须现场制备和使用；制取设备复杂，操作管理要求高。基于以上特点，联合国世界卫生组织（WHO）将其列为安全的消毒剂（Al）级，美国环境保护署（EPA）和美国食品药品监督管理局（FDA）批准它可用于医院、药品加工等部门。综上所述，二氧化氯消毒技术是目前医院污水消毒处理技术中综合社会、经济、环境、生态效益于一体的较为适宜的方法。

5）臭氧消毒：臭氧是一种强氧化剂和高效杀菌消毒剂，它可以与细菌、病毒直接作用，接触时间短，杀菌效果好，并能有效去除污水中的色、臭味和酚氰等有机污染物，分解难生物降解的有机物，且受污水中氨氮含量、pH 和水温的影响较小，不产生有机氯化物，能增加水中溶解氧。根据臭氧发生量的大小，其制造成本也不一样。一般来讲，臭氧发生器的价格、运行及维护费用较高；运行、管理有一定的危险性，操作复杂；对水质要求也较高；并且常由于尾气处理不当易造成二次污染；制取臭氧的产率低。臭氧法用于医院污水消毒，可有效地杀灭大肠菌、脊髓灰质炎病毒等病毒。传染病医院污水应优先采用臭氧消毒，处理出水再生回用或排入地表水体时应首选臭氧消毒。

6）电化学法：电化学处理法包括电化学氧化还原、电凝聚、电气浮、光电化学氧化、内电解等方法，具有絮凝、气浮、氧化和微电解作用，在废水处理中电絮凝、电气浮和电氧化过程往往同时进行。多维电极法利用多个电极的电解过程，通过电解表面的吸附、催化、氧化还原等作用，将污水中的细菌污染物首先吸附在电极表面，当外加电压达到污染物分解电压时，就会发生电解反应，使污染物分解而去除。有研究表明，选用表面涂有钌、铱、铂等贵金属氧化物的网状钛板作阳极，不锈钢板作阴极，控制电压 30 V、电流密度 6 mA/cm^2、水力停留时间为 15 min、空气流量为 40 L/h、极水比为 1.0 的试验条件，对医院污水进行消毒处理，污水中粪大肠菌群除菌效果最好。用电化学消毒方法处理医院污水简单有效、投资运行费用低；无须添加化学药剂，不影响水质；设备体积小、自动化程度高；易与其他治理技术联用等优点越来越受到人们重视。

7）光触媒技术：光触媒是光和触媒（催化剂）的合成词，是一种以纳米级二氧化钛为代表的具有催化功能的光半导体材料的总称。纳米材料在光的照射下，把光能转变成化学能，促进有机物的合成或使有机物降解的过程就是光触媒技术，又叫作光催化技术。纳米光触媒在光照射下，价带电子被激发形成电子和空穴，与吸附于其表面的 O_2 和 H_2O 作用，生成超氧化物阴离子自由基，通过这些自由基的强氧化分解能力，破坏有机物中的 C—C 键、C—H 键、C—N 键、C—O 键、O—H 键、N—H 键；同时破坏细菌的细胞膜，固化病毒的蛋白质，从而杀死细菌、病毒。二氧化钛光催化可作为二氧化氯、臭氧和紫外线水消毒的替代品，光触媒技术在消毒杀菌、防污除臭、净化空气以及分解水中有机物等方面的应用，是近年来国内外研究的热点领域之一。在医院污水处理中，光触媒技术有着其他污水处理方法不能达到的效果优势：它不仅能去除医院污水中的化学污染物和放射性物质，还能达到消毒的目的。

8）单过硫酸氢钾的复合钠盐：单过硫酸氢钾复合盐是全国首创、独创的非氯复合活性氧的新型生活饮用水专用消毒剂。其分子式为 $KHSO_5$，存在形式为 K_2HSO_5、$KHSO_4$、K_2SO_4 复盐。

它的水溶液接近中性,在水中能产生各种高能量、高活性的自由基、活性氧衍生物等过氧化氢的衍生物,通过破坏微生物细胞膜通透性,致使细胞内容物流失,从而丧失能量依赖性膜运输系统的功能,还能与核酸中钙、铁等金属离子结合,产生羟自由基,使 DNA 的磷酸二酯键断裂。有研究表明,单过硫酸氢钾的复合钠盐溶液浓度为 10～40 mg/L 时,接触时间为 5 min 即对细菌繁殖体,如大肠埃希菌、金黄色葡萄球菌具有较强的杀灭作用,杀灭率达 100％;对真菌的杀灭率＞99.50％;但对细菌芽孢及乙肝病毒表面抗原未观察到其灭活作用。另外,单过硫酸氢钾的复合钠盐用于水消毒时,几乎不产生三氯甲烷及其他有机卤代物。

9)溴氯海因:溴氯海因,化学品名 1-溴-3-氯-5,5-二甲基海因,1-溴-3-氯-5,5-二甲基乙内酰脲,俗称溴氯海因(1-Bromo-3-Chloro-5,5-Dimethyl-hydantoin,BCDMH),是近年来国际上普遍采用的缓慢释放型杀毒剂,特别适于水体和公共环境的大面积消毒。该消毒剂在水中能够通过不断释放出活性 Br^- 和 Cl^- 离子,缓慢释放出次溴酸和次氯酸,将微生物体内的生物酶(如带有 $-SH$ 基的酶)氧化从而达到杀菌目的。与传统消毒剂相比,它的杀毒效果更显著,可有效杀灭各种微生物且余氯含量和气味少,适用于工业水处理以及矿泉(温泉)浴池的消毒,还可用于各种水处理,卫生间消毒除臭、消毒漂白及农业上用于花卉及种子消毒、杀菌,养殖业、水果保鲜等方面。但该消毒剂在使用过程中需要工作人员定期接触投放,具有一定职业风险。

(孙圣发)

第十三节　医疗废物处理

一、医疗废物分类

医疗废物是指医疗卫生机构在医疗、预防、保健以及其他相关活动中产生的具有直接或间接感染性、毒性以及其他危害性的废物。医疗废物是一种危害极大的特殊废物,这些废物主要来自患者的生活废弃物、医疗诊断、治疗过程中产生的各类固体废物,它含有大量的病原微生物、寄生虫和其他有害物质。在我国,医疗机构大多集中在城市中心区域,如果对这些医疗废物不加以管理并合格处理,其中含有的传染性物质、有毒有害物质等必然会造成严重环境污染,给群众身体健康、生命安全和生存环境带来巨大威胁,目前医疗废物的处置问题已引起世界各国广泛重视。

医疗废物共分五类,并列入《国家危险废物名录》。医疗废物中可能含有大量病原微生物和有害化学物质,甚至会有放射性和损伤性物质,因此医疗废物是引起疾病传播或相关公共卫生问题的重要危险性因素。

(一)感染性废物

携带病原微生物具有引发感染性疾病传播危险的医疗废物如下。

(1)被患者的血液、体液、排泄物污染的物品,包括棉球、棉签、引流棉条、纱布及其他各种敷料,一次性使用卫生用品、一次性使用医疗用品及一次性医疗器械,废弃的被服,其他被患者的血液、体液、排泄物污染的物品。

(2)医疗机构收治的隔离传染病患者或者疑似传染病患者产生的生活垃圾。

(3)病原体的培养基、标本和菌种、毒种保存液。

(4)各种废弃的医学标本。

(5)废弃的血液、血清。

(6)使用后的一次性使用医疗用品及一次性医疗器械视为感染性废物。

(二)病理性废物

在诊疗过程中产生的人体废弃物和医学试验动物尸体如下。

(1)手术及其他诊疗过程中产生的废弃的人体组织、器官等。

(2)医学试验动物的组织、尸体。

(3)病理切片后废弃的人体组织、病理蜡块等。

(三)损伤性废物

能够刺伤或割伤人体的废弃的医用锐器如下。

(1)医用针头、缝合针。

(2)各类医用锐器,包括解剖刀、手术刀、备皮刀、手术锯等。

(3)载玻片、玻璃试管、玻璃安瓿等。

(四)药物性废物

过期、淘汰、变质或被污染的废弃药品如下。

(1)废弃的一般性药品,如抗生素、非处方类药品等。

(2)废弃的细胞毒性药物和遗传毒性药物,包括致癌性药物,如硫唑嘌呤、苯丁酸氮芥、萘氮芥、环孢霉素、环磷酰胺、美法仑(苯丙氨酸氮芥)、司莫司汀、三苯氧氨、硫替派等;可疑致癌性药物,如顺铂、丝裂霉素、阿霉素、苯巴比妥等;免疫抑制剂。

(3)废弃的疫苗、血液制品等。

(五)化学性废物

具有毒性、腐蚀性、易燃易爆性的废弃化学物品如下。

(1)医学影像室、实验室废弃的化学试剂。

(2)废弃的过氧乙酸、戊二醛等化学消毒剂。

(3)废弃的汞血压计、汞温度计。

二、医疗废物的管理

《医疗废物管理条例》(2003年6月公布,2011年1月修订)中规定,医疗卫生机构应当及时收集本单位产生的医疗废物,并按照类别分置于防渗漏、防锐器穿透的专用包装物或密闭容器内。医疗废物专用包装物、容器,应当有明显的警示标识和警示说明。

医疗卫生机构应当建立医疗废物的暂时贮存设施、设备,不得露天存放医疗废物;医疗废物暂时贮存的时间不得超过2d。医疗废物集中处置单位的贮存、处置设施,应当远离居(村)民居住区、水源保护区和交通干道,与工厂、企业等工作场所有适当的安全防护距离,并符合国务院环境保护行政主管部门的规定。医疗废物集中处置单位应当至少每2d到医疗卫生机构收集、运送一次医疗废物,并负责医疗废物的贮存、处置。

医疗废物的收集及运送如下。

(1)按类别分置于专用包装物或容器内,确保包装物或容器无破损、渗漏和其他缺陷,破损的包装应按治疗废物处理。

(2)废物盛放不能过满,大于3/4时就应封口,封口紧实严密,注明科室和数量。

（3）分类收集，禁混、禁漏、禁污（利器放入利器盒内，非利器放入包装袋内）。

（4）运送时防止流失、泄漏、扩散和直接接触身体；运送医疗废物应使用防渗透、防遗撒、无锐利边角、易于装卸和清洁的专用运送工具，各种包装和运送工具应有专用医疗废物标识。

（5）建立医疗废物暂存处、设备，不得露天存放，并设专人负责管理。

（6）做好登记，内容包括来源、种类、重量和数量、交接时间、最终去向及经办人签名等，资料保存 3 年。

（7）对垃圾暂存处、设施及时清洁和消毒处理，禁止转让买卖医疗废物。

（8）医疗垃圾存放时间不得超过 2 d，每天工作结束后对运送工具进行清洁消毒。

（9）发生医疗废物流失、泄漏、扩散和意外事故发生时，应在 48 h 内及时上报卫生行政主管部门；导致传染病发生时，按有关规定报告，并进行紧急处理。

三、医疗废物处理处置技术

（一）医疗废物焚烧处置技术

采用高温热处理方式，使医疗废物中的有机成分发生氧化分解反应，实现无害化和减量化。该技术主要包括热解焚烧技术和回转窑焚烧技术，热解焚烧技术又分为连续热解焚烧技术和间歇热解焚烧技术。

医疗废物焚烧处置过程中会产生的废气、废水、固体废物和噪声等污染，其中大气污染主要为医疗废物焚烧过程中产生的烟气，通常含颗粒物、二氧化硫、氮氧化物、氯化氢、氟化氢、重金属（铅、汞、砷、六价铬、镉等）和二噁英等。在污染物削减及排放过程中，二噁英、酸性气体和重金属等污染物排放浓度应达到相应的污染控制要求，废水排放达到消毒和净化要求，焚烧残渣的热灼减率低于 5%。

（二）医疗废物非焚烧处理技术

1.高温蒸汽处理技术

高温蒸汽处理技术利用水蒸气释放出的潜热使病原微生物发生蛋白质变性和凝固，对医疗废物进行消毒处理。该技术主要包括先蒸汽处理后破碎和蒸汽处理与破碎同时进行两种工艺形式。

医疗废物高温蒸汽处理过程中主要产生废气，以及少量废水、固体废物和噪声等。大气污染物主要为预排气和高温蒸汽处理过程中产生的挥发性有机污染物和恶臭。

2.化学处理技术

化学处理技术利用化学消毒剂对传染性病菌的灭活作用，对医疗废物进行消毒处理。医疗废物化学处理工艺流程包括进料、药剂投加、化学消毒、破碎、出料等工艺单元。化学消毒通常选用石灰粉作为消毒剂，pH 控制在 11.0～12.5。

医疗废物化学消毒过程中主要产生废气，以及少量废水、固体废物和噪声等。大气污染物主要为进料和破碎过程中产生的挥发性有机污染物、恶臭和病原微生物。

3.微波处理技术

微波处理技术通过微波振动水分子产生的热量实现对传染性病菌的灭活，对医疗废物进行消毒处理。采用医疗废物微波处理技术或微波与高温蒸汽组合技术的工艺。微波发生源频率采用 915 MHz±25 MHz 或 2 450 MHz±50 MHz。微波处理的温度不低于 95 ℃，作用时间不少于 45 min。若采用加压消毒，微波处理的物料温度应低于 170 ℃，以避免医疗废物中的塑料等含氯化合物发生分解,造成二次污染。

医疗废物微波处理过程中主要产生废气,以及少量废水、固体废物、噪声和微波辐射等。大气污染物主要为破碎和微波消毒处理过程中产生的挥发性有机污染物、恶臭和病原微生物。

(三)医疗废物处理处置新技术

1.电子辐照技术

电子辐照技术是通过高能脉冲破坏活体生物细胞内的脱氧核糖核酸(DNA),改变分子原有的生物学或化学特性,对医疗废物进行消毒。该技术目前已应用于医疗用品消毒领域。

2.高压臭氧技术

高压臭氧技术是以臭氧为消毒剂,在高压作用下进行医疗废物的消毒处理。影响该技术应用的关键因素是臭氧的浓度水平。通过电脑程控装置,确保处置舱的臭氧浓度达到一定浓度。该技术适用于感染性、损伤性和部分病理性医疗废物的处理。该技术已在一些国家得到应用。

3.等离子体技术

等离子体技术通常包括两种方式:一种是通过直流高压产生快脉冲高能电子,达到破膜、分子重组、除臭和杀菌的效果;另一种是通过对惰性气体施加电流使其电离而产生辉光放电,在极短时间内达到高温使医疗废物迅速燃烧完全。该技术具有减容率高、适用范围广、处置效率高、有害物质产生少等特点。

4.磁化裂解技术

磁化裂解装置处理腔内,强制通入序号设定量的磁化空气,磁化气流在(150~250 ℃)的密闭腔内,形成等离子体。磁化裂解过程是指有机固体废物在空气被磁化的条件下,点火后(150~250 ℃)热量开始氧化、分解,然后高温燃尽有机气体达标排放。该技术具有高效减量及低能耗作用,残余灰分重量为原来的 2% 左右,一般固废焚烧发电要用大量燃料能维持1 000 ℃以上高温,而磁化裂解低温运行,大幅度节省能源消耗,同时避开产生二噁英温度低条件(340~850 ℃)。

四、医疗废物的检测和评价

《医疗废物化学消毒集中处理工程技术规范(试行)》中关于检测、评价及评估,要求设备在安装及检修后必须经国家环境保护总局认可的检测单位,采用生物学方法对处理后残渣进行消毒效果检测合格后方可运行,严禁在未经检测或检验不合格的情况下进行医疗废物化学消毒处理。在运行过程中,应采用同样的方法对消毒效果进行检测并不定期进行抽样测试,检测频率至少为2次/年。

医疗废物化学消毒处理效果生物指示剂检测指标可采用枯草杆菌黑色变种芽孢(ATCC 9372)作为代表性菌种。在实验室条件下,通常参照《消毒技术规范》(2002 年版)和《医疗废物化学消毒集中处理工程技术规范》进行模拟现场试验,判定标准为枯草杆菌黑色变种芽孢的平均杀灭对数值＞4.00,达到消毒合格要求。

(孙圣发)

第六章

口腔颌面外科门诊手术室护理

第一节　口腔颌面外科门诊手术的常规护理

一、术前护理

(1)征得患者及其家属同意后,签署手术同意书,方可进行手术。

(2)根据手术范围大小,应做必要的化验检查和 X 线检查,并检查其结果。

(3)热情接待患者,询问患者全身情况,有无心血管疾病、出血性疾病、糖尿病、药物过敏史等。女性患者若在月经期或妊娠期,应根据病情延期手术。口内手术,若牙石较多,应作洁治。对患者交代手术目的和预后,手术可能发生的并发症,做好解释工作,消除其紧张情绪,以便配合治疗。

(4)准备手术用器械物品。

二、手术当日术前护理

(1)核对患者的姓名、手术名称、部位。

(2)测量患者的体温、脉搏、呼吸、血压。

(3)检查术区局部有无急性炎症。术区常规备皮。

(4)备好 1/5 000 氯己定漱口液。

(5)根据手术需要调节好椅位和灯光,为患者戴好胸巾。

三、术中护理

(1)密切观察患者的全身情况,注意患者对麻醉药的反应,生命体征的变化,如有异常及时报告医师,并协助医师救治。

(2)多巡视,及时补充手术中所需用品。用无菌技术协助医师操作,如牵拉口角,清除术区血液、唾液,保持术野清晰,击锤、剪线等。

(3)负责手术标本保管和送检。

四、术后护理

(1)协助医师包扎伤口,清洁患者颌面部。

(2)术后健康指导:保持口腔卫生,餐后用漱口液漱口,不食过热、过硬和辛辣食物。术后注意事项,复诊及拆线日期。

(3)清点器械、用品,除特殊的处理外,术后器械用 15/1 000 消洗灵初消毒,再清洗、灭菌。

(4)椅位(床位)还原。

下述门诊手术的护理,仅就特殊事项加以叙述,常规护理不再重复。

(李爱洁)

第二节 拔牙术的护理

拔牙术是口腔颌面外科最常见的基本手术。该手术可导致不同程度的牙周软组织及牙槽骨的损伤;同时该手术多是在已感染的组织上进行,故能引起不同程度的全身反应,尤其是对有心血管系统疾病、血液病的患者,如不注意,会造成严重后果,因此应严格掌握拔牙适应证和禁忌证。

一、拔牙术前的护理

(一)患者的健康指导

(1)热情接待患者,了解其就诊目的,一切治疗都应事先取得患者或家属的同意,向其说明拔牙目的及拔牙后可能出现的不适和并发症,解除其恐惧心理,以最佳心理状态配合治疗,顺利完成手术。

(2)询问有关病史及药敏史,特别是过去有无拔牙史及有无麻醉后晕厥,术后出血史,必要时做麻醉药皮试。对有高血压、心脏病患者应根据病情轻重决定能否拔牙,必要时心电监护拔牙。

(3)严格掌握拔牙适应证、禁忌证,协助医师认真仔细检查核对患者的姓名,要拔的牙位、拔牙原因,必要时提供 X 线片,以供医师参考。

(4)除病员全身情况外,应做详细的局部检查如病牙有无叩痛,局部软组织有无红肿。然后根据全身和局部情况确定是否拔牙。

(二)拔牙器械的准备

(1)一次性器械盘一套(口镜、探针、双弯镊子)。

(2)各种敷料盒(棉签、棉球、纱球)。

(3)拔牙包一个,内有牙挺、牙钳、双头刮匙、牙龈分离器。

(4)漱口水一杯。

(5)根据不同情况应准备如增隙器、骨锤、双斜面凿、单斜面凿、刀状凿、宽圆凿、手术刀柄、刀片、大小骨膜分离器、剪刀、持针器、缝针、线、骨锉、根尖挺、三角挺及高速手机、钻针和吸引器。

(三)椅位准备

(1)为了便于手术的进行,患者与术者均应有合适的体位,患者常取坐位,面对光源。

（2）拔除上颌牙时,患者头应稍后仰使上颌牙殆面约与地面呈45°。患牙约与医师肩同高。

（3）拔除下颌牙时牙椅位稍降低应使患者下牙殆面与地面平行,患牙与医师肘关节同高。有的医师主张低位拔牙,即患者的体位较上述位更低。患者张口时应有充足的光线正对手术野。

（4）如患者不能坐位拔牙时,也可采取侧卧位。

二、拔牙术中的护理

（一）拔牙术中的心理护理
护士在拔牙过程中随时安慰患者,让其了解手术情况,使患者完全配合治疗。

（二）基本操作的护理
（1）护士为患者调好就座椅位,头靠、调灯光、围治疗巾。

（2）请患者漱口,常用1/5 000氯己定。

（3）医师一般在患者右前方,也可在患者右后方,护士配合应站立患者左侧以利传递器械、吸唾液或血液、协助医师操作或去骨。

（4）协助医师消毒口周皮肤及口腔黏膜,准备好注射器及麻醉药,医师注射麻醉药后,注意观察患者有无不良反应,如面色苍白、出汗、精神恍惚等反应。若有上述症状,应即时将牙椅放平,解开患者衣领扣,指压人中穴、合谷穴或给患者嗅氨,严重者给氧并及时报告医师协助处理。

（5）拔牙过程中根据需要为医师准备补充用物,如棉球、特殊用器械,协助牵拉口角、止血、劈牙、去骨、托护下颌骨,保护颞下颌关节不受损伤。

三、拔牙术后的护理

（一）拔牙结束后一般护理
为患者清洗口周血迹,解除胸围。清理用物并消毒。

（二）对患者健康指导
（1）拔牙当天患者应适当休息,勿做过多体力活动,以免冲掉血块,影响伤口愈合。

（2）嘱患者咬纱球30 min后吐出,若出血较多可延长到1 h,但不能留置时间过长,以免增加感染和出血的机会。

（3）拔牙后不要用舌舔吸或手触及伤口或反复吐唾液、吮吸,以免由于口腔负压增加,破坏牙槽窝内血凝块而致出血及感染。

（4）拔牙后24 h内,唾液为淡红色血性液体,属正常现象。

（5）拔牙1 h后可进温、凉、软食或流食。

（6）术后若有明显的大出血、疼痛、肿胀、发热、开口困难等症状,应及时复诊。

（7）伤口有缝线者,嘱术后4~5 d拆线。

四、各种拔牙方法的护理

（一）残根及断根的挺出和增隙法拔牙的护理
残根一般容易拔除,但也有少数牢固的残根则必须使用牙挺。

断根常发生于拔牙用力不当或因牙根异常,死髓牙、残冠等。断根的上端多在牙槽骨内比较牢固,必须用牙挺或增隙凿增隙或去骨,将牙根挺松或凿松后拔除。

增隙法是将增隙凿插入牙与牙槽骨之间,用骨锤击凿,楔进牙与牙槽骨之间,分离出缝隙后再下牙挺,将牙根撬出。护士击锤时用骨锤击凿柄,用力方向和凿的方向一致。用右手腕部力量,力要适中,有弹性,有节奏地连续叩击两下,再次重复。同时左手向上托护下颌骨处,保护颞下颌关节不受震伤。若掏取上颌前磨牙或磨牙牙根时,一定要轻击,以免使牙根进入上颌窦。

(二)劈开拔牙法

对于多根不易取出牙或阻生牙,用锋利的双面宽凿将牙冠劈开,然后分别取出。劈开的击锤法:医师将凿放于准确的部位,护士用闪击法,争取一锤劈开牙。击锤时,一般击两下,第一下很轻,为预备性警告,第二下用力快而干脆,同时必须托护下颌骨(在拔下牙或拔下颌阻生齿时)以免伤及颞下颌关节。

(三)切开拔牙法

对于用牙钳、牙挺、增隙方法均难以拔出的牙齿,如根分叉过大、根端肥大、阻生牙及难拔的断根或骨性埋伏牙,可用切开拔牙的方法,即切开翻起黏骨膜瓣、去骨、拔牙、修整骨创缘,用生理盐水冲洗伤口,清除碎片,缝合,去骨时选用单斜面凿,护士击锤要轻,可连续叩击,也可多次重复,同时托护下颌骨。

(四)乳牙拔除的护理

(1)热情接待患儿,耐心解释。

(2)对家长讲明应拔除的牙齿和不需陪伴的道理。

(3)患儿拔牙不能采取仰卧位,以防拔下的牙齿落入气管内。

(4)对于极不合作的患儿,可暂缓拔牙,因患儿在哭闹挣扎时,很容易拔错牙或将拔下的牙吸进气管内。

五、下颌阻生齿拔除的护理

(一)术前的护理

(1)了解患者的要求和全身健康情况。向患者交代手术过程中及手术后可能出现的反应。准备好已摄 X 线片。

(2)手术器械的准备同一般拔牙,另准备宽挺、双斜面劈开凿、单斜面骨凿和增隙凿、骨膜分离器、吸唾器或吸引器、高速涡轮钻机和手机,长裂钻、消毒孔巾、手套、针持、剪刀、缝针、线、口角拉钩等。

(二)术中护理

(1)患者用 1/5 000 氯己定液漱口,以 0.2％氯己定消毒口周皮肤,铺无菌孔巾。

(2)在切开翻瓣过程中,护士应协助医师拉钩或止血,置吸唾器于患侧舌下,以吸净唾液或血液。

(3)若需劈开拔牙时,要根据医师放凿的位置,击锤前将左手置于拔牙侧胸围下托护下颌角的下缘,右手握锤击凿(击锤方法同劈开拔牙法)。

(4)操作过程中要严密观察患者的口唇、呼吸、脉搏、出汗等反应,如有异常立即通知医师,停止手术对症处理。

(5)医师在进行缝合时,协助拉开患者患侧口角,止血、剪线等。

(6)拔牙完毕,用湿棉球清洁患者口周血迹,同时对患者进行健康指导。

(三)术后的护理

(1)对于创伤大的复杂阻生齿拔除患者,应观察半小时,无不适方可离院,并嘱患者次日复诊。

（2）嘱患者注意休息，按时服药，吃温凉饮食。

（3）嘱患者，术后如出现吞咽困难、疼痛、张口受限、下颌肿胀，及时来院复诊；若有出血、感染或下唇麻木等并发症，要及早治疗。

（4）嘱患者 5～7 d 拆线，其余同拔牙后护理。

六、监护拔牙术的护理

（1）术中监护指麻醉中、拔牙前、拔牙中及拔牙后即刻的监护，包括心电图变化，血压、脉搏、呼吸、神志及患者主诉等。

（2）协助患者就座，调节好椅位，为患者测量血压、脉搏并记录，并做好心电图记录，做好患者的解释工作。

（3）术中随时观察心电图变化，及时准确测量血压、脉搏并记录，若有异常，应立即报告医师采取有效的处理措施。

（4）认真观察患者病情变化，如呼吸、神志、精神状态、面色、瞳孔等，特别应重视患者的主述，如头痛、头晕、恶心等自觉症状，发现异常及时报告医师处理。

（李爱洁）

第三节　牙龈瘤切除术的护理

一、术前护理

手术器械及用物的准备：小手术包一个，另备咬骨钳、调拌塞治剂的用物一套（调拌刀、调拌板、塞治剂、丁香油），碘仿纱条、标本瓶、病理检查申请单。

二、术中护理

（1）术中护士应协助医师止血，如需送病理检查，护士应保护好组织。

（2）护士应协助医师将牙槽创面尽量拉拢黏膜缝合。如创面较大可用碘仿纱条填塞，对既不能缝合又不能填塞的创面，可用牙周塞治剂覆盖，护士应立即调拌塞治剂，调拌的黏稠度要适宜，若太稀易被渗血冲掉，不宜粘牢，干燥创面，放置塞治剂。

三、术后护理

（1）嘱患者进食温软的食物或半流质勿用患侧咀嚼，以免塞治剂早期脱落。

（2）如创口塞治剂脱掉，出血应随时就诊。

（3）饭后漱口，不要用力过大，以免冲掉塞治剂。

（4）术后 5～7 d 拆线。

（5）如需送病理检查者，护士负责送组织标本。

（李爱洁）

第四节　牙槽骨修整术的护理

牙缺失后,可能在牙槽骨上出现不利义齿修复的各种异常情况,为了便于义齿戴入及使牙槽骨均匀地承受咬合压力,因此要去除妨碍装戴义齿的牙槽骨突起部分,注意勿切除过多,以免影响牙槽突的高度和宽度,不利于义齿的固位。

一、术前护理

(1)器械和用物准备:一次性检查盘一套(牙科镊子、探针、口镜各一个);手术包一个内有3号刀柄、11号刀片、大小骨膜剥离器各一个、单面凿、骨锉、口角拉钩、咬骨钳、持针器、线剪、6×14号三角针带3-0黑丝线、麻药杯、纱布和纱球、孔巾;另备吸唾器、冲洗器、生理盐水、一次性橡皮手套、一次性注射器、1%碘酊和75%乙醇消毒口内黏膜和口周皮肤。

(2)根据患者全身情况按医嘱备好麻药,常用加肾上腺素的2%普鲁卡因、2%利多卡因等。

二、术中护理

(1)切开翻瓣:护士用口角拉钩拉开患者的唇部或颊部,以充分暴露手术视野,随时协助医师止血。

(2)去骨:如用骨凿去骨时,护士在击锤时用力要轻,以免去骨过多影响义齿的固位。如大面积去骨,护士应用生理盐水协助医师冲洗骨面,去净骨碎片并吸净口内液体。

(3)缝合时护士要协助止血、穿针、剪线等。

三、术后护理

(1)对术后咬纱球的患者,嘱半小时后吐掉。

(2)嘱患者当日不吃过硬和过热的食物,饭后漱口,保持口腔清洁。

(3)嘱患者最好在术后一周拆线,因牙槽突部位承担咀嚼摩擦力较多,过早拆线导致创口裂开。

(李爱洁)

第五节　唇舌系带矫正术的护理

唇舌系带过短影响正常运动功能时均应矫正。

一、术前护理

(一)患儿的说服工作
可采用电视或周围的勇敢小朋友作榜样,鼓励说服患儿。

(二)器械及用物的准备

小手术包一个、开口器、舌钳、牵舌用的粗线及大圆针。

(三)体位与麻醉

合作的患儿取坐位,用浸润麻醉;过小不合作的患儿用基础麻醉,取仰卧位。

二、术中护理

(1)为患儿取好体位,铺好孔巾;如是合作患儿孔巾不要遮盖患儿头部,以免患儿恐惧。

(2)护士协助医师将舌体提起或牵拉唇。在切开后护士同时要进行止血,协助缝合。整过手术过程中,医护配合要默契,动作要轻、迅速而准确。

三、术后护理

(1)术后用纱球压迫伤口几分钟,若无出血,方可让患儿离去。

(2)嘱进食温凉的流食或半流食,最好术后即食冷饮。

(3)术后可能有轻度肿胀,且因麻醉的原因,舌的感觉暂时丧失,注意勿使患儿咬伤舌部。

(4)术后 5～7 d 拆线。

(5)术后若有出血、口底肿胀、呼吸困难,应及时急复诊。

(李爱洁)

第六节　颌骨囊肿刮治术与舌下腺及其囊肿摘除术的护理

颌骨囊肿有根尖周囊肿、含牙囊肿、始基囊肿、角化囊肿等。若囊肿伴有感染,需先用抗生素控制炎症后再行手术治疗。舌下腺囊肿治疗时原则上在摘除囊肿的同时将舌下腺摘除。

一、术前护理

(1)准备好已摄 X 线片,以便明确囊肿的范围与邻近组织的关系,确定切口的大小。

(2)对已包含在颌骨囊肿内要保留的牙,术前应作根管治疗。

(3)手术器械及用物:手术包一个,另备碘仿纱条、骨蜡、冲洗器、生理盐水、吸引器,舌下腺手术需备银探针、压舌板、引流条等。

(4)患者取坐位。

二、术中护理

(1)连接好吸引器,并将 X 线片装在读片灯上,以供医师参考。

(2)协助止血。翻瓣时护士用吸引器吸净口内分泌物,同时协助医师暴露手术野。

(3)去骨暴露囊肿,护士在击锤时,用力适当,方向不能偏,注意勿损伤要保留的牙及邻近的骨组织。

(4)囊肿取出后清理伤口,护士用生理盐水彻底冲洗伤口,同时要充分止血,如压迫止血无效,可用骨蜡填塞止血。舌下腺手术医师在剥离腺体时,护士要注意止血使手术野清楚,保护好颌下腺导管、舌神经及舌动静脉。

（5）舌下腺及囊肿摘除后要充分止血，防止术后口底血肿。

（6）缝合时护士协助止血、剪线、备好碘仿纱条或引流条等。

三、术后护理

（1）术毕护士用绷带于相应手术部位的口外做加压包扎，24 h 取下。

（2）嘱患者休息半小时再离去。

（3）嘱患者近日食温凉的半流质或饮食，勿咬硬物，以免造成继发性骨折。

（4）注意休息，置引流条者 24 h 取出，7 d 后拆线，定期复查。

（5）舌下腺手术术后当日可含冰块，注意不要冻伤。

（6）患者术后有肿胀、出血、憋气等不适应立即就诊。

（李爱洁）

第七节　颌面部小肿物切除与活体组织检查的护理

颌面部常见的小肿物有皮脂腺囊肿、乳头状瘤、黏液腺囊肿、痣等。为了明确诊断和治疗，需截取部分活体组织进行切片检查。

一、术前护理

（1）器械及用物准备：用小手术包，根据需要备 5×14 号三角针和 5-0 黑丝线，皮肤和黏膜消毒剂，装有 10％甲醛的标本瓶，病理检查申请单，必要时备吸引器。

（2）按医嘱准备麻药。

二、术中护理

（1）切开剥离时护士协助牵拉切口，用纱布止血。肿物或组织暴露时，护士用组织镊夹住肿物或组织，使手术顺利进行。

（2）缝合时护士根据情况备好针线。如切口在面部应用小针细线以减少术后瘢痕。

（3）手术部位在面部的用 75％乙醇小纱布覆盖切口，另在其上盖纱布包扎。

（4）如术中出血较多时，护士应协助医师结扎血管止血并吸引血液。

（5）术中切下的组织，如需做活体组织检查的，应立即放在标明患者的姓名、性别、年龄的标本瓶内，以防丢失。

三、术后护理

（1）健康指导：面部伤口避免受压，回家每天用 75％乙醇清洗伤口 2～3 次，以免分泌物污染敷料而造成感染；若有肿胀、出血等不适，应即时就诊。嘱患者 5～7 d 拆线。

（2）护士送活体组织标本时要核对检查单上的项目是否与标本瓶上的相符。

（李爱洁）

第八节　口腔颌面部损伤的护理

根据损伤的原因和伤情不同,其临床症状和处理各有其特点。护士根据情况做相应的准备和护理。

一、颌面部软组织损伤的护理

(1)只伤及表面者首先是清洁创面,除去附着于创面的泥沙或异物,让其干燥结痂。护士应协助医师先用3％过氧化氢(双氧水)清洗,再用生理盐水清洗,最后消毒包扎。

(2)清创缝合:如创口需缝合时护士应准备缝合所需用品,协助医师清洗、消毒创口后缝合。在手术始终中应随时观察患者的生命体征。

(3)患者的健康指导:嘱患者保持创口清洁,每天可用75％乙醇清洗创口两次。行清创缝合者5～7 d拆线。

二、牙损伤的护理

牙损伤可分为牙挫伤、牙脱位、牙折三类。

(1)牙损伤后应尽可能地保留牙,护士根据情况准备用物。

(2)如需固定松牙,应备好牙弓夹板或金属结扎丝、持针器、钢丝剪、钢丝钳、压器等。在做牙结扎固定时护士协助医师暴露视野,剪断钢丝等。

(3)患者的健康指导:①不要用患牙咀嚼食物,使患牙得到休息;②定期观察,每月复查一次;③做牙固定的患者3～4周拆除固定的结扎丝。

（李爱洁）

第七章

消化内镜室护理

第一节 纤维胃镜检查技术与护理

一、发展史

消化内镜包括食管镜、胃镜、十二指肠镜、小肠镜、结肠镜、直肠镜、胆道镜、腹腔镜、母子镜、超声内镜、放大内镜、胶囊内镜等。硬式腔镜时代以前,临床上主要用于诊断消化管、消化腔的疾病。纤维内镜问世后,开启了内镜发展、应用的新纪元,纤维内镜可以观察到人体内几乎所有腔隙管道,胃肠镜下微创手术治疗便迅速推广;随着电视内镜、电子内镜的开发,需要多人协作的复杂性治疗相继开展,如乳头括约肌切开取石术、取放支架,母子内镜的操作等,从而带动了先进的专用治疗器械的开发,使治疗内镜更安全、操作更容易、疗效更好。因此,目前消化内镜不仅可用于诊断疾病,还可用于微创治疗,使原本外科手术治疗的疾病,如食管狭窄支架放置术、良性息肉的切除术、肠套叠及乙状结肠扭转复位术、梗阻性化脓性胆管炎的鼻胆管外引流及乳头括约肌切开取石术等,相继由腔镜取代了传统的开腹手术。

随着内镜技术的不断发展,消化内镜检查及治疗已成为消化系统疾病诊治必不可少的手段。内镜作为一种侵入人体腔的仪器,由于其结构复杂,材料特殊,价格昂贵,使用频率高,因此,要求从事内镜工作的医护人员应遵循内镜的消毒、保养、维护、故障排除等程序,以减少或避免因维护与保养不当造成的内镜损伤。因胆道镜、腹腔镜手术由普通外科医师开展,故本章不予介绍。由于内镜技术发展迅猛,种类繁多,也由于篇幅有限,本章选取了临床常用的纤维胃镜、电子胃镜、十二指肠镜、结肠镜、超声内镜、胶囊内镜重点叙述。

纤维胃镜开发后,其临床应用亦越来越广泛,除了在硬式内镜时代的直接观察病变进行诊断,检查中采集分泌物进行微生物学检验和用活检钳钳取活组织进行病理组织学诊断外,还可用于黏膜剥离活检、全瘤活检、细胞学检查、黏膜染色等以协助诊断。由于纤维胃镜检查盲区少,痛苦小,视野清晰,安全性高等优点,胃镜下开展的微创治疗迅速推广,如内镜下止血、摘除息肉、上消化道狭窄的扩张、食管胃内异物的取出、上消化道穿孔的封闭等,目前消化系内镜已进入治疗内镜时代。

由于纤维胃镜是精密仪器,加之在临床的应用日益广泛,如果维护与保养不当,容易造成内镜的损伤,从而影响其使用寿命。因此,每一位从事内镜工作的医护人员不但应掌握内镜的使用、消毒、维护、保养及发生故障后的处理方法,还应在临床实际工作中爱惜内镜并认真执行操作规程。

二、基本结构及原理

(一)基本结构

一套完整的纤维胃镜由光学系统及机械系统构成。光学系统包括:导光、导像系统;机械系统包括弯曲及调节系统、注水注气系统和吸引活检通道。

1.前端部

即内镜的头部,包括下面结构。

(1)导像窗:亦称观察窗,接收图像供观察,由物镜、导像束的前端和窗玻璃组成。窗玻璃起密封保护作用,避免物镜和导像束受水和污物沾染。观察窗在前端与内镜纵轴垂直,为前视式胃镜。

(2)导光窗:亦称照明窗,由导光束前端传入冷光做照明用,前面有窗玻璃密封,导光窗视内镜型号不同,可有1～2个。

(3)送气送水孔:为送气送水出口,送气使空腔脏器扩张,便于观察,送水喷嘴对准导像窗,可清洁观察窗,使视野清晰。

(4)活检吸引孔:又称钳道管,一般只有一个镜孔,这是活检器械、手术器械或检查器械的伸出孔,此孔可兼作吸引用。手术式胃镜也即双管道胃镜,有两个镜孔,可伸出两种器械,便于进行胃镜手术。

2.弯曲部

即前端可控弯曲部,利用弯曲旋钮能控制前端向上、下、左、右弯曲,便于胃镜在消化管内腔进入及观察,减少或基本上消除盲区,使检查更为方便全面。

3.镜身

即内镜插入部,外包软管,由聚乙烯或聚氯酯制成的塑料管及金属软管组成,内装导光束、导像束、活检及吸引管道、送气送水管和弯角牵引钢丝等。

4.操作部

虽然胃镜操作部随厂家设计不同,但一般均由以下部件组成。

(1)目镜:供操作者观察及摄影。

(2)屈光调节环:调节物像的焦点。

(3)活检阀:插入活检钳及各种手术器械时腔内气体不致泄漏。

(4)吸引钮:通过负压吸引器可清腔内气体及水。

(5)注气注水钮:轻轻按下可送气,全部按下可送水。

(6)弯角钮:又称角度钮,转动弯角钮使弯曲部随意做不同方向弯曲,便于观察。弯角钮有大、小两个,旋转大弯角钮,胃镜弯曲部可做上、下弯曲,旋转小弯角钮,胃镜弯曲部可做左、右弯曲。

(7)固定钮:可使弯曲部固定在所需位置。

5.万能导索及光源插头

万能导索是胃镜和光源装置的耦合连接部分,它在操作部与镜身相接,它的光源插头与光源装置相接,亦称连接部。除光束外,其内并有送气送水管及吸引管,摄影用的同步自动闪光装置亦通过这部分与导光纤维相接,故称万能导索。其具有如下装置。

(1)导光管:是导光束与光源连接杆,由光源灯泡发出的光,聚光于导光管端,强冷光通过导光束传递到前端的导光窗射出,作照明用。

(2)送气送水管:连接于光源内电磁气泵管道上,受操作部的注气、注水钮控制。

(3)同步闪光插头:内有导线通于操作部的目镜旁,在摄影时使用相机与光源内同步闪光装置相连可自动曝光。

(4)连接圈:又称 O 形圈,用于固定插入光源部分。

(5)注气注水嘴:外接贮水瓶,供注水时应用。

(6)S 导线接头:与高频电发生器的 S 导线相接,做电外科时如产生电流,能通过该接头使电流回路,保证患者和操作者的安全。

(7)吸引嘴:接负压吸引器,按操作部的吸引钮可吸引腔内气、水及颗粒较小的组织碎屑及食物残渣。

(二)纤维胃镜的导光导像原理

光在透明可曲的光导纤维中传导,由纤维或纤维束的一端传到另一端,是纤维胃镜导光导像的基本原理。

当光线经一个介质传到另一个介质时,在界面上可看到反射和折射现象,如果入射光线不折射到第二介质中,而是完全反射回原介质,称此现象为全反射。纤维胃镜就是应用全反射特性的光导纤维组成的,光学纤维的导光导像基本原理就是利用这种全反射现象。纤维导光束和导像束是由拉成极细的玻璃纤维组成的,每根玻璃纤维直径只有十几微米或相当于发丝的 1/10,每一根光导纤维只能传递一个像元或光点,要传递一定范围的图像和光束需要一定数量单根光学纤维捆扎在一起,组成导光束和导像束,一般纤维胃镜导光、导像束有 20 000~50 000 根纤维,玻璃纤维愈细,数目愈多,导像愈清楚,分辨力愈高,光能传递愈大。

为了达到纤维束全反射的目的,目前玻璃纤维均用燧石作核心纤维,其外涂以一层冕玻璃,称被覆层,被覆层解决了光的绝缘问题,因为燧石玻璃的折射率高于冕玻璃,因此照射在燧石玻璃内表面的光线全被反射到对侧内表面,冕玻璃作为被覆层,解决了所谓的绝缘问题,使光不泄漏,经过反复的全反射,光线由纤维的另一端射出。导光纤维断裂,光的传导便中断;若断裂的数目越多,则导出的光亮度便越弱,视野则越昏暗。

导像束的传导要求较导光束高,当玻璃纤维弯曲时,反射角发生变化,但光线仍以全反射的方式传导,要将光学图像的形态和位置,毫不失真地由一端传到另一端,要求玻璃纤维两端的排列次序完全相同,首尾正确对应。所有数万光点从一端传到另一端,每根纤维之间排列愈紧密,两端愈整齐,传导图像的光亮度愈大,分辨率愈高,图像愈清晰;如果光纤玻璃断裂,此处的光线传导阻断,则出现黑点,光亮度下降,图像的清晰度亦下降;黑点愈多,光亮度下降愈多,图像暗而且黑点多。导像的原理,除了纤维导像束外,尚有一系列的物镜和目镜组成一导像系统,使物像能无误地传到目镜。

三、适应证及禁忌证

(一)适应证

(1)有上消化道症状,需做检查以确诊者。

(2)不明原因上消化道出血者。

(3)疑有上消化道肿瘤者。

(4)X 线钡餐检查发现病变,但不能确定其性质者。

(5)反复或持续出现上消化道症状和(或)粪便隐血阳性,尤其是年老者。

(6)需随诊的病变,如溃疡病、萎缩性胃炎、息肉病等。

(7)胃十二指肠溃疡手术或药物治疗后随访。

(8)需内镜治疗者。

(二)禁忌证

(1)严重心脏病。

(2)严重肺部疾病。

(3)上消化道大出血,生命体征不稳者。

(4)精神不正常,不能配合检查者。

(5)咽部急性炎症者。

(6)明显主动脉瘤。

(7)腐蚀性食管炎急性期。

(8)疑有胃肠穿孔者。

(9)严重食管静脉曲张。

(10)明显出血性疾病。

(11)活动性肝炎。

(12)全身衰竭者。

四、操作流程

(一)操作前准备

1.评估患者并解释

(1)评估患者:年龄、性别、病情、意识、治疗及是否装有心脏起搏器等情况,活动能力及合作程度。

(2)向患者解释胃镜检查的目的、方法、注意事项及配合要点。

2.患者准备

(1)了解胃镜检查的目的、方法、注意事项及配合要点。

(2)检查前禁食禁饮 6 h,保证空腹状态。

(3)愿意合作,取左侧卧位,头微曲,下肢屈曲。

(4)解开衣领或领带,宽松裤带。

(5)如患者装有活动义齿,应将其取出置于冷水中浸泡。

(6)常规口服咽部麻醉祛泡药。

3.护士自身准备

衣帽整洁,修剪指甲,洗手,戴口罩,系围裙,戴手套及袖套,必要时戴护目镜。

4.用物准备

完整的纤维胃镜标准套,包括纤维胃镜、冷光源、注水瓶、吸引器、内镜台车、弯盘、牙垫、治疗巾、活检钳、滤纸条、玻片、细胞刷、标本固定瓶和(或)缸、乳胶手套、生理盐水、祛泡剂、麻醉霜或2%利多卡因、各种规格的注射器、干净纱布块、纸巾等。备有氧气、急救物品车,车内包括吸氧面罩、吸氧管、简易球囊呼吸器、复苏药物及局部止血药物等。

5.环境准备

调节室温,关闭门窗及照明灯,拉上遮光窗帘。

6.设备检查及调试

(1)在使用前,把胃镜与光源、吸引器、注水瓶连接好,注水瓶内装有1/2～2/3的蒸馏水或冷开水。

(2)检查胃镜插入管表面有无凹陷及凸出的地方,检查内部是否松弛,有无异常。检查内镜弯曲功能:旋转各角度钮,看弯曲部是否能圆滑地弯曲;查看角度钮是否能使角度钮的转动停下来;检查弯曲部的外皮是否有细微孔洞、破损及其他不正常。检查光学系统:用沾了70%乙醇溶液的干净纱布,擦拭电气接点和镜头的所有表面;把导光端插入光源插座;调整调焦环,使胃镜能清晰对焦,直到能清晰地看到约 15 mm 的物体。检查管道系统,确认钳道管通过钳子通畅。

(3)一切连接妥善后,将冷光源的电源插头插入电源插座中,开启冷光源的电源开关,可见光从胃镜先端射出,并听到气泵转动的声音,证明光源工作正常。注意:在胃镜各部没接好之前,不能打开光源的开关,防止损伤胃镜或造成操作者的身体伤害。

(4)用一大口杯装 1/2 杯水,将胃镜先端置入水中,用示指轻轻堵住送气送水按钮,检查送气送水功能。

(5)将胃镜先端置入盛水的杯中,按下吸引按钮,踩下吸引器脚踏开关,观察吸引功能是否正常。

(二)操作步骤

1.核对

核对患者的姓名、性别、年龄、送检科室是否与申请单一致。

要点与说明:确认患者。

2.摆体位

协助患者取左侧卧位,躺于诊查床上,在患者头下放一治疗巾,弯盘置于治疗巾上,嘱患者张口咬住牙垫。

要点与说明:防止口水污染检查床及患者的衣物。注意枕头与肩同高,以利于顺利插镜。防止咬坏胃镜镜身。

3.插镜配合

左手扶住患者头部,右手握住镜身前端,将胃镜弯曲部轻度弯曲成适应人口咽部的弯曲形状,再将镜子头端送入口咽部,顺着咽后壁轻柔地送至喉部食管入口处。

要点与说明:以双人插镜法为例。操作时动作要轻柔,速度不要过快。

4.送镜配合

嘱患者做吞咽动作,食管入口开启,顺势将镜头送入食管、胃、十二指肠降部,送镜时,持镜的手要靠近牙垫。

要点与说明:送镜勿过快,以免医师尚未观察清楚就伤及食管占位性病变或血管性病变。速度不要过快,以减轻咽喉部的刺激。

5.退镜配合

紧握住镜身,与操作者保持一定的抵抗力,使镜身呈一直线,慢慢退镜,至咽喉部约 15 cm,快速将镜退出。

要点与说明:以防镜子移动或滑出。速度不宜过快,以防遗漏病灶,以及防止分泌物进入气管。

6.观察

病情与患者反映。

要点与说明:观察有无恶心、呕吐,观察呼吸、心率、血压、血氧饱和度的变化,观察有无发绀、呼吸困难等。

7.用物处理

备用。

8.洗手记录

记录检查结果、消毒时间、患者反映。

(三)注意事项

(1)如为单人插镜法,由医师独立完成。操作时,护士位于患者头侧或医师旁,注意保持患者头部位置不动,患者在插镜有恶心反应时,护士一手固定患者头部,一手扶住牙垫,以防牙垫脱出。

(2)胃镜检查过程中,嘱患者不要吞咽唾液,以免呛咳,让唾液流入盘内或用吸引管将其吸出。

(3)当镜头通过幽门,进入十二指肠降段,反转镜身观察胃角及胃底时可引起患者较明显不适及恶心呕吐症状,此时护士要适时做些解释工作,嘱患者深呼吸,肌肉放松。

(4)对于特别紧张、普通插镜法屡屡失败的患者,可采用指压插镜法。

(5)术中发现病变组织需钳取活组织送病理检查时,护士要熟练配合活检术及标本处理。

五、常见并发症及处理

胃镜检查为一侵入性操作,因患者自身因素、操作者因素及设备等原因均可造成一些并发症。近年来,由于内镜医师操作技术的普遍提高、胃镜性能的改善及无痛胃镜的应用,胃镜检查所致的并发症已不多见,特别是严重并发症,如心脏意外、消化道穿孔、严重感染(吸入性肺炎、菌血症)等已非常少见。但一般的并发症,如插镜困难、咽喉部擦伤、上消化道出血、贲门部黏膜撕裂等较常见,因此应对此有充分的认识和足够的重视,及早发现,及时处理。

(一)插镜困难

1.发生原因

(1)操作者对上消化道解剖与生理欠熟悉,操作技术欠熟练,镜头未能对准食管入口,镜子进入梨状隐窝或气管。

(2)由于患者过度紧张或食管有阻塞性病变者,使食管入口处的环咽肌痉挛。

(3)过度使用角度钮,使镜子在咽喉部打弯。

(4)患者烦躁不安,不能配合。

2.临床表现

胃镜进入梨状隐窝后出现插镜阻力大,视野中一片红,看不到任何结构;镜头送入气管时,患者有呛咳,严重时出现口唇发绀、躁动、血氧饱和度下降,镜下可看到环形的气管壁;镜子在咽喉部打弯,术者可看到镜身,患者有明显的痛苦不适;最后导致插镜不成功。

3.预防及处理

(1)对于清醒患者,插镜前向其解释病情,耐心讲解胃镜检查的意义,以得到其合作。对于烦躁不合作的患者,可适当使用镇静药。

(2)培训医护人员熟练掌握专业知识及专科操作技能。

(3)插胃镜动作要轻柔、快捷。将胃镜的弯曲部轻度弯曲成适应人口咽部的弯曲形状,顺着咽后壁轻柔地送入约15 cm(喉部食管入口处),嘱患者做吞咽动作,食管入口开启,顺势将镜头送进食管。

(4)如镜子进入梨状隐窝,切不可盲目用力送镜,以免损伤梨状隐窝,甚至穿孔。此时应将胃镜退后至看清口咽部的结构后,对准食管入口处插入胃镜。

(5)如镜头送入气管,一旦患者发生呛咳,立即把胃镜退出,重新进镜。

(6)如镜子在咽喉部打弯,应把角度钮放松,慢慢把镜子退出重新插入。

(7)对于紧张型患者,可反复向患者做解释工作,尽量取得配合。如仍插镜困难,可退镜让患者休息片刻再插。如仍不能成功,而又必须检查者,可在镇静药物辅助下再次试插。

(8)对于食管有阻塞性病变者,可在目视下帮助确定位置协助入镜,并可及时发现高位阻塞性病变。如仍不能插入,可改用其他方法试插。

(二)咽喉部擦伤

1.发生原因

(1)由于患者紧张、恐惧、不合作或操作者技术欠熟练加上胃镜质地较大较硬,导致插入困难。强行插入损伤咽喉部黏膜。

(2)操作者动作粗暴或反复插镜损伤咽喉部黏膜。

(3)胃镜插入前未充分润滑,造成咽喉部黏膜损伤。

(4)患者因不能耐受插胃镜所带来的不适或患者不合作,出现剧烈呕吐或强行拔镜。

2.临床表现

患者感咽喉部疼痛或不适,吞咽时有异物感或障碍。

3.预防及处理

(1)对于清醒患者,插镜前向其解释病情,耐心讲解胃镜检查的意义及配合。对于烦躁不合作的患者,可适当使用镇静药。

(2)插管前用润滑油充分润滑胃镜,操作时动作尽量轻柔,争取一次插镜成功,避免多次插镜。

(3)改进胃镜插入方法如下。①二步插镜法:对初学者或镜端较粗、柔软性欠佳者,插镜时可分两步来做,即入镜至口咽转弯处时让患者咽一下,帮助镜子进入咽部;至喉部时,再咽一次进入食管。有时可借患者作呕时食管入口张开或嘱患者深吸一口气呼出时食管入口松弛,顺势将胃镜送入食管。②指压插镜法:用于特别紧张、普通插镜法屡屡失败的患者。具体方法:先将牙垫套入胃镜插入部,操作者右手呈执笔状抓住镜身前端处,左手示指、中指伸入患者张大的口中,向下压住舌根部,右手送镜从左手中指、示指之间位置正中部插入。到达喉部,借其呕吐反射时迅速插进食管。注意操作时伸入口腔中的手指位置要固定好,不要乱动。镜子进入食管后,左手指不能马上退出,而应先用右手将已套在镜身上的牙垫送入口中,置于上、下牙之间后左手指才能从患者口中退出,嘱患者咬住牙垫。这种插镜法具有准确度高、入镜迅速的优点。

(4)对呕吐剧烈者,操作者可以双手拇指按压患者双侧内关穴 3~5 min,由重到轻,然后插入胃镜;另可嘱其深呼吸,暂停插管让患者休息;或选用适当的镇静药或阿托品肌内注射,10 min后再试行插镜。

(5)发生咽喉部擦伤者,可用混合液咽部喷雾法治疗,即用 2% 甲硝唑 15 mL、2% 利多卡因 5 mL、地塞米松 5 mg 的混合液,加入喷雾器内,向咽部喷雾 4 次,2~3 mL,每天 3 次。

(三)上消化道出血

1.发生原因

(1)插镜创伤。

(2)患者剧烈呕吐造成食管黏膜撕裂。

(3)烦躁、不合作的患者,反复、强行插镜引起食管、胃黏膜出血。

2.临床表现

吸出液呈淡红色或鲜红色,清醒患者主诉胃部不适、胃痛,严重者脉搏细弱、四肢冰凉、血压下降、呕血、黑便等。

3.预防及处理

(1)插管动作要轻柔,快捷。患者出现剧烈恶心、呕吐时,暂停插镜,让患者休息片刻,待恶心、呕吐缓解后再缓缓将镜头送入,切勿强行插镜。

(2)做好心理疏导,尽可能消除患者过度紧张的情绪,积极配合检查,必要时适当加用镇静药。

(3)若发现吸出液混有血液应暂停胃镜检查,退镜检查出血原因及部位,经胃镜活检孔注入止血药;若冰生理盐水加去甲肾上腺素 8 mg 冲洗胃腔以促进止血,亦可根据引起出血的原因,采取不同的胃镜下介入治疗方法,如钛夹止血、生物蛋白胶喷洒止血、注射止血合剂止血等。静脉滴注制酸药及止血药。

(4)大量出血时应及时输血,以补充血容量。

(5)如上述措施无效,出血不止者可考虑选择性血管造影,采用吸收性明胶海绵栓塞出血血管;内科治疗无效者,行外科手术治疗。

(四)贲门部黏膜撕裂

1.发生原因

(1)插镜时患者剧烈呕吐造成贲门黏膜撕裂。

(2)食管下段狭窄、贲门失弛缓症、食管静脉曲张患者,在插镜时易在贲门部打弯打折,强行插镜。

2.临床表现

患者感胸骨后疼痛或不适,呕吐出新鲜血液或暗红色凝血块。

3.预防及处理

(1)插镜前详细询问患者的病史,及时向检查医师反馈。

(2)患者出现剧烈恶心、呕吐时,暂停插镜,让其休息片刻,待恶心、呕吐缓解后再缓缓将镜头送入,切勿强行插镜。

(3)插镜动作要轻柔,进入食管后遇有阻力,不能强行插镜,先将镜子后退,看清楚后再插镜。

(4)已发生贲门黏膜撕裂者,根据撕裂的情况,可选择胃镜下微创治疗,如钛夹封闭术、带膜金属支架置入术等,再使用制酸、止血、抗感染治疗;若撕裂创面过大,则送外科手术治疗。

六、常见故障及排除方法

胃镜在长期使用的过程中,难免会出现一些故障。但胃镜护士(或技师)由于技术、材料及设备限制,只能对如下一些常见故障进行处理。除此之外的其他修理,要及时送往厂家特约维修中心维修。

(一)胃镜与光源连接不适

1.故障原因

所用的胃镜型号与光源不配套。

2.故障排除方法

(1)将胃镜输出插座环旋转至合适位置。

(2)使用厂家提供的转接器。

(二)图像与亮度问题

1.故障原因

(1)没有图像:在使用胃镜电视时有时会出现。

(2)图像模糊:①目镜焦点调节环没调节好;②透镜表面不干净;③摄影凸缘移位等。

(3)图像过亮或过暗:①导光窗玻璃或导光束端被污染,如胃肠道的分泌物、真菌等;②光源所用灯泡规格与要求不符,灯泡使用过久,安装有问题;③导光纤维老化或大量折断。

2.故障排除方法

(1)如果没有图像:①检查各电源开关是否打开;②检查胃镜电视转接头或胃镜电缆是否装好;③检查光源灯泡是否点亮;④检查主机视频信号与监视器连线是否连接好;⑤检查监视器的模式是否正确;⑥连接有胃镜图像的打印机时,检查打印机开关是否打开。

(2)为了使图像不失真,可调节焦点环,用辅助注水冲洗物镜;用蘸有清洁剂的拭镜纸擦拭目镜、物镜表面污物。如经上述处理后仍不见效,用漏水检测器检查是否有渗漏现象(只限于防水型胃镜),如有问题应立即停止使用,送专业维修站修理。

(3)导光窗玻璃被污染,可用蘸乙醇的纱布擦去前端部导光窗污物;导光束端被污染,则需送专业维修站修理。灯泡有问题,则按要求正确更换与使用光源规格一致的灯泡即可解决。导光纤维老化或大量折断,需送维修站更换导光束。

(三)操作部调节旋钮故障

1.故障原因

调节前端部弯曲角度与规定角度相差过大,可能为长期使用后内部牵拉钢丝过长。

2.故障排除方法

如不影响操作,不予处理。如调节费力,要检查锁钮是否处于自由活动位置上。如以上检查没有问题,则可能是内部机械故障,应停止使用,送专业维修站修理。如果影响操作,亦需送维修站修理。

（四）吸引故障

1.故障原因

（1）吸引器故障：胃镜检查吸引不畅，主要发生在普通负压吸引器，常见原因有：①各部连接不当；②排污瓶盖未盖紧；③脚踏开关接触不良；④吸引管老化、有裂口、成锐角打折等；⑤排污瓶内污水过满，进入吸引器的电机内，引起线圈短路，吸引器失灵损坏。

（2）胃镜内吸引管道堵塞。

（3）活检管阀开口漏气。

2.故障排除方法

（1）如吸引器故障，针对引起故障的不同原因进行排除：①检查各管道的连接是否正确，吸引管是否接错；②检查排污瓶盖是否盖紧，若没盖紧，则将瓶盖拧紧；③打开脚踏开关检查，如已损坏，则打开踏板焊接导线；④更换胶管；⑤排污瓶内的污水盛至 2/3 及时倒掉，如吸引器已失灵损坏，需送至专门维修部门修理。

（2）在吸引器没有问题的前提下，检查胃镜内吸引管道是否堵塞，如被堵，应卸下吸引按钮，用管道清洗刷来洗涤全部吸引管道，并在吸引按钮胶阀上涂些专用硅油后重新安装好。

（3）经上述处理仍不见效，再检查活检管阀有无磨损和安装是否正确，如磨损较严重或安装不正确，应予重新更换或安装。

（五）送气/送水故障

1.故障原因

（1）气/水送不出或送出量少，此时气/水管道可能被堵塞。

（2）送气/注水钮按压不灵活。

（3）胃镜只送气不送水。

2.故障排除方法

（1）遇到气/水送不出或送出量少这种情况，应反复按压送气/送水钮，如堵塞不严重，此即可解决问题。如堵塞过于严重，将前端浸在清水或 75% 乙醇溶液中数分钟后，再按压下送气/送水钮并堵住送水接头的情况下，用大型注射器从导光缆连接部送气管口用力进行注水，则可能冲通。用此法无效时，则要送专业维修站。

（2）若送气/注水钮按压不灵活，则卸下按钮洗涤清洁后涂些专用硅油，重新安装好即可。

（3）若胃镜只送气不送水，应检查送水瓶盖是否盖紧，与胃镜连接是否有问题，送水瓶内的水以装到 2/3 瓶高为宜。

（六）附件操作故障

1.故障原因

（1）附件不能通过活检通道：①胃镜前端高度弯曲时，插入的某些器械不能顺利通过管道；②管道内有异物阻塞时；③使用附件与胃镜型号不适合。

（2）抬钳器不动或动作不灵活：①可能是抬钳钢丝被拉断；②抬钳器轴、钢丝管被分泌物沾污。

（3）活检钳开闭不灵活。

（4）摄片的质量出现问题。

2.故障排除方法

（1）胃镜前端高度弯曲时，应将前端取直先通过器械，再弯曲前端，送达到病变部位；如管道内有异物阻塞时,用管道清洗刷清洗活检管道即可疏通,若上述方法无效,则重新选择适当的附件;附件与胃镜型号不适合,亦可更换合适的附件解决问题。

(2)抬钳钢丝被拉断,需送维修站维修;抬钳器轴、钢丝管被分泌物沾污,可用清水或75％乙醇溶液浸泡清洁后轻轻操作抬钳器,使之动作灵活,并滴少量硅油润滑。

(3)虽然每次活检钳使用后都清洗、消毒,并滴硅油保存,但有时仍开闭不灵活,此时需把活检钳前端浸泡在过氧化氢或75％乙醇溶液内数分钟,以便清除残留污垢,使开闭动作灵活。

(4)对于摄片质量出现的问题,应检查所用的胶片是否与胃镜摄影的要求相符合,光源的曝光指数及相机的快门速度是否合适,胶片是否过期,胃镜及相机接触点是否有问题。

七、设备管理与维护

为了延长胃镜和附件的使用寿命,必须注意胃镜和附件的保养和保管,设置专人管理,建立贵重仪器使用与保养记录本。

(一)安全使用

(1)非专业人员不许拆开设备检查。在使用该设备时,注意勿用有腐蚀性液体涂抹镜子,否则可能导致镜子外皮损坏。

(2)使用胃镜前,从镜柜取出镜子时,要一手握住胃镜的操作部和导索接头部,一手握住胃镜的先端部,两手之间距离略宽过双肩的距离。握操作部和接头部的手注意一要握住该部的硬性部分,不能握其软性部分,否则因软性部分承受不住操作部和接头部的重负发生弯曲,造成玻璃纤维的折断;二要注意用一手指隔开操作部和接头部,避免两部的凸起部分互相碰撞,伤及胃镜外皮,导致胃镜漏水。

(3)检查胃镜弯曲功能时,旋转各角度钮不要用力过猛,以免损坏角度钮。

(4)连接冷光源时,要一手握住胃镜的接头部,一手固定冷光源,将胃镜接头部对准冷光源的内镜插座插入,避免未对准插口强行插入,引起胃镜接头部的损坏。待O形圈全部插入后,胃镜才能与冷光源紧密连接。

(5)在插入注水管接头时,要一手扶住胃镜接头部,一手插入注水管接头,单手插入容易因用力不均损伤胃镜接头部。

(6)在胃镜各部没接好之前,不要开光源的开关,防止损伤胃镜或造成操作者的身体伤害。

(7)在进行胃镜检查前,必须让患者咬住牙垫。在胃镜检查过程中,如为单人插镜法,护士位于患者头侧或医师旁固定牙垫,防止在插镜患者有恶心、呕吐反应时牙垫脱出,咬坏镜身。对于意识不清、烦躁不安、小儿、不合作者,可在镇静或全身麻醉下进行胃镜检查。

(8)如需给患者取活检,在活检钳尚未送出胃镜先端时,钳瓣始终保持关闭状态,不能做张开的动作,否则会损伤内镜钳道管。

(二)清洁消毒

胃镜作为一种侵入人体腔内的仪器,使用中不采取适当的预防性措施,确实可以引起交叉感染。污染的器械可通过3条途径引起感染:①病原体在受检者间传播。②患者的感染传播给工作人员。③栖居于内镜及其附件的条件致病菌传入。为了防止因内镜检查引起的医源性感染,确保内镜检查治疗的安全性,我国消化内镜学会制订了消化内镜(含附件)的消毒试行方案。后卫生部(现卫健委)公布了《内镜清洗消毒技术操作规范》,使国内内镜消毒工作有了规范。内镜的清洁消毒方法目前有完全人工消化内镜清洗消毒方法、人工控制消化内镜清洗消毒方法、消化内镜自动洗消机法等,本文主要介绍完全人工浸泡法。

每天检查前应先将要使用的胃镜在消毒液中浸泡 20 min,为保证内镜管道的消毒效果,要拔去注水注气按钮,换上专用活塞,以保持连续注气状态;去除活检孔阀门,装上专用阀门,用注射器反复抽吸 2～3 次,使活检孔道内充满消毒液。洗净镜身及管道内的消毒液后,分别用消毒纱布和 75％乙醇纱布擦拭镜身后备用。每次使用胃镜检查后,护士立即接过胃镜,然后按下述步骤进行清洁消毒。

1.擦净与水洗

用纱布擦去附着的黏液,放入清洗槽内进行充分清洗。方法为去除活检孔阀门,在流水下清洗镜身并抽吸活检孔道,再用洗洁刷刷洗活检孔道 2～3 次。为保证活检管道能充分刷洗,洗刷中必须两头见刷头,水洗时间不得少于 3 min。

2.酶洗液洗涤

洗刷程序同清洗槽,槽内酶洗液需每天更换(8 mL 多酶＋1 000 mL 清水)。使用酶洗可预防有机物和蛋白质凝固,避免注水注气孔道堵塞和内镜表面发黄、结痂,从而增强内镜消毒效果。

3.水洗

同样擦洗镜身和抽吸活检孔道,清除残留酶洗液。

4.浸泡消毒

清洗后将胃镜放入消毒槽内,按规定时间将胃镜在消毒液(目前世界各地使用最广的内镜消毒剂仍为戊二醛)中浸泡 10 min。

5.洁净水洗

去除残留消毒液,洗毕以消毒纱布擦干镜身,再以 75％乙醇纱布擦拭后备用。如行治疗性内镜手术(如注射硬化剂、息肉摘除等),要求用灭菌用水冲洗活检孔道,用量不少于 300 mL。

6.胃镜检查结束后的终末消毒方法

清洗消毒过程同上,但胃镜浸泡时间不短于 30 min。

(三)日常维护

(1)胃镜每次使用后要严格清洗、消毒、干燥,要确认胃镜上完全没有水滴。特别是要认真擦净先端部、各镜片和电气接点上的水。擦拭先端部的物镜、导光窗时,一定要多加小心,不能用硬布擦拭,应使用拭镜纸擦拭。擦净后,用拭镜纸蘸硅蜡或镜头清洁剂,轻轻擦拭镜头表面,使镜片清洁明亮。

(2)送气/送水按钮及吸引按钮在清洗、消毒、干燥后,涂上硅油,再安装在胃镜上。

(3)有抬钳器的胃镜,要特别注意抬钳器、抬举钢丝及管道的保养。

(4)附件在清洗消毒后,要彻底擦干水分,有管道的附件都应将管道中的水分吹干。拆开清洗消毒的附件,安装时要小心,不要过快,避免打折和扭曲。像活检钳这样前端带开合关节的附件,其关节处还应涂上医用硅油或防锈油。

(5)不常用的胃镜要定期进行消毒与保养,重点检查镜面是否有污物或霉点,各牵引钢丝活动是否灵活,器械管道是否干燥,根据需要一般可隔周或每个月 1 次,南方梅雨季节一定要隔周 1 次(方法同上)。

(6)建立内镜维修登记册,为确保使用安全和延长设备寿命,发现问题及时修理。每半年或 1 年由维修站进行一次彻底检查维修。

(四)保管要求

(1)选择清洁、干燥、通风好、温度适宜的地方保管。要避开阳光直射、高温、潮湿和 X 线照射的地方。气候潮湿区域,存放胃镜的房间应备有除湿机。

(2)胃镜尽量以拉直的状态进行保管。将角度钮放到自由位,松开角度钮锁。存放胃镜的方式有卧式和悬挂式两种,卧式镜柜如不够大,需弯曲保管,其弯曲半径要大于搬运箱中的保管状态;悬挂式保管时,光源接头部较重,要将光源接头部托起,以免损伤导光纤维。

(3)不要用搬运箱保管胃镜。胃镜搬运箱只是为了运输而设计的。因箱内潮湿、阴暗、不透气。在这种环境中进行常规保管,有可能使胃镜发霉,导光纤维老化而使胃镜发黑。

(4)附件要尽量采用放开保管(悬挂或平放),若不得不进行弯曲时,盘卷直径不要少于20 cm。

(5)胃镜需要送维修中心修理时,要使用原有的搬运箱。长途运输纤维镜要将 ETO 帽(通气帽)安在通气接头上。

八、使用期限

该设备在正常使用情况下,使用期限为 10 年。具体使用期限见设备使用说明书。

(李爱洁)

第二节　电子胃镜检查技术与护理

一、发展史

正当纤维内镜不断改进并向治疗内镜迅速发展过程中,1983 年美国 Welch Allyn 公司又发明了电子内镜并用于临床。电子内镜系在纤维内镜的前端将光纤导像束换上微型摄像电荷耦合器件(charge coupled divice,CCD),经过光电信号转换,于监视器屏幕上显示彩色图像。由于CCD 的像素超过 30 000,配套高分辨率的监视器(电视机),图像非常清晰,色泽逼真且可供多人共同观察、会诊,又可同步照相和录像,深受内镜工作者的欢迎。但由于该公司早期生产的电子内镜其镜身的硬度和机件性能逊色于纤维内镜,加之售后服务未能跟上,1986 年当 Olympus 电子内镜以及继后的 Pentax 双画面电子内镜输入中国,以其优异的性能优势,迫使 Welch Allyn公司退出中国市场。目前国内引进较多的有 Olympus、Pentax 电子内镜,近年来,日本 Fujinon宽屏幕、高分辨电子内镜亦进入中国。

由于电子内镜价格昂贵,国内基层医院难以推广应用。近年来,Fujinon 和 Olympus 都开发了简易电子内镜,价格低廉而图像却优于纤维内镜的电视摄像系统。加之随着电子元件性能的提高、生产成本的下降,电子内镜的售价日趋低廉,以其超越纤维内镜的多种提高诊断的功能,记录、分析、存储功能等优势,预测电子内镜将逐步取代纤维内镜。

二、基本结构及原理

(一)电子胃镜的基本结构

一套完整的电子胃镜设备包括电子内镜、图像处理中心、冷光源和电视监视器。电子内镜由操作部、插入部、万能导索及连接部组成;图像处理中心将电子内镜传入的光电信号转变成图像信号,并将其在电视监视器上显示出来。

1.操作部

操作部的结构及功能与纤维内镜相似,包括活检阀、吸引钮、注气注水钮、弯角钮及弯角固定钮。操作部无目镜而有4个遥控开关与图像处理中心联系,每个控制开关的功能在图像处理中心选择。

2.先端部

先端部包括 CCD、钳道管开口、送气送水喷嘴及导光纤维终端。如 EVIS-200 有两条导光束,EVIS-100 只有一条导光束。

3.插入部

插入部包括两束导光纤维、两束视频信号线的 CCD 电缆、送气管、注水管、弯角钮钢丝和活检管道。这些管道和导索的外面包以金属网样外衣,金属外衣的外层再包以聚酯外衣。

4.弯曲部

转动角度钮,弯曲部可向上、下、左、右方向弯曲,最大角度可达:上 $180°\sim210°$,下 $180°$,左 $160°$,右 $160°$。

5.电子处理部

电子处理部包括导光纤维束和视频信号线,视频信号线与电子内镜先端部的 CCD 相连,与导光纤维束一起经插入部及操作部,由电子内镜电缆与光源及图像处理中心耦合。此外,送气、注水管也包在其中。

6.连接部

电子内镜连接部除有光源插头、送气接头、吸引管接头、注水瓶接口外,还有视频线接头。

7.送气送水系统及吸引活检系统

电子内镜的送气送水及吸引活检孔道设计与纤维镜相同,电子内镜光源内亦装有电磁气泵与送气送水管道相通,内镜与光源接头处有吸引嘴与负压吸引器相接。

(二)电子胃镜的传光传像原理

与纤维内镜相似,其照明仍用玻璃纤维导光束,但其传像则以电子内镜前端所装的电荷耦合器件或电感耦合器件即 CCD 所代替。CCD 是 20 世纪 70 年代开发的一种器件,属于固体摄像管器件,相当于电子摄像管的真空管,但其具有把图像光信号变成电信号在监视器上表达的功能,因此,CCD 代替了纤维内镜的导像束,称为电子内镜。

CCD 的结构由光敏部分、转换部分和输出电路 3 个部分组成,受光部分由能把光信号变成电信号的二极管组成,这些二极管之间是绝缘的,一个独立的二极管叫一个像素,二极管有传像传色的功能,有多少二极管就有多少像素,二极管愈多,则像素愈多,图像愈清晰。

电子内镜对彩色图像接收的处理有顺次方式及同时方式两种。顺次方式是于光源装置的灯光前加 $20\sim30$ r/s 旋转的红、绿、蓝(RGB)三原色滤光片,使用黑白 CCD 束捕捉 RGB 的依次信号,通过记忆装置变换成同时信号,在内镜的前端部形成高品质的图像。同时方式则在 CCD 的成像镜前镶嵌彩色的管状滤光片,使用彩色管状滤光CCD。顺次方式分辨率高,颜色再现性好,可制成细径镜子。缺点是被照物体移动度大时,可以引起套色不准,出现彩条现象。同时方式最大的特点是可以使用纤维内镜光源,可以使用 1/205 s 的高速快门,故对运动较快的部位不会出现套色不准。缺点是颜色再现能力差,可出现伪色,分辨率低。目前 EVIS-200 系列消化内镜,其摄像方式均用顺次方式。

三、适应证及禁忌证

见纤维胃镜。

四、操作流程

(一)操作前准备

1.评估患者并解释

(1)评估患者:年龄、性别、病情、意识、治疗及是否装有心脏起搏器等情况,活动能力及合作程度。

(2)向患者解释胃镜检查的目的、方法、注意事项及配合要点。

2.患者准备

(1)了解胃镜检查的目的、方法、注意事项及配合要点。

(2)愿意合作,取左侧卧位,头微曲,下肢屈曲。

(3)解开衣领或领带,宽松裤带。

(4)如患者装有活动义齿,应将其取出置于冷水中浸泡。

(5)常规口服咽部麻醉祛泡药。

3.护士自身准备

衣帽整洁,修剪指甲,洗手,戴口罩,系围裙,戴手套及袖套,必要时戴防护目镜。

4.用物准备

完整的电子胃镜标准套,包括主机、操作键盘、电子胃镜、监视器、冷光源、吸引器、内镜台车;有条件者配备图像记录和打印系统。弯盘、牙垫、治疗巾、活检钳、滤纸条、玻片、细胞刷、标本固定瓶和(或)缸、乳胶手套、生理盐水、祛泡剂、麻醉霜或 2% 利多卡因、各种规格的注射器、干净纱布块、纸巾等。备有氧气、急救物品车,车内包括吸氧面罩、吸氧管、简易球囊呼吸器、复苏药物及局部止血药物等。

5.环境准备

调节室温,关闭门窗及照明灯,拉上遮光窗帘。

6.设备检查及调试

(1)在使用前,把胃镜与冷光源、吸引器、注水瓶连接好,注水瓶内装有 1/2～2/3 的蒸馏水或冷开水。

(2)连接:①连接主机和监视器,将 RGB 连接线的一端接到主机后面板的 RGB 接口的"OUT"接口上,另一端接到监视器后面的 RGB 接口的"IN"接口上;②连接键盘和主机,将键盘的连接线插头插入主机后面板上的"?"插口上;③连接主机和冷光源;④连接主机和图像记录及打印系统,将 Y/C 连接线的一头接到主机后面板的 Y/C 接口的"OUT"接口上,另一端接到打印机后面 Y/C 接口的"IN"接口上;⑤连接主机和图像记录手控装置,该线接好后,可完成通过内镜操纵部的手控按钮控制图像摄影工作。

（3）一切连接好后，将冷光源的电源插头插入电源插座中，开启冷光源的电源开关，可见光从胃镜先端射出，并听到气泵转动的声音，证明光源工作正常。注意：在胃镜各部没接好之前，不能打开光源的开关，防止损伤胃镜或造成操作者的身体伤害。

（4）做白平衡调节。打开光源，见到光从胃镜头端传出后，将胃镜头端对准内镜台车上附带的白色塑料帽2～3 min，电子内镜会自动进行白色平衡。白色是所有色彩的基本色，只有白色是纯白了，其他色彩才有可比的基础，因而电子内镜都设有白平衡系统。

（5）用一大口杯装1/2杯水，将胃镜先端置入水中，用示指轻轻塞住送气送水按钮，检查送气送水功能。

（6）将胃镜先端置入盛水杯中，按下吸引按钮，踩下吸引器脚踏开关，观察吸引功能是否正常。

（二）操作步骤

电子胃镜检查操作见纤维胃镜。此处介绍取活检时的配合操作步骤。

1.核对

核对患者姓名、性别、年龄、送检科室是否与申请单一致。

要点与说明：确认患者。

2.检查活检钳

右手持活检钳把手，来回推拉把手滑竿，左手握住活检钳的先端，观察活检钳瓣是否开闭灵活，关闭时钳瓣是否能完全闭拢。

要点与说明：活检钳必须是经过消毒处理过的干净钳。一切正常，方可使用。如果发现有不正常者，应该立即更换一把。

3.送入活检钳配合

右手握住活检钳把手，左手用一块乙醇溶液纱布包住活检钳末端10 cm处，在活检钳处于关闭状态下将活检钳递与术者。术者接住活检钳末端，将其插入胃镜活检通道。

要点与说明：将金属套管绕成一个大圈握在手中，以便于操作，防止套管拖到地上污染套管。送钳过程中，始终保持活检钳金属套管垂直于钳道管口，避免套管成锐角打折而损坏活检钳套管。

4.取活检配合

活检钳送出内镜先端后，根据意思指令张开或关闭活检钳钳取组织。

要点与说明：活检钳未送出内镜先端时，不能做张开的动作，以免损坏内镜钳管。钳取标本时，不能突然过度用力，防止损坏钳子里面的牵引钢丝或拉脱钳瓣开口的焊接点。如果遇到某些癌肿组织较硬，钳取时关闭速度要慢才能取到大块组织。

5.退活检钳配合

在钳取组织后，右手往外拔出钳子，左手用乙醇溶液纱布贴住活检孔，既擦去钳子身上的黏液血迹，又可初步消毒。

要点与说明：活检钳前端有一个焊接点连接前、后两部分，该焊点易折弯、折断，操作时注意保护该处，防止受损。防止胃液溅至术者。

6.留取活检组织

活检钳取出后张开钳瓣在滤纸上轻轻一夹，钳取的组织便附在滤纸上，将多块组织一起放入盛有 10％溶液的小瓶中,写上姓名、取样部位,并填写病理检查申请单送检。

要点与说明:不同部位钳取的活检组织应分别放入不同的小瓶中。小瓶要给予编号。申请单上要注明不同编号组织的活检部位。

7.观察

病情与患者反映。

要点与说明:观察有无恶心、呕吐,观察呼吸、心率、血压、血氧饱和度的变化,观察有无发绀、呼吸困难等。

8.用物处理

备用。

9.洗手记录

记录检查结果、患者反映等。

五、常见并发症及处理

见纤维胃镜。

六、常见故障及排除方法

内镜常见故障的排除一般来说由内镜厂家的技术人员来完成,然而,许多有经验的内镜工作者都知道,掌握这些知识对于内镜诊疗技术的开展是非常重要的,通过对内镜的结构原理的认识,一方面,可以尽量减少内镜故障的发生,在故障出现时也可以尽快进行处理,减少维修服务的环节和时间,从而提高使用效率;另一方面,在真正出现故障时可以理解维修的内容及服务的概念,缩短维修周期。设备的故障如人类的疾病一样,有病因,也有它的处理方法。下面以最常见的日本 Olympus 电子内镜为例,介绍使用和维护过程中常见的故障及排除方法。

(一)喷嘴堵塞

1.故障原因

(1)在使用、运送或清洗的过程中内镜的先端部不小心与硬物相碰撞,外力则可能会作用于喷嘴,从而导致喷嘴变形、内腔狭窄甚至堵塞。

(2)内镜使用后没有立即进行床侧清洗、反复送水及送气等有效的维护措施,使检查过程中进入到喷嘴的黏液、组织碎片、血液等滞留在喷嘴腔内没有得到及时的清理,干结淤积,长期如此最终导致喷嘴堵塞。

(3)使用内有杂质、污物的冲洗管等附件对内镜管道进行加压冲洗,将杂质、污物冲入内镜管道内,最终淤积在最狭窄的喷嘴内部导致堵塞。

(4)在戊二醛浸泡前没有用酶液将附着在内镜管道内的体液和血液彻底分解、洗净,当使用戊二醛浸泡时,残留在内镜管道内的体液或血液中的蛋白质在喷嘴内部结晶,导致堵塞。

(5)使用纱布来回擦拭内镜镜面,当逆着喷嘴开口方向进行擦拭的时候容易将棉纱塞入喷嘴,导致堵塞。

(6)喷嘴堵塞后用针挑喷嘴或自行拆卸喷嘴,使喷嘴内部腔道变形或损坏,导致堵塞,这是非常危险的行为。

2.故障排除方法

(1)在操作、运送、清洗和保存内镜的时候注意保护好内镜的先端部,避免与内镜台车、检查床、清洁台或其他任何硬物相碰撞。注意拿镜子的时候运用标准的持镜手法,保护好内镜的先端部,避免镜身下垂的时候晃动碰到硬物。悬挂保持内镜时注意避免挂镜柜门挤压内镜。

(2)在出血量较大的情况下,血液容易倒流入喷嘴内形成堵塞,因此在操作过程中不时地少量送水送气,一则随时检查喷嘴的通畅程度,二则避免血液倒流入喷嘴内凝固。

(3)勿使用污染的内镜清洗附件,如刷毛脱落的清洗刷,内有杂质的冲洗管等,在清洗前检查清洗附件。

(4)使用标准的内镜清洗程序,使用符合标准的酶液进行标准冲洗可将体液和血液中的蛋白质很好地分解,避免在戊二醛浸泡程序中蛋白质形成无法去除的结晶堵塞喷嘴。

(5)顺着喷嘴的方向擦拭镜面,切勿逆着喷嘴的方向进行擦拭。

(6)通常在喷嘴有少许堵塞时,通过检测进行判断。将内镜先端部放入带有刻度的量杯中,持续送水 1 min;如果出水量超过 30 mL,则喷嘴的堵塞情况尚不严重,而低于此数值就可以认为已经堵塞并需要进行处理。

(7)喷嘴堵塞后的处理:将水气管道注满浓度较高的酶液,其浓度为正常浓度的 2～3 倍,将内镜浸泡在 40 ℃左右的酶液中 2～3 h,然后进行全管道灌流加压冲洗。如果喷嘴通畅了,就可以继续使用。如果堵塞是突然形成的,则不宜强行进行加压冲洗内管道,否则容易造成管道内部接头爆裂。如上述方法仍无法解决喷嘴堵塞的问题,则需通知厂家的工程技术人员进行处理。

(二)附件插入困难

1.故障原因

(1)内镜在体内处于大角度弯曲的状态下时是很难插入附件的,如胃镜反转观察胃角的时候。

(2)当内镜的插入部遭受不正常的外力挤压或弯折角度过大的时候,可能会使内部的活检管道受折。活检管道是用特殊的硬塑料制成,一旦受折,则无法恢复原来的形状。

(3)没有经过酶洗的管道内部蛋白质结晶阻碍了附件的顺利通过。

(4)附件的插入部受折或其他原因导致的损坏,都可导致插入困难。

2.故障排除方法

(1)在操作、运送、清洗和保存内镜的时候注意保护好内镜,避免过度弯曲内镜,以防内镜的活检管道受折。

(2)内镜必须正确地清洗消毒,避免杂质淤积,酶洗可避免活检管道内蛋白质结晶,保证通畅的附件通道。如因未经酶洗造成的内镜活检管道堵塞,可将活检管道内注满浓度较高的酶液,其浓度为正常浓度的 2～3 倍,将内镜浸泡在 40 ℃左右的酶液中 2～3 h,然后进行全管道灌流加压冲洗,使活检管道通畅。

(3)如果附件已经损坏,切忌勉强插入,以免对内镜造成损害;一旦发现,立即更换正常的附件。

(4)插入附件时要细心,动作轻柔,当内镜处于大角度弯曲状态时,须将镜身取直后,再插入附件进行操作。

(三)内镜漏水

内镜漏水是常见的故障,也是最为危险的故障。漏水可导致电子内镜短路,烧毁严重者导致医疗事故。因此,要针对引起漏水的原因,采取有效的处理方法。

1.故障原因

(1)弯曲部橡皮套漏水:①术中没有使用口垫或口垫脱落,或因口垫的质量问题;②保养不良,如内镜长期放置于内镜的包装箱内,使弯曲橡皮老化;如使用非厂家指定消毒剂导致弯曲橡皮被腐蚀等;③内镜与尖锐的硬物放置在一起被扎伤;④若挂镜子的台车或贮存柜是金属铁板喷漆制成,当表层的漆部分掉落,会产生尖锐的毛刺损伤内镜;⑤内镜先端部受到敲击导致脆弱的弯曲橡皮套破裂漏水;⑥在消毒以及放置内镜入有盖的容器时,不小心会夹住内镜造成损坏。

(2)活检管道漏水:①使用破旧的清洗刷,损坏管道;②使用不配套的附件,如使用较大的附件鲁莽插入活检管道导致管道破裂;③不正确使用附件,如在管道内张开活检钳,将注射针头露出管鞘或其他不规范的操作导致管道破损;④使用设计不当或损坏的带针活检钳;⑤使用设计不良的注射针;⑥使用激光、微波、热探头时,探针的温度尚未降低就撤回,造成钳子管道烧坏。

(3)其他部位漏水:①先端部受外力碰撞导致镜头破裂漏水;②插入管被挤压;③浸泡时忘了盖防水盖;④老化的插入外管长期操作或受不规则力弯折时可能导致皱褶。

2.故障排除方法

(1)进行胃镜检查前,必须先使用口垫,术中注意保护,防止口垫脱落,建议使用有固定带的口垫。

(2)内镜保存在干燥的环境,勿使用带臭氧消毒的镜柜;严格遵循清洗消毒规程,每次操作结束后清洗之前进行测漏。

(3)在清洗之前必须盖上防水盖。

(4)轻拿轻放,保护内镜的先端部,使用正确的持镜手法。

(5)使用质量好、与内镜匹配性好的内镜附件,在挑选附件前把好质量关。

(6)正确维护治疗附件,使用前检查是否已经损坏,一旦发现有损坏,立即更换新附件。

(7)若因浸泡清洗时忘了盖上防水盖引起的漏水,则要根据浸泡清洗时间的长短来处理,如内镜刚浸泡清洗就发现未盖防水盖,马上捞出内镜,立即用内镜吹干机将所有管道吹干,再测漏,若无漏水,则可继续使用;若浸泡清洗时间过长,仍要马上捞出内镜,立即用内镜吹干机将所有管道吹干,必须通知专门维修部门修理。若弯曲部橡皮套、活检管道、外力造成先端部漏水,则需送至专门维修部门修理或通知厂家的工程技术人员进行处理。

七、设备管理与维护

由于内镜是精密设备,维护与维修的难度大,对零部件的材料要求高,导致维护成本与维修成本较大多数设备要昂贵,故日常维护和使用方法关系着消化内镜科室的设备使用效率和维护成本的高低。

(一)安全使用

(1)非专业人员不许拆开设备检查。在使用该设备时,注意勿用有腐蚀性的液体涂抹镜子,否则可能导致镜子外皮损坏。

(2)使用胃镜前,从镜柜取出镜子时,要一手握住胃镜的操作部和导索接头部,一手握住胃镜的先端部,两手之间距离略宽过双肩的距离。握操作部和接头部的手注意:一要握住该部的硬性部分,不能握其软性部分,否则因软性部分承受不住操作部和接头部的重负发生弯曲,造成玻璃纤维的折断;二要注意用一手指隔开操作部和接头部,避免两部的凸起部分互相碰撞,伤及胃镜外皮导致胃镜漏水。

（3）检查胃镜弯曲功能时，旋转各角度钮不要用力过猛，以免损坏角度钮。

（4）连接冷光源时，要一手握住胃镜的接头部，一手固定冷光源，将胃镜接头部对准冷光源的内镜插座插入，避免未对准插口强行插入，引起胃镜接头部的损坏。待 O 形圈全部插入后，胃镜才能与冷光源紧密连接。

（5）在插入注水管接头时，要一手扶住胃镜接头部，一手插入注水管接头，单手插入容易因用力不均损伤胃镜接头部。

（6）在胃镜各部没接好之前，不要打开光源的开关，防止损伤胃镜或造成操作者的身体伤害。

（7）在进行胃镜检查前，必须让患者咬住牙垫。在胃镜检查过程中，如为单人插镜法，护士位于患者头侧或医师旁固定牙垫，防止在插镜患者有恶心、呕吐反应时牙垫脱出，咬坏镜身。对于意识不清、烦躁不安、小儿、不合作者，可在镇静或全身麻醉下进行胃镜检查。

（8）如需给患者取活检，在活检钳尚未送出胃镜先端时，钳瓣始终保持关闭状态，不能做张开的动作，否则会损伤内镜钳道管。

（二）清洁消毒

电子胃镜在临床应用非常广泛，故其消毒就显得非常重要。本节重点介绍全自动内镜洗消机法。

全自动的概念，就是要按照国家卫健委所规定的全浸泡五部法。将做完检查后胃镜放在水槽中并盖防水帽，让蒸馏水冲洗镜子外部，同时用软纱布擦洗掉镜子上的黏液及组织，然后测漏。

（1）把镜子按消毒机的槽子结构自然弯曲摆放好，将消毒机 3 条接管和测漏头接在镜子上（如需测漏时）。消毒 Olympus 的镜子时，3 个接头分别接在送气管、吸引连接器和钳子口，同时把全管路冲洗器接在镜子上，盖上机盖，打开电源，按"启动"开关，消毒开始。清洗消毒的全过程需要 18 min。

（2）若需在机上测漏，则可打开正面的小门。开启测漏电源，观察是否有气泡，连续 30 s 至 1 min，若有气泡，立即按主板上的"启动/暂停"键，然后按一下排气开关，等 30 s 至 1 min 后，把镜子取出，拧开测漏开关，取出镜子待修。若没有气泡，按一下排气开关，继续消毒。待设定的时间到后，机器有声音报警，液晶屏连续闪烁，提示消毒完毕。戴上干净的手套把镜子取出，用高压气枪吹干。

（3）如果是当天最后一次消毒，可按正面板上"乙醇消毒"键，再按"确认"键，此时机器会对镜子管腔进行乙醇消毒 2 min。如果需要吹干，再按一下正面板上的"吹干"键，再按"确认"，此时机器会对管腔吹干 6 min。

（4）消毒 Fujinon 镜子时，消毒机的两条管接在专用的接头上，再把该接头接在镜子的吸引管口和送水送气管口。消毒机另一条管接在镜子的活检孔道口上，同时把光电连接头连接好防水帽后放在槽内的中间突出部位，避免全浸泡在水中，其他操作与上面一致。

（5）消毒机的全过程需要 18 min，除消毒时间 10 min 外，其他的时间各为 2 min，如需要进行调整，可在正面的面板设置。

（三）日常维护

（1）见纤维胃镜的保养。

（2）某些情况下内镜需要灭菌，只能采用低温灭菌的方式，而有些环氧乙烷设备要求 55 ℃ 的灭菌温度时，内镜仍然可能耐受该温度，但不能长期在该温度下灭菌，尤其是弯曲橡皮会老化，建议使用频率为低于每周 3 次。

(3)送气/送水按钮、吸引按钮要根据按钮的类型对其进行保养:通常按钮可分为无硅油型和硅油型两种。无硅油型按钮千万不能使用硅油,否则会导致按钮橡胶圈过于润滑,在内镜操作中很容易弹出,长时间上硅油还会导致按钮橡胶老化;硅油型的按钮应该经常用硅油给予润滑,但是一定要注意两点:首先在上硅油时保持按钮的清洁和干燥,上硅油时用棉签将硅油均匀地涂抹在橡胶和金属上,通常硅油瓶上应有涂抹部位的指示,涂抹的量不要太多,通常送气/送水和吸引两个按钮以一滴为宜,一般使用 20~30 例可以重新再上一次硅油。其次,在涂抹硅油后,可以立即将按钮安装在内镜中使用,但是,在不使用时,必须将按钮拆下,不能长时间放在内镜中,因为硅油可以使按钮上的密封橡胶圈膨胀,如果长时间没有空间给予伸展,则密封圈容易变形而导致内镜操作困难。因此,日常存放时,应该把按钮拿出放在小的器皿中,拥有两种不同按钮时也应该将它们分开放置。

(四)保管要求

(1)见纤维胃镜的保管。

(2)内镜保管时的环境温度要求在 10~40 ℃,温度过低时,内镜插入管会变硬,低于零下 10 ℃时会造成部分零件损坏。因此,应安装空调以保证内镜的使用。

(3)内镜对气压的要求是 70.0~106.0 kPa(525~795 mmHg),平原地区无需做任何处理,而高原地区就需要进行放气操作,但也只需安装时操作,将内外气压导通达到平衡即可。

八、使用期限

该设备在正常使用情况下,使用期限为 10 年。具体使用期限,见设备使用说明书。

(李爱洁)

第三节　结肠镜检查技术与护理

一、基本结构及原理

(一)结肠镜的基本结构

结肠镜的基本结构与胃镜基本相同,主要区别是管径较胃镜粗,长度较胃镜长。

(二)结肠镜的传光传像原理

结肠镜的传光传像原理与胃镜相同,见本章胃镜的传光传像原理。

二、适应证及禁忌证

(一)适应证

结肠镜检查的适应范围广泛,凡是大肠病变及回肠末端的病变均是结肠镜检查的适应证。

(1)不明原因的下消化道出血。

(2)不明原因的慢性腹泻。

(3)不明原因的低位肠梗阻。

(4)疑大肠或回肠末端的肿瘤。

(5)大肠息肉、肿瘤、出血等病变需做肠镜下治疗。

(6)结肠术后及结肠镜治疗术后需定期复查肠镜者。

(7)大肠癌普查者。

(二)禁忌证

绝对禁忌证较少,多属于相对禁忌证。

(1)妊娠。

(2)急性腹膜炎。

(3)疑有急性肠穿孔者。

(4)大肠炎症急性活动期。

(5)急性憩室炎。

(6)近期心肌梗死或心力衰竭者。

(7)肠道大出血、血压不稳者。

(8)高热、身体极度衰竭者。

三、操作流程

(一)操作前准备

1.评估患者并解释

(1)评估患者的年龄、性别、病情、意识、治疗及是否装有心脏起搏器等情况,活动能力及合作程度。

(2)解释结肠镜检查的目的、方法、注意事项及配合要点。

2.患者准备

(1)了解结肠镜检查的目的、方法、注意事项及配合要点。

(2)根据所选择的泻药,采取检查前一天晚或检查当天服泻药清洁肠道。

(3)检查前服泻药后禁食。

(4)穿检查裤(后裆开洞长裤),宽松裤带。

(5)愿意合作,取左侧卧位,下肢屈曲。

3.护士自身准备

衣帽整洁,修剪指甲,洗手,戴口罩,系围裙,戴手套及袖套,必要时戴防护目镜。

4.用物准备

完整的结肠镜标准套,包括纤维/电子结肠镜、冷光源、注水瓶、吸引器、内镜台车;弯盘、治疗巾、2%利多卡因棉球、润滑剂、活检钳、滤纸条、玻片、细胞刷、标本固定瓶和(或)缸、乳胶手套、生理盐水、各种规格的注射器、干净纱布块、纸巾等。备有氧气、急救物品车,车内包括吸氧面罩、吸氧管、简易球囊呼吸器、复苏药物及局部止血药物等。

5.环境准备

调节室温,关闭门窗及照明灯,拉上遮光窗帘。

6.设备检查及调试

(1)在使用前,把结肠镜与光源、吸引器、注水瓶连接好,注水瓶内装有1/2~2/3的蒸馏水或冷开水。

（2）检查结肠镜插入管表面有无凹陷及凸出的地方，检查内部是否松弛，有无异常。

（3）检查内镜弯曲功能：①旋转各角度钮，看弯曲部是否能圆滑地弯曲；②查看角度钮，是否能使角度钮的转动停下来；③检查弯曲部的外皮是否有细微孔洞、破损及其他不正常。

（4）检查光学系统：①用蘸了70%乙醇溶液的干净纱布，擦拭电气接点和镜头的所有表面；②把导光端插入光源插座；③调整调焦环，使结肠镜能清晰对焦，直到能清晰地看到约15 mm的物体。检查管道系统，确认钳道管通过钳子通畅。

（5）一切连接好后，将冷光源的电源插头插入电源插座中，开启冷光源的电源开关，可见光从结肠镜先端射出，并听到气泵转动的声音，证明光源工作正常。

（6）用一大口杯装1/2杯水，将结肠镜先端置入水中，用示指轻轻塞住送气送水按钮，检查送气送水功能。

（7）将结肠镜先端置入盛水之杯中，按下吸引按钮，踩下吸引器脚踏开关，观察吸引功能是否正常。

(二)操作步骤

1.核对

核对患者的姓名、性别、年龄、送检科室是否与申请单一致。

要点与说明：确认患者。

2.摆体位

协助患者取左侧卧位，躺于床上，在患者腰部以下放一治疗巾，弯盘置于治疗巾上。

要点与说明：防止粪水污染检查床及患者衣物。每例检查完后均应更换干净治疗巾。

3.插镜配合

取出2%利多卡因棉球，先在肛门口涂些润滑剂，然后用左手拇指与示指、中指分开肛周皮肤，暴露肛门，右手持镜，握持在弯脚部距镜头数厘米处，将镜头侧放在肛门口，用示指将镜头压入肛门，然后稍向腹侧方向插入。

要点与说明：以双人插镜法为例。操作时动作要轻柔，速度不要过快。

4.送镜配合

插入后注意观察电视监视器上的图像，根据术者的指令进镜或退镜。

要点与说明：握持部不能距离镜头太远。插入方向不能垂直。当结肠镜通过乙状结肠、脾曲、肝曲困难时或进镜时内镜打弯结袢时需请助手做手法帮助进镜。

5.退镜配合

紧握住镜身，与操作者保持一定抵抗力，使镜身呈一条直线，慢慢退镜，至肛门处则快速将镜退出。

要点与说明：以防镜子移动或滑出。速度不宜过快，以防遗漏病灶。防止粪水污染检查床。

6.观察

病情与患者反映。

要点与说明：观察患者的面部表情，观察其有无腹痛、腹胀，观察患者的呼吸、心率、血压、血氧饱和度的变化，观察镜身有无新鲜血液等。

7.用物处理

备用。

8.洗手记录

记录检查结果、消毒时间、患者反映。

(三)注意事项

(1)若为单人插镜法,则由医师独立完成。操作时,护士主要负责观察患者的反应,随时向医师报告。

(2)结肠镜检查过程中,要嘱患者腹胀时不要憋气,做深呼吸,肌肉放松。

(3)当内镜打弯结袢时,需要用手法帮助进镜。主要手法是在患者腹壁加压,顶住镜身使其不致打弯结袢,顺利通过弯曲部。

(4)对于特别紧张、普通插镜法屡屡失败的患者,术前可适当给予解痉止痛药物,必要时行无痛肠镜检查。

(5)术中发现病变组织需钳取活组织送病理检查时,护士要熟练配合活检术及标本处理。

(6)如因不明原因下消化道出血需进行急诊结肠镜检查时,不需服用泻药,因用泻药可能加重出血。可采用高位清洁灌肠,如用温开水 800～1 000 mL 灌肠,直到排出清水为止。

四、常见并发症及处理

结肠镜检查为一侵入性操作,因患者自身因素、操作者因素及设备等原因均可造成一些并发症。近年来,由于内镜医师操作技术的普遍提高、结肠镜性能的改善及无痛肠镜的应用,结肠镜检查所致的并发症已不多见,特别是严重并发症,如心脏意外、消化道穿孔、严重感染等已非常少见。但一般的并发症,如插镜困难、肠道黏膜损伤、下消化道出血等较常见,因此要予以重视,做到早发现、早处理。

(一)插镜困难

1.发生原因

(1)操作者对下消化道解剖与生理欠熟悉,操作技术欠熟练,当结肠镜在通过乙状结肠、脾曲、肝曲困难时或进镜时内镜打弯结袢时,不会解袢。

(2)由于患者过度紧张,或肠管内有阻塞性病变者,使结肠镜插入困难。

(3)患者烦躁不安,不能配合。

(4)患有结核性腹膜炎、腹部外科手术后等引起的肠粘连,导致插镜困难。

2.临床表现

结肠镜在肠管内打弯结袢,插入受阻,结肠镜检查不成功。

3.预防及处理

(1)对于清醒患者,插镜前向其解释病情,耐心讲解结肠镜检查的意义,以得到其合作。对于烦躁不合作的患者,可适当使用镇静药。必要时行无痛肠镜检查。

(2)培训医护人员熟练掌握专业知识及专科操作技能。

(3)插镜动作要轻柔,插镜过程中注意观察电视监视器上的图像,根据术者的指令进镜或退镜。

(4)如镜子通过乙状结肠、脾曲、肝曲困难时或进镜时内镜打弯结袢时,切不可盲目用力送镜,以免损伤结肠黏膜,甚至穿孔。此时应将结肠镜往后退,拉直镜子,看清腔道后再插入结肠镜。如仍插入困难,再让助手在患者腹壁加压,顶住镜身,使其不致打弯结袢,顺利通过弯曲部。

(5)对于肠扭转和肠套叠复位者行结肠镜检查,最好在 X 线监视下进行。

(二)肠道黏膜损伤

1.发生原因

(1)由于患者紧张、恐惧、不合作或操作者技术欠熟练加上结肠镜质地较大较硬,导致插入困难。强行插入造成结肠黏膜损伤。

(2)操作者动作粗暴或反复插镜造成结肠黏膜损伤。

(3)结肠镜插入前未充分润滑,引起了肠道的摩擦,造成结肠黏膜损伤。

(4)患者因不能耐受插结肠镜所带来的不适或患者不合作、强行拔镜而致结肠黏膜损伤。

2.临床表现

肛门疼痛,排便时加剧,伴局部压痛;损伤严重时,患者主诉腹部疼痛,可见肛门外出血或粪便带血丝,甚至排便困难。

3.预防及处理

(1)插镜前,向患者详细解释检查的目的、意义及方法,使之接受并配合操作。对于烦躁不合作的患者,可适当使用镇静药。必要时行无痛肠镜检查。

(2)插镜前常规用润滑油充分润滑结肠镜,以减少插镜时的摩擦力;操作时顺应肠道解剖结构,手法轻柔,进入要缓慢,忌强行插入,不要反复插镜。

(3)改进结肠镜进镜方法,采用辅助手法帮助进镜。

(4)对于肛门疼痛和已发生肠出血者,遵医嘱予以止痛、保护肠黏膜、止血等对症治疗。

(三)下消化道出血

1.发生原因

(1)插镜创伤。

(2)患者有痔疮、肛门或直肠畸形、凝血机制障碍等异常,插镜时增加了肛门的机械损伤。

(3)造成肠黏膜损伤原因,如损伤严重者,导致下消化道出血。

2.临床表现

肛门滴血或排便带有血丝、凝血块,严重者脉搏细弱、四肢冰凉、血压下降、黑便等。

3.预防及处理

(1)全面评估患者全身心状况,有无禁忌证。

(2)插镜动作要轻柔,忌暴力。患者出现腹痛、腹胀时,暂停插镜,让患者休息片刻,嘱其张口深呼吸,适当退镜、拉镜,待患者上述症状缓解后再缓缓将镜头送入,切勿强行插镜。

(3)做好心理疏导,尽可能消除患者过度紧张的情绪,使其积极配合检查,必要时适当加用镇静药。

(4)如发现吸出液混有血液应暂停继续结肠镜检查,退镜检查出血原因及部位,经结肠镜活检孔注入止血药,如冰生理盐水加去甲肾上腺素 8 mg 冲洗肠腔以促进止血,亦可根据引起出血的原因,采取不同的结肠镜下介入治疗方法,如钛夹止血、生物蛋白胶喷洒止血、注射止血合剂止血等。静脉滴注制酸药及止血药。

(5)大量出血时应及时输血,以补充血容量。

(6)如上述措施无效、出血不止者可考虑选择性血管造影,采用吸收性明胶海绵栓塞出血血管;内科治疗无效者,行外科手术治疗。

五、常见故障及排除方法

结肠镜在长期使用的过程中,难免会出现一些故障。由于出现的故障与胃镜基本相同,在此不再赘述,见纤维胃镜、电子胃镜的常见故障及排除方法。

六、设备管理与维护

为了延长结肠镜和附件的使用寿命,必须注意结肠镜和附件的保养和保管,设置专人管理,建立贵重仪器使用与保养记录本。

七、使用期限

该设备在正常使用情况下,使用期限为 10 年。具体使用期限,见设备使用说明书。

（李爱洁）

第八章

神经内科护理

第一节 脑 卒 中

脑卒中又称中风或脑血管意外,是一组以急性起病、局灶性或弥漫性脑功能缺失为共同特征的脑血管病,通常指包括脑出血、脑梗死、蛛网膜下腔出血。脑卒中主要由于血管壁异常、血栓、栓塞以及血管破裂等所造成的神经功能障碍性疾病。我国脑卒中呈现高发病率、高复发率、高致残率、高死亡率的特点。据世界卫生组织调查结果显示,我国脑卒中发病率高于世界平均水平。世界卫生组织 MONICA 研究表明,我国的脑卒中发生率正以每年 8.7% 的速率上升。我国居民第三次死因调查报告显示,脑血管病已成为国民第一位的死因。我国脑卒中的死亡率高于欧美国家 4～5 倍,是日本的 3.5 倍,甚至高于泰国、印度等发展中国家。MONICA 研究也表明,脑卒中病死率为 20%～30%。世界卫生组织对中国脑卒中死亡的人数进行了预测,如果死亡率维持不变,到 2030 年,我国每年将有近 400 万人口死于脑卒中。如果死亡率增长 1%,到 2030 年,我国每年将有近 600 万人口死于脑卒中,我国现幸存脑卒中患者近 700 万,其中致残率高达 75%,约有 450 万患者不同程度丧失劳动能力或生活不能自理。脑卒中复发率超过 30%,5 年内再次发生率达 54%。

一、脑出血的护理评估

脑出血(intra cerebral hemorrhage,ICH)是指原发于脑内动脉、静脉和毛细血管的病变出血,以动脉出血为多见,血液在脑实质内积聚形成脑内血肿。脑内出血临床病理过程与出血量和部位有关。小量出血时,血液仅渗透在神经纤维之间,对脑组织破坏较少;出血量较大时,血液在脑组织内积聚形成血肿,血肿的占位效应压迫周围脑组织,撕裂神经纤维间的横静脉使血肿进一步增大,血液成分特别是凝血酶、细胞因子 IL-1、TNF-α、血红蛋白的溶出等致使血肿周围的脑组织可在数小时内形成明显脑水肿、缺血和点状的微出血,血肿进一步扩大,导致邻近组织受压移位以至形成脑疝。脑内血肿和脑水肿可向内压迫脑室使之移位,向下压迫丘脑、下丘脑,引起严重的自主神经功能失调症状。幕上血肿时,中脑受压的危险性很大;小脑血肿时,延髓易于受下疝的小脑扁桃体压迫。脑内血肿可破入脑室或蛛网膜下腔,形成继发性脑室出血和继发性蛛网膜下腔出血。

(一)病因分析

高血压动脉硬化是自发性脑出血的主要病因,高血压患者约有 1/3 的机会发生脑出血,而 93.91％脑出血患者中有高血压病史。其他还包括脑淀粉样血管病、动脉瘤、动脉-静脉畸形、动脉炎、血液病等。

(二)临床观察

高血压脑出血以 50 岁左右高血压患者发病最多。由于与高血压的密切关系以致在年轻高血压患者中,个别甚至仅 30 余岁也可发生。脑出血虽然在休息或睡眠中也会发生,但通常是在白天情绪激动、过度用力等体力或脑力活动紧张时即刻发病。除有头昏、头痛、工作效率差、鼻出血等高血压症状外,平时身体一般情况常无特殊。脑出血发生前常无预感。极个别患者在出血前数小时或数天诉有瞬时或短暂意识模糊、手脚动作不便或说话含糊不清等脑部症状。高血压性脑出血常突然发生,起病急骤,往往在数分钟到数小时内病情发展到高峰(图 8-1)。

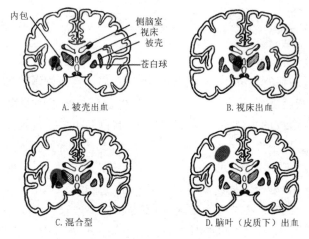

图 8-1 高血压脑出血

1.壳核出血

大脑基底节为最常见的出血部位,约占脑出血的 60％。由于损伤到内囊故称为内囊出血。除具有脑出血的一般症状外,内囊出血的患者常有头和眼转向出血病灶侧,呈“凝视病灶”状和“三偏”症状,即偏瘫、偏身感觉障碍和偏盲。

(1)偏瘫:出血病灶对侧的肢体偏瘫,瘫痪侧鼻唇沟较浅,呼气时瘫侧面颊鼓起较高。瘫痪肢体由弛缓性瘫痪逐渐转为痉挛性瘫痪,上肢呈屈曲内收,下肢强直,腱反射转为亢进,可出现踝阵挛,病理反射阳性,呈典型上运动神经元性偏瘫。

(2)偏身感觉障碍:出血灶对侧偏身感觉减退,用针刺激肢体、面部时无反应或反应较另一侧迟钝。

(3)偏盲:在患者意识状态能配合检查时还可发现病灶对侧同向偏盲,主要是由于经过内囊的视放射受累所致。

另外,主侧大脑半球出血可伴有失语症,脑出血患者亦可发生顶叶综合征,如体象障碍(偏瘫无知症、幻多肢、错觉性肢体移位等)、结构性失用症、地理定向障碍等。记忆力、分析理解、计算等智能活动往往在脑出血后明显减退。

2.脑桥出血

常突然起病,出现剧烈头痛、头晕、眼花、坠地、呕吐、复视、讷吃、吞咽困难、一侧面部发麻等症状。起病初意识可部分保留,但常在数分钟内进入深度昏迷。出血往往先自一侧脑桥开始,表现为交叉性瘫痪,即出血侧面部瘫痪和对侧上下肢弛缓性瘫痪。头和两眼转向非出血侧,呈"凝视瘫肢"状。脑桥出血常迅速波及两侧,出现两侧面部和肢体均瘫痪,肢瘫大多呈弛缓性。少数呈痉挛性或呈去脑强直。双侧病理反射呈阳性。头和两眼位置回到正中,两侧瞳孔极度缩小。这种"针尖样"瞳孔见于1/3的脑桥出血患者,为特征性症状,是由脑桥内交感神经纤维受损所致。脑桥出血常阻断下丘脑对体温的正常调节而使体温急剧上升,呈持续高热状态。由于脑干呼吸中枢的影响常出现不规则呼吸,可于早期就出现呼吸困难。脑桥出血后,若两侧瞳孔散大、对光反射消失、呼吸不规则、脉搏和血压失调、体温不断上升或突然下降,则提示病情危重。

3.小脑出血

小脑出血多发生在一侧小脑半球,可导致急性颅内压增高,脑干受压,甚至发生枕大孔疝。起病急骤,少数病情凶险异常,可即刻出现神志深度昏迷,短时间内呼吸停止;多数患者于起病时神志清楚,常诉一侧后枕部剧烈头痛和眩晕,呕吐频繁,发音含糊;瞳孔往往缩小,两眼球向病变对侧同向凝视,病变侧肢体动作共济失调,但瘫痪可不明显,可有脑神经麻痹症状、颈项强直等。病情逐渐加重,意识渐趋模糊或昏迷,呼吸不规则。

4.脑室出血

脑室出血(intraventricular hemorrhage,IVH)多由于大脑基底节处出血后破入到侧脑室,以致血液充满整个脑室和蛛网膜下腔系统。小脑出血和脑桥出血也可破入到第四脑室,这种情况极其严重。意识往往在1～2 h间陷入深度昏迷,出现四肢抽搐发作或四肢瘫痪。双侧病理反射呈阳性。四肢常呈弛缓性瘫痪,所有腱反射均引不出,可阵发出现强直性痉挛或去脑强直状态。呕吐咖啡色残渣样液体,高热、多汗和瞳孔极度缩小,呼吸深沉带有鼾声,后转为浅速和不规则。

(三)辅助检查

1.CT 检查

CT 检查可显示血肿部位、大小、形态,是否破入脑室,血肿周围有无低密度水肿带及占位效应、脑组织移位等。24 h 间出血灶表现为高密度,边界清楚(图 8-2)。48 h 以后,出血灶高密度影周围出现低密度水肿带。

2.数字减影血管造影(DSA)

脑血管 DSA 对颅内动脉瘤、脑血管畸形等的诊断均有重要价值(图 8-3)。颈内动脉造影正位像可见大脑前、中动脉间距在正常范围,豆纹动脉外移(黑箭头)。

3.MRI

MRI 具有比 CT 更高的组织分辨率,且可直接多方位成像,无颅骨伪影干扰,又具有血管流空效应等特点,使对脑血管疾病的显示率及诊断准确性,比 CT 更胜一筹。CT 能诊断的脑血管疾病,MRI 均能做到;而对发生于脑干、颞叶和小脑等的血管性疾病,MRI 比 CT 更佳;对脑出血、脑梗死的演变过程,MRI 比 CT 显示更完整;对 CT 较难判断的脑血管畸形、烟雾病等,MRI 比 CT 更敏感。

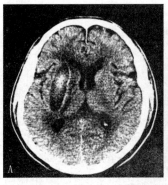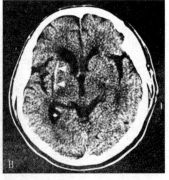

图 8-2 壳核外囊型脑出血的演变 CT

脑出血发病 40 d 后 CT 平扫(图 8-2A)显示右侧壳核外囊区有一个卵圆形低密度病灶,其中心密度略高,同侧侧脑室较对侧略小;2.5 个月后复查 CT(图 8-2B)平扫可见原病灶部位呈裂隙状低密度,为后遗脑软化灶,并行伴有条状血肿壁纤维化高密度(白箭头),同侧侧脑室扩大。

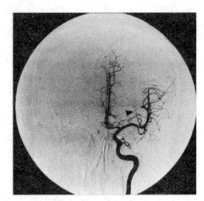

图 8-3 内囊出血 DSA

4.TCD

多普勒超声检查最基本的参数为血流速度与频谱形态。血流速度增加可表示高血流量、动脉痉挛或动脉狭窄;血流速度减慢则可能是动脉近端狭窄或循环远端阻力增高的结果。

(四)内科治疗

(1)静脉补液:静脉给予生理盐水或乳酸 Ringer 溶液静点,维持正常的血容量。

(2)控制血糖:既往有糖尿病病史和血糖>200 mg/L 应给予胰岛素。低血糖者最好给予 10%~20%葡萄糖静脉输液,或静脉推注 50%葡萄糖溶液纠正。

(3)血压的管理:有高血压病史的患者,血压水平应控制在平均动脉压(MAP)17.3 kPa(130 mmHg)以下。颅内压(ICP)监测增高的患者,脑灌注压(CPP)[CPP=(MAP-ICP)]应保持>9.3 kPa(70 mmHg)。刚手术后的患者应避免平均动脉压>14.7 kPa(110 mmHg)。心力衰竭、心肌缺血或动脉内膜剥脱,血压>26.7/14.7 kPa(200/110 mmHg)者,应控制平均动脉压在 17.3 kPa(130 mmHg)以下。

(4)控制体温:体温>38.5 ℃的患者及细菌感染者,给予退烧药及早期使用抗生素。

(5)维持体液平衡。

(6)禁用抗血小板和抗凝治疗。

(7)降颅压治疗:甘露醇(0.25~0.5 g/kg 静脉滴注),每隔 6 h 给 1 次。通常每天的最大量是 2 g/kg。

（8）纠正凝血异常：常用药物如华法林、鱼精蛋白、6-氨基己酸、凝血因子Ⅷ和新鲜血小板。

（五）手术治疗

1.开颅血肿清除术

对基底节区出血和皮层下出血，传统手术为开颅血肿清除。壳核出血一般经颞叶中回切开入路。1972 年 Suzuki 提倡经侧裂入路，以减少颞叶损害。对脑室积血较多可经额叶前角或经侧脑室三角区入路清除血肿，并行脑室外引流术。传统开颅术因时间较长，出血较多，手术常需全麻，术后并发症较多，易发生肺部感染及上消化道出血，而使年龄较大、心肺功能较差的患者失去手术治疗的机会。优点在于颅内压高、有脑疝的患者可同时行去骨片减压术。

2.颅骨开窗血肿清除术

用于壳核出血、皮层下出血及小脑出血。壳核出血在患侧颞部做一向前的弧形皮肤切口，分开颞肌，颅骨钻孔后扩大骨窗至 3 cm×3 cm 大小，星形剪开脑膜，手术宜在显微镜下进行，既可减小皮层切开以及脑组织切除的范围，还能窥清出血点。在颞中回做 1.5 cm 皮层切开，用窄脑压板轻轻牵开脑组织，见血肿后用吸引器小心吸除血块，其内侧壁为内囊方向不易出血，应避免压迫或电灼，而血肿底部外侧常见豆纹动脉出血点，用银夹夹闭或用双极电凝止血，其余地方出血常为静脉渗血，用吸收性明胶海绵片压迫即可止血。小脑出血如血肿不大，无扁桃体疝也可在患侧枕外隆凸水平下 2 cm，正中旁开 3 cm 为中心做皮肤切口，钻颅后咬除枕鳞部成 3 cm 直径骨窗即可清除小脑出血。该手术方法简单、快捷、失血较少，在局麻下也可完成，所以术后意识恢复较快，并发症特别是肺部感染相对减少，即使是高龄、一般情况差的患者，也可承受该手术。

3.钻颅血肿穿刺引流术

多采用 CT 引导下立体定向穿刺加引流术。现主要有 3 种方法：以 CT 示血肿中心为靶点，局麻下颅骨钻孔行血肿穿刺，首次抽吸量一般达血肿量的 1/3～1/2，然后注入尿激酶 6 000 U，经 6～12 h 再次穿刺及注药，或同时置入硅胶引流管作引流，以避免反复穿刺而损伤脑组织。Niizuma 用此方法治疗除脑干外的其他各部位出血 175 例，半年后随访优良率达 86%，死亡率 11%。优点在于操作简单、安全、局麻下能完成，同时应用尿激酶可较全清除血肿，高龄或危重患者均可采用，但在出血早期因血肿无液化效果不好。

4.椎颅血肿碎吸引流术

以 CT 示血肿中心为靶点，局麻下行椎颅血肿穿刺，置入带螺旋绞丝的穿刺针于血肿中心，在负压吸引下将血块粉碎吸出，根据吸除量及 CT 复查结果，血肿清除量平均可达 70%。此法简单易行，在急诊室和病床旁均可施行，高龄及危重患者也可应用。但有碎吸过度损伤脑组织及再出血危险，一般吸出量达血肿量 50%～70% 即应终止手术。

5.微创穿刺冲洗尿激酶引流术

将带锥颅、穿刺、冲洗引流为一体的穿刺管，置入血肿中心后用含尿激酶、肝素的生理盐水每天冲洗 1 次，现已有许多医院应用。

6.脑室外引流术

单纯脑室出血和脑内出血破入脑室无开颅指征者，可行脑室外引流术。一般行双额部钻孔引流，1980 年 Suzuki 提出在双侧眶上缘、中线旁开 3 cm 处分别钻孔，置管行外引流，因放入引流管与侧脑室体部大致平行，可引流出后角积血。也有人主张双侧置管，一管用作冲洗，另一管用于引流，或注入尿激酶加速血块的溶解。

7.脑内镜辅助血肿清除术

颅骨钻孔或小骨窗借助脑镜在直视下清除血肿,其对脑组织的创伤小,清除血肿后可以从不同角度窥清血肿壁。

二、蛛网膜下腔出血的护理评估

颅内血管破裂后血液流入蛛网膜下腔时,称为蛛网膜下腔出血(subarachnoid hemorrhage,SAH)。自发性蛛网膜下腔出血可由多种病因所致,临床表现为急骤起病的剧烈头痛、呕吐、意识障碍、脑膜刺激征和血性脑脊液,占脑卒中的10%～15%。其中半数以上是先天性颅内动脉瘤破裂所致,其余是由各种其他的病因所造成的。

(一)病因分析

引起蛛网膜下腔出血的病因很多,在SAH的病因中以动脉瘤破裂占多数,达76%,动-静脉畸形占6%～9%,动-静脉畸形合并动脉瘤占2.7%～22.8%。较常见的为:①颅内动脉瘤及动静脉畸形的破裂。②高血压、动脉硬化引起的动脉破裂。③血液病,如白血病、血友病、恶性贫血等。④颅内肿瘤,原发者有胶质瘤、脑膜瘤等;转移者有支气管性肺癌等。⑤血管性变态反应,如多发性结节性动脉炎系统性红斑狼疮等。⑥脑与脑膜炎症,包括化脓性、细菌性、病毒性、结核性等。⑦抗凝治疗的并发症。⑧脑血管闭塞性疾病引起出血性脑梗死。脑底异常血管网病常以蛛网膜下腔出血为主要表现。⑨颅内静脉的血栓形成。⑩妊娠并发症。

(二)临床观察

蛛网膜下腔出血任何年龄均可发病,以青壮年多见,最常见的表现为颅内压增高症状、意识障碍、脑膜刺激征、脑神经损伤症状、肢体活动障碍或癫痫等。

1.出血前症状及诱因

部分患者于数天或数周前出现头痛、头昏、动眼神经麻痹或颈强直等先驱症状,又称前兆渗漏。其产生与动脉瘤扩大压迫邻近结构有关(图8-4)。只有1/3患者是在活动状态下发病,如解大小便、弯腰、举重、咳嗽、生气等。

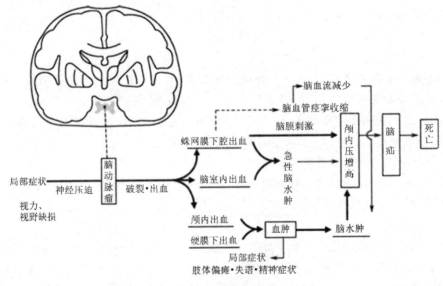

图8-4 动脉瘤破裂

2.出血后观察

由于脑血管突然破裂,起病多很急骤。患者突感头部劈裂样剧痛,分布于前额、后枕或整个头部,并可延及颈、肩、背、腰及两腿部。伴有面色苍白、全身出冷汗、恶心呕吐。半数以上的患者出现不同程度的意识障碍。轻者有短暂的神志模糊,重者则昏迷逐渐加深。有的患者意识始终清醒,但表现为淡漠、嗜睡,并有畏光、胆小、怕响、拒动,有的患者出现谵妄、木僵、定向及记忆障碍、幻觉及其他精神症状。有的患者伴有部分性或全身性癫痫发作。起病初期,患者血压上升,经1~2 d逐渐恢复至原有水平,脉搏明显加快,有时节律不齐,呼吸无明显改变。起病24 h后可逐渐出现发热、脉搏不稳、血压波动、多汗、皮肤黏膜充血、腹胀等。重症患者立即陷入深昏迷,伴有去大脑强直发作及脑疝形成,可很快导致死亡。老年患者临床表现常不典型,头痛多不明显,而精神症状和意识障碍则较多见。

3.护理查体

颈项强直明显,克尼格征及布鲁辛斯基征阳性。往往发病 1~2 d 间出现,是蛛网膜下腔出血最常见的体征。眼底检查可见视盘周围、视网膜前的玻璃体下出血。

(三)辅助检查

1.CT 检查

利用血液浓缩区判定动脉瘤的部位。急性期(1 周内)多数可见脑沟、脑池或外侧裂中有高密度影。在蛛网膜下腔高密度区中出现局部特高密度影者,可能为破裂的动脉瘤。脑表面出现局部团块影像者,可能为脑血管畸形。

2.DSA 检查

脑血管 DSA 是确定颅内动脉瘤、脑血管畸形等的"金标准"。一般选在发病后 3 d 内或3 周后。

3.脑脊液检查

脑脊液压力一般均增高,多为均匀一致血性。

4.血液检查

监测血糖、血脂等化验检查。

5.MRI 检查

急性期不宜显示病变,亚急性期 T_1 加权像上蛛网膜下腔呈高信号,MRI 对超过 1 周的蛛网膜下腔出血有重要价值。

三、脑梗死的护理评估

(一)疾病概述

脑梗死是指局部脑组织(包括神经细胞、胶质细胞和血管)由于血液供应缺乏而发生的坏死。引起脑梗死的根本原因是供应脑部血液的颅外或颅内动脉中发生闭塞性病变而未能获得及时、充分的侧支循环,使局部脑组织的代谢需要与可能得到的血液供应之间发生超过一定限度的供不应求现象所致。

血液供应障碍的原因,有以下 3 个方面。

1.血管病变

最重要而常见的血管病变是动脉粥样硬化和在此基础上发生的血栓形成。其次是高血压病伴发的脑小动脉硬化。其他还有血管发育异常,如先天性动脉瘤和脑血管畸形可发生血栓形成,或出血后导致邻近区域的血供障碍、脉管炎,如感染性的风湿热、结核病和国内已极罕见的梅毒等所致的动脉内膜炎等。

2.血液成分改变

血管病变处内膜粗糙,使血液中的血小板易于附着、积聚以及释放更多的五羟色胺等化学物质;血液成分中脂蛋白、胆固醇、纤维蛋白原等含量的增高,可使血液黏度增高和红细胞表面负电荷降低,致血流速度减慢;以及血液病如白血病、红细胞增多症、严重贫血等和各种影响血液凝固性增高的因素均使血栓形成易于发生。

3.血流速度改变

脑血流量的调节受到多种因素的影响。血压的改变是影响局部血流量的重要因素。当平均动脉压低于 9.3 kPa(70 mmHg)和高于 24.0 kPa(180 mmHg)时,由于血管本身存在的病变,血管狭窄,自动调节功能失调,局部脑组织的血供即将发生障碍。

一些全身性疾病如高血压、糖尿病等可加速或加重脑动脉粥样硬化,亦与脑梗死的发生密切相关。通常临床上诊断为脑梗死或脑血栓形成的患者中,大多数是动脉粥样硬化血栓形成性脑梗死,简称为动脉硬化性脑梗死。

此外,导致脑梗死的另一类重要病因是脑动脉的栓塞即脑动脉栓塞性脑梗死,简称为脑栓塞。脑栓塞患者供应脑部的血管本身多无病变,绝大多数的栓子来源于心脏。

(二)动脉硬化性脑梗死的护理评估

动脉粥样硬化血栓形成性脑梗死,简称动脉硬化性脑梗死,是供应脑部的动脉系统中的粥样硬化和血栓形成使动脉管腔狭窄、闭塞,导致急性脑供血不足所引起的局部脑组织坏死,临床上常表现为偏瘫、失语等突然发生的局灶性神经功能缺失。

1.病因分析

动脉硬化性脑梗死的基本病因是动脉粥样硬化,最常见的伴发病是高血压,两者之间虽无直接的病因联系,但高血压常使动脉粥样硬化的发展加速、加重。动脉粥样硬化是可以发生在全身各处动脉管壁的非炎症性病变。其发病原因与脂质代谢障碍和内分泌改变有关,确切原因尚未阐明。

脑动脉的粥样硬化和全身各处的动脉粥样硬化相同,主要改变是动脉内膜深层的脂肪变性和胆固醇沉积,形成粥样硬化斑块及各种继发病变,使管腔狭窄甚至闭塞。管腔狭窄需达80%～90%方才影响脑血流量。硬化斑块本身并不引起症状。如病变逐渐发展,则内膜分裂、内膜下出血(动脉本身的营养血管破裂所致)和形成内膜溃疡。内膜溃疡处易发生血栓形成,使管腔进一步变狭窄或闭塞;硬化斑块内容物或血栓的碎屑可脱入血流形成栓子。

2.临床观察

脑动脉粥样硬化性发展,较同样程度的冠状动脉粥样硬化一般在年龄方面晚 10 年。60 岁以后动脉硬化性脑梗死发病率增高。男性较女性稍多。高脂肪饮食者血胆固醇高而高密度脂蛋白胆固醇偏低时,易有动脉粥样硬化形成。在高血压、糖尿病、吸烟、红细胞增多症患者中,均有较高发病率。

动脉硬化性脑梗死占脑卒中的 60%～80%。本病起病较其他脑卒中稍慢些,常在数分钟到数小时、半天,甚至一两天达到高峰。数天到 1 周内逐渐加重到高峰极为少见。不少患者在睡眠中发生。约占小半数的患者以往经历过短暂脑缺血发作。

起病时患者可有轻度头痛,可能由于侧支循环血管代偿性扩张所致。头痛常以缺血侧头部为主,有时可伴眼球后部疼痛。动脉硬化性脑梗死发生偏瘫时意识常很清楚。如果起病时即有意识不清,要考虑椎-基底动脉系统脑梗死。大脑半球较大区域梗死、缺血、水肿可影响间脑和脑干的功能,而在起病后不久出现意识障碍。

脑的局灶损害症状主要根据受累血管的分布而定。如颈动脉系统动脉硬化性脑梗死的临床表现主要为病变对侧肢体瘫痪或感觉障碍;主侧半球病变常伴不同程度的失语、非主侧半球病变伴偏瘫无知症,患者的两眼向病灶侧凝视。如病灶侧单眼失明伴对侧肢体运动或感觉障碍,为颈内动脉病变无疑。颈内动脉狭窄或闭塞可使整个大脑半球缺血造成严重症状,也可仅表现轻微症状。这种变异极大的病情取决于前、后交通动脉,眼动脉,脑浅表动脉等侧支循环的代偿功能状况。如瘫痪和感觉障碍限于面部和上肢,以大脑中动脉供应区缺血的可能性为大。大脑前动脉的脑梗死可引起对侧的下肢瘫痪,但由于大脑前交通动脉的侧支循环供应,这种瘫痪亦可不发生。大脑后动脉供应大脑半球后部、丘脑及上脑干,脑梗死可出现对侧同向偏盲,如病变在主侧半球时除皮质感觉障碍外还可出现失语、失读、失写、失认和顶叶综合征。椎-基底动脉系统动脉硬化性脑梗死主要表现为眩晕、眼球震颤、复视、同向偏盲、皮质性失明、眼肌麻痹、发音不清、吞咽困难、肢体共济失调、交叉性瘫痪或感觉障碍、四肢瘫痪。可有后枕部头痛和程度不等的意识障碍。

3.辅助检查

(1)血生化、血流变学检查、心电图等。

(2)CT 检查:早期多正常,经 24～48 h 出现低密度灶(图 8-5)。

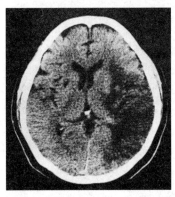

图 8-5 CT 左侧颞顶叶大片状低密度梗死灶

(3)MRI:急性脑梗死及伴发的脑水肿,在 T_1 加权像上均为低信号,T_2 加权像上均为高信号,如伴出血,T_1 加权像上可见高信号区(图 8-6)。

(4)TCD 和颈动脉超声检查:发现有血管高度狭窄或局部血流异常。

(5)脑脊液检查脑脊液多正常。

4.防治

患动脉粥样硬化者应摄取低脂饮食,多吃蔬菜和植物油,少吃胆固醇含量丰富的食物和动物内脏、蛋黄和动物油等。如伴有高血压、糖尿病等,应重视对该病的治疗。注意防止可能引起血压骤降的情况,如降压药物过量、严重腹泻、大出血等。生活要有规律。注意劳逸结合、避免身心过度疲劳。经常进行适当的保健体操,加强心血管的应激能力。对已有短暂性脑缺血发作者,应积极治疗。这是防止发生动脉硬化性脑梗死的重要环节。

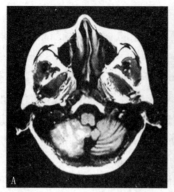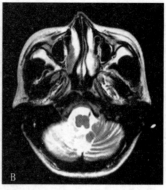

图 8-6　小脑出血性梗死

小脑出血性梗死发病 4 d MRI 平扫横断 T_1 加权像（A）可见
右侧小脑半球脑沟消失，内部混杂有斑点状高信号；T_2 加权
像（B）显示右侧小脑半球为均匀高信号。

（三）脑栓塞的护理评估

由于异常的物体（固体、液体、气体）沿血液循环进入脑动脉或供应脑的颈部动脉，造成血流阻塞而产生脑梗死，称为脑栓塞，亦属于缺血性卒中。脑栓塞占卒中发病率的 10%～15%。2/3 患者的复发均发生在第一次发病后的 1 年之内。

1.病因分析

脑栓塞的栓子来源可分为心源性、非心源性、来源不明性三大类。

2.临床观察

脑栓塞的起病年龄不一。因多数与心脏病尤其是风湿性心脏病有关，所以发病年龄以中青年居多。起病急骤，大多数并无任何前驱症状。起病后常于数秒或很短时间内症状发展到高峰。个别患者可在数天内呈阶梯式进行性恶化，系由反复栓塞所致，脑栓塞可仅发生在单一动脉，也可广泛多发，因而临床表现不一。除颈内动脉栓塞外患者一般并不昏迷。一部分患者可在起病时有短暂的意识模糊、头痛或抽搐。神经系统局灶症状突然发生，并限于一个动脉支的分布区。约有 4/5 栓塞发生在脑底动脉环前半部的分布区，因而临床表现为面瘫、上肢单瘫、偏瘫、失语、局灶性抽搐等颈内动脉-大脑中动脉系统病变的表现。偏瘫也以面部和上肢为重，下肢较轻。感觉和视觉可能有轻度影响。但一般不明显。抽搐大多数为局限性，若为全身性大发作，则提示梗死范围广泛，病情较重。1/5 的脑栓塞发生在脑底部动脉环的后半部的分布区，可出现眩晕、复视、共济失调、交叉性瘫痪等椎-基底动脉系统病变的表现。

3.辅助检查

（1）血生化、血流变学检查等。

（2）CT 检查：一般经 24～48 h 出现低密度灶。病程中如低密度区中有高密度影，则提示为出血性梗死。

（3）颈动脉和主动脉超声检查可发现有不稳定斑块。

（4）TCD 栓子检测可发现脑血流中有过量的栓子存在。

（5）脑脊液检查：感染性梗死者脑脊液中的白细胞增加，出血性梗死者可见红细胞。脂肪栓塞时，可见脂肪球。

（6）心电图：有心房颤动。必要时做超声心动。

4.治疗

防治心脏病是防治脑栓塞的一个重要环节。一旦发生脑栓塞,其治疗原则上与动脉硬化性脑梗死相同。患者应取左侧卧位。右旋糖酐、扩血管药物、激素均有一定作用。由于风湿性二尖瓣病变等心源性脑栓塞的充血性梗死区极易出血,故抗凝治疗必须慎用。

四、短暂性脑缺血发作的护理评估

短暂性脑缺血发作(transient ischemic attacks,TIA)是颈内动脉系统或椎-基底动脉系统的短暂性血液供应不足,表现为突然发作的局限性神经功能缺失,在数秒钟、数分钟及数小时,最长不超过 24 h 完全恢复,而不留任何症状和体征,常反复发作。该定义是在 20 世纪 50 年代提出来的。随着临床脑卒中的研究,尤其是缺血性脑卒中起病早期溶栓治疗的应用,国内外有关TIA 的时限提出争议。最近美国 TIA 工作组推荐的定义为 TIA 是由于局部脑组织或者视网膜缺血,引起短暂的神经功能异常发作,典型的临床症状持续不超过 1 h,没有临床急性梗死的证据。一旦出现持续的临床症状或者临床症状虽很短,但是已经出现典型的影像学异常就应该诊断为脑梗死而不是 TIA。

(一)病因分析

引起 TIA 动脉粥样硬化是最主要的原因。主动脉弓、颈总动脉和颅内大血管动脉粥样斑块脱落,是引起动脉至动脉微栓塞最常见的原因。余详见脑出血。

(二)临床观察

TIA 发作好发于中年以后,50～70 岁多见,男性多于女性。起病突然,历时短暂,症状和体征出现后迅速达高峰,持续时间为数秒至数分钟、数小时,24 h 内完全恢复正常而无后遗症。各个患者的局灶性神经功能缺失症状常按一定的血管支配区而反复刻板地出现,多则一天数次,少则数周、数月甚至数年才发作 1 次,椎-基底动脉系统 TIA 发作较频繁。根据受累的血管不同,临床上将 TIA 分为两大类:颈内动脉系和椎-基底动脉系 TIA。

1.颈内动脉系统 TIA

症状多样,以大脑中动脉支配区 TIA 最常见。常见的症状可有患侧上肢和(或)下肢无力、麻木、感觉减退或消失,亦可有失语、失读、失算、书写障碍,偏盲较少见,瘫痪通常以上肢和面部较重。短暂的单眼失明是颈内动脉分支眼动脉缺血的特征性症状,为颈内动脉系统 TIA 所特有。如果发作性偏瘫伴有瘫痪对侧的短暂单眼失明或视觉障碍,则临床上可诊断为失明侧颈内动脉短暂性脑缺血发作。上述症状可单独或合并出现。

2.椎-基底动脉系统 TIA

有时仅表现为头昏、眼花、走路不稳等含糊症状而难以诊断,局灶性症状以眩晕为最常见,一般不伴有明显的耳鸣。若有脑干、小脑受累的症状如复视、构音障碍、吞咽困难、交叉性或双侧肢体瘫痪等感觉障碍、共济失调,则诊断较为明确,大脑后动脉供血不足可表现为皮质性盲和视野缺损。倾倒发作为椎-基底动脉系 TIA 所特有,患者突然双下肢失去张力而跌倒在地,而无可觉察的意识障碍,患者可即刻站起,此乃双侧脑干网状结构缺血所致。枕后部头痛、猝倒,特别是在急剧转动头部或上肢运动后发作,上述症状均提示椎-基底动脉系供血不足并有颈椎病、锁骨下动脉盗血征等存在的可能。

3.共同症状

症状既可见于颈内动脉系统,亦可见于椎-基底动脉系统。这些症状包括构音困难、同向偏盲等。发作时单独表现为眩晕(伴或不伴恶心、呕吐)、构音困难、吞咽困难、复视者,最好不要轻易诊断为 TIA,应结合其他临床检查寻找确切的病因。上述两种以上症状合并出现,或交叉性麻痹伴运动、感觉、视觉障碍及共济失调,即可诊断为椎-基底动脉系统 TIA 发作。

4.发作时间

TIA 的时限短暂,持续 15 min 以下,一般不超过 30 min,少数也可达 12～24 h。

(三)辅助检查

1.CT 和 MRI 检查

多数无阳性发现。恢复几天后,MRI 可有缺血改变。

2.TCD 检查

了解有无血管狭窄及动脉硬化程度。椎-基底动脉供血不足患者早期发现脑血流量异常。

3.单光子发射计算机断层扫描

单光子发射计算机断层扫描(singlephoton emission computed tomography,SPECT)脑血流灌注显像可显示血流灌注降低区。发作和缓解期均可发现异常。

4.其他

血生化检查血液成分或流变学检查等。

(四)临床治疗

1.抗血小板聚集治疗

阿司匹林是治疗 TIA 首选的抗血小板药物。对服用阿司匹林仍有 TIA 发作者,可改用噻氯匹定或氯吡格雷。

2.抗凝治疗

肝素或低分子量肝素。

3.危险因素的干预

控制高血压、糖尿病;治疗冠状动脉性疾病和心律不齐、充血性心力衰竭、瓣膜性心脏病;控制高脂血症;停用口服避孕药;终止吸烟;减少饮酒;适量运动。

4.外科治疗

对于颈动脉狭窄达 70% 以上的患者可做颈动脉内膜剥脱术。颅内动脉狭窄的血管内支架治疗正受到重视,但对 TIA 预防效果正在评估中。

五、脑卒中的常见护理问题

(一)意识障碍

患者出现昏迷,说明患者病情危重,而正确判断患者意识状态,给予适当的护理,则可以防止不可逆的脑损伤。

(二)气道阻塞

分泌物及胃内容物的吸入造成气道阻塞或通气不足可引起低氧血症及高碳酸血症,导致心肺功能的不稳定,缺氧加重脑组织损伤。

(三)肢体麻痹或畸形

大脑半球受损时,对侧肢体的运动与感觉功能便发生了障碍,加上脑血管疾病初期,肌肉呈现张力迟缓的现象,紧接着会发生肌肉张力痉挛;若发病初期未给予适当的良肢位摆放,则肢体关节会有僵硬、挛缩的现象,将导致肢体麻痹或畸形。

(四)语言沟通障碍

左侧大脑半球受损时,因语言中枢的受损部位不同而产生感觉性失语、表达性失语或两者兼有,因而与患者间会发生语言沟通障碍的问题。

(五)吞咽障碍

因口唇、颊肌、舌及软腭等肌肉的瘫痪,食物团块经口腔向咽部及食管入口部移动困难,食管入口部收缩肌不能松弛,食管入口处开大不全等阻碍食物团块进入食管,导致食物易逆流入鼻腔及误入气管。吞咽障碍可致营养摄入不足。

(六)恐惧、绝望、焦虑

脑卒中患者在卒中突然发生后处于急性心理应激状态,由于生理的、社会的、经济的多种因素,可引起患者一系列心理变化:害怕病治不好而恐惧;对疾病的治疗无信心,自己会成为一个残疾的人而绝望;来自对工作、家庭等的忧虑,担心自己并不会好,成为家庭和社会的负担。

(七)知觉刺激不足

由于中枢神经的受损,在神经传导上,可能在感觉刺激传入时会发生障碍,以致知觉刺激无法传达感受,尤其是感觉性失语症的患者,会失去语言讯息的刺激感受。此外,由于患者一侧肢体麻痹,因此所感受的触觉刺激也减少,常造成知觉刺激不足。

(八)并发症

1.神经源性肺水肿

脑卒中引起下丘脑功能紊乱,中枢交感神经兴奋,释放大量儿茶酚胺,使周围血管收缩,血液从高阻的体循环向低阻的肺循环转移,肺血容量增加,肺毛细血管压力升高而诱发肺水肿;中枢神经系统的损伤导致体内血管活性物质大量释放,使肺毛细血管内皮和肺泡上皮通透性增高,肺毛细血管流体静压增高,致使动-静脉分流,加重左心负担,出现左心功能衰竭而加重肺部淤血;颅内高压引起的频繁呕吐,患者昏迷状态下误吸入酸性胃液,可使肺组织发生急性损伤,引起急性肺水肿。由于脑卒中,呼吸中枢处于抑制状态,支气管敏感部位的神经反应性及敏感性降低,咳嗽能力下降,不能有效排出过多的分泌物而流入肺内造成肺部感染。平卧、床头角度过低增加向食管反流及分泌物逆流入呼吸道的机会。

2.发热

体温升高的原因包括体内产热增加、散热减少和下丘脑体温调节中枢功能异常。脑卒中患者发热的原因可分为感染性和非感染性。

3.压疮

由于脑卒中患者发生肢体瘫痪或长期卧床而容易发生压疮,临床又叫压迫性溃疡。它是脑卒中患者的严重并发症之一。

4.应激性溃疡

脑卒中患者常因颅内压增高,下丘脑及脑干受损而引起上消化道应激性溃疡出血。多在发病后 7～15 d,也有发病后数小时就发生大量呕血而致患者死亡者。

5.肾功能损害

由于脑损伤使肾血管收缩,肾血流减少,造成肾皮质损伤,肾小管坏死。另外,脑损伤神经体液调节紊乱直接影响肾功能;脑损伤神经体液调节紊乱,心肺功能障碍,造成肾缺血、缺氧;脑损伤神经内分泌调节功能紊乱,肾素-血管紧张素分泌增加,肾缺血加重。加之使用脱水药,肾血管和肾小管的细胞膜通透性改变,易出现肾缺血、坏死。

6.便失禁

脑卒中引起上运动神经元或皮质损害,可出现粪嵌塞伴溢出性便失禁。长期粪嵌塞,直肠膨胀感消失和外括约肌收缩无力导致粪块外溢;昏迷、吞咽困难等原因导致营养不良及低蛋白血症,肠道黏膜水肿,容易发生腹泻。

7.便秘

便秘是由于排便反射被破坏、长期卧床、脱水治疗、摄食减少、排便动力不足、焦虑及抑郁所致。

8.尿失禁

脑卒中可直接导致高反射性膀胱或 48 h 内低张力性膀胱;当皮质排尿中枢损伤,不能接收和发出排尿信息,出现不择时间和地点的排尿,表现为尿失禁。由于脑桥水平以上的中枢抑制解除,膀胱表现为高反射性,或者脑休克导致膀胱表现为低反射性,引起膀胱-骶髓反射弧的自主控制功能丧失,导致尿失禁;长期卧床导致耻骨尾骨肌和尿道括约肌松弛,使患者在没有尿意的情况下尿液流出。

9.下肢深静脉血栓

下肢深静脉血栓(deepvein thrombosis,DVT)是指血液在下肢深静脉系统的不正常凝结若未得到及时诊治可导致下肢深静脉致残性功能障碍。有资料显示,卧床 2 周的发病率明显高于卧床 3 d 的患者。严重者血栓脱落可继发致命性肺栓塞(pulmonary embolism,PE)。

六、脑卒中的护理目标

(1)抢救患者生命,保证气道通畅。

(2)摄取足够营养。

(3)预防并发症。

(4)帮助患者达到自我照顾。

(5)指导患者及家属共同参与。

(6)稳定患者的健康和保健。

(7)帮助患者达到期望。

七、脑卒中的护理措施

(一)脑卒中的院前救护

发生脑卒中要启动急救医疗服务体系,使患者得到快速救治,并能在关键的时间窗内获得有益的治疗。脑卒中处理的要点可记忆为 7"D":检诊(Detection)、派送(Dispatch)、转运(Delivery)、收入急诊(Door)、资料(Data)、决策(Decision)、药物(Drug)。前 3 个"D"是基础生命支持阶段,后 4 个"D"是进入医院脑卒中救护急诊绿色通道流程。在脑卒中紧急救护中护理人员起着重要的作用。

1.分诊护士职责

(1)鉴别下列症状、体征为脑血管常见症状,需分诊至神经内科:①身体一侧或双侧,上肢、下肢或面部出现无力、麻木或瘫痪;②单眼或双眼突发视物模糊,或视力下降,或视物成双;③言语表达困难或理解困难;④头晕目眩、失去平衡,或任何意外摔倒,或步态不稳;⑤头痛(通常是严重且突然发作)或头痛的方式意外改变。

(2)出现下列危及生命的情况时,迅速通知神经内科医师,并将患者护送至抢救室:①意识障碍;②呼吸、循环障碍;③脑疝。

(3)对极危重患者监测生命体征:意识、瞳孔、血压、呼吸、脉搏。

2.责任护士职责

(1)生命体征监测。

(2)开辟静脉通道,留置套管针。

(3)采集血标本:血常规、血生化(血糖、电解质、肝肾功能)、凝血四项。

(4)行心电图(ECG)检查。

(5)静脉输注第一瓶液体:生理盐水或林格液。

3.护理员职责

(1)对佩戴绿色通道卡片者,一对一地负责患者。

(2)运送患者行头颅 CT 检查。

(3)对无家属陪同者,必要时送血、尿标本。

(二)院中护理

1.观察病情变化,防止颅内压增高

(1)患者急性期要绝对卧床休息,避免不必要的搬动,保持环境安静。出血性卒中患者应将床头抬高 30°,缺血性卒中患者可平卧。意识障碍者头偏向一侧,如呼吸道有分泌物应立即协助吸出。

(2)评估颅内压变化,密切观察患者生命体征、意识和瞳孔等变化,评估患者的吞咽、感觉、语言和运动等情况。

(3)了解患者思想情况,防止过度兴奋、情绪激动。对癫痫、偏瘫和有精神症状的患者,应加用床档或适当约束,防止坠床发生意外。感觉障碍者,保暖时注意防止烫伤。患者应避免用力咳嗽、用力排便等,保持大便通畅。

(4)若有发热,应设法控制患者的体温。

2.评估吞咽情况,给予营养支持

(1)暂禁食:首先评价患者吞咽和胃肠功能情况,如是否有呕吐、腹胀、排便异常、未排气及肠鸣音异常、应激性溃疡出血量在 100 mL 以上者,必要时应暂禁食。

(2)观察脱水状态:很多患者往往会出现相对脱水状态,脱水所致血细胞比容和血液黏稠度增加,血液明显减少,使动脉血压降低。护理者可通过观察颈静脉搏动的强或弱、周围静脉的充盈度和末梢体温来判断患者是否出现脱水状态。

(3)营养支持:在补充营养时,应尽量避免静脉内输液,以免增加缺血性脑水肿的蓄积作用,最好的方法是鼻饲法。多数吞咽困难患者需要 2 周左右的营养支持。有误吸危险的患者,则需将管道末端置于十二指肠。有消化道出血的患者应暂停鼻饲,可改用胃肠外营养。经口腔进食的患者,要给予高蛋白、高维生素、低盐、低脂、富有纤维素的饮食,还可多吃含碘的食物。

(4)给予鼻饲喂养预防误吸护理:评估胃管的深度和胃潴留量。鼻饲前查看管道在鼻腔外端的长度,嘱患者张口查看鼻饲管是否盘卷在口中。用注射器注入 10 mL 空气,同时在腹部听诊,可听到气过水声;或鼻饲管中抽吸胃内容物,表明鼻饲管在胃内。无肠鸣音或胃潴留量过 100～150 mL 应停止鼻饲。抬高床头 30°呈半卧位减少反流,通常每天喂入总量以 2 000～2 500 mL 为宜,天气炎热或患者发热和出汗时可适当增加。可喂入流质饮食,如牛奶、米汤、菜汁、西瓜水、橘子水等,药品要研成粉末。在鼻饲前后和注药前后,应冲洗管道,以预防管道堵塞。对于鼻饲患者,要注意固定好鼻饲管。躁动患者的手要适当地加以约束。

(5)喂食注意:对面肌麻痹的患者,喂食时应将食物送至口腔健侧近舌根处。进食时宜采用半卧位、颈部向前屈的姿势,这样既可以利用重力使食物容易吞咽,又可减少误吸。每口食物量要从少量开始,逐步增加,寻找合适的"一口量"。进食速度应适当放慢,出现食物残留口腔、咽部而不能完全吞咽情况时,应停止喂食并让患者重复多次吞咽动作或配合给予一些流质来促进残留食物吞入。

3.心脏损害的护理

心脏损害是脑卒中引起的循环系统并发症之一,大都在发病1周左右发生,如心电图显示心肌缺血、心律不齐和心力衰竭等,故护理者应经常观察心电图变化。在患者应用脱水剂时,应注意尿量和血容量,避免脱水造成血液浓缩或入量太多加重心脏负担。

4.应激性溃疡的护理

应注意患者的呕吐物和大便的性状,鼻饲患者于每天喂食前应先抽取胃液观察,同时定期检查胃中潜血及酸碱度。腹胀者应注意肠鸣音是否正常。

5.泌尿系统并发症的护理

对排尿困难的患者,尽可能避免导尿,可用诱导或按摩膀胱区的方法以助患者排尿。患者由于限制活动,处于某些妨碍排尿的位置;也可能是由于失语不能表达所致。护理者应细心观察,主动询问,定时给患者便器,在可能情况下尽量取直立姿势解除排尿困难。

(1)尿失禁的男患者可用阴茎套连接引流尿袋,每天清洁会阴部,以保持会阴部清洁舒适。

(2)女性尿失禁患者,留置导尿管虽然影响患者情绪,但在急性期内短期的应用是必要的,因为它明显增加了患者的舒适感并减少了压疮发生的机会。

(3)留置导尿管期间要每天进行会阴部护理。密闭式集尿系统除因阻塞需要冲洗外,集合系统的接头不可轻易打开。应定时查尿常规,必要时做尿培养。

6.压疮的护理

可因感染引起骨髓炎、化脓性关节炎、蜂窝织炎,甚至迅速通过表浅组织引起败血症等,这些并发症往往严重威胁患者的生命。

(1)压疮好发部位:多在受压和缺乏脂肪组织保护、无肌肉包裹或肌层较薄的骨骼隆突处,如枕骨粗隆、耳郭、肩胛部、肘部、脊椎体隆突处、髋部、骶尾部、膝关节的内外侧、内外踝、足跟部等处。

(2)压疮的预防措施。①压疮的预防要求做到"七勤":勤翻身、勤擦洗、勤按摩、勤换洗、勤整理、勤检查、勤交代。定时变换体位,1～2 h翻身1次。如皮肤干燥且有脱屑者,可涂少量润滑剂,以免干裂出血。另外还应监测患者的清蛋白指标。②若患者有大、小便失禁,呕吐及出汗等情况,应及时擦洗干净,保持干燥,及时更换衣服、床单,褥子应柔软、干燥、平整。③对肢体瘫痪的卧床患者,配备气垫床以达到对患者整体减压的目的,气垫床使用时注意根据患者的体重调节气垫床充其量。骨骼隆突易受压处,放置海绵垫或棉圈、软枕、气圈等,以防受压水肿、肥胖者不宜用气圈,以软垫更好,或软枕置于腿下,并抬高肢体,变换体位,更为重要。可疑压疮部位使用减压贴保护。④护理患者时动作要轻柔,不可拖拽患者,以防止关节牵拉、脱位或周围组织损伤。翻身后要仔细观察受压部位的皮肤情况,有无将要发生压疮的迹象,如皮肤呈暗红色。检查鼻管、尿管、输液管等是否脱出、折曲或压在身下。取放便盆时,动作更轻巧,防止损伤皮肤。

7.下肢深静脉血栓的护理

长期卧床者,首先在护理中应帮助他们减少形成静脉血栓的因素,例如抬高下肢 $20°\sim30°$,下肢远端高于近端,尽量避免膝下垫枕,过度屈髋,影响静脉回流。另外,肢体瘫痪者增加患肢活动量,并督促患者在床上主动屈伸下肢作跖屈和背屈运动,内、外翻运动,足踝的"环转"运动;被动按摩下肢腿部比目鱼肌和腓肠肌,下肢应用弹力长袜,以防止血液滞留在下肢。还应减少在下肢输血、输液,并注意观察患肢皮温、皮色,倾听患者疼痛主诉,因为下肢深静脉是静脉血栓形成的好发部位,鼓励患者深呼吸及咳嗽和早期下床活动。

8.发热的护理

急性脑卒中患者常伴有发热,主要原因为感染性发热、中枢性发热、吸收热和脱水热。

(1)感染性发热:多在急性脑卒中后数天开始,体温逐渐升高,常不规则,伴有呼吸、心率增快,白细胞总数升高。应做细菌培养,应用有效抗生素治疗。

(2)中枢性发热:是病变侵犯了下丘脑,患者的体温调节中枢失去调节功能,导致发热。主要表现为两种情况:其一是持续性高热,发病数小时后体温升高至 $39\sim40$ ℃,持续不退,躯干和肢体近端大血管处皮肤灼热,四肢远端厥冷,肤色灰暗,静脉塌陷等,患者表现深昏迷、去大脑强直(一种病理性体征)、阵挛性或强直性抽搐、无汗、肢体发凉,患者常在 $1\sim2$ d 内死亡。其二是持续性低热,患者表现为昏迷、阵发性大汗、血压不稳定、呼吸不规则、血糖升高、瞳孔大小多变,体温多在 $37\sim38$ ℃。对中枢性发热主要是对病因进行治疗,同时给予物理降温,如乙醇擦浴、头置冰袋或冰帽等。但应注意缺血性脑卒中患者禁用物理降温法,可行人工冬眠。

1)物理降温。①乙醇、温水擦浴:可通过在皮肤上蒸发,吸收而带走机体大量的热;②冰袋降温:冰袋可放置在前额或体表大血管处(如颈部、腋下、腹股沟、窝等处);③冰水灌肠:要保留30分钟后再排出,便后 30 min 测量体温。

2)人工冬眠疗法:分冬眠Ⅰ号和冬眠Ⅱ号,应用人工冬眠疗法可降低组织代谢,减少氧的消耗,并增强脑组织对创伤和缺氧的耐受力,减轻脑水肿和降低颅内压,改善脑缺氧,有利于损伤后的脑细胞功能恢复。

人工冬眠注意事项:①用药前应测量体温、脉搏、呼吸和血压。②注入冬眠药半小时内不宜翻身和搬动患者,防止直立性低血压。③用药半小时后,患者进入冬眠状态,方可行物理降温,因镇静降温作用较强。④冬眠期间,应严密观察生命体征变化及神经系统的变化,如有异常及时报告医师处理。冬眠期间每 2 h 测量生命体征 1 次,并详细记录,警惕颅内血肿引起脑疝。结束冬眠仍应每 4 h 测体温 1 次,保持观察体温的连贯性。⑤冬眠期间应加强基础护理,防止并发症发生。⑥减少输液量,并注意水、电解质和酸碱平衡。⑦停止冬眠药物和物理降温时,首先停止物理降温,然后逐渐停用冬眠药,以免引起寒战或体温升高,如有体温不升者要适当保暖,增加盖被和热水袋保温。

(3)吸收热:是脑出血或蛛网膜下腔出血时,红细胞分解后吸收而引起反应热。常在患者发病后 $3\sim10$ d 发生,体温多在 37.5 ℃左右。吸收热一般不需特殊处理,但要观察记录出入量并加强生活护理。

(4)脱水热:是由于应用脱水剂或补水不足,使血浆渗透压明显升高,脑组织严重脱水,脑细胞和体温调节中枢受损导致发热。患者表现体温升高,意识模糊,皮肤黏膜干燥,尿少或比重高,血清钠升高,血细胞比容增高。治疗给予补水或静脉输入 5% 葡萄糖,待缺水症状消失后,根据情况补充电解质。

（三）介入治疗的护理

神经介入治疗是指在 X 线下,经血管途径借助导引器械(针、导管、导丝)递送特殊材料进入中枢神经系统的血管病变部位,如各种颅内动脉瘤、颅内动静脉畸形、颈动脉狭窄、颈动脉海绵窦瘘、颅内血管狭窄及其他脑血管病。治疗技术分为血管成形术(血管狭窄的球囊扩张、支架植入)、血管栓塞术(固体材料栓塞术、液体材料栓塞术、可脱球囊栓塞术、弹簧圈栓塞术等)、血管内药物灌注(超选择性溶栓、超选择性化疗、局部止血)。广义的神经介入治疗还包括经皮椎间盘穿刺髓核抽吸术、经皮穿刺椎体成形术、微创穿刺电刺激等,以及在影像仪器定位下进行和神经功能治疗有关的各种穿刺、活检技术等。相比常规开颅手术的优点是血管内治疗技术具有创伤小、恢复快、疗效好的特点(图 8-7)。

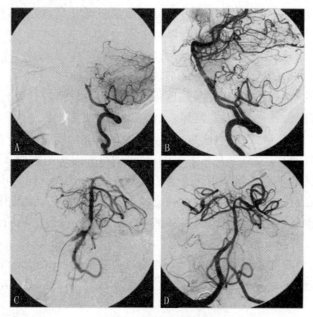

图 8-7　神经介入治疗

A.大脑后动脉栓塞;B.大脑后动脉栓塞溶栓治疗后;C.大脑基底动脉不全栓塞;D.大脑基底动脉栓塞溶栓治疗后。

1.治疗前护理

(1)遵医嘱查血、尿、便常规,血型及生化,凝血四项和出凝血时间等。

(2)准备好物品:注射泵,监护仪器,药品如甘露醇、天普乐新等。

(3)建立可靠的静脉通路(套管针),尽量减少患者的穿刺,防止出血及瘀斑。

(4)须手术者术前手术区域备皮,沐浴,更衣。遵医嘱局麻 4～6 h、全麻 9～12 h 前,需禁食、水、药。遵医嘱给予留置导尿。监测生命体征,遵医嘱给术前药。

(5)心理护理:术前了解患者思想动态,减轻心理负担,创造安静的修养环境,使患者得到充分休息。

2.治疗中护理

(1)密切观察给药时间及患者的病情变化,遵医嘱调节好给药的速度及浓度,并做好详细记录,以利于了解病情。

(2)注意血压的变化,溶栓过程中每 15 min 测量 1 次,如出现异常,应及时处理。

（3）患者如在溶栓过程中出现烦躁、意识障碍加重、瞳孔异常等生命体征的改变，并伴有鼻出血和四肢肌力瘫痪加重等各种异常反应时，应及时通知医师停止溶栓。

（4）患者如在用药过程中出现寒战、高热等不良反应时，应停止溶栓。

（5）护理者应准确、熟练地遵医嘱给药。

3.治疗后护理

（1）神经系统监测：严密观察病情变化，如患者意识、瞳孔、生命体征、感觉、运动、语言等。特别是血压、心率的异常变化。

（2）行腹股沟穿刺者穿刺区加压包扎制动24 h，观察有无出血及血肿。避免增加腹压动作，咳嗽时用手压迫穿刺部位，防止出血。观察穿刺肢体皮肤的色泽、温度，15 min测量1次足背动脉搏动共2 h。保持动脉鞘通畅，防止脱落。鼓励患者多饮水，增加血容量，促进造影剂的排泄。

（3）注意观察四肢的肌力，防止血栓再形成而引起的偏瘫、偏身感觉障碍。

（4）24 h监测出凝血时间、凝血酶原时间、纤维蛋白原，防止血栓再形成。

（5）应用抗凝药前做出、凝血功能以及肝、肾功能测定。用肝素初期应每小时测出、凝血时间，稳定后可适当延长。注意观察穿刺处、切口是否渗血过多或有无新的渗血，有无皮肤、黏膜、消化道、泌尿道出血，反复检查大便潜血及尿中有无红细胞。

（6）用肝素时主要观察APTT，为正常的1.5～2.5倍；用法华林时主要监测AT，应降至正常的20%～50%。注意观察药物的其他不良反应，肝素注意有无过敏如荨麻疹、哮喘、发热、鼻炎等；注意华法林有无皮肤坏死、无脱发、皮疹、恶心、腹泻等不良反应。

（7）使用速避凝皮下注射时应选择距肚脐4.5～5 cm处的皮下脂肪环行注射，并捏起局部垂直刺入，拔出后应按压片刻。注射前针头排气时要避免肝素挂在针头外面，造成皮下组织微小血管出血。

（8）术后遵医嘱行颈动脉超声，观察支架的位置及血流情况。

（四）其他护理措施

1.患者早期康复训练，提高患者的生活质量

（1）早期康复的内容：①保持良好的肢体位置；②体位变换；③关节的被动活动；④预防吸入性肺炎；⑤床上移动训练；⑥床上动作训练；⑦起坐训练；⑧坐位平衡训练；⑨日常生活活动能力训练；⑩移动训练等。

（2）早期康复的时间：康复治疗开始的时间应为患者生命体征稳定，神经病学症状不再发展后48 h。有人认为，康复应从急性期开始，只要不妨碍治疗，康复训练越早，功能恢复的可能性越大，预后就越好。脑卒中后，只要不影响抢救，马上就可以康复治疗、保持良肢位、体位变换和适宜的肢体被动活动等，而主动训练则应在患者神志清醒、生命体征平稳且精神症状不再进展后48 h开始。由于SAH近期再发的可能性很大，故对未手术的患者，应观察1个月左右再谨慎地开始康复训练。

（3）影响脑卒中预后和康复的主要因素：①不利因素。影响脑卒中预后和康复的不利因素有发病至开始训练的时间较长；病灶较大；以前发生过脑血管意外；年龄较大；严重的持续性弛缓性瘫痪；严重的感觉障碍或失认症；二便障碍；完全失语；严重认知障碍或痴呆；抑郁症状明显；以往有全身性疾病，尤其是心脏病；缺乏家庭支持。②有利因素。对脑卒中患者预后和康复的有利因素有发病至开始训练的时间较短；病灶较小；年轻；轻偏瘫或纯运动性偏瘫；无感觉障碍或失认症；反射迅速恢复；随意运动有所恢复；能控制小便；无言语困难；认知功能完好或损害甚少；无抑

郁症状;无明显复发性疾病;家庭支持。

(4)早期的康复治疗和训练:正确的床上卧位关系到康复预后的好坏。为预防并发症,应使患者肢体置于良好体位,即良肢位。这样既可使患者感觉舒适,又可使肢体处于功能位置,预防压疮和肢体挛缩,为进一步康复训练创造条件。

1)保持抗痉挛体位:其目的是预防或减轻以后易出现的痉挛模式。取仰卧位时,头枕枕头,不要有过伸、过屈和侧屈。患肩垫起防止肩后缩,患侧上肢伸展、稍外展,前臂旋后,拇指指向外方。患髋垫起以防止后缩,患腿股外侧垫枕头以防止大腿外旋。本体位是护理上最容易采取的体位,但容易引起紧张性迷路反射及紧张性颈反射所致的异常反射活动,为"应避免的体位"。"推荐体位"是侧卧位:取健侧侧卧位时,头用枕头支撑,不让向后扭转;躯干大致垂直,患侧肩胛带充分前伸,肩屈曲90°～130°,肘和腕伸展,上肢置于前面的枕头上;患侧髋、膝屈曲似踏出一步置于身体前面的枕头上,足不要悬空。取患侧侧卧位时,头部用枕头舒适地支撑,躯干稍后仰,后方垫枕头,避免患肩被直接压于身体下,患侧肩胛带充分前伸,肩屈曲90°～130°,患肘伸展,前臂旋后,手自然地呈背屈位;患髋伸展,膝轻度屈曲;健侧上肢置于体上或稍后方,健腿屈曲置于前面的枕头上,注意足底不放任何支撑物,手不握任何物品(图8-8)。

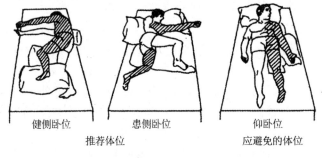

健侧卧位　患侧卧位　仰卧位
推荐体位　　　　　应避免的体位

图8-8　抗痉挛体位

2)体位变换:主要目的是预防压疮和肺感染。另外,由于仰卧位强化伸肌优势,健侧侧卧位强化患侧屈肌优势,患侧侧卧位强化患侧伸肌优势,不断变换体位可使肢体的伸屈肌张力达到平衡,预防痉挛模式出现。一般每60～120 min变换一次体位。

3)关节被动运动:主要是为了预防关节活动受限(挛缩),另外可能有促进肢体血液循环和增加感觉输入的作用。先从健侧开始,然后参照健侧关节活动范围进行患侧运动。一般按从肢体近端到肢体远端的顺序进行,动作要轻柔缓慢。重点进行肩关节外旋、外展和屈曲,肘关节伸展,腕和手指伸展,髋关节外展和伸展,膝关节伸展,足背屈和外翻。在急性期每天做两次,每次每个关节做3～5遍,以后视肌张力情况确定被动运动次数,肌张力越高被动关节运动次数应越多。较长时间卧床者尤其要注意做此项活动。

2.心理护理措施

(1)护理者对患者要热情关心,多与患者交流,在病情允许的情况下,鼓励患者做自己力所能及的事情,减少过多、过细的照顾,给予患者心理上战胜疾病的信念。

(2)注意发挥药物的生理效应,在患病急性期要及时向患者通报疾病好转的消息,减少患者过分的担心和不必要、不准确地对自身疾病的猜疑等。

(3)鼓励患者参与治疗护理计划,教育患者重建生活、学习和工作内容,开始新的生活,使患者能早日回归家庭、回归社会。

3.语言沟通障碍的护理

(1)评估:失语的性质、理解能力,记录患者能表达的基本语言。观察患者手势、表情等,及时满足患者需要。向护理者/患者解释语言锻炼的目的、方法,促进语言功能恢复。如鼓励讲话、不耻笑患者,消除其羞怯心理,为患者提供练习机会。

(2)训练:包括肌群运动、发音训练、复述训练。

1)肌群运动:指进行唇、舌、齿、软腭、咽、喉与颌部肌群运动,包括缩唇、叩齿、卷舌、上下跳举舌、弹舌、鼓腮、吹气-叹气、咳嗽-清嗓子等活动。

2)发音训练:先练习易发或能够发的音,由无意义的词→有意义的词→短语→句子。举例:你→你好→你住院→你配合医师治疗。发单音后训练发复音,教患者先做吹的动作然后发 p 音。

3)复述训练:复述单字和词汇。命名训练让患者说出常用物品的名称。①词句训练与会话训练:给患者一个字音,让其组成各种词汇造句并与其会话交流。②听觉言语刺激训练:听语指图、指物、指字,并接触实物叫出物名。方法如下。a.手势法:与患者共同约定手势意图,如上竖拇指表示大便,下竖拇指表示小便,张口是吃饭,手掌上、下翻动是翻身。手捂前额表示头痛,手在腹部移动表示腹部不适。除偏瘫或双侧肢体瘫者和听力或听理解力障碍患者不能应用外,其他失语均可应用。b.实物图片法:利用一些实物图片,进行简单的思想交流以满足生理需要,解决实际困难。利用常用物品如茶杯、便器、碗、人头像、病床等,反复教患者使用。如茶杯表示要喝水,人头像表示头痛,病床表示翻身。此种方法最适合于听力障碍的交流。c.文字书写法:适用于文化素质高,无机械书写障碍和视空间书写障碍的患者,在认识疾病的特点后,医护人员、护理者有什么要求,可用文字表达,根据病情和需要进行卫生知识宣教。

(3)沟通:包括对理解能力有缺陷的患者(感受性失语)的沟通、对表达能力有缺陷的患者(运动性失语)的沟通。

1)对理解能力有缺陷的患者(感觉性失语)的沟通:①交谈时减少外来的干扰;②若患者不注意,他将难以了解对方说了些什么,所以需将患者精神分散的情形减至最低;③自患者视野中除去不必要的东西,关掉收音机或电视;④一次只有一人对患者说话;⑤若患者精神分散,则重复叫患者的名字或拍其肩膀,走进其视野,使其注意。

2)对表达能力有缺陷的患者(运动性失语)的沟通:①用简短的"是""不是"的问题让患者回答;②说话的时候缓慢,并给予患者充分的时间以回答问题;③设法了解患者的某些需要,主动询问他们是否需要哪一件东西;④若患者所说的话听不懂,则应加以猜测并予以澄清;⑤让患者说有关熟悉的事物,如家人的名字、工作的性质,则患者较易表达;⑥可教导患者用手势或用手指出其需要或身体的不适;⑦利用所有的互动方式刺激患者说话;⑧若患者对说出物体的名称有困难,则先对患者说一遍。例如,先对患者说出"水"这个字,然后写下"水",给患者看,让患者跟着念或拿实物给患者看。

4.控制危险因素,建立良好生活方式

(1)了解脑卒中的危险因素:不可改变的危险因素、明确且可以改变的危险因素、明确且潜在可改变的危险因素和较少证据的危险因素。

1)不可改变的危险因素。①年龄:是主要的危险因素,脑卒中发病随年龄的升高而增高,55岁以上后每增加10年卒中危险加倍,经60~65岁急剧增加,发病率和死亡率分别是60岁以前的2~5倍。②性别:一般男性高于女性。③家族史:脑卒中家族史是易发生卒中的一个因素。父母双方直系亲属发生卒中或心脏病时年龄<60岁即为有家族史。④种族:不同种族的卒中发

病率不同,可能与遗传因素有关。社会因素如生活方式和环境,也可能起一部分作用。非洲裔的发病率大于亚洲裔。我国北方各少数民族卒中率水平高于南方。⑤出生低体重:出生体重<2 500 g者发生卒中的概率高于出生体重≥4 000 g者两倍以上(中间出生体重者有明显的线性趋势)。

2)明确且可以改变的危险因素。①高血压:是脑卒中的主要危险因素。大量研究资料表明,90%脑卒中归因于高血压,70%~80%的脑卒中患者都患有高血压,无论是缺血还是出血性脑卒中都与高血压密切相关。在有效控制高血压后,脑卒中的发病率和病死率随之下降。②吸烟:是缺血性脑卒中独立的危险因素,长期吸烟者发生卒中的危险性是不吸烟者的6倍。戒烟者发生卒中的危险性可减少50%。吸烟会促进狭窄动脉的血栓形成,加重动脉粥样硬化,可使不明原因卒中的发生风险提高将近3倍。③心房纤颤:是发生缺血性脑卒中重要的危险因素,随年龄的增长,心房纤颤患者血栓栓塞性脑卒中的发生率迅速增长。心房颤动可使缺血性脑卒中的年发病率增加0.5%~12%。其他血管危险因素调整后单独心房颤动可以增加卒中的风险3~4倍。④冠心病:心肌梗死后卒中危险性为每年1%~2%。心肌梗死后1个月内脑卒中危险性最高可达31%。有冠心病史患者的脑卒中危险性增加2~2.2倍。⑤高脂血症:总胆固醇每升高1 mmol/L,脑卒中发生率就会增加25%。⑥无症状颈动脉狭窄:50%~99%的无症状性颈动脉狭窄者脑卒中的年发病率在1%~3.4%。⑦TIA/卒中史:TIA是早期脑卒中的危险因素,高达10%的未经治疗的缺血性脑卒中患者将在1个月内发生再次脑卒中。高达15%的未经治疗的缺血性脑卒中患者将在1年内发生再次脑卒中。高达40%的未经治疗的缺血性脑卒中患者将在5年内发生再次脑卒中。⑧镰状细胞病:5%~25%镰状细胞性贫血患者有发生TIA/脑卒中的风险。

3)明确且潜在可改变的危险因素。①糖尿病:是缺血性脑卒中独立的危险因素,2型糖尿病患者发生卒中的危险性增加2倍;②高同型半胱氨酸血症:血浆同型半胱氨酸每升高5 μmol/L,脑卒中风险增高1.5倍。

4)较少证据的危险因素:肥胖、过度饮酒、凝血异常、缺乏体育锻炼、口服避孕药、激素替代治疗和口服替代治疗、呼吸暂停综合征。

(2)脑卒中危险因素干预建议。①控制高血压:定时测量血压,合理服用降压药,全面评估缺血性事件的病因后,高血压的治疗应以收缩压低于18.7 kPa(140 mmHg),舒张压低于12.0 kPa(90 mmHg)为目标。对于患有糖尿病的患者,建议血压<17.3/11.3 kPa(130/85 mmHg)。降压不能过快,选用平稳降压的降压药,降压药要长期规律服用;降压药最好在早晨起床后立即服用,不要在睡前服用。②冠状动脉疾病、心律失常、充血性心力衰竭及心脏瓣膜病应给予治疗。③严格戒烟:采取咨询专家、烟碱替代治疗及正规的戒烟计划等戒烟措施。④禁止酗酒,建议正规的戒酒计划。轻到中度的乙醇摄入(1~2杯)可减少卒中的发生率。饮酒者男性每天饮酒的乙醇含量不应超过20~30 g(相当于葡萄酒100~150 mL;啤酒250~500 mL;白酒25~50 mL;果酒200 mL),女性不应超过15~20 g。⑤治疗高脂血症:限制食物中的胆固醇量;减少饱和脂肪酸,增加多烯脂肪酸;适当增加食物中的混合碳水化合物、降低总热量,假如血脂维持较高水平(LDL>130 mg/dL),建议应用降脂药物。治疗的目标应使LDL<100 mg/dL。⑥控制糖尿病:监测血糖,空腹血糖应<7 mmol/L,可通过控制饮食、口服降糖药物或使用胰岛素控制高血糖。⑦控制体重:适度锻炼,维持理想体重,成年人每周至少进行3次适度的体育锻炼活动,每次活动的时间不少于30 min。运动后感觉自我良好且保持理想体重,则表明运动量和运动方式合

适。⑧合理膳食:根据卫健委发布的中国居民膳食指南及平衡膳食宝塔,建议每天食物以谷薯类及豆类为主,辅以蔬菜和水果,适当进食蛋类、鱼虾类、畜禽肉类及奶类,少食菜用油和盐。

(3)注意卒中先兆,及时就诊:卒中虽然多为突然发病,但有些脑卒中在发病前有先兆,生活中要多加注意,如发现一侧手脚麻木、无力、全身疲倦;头痛、头昏、颈部不适;恶心、剧烈呕吐;视力模糊;口眼㖞斜要立即到医院就诊。

(李丽丽)

第二节 帕金森病

帕金森病由 James Parkinson(1817 年)首先描述,旧称震颤麻痹,是发生于中年以上的中枢神经系统慢性进行性变性疾病,病因至今不明。多缓慢起病,逐渐加重。其病变主要在黑质和纹状体。其他疾病累及锥体外系统也可引起同样的临床表现者,则称为震颤麻痹综合征或帕金森综合征。65 岁以上人群患病率为 1 000/10 万,随年龄增高,男性稍多于女性。

一、临床表现

(一)震颤

肢体和头面部不自主抖动,这种抖动在精神紧张时和安静时尤为明显,病情严重时抖动呈持续性,只有在睡眠后消失。

(二)肌肉僵直,肌张力增高

表现手指伸直,掌指关节屈曲,拇指内收,腕关节伸直,头前倾,躯干俯屈,髋关节和膝关节屈曲等特殊姿势。

(三)运动障碍

运动减少,动作缓慢,写字越写越小,精细动作不能完成,开步困难,慌张步态,走路前冲,呈碎步,面部缺乏表情。

(四)其他症状

多汗、便秘、油脂脸、直立性低血压、精神抑郁症状等,部分患者伴有智力减退。

二、体格检查

(一)震颤

检查可发现静止性、姿势性震颤,手部可有搓丸样动作。

(二)肌强直

患肢肌张力增高,可因均匀的阻力而出现"铅管样强直",如伴有震颤则似齿轮样转动,称为"齿轮样强直"。四肢躯干颈部和面部肌肉受累出现僵直,患者出现特殊姿态。

(三)运动障碍

平衡反射、姿势反射和翻正反射等障碍以及肌强直导致的一系列运动障碍,写字过小症以及慌张步态等。

（四）自主神经系统体征

仅限于震颤一侧的大量出汗和皮脂腺分泌增加等体征,食管、胃及小肠的功能障碍导致吞咽困难和食管反流,以及顽固性便秘等。

三、辅助检查

（一）MRI

唯一的改变为在 T_2 相上呈低信号的红核和黑质网状带间的间隔变窄。

（二）正电子发射体层摄影（PET）

可检出纹状体摄取功能下降,其中又以壳核明显,尾状核相对较轻,即使症状仅见于单侧的患者也可查出双侧纹状体摄功能降低。尚无明确症状的患者,PET 若检出纹状体的摄取功能轻度下降或处于正常下界,以后均发病。

四、诊断

（一）诊断思维

(1)帕金森病实验室检查及影像学检查多无特殊异常,临床诊断主要依赖发病年龄、典型临床症状及治疗性诊断(即应用左旋多巴有效)。

(2)帕金森病诊断明确后,还须进行帕金森评分量表评分及分级,来评判帕金森病的严重程度并指导下步治疗。

（二）鉴别诊断

1.脑炎后帕金森综合征

通常所说的昏睡性脑炎所致帕金森综合征,已近 70 年未见报道,因此该脑炎所致脑炎后帕金森综合征也随之消失。近年报道病毒性脑炎患者可有帕金森样症状,但本病有明显感染症状,可伴有颅神经麻痹、肢体瘫痪、抽搐、昏迷等神经系统损害的症状,脑脊液可有细胞数轻中度增高、蛋白增高、糖降低等。病情缓解后其帕金森样症状随之缓解,可与帕金森病鉴别。

2.肝豆状核变性

隐性遗传性疾病、约 1/3 有家族史,青少年发病、可有肢体肌张力增高、震颤、面具样脸、扭转痉挛等锥体外系症状。具有肝脏损害,角膜 K-F 环及血清铜蓝蛋白降低等特征性表现,可与帕金森病鉴别。

3.特发性震颤

特发性震颤属显性遗传病,表现为头、下颌、肢体不自主震颤,震颤频率可高可低,高频率者甚似甲状腺功能亢进,低频者甚似帕金森震颤。本病无运动减少、肌张力增高及姿势反射障碍,并于饮酒后消失,普萘洛尔治疗有效等,可与原发性帕金森病鉴别。

4.进行性核上性麻痹

本病也多发于中老年,临床症状可有肌强直、震颤等锥体外系症状。但本病有突出的眼球凝视障碍、肌强直以躯干为重、肢体肌肉受累轻而较好的保持了肢体的灵活性、颈部伸肌张力增高致颈项过伸与帕金森病颈项屈曲显然不同,均可与帕金森病鉴别。

5.Shy-Drager 综合征

临床常有锥体外系症状,但因有突出的自主神经症状,如晕厥、直立性低血压、性功能及膀胱功能障碍,左旋多巴制剂治疗无效等,可与帕金森病鉴别。

6.药物性帕金森综合征

过量服用利血平、氯丙嗪、氟哌啶醇及其他抗抑郁药物均可引起锥体外系症状,因有明显的服药史,并于停药后减轻可资鉴别。

7.良性震颤

良性震颤指没有脑器质性病变的生理性震颤(肉眼不易觉察)和功能性震颤。功能性震颤包括以下几点。①生理性震颤加强(肉眼可见):多呈姿势性震颤,与肾上腺素能的调节反应增强有关;也见于某些内分泌疾病,如嗜铬细胞瘤、低血糖、甲状腺功能亢进;②可卡因和乙醇中毒以及一些药物的不良反应;③癔症性震颤,多有心因性诱因,分散注意力可缓解震颤;④其他:情绪紧张时和做精细动作时出现的震颤。良性震颤临床上无肌强直、运动减少和姿势异常等帕金森病的特征性表现。

五、治疗

(一)一般治疗

因本病的临床表现为震颤、强直、运动障碍、便秘和生活不能自理,故家属及医务人员应鼓励PD早期患者多做主动运动,尽量继续工作,培养业余爱好,多吃蔬菜水果或蜂蜜,防止摔跤,避免刺激性食物和烟酒。对晚期卧床患者,应勤翻身,多在床上做被动运动,以防发生关节固定、压疮及坠积性肺炎。

(二)药物治疗

PD宜首选内科治疗,多数患者可通过内科药物治疗缓解症状。

各种药物治疗虽能使患者的症状在一定时期内获得一定程度的好转,但皆不能阻止本病的自然发展。药物治疗必须长期坚持,而长期服药则药效减退和不良反应难以避免。虽然有相当一部分患者通过药物治疗可获得症状改善,但即使目前认为效果较好的左旋多巴或复方多巴(美多芭及信尼麦),也有15%左右患者根本无效。用于治疗本病的药物种类繁多,现今最常用者仍为抗胆碱能药和多巴胺替代疗法。

1.抗胆碱能药物

该类药物最早用于Parkinson病的治疗,常用者为苯海索2 mg,每天3次口服,可酌情增加;东莨菪碱0.2 mg,每天3~4次口服;甲磺酸苯扎托品2~4 mg,每天1~3次口服等。因甲磺酸苯扎托品对周围副交感神经的阻滞作用,不良反应多,应用越来越少。

2.多巴胺替代疗法

该类药物主要补充多巴胺的不足,使乙酰胆碱-多巴胺系统重获平衡而改善症状。最早使用的是左旋多巴,但其可刺激外周多巴胺受体,引起多方面的外周不良反应,如恶心、呕吐、厌食等消化道症状和血压降低、心律失常等心血管症状。目前不主张单用左旋多巴治疗,用它与苄丝肼或卡比多巴的复合制剂。常用的药物有美多芭、息宁或帕金宁。

(1)美多芭:是左旋多巴和苄丝肼4:1配方的混合剂。对病变早期的患者,开始剂量可用62.5 mg,日服3次。若患者开始治疗时症状明显,则开始剂量可为125 mg,每天3次;若效果不满意,可在第2周每天增加125 mg,第3周每天再增加125 mg。如果患者的情况仍不满意,则应每隔1周每天再增加125 mg。如果美多芭的日剂量>1 000 mg,需再增加剂量只能每月增加1次。该药明显减少了左旋多巴的外周不良反应,但却不能改善其中枢不良反应。

(2)息宁:是左旋多巴和卡比多巴10:1的复合物,开始剂量可用125 mg,日服2次,以后根据病情逐渐加量。其加药的原则和上述美多芭的加药原则是一致的。帕金宁是左旋多巴和卡比多巴 10：1 的复合物的控释片，它可使左旋多巴血浓度更稳定并达 4～6 h，有利于减少左旋多巴的剂末现象、开始现象和剂量高峰多动现象。但是，控释片也有一些缺陷，如起效慢，并且由于在体内释放缓慢，有可能在体内产生蓄积作用，反而有时出现异动症的现象，改用美多芭后消失。

3.多巴胺受体激动剂

多巴胺受体激动剂能直接激动多巴胺能神经细胞突触受体，刺激多巴胺释放。

(1)溴隐亭：最常用，对震颤疗效好，对运动减少和强直均不及左旋多巴，常用剂量维持量为每天15～40 mg。

(2)协良行：患者使用时应逐步增加剂量，以达到不出现或少出现不良反应的目的。一般来讲，增加到每天 0.3 mg 是比较理想的剂量，但对于个别早期的患者，可能并不需要增加到这个剂量，那么可以在医师认为合适的剂量长期服用而不再增加。如果效果不理想，还可以根据病情的需要及对药物的耐受情况，每隔 5 d 增加 0.025 mg 或 0.05 mg。

(3)泰舒达：使用剂量是每天 100～200 mg。可以从小剂量每天 50 mg 开始，可逐渐增加剂量。在帕金森病的早期，可以单独使用泰舒达治疗帕金森病，剂量最大可增加至每天 150 mg。如果和左旋多巴合并使用，剂量可以维持在每天 50～150 mg。一般每使用 250 mg 左旋多巴，可考虑合并使用泰舒达 50 mg 左右。

(三)外科手术治疗

1.立体定向手术治疗

立体定向手术包括脑内核团毁损、慢性电刺激和神经组织移植。

(1)脑内核团毁损。①第一次手术适应证：长期服药治疗无效或药物治疗不良反应严重者；疾病进行性缓慢发展已超过 3 年以上；年龄在 70 岁以下；工作能力和生活能力受到明显限制(按 Hoehn 和 Yahr 分级为Ⅱ～Ⅳ级)；术后短期复发，同侧靶点再手术。②第二次对侧靶点毁损手术适应证：第一次手术效果好，术后震颤僵直基本消失，无任何并发症者；手术近期疗效满意并保持在 12 个月以上；年龄在 70 岁以下；两次手术间隔时间要 1 年；目前无明显自主神经功能紊乱症状或严重精神症状，病情仍维持在Ⅱ～Ⅳ级。③禁忌证：症状很轻，仍在工作者；年老体弱；出现严重关节挛缩或有明显精神障碍；严重的心、肝、肾功能不全，高血压脑动脉硬化者或有其他手术禁忌者。

(2)脑深部慢性电刺激(DBS)：目前 DBS 最常用的神经核团为丘脑腹中间核(VIM)、丘脑底核(STN)和苍白球腹后部(PVP)。

慢性刺激术控制震颤的效果优于丘脑腹外侧核毁损术，后者发生并发症也常影响手术的成功。通过改变刺激参数可减少不必要的不良反应，远期疗效可靠。该法尚可用于非帕金森性震颤，如多发硬化和创伤后震颤。

丘脑底核(STN)也是刺激术时选用的靶点。有学者(1994 年)报道应用该方法观察治疗一例运动不能的 PD 患者。靶点定位方法为脑室造影，并参照立体定向脑图谱，同时根据慢性电极刺激和电生理记录进行调整。发现神经元活动自发增多的区域位于 AC-PC 平面下 2～4 mm，AC-PC 线中点旁 10 mm。对该处进行 130 Hz 刺激，可立即缓解运动不能症状(主要是在对侧肢体)，但不诱发半身舞蹈症等运动障碍。上述观察表明，对 STN 进行慢性电刺激可用于治疗运动严重障碍的 PD 患者。

2.脑细胞移植和基因治疗

帕金森病脑细胞移植术和基因治疗已在动物试验上取得很大成功,但最近临床研究显示,胚胎脑移植只能轻微改善 60 岁以下患者的症状,并且 50% 的患者在手术后出现不随意运动的不良反应,因此,目前此手术还不宜普遍采用。基因治疗还停留在试验阶段。

六、护理

(一)护理评估

1.健康史评估

(1)询问患者职业,农民的发病率较高,主要是他们与杀虫剂、除草剂接触有关。

(2)评估患者家族中有无患此病的人,PD 与家族遗传有关,患者的家族发病率为 7.5%～94.5%。

(3)评估患者居住、生活、工作的环境,农业环境中神经毒物(杀虫剂、除草剂),工业环境中暴露重金属等是 PD 的重要危险因素。

2.临床观察评估

帕金森病常为 50 岁以上的中老年人发病,发病年龄平均为 55 岁,男性稍多,起病缓慢,进行性发展,首发症状多为动作不灵活与震颤,随着病程的发展,可逐渐出现下列症状和体征。

(1)震颤:常为首发症状,多由一侧上肢远端(手指)开始,逐渐扩展到同侧下肢及对侧肢体,下颌、口唇、舌及头部通常最后受累,典型表现是静止性震颤,拇指与屈曲的食指间呈"搓丸样"动作,安静或休息时出现或明显,随意运动时减轻或停止,紧张时加剧,入睡后消失。

(2)肌强直:肌强直表现为屈肌和伸肌同时受累,被动运动关节时始终保持增高的阻力,类似弯曲软铅管的感觉,故称"铅管样强直";部分患者因伴有震颤,检查时可感到在均匀掌的阻力中出现断续停顿,如同转动齿轮感,称为"齿轮样强直",是由于肌强直与静止性震颤叠加所致。

(3)运动迟缓:表现为随意动作减少,包括行动困难和运动迟缓,并因肌张力增高,姿势反射障碍而表现一系列特征性运动症状,如起床、翻身、步行、方向变换等运动迟缓;面部表情肌活动减少,常常双眼凝视,瞬目运动减少,呈现"面具"脸;手指做精细动作如扣钮、系鞋带等困难;书写时字越写越小,呈现"写字过小征"。

(4)姿势步态异常:站立时呈屈曲体姿,步态障碍甚为突出,患者自坐位、卧位起立困难,迈步后即以极小的步伐向前冲去,越走越快,不能及时停步或转弯,称慌张步态。

(5)其他症状:反复轻敲眉弓上缘可诱发眨眼不止。口、咽、腭肌运动障碍,讲话缓慢,语音低沉、单调,流涎,严重时可有吞咽困难。还有顽固性便秘、直立性低血压等;睡眠障碍;部分患者疾病晚期可出现认知功能减退、抑郁和视幻觉等,但常不严重。

3.诊断性检查评估

(1)头颅 CT:CT 可显示脑部不同程度的脑萎缩表现。

(2)生化检测:采用高效液相色谱(HPLC)可检测到脑脊液和尿中 HVA 含量降低。

(3)基因检测:DNA 印迹技术、PCR、DNA 序列分析等在少数家族性 PD 患者可能会发现基因突变。

(4)功能显像检测:采用 PET 或 SPECT 与特定的放射性核素检测,可发现 PD 患者脑内 DAT 功能明显降低且疾病早期即可发现,D_2 型 DA 受体(D_2R)活性在疾病早期超敏、后期低敏,以及 DA 递质合成减少,对 PD 的早期诊断、鉴别诊断及病情进展监测均有一定的价值。

(二)护理问题

1.运动障碍

帕金森病患者由于其基底核或黑质发生病变,以致负责运动的锥体外束发生功能障碍,患者运动的随意肌失去了协调与控制,产生运动障碍并随之带来一定的意外伤害。

(1)跌倒:震颤、关节僵硬、动作迟缓、协调功能障碍常是患者摔倒的原因。

(2)误吸:舌头、唇、颈部肌肉和眼睑亦有明显的震颤及吞咽困难。

2.营养摄取不足

患者常因手、头不自主的震颤,进食时动作太慢,常常无法独立吃完一顿饭,以致未能摄取日常所需热量,因此,约有 70% 的患者有体重减轻的现象。

3.便秘

由于药物的不良反应、缺乏运动、胃肠道中缺乏唾液(因吞咽能力丧失,唾液由口角流出),液体摄入不足及肛门括约肌无力,所以大多数患者有便秘。

4.尿潴留

吞咽功能障碍以致水分摄取不足,贮存在膀胱的尿液不足 200 mL 则不会有排尿的冲动感;排尿括约肌无力引起尿潴留。

5.精神障碍

疾病使患者协调功能不良、顺口角流唾液,而且又无法进行日常生活的活动,因此患者会有心情抑郁、产生敌意、罪恶感或无助感等情绪反应。由于外观的改变,有些患者还会发生因自我形象的改变而造成与社会隔离的问题。

(三)护理目标

(1)患者未发生跌倒或跌倒次数减少。

(2)患者有足够的营养;患者进食和水时不发生呛咳。

(3)患者排便能维持正常。

(4)患者能维持部分自我照顾的能力。

(5)患者及家属的焦虑症状减轻。

(四)护理措施

1.安全护理

(1)安全配备:由于患者行动不便,在病房楼梯两旁、楼道、门把附近的墙上,增设沙发或木制的扶手,以增加患者开、关门的安全性;配置牢固且高度适中的座厕、沙发或椅。以利于患者坐下或站起,并在厕所、浴室增设可供扶持之物,使患者排便及穿脱衣服方便;应给患者配置助行器辅助设备;呼叫器置于患者床旁,日常生活用品放在患者伸手可及处。

(2)定时巡视:主动了解患者的需要,既要指导和鼓励患者增强自我照顾能力,做力所能及的事情,又要适当协助患者洗漱、进食、沐浴、如厕等。

(3)防止患者自伤:患者动作笨拙,常有失误,应谨防其进食时烫伤。端碗持筷困难者,尽量选择不易打碎的不锈钢餐具,避免使用玻璃和陶瓷制品。

2.饮食护理

(1)增加饮食中的热量、蛋白质的含量及容易咀嚼的食物;吃饭少量多餐。定时监测体重变化;在饮食中增加纤维与液体的摄取,以预防便秘。

(2)进食时,营造愉快的气氛,因患者吞咽困难及无法控制唾液,所以有的患者喜欢单独进食;应将食物事先切成小块或磨研,并给予粗大把手的叉子或汤匙,使患者易于把持;给予患者充分的进食时间,若进食中食物冷却了,应予以温热。

(3)吞咽障碍严重者,吞咽可能极为困难,在进食或饮水时有呛咳的危险,而造成吸入性肺炎,故不要勉强进食,可改为鼻饲喂养。

3.保持排便畅通

给患者摄取足够的营养与水分,并教导患者解便与排尿时,吸气后闭气,利用增加腹压的方法解便与排尿。另外,依患者的习惯,在进食后半小时应试着坐于马桶上排便。

4.运动护理

告知患者运动锻炼的目的在于防止和推迟关节僵直和肢体挛缩,与患者和家属共同制定锻炼计划,以克服运动障碍的不良影响。

(1)尽量参与各种形式的活动,如散步、太极拳、床边体操等。注意保持身体和各关节的活动强度与最大活动范围。

(2)对于已出现某些功能障碍或坐起已感到困难的患者,要有目的、有计划地锻炼。告诉患者知难而退或由他人包办只会加速功能衰退。如患者感到坐立位变化有困难,应每天做完一般运动后,反复练习起坐动作。

(3)必须指导患者注意姿势,以预防畸形。应小心观察头与颈部是否有弯曲的倾向。正确姿势有助于头、颈直立。躺于床上时,不应垫枕头,且患者应定期俯卧。

(4)本病常使患者起步困难和步行时突然僵住,因此嘱患者步行时思想要放松。尽量跨大步伐;向前走时脚要抬高,双臂摆动,目视前方而不要注视地面;转弯时,不要碎步移动,否则会失去平衡;护士和家属在协助患者行走时,不要强行拖着患者走;当患者感到脚黏在地上时,可告诉患者先向后退一步,再往前走,这样会比直接向前容易。

(5)过度震颤者让他坐在有扶手的椅子上,手抓着椅臂,可以稍加控制震颤。

(6)晚期患者出现明显的运动障碍时,要帮助其活动关节,按摩四肢肌肉,注意动作轻柔,勿给患者造成疼痛。

(7)鼓励患者尽量试着独立完成日常生活的活动,自己安排娱乐活动,培养兴趣。

(8)让患者穿轻便宽松的衣服,可减少流汗与活动的束缚。

5.合并抑郁症的护理

帕金森病患者的抑郁与帕金森疾病程度呈正相关,即患者的运动障碍愈重对其神经心理的影响愈严重。在护理时要教会患者一些心理调适技巧:重视自己的优点和成就;尽量维持过去的兴趣和爱好,积极参加文体活动,寻找业余爱好;向医师、护士及家人倾诉内心想法,疏泄郁闷,获得安慰和同情。

6.睡眠异常的护理

(1)创造良好的睡眠环境:建议患者要有舒适的睡眠环境,如室温和光线适宜;床褥不宜太软,以免翻身困难;为运动过缓和僵直较重的患者提供方便上下床的设施;卧室内放尿壶及便器,有利于患者夜间如厕等。避免在有限的睡眠时间内实施影响患者睡眠的医疗护理操作,必须进行的治疗和护理操作应穿插于患者的自然觉醒时,以减少被动觉醒次数。

(2)睡眠卫生教育:指导患者养成良好的睡眠习惯和方式,建立比较规律的活动和休息时间表。

(3)睡眠行为干预。①刺激控制疗法:只在有睡意时才上床;床及卧室只用于睡眠,不能在床上阅读、看电视或工作;若上床15～20 min不能入睡,则应考虑换别的房间,仅在又有睡意时才上床(目的是重建卧室与睡眠间的关系);无论夜间睡多久,清晨应准时起床;白天不打瞌睡。②睡眠限制疗法:教导患者缩短在床上的时间及实际的睡眠时间,直到允许躺在床上的时间与期望维持的有效睡眠时间一样长。当睡眠效率超过90%时,允许增加15～20 min卧床时间。睡眠效率低于80%,应减少15～20 min卧床时间。若睡眠效率为80%～90%,则保持卧床时间不变。最终,通过周期性调整卧床时间直至达到适度的睡眠时间。③依据睡眠障碍的不同类型和药物的半衰期遵医嘱有的放矢地选择镇静催眠药物。并主动告知患者及其家属使用镇静催眠药的原则,即最小剂量、间断、短期用药,注意停药反弹、规律停药等。

7.治疗指导

药物不良反应的观察如下。

(1)遵医嘱准时给药,预防或减少"开关"现象、剂末现象、异动症的发生。

(2)药物治疗初起可出现胃肠不适,表现为恶心、呕吐等,有些患者可出现幻觉。但这些不良反应可以通过逐步增加剂量或降低剂量的办法得到克服。特别值得指出的是,有一部分患者过分担心药物的不良反应,表现为尽量推迟使用治疗帕金森病的药物,或过分地减少药物的服用量,这不仅对疾病的症状改善没有好处,长期如此将导致患者的心、肺、消化系统等出现严重问题。

(3)精神症状:服用苯海索、金刚烷胺药物后,患者易出现幻觉,当患者表述一些离谱事时,护士应考虑到是服药引起的幻觉,立即报告医师,遵医嘱给予停药或减药,以防其发生意外。

8.功能神经外科手术治疗护理

(1)手术方法:外科治疗方法目前主要有神经核团细胞毁损手术与脑深部电刺激器埋置手术两种方式。原理是为了抑制脑细胞的异常活动,达到改善症状的目的。

(2)手术适应证:诊断明确的原发性帕金森病患者都是手术治疗的适合人群,尤其是对左旋多巴(美多巴或息宁)长期服用以后疗效减退,出现了"开关"波动现象、异动症和"剂末"恶化效应的患者。

(3)手术并发症:因手术靶点的不同,会有不同的并发症。苍白球腹后部(PVP)切开术可能出现偏盲或视野缺损,丘脑腹外侧核(VIM)毁损术可出现感觉异常如嘴唇、指尖麻木等,丘脑底核(STN)毁损术可引起偏瘫。

(4)手术前护理。①术前教育:相关知识教育。②术前准备:术前一天头颅备皮;对术中术后应用的抗生素遵医嘱做好皮试;嘱患者晚12:00后开始禁食水药;嘱患者清洁个人卫生,并在术前晨起为患者换好干净衣服。③术前30 min给予患者术前哌替啶25 mg肌内注射;并将一片美多芭备好交至接手术者以便术后备用。④患者离病房后为其备好麻醉床、无菌小巾、一次性吸痰管、心电监护。

(5)手术后护理。①交接患者:术中是否顺利、有无特殊情况发生、术后意识状态、伤口的引流情况等。②安置患者于麻醉床上,头枕于无菌小巾上,取平卧位,嘱患者卧床2 d,减少活动,以防诱发颅内出血;嘱患者禁食、水、药6 h后逐渐改为流食、半流食、普通饮食。③术后治疗效果观察:原有症状改善情况并记录。④术后并发症的观察:术后患者会出现脑功能障碍、脑水肿、颅内感染、颅内出血等并发症。因此术后严密观察患者神志、瞳孔变化,有无高热、头疼、恶心、呕吐等症状;有无偏盲、视野变窄及感知觉异常;观察患者伤口有无出血及分泌物等。⑤心电监测、颅脑监测24 h,低流量吸氧6 h。

9.给予患者及其家属心理的支持

对于心情抑郁的患者,应鼓励其说出对别人依赖感的感受。对于怀有敌意、罪恶感或无助感的患者,应给予帮助与支持,提供良好的照顾。寻找患者有兴趣的活动,鼓励患者参与。

10.健康教育

(1)指导术后服药,针对手术的患者,要让患者认识到手术虽然改善运动障碍,但体内多巴胺缺乏客观存在,仍需继续服药。

(2)指导日常生活中的运动训练告知患者运动锻炼的目的在于防止和推迟关节僵直和肢体挛缩,与患者和家属共同制订锻炼计划,以克服运动障碍的不良影响。①关节活动度的训练:脊柱、肩、肘、腕、指、髋、膝、踝及趾等各部位都应进行活动度训练。对于脊柱,主要进行前屈后伸、左右侧屈及旋转运动。②肌力训练:上肢可进行哑铃操或徒手训练;下肢股四头肌的力量和膝关节控制能力密切相关,可进行蹲马步或反复起坐练习;腰背肌可进行仰卧位的桥式运动或俯卧位的燕式运动;腹肌力量较差行仰卧起坐训练。③姿势转换训练:必须指导患者注意姿势,以预防畸形。应小心观察头与颈部是否有弯曲的倾向。正确姿势有助于头、颈直立。躺于床上时,不应垫枕头,且患者应定期俯卧,注意翻身、卧位转为坐位、坐位转为站位训练。④重心转移和平衡训练:训练坐位平衡时可让患者重心在两臀间交替转移,也可训练重心的前后移动;训练站立平衡时双足分开 5~10 cm,让患者从前后方或侧方取物,待稳定后便可突然施加推或拉外力,最好能诱发患者完成迈步反射。⑤步行步态训练:对于下肢起步困难者,最初可用脚踢患者的足跟部向前,用膝盖推挤患者腘窝使之迈出第一步,以后可在患者足前地上放一矮小障碍物,提醒患者迈过时方能起步。抬腿低可进行抬高腿练习,步距短的患者行走时予以提醒;步频快则应给予节律提示。对于上下肢动作不协调的患者,一开始嘱患者做一些站立相的两臂摆动,幅度可较大;还可站于患者身后,两人左、右手分别共握一根体操棒,然后喊口令一起往前走,手的摆动频率由治疗师通过体操棒传给患者。⑥让患者穿轻便宽松的衣服,可减少流汗与活动的束缚。

(王琳琳)

第三节　重症肌无力

重症肌无力(MG)是乙酰胆碱受体抗体(AchR-Ab)介导的,细胞免疫依赖及补体参与者的神经-肌肉接头处传递障碍的自身免疫性疾病。病变主要累及神经-肌肉接头突触后膜上乙酰胆碱受体(AchR)。临床特征为部分或全身骨骼肌易疲劳,通常在活动后加重、休息后减轻,具有晨轻暮重等特点。MG 在一般人群中发病率为 $8/10$ 万~$20/10$ 万,患病率约为 $50/10$ 万。

一、病因

(1)重症肌无力确切的发病机制目前仍不明确,但是有关该病的研究还是很多的,其中,研究最多的是有关重症肌无力与胸腺的关系,以及乙酰胆碱受体抗体在重症肌无力中的作用。大量的研究发现,重症肌无力患者神经-肌肉接头处突触后膜上的乙酰胆碱受体(AchR)数目减少,受体部位存在抗 AchR 抗体,且突触后膜上有 IgG 和 C3 复合物的沉积。

(2)血清中的抗 AchR 抗体的增高和突触后膜上的沉积所引起的有效的 AchR 数目的减少,

是本病发生的主要原因。而胸腺是 AchR 抗体产生的主要场所,因此,本病的发生一般与胸腺有密切的关系。所以,调节人体 AchR,使之数目增多,化解突触后膜上的沉积,抑制抗 AchR 抗体的产生是治愈本病的关键。

(3)很多临床现象也提示本病和免疫机制紊乱有关。

二、诊断要点

(一)临床表现

本病根据临床特征诊断不难。起病隐袭,主要表现受累肌肉病态疲劳,肌肉连续收缩后出现严重肌无力甚至瘫痪,经短暂休息后可见症状减轻或暂时好转。肌无力多于下午或傍晚劳累后加重,晨起或休息后减轻,称之为"晨轻暮重"。首发症状常为眼外肌麻痹,出现非对称性眼肌麻痹和上睑下垂,斜视和复视,严重者眼球运动明显受限,甚至眼球固定,瞳孔光反射不受影响。面肌受累表现皱纹减少,表情困难,闭眼和示齿无力;咀嚼肌受累使连续咀嚼困难,进食经常中断;延髓肌受累导致饮水呛咳,吞咽困难,声音嘶哑或讲话鼻音;颈肌受损时抬头困难。严重时出现肢体无力,上肢重于下肢,近端重于远端。呼吸肌、膈肌受累,出现咳嗽无力、呼吸困难,重症可因呼吸肌麻痹继发吸入性肺炎可导致死亡。偶有心肌受累可突然死亡,平滑肌和膀胱括约肌一般不受累。感染、妊娠、月经前常导致病情恶化,精神创伤、过度疲劳等可为诱因。

(二)临床试验

肌疲劳试验,如反复睁闭眼、握拳或两上肢平举,可使肌无力更加明显,有助诊断。

(三)药物试验

1.新斯的明试验

以甲基硫酸新斯的明 0.5 mg 肌内注射或皮下注射。如肌力在半至 1 h 内明显改善时可以确诊,如无反应,可次日用 1 mg、1.5 mg,直至 2 mg 再试,如 2 mg 仍无反应,一般可排除本病。为防止新期的明的毒碱样反应,需同时肌内注射阿托品 0.5～1.0 mg。

2.依酚氯铵试验

适用于病情危重、有延髓性麻痹或肌无力危象者。用 10 mg 溶于 10 mg 生理盐水中缓慢静脉注射,至 2 mg 后稍停 20 s,若无反应可注射 8 mg,症状改善者可确诊。

(四)辅助检查

1.电生理检查

常用感应电持续刺激,受损肌反应及迅速消失。此外,也可行肌电图重复频率刺激试验,低频刺激波幅递减超过 10%,高频刺激波幅递增超过 30%为阳性。单纤维肌电图出现颤抖现象延长,延长超过 50 μs 者也属阳性。

2.其他

血清中抗 AchR 抗体测定约 85%患者增高。胸部 X 线或胸腺 CT 检查,胸腺增生或伴有胸腺肿瘤,也有辅助诊断价值。

三、鉴别要点

(1)本病眼肌型需与癔症、动眼神经麻痹、甲状腺毒症、眼肌型营养不良症、眼睑痉挛鉴别。

(2)延髓肌型者,需与真假延髓性麻痹鉴别。

(3)四肢无力者需与神经衰弱、周期性瘫痪、感染性多发性神经炎、进行性脊肌萎缩症、多发性肌炎和癌性肌无力等鉴别。特别由支气管小细胞肺癌所引起的 Lambert-Eaton 综合征与本病十分相似,但药物试验阴性。肌电图(EMG)有特征异常,静息电位低于正常,低频重复电刺激活动电位渐次减小,高频重复电刺激活动电位渐次增大。

四、规范化治疗

(一)胆碱酯酶抑制剂

主要药物是溴吡斯的明,剂量为 60 mg,每天 3 次,口服。可根据患者症状确定个体化剂量,若患者吞咽困难,可在餐前 30 min 服药;如晨起行走无力,可起床前服长效溴吡斯的明 180 mg。

(二)皮质激素

皮质激素适用于抗胆碱酯酶药反应较差并已行胸腺切除的患者。由于用药早期肌无力症状可能加重,患者最初用药时应住院治疗,用药剂量及疗程应根据患者具体情况做个体化处理。

1.大剂量泼尼松

开始剂量为 60~80 mg/d,口服,当症状好转时可逐渐减量至相对低的维持量,隔天服 5~15 mg/d,隔天用药可减轻不良反应发生。通常 1 个月内症状改善,常于数月后疗效达到高峰。

2.甲泼尼龙冲击疗法

反复发生危象或大剂量泼尼松不能缓解,住院危重病例、已用气管插管或呼吸机可用,每天 1 g,口服,连用 3~5 d。如 1 个疗程不能取得满意疗效,隔 2 周可再重复 1 个疗程,共治疗 2~3 个疗程。

(三)免疫抑制剂

严重的或进展型病例必须做胸腺切除术,并用抗胆碱酯酶药。症状改善不明显者可试用硫唑嘌呤;小剂量皮质激素未见持续疗效的患者也可用硫唑嘌呤替代大剂量皮质激素,常用剂量为 2~3 mg/(kg·d),最初自小剂量 1 mg/(kg·d) 开始,应定期检查血常规和肝、肾功能。白细胞计数低于 $3×10^9$/L 应停用;可选择性抑制 T 淋巴细胞和 B 淋巴细胞增生,每次 1 g,每天 2 次,口服。

(四)血浆置换

用于病情急骤恶化或肌无力危象患者,可暂时改善症状,于胸腺切除术前处理,避免或改善术后呼吸危象,疗效持续数天或数月,该法安全,但费用昂贵。

(五)免疫球蛋白

通常剂量为 0.4 g/(kg·d),静脉滴注,连用 3~5 d,用于各种类型危象。

(六)胸腺切除

60 岁以下的 MG 患者可行胸腺切除术,适用于全身型 MG 包括老年患者,通常可使症状改善或缓解,但疗效常在数月或数年后显现。

(七)危象的处理

1.肌无力危象

肌无力危象最常见,常因抗胆碱酯药物剂量不足引起,注射依酚氯铵或新斯的明后症状减轻,应加大抗胆碱酯药的剂量。

2.胆碱能危象

抗胆碱酯酶药物过量可导致肌无力加重,出现肌束震颤及毒蕈碱样反应,依酚氯铵静脉注射无效或加重,应立即停用抗胆碱酯酶药,待药物排出后重新调整剂量或改用其他疗法。

3.反拗危象

抗胆碱酯酶药不敏感所致。依酚氯铵试验无反应。应停用抗胆碱酯酶药,输液维持或改用其他疗法。

(八)慎用和禁用的药物

奎宁、吗啡及氨基苷类抗生素、新霉素、多黏菌素、巴龙霉素等应禁用,地西泮、苯巴比妥等应慎用。

五、护理

(一)护理诊断

1.活动无耐力

活动无耐力与神经-肌肉联结点传递障碍;肌肉萎缩、活动能力下降;呼吸困难、氧供需失衡有关。

2.废用综合征

废用综合征与神经肌肉障碍导致活动减少有关。

3.吞咽障碍

吞咽障碍与神经肌肉障碍(呕吐反射减弱或消失;咀嚼肌肌力减弱;感知障碍)有关。

4.生活自理缺陷

生活自理缺陷与眼外肌麻痹、眼睑下垂或四肢无力、运动障碍有关。

5.营养不足

低于机体需要量与咀嚼无力、吞咽困难致摄入减少有关。

(二)护理措施

(1)轻症者适当休息,避免劳累、受凉、感染、创伤、激怒。病情进行性加重者须卧床休息。

(2)在急性期,鼓励患者充分卧床休息。将患者经常使用的日常生活用品(如便器、卫生纸、茶杯等)放在患者容易拿取的地方。根据病情或患者的需要协助其日常生活活动,以减少能量消耗。

(3)指导患者使用床挡、扶手、浴室椅等辅助设施,以节省体力和避免摔伤。鼓励患者在能耐受的活动范围内,坚持活动身体。患者活动时,注意保持周围环境安全,无障碍物,以防跌倒,路面防滑,防止滑倒。

(4)给患者和家属讲解活动的重要性,指导患者和家属对受累肌肉进行按摩和被动/主动运动,防止肌肉萎缩。

(5)选择软饭或半流质饮食,避免粗糙干硬、辛辣等刺激性食物。根据患者需要供给高蛋白、高热量、高维生素饮食。吃饭或饮水时保持端坐、头稍微前倾的姿势。给患者提供充足的进餐时间、喂饭速度要慢,少量多餐,交替喂液体和固体食物,让患者充分咀嚼、吞咽后再继续喂。把药片碾碎后制成糊状再喂药。

(6)注意保持进餐环境安静、舒适;进餐时,避免讲话或进行护理活动等干扰因素。进食宜在口服抗胆碱酯酶药物后 30～60 min,以防呛咳。如果有食物滞留,鼓励患者把头转向健侧,并控制舌头向受累的一侧清除残留的食物或喂食数口汤,让食物咽下。如果误吸液体,让患者上身稍前倾,头稍微低于胸口,便于分泌物引流,并擦去分泌物。在床旁备吸引器,必要时吸引。患者不能由口进食时,遵医嘱给予营养支持或鼻饲。

(7)注意观察抗胆碱酯酶药物的疗效和不良反应,严格执行用药时间和剂量,以防因用量不足或过量导致危象的发生。

(三)应急措施

(1)一旦出现重症肌无力危象,应迅速通知医师;立即给予吸痰、吸氧、简易呼吸器辅助呼吸,做好气管插管或切开,人工呼吸机的准备工作;备好新斯的明等药物,按医嘱给药,尽快解除危象。

(2)避免应用一切加重神经肌肉传导障碍的药物,如吗啡、利多卡因、链霉素、卡那霉素、庆大霉素和磺胺类药物。

(四)健康指导

1.入院教育

(1)给患者讲解疾病的名称,病情的现状、进展及转归。

(2)根据患者需要,给患者和家属讲解饮食营养的重要性,取得他们的积极配合。

2.住院教育

(1)仔细向患者解释治疗药物的名称、药物的用法、作用和不良反应。

(2)告知患者常用药治疗方法、不良反应、服药注意事项,避免因服药不当而诱发肌无力危象。

(3)肌无力症状明显时,协助做好患者的生活护理,保持口腔清洁防止外伤和感染等并发症。

3.出院指导

(1)保持乐观情绪、生活规律、饮食合理、睡眠充足,避免疲劳、感染、情绪抑郁和精神创伤等诱因。

(2)注意根据季节、气候,适当增减衣服,避免受凉、感冒。

(3)按医嘱正确服药,避免漏服、自行停服和更改药量。

(4)患者出院后应随身带有卡片,包括姓名、年龄、住址、诊断证明,目前所用药物及剂量,以便在抢救时参考。

(5)病情加重时及时就诊。

(王琳琳)

第四节　病毒性脑膜炎

病毒性脑膜炎是病毒侵犯脑膜引起的中枢神经系统感染性疾病。病毒性脑膜炎病原复杂,可引起该病的病毒有100多种,常见病毒有脊髓灰质炎病毒、柯萨奇病毒、麻疹病毒、单纯疱疹病毒、巨细胞病毒等。本病以夏秋季为高发季节,多急性起病。临床表现病毒感染的全身中毒症状如发热、腹泻、头痛、恶心、呕吐和颈强直等脑膜刺激征。不同的病毒所致病情轻重不等,轻者可自行缓解,预后良好,重者可引起严重的神经受损,颅内压增高,甚至导致死亡,或留有严重的后遗症。本病是一种自限性疾病,主要是对症治疗、支持治疗和防止并发症,一般采取退热、降低颅压、抗病毒、止痛、抗癫痫等。

一、发病机制

引起脑膜炎的病毒经胃肠道（肠道病毒）、呼吸道（流行性腮腺炎病毒、肠道病毒和腺病毒等）、皮肤（虫媒病毒、单纯疱疹病毒）、结合膜（某些肠道病毒）及泌尿生殖系统进入机体。

病毒感染机体后是否进入中枢神经系统取决于病毒的性质、病毒寄生的部位及机体对病毒的免疫反应。病毒在侵入部位和局部淋巴结内复制后，于第一次或第二次病毒血症时经血行播散至中枢神经系统及其以外的组织。一般多在中枢神经系统以外部位经多次复制后，在第二次病毒血症时由血源性途径到达中枢神经系统。也可沿神经进入，病毒进入机体后，经过初级复制侵入局部周围神经，然后沿周围神经轴索向中枢侵入。如脊髓灰质炎病毒、带状疱疹病毒、单纯疱疹病毒均可沿轴索直接侵入。

病毒性脑膜炎引起神经系统损伤主要是由于：①病毒对神经的直接侵袭；②机体对病毒抗原的免疫反应：剧烈的炎症反应可导致脱髓鞘病变及血管和血管周围的损伤，而血管病变又影响脑循环加重脑组织损伤。

二、临床表现

病毒性脑膜炎是病毒性中枢神经系统感染的常见疾病，各种病毒性脑膜炎的临床表现大致相同。一般急性起病，主要表现为发热、头痛、呕吐及脑膜刺激征。

典型病例呈突然起病，几小时内病情发展为高峰，表现为额部或眼眶后剧烈疼痛，并出现发热，体温可达 38～40 ℃，此外，常伴有周身不适、颈痛、肌痛、眼睛运动时疼痛，畏光、恶心及呕吐等病毒感染造成的非特异性全身症状和体征。症状的严重程度随年龄增长而增加，婴幼儿可有发热、易激惹及淡漠。神经系统体检时常发现颈项强直，Kernig 征和 Brudzinski 征可有可无，其他阳性体征少见。当出现昏迷、病理反射或局灶性神经症状和体征时，提示病变已累及脑实质。病毒性脑膜炎一般呈良性，病程 2～3 周，也可短至几天。少数患者可出现持续数周的头晕、疲乏、头痛及肌痛等不适症状，个别患者可持续数年。

病毒性脑膜炎中枢神经系统以外的表现常提示与所感染的病毒种类有关，不同病毒感染可出现各自特异的表现。某些肠道病毒感染时可出现皮疹，多与发热同时出现，柯萨奇 A 组病毒感染时有局部或多处斑丘疹，也可伴发疱疹性咽峡炎及腮腺炎。柯萨奇 B 组病毒感染可引起心肌炎及流行性肌痛。ECHO 病毒感染的皮疹可表现为斑丘疹，也可为瘀点状，分布于面部、躯干，也可涉及四肢包括手掌及足底部。疱疹病毒感染时出现皮肤或生殖道疱疹，生殖道疱疹多出现在单纯疱疹脑膜炎（HM）起病时，也可在起病前出现，或者不出现于脑膜炎病程中。带状疱疹脑膜炎一般在出疹后 7～10 d 间起病，也可在起病一周后才出疹。腮腺炎病毒脑膜炎可同时或先后出现腮腺肿大和胰腺炎、睾丸炎。EB 病毒感染可引起全身淋巴结肿大、黄疸，外周血常规中单核细胞增多、异型淋巴细胞达 10% 以上。

三、实验室及辅助检查

（一）血和脑脊液检查

外周血常规白细胞计数一般正常，可有轻度升高或降低，分类多无明显变化，在 EB 病毒感染时单核细胞增多，可达 60% 以上，其中异型淋巴细胞超过 10%。腮腺炎病毒感染时可出现血、尿淀粉酶增高。

脑脊液检查对临床诊断病毒性脑膜炎十分重要。病毒性脑膜炎时脑脊液透明,压力正常或轻度升高,白细胞数增加,一般为$(10\sim1\ 000)\times10^6/L$,很少超过$1\ 000\times10^6/L$,分类以淋巴细胞为主,患病初期则多以中性粒细胞为主,几小时后转为以淋巴细胞为主。肠道病毒感染时细胞计数多符合此特点,但在腮腺炎病毒感染时白细胞计数多高于此值,有时可达$2\ 000\times10^6/L$。蛋白含量轻度至中度升高,常不超过$1\ 500\ mg/L$。糖和氯化物含量多为正常,但在腮腺炎、淋巴细胞脉络丛脑膜炎及疱疹病毒感染时可出现糖含量轻度降低。细菌和真菌涂片、培养均阴性。脑脊液上述改变多在2周内恢复正常。

(二)病毒学检查

1.病毒分离

可取血、尿、便、咽拭子、脑脊液及局部分泌物、疱疹液等进行组织细胞培养、鸡胚培养或动物接种,现在多使用组织细胞培养法分离病毒,先观察细胞病变,再用特异性抗血清进行鉴定。脑脊液中分离出病毒,是病毒性脑膜炎诊断的金标准。除虫媒病毒外,其他能引起脑膜炎的病毒(特别是肠道病毒和腮腺炎病毒)均可从脑脊液中发现。也有些病毒分离困难(如某些肠道病毒的特殊型、小DNA病毒),且病毒分离需时长,一般需做回顾性诊断。

2.血清学试验

由于病毒分离有一定困难,且不是每个实验室都具备病毒分离的条件,故临床也采用血清学试验检测病毒抗原及抗体。常用的检测方法有中和试验、补体结合试验、免疫荧光法、放射免疫法、酶联免疫吸附试验(ELISA)、间接血凝及血凝抑制试验。无论采用何种方法进行检测,恢复期比急性期血清抗体滴度有4倍升高即可诊断为近期感染。若仅有单份标本,出现特异性IgM抗体也可诊断为近期感染。血清学试验的特异性取决病毒的抗原性,应用提纯的病毒糖蛋白和多肽抗原可大大提高试验的特异性。肠道病毒因血清型较多,无共同抗原,若想确定或排除诊断,需要对60个血清型逐一鉴定,既费时又昂贵,不适于血清学试验。而血清学试验对虫媒病毒、疱疹病毒、腮腺炎病毒和淋巴细胞脉络丛脑膜炎病毒等则切实可行。

3.分子生物学方法

可采用核酸分子杂交、PCR等方法对病毒抗原片段进行病原学诊断。尤其对病毒培养不成功、不易培养、血清中抗原量、不产生抗体的及血清学方法无法检测的病毒性疾病,应用分子生物学技术均可获得诊断。

(三)脑电图

主要表现为高幅慢波,多呈弥漫性分布,可有痫样放电波,对诊断有参考价值。当病情好转时,脑电图改变也逐渐恢复。

(四)影像学检查

病毒性脑膜炎是多数头颅MRI和CT无特异性改变,但当病情严重或累计脑实质时,可伴有影像学异常。头颅MRI检查因其分辨率更高,较CT更能准确显示各种病毒性脑炎病变的部位、性质和程度,如脑水肿、脑出血、脑软化及脱髓鞘病变等。磁共振弥散加权成像(DWI)对发现病毒性脑炎急性期的病灶较T_1WI或T_2WI敏感,能在早期发现病毒性脑炎的异常信号。一般主张病程过$3\sim4$周应复查一次头颅MRI,对判断长远预后有帮助。

四、诊断与鉴别诊断

病毒性脑膜炎的诊断主要依靠临床表现及脑脊液化验检查,患者多急性起病,出现发热、头痛、恶心、呕吐、脑膜刺激征阳性及脑脊液的特点,本病诊断即可成立。特殊的病因诊断和病原体的确定有赖于实验室的病毒学检查。本病应与非病毒性无菌性脑膜炎、结核性脑膜炎、细菌性脑膜炎、真菌性脑膜炎、寄生虫性脑膜炎及蛛网膜下隙出血等相鉴别。

无菌性脑膜炎除病毒感染外可见于白塞病、系统性红斑狼疮,脑脓肿也可为癌性脑膜病如肺癌、白血病和淋巴瘤等的一种表现。本病还可由梅毒螺旋体、钩端螺旋体、Lyme病、肺炎支原体、弓形虫和李斯特菌属等引起。所有无菌性脑膜炎脑脊液常规、生化都十分相似,无法从脑脊液检查上进行鉴别,但各病有其固有特征,亦不难鉴别。

区分细菌性脑膜炎与病毒性脑膜炎,脑脊液检查十分重要。典型的细菌性脑膜炎根据脑脊液细菌培养阳性,白细胞数明显增多,以中性粒细胞为主,糖降低而蛋白明显增高容易与病毒性脑膜炎相鉴别。病毒学检查和细菌培养对鉴别不典型病例、细菌性脑膜炎的早期及治疗不完全的细菌性脑膜炎十分必要,不但可用于确定诊断,而且是做出进一步治疗方案的依据。如果病毒分离有困难,等待血清学试验结果的时间又太长,可以考虑根据一些生化指标来进行快速鉴别诊断,这些指标包括肌酸磷酸激酶、乳酸、透明质酸、β-内啡肽、尿酸、免疫球蛋白、C反应蛋白血清降钙素原及细胞因子(包括 TNF-α、SIL-2R、IL-18 与 IFN-γ)等。然而,这些指标都有很大的非特异性,故不能单纯依靠此类检查确诊,需根据病史、体检、脑脊液特点、病情变化及治疗反应等做出综合判断。

结核性脑膜炎一般病程较长,亚急性或慢性起病,多有结核病接触史,临床出现结核中毒症状,脑脊液中蛋白含量高于病毒性脑膜炎,多在 1 000 mg/L 以上,糖和氯化物降低明显,容易与病毒性脑膜炎相鉴别。然而,一些不典型结核性脑膜炎,脑脊液改变类似病毒性脑膜炎,通过血清和脑脊液抗酸染色、PCR、细胞因子检测及基质金属蛋白酶 9(MMP9)等方法及治疗反应可确定诊断。

五、治疗

病毒性脑膜炎是一种良性、自限性疾病,多数在病后数天开始恢复,数周内完全恢复,无须特殊抗病毒制剂,大多数病毒引起的脑膜炎缺乏特异性治疗,主要针对病情改变给予相应营养支持及对症治疗。

(一)一般治疗

某些病毒感染缺乏特异性治疗手段,只能采取相应的对症处理,并注意纠正水、电解质紊乱,防止脑疝发生,预防其他脏器并发症及支持治疗。患者一般需卧床休息,多饮水。有明显颅内压增高征象时用 20% 甘露醇、复方甘油及利尿剂等脱水以减轻症状。高热者给予退热药或物理降温,控制惊厥。并对不同病毒感染时的各种伴随症状予以相应处置。肾上腺皮质激素仅在高热或病情较重时短期应用。

(二)抗病毒治疗

抗病毒治疗疗效尚未能肯定,仅在一定应用范围内取得满意效果。单纯疱疹病毒或水痘-带状疱疹病毒感染所致的脑膜炎,可使用阿昔洛韦、更昔洛韦、阿糖腺苷等治疗,其中阿昔洛韦较常用,剂量为每天 20~30 mg/kg,分 3 次静脉滴注,疗程为 10~14 d。甲型流感病毒可试用奥司他韦。其他抗病毒药物包括利巴韦林、干扰素及中药大蒜液及板蓝根等。

(三)抗生素治疗

仅在实验室检查难以得出明确的病毒性感染结论,又不能排除细菌性感染的情况下使用适当抗生素,同时密切观察病情进展,直到细菌性感染的诊断被排除。诊治初期获得脑脊液和血培养结果之前,若脑脊液中白细胞数超过 $2\,500\times10^{6}/L$,且分类中 $80\%\sim90\%$ 为中性粒细胞,蛋白含量超过 $2\,500$ mg/L,或糖含量很低,可考虑为细菌性脑膜炎,应给予适当抗生素治疗;若病情较重,而又不能从脑脊液检查结果来区分病毒性脑膜炎和细菌性脑膜炎时,应使用抗生素治疗,直到获得脑脊液和血培养结果;若病情较轻,相隔 12 h 内脑脊液复查分类转为淋巴细胞为主时,可考虑停用抗生素。不管做出何种决定,均应密切观察病情变化与疗效,及时调整治疗计划。

六、护理

(一)一般护理

(1)执行内科一般护理常规。

(2)保持病房安静整洁、空气流通,有防蚊措施,光线不宜过强,减少探视避免不良刺激而诱发惊厥;做好口腔护理,提高患者的舒适度;定时协助更换体位,预防压疮。并给予生活照护。

(3)体温过高的护理:保持病室适宜温、湿度,体温高于 38.0 ℃的患者应给予物理降温,如头部冷敷、头置冰袋、温水擦浴等,降温后 30 min 复测体温。物理降温不佳时,遵嘱给予退热药,同时增加摄入量,鼓励患者多饮水,必要时遵医嘱静脉补充液体。保持口腔清洁并给予口腔护理。注意发热规律、特点及伴随症状,出现惊厥时及时处置,大汗时防止虚脱。高热呕吐者取头高卧位,头偏向一侧,以防呕吐物吸入造成窒息。

(4)呼吸道护理:保持呼吸道通畅,头偏向一侧,抽搐发作时,口内置舌垫,及时清理口鼻分泌物,并记录发作部位、顺序、表现、持续时间、发作频次、伴随症状等。

(二)饮食护理

保持充足水分,$1\,000\sim2\,000$ mL/d,给予高热量、清淡、易消化、富含维生素的饮食,少量多餐,减少腹胀,防止误吸,不能经口进食者及时给予鼻饲流质饮食,并做好留置胃管的护理。

(三)用药护理

遵医嘱正确给药,评估用药效果。

(1)颅内压高的患者要遵医嘱给脱水剂,注意监测尿量。常用的脱水剂有甘露醇、甘油果糖,使用 20%甘露醇静脉滴注,脱水时要保证绝对快速输入,20%的甘露醇 $100\sim250$ mL 要在 $15\sim30$ min 间滴完,注意防止药液外漏,并注意尿量、血电解质及肾功能的变化,尤其应注意有无低钾血症发生,并及时做出对症处理。患者每天补液量可按尿量加 500 mL 计算。按时予脱水剂降颅压治疗,密切观察生命体征尤其是瞳孔变化,控制血压,防止发生脑疝,开通并保持静脉通路,一旦发生脑疝,立即静脉使用脱水剂降低颅压。备好气管切开包、脑室穿刺引流包、监护仪、呼吸机和抢救药物。

(2)发热患者应用抗生素首选头孢曲松、头孢他啶等可透过血-脑屏障的药物。

(3)抗病毒药:抗病毒治疗可缩短病程,这类药物中应首选阿昔洛韦一般每次剂量为 5 mg/kg 静脉滴入,1 次/8 h,每次滴入时间>1 h,连续给药 $7\sim10$ d。本药分子量小,容易通过血-脑屏障,但因本药成碱性,与其他药物混合容易引起 pH 值变化,加药时应尽量注意其配伍禁忌,注意用药前现配现用。不良反应有变态反应、恶心、呕吐、腹痛、下肢抽搐、舌及手足麻木感、肝功能异常、血清肌酐值升高,一般在减量或终止给药后缓解。

(4)癫痫发作的患者,遵医嘱及时给药,尽快控制发作并记录发作时的临床表现。有些抗癫痫药物对肝肾功能有损害,如苯巴比妥、苯妥英钠、丙戊酸钠等,按医嘱服药后观察患者有无药物不良反应,如有无恶心、呕吐、食欲下降、全身不适、无力、昏睡等,并定期监测肝肾功能。抗癫痫药物可加速维生素 D 的代谢,所以长期服用者应在医师的指导下补充维生素 D 和甲状腺素。癫痫持续状态治疗时,地西泮 10～20 mg 静脉注射,其速度不超过 2 mg/min,或用 100～200 mg 溶于 5％葡萄糖氯化钠 500 mL 中缓慢滴注,维持 12 h。地西泮可抑制呼吸,注射时应注意有无呼吸抑制和血压下降情况,在给药的同时,必须保持呼吸道通畅,必要时给予吸痰或气管切开。

(四)并发症护理

1.惊厥或抽搐

严重者可有全身抽搐、强直性痉挛或强直性瘫痪。积极去除诱因,如降温、脱水等;保持呼吸道通畅,头偏向一侧,清理口腔分泌物;使用压舌板或开口器,防止舌咬伤;必要时约束,防止坠床;遵医嘱给予镇静解痉药物,如地西泮、苯巴比妥、水合氯醛等。

2.呼吸衰竭

必要时给予呼吸机辅助呼吸。

3.颅内压增高

观察患者的瞳孔、意识、体温、呼吸、血压变化,遵医嘱正确使用脱水剂。

(五)病情观察

严密观察患者的生命体征,血压升高、脉搏变慢、呼吸深慢,是颅内压增高的典型症状;观察瞳孔是否等大等圆,对光反应的灵敏度,意识障碍程度;观察有无剧烈头痛,头痛进行性加重,且伴恶心呕吐,应警惕脑疝的发生。如有病情变化,立即通知医师,遵嘱给予脱水药,并备好抢救物品、药品。准确记录 24 h 出入量,防止体液不足。

(六)安全指导

(1)将患者安排在安静的房间,避免外界刺激,避免引起患者情绪激动的一切因素。

(2)应随时注意有无癫痫发作,24 h 有陪护,无人陪伴不能单独沐浴或外出。

(3)患者床旁应备好发作时的抢救物品与药品,如压舌板、舌钳、氧气装置及抗癫痫药品等。

(4)癫痫发作时,家属要紧急呼叫医务人员。注意保护头部和四肢,摘下眼镜、义齿,解开衣领腰带。用缠有纱布的压舌板置于上下臼齿之间,避免舌咬伤。用手托住下颌,避免下颌关节脱位。抽搐时勿用力按压抽搐的肢体,避免骨折和脱臼。床旁有人保护,加床挡,防止坠床。

(5)对精神运动性发作的患者,注意保护,防自伤、伤人或走失。

(七)健康指导

(1)对清醒患者多给予交流,讲解有关知识,增强患者的信心和自理能力。

(2)向患者和(或)家属提供保护性护理及日常生活护理相关知识,提高患者生活质量。

(3)指导患者掌握肢体运动功能锻炼方法,注意肢体功能的训练,加强营养,以增强机体抵抗力。

(4)夏季注意防蚊灭蚊。

(5)如有继发癫痫者,指导其长期服用抗癫痫药,不能擅自减药或停药。

(6)出院后发现患者出现发热或伴有呕吐、抽搐等症状时,要及时送其至正规医院就医,以尽量减少后遗症发生。

七、预后

病毒性脑膜炎一般预后良好,于病后数天内病情开始恢复,多数于 1～2 周间完全恢复,伴有反射改变的肌痛、肌无力,可持续数周至数月,多在 1 年内恢复正常。脑脊液改变可持续 2 周或更长时间。一般不留有任何后遗症,仅在特殊人群(如婴儿、免疫缺陷患者)可留有语言、智力障碍,病变累及脑实质时可遗留一定神经体征。

(李丽丽)

第五节　面　神　经　炎

面神经炎又称 Bell 麻痹,是面神经在茎乳孔以上面神经管内段的急性非化脓性炎症。

一、病因

病因不明,一般认为面部受冷风吹袭、病毒感染、自主神经功能紊乱造成面神经的营养微血管痉挛,引起局部组织缺血、缺氧所致。近年来也有人认为可能是一种免疫反应。膝状神经节综合征则系带状疱疹病毒感染,使膝状神经节及面神经发生炎症所致。

二、临床表现

无年龄和性别差异,多为单侧,偶见双侧,多为吉兰-巴雷综合征。发病与季节无关,通常急性起病,数小时至 3 d 达到高峰。病前 1～3 d 患侧乳突区可有疼痛。同侧额纹消失,眼裂增大,闭眼时,眼睑闭合不全,眼球向外上方转动并露出白色巩膜,称 Bell 现象。病侧鼻唇沟变浅,口角下垂。不能做噘嘴和吹口哨动作,鼓腮时病侧口角漏气,食物常滞留于齿颊之间。

若病变波及鼓索神经,尚可有同侧舌前 2/3 味觉减退或消失。镫骨肌支以上部位受累时,出现同侧听觉过敏。膝状神经节受累时除面瘫、味觉障碍和听觉过敏外,还有同侧唾液、泪腺分泌障碍,耳内及耳后疼痛,外耳道及耳郭部位带状疱疹,称膝状神经节综合征。一般预后良好,通常于起病后 1～2 周开始恢复,2～3 个月痊愈。发病时伴有乳突疼痛、老年、患有糖尿病和动脉硬化者预后差。可遗有面肌痉挛或面肌抽搐。可根据肌电图检查及面神经传导功能测定判断面神经受损的程度和预后。

三、诊断与鉴别诊断

根据急性起病的周围性面瘫即可诊断。但需与以下疾病鉴别。

(1)吉兰-巴雷综合征:可有周围面瘫,多为双侧性,并伴有对称性肢体瘫痪和脑脊液蛋白-细胞分离。

(2)中耳炎、内耳炎、乳突炎等并发的耳源性面神经麻痹,以及腮腺炎肿瘤下颌化脓性淋巴结炎等所致者多有原发病的特殊症状及病史。

(3)颅后窝肿瘤或脑膜炎引起的周围性面瘫:起病较慢,且有原发病及其他脑神经受损表现。

四、治疗

(一)急性期治疗

以改善局部血液循环,消除面神经的炎症和水肿为主。如为带状疱疹所致的亨特综合征,可口服阿昔洛韦 5 mg/(kg·d),每天 3 次,连服 7～10 d。①类固醇皮质激素:泼尼松(20～30 mg)每天 1 次,口服,连续 7～10 d;②改善微循环,减轻水肿:706 代血浆(羟乙基淀粉)或右旋糖酐-40 250～500 mL,静脉滴注每天 1 次,连续 7～10 d,亦可加用脱水利尿药;③神经营养代谢药物的应用:维生素 B_1 50～100 mg,维生素 B_{12} 500 μg,胞磷胆碱 250 mg,辅酶 Q_{10} 5～10 mg 等,肌内注射,每天 1 次;④理疗:茎乳孔附近超短波透热疗法,红外线照射。

(二)恢复期治疗

以促进神经功能恢复为主:①口服维生素 B_1、维生素 B_{12} 各 1 至 2 片,每天 3 次;地巴唑10～20 mg,每天 3 次。亦可用加兰他敏 2.5～5 mg,肌内注射,每天 1 次。②中药,针灸,理疗。③采用眼罩,滴眼药水,涂眼药膏等方法保护暴露的角膜。④病后 2 年仍不恢复者,可考虑行神经移植治疗。

五、护理

(一)一般护理

(1)病后 2 周内应注意休息,减少外出。

(2)本病一般预后良好,约有 80% 的患者可在 3～6 周痊愈,因此应向患者说明病情,使其积极配合治疗,解除心理压力,尤其是年轻患者,应保持健康心态。

(3)给予易消化、高热能的半流饮食,保证机体足够营养代谢,增加身体抵抗力。

(二)观察要点

面神经炎是神经科常见病之一,在护理观察中主要注意以下两方面的鉴别。

1.分清面瘫属中枢性还是周围性瘫痪

中枢性面瘫是由对侧皮质延髓束受损引起的,故只产生对侧下部面肌瘫痪,表现为鼻唇沟浅、口角下坠、露齿、鼓腮、吹口哨时出现肌肉瘫痪,而皱额、闭眼仍正常或稍差。哭笑等情感运动时,面肌仍能收缩。周围性面瘫所有表情肌均瘫痪,不论是随意还是情感活动,肌肉均无收缩。

2.正确判断患病一侧

面肌挛缩时病侧鼻唇沟加深,眼裂缩小,易误认健侧为病侧。如让患者露齿时可见挛缩侧面肌不收缩,而健侧面肌收缩正常。

(三)保护暴露的角膜及防止结膜炎

由于患者不能闭眼,因此必须注意眼的清洁卫生:①外出必须戴眼罩,避免尘沙进入眼内;②每天抗生素眼药水滴眼,入睡前用眼药膏,以防止角膜炎或暴露性角结膜炎;③擦拭眼泪的正确方法是向上,以防止加重外翻;④注意用眼卫生,养成良好习惯,不能用脏手、脏手帕擦泪。

(四)保持口腔清洁防止牙周炎

由于患侧面肌瘫痪,进食时食物残渣常停留于患侧颊齿间,故应注意口腔卫生:①经常漱口,必要时使用消毒漱口液;②正确使用刷牙方法,应采用"短横法或竖转动法"两种方法,以去除菌斑及食物残片;③牙齿的邻面与间隙容易堆积菌斑而发生牙周炎,可用牙线紧贴牙齿颈部,然后在邻面做上下移动,每个牙齿 4～6 次,直至刮净;④牙龈乳头萎缩和齿间空隙大的情况下可用牙签沿着牙龈的形态线平行插入,不宜垂直插入,以免影响美观和功能。

(五)家庭护理

1.注意面部保暖

夏天避免在窗下睡觉,冬天迎风乘车要戴口罩,在野外作业时注意面部及耳后的保护。耳后及病侧面部给予温热敷。

2.平时加强身体锻炼

增强抗风寒侵袭的能力,积极治疗其他炎性疾病。

3.瘫痪面肌锻炼

因面肌瘫痪后常松弛无力,患者自己可对着镜用手掌贴于瘫痪的面肌上做环形按摩,每天3~4次,每次 15 min,以促进血液循环,并可减轻患者面肌受健侧的过度牵拉。当神经功能开始恢复时,鼓励患者练习病侧的各单个面肌的随意运动,以促进瘫痪肌的早日康复。

(李晓燕)

第六节 偏 头 痛

偏头痛是一类发作性且常为单侧的搏动性头痛。发病率各家报告不一,Solomon 描述约有6%的男性,18%的女性患有偏头痛,男、女性之比为 1∶3;Wilkinson 的数字约为 10%的英国人口患有偏头痛;Saper 报告在美国约有 2 300 万人患有偏头痛,其中男性占 6%,女性占 17%。偏头痛多开始于青春期或成年早期,约有 25%的患者于 10 岁前发病,55%的患者发生在 20 岁前,90%以上的患者发生于 40 岁前。在美国,偏头痛造成的社会经济负担为 10 亿~17 亿美元。在我国也有大量患者因偏头痛而影响工作、学习和生活。多数患者有家庭史。

一、病因与发病机制

偏头痛的确切病因及发病机制仍处于讨论之中。很多因素可诱发、加重或缓解偏头痛的发作。通过物理或化学的方法,学者们也提出了一些学说。

(一)激发或加重因素

对于某些个体而言,很多外部或内部环境的变化可激发或加重偏头痛发作。

(1)激素变化:口服避孕药可增加偏头痛发作的频度;月经是偏头痛常见的触发或加重因素("周期性头痛");妊娠、性交可触发偏头痛发作("性交性头痛")。

(2)某些药物:某些易感个体服用硝苯地平、异山梨酯或硝酸甘油后可出现典型的偏头痛发作。

(3)天气变化:特别是天气转热、多云或天气潮湿。

(4)某些食物添加剂和饮料:最常见者是酒精性饮料,如某些红葡萄酒;奶制品,奶酪,特别是硬奶酪;咖啡;含亚硝酸盐的食物,如汤、热狗;某些水果,如柑橘类水果;巧克力("巧克力性头痛");某些蔬菜;酵母;人工甜食;发酵的腌制品如泡菜;味精。

(5)运动:头部的微小运动可诱发偏头痛发作或使之加重,有些患者因惧怕乘车引起偏头痛发作而不敢乘车;踢足球的人以头顶球可诱发头痛("足球运动员偏头痛");爬楼梯上楼可出现偏头痛。

(6)睡眠过多或过少。

(7)一顿饭漏吃或延后。

(8)抽烟或置身于烟中。

(9)闪光、灯光过强。

(10)紧张、生气、情绪低落、哭泣("哭泣性头痛"):很多女性逛商场或到人多的场合可致偏头痛发作;国外有人骑马时尽管拥挤不到一分钟,也可使偏头痛加重。

在激发因素中,剂量、联合作用及个体差异尚应考虑。如对于敏感个体,吃一片橘子可能不致引起头痛,而吃数枚橘子则可引起头痛。有些情况下,吃数枚橘子也不引起头痛发作,但如同时有月经的影响,这种联合作用就可引起偏头痛发作。有的个体在商场中待一会儿即出现发作,而有的个体仅于商场中久待才出现偏头痛发作。

偏头痛尚有很多改善因素。有人于偏头痛发作时静躺片刻,即可使头痛缓解。有人于光线较暗淡的房间闭目而使头痛缓解。有人于头痛发作时喜以双手压迫双颞侧,以期使头痛缓解,有人通过冷水洗头使头痛得以缓解。妇女绝经后及妊娠3个月后偏头痛趋于缓解。

(二)有关发病机制的几个学说

1.血管活性物质

在所有血管活性物质中,5-HT学说是学者们提及最多的一个。人们发现偏头痛发作期血小板中5-HT浓度下降,而尿中5-HT代谢物5-HT羟吲哚乙酸增加。脑干中5-HT能神经元及去甲肾上腺素能神经元可调节颅内血管舒缩。很多5-HT受体拮抗剂治疗偏头痛有效。血压耗竭5-HT可加速偏头痛发生。

2.三叉神经血管脑膜反应

曾通过刺激啮齿动物的三叉神经,可使其脑膜产生炎性反应,而治疗偏头痛药物麦角胺,双氢麦角胺等可阻止这种神经源性炎症。在偏头痛患者体内可检测到由三叉神经所释放的降钙素基因相关肽(CGRP),而降钙素基因相关肽为强烈的血管扩张剂。双氢麦角胺、舒马普坦既能缓解头痛,又能降低降钙素基因相关肽含量。因此,偏头痛的疼痛是由神经血管性炎症产生的无菌性脑膜炎。Wilkinson认为三叉神经分布于涉痛区域,偏头痛可能就是一种神经源性炎症。Solomon在复习儿童偏头痛的研究文献后指出,儿童眼肌瘫痪型偏头痛的复视源于海绵窦内颈内动脉的肿胀伴第Ⅲ对脑神经的损害。另一种解释是小脑上动脉和大脑后动脉肿胀造成的第Ⅲ对脑神经的损害,也可能为神经的炎症。

3.内源性疼痛控制系统障碍

中脑水管周围及第四脑室室底灰质含有大量与镇痛有关的内源性阿片肽类物质,如脑啡肽、β-内啡肽等。正常情况下,这些物质通过对疼痛传入的调节而起镇痛作用。虽然报告的结果不一,但多数报告显示偏头痛患者脑脊液或血浆中β-内啡肽或其类似物降低,提示偏头痛患者存在内源性疼痛控制系统障碍。这种障碍导致患者疼痛阈值降低,对疼痛感受性增强,易于发生疼痛。鲑钙紧张素治疗偏头痛的同时可引起患者血浆β-内啡肽水平升高。

4.自主功能障碍

自主功能障碍很早即引起了学者们的重视。瞬时心率变异及心血管反射研究显示,偏头痛患者存在交感功能低下。24 h动态心率变异研究提示,偏头痛患者存在交感、副交感功能平衡障碍。也有学者报道偏头痛患者存在瞳孔直径不均,提示这部分患者存在自主功能异常。有人认为在偏头痛患者中的猝死现象可能与自主功能障碍有关。

5.偏头痛的家族聚集性及基因研究

偏头痛患者具有肯定的家族聚集性倾向。遗传因素最明显,研究较多的是家族性偏瘫型偏头痛及基底型偏头痛。有先兆偏头痛比无先兆偏头痛具有更高的家族聚集性。有先兆偏头痛和偏瘫发作可在同一个体交替出现,并可同时出现于家族中。基于此,学者们认为家族性偏瘫型偏头痛和非复杂性偏头痛可能具有相同的病理生理和病因。Baloh 等报告了数个家族,其家族中多个成员出现偏头痛性质的头痛,并有眩晕发作或原发性眼震,有的晚年继发进行性周围性前庭功能丧失,有的家族成员发病年龄趋于一致,如均于 25 岁前出现症状发作。

有报告称偏瘫型偏头痛家族基因缺陷与 19 号染色体标志点有关,但也有发现提示有的偏瘫型偏头痛家族与 19 号染色体无关,提示家族性偏瘫型偏头痛存在基因的变异。与 19 号染色体有关的家族性偏瘫型偏头痛患者出现发作性意识障碍的频度较高,这提示在各种与 19 号染色体有关的偏头痛发作的外部诱发阈值较低是由遗传决定的。Ophoff 报告 34 例与 19 号染色体有关的家族性偏瘫型偏头痛家族,在电压闸门性钙通道 α_1 亚单位基因代码功能区域存在 4 种不同的错义突变。

有一种伴有发作间期眼震的家族性发作性共济失调,其特征是共济失调。眩晕伴以发作间期眼震,为显性遗传性神经功能障碍,这类患者约有 50% 出现无先兆偏头痛,临床症状与家族性偏瘫型偏头痛有重叠。二者亦均与基底型偏头痛的典型状态有关,且均可有原发性眼震及进行性共济失调。Ophoff 报告了 2 例伴有发作间期眼震的家族性共济失调家族,存在 19 号染色体电压依赖性钙通道基因的突变,这与在家族性偏瘫型偏头痛所探测到的一样。所不同的是其阅读框架被打断,并产生一种截断的 α_1 亚单位,这导致正常情况下可在小脑内大量表达的钙通道密度的减少,由此可能解释其发作性及进行性加重的共济失调。同样的错义突变如何导致家族性偏瘫型偏头痛中的偏瘫发作尚不明。

Baloh 报告了 3 个伴有双侧前庭病变的家族性偏头痛家族。家族中多个成员经历偏头痛性头痛、眩晕发作(数分钟),晚年继发前庭功能丧失,晚期,当眩晕发作停止,由于双侧前庭功能丧失导致平衡障碍及走路摆动。

6.血管痉挛学说

颅外血管扩张可伴有典型的偏头痛性头痛发作。偏头痛患者是否存在颅内血管的痉挛尚有争议。以往认为偏头痛的视觉先兆是由血管痉挛引起的,现在有确切的证据表明,这种先兆是由于皮层神经元活动由枕叶向额叶的扩布抑制(3 mm/min)造成的。血管痉挛更像是视网膜性偏头痛的始动原因,一些患者经历短暂的单眼失明,于发作期检查,可发现视网膜动脉的痉挛。另外,这些患者对抗血管痉挛剂有反应。与偏头痛相关的听力丧失和(或)眩晕可基于内听动脉耳蜗和(或)前庭分支的血管痉挛来解释。血管痉挛可导致内淋巴管或囊的缺血性损害,引起淋巴液循环损害,并最终发展成为水肿。经颅多普勒(TCD)脑血流速度测定发现,不论是在偏头痛发作期还是发作间期,均存在血流速度的加快,提示这部分患者颅内血管紧张度升高。

7.离子通道障碍

很多偏头痛综合征所共有的临床特征与遗传性离子通道障碍有关。偏头痛患者内耳存在局部细胞外钾的积聚。当钙进入神经元时钾退出。因为内耳的离子通道在维持富含钾的内淋巴和神经元兴奋功能方面是至关重要的,脑和内耳离子通道的缺陷可导致可逆性毛细胞除极及听觉和前庭症状。偏头痛中的头痛则是继发现象,这是细胞外钾浓度增加的结果。偏头痛综合征的很多诱发因素,包括紧张、月经,可能是激素对有缺陷的钙通道影响的结果。

8.其他学说

有人发现偏头痛于发作期存在血小板自发聚集和黏度增加。另有人发现偏头痛患者存在 TXA_2、PGI_2 平衡障碍、P 物质及神经激肽的改变。

二、临床表现

(一)偏头痛发作

Saper 在描述偏头痛发作时将其分为 5 期来叙述。需要指出的是,这 5 期并非每次发作所必备的,有的患者可能只表现其中的数期,大多数患者的发作表现为两期或两期以上,有的仅表现其中的一期。另一方面,每期特征可以存在很大不同,同一个体的发作也可不同。

1.前驱期

60％的偏头痛患者在头痛开始前数小时至数天出现前驱症状。前驱症状并非先兆,不论是有先兆偏头痛还是无先兆偏头痛均可出现前驱症状。患者可表现为精神、心理改变,如精神抑郁、疲乏无力、懒散、昏昏欲睡,也可情绪激动。易激惹、焦虑、心烦或欣快感等。尚可表现为自主神经症状,如面色苍白、发冷、厌食或明显的饥饿感、口渴、尿少、尿频、排尿费力、打哈欠、颈项发硬、恶心、肠蠕动增加、腹痛、腹泻、心慌、气短、心率加快,对气味过度敏感等,不同患者前驱症状具有很大的差异,但每例患者每次发作的前驱症状具有相对稳定性。这些前驱症状可在前驱期出现,也可于头痛发作中甚至持续到头痛发作后成为后续症状。

2.先兆

约有 20％的偏头痛患者出现先兆症状。先兆多为局灶性神经症状,偶为全面性神经功能障碍。典型的先兆应符合下列 4 条特征中的 3 条,即重复出现,逐渐发展、持续时间不多于 1 h,并跟随出现头痛。大多数病例先兆持续 5～20 min。极少数情况下先兆可突然发作,也有的患者于头痛期间出现先兆性症状,尚有伴迁延性先兆的偏头痛,其先兆不仅始于头痛之前,尚可持续到头痛后数小时至 7 d。

先兆可为视觉性的、运动性的、感觉性的,也可表现为脑干或小脑性功能障碍。最常见的先兆为视觉性先兆,约占先兆的 90％。如闪电、暗点、单眼黑蒙、双眼黑蒙、视物变形、视野外空白等。闪光可为锯齿样或闪电样闪光、城垛样闪光。视网膜动脉型偏头痛患者眼底可见视网膜水肿,偶可见樱红色黄斑。仅次于视觉现象的常见先兆为麻痹。典型的是影响一侧手和面部,也可出现偏瘫。如果优势半球受累,可出现失语。数十分钟后出现对侧或同侧头痛,多在儿童期发病。这称为偏瘫型偏头痛。偏瘫型偏头痛患者的局灶性体征可持续 7 d 以上,甚至在影像学上发现脑梗死。偏头痛伴迁延性先兆和偏头痛性偏瘫以前曾被划入"复杂性偏头痛"。偏头痛反复发作后出现眼球运动障碍称为眼肌瘫痪型偏头痛。多为动眼神经麻痹所致,其次是滑车神经和展神经麻痹。多有无先兆偏头痛病史,反复发作者麻痹可经久不愈。如果先兆涉及脑干或小脑,则这种状况被称为基底型偏头痛,又称基底动脉型偏头痛。可出现头昏、眩晕、耳鸣、听力障碍、共济失调、复视,视觉症状包括闪光、暗点、黑蒙、视野缺损、视物变形。双侧损害可出现意识抑制,后者尤见于儿童。尚可出现感觉迟钝、偏侧感觉障碍等。

偏头痛先兆可不伴头痛出现,称为偏头痛等位症。多见于儿童偏头痛。有时见于中年以后,先兆可为偏头痛发作的主要临床表现而头痛很轻或无头痛。也可与头痛发作交替出现,可表现为闪光、暗点、腹痛、腹泻、恶心、呕吐、复发性眩晕、偏瘫、偏身麻木及精神心理改变。如儿童良性发作性眩晕、前庭性美尼尔氏病、成人良性复发性眩晕。有跟踪研究显示,为数不少的以往诊断为美尼尔氏病的患者,其症状大多数与偏头痛有关。有报告描述了一组成人良性复发性眩晕患者,年龄为 7～55 岁,晨起发病症状表现为反复发作的头晕、恶心、呕吐及大汗,持续数分钟至 4 d不等。发作开始及末期表现为位置性眩晕,发作期间无听觉症状。发作间期几乎所有患者均无症状,这些患者眩晕发作与偏头痛有着几个共同的特征,包括可因酒精、睡眠不足、情绪紧张造成及加重,女性多发,常见于经期。

3.头痛

头痛可出现于围绕头或颈部的任何部位,可位颞侧、额部、眶部。多为单侧痛,也可为双侧痛,甚至发展为全头痛,其中单侧痛者约占 2/3。头痛性质往往为搏动性痛,但也有的患者描述为钻痛。疼痛程度往往为中、重度痛,甚至难以忍受。往往是晨起后发病,逐渐发展,达高峰后逐渐缓解。也有的患者于下午或晚上起病,成人头痛大多历时 4 h 至 3 d,而儿童头痛多历时 2 h 至 2 d。尚有持续时间更长者,可持续数周。有人将发作持续 3 d 以上的偏头痛称为偏头痛持续状态。

头痛期间不少患者伴随出现恶心、呕吐、视物不清、畏光、畏声等,喜独居。恶心为最常见伴随症状,达一半以上,且常为中、重度恶心。恶心可先于头痛发作,也可于头痛发作中或发作后出现。近一半的患者出现呕吐,有些患者的经验是呕吐后发作即明显缓解。其他自主功能障碍也可出现,如尿频、排尿障碍、鼻塞、心慌、高血压、低血压甚至可出现心律失常。发作累及脑干或小脑者可出现眩晕、共济失调、复视、听力下降、耳鸣、意识障碍。

4.头痛终末期

该期为头痛开始减轻至最终停止这一阶段。

5.后续症状期

为数不少的患者于头痛缓解后出现一系列后续症状。表现为怠倦、困钝、昏昏欲睡。有的感到精疲力竭、饥饿感或厌食、多尿、头皮压痛、肌肉酸痛。也可出现精神心理改变,如烦躁、易怒、心境高涨或情绪低落、少语、少动等。

(二)儿童偏头痛

儿童偏头痛是儿童期头痛的常见类型。儿童偏头痛与成人偏头痛在一些方面有所不同。性别方面,发生于青春期以前的偏头痛,男、女性患者比例大致相等,而成人期偏头痛,女性比例大大增加,约为男性的 3 倍。

儿童偏头痛的诱发及加重因素有很多与成人偏头痛一致,如劳累和情绪紧张可诱发或加重头痛,为数不少的儿童可因运动而诱发头痛,儿童偏头痛患者可有睡眠障碍,而上呼吸道感染及其他发热性疾病在儿童比成人更易使头痛加重。

在症状方面,儿童偏头痛与成人偏头痛亦有区别。儿童偏头痛持续时间常较成人短。偏瘫型偏头痛多在儿童期发病,成年期停止,偏瘫发作可从一侧到另一侧,这种类型的偏头痛常较难控制。反复的偏瘫发作可造成永久性神经功能缺损,并可出现病理征,也可造成认知障碍。基底动脉型偏头痛,在儿童也比成人常见,表现闪光、暗点、视物模糊、视野缺损,也可出现脑干、小脑及耳症状,如眩晕、耳鸣、耳聋、眼球震颤。在儿童出现意识恍惚者比成人多,尚可出现跌倒发作。有些偏头痛儿童尚可仅出现反复发作性眩晕,而无头痛发作。一个平时表现完全正常的儿童可突然恐惧、大叫、面色苍白、大汗、步态蹒跚、眩晕、旋转感,并出现眼球震颤,数分钟后可完全缓解,恢复如常,称之为儿童良性发作性眩晕,属于一种偏头痛等位症。这种眩晕发作典型地始于4 岁以前,可每天数次发作,其后发作次数逐渐减少,多数过 7～8 岁不再发作。与成人不同,儿童偏头痛的前驱症状常为腹痛,有时可无偏头痛发作而代之以腹痛、恶心、呕吐、腹泻,称为腹型偏头痛等位症。在偏头痛的伴随症状中,儿童偏头痛出现呕吐较成人更加常见。

儿童偏头痛的预后较成人偏头痛好。6 年后约有一半儿童不再经历偏头痛,约 1/3 的偏头痛得到改善。而始于青春期以后的成人偏头痛常持续几十年。

三、诊断与鉴别诊断

(一)诊断

偏头痛的诊断应根据详细的病史做出,特别是头痛的性质及相关的症状非常重要。如头痛的部位、性质、持续时间、疼痛严重程度、伴随症状及体征、既往发作的病史、诱发或加重因素等。

对于偏头痛患者应进行细致的一般内科查体及神经科检查,以除外症状与偏头痛有重叠、类似或同时存在的情况。诊断偏头痛虽然没有特异性的实验室指标,但有时给予患者必要的实验室检查非常重要,如血、尿、脑脊液及影像学检查,以排除器质性病变。特别是中年或老年期出现的头痛,更应排除器质性病变。当出现严重的先兆或先兆时间延长时,有学者建议行颅脑 CT 或 MRI 检查。也有学者提议当偏头痛发作每月超过 2 次时,应警惕偏头痛的原因。

国际头痛协会(IHS)头痛分类委员会于 1962 年制定了一套头痛分类和诊断标准,这个旧的分类与诊断标准在世界范围内应用了多年,至今我国尚有部分学术专著仍在沿用或参考这个分类。近年来国际头痛协会头痛分类委员会制定了新的关于头痛、脑神经痛及面部痛的分类和诊断标准。目前临床及科研多采用这个标准。本标准将头痛分为 13 个主要类型,包括了总数 129 个头痛亚型。其中常见的头痛类型为偏头痛、紧张型头痛、丛集性头痛和慢性发作性偏头痛,而偏头痛又被分为 7 个亚型(表 8-1~表 8-4)。这 7 个亚型中,最主要的两个亚型是无先兆偏头痛和有先兆偏头痛,其中最常见的是无先兆偏头痛。

表 8-1　偏头痛分类

无先兆偏头痛
有先兆偏头痛
偏头痛伴典型先兆
偏头痛伴迁延性先兆
家族性偏瘫型偏头痛
基底动脉型偏头痛
偏头痛伴急性先兆发作
眼肌瘫痪型偏头痛
视网膜型偏头痛
可能为偏头痛前驱或与偏头痛相关联的儿童期综合征
儿童良性发作性眩晕
儿童交替性偏瘫
偏头痛并发症
偏头痛持续状态
偏头痛性偏瘫
不符合上述标准的偏头痛性障碍

表 8-2　国际头痛协会关于无先兆偏头痛的定义

无先兆偏头痛

诊断标准:

1.至少 5 次发作符合第 2～4 项标准

2.头痛持续 4～72 h(未治疗或没有成功治疗)

3.头痛至少具备下列特征中的 2 条

(1)位于单侧

(2)搏动性质

(3)中度或重度(妨碍或不敢从事每天活动)

(4)因上楼梯或类似的日常体力活动而加重

4.头痛期间至少具备下列 1 条

(1)恶心和(或)呕吐

(2)畏光和畏声

5.至少具备下列 1 条

(1)病史、体格检查和神经科检查不提示器质性障碍

(2)病史和(或)体格检查和(或)神经检查确实提示这种障碍(器质性障碍),但被适当的观察所排除

(3)这种障碍存在,但偏头痛发作并非在与这种障碍有密切的时间关系上首次出现

表 8-3　国际头痛协会关于有先兆偏头痛的定义

有先兆偏头痛

先前用过的术语:经典型偏头痛,典型偏头痛,眼肌瘫痪型、偏身麻木型、偏瘫型、失语型偏头痛

诊断标准:

1.至少 2 次发作符合第 2 项标准

2.至少符合下列 4 条特征中的 3 条

(1)一个或一个以上提示局灶大脑皮质或脑干功能障碍的完全可逆性先兆症状

(2)至少一个先兆症状逐渐发展超过 4 min,或 2 个或 2 个以上的症状接着发生

(3)先兆症状持续时间不超过 60 min,如果出现 1 个以上先兆症状,持续时间可相应增加

(4)继先兆出现的头痛间隔期在 60 min 之内(头痛尚可在先兆前或与先兆同时开始)

3.至少具备下列 1 条

(1)病史:体格检查及神经科检查不提示器质性障碍

(2)病史和(或)体格检查和(或)神经科检查确实提示这障碍,但通过适当的观察被排除

(3)这种障碍存在,但偏头痛发作并非在与这种障碍有密切的时间关系上首次出现

有典型先兆的偏头痛

诊断标准:

1.符合有先兆偏头痛诊断标准,包括第 2 项全部 4 条标准

2.有一条或一条以上下列类型的先兆症状

(1)视觉障碍

(2)单侧偏身感觉障碍和(或)麻木

(3)单侧力弱

(4)失语或非典型言语困难

表 8-4　国际头痛协会关于儿童偏头痛的定义

1.至少 5 次发作符合第(1)(2)项标准

   (1)每次头痛发作持续 2~48 h

   (2)头痛至少具备下列特征中的 2 条

     ①位于单侧

     ②搏动性质

     ③中度或重度

     ④可因常规的体育活动而加重

2.头痛期间内至少具备下列 1 条

   (1)恶心和(或)呕吐

   (2)畏光和畏声

国际头痛协会的诊断标准为偏头痛的诊断提供了一个可靠的、可量化的诊断标准,对于临床和科研的意义是显而易见的,有学者特别提到其对于临床试验及流行病学调查有重要意义。但临床上有时遇到患者并不能完全符合这个标准,对这种情况学者们建议随访及复查,以确定诊断。

由于国际头痛协会的诊断标准掌握起来比较复杂,为了便于临床应用,国际上一些知名的学者一直在探讨一种简单化的诊断标准。其中 Solomon 介绍了一套简单标准,符合这个标准的患者 99％符合国际头痛协会关于无先兆偏头痛的诊断标准。这套标准较易掌握,供参考。

(1)具备下列 4 条特征中的任何 2 条,即可诊断无先兆偏头痛:①疼痛位于单侧;②搏动性痛;③恶心;④畏光或畏声。

(2)另有 2 条符加说明:①首次发作者不应诊断;②应无器质性疾病的证据。

在临床工作中尚能遇到患者有时表现为紧张型头痛,有时表现为偏头痛性质的头痛,为此有学者查阅了国际上一些临床研究文献后得到的答案是紧张型头痛和偏头痛并非截然分开的,其临床上确实存在着重叠,故有学者提出二者可能是一个连续的统一体。有时遇到有先兆偏头痛患者可表现为无先兆偏头痛,同样,学者们认为二型之间既可能有不同的病理生理,又可能是一个连续的统一体。

(二)鉴别诊断

偏头痛应与下列疼痛相鉴别。

1.紧张型头痛

紧张型头痛又称肌收缩型头痛。其临床特点是头痛部位较弥散,可位于前额、双颞、顶、枕及颈部。头痛性质常呈钝痛,头部压迫感、紧箍感,患者常述犹如戴着一个帽子。头痛常呈持续性,可时轻时重。多有头皮、颈部压痛点,按摩头颈部可使头痛缓解,多有额、颈部肌肉紧张。多少伴有恶心、呕吐。

2.丛集性头痛

丛集性头痛又称组胺性头痛,Horton 综合征。表现为一系列密集的、短暂的、严重的单侧钻痛。与偏头痛不同,头痛部位多局限并固定于一侧眶部、球后和额颞部。发病时间常在夜间,并使患者痛醒。发病时间固定,起病突然而无先兆,开始可为一侧鼻部烧灼感或球后压迫感,继之出现特定部位的疼痛,常疼痛难忍,并出现面部潮红,结膜充血、流泪、流涕、鼻塞。为数不少的患者出现 Horner 征,可出现畏光,不伴恶心、呕吐。诱因可为发作群集期饮酒、兴奋或服用扩血管药引起。发病年龄常较偏头痛晚,平均为 25 岁,男、女性之比约为 4∶1。罕见家族史。治疗包括非甾体抗炎药;激素治疗;睾丸素治疗;吸氧疗法(国外介绍为 100%氧,8~10 L/min,共 10~15 min,仅供参考);麦角胺咖啡因或双氢麦角碱睡前应用,对夜间头痛特别有效;碳酸锂疗效尚有争议,但多数介绍其有效,但中毒剂量有时与治疗剂量很接近,曾有老年患者(精神患者)服一片致昏迷者,建议有条件者监测血锂水平,不良反应有胃肠道症状、肾功能改变、内分泌改变、震颤、眼球震颤、抽搐等;其他药物尚有钙通道阻滞剂、舒马普坦等。

3.痛性眼肌麻痹

痛性眼肌麻痹又称 Tolosa-Hunt 综合征,是一种以头痛和眼肌麻痹为特征,涉及特发性眼眶和海绵窦的炎性疾病。病因可为颅内颈内动脉的非特异性炎症,也可能涉及海绵窦。常表现为球后及眶周的顽固性胀痛、刺痛,数天或数周后出现复视,并可有第Ⅲ、Ⅳ、Ⅵ对脑神经受累表现,间隔数月数年后复发,需行血管造影以排除颈内动脉瘤。皮质类固醇治疗有效。

4.颅内占位所致头痛

占位早期,头痛可为间断性或晨起为重,但随着病情的发展,多成为持续性头痛,进行性加重,可出现颅内高压的症状与体征,如头痛、恶心、呕吐、视盘水肿,并可出现局灶症状与体征,如精神改变。偏瘫、失语、偏身感觉障碍、抽搐、偏盲、共济失调、眼球震颤等,典型者鉴别不难。但需注意,也有表现为十几年的偏头痛,最后被确诊为巨大血管瘤者。

四、防治

(一)一般原则

偏头痛的治疗策略包括两个方面:对症治疗及预防性治疗。对症治疗的目的在于消除、抑制或减轻疼痛及伴随症状。预防性治疗用来减少头痛发作的频度及减轻头痛严重性。对偏头痛患者是单用对症治疗还是同时采取对症治疗及预防性治疗,要具体分析。一般说来,如果头痛发作频度较小,疼痛程度较轻,持续时间较短,可考虑单纯选用对症治疗。如果头痛发作频度较大,疼痛程度较重,持续时间较长,对工作、学习、生活影响较明显,则在给予对症治疗的同时,给予适当的预防性治疗。总之,既要考虑到疼痛对患者的影响,又要考虑到药物不良反应对患者的影响,有时还要参考患者个人的意见。Saper 的建议是每周发作 2 次以下者单独给予药物性对症治疗,而发作频繁者应给予预防性治疗。

不论是对症治疗还是预防性治疗均包括两个方面,即药物干预及非药物干预。

非药物干预方面,强调患者自助。嘱患者详细记录前驱症状、头痛发作与持续时间及伴随症状,找出头痛诱发及缓解的因素,并尽可能避免。如避免某些食物,保持规律的作息时间、规律饮食。不论是在工作日,还是周末抑或假期,坚持这些方案对于减轻头痛发作非常重要,接受这些建议对 30%患者有帮助。另有人倡导有规律的锻炼,如长跑等,可能有效地减少头痛发作。认知和行为治疗,如生物反馈治疗等,现已被证明有效,另有患者于头痛时进行痛点压迫,于凉爽、安静、暗淡的环境中独处,或以冰块冷敷均有一定效果。

(二)药物对症治疗

偏头痛对症治疗可选用非特异性药物治疗,包括简单的止痛药、非甾体抗炎药及麻醉剂。对于轻、中度头痛,简单的镇痛药及非甾体抗炎药常可缓解头痛的发作。常用的药物有脑清片、对乙酰氨基酚、阿司匹林、萘普生、吲哚美辛、布洛芬、罗痛定等。麻醉药的应用是严格限制的,

Saper 提议主要用于严重发作，其他治疗不能缓解，或对偏头痛特异性治疗有禁忌或不能忍受的情况下应用。偏头痛特异性 5-HT 受体拮抗剂主要用于中、重度偏头痛。偏头痛特异性 5-HT 受体拮抗剂结合简单的止痛剂，大多数头痛可得到有效的治疗。

5-HT 受体拮抗剂治疗偏头痛的疗效是肯定的。麦角胺咖啡因既能抑制去甲肾上腺素的再摄取，又能拮抗其与 β 受体的结合，于先兆期或头痛开始后服用 1 片，常可使头痛发作终止或减轻。如效不显，于数小时后加服 1 片，每天不超过 4 片，每周用量不超过 10 片。该药缺点是不良反应较多，并且有成瘾性，有时剂量会越来越大。常见不良反应为消化道症状、心血管症状，如恶心、呕吐、胸闷、气短等。孕妇、心肌缺血、高血压、肝肾疾病等忌用。

麦角碱衍生物酒石酸麦角胺、舒马普坦和双氢麦角胺为偏头痛特异性药物，均为 5-HT 受体拮抗剂。这些药物作用于中枢神经系统和三叉神经中受体介导的神经通路，通过阻断神经源性炎症而起到抗偏头痛作用。

酒石酸麦角胺主要用于中、重度偏头痛，特别是当简单的镇痛治疗效果不足或不能耐受时。其有多项作用：既是 5-HT$_{1A}$、5-HT$_{1B}$、5-HT$_{1D}$ 和 5-HT$_{1F}$ 受体拮抗剂，又是 α 受体阻滞剂，通过刺激动脉平滑肌细胞 5-HT 受体而产生血管收缩作用；它可收缩静脉容量性血管、抑制交感神经末端去甲肾上腺素再摄取。作为 5-HT$_1$ 受体拮抗剂，它可抑制三叉神经血管系统神经源性炎症，其抗偏头痛活性中最基础的机制可能在此，而非其血管收缩作用。其对中枢神经递质的作用对缓解偏头痛发作亦是重要的。给药途径有口服、舌下及直肠给药。生物利用度与给药途径关系密切。口服及舌下含化吸收不稳定，直肠给药起效快，吸收可靠。为了减少过多应用导致麦角胺依赖性或反跳性头痛，一般每周应用不超过 2 次，应避免大剂量连续用药。

Saper 总结酒石酸麦角胺在下列情况下慎用或禁用：年龄 55～60 岁（相对禁忌）；妊娠或哺乳；心动过缓（中至重度）；心室疾病（中至重度）；胶原-肌肉病；心肌炎；冠心病，包括血管痉挛性心绞痛；高血压（中至重度）；肝、肾损害（中至重度）；感染或高热/败血症；消化性溃疡性疾病；周围血管病；严重瘙痒。另外，该药可加重偏头痛造成的恶心、呕吐。

舒马普坦亦适用于中、重度偏头痛发作。作用于神经血管系统和中枢神经系统，通过抑制或减轻神经源性炎症而发挥作用。曾有人称舒马普坦为偏头痛治疗的里程碑。皮下用药 2 h，约 80% 的急性偏头痛有效。尽管 24～48 h 间 40% 的患者重新出现头痛，这时给予第 2 剂仍可达到同样的有效率。口服制剂的疗效稍低于皮下给药，起效亦稍慢，通常在 4 h 内起效。皮下用药后 4 h 给予口吸制剂不能预防再出现头痛，但对皮下用药后 24 h 内出现的头痛有效。

舒马普坦具有良好的耐受性，其不良反应通常较轻和短暂，持续时间常在 45 min 以内。包括注射部位的疼痛、耳鸣、面红、烧灼感、热感、头昏、体重增加、颈痛及发音困难。少数患者于首剂时出现非心源性胸部压迫感，仅有很少患者于后续用药时再出现这些症状。罕见引起与其相关的心肌缺血。

Saper 总结应用舒马普坦注意事项及禁忌证为年龄超过 55～60 岁（相对禁忌证）；妊娠或哺乳；缺血性心肌病（心绞痛、心肌梗死病史、记录到的无症状性缺血）；不稳定型心绞痛；高血压（未控制）；基底型或偏瘫型偏头痛；未识别的冠心病（绝经期妇女，男性＞40 岁，心脏病危险因素如高血压、高脂血症、肥胖、糖尿病、严重吸烟及强阳性家族史）；肝肾功能损害（重度）；同时应用单胺氧化酶抑制剂或单胺氧化酶抑制剂治疗终止后 2 周内；同时应用含麦角胺或麦角类制剂（24 h 内），首次剂量可能需要在医师监护下应用。

酒石酸双氢麦角胺的效果超过酒石酸麦角胺。大多数患者起效迅速，在中、重度发作特别有用,也可用于难治性偏头痛。与酒石酸麦角胺有共同的机制,但其动脉血管收缩作用较弱,有选择性收缩静脉血管的特性,可静脉注射、肌内注射及鼻腔吸入。静脉注射途径给药起效迅速。肌内注射生物利用度达 100%。鼻腔吸入的绝对生物利用度 40%,应用酒石酸双氢麦角胺后再出现头痛的频率较其他现有的抗偏头痛剂小,这可能与其半衰期长有关。

酒石酸双氢麦角胺较酒石酸麦角胺具有较好的耐受性、恶心和呕吐的发生率及程度非常低,静脉注射最高,肌内注射及鼻吸入给药低。极少成瘾和引起反跳性头痛。通常的不良反应包括胸痛、轻度肌痛、短暂的血压上升。不应给予有血管痉挛反应倾向的患者,包括已知的周围性动脉疾病,冠状动脉疾病(特别是不稳定型心绞痛或血管痉挛性心绞痛)或未控制的高血压。注意事项和禁忌证同酒石酸麦角胺。

(三)药物预防性治疗

偏头痛的预防性治疗应个体化,特别是剂量的个体化。可根据患者体重,一般身体情况、既往用药体验等选择初始剂量,逐渐加量,如无明显不良反应,可连续用药 2～3 d,无效时再换用其他药物。

1.抗组胺药物

苯噻啶为一有效的偏头痛预防性药物。可每天 2 次,每次 0.5 mg 起,逐渐加量,一般可增加至每天 3 次,每次 1.0 mg,最大量不超过 6 mg/d。不良反应为嗜睡、头昏、体重增加等。

2.钙通道阻滞剂

氟桂利嗪,每晚 1 次,每次 5～10 mg,不良反应有嗜睡、锥体外系反应、体重增加、抑郁等。

3.β受体阻滞剂

普萘洛尔,开始剂量 3 次/天,每次 10 mg,逐渐增加至 60 mg/d,也有介绍 120 mg/d,心率＜60 次/分钟者停用。哮喘、严重房室传导阻滞者禁用。

4.抗抑郁剂

阿米替林每天 3 次,每次 25 mg,逐渐加量。可有嗜睡等不良反应,加量后不良反应明显。氟西汀(我国商品名百优解)每片 20 mg,每晨 1 片,饭后服,该药初始剂量及有效剂量相同,服用方便,不良反应有睡眠障碍、胃肠道症状等,常较轻。

5.其他

非甾体抗炎药,如萘普生;抗惊厥药,如卡马西平、丙戊酸钠等;舒必剂、硫必利;中医中药(辨证施治、辨经施治、成方加减、中成药)等皆可试用。

(四)关于特殊类型偏头痛

与偏头痛相关的先兆是否需要治疗及如何治疗,目前尚无定论。通常先兆为自限性的、短暂的,大多数患者于治疗尚未发挥作用时可自行缓解。如果患者经历复发性、严重的、明显的先兆,考虑舌下含化尼非地平,但头痛有可能加重,且疗效亦不肯定。给予舒马普坦及酒石酸麦角胺的疗效亦尚处观察之中。

(五)关于难治性、严重偏头痛性头痛

这类头痛主要涉及偏头痛持续状态,头痛常不能为一般的门诊治疗所缓解。患者除持续的进展性头痛外尚有一系列生理及情感症状,如恶心、呕吐、腹泻、脱水、抑郁、绝望,甚至自杀倾向。用药过度及反跳性依赖、戒断症状常促发这些障碍。这类患者常需收入急症室观察或住院,以纠正患者存在的生理障碍,如脱水等;排除伴随偏头痛出现的严重的神经内科或内科疾病;治疗纠正药物依赖;预防患者于家中自杀等。应注意患者的生命体征,可做心电图检查。药物可选用酒石酸双氢麦角胺、舒马普坦、鸦片类及止吐药,必要时亦可谨慎给予氯丙嗪等。可选用非肠道途径给药,如静脉或肌内注射给药。一旦发作控制,可逐渐加入预防性药物治疗。

(六)关于妊娠妇女的治疗

Schulman 建议给予地美罗注射剂或片剂,并应限制剂量。还可应用泼尼松,其不易穿过胎盘,在妊娠早期不损害胎儿,但不宜应用太频。如欲怀孕,最好尽最大可能不用预防性药物并避免应用麦角类制剂。

(七)关于儿童偏头痛

儿童偏头痛用药的选择与成人有很多重叠,如止痛药物、钙通道阻滞剂、抗组胺药物等,但也有人质疑酒石酸麦角胺药物的疗效。如能确诊,重要的是对儿童及其家长进行安慰,使其对本病有一个全面的认识,以缓解由此带来的焦虑,对治疗当属有益。

五、护理

(一)护理评估

1.健康史

(1)了解头痛的部位、性质和程度:询问是全头疼还是局部头疼;是搏动性头疼还是胀痛、钻痛;是轻微痛、剧烈痛还是无法忍受的疼痛。偏头疼常描述为双侧颞部的搏动性疼痛。

(2)头疼的规律:询问头疼发病的急缓,是持续性还是发作性,起始与持续时间,发作频率,激发或缓解的因素,与季节、气候、体位、饮食、情绪、睡眠、疲劳等的关系。

(3)有无先兆及伴发症状:如头晕、恶心、呕吐、面色苍白、潮红、视物不清、闪光、畏光、复视、耳鸣、失语、偏瘫、嗜睡、发热、晕厥等。典型偏头疼发作常有视觉先兆和伴有恶心、呕吐、畏光。

(4)既往史与心理社会状况:询问患者的情绪、睡眠、职业情况以及服药史,了解头疼对日常生活、工作和社交的影响,患者是否因长期反复头疼而出现恐惧、忧郁或焦虑心理。大部分偏头疼患者有家族史。

2.身体状况

检查意识是否清楚,瞳孔是否等大等圆、对光反射是否灵敏;体温、脉搏、呼吸、血压是否正常;面部表情是否痛苦,精神状态怎样;眼睑是否下垂、有无脑膜刺激征。

3.主要护理问题及相关因素

(1)偏头疼:与发作性神经血管功能障碍有关。

(2)焦虑:与偏头疼长期、反复发作有关。

(3)睡眠形态紊乱:与头疼长期反复发作和(或)焦虑等情绪改变有关。

(二)护理措施

1.避免诱因

告知患者可能诱发或加重头疼的因素,如情绪紧张、进食某些食物、饮酒、月经来潮、用力性动作等;保持环境安静、舒适、光线柔和。

2.指导减轻头疼的方法

如指导患者缓慢深呼吸,听音乐、练气功、生物反馈治疗,引导式想象、冷、热敷以及理疗、按摩、指压止痛法等。

3.用药护理

告知止痛药物的作用与不良反应,让患者了解药物依赖性或成瘾性的特点,如大量使用止痛剂,滥用麦角胺咖啡因可致药物依赖。指导患者遵医嘱正确服药。

(李晓燕)

第九章

呼吸内科护理

第一节　慢性支气管炎

慢性支气管炎是由于感染或非感染因素引起气管、支气管黏膜及其周围组织的慢性非特异性炎症。临床以咳嗽、咳痰或伴有喘息反复发作为特征,每年持续 3 个月以上,且连续 2 年以上。

一、病因和发病机制

慢性支气管炎的病因极为复杂,迄今尚有许多因素还不够明确,往往是多种因素长期相互作用的综合结果。

(一)感染

病毒、支原体和细菌感染是本病急性发作的主要原因。病毒感染以流感病毒、鼻病毒、腺病毒和呼吸道合胞病毒常见;细菌感染以肺炎链球菌、流感嗜血杆菌和卡他莫拉菌及葡萄球菌常见。

(二)大气污染

化学气体如氯气、二氧化氮、二氧化硫等刺激性烟雾,空气中的粉尘等均可刺激支气管黏膜,使呼吸道清除功能受损,为细菌入侵创造条件。

(三)吸烟

吸烟为本病发病的主要因素。吸烟时间的长短与吸烟量决定发病率的高低,吸烟者的患病率较不吸烟者高 2~8 倍。

(四)过敏因素

喘息型支气管患者,多有过敏史。患者痰中嗜酸性粒细胞和组胺的含量及血中 IgE 明显高于正常。此类患者实际上应属慢性支气管炎合并哮喘。

(五)其他因素

气候变化,特别是寒冷空气对慢支的病情加重有密切关系。自主神经功能失调,副交感神经功能亢进,老年人肾上腺皮质功能减退,慢性支气管炎的发病率增加。维生素 C 缺乏,维生素 A 缺乏,易患慢性支气管炎。

二、临床表现

(一)症状

患者常在寒冷季节发病,出现咳嗽、咳痰,尤以晨起显著,白天多于夜间。病毒感染痰液为白色黏液泡沫状,继发细菌感染,痰液转为黄色或黄绿色黏液脓性,偶可带血。慢性支气管炎反复发作后,支气管黏膜的迷走神经感受器反应性增高,副交感神经功能亢进,可出现过敏现象而发生喘息。

(二)体征

早期多无体征。急性发作期可有肺底部闻及干、湿啰音。喘息型支气管炎在咳嗽或深吸气后可闻及哮鸣音,发作时,有广泛哮鸣音。

(三)并发症

(1)阻塞性肺气肿:为慢性支气管炎最常见的并发症。

(2)支气管肺炎:慢性支气管炎蔓延至支气管周围肺组织中,患者表现寒战、发热、咳嗽加剧、痰量增多且呈脓性;白细胞总数及中性粒细胞增多;胸部 X 线片显示双下肺野有斑点状或小片阴影。

(3)支气管扩张。

三、诊断

(一)辅助检查

1.血常规

白细胞总数及中性粒细胞数可升高。

2.胸部 X 线检查

单纯型慢性支气管炎,X 线检查阴性或仅见双下肺纹理增多、增粗、模糊、呈条索状或网状。继发感染时为支气管周围炎症改变,表现为不规则斑点状阴影,重叠于肺纹理之上。

3.肺功能检查

早期病变多在小气道,常规肺功能检查多无异常。

(二)诊断要点

凡咳嗽、咳痰或伴有喘息,每年发作持续 3 个月,连续 2 年或 2 年以上者,并排除其他的心、肺疾病(如肺结核、肺尘埃沉着病、支气管哮喘、支气管扩张、肺癌、肺脓肿、心脏病、心功能不全等)、慢性鼻咽疾病后,即可诊断。如每年发病不足 3 个月,但有明确的客观检查依据(如胸部 X 线片、肺功能等)亦可诊断。

(三)鉴别诊断

1.支气管扩张

多于儿童或青年期发病,常继发于麻疹、肺炎或百日咳后,并有咳嗽、咳痰反复发作的病史,合并感染时痰量增多,并呈脓性或伴有发热,病程中常反复咯血。在肺下部周围可闻及不易消散的湿啰音。晚期重症患者可出现杵状指(趾)。胸部 X 线片上可见双肺下野纹理粗乱或呈卷发状。薄层高分辨 CT(HRCT)检查有助于确诊。

2.肺结核

活动性肺结核患者多有午后低热、消瘦、乏力、盗汗等中毒症状。咳嗽痰量不多,常有咯血。

老年肺结核的中毒症状多不明显,常被慢性支气管炎的症状所掩盖而误诊。胸部 X 线片上可发现结核病灶,部分患者痰结核菌检查可获阳性。

3.支气管哮喘

支气管哮喘常为特质性患者或有过敏性疾病家族史,多于幼年发病。一般无慢性咳嗽、咳痰史。哮喘多突然发作,且有季节性,血和痰中嗜酸性粒细胞常增多,治疗后可迅速缓解。发作时双肺布满哮鸣音,呼气延长,缓解后可消失,且无症状,但气道反应性仍增高。慢性支气管炎合并哮喘的患者,病史中咳嗽、咳痰多发生在喘息之前,迁延不愈较长时间后伴有喘息,且咳嗽、咳痰的症状多较喘息更为突出,平喘药物疗效不如哮喘等可资鉴别。

4.肺癌

肺癌多发生于 40 岁以上男性,并有多年吸烟史的患者,刺激性咳嗽常伴痰中带血和胸痛。胸部 X 线检查肺部常有块影或反复发作的阻塞性肺炎。痰脱落细胞及支气管镜等检查,可明确诊断。

5.慢性肺间质纤维化

慢性咳嗽,咳少量黏液性非脓性痰,进行性呼吸困难,双肺底可闻及爆裂音(Velcro 啰音),严重者发绀并有杵状指。胸部 X 线片见中下肺野及肺周边部纹理增多紊乱呈网状结构,其间见弥漫性细小斑点阴影。肺功能检查呈限制性通气功能障碍,弥散功能减低,PaO_2 下降。肺活检是确诊的手段。

四、治疗

(一)急性发作期及慢性迁延期的治疗

以控制感染、祛痰、镇咳为主,同时解痉平喘。

1.抗感染药物

及时、有效、足量,感染控制后及时停用,以免产生细菌耐药或二重感染。一般患者可按常见致病菌用药。可选用青霉素 G 80 万 U 肌内注射;复方磺胺甲噁唑(SMZ),每次 2 片,2 次/天;阿莫西林 2~4 g/d,3~4 次口服;氨苄西林 2~4 g/d,分 4 次口服;头孢氨苄 2~4 g/d 或头孢拉定 1~2 g/d,分 4 次口服;头孢呋辛 2 g/d 或头孢克洛 0.5~1 g/d,分 2~3 次口服。亦可选择新一代大环内酯类抗生素,如罗红霉素,0.3 g/d,2 次口服。抗菌治疗疗程一般为 7~10 d,反复感染病例可适当延长。严重感染时,可选用氨苄西林、环丙沙星、氧氟沙星、阿米卡星、奈替米星或头孢菌素类联合静脉滴注给药。

2.祛痰镇咳药

刺激性干咳者不宜单用镇咳药物,否则痰液不易咳出。可给盐酸溴环己胺醇 30 mg 或羧甲基半胱氨酸 500 mg,3 次/天,口服。乙酰半胱氨酸及氯化铵甘草合剂均有一定的疗效。α-糜蛋白酶雾化吸入亦有消炎祛痰的作用。

3.解痉平喘

解痉平喘主要为解除支气管痉挛,利于痰液排出。常用药物为氨茶碱 0.1~0.2 g,8 次/小时口服;丙卡特罗 50 mg,2 次/天;特布他林 2.5 mg,2~3 次/天。慢性支气管炎有可逆性气道阻塞者应常规应用支气管舒张剂,如异丙托溴铵气雾剂、特布他林等吸入治疗。阵发性咳嗽常伴不同程度的支气管痉挛,应用支气管扩张药后可改善症状,并有利于痰液的排出。

(二)缓解期的治疗

应以增强体质,提高机体抗病能力和预防发作为主。

(三)中药治疗

采取扶正固本原则,按肺、脾、肾的虚实辨证施治。

五、护理措施

(一)常规护理

1.环境

保持室内空气新鲜,流通,安静,舒适,温湿度适宜。

2.休息

急性发作期应卧床休息,取半卧位。

3.给氧

持续低流量吸氧。

4.饮食

给予高热量、高蛋白、高维生素易消化饮食。

(二)专科护理

(1)解除气道阻塞,改善肺泡通气。及时清除痰液,神志清醒患者应鼓励咳嗽,痰稠不易咯出时,给予雾化吸入或雾化泵药物喷入,减少局部淤血水肿,以利痰液排出。危重体弱患者,定时更换体位,叩击背部,使痰易于咯出,餐前应给予胸部叩击或胸壁震荡。方法:患者取侧卧位,护士两手手指并拢,手背隆起,指关节微屈,自肺底由下向上,由外向内叩拍胸壁,震动气管,边拍边鼓励患者咳嗽,以促进痰液的排出,每侧肺叶叩击 3~5 min。对神志不清者,可进行机械吸痰,需注意无菌操作,抽吸压力要适当,动作轻柔,每次抽吸时间不超过 15 s,以免加重缺氧。

(2)合理用氧减轻呼吸困难。根据缺氧和二氧化碳潴留的程度不同,合理用氧,一般给予低流量、低浓度、持续吸氧,如病情需要提高氧浓度,应辅以呼吸兴奋剂刺激通气或使用呼吸机改善通气,吸氧后如呼吸困难缓解、呼吸频率减慢、节律正常、血压上升、心率减慢、心律正常、发绀减轻、皮肤转暖、神志转清、尿量增加等,表示氧疗有效。若呼吸过缓,意识障碍加深,需考虑二氧化碳潴留加重,必要时采取增加通气量措施。

(王琳琳)

第二节　急性呼吸窘迫综合征

急性呼吸窘迫综合征(acute respiratory distress syndrome,ARDS)是指严重感染、创伤、休克等非心源性疾病过程中,肺毛细血管内皮细胞和肺泡上皮细胞损伤造成弥漫性肺间质及肺泡水肿,导致的急性低氧性呼吸功能不全或衰竭,属于急性肺损伤(acute lung injury,ALI)的严重阶段。以肺容积减少、肺顺应性降低、严重的通气/血流比例失调为病理生理特征。临床上表现为进行性低氧血症和呼吸窘迫,肺部影像学表现为非均一性的渗出性病变。本病起病急、进展快、病死率高。

ALI 和 ARDS 是同一疾病过程中的两个不同阶段,ALI 代表早期和病情相对较轻的阶段,而 ARDS 代表后期病情较为严重的阶段。发生 ARDS 时患者必然经历过 ALI,但并非所有的 ALI 都要发展为 ARDS。引起 ALI 和 ARDS 的原因和危险因素很多,根据肺部直接和间接损伤对危险因素进行分类,可分为肺内因素和肺外因素。肺内因素是指致病因素对肺的直接损伤,包括:①化学性因素,如吸入毒气、烟尘、胃内容物及氧中毒等;②物理性因素,如肺挫伤、放射性损伤等;③生物性因素,如重症肺炎。肺外因素是指致病因素通过神经体液因素间接引起肺损伤,包括严重休克、感染中毒症、严重非胸部创伤、大面积烧伤、大量输血、急性胰腺炎、药物或麻醉品中毒等。ALI 和 ARDS 的发生机制非常复杂,目前尚不完全清楚。多数学者认为,ALI 和 ARDS 是由多种炎性细胞、细胞因子和炎性介质共同参与引起的广泛肺毛细血管急性炎症性损伤过程。

一、临床特点

ARDS 的临床表现可以有很大差别,取决于潜在疾病和受累器官的数目和类型。

(一)症状体征

(1)发病迅速:ARDS 多发病迅速,通常在发病因素攻击(如严重创伤、休克、败血症、误吸)后 12~48 h 发病,偶尔有长达 5 d 者。

(2)呼吸窘迫:是 ARDS 最常见的症状,主要表现为气急和呼吸频率增快,呼吸频率大多在 25~50 次/分钟。其严重程度与基础呼吸频率和肺损伤的严重程度有关。

(3)咳嗽、咳痰、烦躁和神志变化:ARDS 可有不同程度的咳嗽、咳痰,可咳出典型的血水样痰,可出现烦躁、神志恍惚。

(4)发绀:是未经治疗 ARDS 的常见体征。

(5)ARDS 患者也常出现呼吸类型的改变,主要为呼吸浅快或潮气量的变化。病变越严重,这一改变越明显,甚至伴有吸气时鼻翼翕动及三凹征。在早期自主呼吸能力强时,常表现为深快呼吸,当呼吸肌疲劳后,则表现为浅快呼吸。

(6)早期可无异常体征,或仅有少许湿啰音;后期多有水泡音,也可出现管状呼吸音。

(二)影像学表现

1.胸部 X 线检查

早期病变以间质性为主,胸部 X 线片常无明显异常或仅见血管纹理增多,边缘模糊,双肺散在分布的小斑片状阴影。随着病情进展,上述的斑片状阴影进一步扩展,融合成大片状,或两肺均匀一致增加的磨玻璃样改变,伴有支气管充气征,心脏边缘不清或消失,称为"白肺"。

2.胸部 CT 检查

与胸部 X 线片相比,胸部 CT 尤其是高分辨 CT(HRCT)可更为清晰地显示出肺部病变分布、范围和形态,为早期诊断提供帮助。由于肺毛细血管膜通透性一致性增高,引起血管内液体渗出,两肺斑片状阴影呈现重力依赖性现象,还可出现变换体位后的重力依赖性变化。在 CT 上表现为病变分布不均匀:①非重力依赖区(仰卧时主要在前胸部)正常或接近正常;②前部和中间区域呈毛玻璃样阴影;③重力依赖区呈现实变影。这些提示肺实质的实变出现在受重力影响最明显的区域。无肺泡毛细血管膜损伤时,两肺斑片状阴影均匀分布,既不出现重力依赖现象,也无变换体位后的重力依赖性变化。这一特点有助于与感染性疾病鉴别。

(三)实验室检查

1.动脉血气分析

$PaO_2 < 8.0$ kPa(60 mmHg),有进行性下降趋势,在早期 $PaCO_2$ 多不升高,甚至可因过度通气而低于正常;早期多为单纯呼吸性碱中毒;随病情进展可合并代谢性酸中毒,晚期可出现呼吸性酸中毒。氧合指数较动脉氧分压更能反映吸氧时呼吸功能的障碍,而且与肺内分流量有良好的相关性,计算简便。氧合指数参照范围为 $53.2 \sim 66.5$ kPa(400~500 mmHg),在 ALI 时 $\leqslant 40.0$ kPa(300 mmHg),ARDS 时 $\leqslant 26.7$ kPa(200 mmHg)。

2.血流动力学监测

通过漂浮导管,可同时测定并计算肺动脉压(PAP)、肺动脉楔压(PAWP)等,不仅对诊断、鉴别诊断有价值,而且对机械通气治疗也为重要的监测指标。肺动脉楔压一般 < 1.6 kPa(12 mmHg),若 > 2.4 kPa(18 mmHg),则支持左侧心力衰竭的诊断。

3.肺功能检查

ARDS 发生后呼吸力学发生明显改变,包括肺顺应性降低和气道阻力增高,肺无效腔/潮气量是不断增加的,肺无效腔/潮气量增加是早期 ARDS 的一种特征。

二、诊断及鉴别诊断

中华医学会呼吸病学分会制定的诊断标准如下。

(1)有 ALI 和(或)ARDS 的高危因素。

(2)急性起病、呼吸频数和(或)呼吸窘迫。

(3)低氧血症:ALI 时氧合指数 $\leqslant 40.0$ kPa(300 mmHg);ARDS 时氧合指数 $\leqslant 26.7$ kPa(200 mmHg)。

(4)胸部 X 线检查显示两肺浸润阴影。

(5)肺动脉楔压 $\leqslant 2.4$ kPa(18 mmHg)或临床上能除外心源性肺水肿。

符合以上 5 项条件者,可以诊断 ALI 或 ARDS。必须指出,ARDS 的诊断标准并不具有特异性,诊断时必须排除大片肺不张、自发性气胸、重症肺炎、急性肺栓塞和心源性肺水肿(表9-1)。

表 9-1 ARDS 与心源性肺水肿的鉴别

类别	ARDS	心源性肺水肿
特点	高渗透性	高静水压
病史	创伤、感染等	心脏疾病
双肺浸润阴影	+	+
重力依赖性分布现象	+	+
发热	+	可能
白细胞计数增多	+	可能
胸腔积液	—	+
吸纯氧后分流	较高	可较高
肺动脉楔压	正常	高
肺泡液体蛋白	高	低

三、急诊处理

ARDS 是呼吸系统的一个急症,必须在严密监护下进行合理治疗。治疗目标:改善肺的氧合功能,纠正缺氧,维护脏器功能和防治并发症。治疗措施如下。

(一)氧疗

应采取一切有效措施尽快提高 PaO_2,纠正缺氧。可给高浓度吸氧,使 $PaO_2 \geqslant 8.0$ kPa(60 mmHg)或 $SaO_2 \geqslant 90\%$。轻症患者可使用面罩给氧,但多数患者需采用机械通气。

(二)去除病因

病因治疗在 ARDS 的防治中占有重要地位,主要是针对涉及的基础疾病。感染是 ALI 和 ARDS 常见原因也是首位高危因素,而 ALI 和 ARDS 又易并发感染。如果 ARDS 的基础疾病是脓毒症,除了清除感染灶外,还应选择敏感抗生素,同时收集痰液或血液标本分离培养病原菌和进行药敏试验,指导下一步抗生素的选择。一旦建立人工气道并进行机械通气,即应给予广谱抗生素,以预防呼吸道感染。

(三)机械通气

机械通气是最重要的支持手段。如果没有机械通气,许多 ARDS 患者会因呼吸衰竭在数小时至数天内死亡。机械通气的指征目前尚无统一标准,多数学者认为,一旦诊断为 ARDS,就应进行机械通气。在 ALI 阶段可试用无创正压通气,使用无创机械通气治疗时应严密监测患者的生命体征及治疗反应。神志不清、休克、气道自洁能力障碍的 ALI 和 ARDS 患者不宜应用无创机械通气。如无创机械通气治疗无效或病情继续加重,应尽快建立人工气道,行有创机械通气。

为了防止肺泡萎陷,保持肺泡开放,改善氧合功能,避免机械通气所致的肺损伤,目前常采用肺保护性通气策略,主要措施包括以下两方面。

1.呼气末正压

适当加用呼气末正压可使呼气末肺泡内压增大,肺泡保持开放状态,从而达到防止肺泡萎陷,减轻肺泡水肿,改善氧合功能和提高肺顺应性的目的。应用呼气末正压应首先保证有效循环血容量足够,以免因胸内正压增加而降低心排血量,而减少实际的组织氧运输;呼气末正压先从低水平 0.29~0.49 kPa(3~5 cmH_2O)开始,逐渐增加,直到 $PaO_2 > 8.0$ kPa(60 mmHg)、$SaO_2 > 90\%$ 时的呼气末正压水平,一般呼气末正压水平为 0.49~1.76 kPa(5~18 cmH_2O)。

2.小潮气量通气和允许性高碳酸血症

ARDS 患者采用小潮气量(6~8 mL/kg)通气,使吸气平台压控制在 2.94~34.3 kPa(30~35 cmH_2O)以下,可有效防止因肺泡过度充气而引起的肺损伤。为保证小潮气量通气的进行,可允许一定程度的二氧化碳潴留[$PaCO_2$ 一般不宜高于 10.7~13.3 kPa(80~100 mmHg)]和呼吸性酸中毒(pH 7.25~7.30)。

(四)控制液体入量

在维持血压稳定的前提下,适当限制液体入量,配合利尿药,使出入量保持轻度负平衡(每天500 mL 左右),使肺脏处于相对"干燥"状态,有利于肺水肿的消除。液体管理的目标是在最低(0.7~1.1 kPa)的肺动脉楔压下维持足够的心排血量及氧运输量。在早期可给予高渗晶体液,一般不推荐使用胶体液。存在低蛋白血症的 ARDS 患者,可通过补充清蛋白等胶体溶液和应用利尿药,有助于实现液体负平衡,并改善氧合。若限液后血压偏低,可使用多巴胺和多巴酚丁胺等血管活性药物。

(五)加强营养支持

营养支持的目的在于不但纠正现有的患者的营养不良,还应预防患者营养不良的恶化。营养支持可经胃肠道或胃肠外途径实施。如有可能应尽早经胃肠补充部分营养,不但可以减少补液量,而且可获得经胃肠营养的有益效果。

(六)加强护理、防治并发症

有条件时应在 ICU 中动态监测患者的呼吸、心律、血压、尿量及动脉血气分析等,及时纠正酸碱失衡和电解质紊乱。注意预防呼吸机相关性肺炎的发生,尽量缩短病程和机械通气时间,加强物理治疗,包括体位、翻身、拍背、排痰和气道湿化等。积极防治应激性溃疡和多器官功能障碍综合征。

(七)其他治疗

糖皮质激素、肺泡表面活性物质替代治疗、吸入一氧化氮在 ALI 和 ARDS 的治疗中可能有一定价值,但疗效尚不肯定。不推荐常规应用糖皮质激素预防和治疗 ARDS。糖皮质激素既不能预防 ARDS 的发生,对早期 ARDS 也没有治疗作用。ARDS 发病>14 d 应用糖皮质激素会明显增加病死率。感染性休克并发 ARDS 的患者,如合并肾上腺皮质功能不全,可考虑应用替代剂量的糖皮质激素。肺表面活性物质,有助于改善氧合,但是还不能将其作为 ARDS 的常规治疗手段。

四、急救护理

在救治 ARDS 过程中,精心护理是抢救成功的重要环节。护士应做到及早发现病情,迅速协助医师采取有力的抢救措施。密切观察患者生命体征,做好各项记录,准确完成各种治疗,备齐抢救器械和药品,防止机械通气和气管切开的并发症。

(一)护理目标

(1)及早发现 ARDS 的迹象,及早有效地协助抢救。维持生命体征稳定,挽救患者生命。

(2)做好人工气道的管理,维持患者最佳气体交换,改善低氧血症,减少机械通气并发症。

(3)采取俯卧位通气护理,缓解肺部压迫,改善心脏的灌注。

(4)积极预防感染等各种并发症,提高救治成功率。

(5)加强基础护理,增加患者舒适感。

(6)减轻患者心理不适,使其合作、平静。

(二)护理措施

(1)及早发现病情变化 ARDS 通常在疾病或严重损伤的最初 24～48 h 发生。首先出现呼吸困难,通常呼吸浅快。吸气时可存在肋间隙和胸骨上窝凹陷。皮肤可出现发绀和斑纹,吸氧不能使之改善。

护士发现上述情况要高度警惕,及时报告医师,进行动脉血气和胸部 X 线等相关检查。一旦诊断考虑 ARDS,立即积极治疗。若没有机械通气的相应措施,应尽早转至有条件的医院。患者转运过程中应有专职医师和护士陪同,并准备必要的抢救设备,氧气必不可少。若有指征行机械通气治疗,可以先行气管插管后转运。

(2)迅速连接监测仪,密切监护心率、心律、血压等生命体征,尤其是呼吸的频率、节律、深度及血氧饱和度等。观察患者意识、发绀情况、末梢温度等。注意有无呕血、黑粪等消化道出血的表现。

(3)氧疗和机械通气的护理治疗 ARDS 最紧迫问题在于纠正顽固性低氧,改善呼吸困难,为治疗基础疾病赢得时间。需要对患者实施氧疗甚至机械通气。

严密监测患者呼吸情况及缺氧症状。若单纯面罩吸氧不能维持满意的血氧饱和度,应予辅助通气。首先可尝试采用经面罩持续气道正压吸氧等无创通气,但大多需要机械通气吸入氧气。遵医嘱给予高浓度氧气吸入或使用呼气末正压呼吸(positive end expiratory pressure,PEEP)并根据动脉血气分析值的变化调节氧浓度。

使用 PEEP 时应严密观察,防止患者出现气压伤。PEEP 是在呼气终末时给予气道以一恒定正压使之不能回复到大气压的水平。可以增加肺泡内压和功能残气量改善氧合,防止呼气使肺泡萎陷,增加气体分布和交换,减少肺内分流,从而提高 PaO_2。由于 PEEP 使胸腔内压升高,静脉回流受阻,致心搏减少,血压下降,严重时可引起循环衰竭,另外正压过高,肺泡过度膨胀、破裂有导致气胸的危险。所以在监护过程中,注意 PEEP 观察有无心率增快、突然胸痛、呼吸困难加重等相关症状,发现异常立即调节 PEEP 压力并报告医师处理。

帮助患者采取有利于呼吸的体位,如端坐位或高枕卧位。

人工气道的管理:①妥善固定气管插管,观察气道是否通畅,定时对比听诊双肺呼吸音。经口插管者要固定好牙垫,防止阻塞气道。每班检查并记录导管刻度,观察有无脱出或误入一侧主支气管。套管固定松紧适宜,以能放入一指为准。②气囊充气适量。充气过少易产生漏气,充气过多可压迫气管黏膜导致气管食管瘘,可以采用最小漏气技术,用来减少并发症发生。方法:用 10 mL 注射器将气体缓慢注入,直至在喉及气管部位听不到漏气声,向外抽出气体每次 0.25~0.5 mL,至吸气压力到达峰值时出现少量漏气为止,再注入 0.25~0.5 mL 气体,此时气囊容积为最小封闭容积,气囊压力为最小封闭压力,记录注气量。观察呼吸机上气道峰压是否下降及患者能否发音说话,长期机械通气患者要观察气囊有无破损、漏气现象。③保持气道通畅。严格无菌操作,按需适时吸痰。过多反复抽吸会刺激黏膜,使分泌物增加。先吸气道再吸口、鼻腔,吸痰前给予充分气道湿化、翻身叩背、吸纯氧 3 min,吸痰管最大外径不超过气管导管内径的 1/2,迅速插吸痰管至气管插管,感到阻力后撤回吸痰管 1~2 cm,打开负压边后退边旋转吸痰管,吸痰时间不应超过 15 s。吸痰后密切观察痰液的颜色、性状、量及患者心率、心律、血压和血氧饱和度的变化,一旦出现心律失常和呼吸窘迫,立即停止吸痰,给予吸氧。④用加温湿化器对吸入气体进行湿化,根据病情需要加入盐酸氨溴索、异丙托溴铵等,每天 3 次雾化吸入。湿化满意标准为痰液稀薄、无泡沫、不附壁能顺利吸出。⑤呼吸机使用过程中注意电源插头要牢固,不要与其他仪器共用一个插座;机器外部要保持清洁,上端不可放置液体;开机使用期间定时倒掉管道及集水瓶内的积水,集水瓶安装要牢固;定时检查管道是否漏气、有无打折、压缩机工作是否正常。

(4)维持有效循环,维持出入液量轻度负平衡。循环支持治疗的目的是恢复和提供充分的全身灌注,保证组织的灌流和氧供,促进受损组织的恢复。在能保持酸碱平衡和肾功能前提下达到最低水平的血管内容量。①护士应迅速帮助完成该治疗目标:选择大血管,建立 2 个以上的静脉通道,正确补液,改善循环血容量不足。②严格记录出入量、每小时尿量:出入量管理的目标是在保证血容量、血压稳定前提下,24 h 出量大于入量 500~1 000 mL,利于肺内水肿液的消退。充分补充血容量后,护士遵医嘱给予利尿剂,消除肺水肿。观察患者对治疗的反应。

(5)俯卧位通气护理:由仰卧位改变为俯卧位,可使 75% ARDS 患者的氧合改善。可能与血流重新分布,改善背侧肺泡的通气,使部分萎陷肺泡再膨胀达到"开放肺"的效果有关。随着通气/血流比例的改善进而改善了氧合。但存在血流动力学不稳定、颅内压增高、脊柱外伤、急性出血、骨科手术、近期腹部手术、妊娠等为禁忌实施俯卧位。①患者发病过 24～36 h 取俯卧位,翻身前给予纯氧吸入 3 min。预留足够的管路长度,注意防止气管插管过度牵拉致脱出。②为减少特殊体位给患者带来的不适,用软枕垫高头部 15°～30°,嘱患者双手放在枕上,并在髋、膝、踝部放软枕,每 1～2 h 更换 1 次软枕的位置,每 4 h 更换 1 次体位,同时考虑患者的耐受程度。③注意血压变化,因俯卧位时支撑物放置不当,可使腹压增加,下腔静脉回流受阻而引起低血压,必要时在翻身前提高吸氧浓度。④注意安全、防坠床。

(6)预防感染的护理:①注意严格无菌操作,每天更换气管插管切口敷料,保持局部清洁干燥,预防或消除继发感染;②加强口腔及皮肤护理,以防护理不当而加重呼吸道感染及发生压疮;③密切观察体温变化,注意呼吸道分泌物的情况。

(7)心理护理,减轻恐惧,增加心理舒适度:①评估患者的焦虑程度,指导患者学会自我调整心理状态,调控不良情绪。主动向患者介绍环境,解释治疗原则,解释机械通气、监测及呼吸机的报警系统,尽量消除患者的紧张感。②耐心向患者解释病情,对患者提出的问题要给予明确、有效和积极的信息,消除其心理紧张和顾虑。③护理患者时保持冷静和耐心,表现出自信和镇静。④如果患者由于呼吸困难或人工通气不能讲话,可提供纸笔或以手势与患者交流。⑤加强巡视,了解患者的需要,帮助患者解决问题。⑥帮助并指导患者及家属应用松弛疗法、按摩等。

(8)营养护理:ARDS 患者处于高代谢状态,应及时补充热量和高蛋白、高脂肪营养物质。能量的摄取既应满足代谢的需要,又应避免糖类的摄取过多,蛋白摄取量一般为每天 1.2～1.5 g/kg。

尽早采用肠内营养,协助患者取半卧位,充盈气囊,证实胃管在胃内后,用加温器和输液泵匀速泵入营养液。若有肠鸣音消失或胃潴留,暂停鼻饲,给予胃肠减压。一般留置 5～7 d 拔除,更换到对侧鼻孔,以减少鼻窦炎的发生。

(三)健康指导

在疾病的不同阶段,根据患者的文化程度做好有关知识的宣传和教育,让患者了解病情的变化过程。

(1)提供舒适安静的环境以利于患者休息,指导患者正确卧位休息,讲解由仰卧位改变为俯卧位的意义,尽可能减少特殊体位给患者带来的不适。

(2)向患者解释咳嗽、咳痰的重要性,指导患者掌握有效咳痰的方法,鼓励并协助患者咳嗽,排痰。

(3)指导患者自己观察病情变化,如有不适,及时通知医护人员。

(4)嘱患者严格按医嘱用药,按时服药,不要随意增减药物剂量及种类。服药过程中,需密切观察患者用药后反应,以指导用药剂量。

(5)出院指导指导患者出院后仍以休息为主,活动量要循序渐进,注意劳逸结合。此外,患者病后生活方式的改变需要家人的积极配合和支持,应指导患者家属给患者创造一个良好的身心休养环境。出院后 1 个月内来院复查 1～2 次,出现情况随时来院复查。

(王琳琳)

第三节 职业性肺尘埃沉着病

一、概念

肺尘埃沉着病在职业活动中长期吸入生产性矿物性粉尘并在肺内潴留而引起的以肺组织弥漫性纤维化为主的疾病。引起肺尘埃沉着病的生产性粉尘主要有两类,一类是无机矿物性粉尘,包括石英粉尘、煤尘、石棉、水泥、电焊烟尘、滑石、云母、铸造粉尘等,另一类是有机粉尘。这些粉尘都能引起肺尘埃沉着病。我国职业病分类和目录中的法定肺尘埃沉着病包括十三种:硅沉着病、煤工肺尘埃沉着病、石墨肺尘埃沉着病、炭黑肺尘埃沉着病、石棉沉着病、滑石肺尘埃沉着病、水泥肺尘埃沉着病、云母肺尘埃沉着病、陶工肺尘埃沉着病、铝肺尘埃沉着病、电焊工肺尘埃沉着病、铸工肺尘埃沉着病,以及根据《肺尘埃沉着病诊断标准》和《肺尘埃沉着病理诊断标准》可以诊断的其他肺尘埃沉着病。

二、病因

肺尘埃沉着病的病因明确,是长期吸入生产性矿物性粉尘引起的肺组织纤维化。肺纤维化就是肺间质的纤维组织过度增长,进而破坏正常肺组织,使肺的弹性降低,影响肺的正常呼吸功能。

硅沉着病作为肺尘埃沉着病的代表性疾病,是长期吸入结晶型二氧化硅粉尘引起的肺组织广泛纤维化,是当前我国危害面最广、最严重的职业病。早期人们认为硅沉着病的纤维化是结晶型二氧化硅的理化性状所致,提出了如机械刺激学说、化学溶解(中毒)学说等观点。后来认为在疾病发生过程中不能忽视机体本身的反应性,如免疫学说和个体对粉尘的易感性等问题日益受到重视。近20年来,由于分子生物学技术的发展,对肺尘埃沉着病的发生在细胞过氧化、细胞因子、基因学说等方面的研究也有不少进展。

三、临床表现

肺尘埃沉着病患者的临床表现主要是以呼吸系统症状为主的咳嗽、咳痰、胸痛、呼吸困难四大症状。早期硅沉着病没有明显自觉症状,或者只有很轻微的自觉症状,往往是通过职业健康检查时才会发现。但随着疾病的进展,特别是晚期的硅沉着病患者,就会出现或轻或重以呼吸系统为主的自觉症状。

(一)咳嗽

咳嗽是一种呈突然、暴发性的呼气运动,有助于清除气道分泌物,因此咳嗽的本质是一种保护性反射。咳嗽受体分布于大支气管、气管及咽部等,受呼吸道分泌物刺激而兴奋引起咳嗽。咳嗽是肺尘埃沉着病患者最常见的主诉,主要和合并症有关。早期肺尘埃沉着病患者咳嗽多不明显,但随着病程的进展,患者多合并慢性支气管炎,晚期患者常易合并肺部感染,均使咳嗽明显加重。特别是合并有慢性支气管炎者咳嗽显著,也具有慢性支气管炎的特征,即咳嗽和季节、气候等有关。肺尘埃沉着病患者在合并肺部感染时,往往不像一般人发生肺部感染时有明显全身症状,可能表现为咳嗽较平时加重。吸烟患者咳嗽较不吸烟者明显。少数患者合并喘息性支气管炎,则表现为慢性长期的喘息,呼吸困难较合并单纯慢性支气管炎者更为严重。

(二)咳痰

咳痰是常见的症状,即使在咳嗽很少的情况下,患者也会有咳痰,这主要是由于呼吸系统对粉尘的清除导致分泌物增加所致。在没有呼吸系统感染的情况下,一般痰量不多,多为黏液痰。煤工肺尘埃沉着病患者痰多为黑色,晚期煤工肺尘埃沉着病患者可咳出大量黑色痰,其中可明显地看到煤尘颗粒,多是大块纤维化病灶由于缺血溶解坏死所致。石棉暴露工人及石棉沉着病患者痰液中则可检查到石棉小体。如合并慢性支气管炎及肺内感染,痰量明显增多,痰呈黄色黏稠状或块状,常不易咳出。

(三)胸痛

胸痛是肺尘埃沉着病患者最常见的主诉症状,几乎每个患者或轻或重均有胸痛,和肺尘埃沉着病期别以及其他临床表现多无相关也不呈平行关系,早、晚期患者均可有胸痛,其中可能以硅沉着病和石棉沉着病患者更多见。胸痛的部分原因可能是纤维化病变的牵扯作用,特别是有胸膜的纤维化及胸膜增厚,脏层胸膜下的肺大疱的牵拉及张力作用等。胸痛的部位不一定常有变化,多为局限性;疼痛性质多不严重,一般主诉为隐痛,亦有描述为胀痛、针刺样痛等。骤然发生的胸痛,吸气时可加重,常常提示气胸。

(四)呼吸困难

呼吸困难是肺尘埃沉着病最常见和最早发生的症状,且和病情的严重程度相关。随着肺组织纤维化程度的加重、有效呼吸面积的减少、通气/血流比例的失调,缺氧导致呼吸困难逐渐加重。合并症的发生则明显加重呼吸困难的程度和发展速度,并累及心脏,发生肺源性心脏病,使之很快发生心肺功能失代偿而导致心力衰竭和呼吸衰竭,这是肺尘埃沉着病患者死亡的主要原因。

(五)咯血

较为少见,可由于上呼吸道长期慢性炎症引起黏膜血管损伤,咳痰中带有少量血丝;亦可能由于大块纤维化病灶的溶解破裂损及血管而咯血量较多,一般为自限性的。肺尘埃沉着病大咯血罕见。合并肺结核是咯血的主要原因,且咯血时间较长,量也会较多。因此,肺尘埃沉着病患者如有咯血,应十分注意是否合并肺结核。曾报道,肺尘埃沉着病结核咯血居肺尘埃沉着病结核死因的第一位。一般认为,24 h 内咯血量少于 100 mL 者为少量咯血,100～500 mL 者为中等量咯血,大于 500 mL 或一次咯血量大于 100 mL 者为大量咯血。

(六)其他

除上述呼吸系统症状外,可有程度不同的全身症状,常见有乏力、消瘦、失眠、食欲减退等全身症状。

早期肺尘埃沉着病患者一般无体征,随着病变的进展及合并症的出现,则可有不同的体征。听诊发现有呼吸音改变是最常见的,合并慢性支气管炎时可有呼吸音增粗、干啰音或湿啰音,有喘息性支气管炎时可听到喘鸣音。大块状纤维化多发生在两肺上后部位,叩诊时在胸部相应的病变部位呈浊音甚至实变音,听诊则语音变低,局部语颤可增强。晚期患者由于长期咳嗽可致肺气肿,检查可见桶状胸,肋间隙变宽,叩诊胸部呈鼓音,呼吸音变低,语音减弱。广泛的胸膜增厚也是呼吸音减低的常见原因。合并肺心病心力衰竭者可见心力衰竭的各种临床表现:缺氧、黏膜发绀、颈静脉充盈曲张、下肢水肿、肝大等。

四、辅助检查

X 线后前位胸部 X 线片表现是诊断的主要依据。肺尘埃沉着病胸部 X 线片的影像学改变是一个渐变的过程,动态系列胸部 X 线片能系统的观察病变演变过程,更准确地判定小阴影的性质,能为诊断提供更为可靠的依据。因此,原则上两张以上间隔时间超过半年的动态胸部 X 线片方可做出确诊。由于粉尘引起肺部各种各样的纤维化病理改变,反映在 X 线片上的影像,可概括地分为圆形小阴影、不规则形小阴影、大阴影和胸膜斑等四种。这四种影像与肺内粉尘聚集、肺内纤维化的量亦即肺尘埃沉着病病变的程度有量的相关关系。因此,现在公认可以用小阴影、大阴影和胸膜斑这些术语作为描述肺尘埃沉着病 X 线表现的专用名词。肺尘埃沉着病还有一些其他 X 线表现,如肺门和肺纹理改变等,对肺尘埃沉着病综合诊断均有重要参考价值。

肺的通气功能改变可以反映粉尘对肺功能的损伤,然而不能用来诊断肺尘埃沉着病。因肺的代偿功能强,肺尘埃沉着病患者在早期不一定出现肺功能改变。随着病情进展,尤其并发肺气肿时,肺活量降低,一秒用力呼气容积减少,残气量及其占肺总量比值增加。当大量肺泡遭受破坏和肺毛细血管壁增厚时,可引起弥散功能障碍。肺功能损害与胸部 X 线片显示的病变不完全一致。肺功能测定可作为硅沉着病患者劳动能力鉴定的依据。

一般常规检查无特殊意义,血尿常规检查结果多在正常范围。近年来国内外生物化学和免疫学方面做了许多研究,试图寻找肺尘埃沉着病早期诊断指标,但其临床实用价值尚有待研究。

五、诊断

我国现行职业性肺尘埃沉着病诊断标准《职业性肺尘埃沉着病的诊断 GBZ 70—2015》指出:根据可靠的生产性矿物性粉尘接触史,以技术质量合格的 X 射线高千伏或数字化摄影(DR)后前位胸部 X 线片表现为主要依据,结合工作场所职业卫生学、肺尘埃沉着病流行病学调查资料和职业健康监护资料,参考临床表现和实验室检查,排除其他类似肺部疾病后,对照肺尘埃沉着病诊断标准片,方可诊断职业性肺尘埃沉着病。劳动者临床表现和实验室检查符合肺尘埃沉着病的特征,没有证据否定其与接触粉尘之间必然联系的,应当诊断为职业性肺尘埃沉着病。职业性肺尘埃沉着病分为三期。

(一)肺尘埃沉着病一期

有下列表现之一者。

(1)有总体密集度 1 级的小阴影,分布范围至少达到 2 个肺区。

(2)接触石棉粉尘,有总体密集度 1 级的小阴影,分布范围只有 1 个肺区,同时出现胸膜斑。

(3)接触石棉粉尘,小阴影总体密集度为 0,但至少有两个肺区小阴影密集度为 0/1,同时出现胸膜斑。

(二)肺尘埃沉着病二期

有下列表现之一者。

(1)有总体密集度 2 级的小阴影,分布范围超过 1 个肺区。

(2)有总体密集度 3 级的小阴影,分布范围达到 1 个肺区。

(3)接触石棉粉尘,有总体密集度 1 级的小阴影,分布范围超过 1 个肺区,同时出现胸膜斑并已累及部分心缘或膈面。

(4)接触石棉粉尘,有总体密集度 2 级的小阴影,分布范围达到 1 个肺区,同时出现胸膜斑并已累及部分心缘或膈面。

(三)肺尘埃沉着病三期

有下列表现之一者。

(1)有大阴影出现,其长径不小于 20 mm,短径大于 10 mm。

(2)有总体密集度 3 级的小阴影,分布范围超过 1 个肺区并有小阴影聚集。

(3)有总体密集度 3 级的小阴影,分布范围超过 1 个肺区并有大阴影。

(4)接触石棉粉尘,有总体密集度 3 级的小阴影,分布范围超过 1 个肺区,同时单个或两侧多个胸膜斑长度之和超过单侧胸壁长度的 1/2 或累及心缘使其部分显示蓬乱。

六、临床治疗

肺尘埃沉着病是以肺组织纤维性病变为主的疾病,目前均认为不可能根治,肺尘埃沉着病是"可防而不可治"。一旦确诊为肺尘埃沉着病,应脱离接触粉尘,根据病情进行综合治疗,常用的治疗手段有对症治疗、抗纤维化药物治疗、中药、肺灌洗及肺移植等治疗。

目前常用的药物有粉防己碱、硅肺宁、克矽平、哌喹等,可以单独或联合应用。近年来临床观察到尼达尼布和吡非尼酮对肺纤维化的微弱阻滞作用。

肺灌洗术是目前治疗肺尘埃沉着病有效可行的方法之一,通过灌洗液及药物注入,反复冲洗,将肺泡腔内积聚的有害粉尘、吞尘巨噬细胞及释放出的刺激纤维增生因子、炎性刺激因子等清除体外,起到改善症状,延缓晋级的作用,提高生活质量。根据灌洗范围、灌洗量和方法的不同,目前灌洗分为支气管肺泡灌洗术和大容量全肺灌洗术。支气管肺泡灌洗术每次灌洗量为250~300 mL,每次灌洗 1 个肺叶、灌洗完 5 个肺叶为 1 个疗程,均通过支气管镜插管和灌洗5 次。虽然其适应证广、局部麻醉、治疗安全,但住院时间长;大容量灌洗每次灌洗量为 5 000~10 000 mL,每次灌洗一侧肺,灌洗完左右两侧肺为 1 个疗程,具有灌洗量多、灌洗范围大、治疗效果佳等优点,但是该灌洗技术需在全麻下进行,存在病例选择严格、风险系数高、医师技术操作复杂、所需医疗设备特殊等因素。

大部分肺尘埃沉着病患者多并发肺气肿,尤其是三期肺尘埃沉着病。首先是脱离粉尘和戒烟,长期吸入支气管扩张剂是主要治疗方法。经内科治疗无效的难治性患者,可以考虑采用肺移植术,但是对患者自身条件以及操作技术要求较高,花费较大,并发症较多。

肺尘埃沉着病患者常常合并肺大疱,其对患者的主要影响:一是咳嗽、深呼吸、剧烈运动等诱因下,肺大疱容易破裂形成气胸,而且气胸会反复发作;二是肺大疱压迫正常组织,而导致呼吸困难。治疗肺大疱的问题上,可以选择手术治疗,将肺大疱结扎或切除,但是,如果患者年龄大、心肺代偿功能差,只能内科保守治疗。这时患者要注意不宜做剧烈运动、剧烈咳嗽以及保持大便通畅,以免肺大疱破裂形成气胸。

慢性阻塞性肺疾病是肺尘埃沉着病患者常见的并发症。COPD 是一种以气流受限为特征的呼吸系统多发病,慢性阻塞性肺疾病急性加重期往往存在感染、免疫失衡、气道痉挛、分泌物增多及反应性增高等表现,因此多侧重于抗感染、平喘、祛痰、止咳等治疗,新的 COPD 治疗方案已将糖皮质激素列入急性加重期的治疗。肺尘埃沉着病并发阻塞性肺部疾病时除了治疗肺尘埃沉着病外,还要长期规范的治疗慢性阻塞性肺疾病,COPD 临床治疗药物主要包括扩张支气管的 β_2 受体激动剂、M_3 受体阻断剂和抗炎的糖皮质激素、磷酸二酯酶-4(PDE-4)抑制剂及复方制剂。

肺结核是肺尘埃沉着病的常见并发症,尤其肺尘埃沉着病三期并发肺结核概率非常大,肺结核能促使肺尘埃沉着病病情的进展,同样肺尘埃沉着病也能使肺结核逐渐恶化。肺尘埃沉着病并发肺结核患者在治疗肺尘埃沉着病的同时更应该给予早期、规律、全程、适量、联合抗结核药物治疗。尽可能抑制病情发展,防止结核恶化和导致病情加重,提高患者生存质量。肺尘埃沉着病并发肺结核患者由于肺部纤维化,药物到达治疗部位较普通结核病患者难,所以抗结核治疗疗程应适当延长。

七、护理

(一)心理护理

由于肺尘埃沉着病患者具有复杂的社会性,涉及众多的权利责任关系,故与普通疾病患者相比,其心理特点有一定的特殊性,会产生更多、更严重的心理健康问题。一些研究调查显示,肺尘埃沉着病患者心理健康状况普遍较差,容易出现严重的焦虑、抑郁及补偿心理等心理障碍。

针对肺尘埃沉着病患者的心理问题,可以根据患者的具体情况采用合理的心理干预措施,其中支持性心理干预、教育性心理干预及个性化心理干预最为常用。

1.支持性心理干预

合理的心理、社会支持有助于缓解患者的焦虑、恐惧、抑郁问题。针对肺尘埃沉着病患者的心理特点,在心理干预实施过程中首先要使患者产生信任感、安全感,从工作、家庭、生活等方面进行交谈,耐心倾听患者的诉说,解答问题。使其尽可能地倾诉内心痛苦,将其真正的内心感受表达出来。根据患者诉说的内容,分析消极情绪的产生原因,有针对性地给予心理支持。

2.教育性心理干预

肺尘埃沉着病患者不良心理问题的产生很大程度上是源于对疾病及其预后的认知偏差,且容易产生绝对化、灾难化的非理性思维。因此,干预人员应充分了解患者的心理状态和对躯体疾病的认知,以循序渐进、反复施教、耐心、理解和接纳的态度回应患者的感受,鼓励和引导患者寻找问题的症结,共同探讨解决问题的方法,从而赢得患者最大的信赖和配合。通过治疗和心理干预措施能解决的应尽量满足,以减轻患者的心理问题,提高心理护理效果。

3.团体心理干预

团体心理干预多采用小组活动讨论形式,指导患者学习日常生活的良好行为习惯,帮助患者宣泄不良情绪,体验积极的情绪情感;引导患者用积极的心态看待过去,珍惜当下,最终提高患者的生命质量。

4.个性化心理干预

肺尘埃沉着病患者的心理特点既有相同之处,也存在一定的差异,尤其是不同病情程度的肺尘埃沉着病患者心理特点均不相同。因此,在心理干预实施过程中应特别注重个性化心理干预。个性化心理干预的目标,是针对患者心理特性,解决个性化的心理问题,针对患者不同的心理特点,制订合理科学的心理干预计划。鼓励患者抒发自己的想法,与其探讨所关心的问题,评估心理问题严重程度及其主要原因,客观地记录心理干预的情况。此后在日常的接触中加以观察,并予以相应的交流和帮助。

(二)生活护理

因为烟草中的尼古丁,对肺功能会造成衰退,肺尘埃沉着病患者本来就有呼吸困难的危害,再吸烟的话,只会让病情加重。同时长期吸烟可以导致慢性支气管炎、肺气肿。如果本人不吸烟,也要避免接触二手烟及烧香等。对于吸烟者,为了达到戒烟的目的,首先要得到家庭和社会的大力支持,下定决心,在戒烟前可以告诉尽可能多的亲友,寻求他们的鼓励及支持,让他们适时地进行提醒与鼓励。同时避免饮用咖啡或浓茶,为了减少香烟的诱惑,要将烟灰缸、打火机、烟包弃掉,把家里彻底清洁,降低烟味;列出经常抽烟的地点、朋友,避免去这些地方或者避免与吸烟的朋友接触,或者接触时不抽烟,尽量选择一些无烟的环境。同时尽量避免吃辛辣及刺激性的食物。避免有饥饿、愤怒、寂寞或劳累的情况发生,以免容易引起抽烟的冲动,当有抽烟的冲动时,可做深呼吸、多喝开水、沐浴、散步及运动,以减低吸烟的意欲。需要时可参与认可的医疗机构主办的戒烟讲座及尼古丁补充疗法。

保持家居空气流通,注意通风开窗,每天保证通风半小时以上。家居要保持清洁,避免尘埃积聚,有条件者注意定期除螨,避免尘螨繁殖。在家里尽量不要饲养动物,尤其是毛发较长的动物,也避免栽种开花的植物或者有芳香味的植物,保证一定的温度与湿度的恒定,避免一时热一时冷,如果家里过于潮湿,最好用抽湿机保证适当的低湿度环境。由于冬季气温寒冷,持续时间长,是导致上呼吸道感染的主要因素,因此要保持居室的适宜温度,整洁及空气新鲜,对减少上呼吸道感染有积极的预防意义。同时床铺要保持清洁干净,经常更换,最好做到每周更换一次床单、枕套,枕芯要经常暴晒,家里最好不要铺地毯或者使用布艺家具,以免容易积聚灰尘。也应注意个人清洁卫生,格外注意气候的变化,增减衣物。

为减少呼吸道的刺激及感染,空气污染的时候避免外出,外出时建议在烟尘多的地方应戴口罩,待的时间不宜过长;避免接触有刺激性的化学品及气体,如乙醇等;避免与呼吸道感染者接触,必要时接受流感疫苗注射,注意观察有否呼吸道感染的症状,如发热、痰液增多及变浓等,要及时就诊。

肺尘埃沉着病患者大多体质差及消瘦,应选用低糖、优质蛋白、高维生素的食品,避免血液中的二氧化碳过高,如鱼类、蛋类,并适当进食动物的肺脏、肾脏等。同时多补充热量,如米饭、面等,以补充消耗。

注意补充高维生素的食品:应增加维生素 A 的摄入量,维生素 A 能维持上皮细胞组织,特别是呼吸道上皮组织的健康,对减轻咳嗽症状等有一定的益处。此外,还应补充富有抗氧化等作用的维生素 C,主要存在于新鲜的水果和蔬菜里。必要的时候可根据患者的饮食情况给予复合维生素的补充剂。饮食中也要注意有高纤维的食物,可有效地预防便秘。

如无特殊的医嘱限制,应增加喝水量以防止便秘及帮助稀释痰液,在病情允许的情况下,适量饮水(尤其在炎热的夏季),一般每天饮水量在 2 500～3 000 mL。适当增加饮水量,可以防止血液浓缩,呼吸道分泌物干结形成痰栓,堵塞气道,影响通气功能。

(王琳琳)

第四节 肺 结 核

肺结核是结核分枝杆菌引起的肺部慢性传染性疾病。结核分枝杆菌可侵及全身几乎所有脏器,但以肺部最为常见。目前,全球近 20 亿人受结核分枝杆菌的感染。有 2 000 万人患结核病,每年新发患者达 800 万～1 000 万人。每年 300 万人死于结核病,结核病成为传染病的头号杀手。如不立即采取有效的控制措施,今后 10 年将有 3 亿健康人受结核分枝杆菌感染,9 000 万人发生结核病,3 000 万人死于结核病。我国结核病疫情属世界上 22 个高流行国家之一,全国有 5 亿以上人口受结核分枝杆菌感染,活动性肺结核病患者 600 余万,其中传染性肺结核病患者达 200 余万,每年有 113 万新结核病患者发生,还有大量肺外结核病患者存在,每年因结核病死亡者达 25 万,结核病在我国仍然是一个危害人民健康的严重公共卫生问题。

一、病因与发病机制

(一)结核分枝杆菌

结核分枝杆菌属分枝杆菌,分为人型、牛型、非洲型和鼠型 4 类,其中引起人类结核病的主要为人型结核分枝杆菌,少数为牛型结核分枝杆菌感染。结核分枝杆菌的生物学特性如下。

1.抗酸性

结核分枝杆菌耐酸,染色呈红色,可抵抗盐酸酒精的脱色作用,故又称抗酸杆菌。

2.生长条件与速度

结核分枝杆菌为需氧菌,其适宜温度为 37 ℃左右,适合酸碱度为 pH 6.8～7.2。生长缓慢,增殖一代需 14～20 h,在培养基上 4～6 周才能繁殖成明显的菌落。

3.抵抗力强

结核分枝杆菌对干燥、酸、碱、冷的抵抗力较强,在阴湿环境下能生存数月。结核分枝杆菌对紫外线比较敏感,阳光下曝晒 2～7 h,病房常用紫外线灯消毒 30 min 均有明显杀菌作用。75% 乙醇接触 2 min 或煮沸 1 min 均能被杀灭。将痰吐在纸上直接焚烧是最简易的灭菌方法。除污剂或合成洗涤剂对结核分枝杆菌完全不起作用。

4.菌体结构复杂

结核分枝杆菌的菌壁含有类脂质、蛋白质和多糖类三种复合成分。在人体内蛋白质可引起变态反应、中性粒细胞和大单核细胞浸润。菌体类脂质能引起单核细胞、上皮样细胞和淋巴细胞浸润而形成结核结节,多糖类则引起某些免疫反应。

(二)传播途径

飞沫传播是肺结核最重要的传播途径。传染源主要是痰中带菌的肺结核病患者,尤其是未经治疗者。在咳嗽、打喷嚏或高声说笑时痰沫中附着结核分枝杆菌,接触者直接吸入带菌飞沫而感染。痰滴可以较长时间飘浮于空气中,吸入后可进入肺泡腔,或带菌痰滴飘落于地面或其他物品上,干燥后随尘埃被吸入呼吸道引起感染。次要感染途径是经消化道感染,如饮用消毒不彻底的牛奶,因牛型结核分枝杆菌污染而发生感染,与患者共餐或食用带菌食物而引起肠道感染。其他感染途径,如通过皮肤、泌尿生殖系统等,均很少见。由呼吸道之外入侵的结核分枝杆菌,可在初感染时,或感染后病灶恶化或复燃时经淋巴、血行而传播至肺脏。

(三)人体的反应性

1.免疫力

人体对结核分枝杆菌的免疫力分非特异性免疫力(先天或自然免疫力)和特异性免疫力(后天性免疫力)两种。后者是通过接种卡介苗或感染结核分枝杆菌后所获得的免疫力,其免疫力强于自然免疫。但两者对防止结核病的保护作用都是相对的。机体免疫力强可防止发病或使病情减轻,而营养不良、婴幼儿、老年人、糖尿病、硅沉着病、艾滋病及使用糖皮质激素、免疫抑制剂等使人体免疫功能低下时,容易受结核分枝杆菌感染而发病,或使原已稳定的病灶重新活动。结核病的免疫主要是细胞免疫。

2.变态反应

结核分枝杆菌侵入人体后4～8周,身体组织对结核分枝杆菌及其代谢产物所发生的敏感反应称为变态反应,为Ⅳ型(迟发型)变态反应,可通过结核菌素试验来测定。

二、临床症状

早期结核病无自觉症状,在健康检查时发现。常见的症状主要有呼吸道症状和全身中毒症状。

(一)呼吸道症状

1.咳嗽

咳嗽是肺结核的重要早期症状,也是排除气道分泌物的生理反应。持续2周治疗不愈的咳嗽,应做痰结核分枝杆菌检查及胸部X线检查。如咳嗽伴有血痰、低热、盗汗与易疲倦则高度提示肺结核病的可能。传染性肺结核和具有空洞的肺结核患者咳嗽频率比较高。

2.咳痰

早期肺结核病患者常无痰,当结核病进展出现干酪坏死空洞形成或合并感染时痰量才逐渐增多。痰是检查结核分枝杆菌的有利条件。但当患者化疗后,咳痰减少、消失,患者可能无痰。

3.血痰或咯血

咯血是肺结核病患者常见的症状,发生率为20％～90％。肺结核病变进展、空洞壁、支气管内膜结核侵及血管时,可出现血痰或小量咯血。空洞内壁小动脉溃破可造成大咯血,导致致死性咯血。

4.呼吸困难

一般肺结核病患者无呼吸困难,当气管受压、肺不张、病变广泛严重影响肺功能时,患者才感到呼吸费力。突然发作呼吸困难和胸痛时,应想到并发自发性气胸或肺栓塞。

5.胸痛

一般胸痛部位较固定,并为持续性胸痛。深呼吸或大声说笑、咳嗽时胸痛加剧,说明胸膜已受到结核病的影响。如疼痛部位不固定,为游走性,疼痛与呼吸、咳嗽无关,大多为神经反射引起的疼痛。

(二)全身症状

结核病的早期可出现周身不适、疲倦、无力与盗汗。发热是早期活动性结核病的主要症状之一,轻症患者多为低热,病变恶化,合并感染或重症患者可有寒战高热。结核病患者发热特点是,长期午后低热,次日晨前退热,亦称“潮热”。食欲缺乏、恶心、腹胀、便秘或腹泻、体重下降。重者长期厌食,慢性消耗导致恶病质。月经失调、闭经及面部潮红等自主神经紊乱症状。

三、诊断

(一)结核病的诊断

诊断依据为常见的临床症状和体征、肺结核接触史结合痰结核分枝菌检查、影像学检查、纤维支气管镜检查、结核菌素试验多可做出诊断。

1.原发型肺结核

原发型肺结核为原发结核感染所致的临床病症,包括原发复合征及胸内淋巴结结核。多见于儿童或初进城市的成人。胸部X线片表现为哑铃型阴影,即原发病灶、引流淋巴管炎和肿大的肺门淋巴结,形成典型的原发复合征。

2.血行播散型肺结核

血行播散型肺结核包括急性血行播散型肺结核(急性粟粒型肺结核)及亚急性、慢性血行播散型肺结核。急性粟粒型肺结核常见于婴幼儿和青少年,大量结核分枝杆菌在较短时间内,多次侵入血循环,血管通透性增加,结核分枝杆菌进入肺间质,并侵犯肺实质,形成典型的粟粒大小结节。起病急,有全身毒血症状,常伴发结核性脑膜炎。X线显示双肺满布粟粒状阴影,大小、密度和分布均匀。若人体抵抗力较强,少量结核分枝杆菌分批经血液循环进入肺部,病灶常大小不均匀、新旧不等,在双上、中肺野呈对称性分布,为亚急性或慢性血行播散型肺结核。

3.继发性肺结核

继发性肺结核是成人中最常见的肺结核类型,病程长,易反复。临床症状视其病灶性质、范围及人体反应性而定。

(1)浸润型肺结核:浸润渗出性结核病变和纤维干酪增殖病变多发生在肺尖和锁骨下。X线显示为片状、絮状阴影,可融合形成空洞。渗出性病变易吸收,纤维干酪增殖病变吸收很慢,可长期无变化。

(2)空洞性肺结核:空洞由干酪渗出病变溶解形成,洞壁不明显、有多个空腔,形态不一。空洞性肺结核多有支气管播散,患者痰中经常排菌。

(3)结核球:干酪样坏死灶部分消散后,周围形成纤维包膜,或空洞的引流支气管阻塞,空洞内干酪样物质不能排出,凝成球形病灶,称"结核球"。

(4)干酪样肺炎:发生于免疫力低下、体质衰弱、大量结核分枝杆菌感染的患者,或有淋巴结支气管瘘,淋巴结内大量干酪样物质经支气管进入肺内。大叶性干酪样肺炎X线呈大叶性密度均匀的磨玻璃状阴影,逐渐出现溶解区,呈虫蚀样空洞,可有播散病灶,痰中能查出结核分枝杆菌。小叶性干酪样肺炎的症状和体征比大叶性干酪样肺炎轻,X线呈小叶斑片播散病灶,多发生在双肺中下部。

(5)纤维空洞性肺结核:肺结核未及时发现或治疗不当,使空洞长期不愈,出现空洞壁增厚和广泛纤维化,随机体免疫力的高低,病灶吸收、修复与恶化交替发生,形成纤维空洞。胸部X线片可见一侧或两侧有单个或多个纤维厚壁空洞,多伴有支气管播散病灶和明显的胸膜肥厚。由于肺组织广泛纤维增生,造成肺门抬高,肺纹理呈下垂样,纵隔向患侧移位,健侧呈代偿性肺气肿。

4.结核性胸膜炎

临床上已排除其他原因引起的胸膜炎,包括结核性干性胸膜炎,结核性渗出性胸膜炎和结核性脓胸。

5.其他肺外结核

其他肺外结核按部位及脏器命名,如骨关节结核、结核性脑膜炎、肾结核、肠结核等。

6.菌阴肺结核

菌阴肺结核为3次痰涂片及1次痰培养阴性的肺结核。

(二)鉴别诊断

咯血及呕血的鉴别详见表9-2。

表 9-2　咯血与呕血的鉴别

鉴别项目	咯血	呕血
病因	肺结核、肺癌、支气管扩张等	消化性溃疡、肝硬化、胃癌等
出血前症状	咽喉痒感、胸闷、咳嗽等	上腹不适、恶心呕吐等
出血方式	咯出	呕出,可为喷射状
血的颜色	鲜红	棕黑色或暗红色
血中混有物	痰,泡沫	食物残渣,胃液
酸碱反应	碱性	酸性
黑便	无,若咽下血液较多时间可有	有,可为柏油样便,呕血停止后可持续数天
痰的性状	痰中常带血	无痰

四、治疗

确诊的结核病患者应及时给予抗结核药物治疗、合理的化疗是治愈患者,消除传染源,控制流行的最有效措施。严格执行在医务人员直接面视下督导化疗(DOTS)是化疗成功的关键。DOTS方案是指专门针对肺结核患者实施的一种非住院性的全面监督化疗方法,目的是保证患者的规律用药以提高治疗效果。DOTS方案一方面是一项较重要的医疗措施,另一方面也是将现代卫生管理系统的各个方面有效结合在一起的重要方法,主要包括五项基本要素:政府的规划与承诺、痰涂片发现患者、短程化疗、建立正规药物供应系统和建立监督和评价系统。应用化疗的原则是早期、联合、适量、规律和全程用药。

五、护理

(一)一般护理

制订合理的休息与活动计划,肺结核活动期以卧床休息为主,可适当离床活动。恢复期可适当增加户外活动,项目以较缓慢柔和,不过分激烈,能使全身得到活动,如散步、打太极拳等,加强体质锻炼,提高机体的抗病能力。散步应先在平坦的道路上进行,最初每次走 10~20 min,每天一次或隔天一次,适应以后可增至每天两次、时间可延长到 20~30 min。打太极拳时应先练习简化太极拳,一开始只学半套拳,每天上下午各练一次,每次 20 min,然后逐渐进展到练习全套拳,时间也可增至 30 min,每个疗程 3 个月。部分轻症患者在坚持化疗的同时,可进行正常工作,但应避免劳累和重体力劳动。保证充足的睡眠和休息,劳逸结合。

(二)心理护理

在肺结核的诊断和治疗过程中,患者可能会产生一系列复杂的心理问题,其中最常见的负性情绪是焦虑和抑郁,其发生率分别为37.78%和66.67%。因此加强对患者及家属的心理咨询和卫生宣传,使之了解只有坚持合理、全程化疗,患者才可完全康复。帮助患者增进机体免疫功能,树立信心,尽快适应环境,消除焦虑、抑郁心理,充分调动人体内在的自身康复能力,使患者积极配合治疗,处于接受治疗的最佳心理状态。

(三)用药护理

督促患者按医嘱服药,观察药物不良反应,发现异常及时与医师沟通。对个别不能自理的患者须由家属帮助辨认药、数药,保管药物与监督服药。对于老年患者将服药行为与日常生活相联系,如与饮食联系,设置闹钟提醒服药时间,早、中、晚设置不同颜色的药瓶,同时要求家属共同参与并实施督导。抗结核用药时间较长,患者往往难以坚持,只有加强访视宣传,督促用药,取得患者合作,才能保证治疗计划的顺利完成。过早停药或不规则服药是治疗失败的主要原因。药物常见不良反应与处理如下。

1.胃肠道反应

观察恶心、呕吐发生的时间、频率与进食的关系,应用放松技术,如深呼吸转移患者的注意力,减少恶心、呕吐的发生。患者呕吐时应协助坐起或侧卧,头偏向一侧,呕吐后给予漱口,必要时遵医嘱给予止吐药。观察生命体征和失水征象,及时的补充电解质和水分,恶心、呕吐严重者,通过静脉输液给予纠正。

2.变态反应

(1)发热反应:对体温的升高给予合理的解释,告诉患者这是药物引起的,不是原发疾病没有控制,消除患者的疑虑和恐惧。每 4 h 测体温一次,体温过高者给予物理降温或药物降温,注意水、电解质的补充,做好皮肤和口腔护理。

(2)皮疹:向患者讲解导致皮疹的有关知识,介绍配合治疗和护理的方法,保持局部皮肤清洁、干燥,每天温水清洗,禁用肥皂水和酒精,床铺保持清洁平整,衣服勤换洗,避免局部压伤、碰撞和损伤。皮疹消退,脱皮不完全者,可用消毒剪刀修剪,忌撕扯,以防出血和感染。皮疹消退皮肤干燥者,可涂润肤露润滑皮肤。穿刺时避开皮疹处。

3.肝功能损害

转氨酶增高者要卧床休息,以减轻肝脏负担,有利于肝细胞恢复。遵医嘱给予保肝治疗,定期复查肝功能。

4.血尿酸增高

用药期间要多饮水,必要时服碳酸氢钠,嘱患者定期复查血尿酸。继发痛风的患者要绝对卧床休息,抬高患肢,避免受累关节负重,根据医嘱使用抑制尿酸合成和促进尿酸排泄药物。

(四)饮食指导

蛋白质的补充,因蛋白质除产生热量外,还能增加机体的抗病能力及修复能力。每天摄入新鲜蔬菜和水果以补充维生素,食物中的维生素 C 有减轻血管渗透性的作用,可以保证渗出病灶的吸收,B 族维生素对神经系统及胃肠神经有调节作用。避免烟、酒、辛辣的刺激性食物。增加进食兴趣,注意食物合理搭配,保证色、香、味俱佳,保证摄入足够的营养。患者如无心、肾功能障碍,应补充足够的水分,既保证机体代谢的需要,又有利于体内毒素的排泄。血尿酸增高者避免进食含嘌呤高的食物,如动物内脏、虾类等海味以及肉汤类食物,不食太浓或刺激性强的调味品,指导患者进食碱性食物,如牛奶、鸡蛋、马铃薯、各类蔬菜、柑橘类水果。

(五)咯血的护理

1.咯血的定义

咯血是指喉及喉以下呼吸道或肺组织的出血,经口腔咳出者,包括痰中带血、血痰或者大量咯血。

2.咯血量

每天咯血量小于 100 mL 为小量咯血,每天咯血量 100～500 mL 为中等量咯血,每天咯血量500 mL 以上或一次咯血量大于 300 mL 为大量咯血。

3.护理

(1)小量咯血患者亦应静卧休息为主,减少活动,向患侧卧位,一般要求患者在咯血停止后继续卧床休息5～7 d,再逐渐下床活动,宜进少量温或凉的流质或半流质饮食,多饮水,多食含纤维素食物,以保持大便通畅,避免排便时腹压增加而引起再度咯血。

(2)中到大量咯血应需绝对的卧床休息,胸部放置冰袋,护理时尽量减少翻动,取平卧位,头偏向一侧,对已知病变部位取患侧卧位,防止病灶向健侧扩散,同时有利于健侧肺的通气功能。大量咯血者暂禁食,可通过静脉营养支持。保持病室安静,避免不必要的交谈。安慰患者,消除其精神紧张,使之有安全感。告诉患者咯血时不能屏气,以免诱发喉头痉挛,血液引流不畅形成血块,导致窒息。保持呼吸道通畅,嘱患者轻轻将气管内存留的血咳出。

(3)如有窒息征象,立即将患者上半身拖向床下,提起患者下半身或使患者取45°～90°患侧倾斜、头低脚高体位。用开口器张开患者紧闭的牙关,用舌钳拉出舌体,使患者头部后仰,轻拍背部,迅速排除气道和口咽部的血块,必要时用吸痰管进行机械吸引,并做好气管插管或气管切开的准备与配合工作,以解除呼吸阻塞。

(六)健康指导

(1)早期发现患者并登记管理,及时给予合理化疗和良好护理。

(2)加强结核病的预防和宣传,如注意个人卫生,不可面对他人打喷嚏或咳嗽,严禁随地吐痰。

(3)给未受过结核分枝杆菌感染的新生儿、儿童及青少年接种卡介苗,使人体产生对结核分枝杆菌的获得性免疫力,减轻感染后的发病与病情。

(4)为预防传染,餐具、痰杯应煮沸消毒或用消毒液浸泡消毒,同桌共餐时使用公筷。

(5)被褥、书籍在烈日下暴晒6 h以上。

(6)外出时应戴口罩。

(7)密切接触者应去医院进行有关检查。

(陈　鑫)

第十章

普外科护理

第一节 全肺切除术后护理

一、全肺切除术概述

全肺切除术是将一侧病肺完全切除的手术,常用于肺癌、支气管肿瘤、支气管扩张、肺囊肿、毁损肺等。分为右全肺切除术及左全肺切除术。手术过程中将肺动脉总干,上、下肺静脉总干及支气管分别解剖、缝扎、切断处理。手术后遗留的残腔应用穿刺方法或放置闭式引流管钳闭,调整其中的压力,使纵隔保持在居中位置。术后注意保持呼吸道通畅,防止对侧肺出现炎症等并发症。

(一)适应证

(1)肺结核空洞:①厚壁空洞,内层有较厚的结核肉芽组织,外层有坚韧的纤维组织,不易闭合;②张力空洞,支气管内有肉芽组织阻塞,引流不畅;③巨大空洞,病变广泛,肺组织破坏较多,空洞周围纤维化并与胸膜粘连固定,不易闭合;④下叶空洞,萎陷疗法不能使其闭合。

(2)结核性球形病灶(结核球)直径大于 2 cm 时干酪样病灶不易愈合,有时溶解液化成为空洞,故应切除。有时结核球难以与肺癌鉴别,或并发肺泡癌或瘢痕组织发生癌变,故应警惕及早做手术切除。

(3)毁损肺肺叶或一侧全肺毁损,有广泛的干酪病变、空洞、纤维化和支气管狭窄或扩张。肺功能已基本丧失,药物治疗难以奏效。并且成为感染源,反复发生化脓或霉菌感染。

(4)结核性支气管狭窄或支气管扩张瘢痕狭窄可造成肺段或肺叶不张。结核病灶及肺组织纤维化又可造成支气管扩张,继发感染,引起反复咳痰、咯血。

(5)反复或持续咯血经药物治疗无效,病情危急,经纤维支气管镜检查确定出血部位,可将出血病肺切除以挽救生命。

(6)其他适应证:①久治不愈的慢性纤维干酪型肺结核,反复发作,病灶比较集中在某一肺叶内;②胸廓成形术后仍有排菌,如有条件,可考虑切除治疗;③诊断不确定的肺部可疑块状阴影或原因不明的肺不张。

(二)禁忌证

(1)肺结核正在扩展或处于活动期,全身症状重,红细胞沉降率等基本指标异常,或肺内其他部位出现新的浸润性病灶。

(2)一般情况和心肺代偿能力差。

(3)临床检查及肺功能测定提示病肺切除后将严重影响患者呼吸功能者。年龄大不是禁忌证,应根据生命重要脏器的功能决定手术。

(4)合并肺外其他脏器结核病,经过系统的抗结核治疗,病情仍在进展或恶化者。

二、术后护理

(一)生命体征监护

全肺切除术后,患者生命体征的监护是首要任务。术后需持续低流量吸氧,通常维持在 3 L/min,严密观察患者的呼吸、心率、血压、血氧饱和度及中心静脉压的变化。呼吸频率应保持在正常范围内,一般不超过 35 次/分钟;若呼吸频率过快且幅度大,应警惕呼吸衰竭的发生。心率和血压需维持在正常水平,血氧饱和度应保持在 95% 以上,中心静脉压维持在 $0.6 \sim 1.2$ kPa($6 \sim 12$ cmH$_2$O)。

持续心电监测也是必要的,以便及时发现心律失常等异常情况。对于术后疼痛引起的浅快呼吸,应给予有效镇痛,鼓励患者深呼吸和咳嗽,以促进肺扩张和痰液排出。

(二)呼吸道管理

由于全肺切除后仅剩下一侧肺脏,呼吸功能显著下降,呼吸道管理尤为重要。术后需及时清除呼吸道分泌物,保持呼吸道通畅,避免痰液积聚导致肺部感染。具体措施包括以下几点。

1.鼓励咳嗽

术后清醒即鼓励患者咳嗽,间断拍背协助排痰。对于切口疼痛不敢咳嗽的患者,可轻压伤口或给予适当镇痛治疗。

2.雾化吸入

给予超声雾化吸入,使痰液稀释,便于排出。

3.保持呼吸道湿化

避免呼吸道干燥,可通过加湿器保持室内适宜的湿度。

4.预防感染

必要时给予抗生素预防肺部感染,特别是当患者出现咳黄痰、黄鼻涕、发热等症状时,应及时就医。

(三)伤口护理

全肺切除术后,伤口护理同样重要。需保持伤口清洁干燥,定期换药,防止感染。具体措施包括以下几点。

1.观察伤口情况

注意伤口有无红肿、渗液等感染迹象,一旦发现应及时处理。

2.避免伤口污染

保护伤口,避免着水,防止感染。

3.适当活动

术后鼓励患者适当活动,以促进血液循环和伤口愈合,但应避免剧烈运动,防止牵拉伤口。

(四)饮食护理

全肺切除术后,患者的饮食护理也需特别关注。术后初期以清淡、易消化饮食为主,逐渐过渡到高蛋白、低脂肪、富含维生素的食物。具体措施包括以下几点。

1.流质、半流质饮食

术后初期给予流质或半流质饮食,如米汤、稀粥等,易于消化吸收。

2.高蛋白饮食

随着病情恢复,逐渐增加高蛋白食物摄入,如瘦肉、鱼肉、豆制品等,以增强体质。

3.避免刺激性食物

避免食用辛辣、油腻、生冷等刺激性食物,以免加重胃肠道负担。

4.少量多餐

术后患者消化功能较弱,应少量多餐,避免暴饮暴食。

(五)管道护理

全肺切除术后,管道护理同样关键。需保持胸腔引流管固定牢固,持续夹闭,间断开放,以维持胸腔内压力平衡。具体措施包括以下几点。

1.观察引流情况

严密观察并记录胸腔引流液的颜色、量及性状,及时发现异常情况。

2.保持管道通畅

避免管道扭曲、受压或脱落,确保引流液顺利排出。

3.控制引流量

每次放液量不宜过多,一般不超过 500 mL,以防止纵隔摆动。

4.预防感染

定期更换引流袋,保持引流口周围皮肤清洁干燥,防止感染。

(六)疼痛护理

术后疼痛是全肺切除患者常见的不适症状之一。有效镇痛不仅有助于减轻患者痛苦,还能促进患者呼吸和咳嗽,预防肺部感染。具体措施包括以下几点。

1.药物镇痛

根据患者病情和疼痛程度给予适当的镇痛药物,如吗啡、芬太尼等。

2.非药物镇痛

如心理疏导、音乐疗法等,有助于缓解患者紧张情绪,减轻疼痛感受。

3.镇痛泵

对于疼痛敏感的患者,术后可放置镇痛泵持续镇痛。

(七)功能锻炼

全肺切除术后,患者需进行适当的功能锻炼以促进康复,具体措施包括以下几点。

1.呼吸功能锻炼

鼓励患者进行深呼吸和吹气球等呼吸功能锻炼,以促进肺扩张和肺功能恢复。

2.肢体功能锻炼

术后早期鼓励患者进行床上肢体活动,如抬腿、屈肘等,以促进血液循环和防止下肢静脉血栓形成。随着病情恢复逐渐增加活动量。

3.生活自理能力训练

鼓励患者尽早进行生活自理能力训练如穿衣、洗漱等以促进身心康复。

(八)心理护理

全肺切除术后患者常伴有焦虑、恐惧等负面情绪,影响康复进程。因此,心理护理同样重要,具体措施包括以下几点。

1.心理疏导

加强与患者的沟通交流了解患者心理需求给予针对性的心理疏导和支持。

2.健康教育

向患者及其家属介绍全肺切除术的相关知识及术后注意事项消除患者顾虑增强康复信心。

3.家庭支持

鼓励家属积极参与患者的护理过程给予患者更多的关爱和支持促进患者早日康复。

(九)术后并发症的预防及护理

1.肺部感染

(1)预防要点:①严格无菌操作,做好各种管道护理,病情平稳及时撤除;②及时清除呼吸道分泌物,协助患者翻身拍背、咳痰;③合理应用抗生素,加强营养以增加机体抵抗力;④早起下床活动。

(2)护理要点:做好细菌学检查,针对性选择有效抗生素药物。

2.肺不张

(1)预防要点:①术前戒烟,练习腹式呼吸和有效咳嗽,应用抗生素预防肺部感染。②痰多黏稠咳不出者,及时吸痰;拔气管插管之前吸尽分泌物。③伤口疼痛护理。④雾化吸入,使用祛痰药,同时应补充水分。⑤保持引流通畅,协助有效咳嗽,勤换体位,尽早下地活动。⑥及时控制肺部感染,处理肺水肿及其他并发症。

(2)护理要点:①解除呼吸道梗阻;②解除肺的压迫,及时引流积液和积血;③术后应用镇痛泵止疼,胸带固定伤口;④积极使用抗生素;⑤练习吹瓶或吹气球;⑥缺氧者及时吸氧,吸氧不能改善者予以机械通气辅助呼吸。

3.支气管胸膜楼

(1)预防要点:①术前戒烟,加强肺功能锻炼;②严格无菌操作,彻底冲洗胸腔,保证引流通畅,预防感染。

(2)护理要点:①保守治疗,充分引流、闭合瘘口和消灭脓腔;②手术治疗。

4.肺扭转

(1)预防要点:关闭胸腔前仔细检查余肺,加压使肺完全膨胀。

(2)护理要点:早期确诊,在梗死前小心将肺复位,术后强化抗感染治疗。

5.肺漏气

(1)预防要点:①观察呼吸状况及通气情况;②观察引流情况。

(2)护理要点:促进余肺复张,必要时调整漏气胸腔引流管。

6.胸内出血

(1)预防要点:①术前常规检查出凝血时间、凝血酶原时间;②严密观察生命体征,合理使用止血药;③关闭胸腔前彻底止血。

(2)护理要点:①严密监测患者的生命体征、尿量、肤色、中心静脉压等,反复进行血红蛋白、血细胞比容、血小板计数、ACT、PT 化验等;②保持引流通畅;③输血、输液,维持生命体征的稳定;④有下列情况时应考虑开胸止血,即失血性休克、引流多、胸部 X 线片显示有积液、彻底止血,仔细观察。

7.脓胸

(1)预防要点:手术注意无菌,术后积液、血胸要及时处理。

(2)护理要点:一旦发生,充分引流,应用抗生素,给予足够的营养支持。

8.喉返神经损伤

(1)预防要点:熟悉解剖位置,注意保护喉返神经。

(2)护理要点:注意观察。

9.胸导管瘘(乳糜胸)

(1)预防要点:术中避免损伤胸导管。

(1)护理要点:①保持胸腔引流通畅,观察引流情况;②对症治疗,必要时手术结扎胸导管。

(十)出院指导

患者出院前需给予详细的出院指导,以确保患者在家中能够继续得到有效的康复护理。具体措施包括以下几点。

1.定期复查

嘱患者定期到医院进行复查以了解病情恢复情况及时调整治疗方案。

2.继续治疗

对于需要继续治疗的患者如化疗、放疗等应遵医嘱按时进行治疗。

3.生活指导

指导患者保持良好的生活习惯如戒烟限酒、合理饮食、适量运动等以促进康复。

4.紧急情况处理

教会患者及其家属识别紧急情况如出现呼吸困难、胸痛等症状时,应及时就医处理。

(陈　鑫)

第二节　胃十二指肠溃疡与并发症

一、胃溃疡和十二指肠溃疡

胃十二指肠溃疡是指发生于胃十二指肠黏膜的局限性圆形或椭圆形的全层黏膜缺损。因溃疡的形成与胃酸-蛋白酶的消化作用有关,故又称为消化性溃疡。纤维内镜技术的不断完善、新型制酸剂和抗幽门螺杆菌药物的合理应用使得大部分患者经内科药物治疗可以痊愈,需要外科手术的溃疡患者显著减少。外科治疗主要用于溃疡穿孔、溃疡出血、瘢痕性幽门梗阻、药物治疗无效及恶变的患者。

(一)病因与发病机制

胃十二指肠溃疡病因复杂,是多种因素综合作用的结果。其中最为重要的是幽门螺杆菌感染、胃酸分泌异常和黏膜防御机制的破坏,某些药物的作用及其他因素也参与溃疡病的发病。

1.幽门螺杆菌感染

幽门螺杆菌(helieobacter pylori,Hp)感染与消化性溃疡的发病密切相关。90％以上的十二指肠溃疡患者与近70％的胃溃疡患者中检出幽门螺杆菌感染,幽门螺杆菌感染者发展为消化性溃疡的累计危险率为15％～20％;幽门螺杆菌可分泌多种酶,部分幽门螺杆菌还可产生毒素,使细胞发生变性反应,损伤组织细胞。幽门螺杆菌感染破坏胃黏膜细胞与胃黏膜屏障功能,损害胃酸分泌调节机制,引起胃酸分泌增加,最终导致胃十二指肠溃疡。幽门螺杆菌被清除后,胃十二指肠溃疡易被治愈且复发率低。

2.胃酸分泌过多

溃疡只发生在经常与胃酸相接触的黏膜。胃酸过多的情况下,激活胃蛋白酶,可使胃、十二指肠黏膜发生自身消化。十二指肠溃疡可能与迷走神经张力及兴奋性过度增高有关,也可能与壁细胞数量的增加及壁细胞对胃泌素、组胺、迷走神经刺激敏感性增高有关。

3.黏膜屏障损害

非甾体消炎药(nonsteroidal antiinflammatory drugs,NSAIDs)、肾上腺皮质激素、胆汁酸盐、乙醇等均可破坏胃黏膜屏障,造成 H^+ 逆流入黏膜上皮细胞,引起胃黏膜水肿、出血、糜烂,甚至溃疡。长期使用 NSAIDs 者胃溃疡的发生率显著增加。

4.其他因素

包括遗传、吸烟、心理压力和咖啡因等。遗传因素在十二指肠溃疡的发病中起一定作用。O 型血者患十二指肠溃疡的概率比其他血型者显著增高。

正常情况下,酸性胃液对胃黏膜的侵蚀作用和胃黏膜的防御机制处于相对平衡状态。如平衡受到破坏,侵害因子的作用增强、胃黏膜屏障等防御因子的作用削弱,胃酸、胃蛋白酶分泌增加,最终导致消化性溃疡的形成。

(二)临床表现

典型消化道溃疡的表现为节律性和周期性发作的腹痛,与进食有关且呈现慢性病程。

1.症状

(1)十二指肠溃疡:主要表现为上腹部或剑突下的疼痛,有明显的节律性,与进食密切相关,常表现为餐后延迟痛(餐后 3～4 h 发作),进食后腹痛能暂时缓解,服制酸药物能止痛。饥饿痛和夜间痛是十二指肠溃疡的特征性症状,与胃酸分泌过多有关,疼痛多为烧灼痛或钝痛,程度不一。腹痛具有周期性发作的特点,好发于秋、冬季。十二指肠溃疡每次发作时,症状持续数周后缓解,间歇 1～2 个月再发。若间歇缩短,发作期延长,腹痛程度加重,则提示溃疡病变加重。

(2)胃溃疡:腹痛是胃溃疡的主要症状,多于餐后 0.5～1 h 开始疼痛,持续 1～2 h,进餐后疼痛不能缓解,有时反而加重,服用抗酸药物疗效不明显。疼痛部位在中上腹偏左,但腹痛的节律性不如十二指肠溃疡明显。胃溃疡经抗酸治疗后常容易复发,除易引起大出血、急性穿孔等严重并发症外,约有 5％胃溃疡可发生恶变;其他症状如反酸、嗳气、恶心、呕吐、食欲减退,病程迁延可致消瘦、贫血、失眠、心悸及头晕等症状。

2.体征

溃疡活动期剑突下或偏右有一固定的局限性压痛,十二指肠溃疡压痛点在脐部偏右上方,胃溃疡压痛点位于剑突与脐的正中线或略偏左。缓解期无明显体征。

(三)实验室及其他检查

1.内镜检查

胃镜检查是诊断胃十二指肠溃疡的首选检查方法,可明确溃疡部位,并可经活检做病理学检查及幽门螺杆菌检测。

2.X线钡餐检查

可在胃十二指肠部位显示一周围光滑、整齐的龛影或见十二指肠壶腹部变形。上消化道大出血时不宜行钡餐检查。

(四)治疗要点

无严重并发症的胃十二指肠溃疡一般均采取内科治疗,外科手术治疗主要针对胃十二指肠溃疡的严重并发症进行治疗。

1.非手术治疗

(1)一般治疗:包括养成生活规律、定时进餐的良好习惯,避免过度劳累及精神紧张等。

(2)药物治疗:包括根除幽门螺杆菌、抑制胃酸分泌和保护胃黏膜的药物。

2.手术治疗

(1)适应证包括十二指肠溃疡手术适应证和胃溃疡手术适应证。

十二指肠溃疡外科治疗:外科手术治疗的主要适应证包括十二指肠溃疡急性穿孔、内科无法控制的急性大出血、瘢痕性幽门梗阻及经内科正规治疗无效的十二指肠溃疡,即顽固性溃疡。

胃溃疡的外科治疗:胃溃疡外科手术治疗的适应证:①包括抗幽门螺杆菌措施在内的严格内科治疗8～12周,溃疡不愈合或短期内复发者;②发生胃溃疡急性大出血、溃疡穿孔及溃疡穿透至胃壁外者;③溃疡巨大(直径＞2.5 cm)或高位溃疡者;④胃十二指肠复合型溃疡者;⑤溃疡不能除外恶变或已经恶变者。

(2)手术方式包括胃大部切除术和迷走神经切断术。

1)胃大部切除术:这是治疗胃十二指肠溃疡的首选术式。胃大部切除术治疗溃疡的原理是:①切除胃窦部,减少 G 细胞分泌的胃泌素所引起的体液性胃酸分泌;②切除大部分胃体,减少了分泌胃酸、胃蛋白酶的壁细胞和主细胞数量;③切除了溃疡本身及溃疡的好发部位。胃大部切除的范围是胃远侧2/3～3/4,包括部分胃体、胃窦部、幽门和十二指肠壶腹部的近胃部分。胃大部切除术后胃肠道重建的基本术式包括胃十二指肠吻合或胃空肠吻合。术式如下。

毕(Billrorh)Ⅰ式胃大部切除术:即在胃大部切除后将残胃与十二指肠吻合(图 10-1),多适用于胃溃疡。其优点是重建后的胃肠道接近正常解剖生理状态,胆汁、胰液反流入残胃较少,术后因胃肠功能紊乱而引起的并发症亦较少;其缺点是有时为避免残胃与十二指肠吻合口的张力过大致切除胃的范围不够,增加了术后溃疡的复发机会。

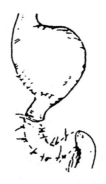

图 10-1　毕Ⅰ式胃大部切除术

毕(Billrorh)Ⅱ式胃大部切除术:即切除远端胃后,缝合关闭十二指肠残端,将残胃与空肠行断端侧吻合(图 10-2)。适用于各种胃及十二指肠溃疡,特别是十二指肠溃疡。十二指肠溃疡切除困难时,可行溃疡旷置。其优点是即使胃切除较多,胃空肠吻合口张力也不致过大,术后溃疡复发率低;其缺点是吻合方式改变了正常的解剖生理关系,术后发生胃肠道功能紊乱的可能性较毕Ⅰ式大。

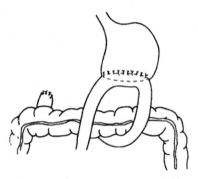

图 10-2　毕Ⅱ式胃大部切除术

胃大部切除后胃空肠 Roux-en-Y 吻合术:即胃大部切除后关闭十二指肠残端,在距十二指肠悬韧带 10～15 cm 处切断空肠,将残胃和远端空肠吻合,据此吻合口以下 45～60 cm 处将空肠与空肠近侧断端吻合。该法在临床上应用较少,但有防止术后胆汁、胰液进入残胃的优点。

2)胃迷走神经切断术:该手术方式临床已较少使用。迷走神经切断术治疗溃疡的原理:阻断迷走神经对壁细胞的刺激,消除神经性胃酸分泌。阻断迷走神经引起的促胃泌素的分泌,减少体液性胃酸分泌。可分为三种类型:①迷走神经干切断术;②选择性迷走神经切断术;③高选择性迷走神经切断术。

(五)常见护理诊断/问题

1.焦虑、恐惧

焦虑、恐惧与对疾病缺乏了解,担心治疗效果及预后有关。

2.疼痛

疼痛与胃十二指肠黏膜受侵蚀及手术后创伤有关。

3.潜在并发症

出血、感染、十二指肠残端破裂、吻合口瘘、胃排空障碍、消化道梗阻、倾倒综合征等。

(六)护理措施

1.术前护理

(1)心理护理:关心、了解患者的心理和想法,告知有关疾病治疗和手术的知识、手术前和手术后的配合,耐心解答患者的各种疑问,消除患者的不良心理,使其能积极配合疾病的治疗和护理。

(2)饮食护理:一般择期手术患者饮食宜少食多餐,给予高蛋白、高热量、高维生素等易消化的食物,忌酸辣、生冷、油炸、浓茶、烟酒等刺激性食品。患者营养状况较差或不能进食者常伴有贫血、低蛋白血症,术前应给予静脉输液,补充足够的热量,必要时补充血浆或全血,以改善患者的营养状况,提高其对手术的耐受力。术前 1 d 进流质饮食,术前 12 h 禁食水。

(3)协助患者做好各种检查及手术前常规准备,做好健康教育,如教会患者深呼吸、有效咳嗽、床上翻身及肢体活动方法等。

（4）术日晨留置胃管,必要时遵医嘱留置胃肠营养管并铺好麻醉床,备好吸氧装置、综合心电监护仪等。

2.术后护理

（1）病情观察:术后严密观察患者生命体征的变化,每 30 min 测量 1 次,直至血压平稳,如病情较重仍需每 1～2 h 测量 1 次,或根据医嘱给予心电监护。同时观察患者的神志、体温、尿量、伤口渗血、渗液情况,并且注意有无内出血、腹膜刺激征、腹腔脓肿等迹象,发现异常及时通知医师给予处理。

（2）体位:麻醉患者去枕平卧头后仰偏向一侧,麻醉清醒、血压平稳后改半卧位,以保持腹部松弛,减少切口缝合处张力,减轻疼痛和不适,以利腹腔引流,也有利于呼吸和循环。

（3）引流管护理:十二指肠溃疡术后患者常留有胃管、尿管及腹腔引流管等。护理时应注意:①妥善固定各种引流管,防止松动和脱出,并做好标识,一旦脱出后不可自行插回。②保持引流通畅、持续有效,防止引流管受压、扭曲及折叠等,可经常挤捏引流管以防堵塞。如果堵塞,可在医师指导下用生理盐水冲洗引流管。③密切观察并记录引流液的性质、颜色和量,发现异常及时通知医师,协助处理。

留置胃管可减轻胃肠道张力,促进吻合口愈合。护理时还应注意:胃大部切除术后 24 h 内可由胃管内引流出少量血液或咖啡样液体;若引流液有较多鲜血,应警惕吻合口出血,需及时与医师联系并处理;术后胃肠减压量减少,腹胀减轻或消失,肠蠕动功能恢复,肛门排气后可拔除胃管。

（4）疼痛护理:术后切口疼痛的患者,可遵医嘱给予镇痛药物或应用自控止痛泵,应用自控止痛泵的患者应注意预防并处理可能发生的并发症,如尿潴留、恶心、呕吐等。

（5）禁食及静脉补液:禁食期间应静脉补充液体。因胃肠减压期间,引流出大量含有各种电解质的胃肠液,加之患者禁食水,易造成水、电解质及酸碱失调和营养缺乏。因此,术后需及时补充患者所需的各种营养物质,包括糖、脂肪、氨基酸、维生素及电解质等,必要时输血、血浆或清蛋白,以改善患者的营养状况,促进切口的愈合。同时详细记录 24 h 液体出入量,为合理补液提供依据。

（6）早期肠内营养支持的护理:术前或术中放置空肠喂养管的患者,术后早期（术后 24 h）可经喂养管输注肠内营养制剂,对改善患者的全身营养状况、维持胃肠道屏障结构和功能、促进肠功能恢复等均有益处。护理时应注意:①妥善固定喂养管,避免过度牵拉,防止滑脱、移动、扭曲和受压;保持喂养管的通畅,每次输注前后及输注中间每隔 4～6 h 用温开水或温生理盐水冲洗管道,防止营养液残留堵塞管腔。②肠内营养支持早期,应遵循从少到多、由慢至快和由稀到浓的原则,使肠道能更好地适应。③营养液的温度以 37 ℃ 左右为宜,温度偏低会刺激肠道引起肠痉挛,导致腹痛、腹泻;若温度过高则可灼伤肠道黏膜,甚至可引起溃疡或出血。同时观察患者有无恶心、呕吐、腹痛、腹胀、腹泻和水电解质紊乱等并发症的发生。

（7）饮食护理:功能恢复、肛门排气后可拔除胃管,拔除胃管后当日可给少量饮水或米汤;如无不适,第 2 天进半量流食,每次 50～80 mL;第 3 天进全量流食,每次 100～150 mL;进食后若无不适,第 4 天可进半流食,以温、软、易于消化的食物为好;术后第 10～14 d 可进软食,忌生、冷、硬和刺激性食物。要少食多餐,开始每天 5～6 餐,以后逐渐减少进餐次数并增加每餐进食量,逐步过渡到正常饮食。术后早期禁食牛奶及甜品,以免引起腹胀及胃酸。

（8）鼓励患者早期活动:围床期间,鼓励并协助患者翻身,病情允许时,鼓励并协助患者早期下床活动。如无禁忌，术日可活动四肢，术后第1天床上翻身或坐起做轻微活动，第2~3天视情况协助患者于床边活动，第4天可在室内活动。患者活动量应根据个体差异而定，以不感到劳累为宜。

(9)胃大部切除术后并发症的观察及护理。

术后出血：包括胃和腹腔内出血。胃大部切除术后24 h内可由胃管内引流出少量血液或咖啡样液体，一般24 h内不超过300 mL，且逐渐减少、颜色逐渐变浅变清，出血自行停止；若术后短期内从胃管不断引流出新鲜血液，24 h后仍未停止，则为术后出血。发生在术后24 h以内的出血，多属术中止血不确切；术后4~6 d发生的出血，常为吻合口黏膜坏死脱落所致；术后10~20 d发生的出血，与吻合口缝线处感染或黏膜下脓肿腐蚀血管有关。术后要严密观察患者的生命体征变化，包括血压、脉搏、心率、呼吸、神志和体温的变化；加强对胃肠减压及腹腔引流的护理，观察和记录胃液及腹腔引流液的量、颜色和性质；若短期内从胃管引流出大量新鲜血液，持续不止，应警惕有术后胃出血；若术后持续从腹腔引流管引出大量新鲜血性液体，应怀疑腹腔内出血，须立即通知医师协助处理。遵医嘱采用静脉给予止血药物、输血等措施，或用冰生理盐水洗胃，一般可控制。若非手术疗法不能有效止血或出血量大于每小时500 mL时，需再次手术止血，应积极完善术前准备，并做好相应的术后护理。

十二指肠残端破裂：一般多发生在术后24~48 h，是毕Ⅱ式胃大部切除术后早期的严重并发症，原因与十二指肠残端处理不当及胃空肠吻合口输入襻梗阻引起的十二指肠腔内压力升高有关。临床表现为突发性上腹部剧痛、发热和出现腹膜刺激征及白细胞计数增加，腹腔穿刺可有胆汁样液体。一旦确诊，应立即进行手术治疗。

胃肠吻合口破裂或吻合口瘘：是胃大部切除术后早期并发症，常发生在术后1周左右。原因与术中缝合技术不当、吻合口张力过大、组织供血不足有关，表现为高热、脉速等全身中毒症状、上腹部疼痛及腹膜炎的表现。如发生较晚，多形成局部脓肿或外瘘。临床工作中应注意观察患者生命体征和腹腔引流情况，一般情况下，患者术后体温逐渐趋于正常，腹腔引流液逐日减少和变清。若术后腹腔引流量仍不减、伴有黄绿色胆汁或呈脓性、带臭味，伴腹痛，体温再次升高，应警惕吻合口瘘的可能，须及时通知医师，协助处理。处理措施：①出现吻合口破裂伴有弥漫性腹膜炎的患者须立即手术治疗，做好急症手术准备；②症状较轻无弥漫性腹膜炎的患者，可先行禁食、胃肠减压、充分引流，合理应用抗生素并给予肠外营养支持，纠正水、电解质紊乱和酸碱平衡失调；③保护瘘口周围皮肤，应及时清洁瘘口周围皮肤并保持干燥，局部可涂以氧化锌软膏或使用皮肤保护膜加以保护，以免皮肤破溃继发感染。经上述处理后多数患者吻合口瘘可在4~6周自愈；若经久不愈，须再次手术。

胃排空障碍：也称胃瘫，常发生在术后4~10 d，发病机制尚不完全明了。临床表现为拔除胃管后，患者出现上腹饱胀、钝痛和呕吐，呕吐物含食物和胆汁，消化道X线造影检查可见残胃扩张、无张力、蠕动波少而弱，且通过胃肠吻合口不畅。处理措施：①禁食、胃肠减压，减少胃肠道积气、积液，降低胃肠道张力，使胃肠道得到充分休息，并记录24 h出入量；②输液及肠外营养支持，纠正低蛋白血症，维持水、电解质和酸碱平衡；③应用胃动力促进剂如甲氧氯普安、多潘立酮，促进胃肠功能恢复，也可用3%温盐水洗胃。一般经上述治疗均可痊愈。

输入襻梗阻：可分为急、慢性两类：①急性完全性输入襻梗阻，多发生于毕Ⅱ式结肠前输入段对胃小弯的吻合术式。临床表现为上腹部剧烈疼痛，频繁呕吐，呕吐量少，多不含胆汁，呕吐后症状不缓解且上腹部有压痛性肿块。由输出襻系膜悬吊过紧压迫输入襻，或是输入襻过长穿入输出襻与横结肠的间隙孔形成内疝所致,属闭襻性肠梗阻,易发生肠绞窄,应紧急手术治疗。②慢性不完全性输入襻梗阻患者,表现为进食后出现右上腹胀痛或绞痛,呈喷射状呕吐大量不含食物的胆汁,呕吐后症状缓解。多由于输入襻过长扭曲或输入襻过短在吻合口处形成锐角,使输入襻内胆汁、胰液和十二指肠液排空不畅而滞留。由于消化液潴留在输入襻内,进食后消化液分泌明显增加,输入襻内压力增高,刺激肠管发生强烈的收缩,引起喷射样呕吐,也称输入襻综合征。

输出襻梗阻:多因粘连、大网膜水肿或坏死、炎性肿块压迫所致。临床表现为上腹饱胀,呕吐食物和胆汁。如果非手术治疗无效,应手术解除梗阻。

吻合口梗阻:因吻合口过小或是吻合时胃肠壁组织内翻过多而引起,也可因术后吻合口炎性水肿出现暂时性梗阻。患者表现为进食后出现上腹部饱胀感和溢出性呕吐等,呕吐物含或不含胆汁。应即刻禁食,给予胃肠减压和静脉补液等保守治疗。若保守治疗无效,可手术解除梗阻。

倾倒综合征:由于胃大部切除术后,胃失去幽门窦、幽门括约肌、十二指肠壶腹部等结构对胃排空的控制,导致胃排空过速所产生的一系列综合征。可分为早期倾倒综合征和晚期倾倒综合征。①早期倾倒综合征:多发生在进食后半小时内,患者以循环系统症状和胃肠道症状为主要表现。患者可出现心悸、乏力、出汗、面色苍白等一过性血容量不足表现,并有恶心、呕吐、腹部绞痛、腹泻等消化道症状。处理:主要采用饮食调整,嘱患者少食多餐,饭后平卧 20～30 min,避免过甜食物、减少液体摄入量并降低食物渗透浓度,多数可在术后半年或一年内逐渐自愈。极少数症状严重而持久的患者需手术治疗。②晚期倾倒综合征:主要因进食后,胃排空过快,高渗性食物迅速进入小肠被过快吸收而使血糖急剧升高,刺激胰岛素大量释放,而当血糖下降后,胰岛素并未相应减少,继而发生低血糖,故又称低血糖综合征。表现为餐后 2～4 h,患者出现心慌、无力、眩晕、出汗、手颤、嗜睡以至虚脱。消化道症状不明显,可有饥饿感,出现症状时稍进饮食即可缓解。饮食中减少糖类含量,增加蛋白质比例,少食多餐可防止其发生。

(七)健康指导

(1)向患者及其家属讲解有关胃十二指肠溃疡的知识,使之能更好地配合治疗和护理。

(2)指导患者学会自我情绪调整,保持乐观进取的精神风貌,注意劳逸结合,减少溃疡病的客观因素。

(3)指导患者饮食应定时定量,少食多餐,营养丰富,以后可逐步过渡至正常人饮食。少食腌、熏食品,避免进食过冷、过烫、过辣及油煎炸食物,切勿酗酒、吸烟。

(4)告知患者及家属有关手术后期可能出现的并发症的表现和预防措施。

(5)定期随访,如有不适及时就诊。

二、胃十二指肠溃疡急性穿孔

胃十二指肠溃疡急性穿孔是胃十二指肠溃疡的严重并发症,为常见的外科急腹症。起病急,变化快,病情严重,需要紧急处理,若诊治不当,可危及生命。其发生率呈逐年上升趋势,发病年龄逐渐趋于老龄化。十二指肠溃疡穿孔男性患者较多,胃溃疡穿孔则多见于老年妇女。

(一)病因及发病机制

溃疡穿孔是活动期胃十二指肠溃疡向深部侵蚀、穿破浆膜的结果。胃溃疡穿孔 60％发生在近幽门的胃小弯,而 90％的十二指肠溃疡穿孔发生在壶腹部前壁偏小弯侧。急性穿孔后,具有强烈刺激性的胃酸、胆汁、胰液等消化液和食物进入腹腔,引起化学性腹膜炎和腹腔内大量液体渗出,过 6～8 h 细菌开始繁殖并逐渐转变为化脓性腹膜炎。病原菌以大肠埃希菌、链球菌多见。

因剧烈的腹痛、强烈的化学刺激、细胞外液的丢失及细菌毒素吸收等因素,患者可出现休克。

(二)临床表现

1.症状

穿孔多突然发生于夜间空腹或饱食后,主要表现为突发性上腹部刀割样剧痛,很快波及全腹,但仍以上腹为重。患者疼痛难忍,常伴恶心、呕吐、面色苍白、出冷汗、脉搏细速、血压下降、四肢厥冷等表现。其后由于大量腹腔渗出液的稀释,腹痛略有减轻,继发细菌感染后,腹痛可再次加重;当胃内容物沿右结肠旁沟向下流注时,可出现右下腹痛。溃疡穿孔后病情的严重程度与患者的年龄、全身情况、穿孔部位、穿孔大小和时间及是否空腹穿孔密切相关。

2.体征

体检时患者呈急性病容,表情痛苦,蜷屈位、不愿移动;腹式呼吸减弱或消失;全腹有明显的压痛、反跳痛,腹肌紧张呈"木板样"强直,以右上腹部最为明显,肝浊音界缩小或消失、可有移动性浊音,肠鸣音减弱或消失。

(三)实验室及其他检查

1.X 线检查

大约 80% 的患者行站立位腹部 X 线检查时,可见膈下新月形游离气体影。

2.实验室检查

提示血白细胞计数及中性粒细胞比例增高。

3.诊断性腹腔穿刺

临床表现不典型的患者可行诊断性腹腔穿刺,穿刺抽出液可含胆汁或食物残渣。

(四)治疗要点

根据病情选用非手术或手术治疗。

1.非手术治疗

(1)适应证:一般情况良好,症状及体征较轻的空腹状态下穿孔者;穿孔超过 24 h,腹膜炎症已局限者;胃十二指肠造影证实穿孔已封闭者;无出血、幽门梗阻及恶变等并发症者。

(2)治疗措施:①禁欲食、持续胃肠减压,减少胃肠内容物继续外漏,以利于穿孔的闭合和腹膜炎症消退。②输液和营养支持治疗,以维持机体水、电解质平衡及营养需求。③全身应用抗生素,以控制感染。④应用抑酸药物,如给予 H_2 受体拮抗剂或质子泵抑制剂等制酸药物。

2.手术治疗

(1)适应证:上述非手术治疗措施 6~8 h,症状无减轻,而且逐渐加重者要改为手术治疗。②饱食后穿孔,顽固性溃疡穿孔和伴有幽门梗阻、大出血、恶变等并发症者,应及早进行手术治疗。

(2)手术方式:①单纯缝合修补术:即缝合穿孔处并加大网膜覆盖。该方法操作简单,手术时间短,安全性高。适用于穿孔时间超过 8 h,腹腔内感染及炎症水肿严重者;以往无溃疡病史或有溃疡病史但未经内科正规治疗,无出血、梗阻并发症者;有其他系统器质性疾病不能耐受急诊彻底性溃疡切除手术者。②彻底的溃疡切除手术(连同溃疡一起切除的胃大部切除术):手术方式包括胃大部切除术,对十二指肠溃疡穿孔行迷走神经切断加胃窦切除术,或缝合穿孔后行迷走神经切断加胃空肠吻合术,或行高选择性迷走神经切断术。

(五)常见护理诊断/问题

1.疼痛

疼痛与胃十二指肠溃疡穿孔后消化液对腹膜的强烈刺激及手术后切口有关。

2.体液不足

体液不足与溃疡穿孔后消化液的大量丢失有关。

(六)护理措施

1.术前护理/非手术治疗的护理

(1)禁食、胃肠减压:溃疡穿孔患者要禁食禁水,有效地胃肠减压,以减少胃肠内容物继续流入腹腔。做好引流期间的护理,保持引流通畅和有效负压,注意观察和记录胃液的颜色、性质和量。

(2)体位:休克者取休克体位(头和躯干抬高20°～30°、下肢抬高15°～20°),以增加回心血量;无休克者或休克改善后取半卧位,以利于漏出的消化液积聚于盆腔最低位和便于引流,减少毒素的吸收,同时也可降低腹壁张力和减轻疼痛。

(3)静脉输液,维持体液平衡。观察和记录24 h出入量,为合理补液提供依据。给予静脉输液,根据出入量和医嘱,合理安排输液的种类和速度,以维持水、电解质及酸碱平衡;同时给予营养支持和相应护理。

(4)预防和控制感染:遵医嘱合理应用抗菌药。

(5)做好病情观察:密切观察患者生命体征、腹痛、腹膜刺激征及肠鸣音变化等。若经非手术治疗6～8 h病情不见好转,症状、体征反而加重者,应积极做好急诊手术准备。

2.术后护理

加强术后护理,促进患者早日康复。

三、胃十二指肠溃疡大出血

胃十二指肠溃疡出血是上消化道大出血中最常见的原因,占50%以上。其中5%～10%需要手术治疗。

(一)病因与病理

因溃疡基底的血管壁被侵蚀而导致破裂出血,患者过去多有典型溃疡病史,近期可有服用非甾体类抗炎药物、疲劳、饮食不规律等诱因。胃溃疡大出血多发生在胃小弯,出血源自胃左、右动脉及其分支或肝胃韧带内较大的血管。十二指肠溃疡大出血通常位于壶腹部后壁,出血多来自胃十二指肠动脉或胰十二指肠上动脉及其分支;溃疡基底部的血管侧壁破裂出血不易自行停止,可引发致命的动脉性出血。大出血后,因血容量减少、血压下降、血流变慢,可在血管破裂处形成血凝块而暂时止血。由于胃酸、胃肠蠕动和胃十二指肠内容物与溃疡病灶的接触,部分病例可发生再次出血。

(二)临床表现

1.症状

患者的主要表现是呕血和黑便,多数患者只有黑便而无呕血,迅猛的出血则表现为大量呕血和排紫黑色血便。呕血前患者常有恶心,便血前多突然有便意,呕血或便血前后患者常有心悸、目眩、无力甚至昏厥。如出血速度缓慢则血压、脉搏改变不明显。如果短期内失血量超过400 mL时,患者可出现面色苍白、口渴、脉搏快速有力,血压正常或略偏高的循环系统代偿表现;当失血量超过800 mL时,可出现休克症状:患者烦躁不安、出冷汗、脉搏细速、血压下降、呼吸急促、四肢厥冷等。

2.体征

腹稍胀,上腹部可有轻度压痛,肠鸣音亢进。

(三)实验室及其他检查

1.内镜检查

胃十二指肠纤维镜检查可明确出血原因和部位,出血 24 h 内阳性率可为 70%~80%,超过 24 h 则阳性率下降。

2.血管造影

选择性腹腔动脉或肠系膜上动脉造影可明确病因与出血部位,并可采取栓塞治疗或动脉注射垂体升压素等介入性止血措施。

3.实验室检查

大量出血早期,由于血液浓缩,血常规变化不大;以后红细胞计数、血红蛋白、血细胞比容均呈进行性下降。

(四)治疗要点

胃十二指肠溃疡出血的治疗原则:补充血容量防止失血性休克,尽快明确出血部位并采取有效止血措施。

1.非手术治疗

(1)补充血容量:迅速建立静脉通路,快速静脉输液、输血。失血量达全身总血量的 20%时,应输注右旋糖酐、羟乙基淀粉或其他血浆代用品,出血量较大时可输注浓缩红细胞,必要时可输全血,保持血细胞比容不低于 30%。

(2)禁食、留置胃管:用生理盐水冲洗胃腔,清除血凝块,直至胃液变清。还可经胃管注入 200 mL 含 8 mg 去甲肾上腺素的生理盐水溶液,每 4~6 小时 1 次。

(3)应用止血、制酸等药物:经静脉或肌内注射巴曲酶等止血药物;静脉给予 H_2 受体拮抗剂(西咪替丁等)、质子泵抑制剂(奥美拉唑)或生长抑素等。

(4)胃镜下止血:急诊胃镜检查明确出血部位后同时实施电凝、激光灼凝、注射或喷洒药物、钛夹夹闭血管等局部止血措施。

2.手术治疗

(1)适应证:①重大出血,短期内出现休克,或短时间内(6~8 h)需输入大量血液(>800 mL)方能维持血压和血细胞比容者;②正在进行药物治疗的胃十二指肠溃疡患者发生大出血,说明溃疡侵蚀性大,非手术治疗难于止血,或暂时血止后又复发;③60 岁以上伴血管硬化症者自行止血机会较小,应及早手术;④近期发生过类似的大出血或合并溃疡穿孔或幽门梗阻;⑤胃镜检查发现动脉搏动性出血或溃疡底部血管显露、再出血危险性大者。

(2)手术方式:①胃大部切除术,适用于大多数溃疡出血的患者;②贯穿缝扎术,在病情危急,不能耐受胃大部切除手术时,可采用单纯贯穿缝扎止血法;③在贯穿缝扎处理溃疡出血后,可行迷走神经干切断加胃窦切除或幽门成形术。

(五)常见护理诊断/问题

1.焦虑、恐惧

焦虑、恐惧与突发胃十二指肠溃疡大出血及担心预后有关。

2.体液不足

体液不足与胃十二指肠溃疡出血致血容量不足有关。

（六）护理措施

1.非手术治疗的护理（包括术前护理）

（1）缓解焦虑和恐惧：关心和安慰患者，给予心理支持，减轻患者的焦虑和恐惧。及时为患者清理呕吐物。情绪紧张者，可遵医嘱适当给予镇静剂。

（2）体位：取平卧位，卧床休息。有呕血者，头偏向一侧。

（3）补充血容量：迅速建立多条畅通的静脉通路，快速输液、输血，必要时可行深静脉穿刺输液。开始输液时速度宜快，待休克纠正后减慢滴速。

（4）采取止血措施：遵医嘱应用止血药物或冰盐水洗胃，以控制出血。

（5）做好病情观察：严密观察患者生命体征的变化，判断、观察和记录呕血、便血情况，观察患者有无口渴、肢端湿冷、尿量减少等循环血量不足的表现。必要时测量中心静脉压并做好记录。观察有无鲜红色血性胃液从胃管流出，以判断有无活动性出血和止血效果。若出血仍在继续，短时间内（6～8 h）需大量输血（＞800 mL）才能维持血压和血细胞比容，或停止输液、输血后，病情又恶化者，应及时报告医师，并配合做好急症手术的准备。

（6）饮食：出血时暂禁食，出血停止后，可进流质或无渣半流质饮食。

2.术后护理

加强术后护理，促进患者早日康复。

四、胃十二指肠溃疡瘢痕性幽门梗阻

胃十二指肠溃疡患者因幽门管、幽门溃疡或十二指肠壶腹部溃疡反复发作形成瘢痕狭窄、幽门痉挛水肿而造成幽门梗阻。

（一）病因与病理

瘢痕性幽门梗阻常见于十二指肠壶腹部溃疡和位于幽门的胃溃疡。溃疡引起幽门梗阻的机制有幽门痉挛、炎性水肿和瘢痕三种，前两种情况是暂时的和可逆的，在炎症消退、痉挛缓解后梗阻解除，无须外科手术；而瘢痕性幽门梗阻属于永久性，需要手术方能解除梗阻。梗阻初期，为克服幽门狭窄，胃蠕动增强，胃壁肌肉代偿性增厚。后期，胃代偿功能减退，失去张力，胃高度扩大，蠕动减弱甚至消失。由于胃内容物潴留引起呕吐而致水、电解质的丢失，导致脱水、低钾低氯性碱中毒；长期慢性不全性幽门梗阻者由于摄入减少，消化吸收不良，患者可出现贫血与营养障碍。

（二）临床表现

1.症状

患者表现为进食后上腹饱胀不适并出现阵发性胃痉挛性疼痛，伴恶心、嗳气与呕吐。呕吐多发生在下午或晚间，呕吐量大，一次达 1 000～2 000 mL，呕吐物内含大量宿食，有腐败酸臭味，但不含胆汁。呕吐后自觉胃部舒适，故患者常自行诱发呕吐以缓解症状。常有少尿、便秘、贫血等慢性消耗表现。体检时可见患者常有消瘦、皮肤干燥、皮肤弹性消失等营养不良的表现。

2.体征

上腹部可见胃型和胃蠕动波，用手轻拍上腹部可闻及振水声。

（三）实验室及其他检查

1.内镜检查

可见胃内有大量潴留的胃液和食物残渣。

2.X 线钡餐检查

可见胃高度扩张，24 h 后仍有钡剂存留（正常 24 h 排空）。已明确幽门梗阻者避免做此检查。

（四）治疗要点

瘢痕性幽门梗阻以手术治疗为主。最常用的术式是胃大部切除术，但年龄较大、身体状况极差或合并其他严重内科疾病者，可行胃空肠吻合加迷走神经切断术。

（五）常见护理诊断/问题

1.体液不足

体液不足与大量呕吐、胃肠减压引起水、电解质的丢失有关。

2.营养失调：低于机体需要量

营养失调：低于机体需要量与幽门梗阻致摄入不足、禁食和消耗、丢失体液有关。

（六）护理措施

1.术前护理

（1）静脉输液：根据医嘱和电解质检测结果合理安排输液种类和速度，以纠正脱水及低钾、低氯性碱中毒。密切观察及准确记录24 h出入量，为静脉补液提供依据。

（2）饮食与营养支持：非完全梗阻者可给予无渣半流质饮食，完全梗阻者术前应禁食水，以减少胃内容物潴留。根据医嘱于手术前给予肠外营养，必要时输血或其他血液制品，以纠正营养不良、贫血和低蛋白血症，提高患者对手术的耐受力。

（3）采取有效措施，减轻疼痛，增进舒适。①禁食，胃肠减压：完全幽门梗阻患者，给予禁食，保持有效胃肠减压，减少胃内积气、积液，减轻胃内张力。必要时遵医嘱给予解痉药物，以减轻疼痛，增加患者的舒适度。②体位：取半卧位，卧床休息。呕吐时，头偏向一侧。呕吐后及时为患者清理呕吐物。情绪紧张者，可遵医嘱给予镇静剂。

（4）洗胃：完全幽门梗阻者，除持续胃肠减压排空胃内潴留物外，须做术前胃的准备，即术前3 d每晚用300～500 mL温盐水洗胃，以减轻胃黏膜水肿和炎症，有利于术后吻合口愈合。

2.术后护理

加强术后护理，促进患者早日康复。

（王铭珠）

第三节　胆囊结石

一、概述

胆囊结石是指原发于胆囊的结石，是胆石症中最多的一种疾病。近年来随着卫生条件的改善及饮食结构的变化，胆囊结石的发病率呈升高趋势，已高于胆管结石。胆囊结石以女性多见，男、女性之比为1：（3～4）；其以胆固醇结石或以胆固醇为主要成分的混合性结石为主。少数结石可经胆囊管排入胆总管，大多数存留于胆囊内且结石越聚越大，可呈多颗小米粒状，在胆囊内可存在数百粒小结石，也可呈单个巨大结石；有些终身无症状而在尸检中发现（静止性胆囊结石），大多数反复发作腹痛症状，一般小结石容易嵌入胆囊管发生阻塞引起胆绞痛症状，发生急性胆囊炎。

二、诊断

(一)症状

1.胆绞痛

胆绞痛是胆囊结石并发急性胆囊炎时的典型表现,多在进油腻食物后胆囊收缩,结合移位并嵌顿于胆囊颈部,胆囊压力升高后强力收缩而发生绞痛。小结石通过胆囊管或胆总管时可发生典型的胆绞痛,疼痛位于右上腹,呈阵发性,可向右肩背部放射,伴恶心、呕吐,呕吐物为胃内容物,吐后症状并不减轻。存留在胆囊内的大结石堵塞胆囊腔时并不引起典型的胆绞痛,故胆绞痛常反映结石在胆管内的移动。急性发作特别是坏疽性胆囊炎时还可出现高热、畏寒等显著的感染症状,严重病例由于炎性渗出或胆囊穿孔可引起局限性腹膜炎,从而出现腹膜刺激症状。胆囊结石一般无黄疸,但 30%的患者因伴有胆管炎或肿大的胆囊压迫胆管,肝细胞损害时也可有一过性黄疸。

2.胃肠道症状

大多数慢性胆囊炎患者有不同程度的胃肠道功能紊乱,表现为右上腹隐痛不适、厌油、进食后上腹饱胀感,常被误认为"胃病"。有近半数的患者早期无症状,称为静止性胆囊结石,此类患者在长期随访中仍有部分出现腹痛等症状。

(二)体征

1.一般情况

无症状期间患者大多一般情况良好,少数急性胆囊炎患者在发作期可有黄疸,症状重时可有感染中毒症状。

2.腹部情况

如无急性发作,患者腹部常无明显异常体征,部分患者右上腹可有深压痛;急性胆囊炎患者可有右上腹饱满、呼吸运动受限、右上腹触痛及肌紧张等局限性腹膜炎体征,Murphy 征阳性。有 1/3～1/2 的急性胆囊炎患者,在右上腹可扪及肿大的胆囊或由胆囊与大网膜粘连形成的炎性肿块。

(三)检查

1.化验检查

胆囊结石合并急性胆囊炎有血液白细胞升高,少数患者谷丙转氨酶也升高。

2.B超检查

B超检查简单易行,价格低廉且不受胆囊大小、功能、胆管梗阻或结石含钙多少的影响,诊断正确率可达 96%以上,是首选的检查手段。典型声像特征是胆囊腔内有强回声光团并伴声影,改变体位时光团可移动。

3.胆囊造影

能显示胆囊的大小及形态并了解胆囊收缩功能,但易受胃肠道功能、肝功能及胆囊管梗阻的影响,应用很少。

4.X线检查

腹部 X 线平片对胆囊结石的显示率为 10%～15%。

5.十二指肠引流

有无胆汁可确定是否有胆囊管梗阻,胆汁中出现胆固醇结晶提示结石存在,但此项检查目前已很少用。

6.CT、MRI、ERCP、PTC 检查

在 B 超不能确诊或者怀疑有肝内胆管、肝外胆管结石或胆囊结石术后多年复发又疑有胆管结石者,可酌情选用其中某一项或几项诊断方法。

(四)诊断要点

1.症状

20%～40%的胆囊结石可终生无症状,称静止性胆囊结石。有症状的胆囊结石的主要临床表现:进食后,特别是进油腻食物后,出现上腹部或右上腹部隐痛不适、饱胀,伴嗳气、呃逆等。

2.胆绞痛

胆囊结石的典型表现,疼痛位于上腹部或右上腹部,呈阵发性,可向肩胛部和背部放射,多伴恶心、呕吐。

3.Mirizzi 综合征

持续嵌顿和压迫胆囊壶腹部和颈部的较大结石,可引起肝总管狭窄或胆囊管瘘,及反复发作的胆囊炎、胆管炎及梗阻性黄疸,称 Mirizzi 综合征。

4.Murphy 征

右上腹部局限性压痛、肌紧张,阳性。

5.B 超检查

胆囊暗区有一个或多个强回声光团,并伴声影。

(五)鉴别诊断

1.肾绞痛

胆绞痛需与肾绞痛相鉴别,后者疼痛部位在腰部,疼痛向外生殖器放射,伴有血尿,可有尿路刺激症状。

2.胆囊非结石性疾病

胆囊良、恶性肿瘤、胆囊息肉样病变等,B 超、CT 等影像学检查可提供鉴别线索。

3.胆总管结石

可表现为高热、黄疸、腹痛,超声等影像学检查可以鉴别,但有时胆囊结石可与胆总管结石并存。

4.消化性溃疡性穿孔

多有溃疡病史,腹痛发作突然并很快波及全腹,腹壁呈板状强直,腹部 X 线片可见膈下游离气体。较小的十二指肠穿孔,或穿孔后很快被网膜包裹,形成一个局限性炎性病灶时,易与急性胆囊炎混淆。

5.内科疾患

一些内科疾病如肾盂肾炎、右侧胸膜炎、肺炎等,亦可发生右上腹疼痛症状,若注意分析,则不难获得正确的诊断。

三、治疗

(一)一般治疗

饮食宜清淡,防止急性发作,对无症状的胆囊结石应定期 B 超随诊;伴急性炎症者宜进食,注意维持水、电解质平衡,并静脉应用抗生素。

（二）药物治疗

溶石疗法服用鹅去氧胆酸或熊去氧胆酸对胆固醇结石有一定溶解效果，主要用于胆固醇结石。但此种药物有肝毒性，服药时间长，反应大，价格贵，停药后结石易复发。其适应证：胆囊结石直径在 2 cm 以下；结石为含钙少的 X 线能够透过的结石；胆囊管通畅；患者的肝脏功能正常，无明显的慢性腹泻史。目前多主张采取熊去氧胆酸单用或与鹅去氧胆酸合用，不主张单用鹅去氧胆酸。鹅去氧胆酸总量为15 mg/(kg·d)，分次口服。熊去氧胆酸为 8～10 mg/(kg·d)，分餐后或晚餐后 2 次口服。疗程为1～2 年。

（三）手术治疗

对于无症状的静止胆囊结石，一般认为无须施行手术切除胆囊。但有下列情况时，应进行手术治疗：①胆囊造影胆囊不显影；②结石直径为 2～3 cm；③并发糖尿病且在糖尿病已控制时；④老年人或有心肺功能障碍者。

腹腔镜胆囊切除术适于无上腹创伤及手术史者，无急性胆管炎、胰腺炎和腹膜炎及腹腔脓肿的患者。对并发胆总管结石的患者应同时行胆总管探查术。

1.术前准备

择期胆囊切除术后引起死亡的最常见原因是心血管疾病。这强调了详细询问病史发现心绞痛和仔细进行心电图检查注意有无心肌缺血或以往心肌梗死证据的重要性。此外还应寻找脑血管疾病特别是一过性缺血发作的症状。若病史阳性或有问题时应做非侵入性颈动脉血流检查。此时对择期胆囊切除术应当延期，按照指征在冠状动脉架桥或颈动脉重新恢复血管流通后施行。除心血管病外，引起择期胆囊切除术后第 2 位的死亡原因是肝胆疾病，主要是肝硬化。除术中出血外，还可发生肝功能衰竭和败血症。自从在特别挑选的患者中应用预防性措施以来，择期胆囊切除术后感染中毒性并发症的发生率已有显著下降。慢性胆囊炎患者胆汁内的细菌滋生率占10％～15％；而在急性胆囊炎消退期患者中则高达 50％。细菌菌种为肠道菌如大肠埃希菌、产气克雷伯杆菌和粪链球菌，其次也可见到产气荚膜杆菌、类杆菌和变形杆菌等。胆管内细菌的发生率随年龄而增长，故主张年龄在 60 岁以上、曾有过急性胆囊炎发作刚恢复的患者，术前应预防性使用抗生素。

2.手术治疗

对有症状胆石症已成定论的治疗是腹腔镜胆囊切除术。虽然此技术的常规应用时间尚短，但是其结果十分突出，以致仅在不能施行腹腔镜手术或手术不安全时，才选用开腹胆囊切除术，包括无法安全地进入腹腔完成气腹，或者由于腹内粘连，或者解剖异常不能安全地暴露胆囊等。外科医师在遇到胆囊和胆管解剖不清及遇到止血或胆汁渗漏而不能满意地控制时，应当及时中转开腹。目前，中转开腹率在 5％以下。

（四）其他治疗

体外震波碎石适用于胆囊内胆固醇结石，直径不超过 3 cm，且胆囊具收缩功能。治疗后部分患者可发生急性胆囊炎或结石碎片进入胆总管而引起胆绞痛和急性胆管炎。此外碎石后仍不能防止结石的复发。因并发症多，疗效差，现已基本不用。

四、护理

(一)术前护理

1.饮食

指导患者选用低脂肪、高蛋白质、高糖饮食。因为脂肪饮食可促进胆囊收缩排出胆汁,加剧疼痛。

2.术前用药

严重的胆石症发作性疼痛可使用镇痛剂和解痉剂,但应避免使用吗啡,因吗啡有收缩胆总管的作用,可加重病情。

3.病情观察

应注意观察胆石症急性发作患者的体温、脉搏、呼吸、血压、尿量及腹痛情况,及时发现有无感染性休克征兆。注意患者皮肤有无黄染及粪便颜色变化,以确定有无胆管梗阻。

(二)术后护理

1.症状观察及护理

定时监测患者生命体征的变化,注意有无血压下降、体温升高及尿量减少等全身中毒症状,及时补充液体,保持出入量平衡。

2.T形管护理

胆总管切开放置T形管的目的是引流胆汁,使胆管减压:①T形管应妥善固定,防止扭曲、脱落;②保持T形管无菌,每天更换引流袋,下地活动时引流袋应低于胆囊水平,避免胆汁回流;③观察并记录每天胆汁引流量、颜色及性质,防止胆汁淤积引起感染;④拔管:如果T形管引流通畅,胆汁色淡黄、清澄、无沉渣且无腹痛无发热等症状,术后10~14 d可夹闭管道。开始每天夹闭2~3 h,无不适可逐渐延长时间,直至全日夹管。在此过程中要观察患者有无体温增高、腹痛、恶心、呕吐及黄疸等。经T形管造影显示胆管通畅后,再引流2~3 d,及时排出造影剂。经观察无特殊反应,可拔除T形管。

(三)健康指导

(1)进少油腻、高维生素、低脂饮食。烹调方式以蒸煮为宜,少吃油炸类的食物。

(2)适当体育锻炼,提高机体抵抗力。

(王铭珠)

第四节　急性肠梗阻

一、概述

肠梗阻(intestinal obstruction)指肠内容物在肠道中通过受阻,为常见急腹症,可因多种因素引起。起病初梗阻肠段先有解剖和功能性改变,继则发生体液和电解质的丢失、肠壁循环障碍坏死和继发感染,最后可致毒血症休克死亡。当然如能及时诊断积极治疗大多能逆转病情的发展以至治愈。

二、病因

(一)机械性肠梗阻

1.肠外原因

(1)粘连与粘连带压迫:粘连可引起肠折叠扭转而造成梗阻。先天性粘连带较多见于小儿;腹部手术或腹内炎症产生的粘连是成人肠梗阻最常见的原因,但少数病例可无腹部手术及炎症史。

(2)嵌顿性外疝或内疝。

(3)肠扭转常由于粘连所致。

(4)肠外肿瘤或腹块压迫。

2.肠管本身的原因

(1)先天性狭窄和闭孔畸形。

(2)炎症肿瘤吻合手术及其他因素所致的狭窄。例如,炎症性肠病肠结核放射性损伤肠肿瘤(尤其是结肠瘤)肠吻合等。

(3)肠套叠在成人较少见,多因息肉或其他肠管病变引起。

3.肠腔内原因

由于成团蛔虫异物或粪块等引起肠梗阻已不常见。巨大胆石通过胆囊或胆总管-指肠瘘管进入肠腔,产生胆石性肠梗阻的病例时有报道。

(二)动力性肠梗阻

1.麻痹性肠梗阻

腹部大手术后腹膜炎、腹部外伤、腹膜后出血、某些药物肺炎、脓胸脓毒血症、低钾血症、或其他全身性代谢紊乱均可并发麻痹性肠梗阻。

2.痉挛性肠梗阻

肠道炎症及神经系统功能紊乱均可引起肠管暂时性痉挛。

(三)血管性肠梗阻

肠系膜动脉栓塞或血栓形成和肠系膜静脉血栓形成为主要病因。各种病因引起肠梗阻的频率随年代地区、民族医疗卫生条件等不同而有所不同。例如,年前嵌顿疝所致的机械性肠梗阻的发生率最高,随着医疗水平的提高、预防性疝修补术得到普及,现已明显减少。而粘连所致的肠梗阻的发生率明显上升。

三、病理改变

单纯性完全机械性肠梗阻发生后,梗阻部位以上的肠腔扩张,肠壁变薄,黏膜易有糜烂和溃疡发生,浆膜可被撕裂,整个肠壁可因血供障碍而坏死穿孔,梗阻以下部分肠管多呈空虚坍陷。

麻痹性肠梗阻时肠管扩张肠壁变薄。

在绞窄性肠梗阻的早期,由于静脉回流受阻,小静脉和毛细血管可发生淤血、通透性增加甚至破裂而渗出血浆或血液。此时肠管内因充血和水肿而呈紫色,继而出现动脉血流受阻、血栓形成,肠壁因缺血而坏死,肠内细菌和毒素可通过损伤的肠壁进入腹腔,坏死的肠管呈紫黑色最后可自行破裂。

四、病理生理

肠梗阻的主要病理生理改变为膨胀体液和电解质的丢失,以及感染和毒血症。这些改变的严重程度视梗阻部位的高低、梗阻时间的长短以及肠壁有无血液供应障碍而不同。

(一)肠膨胀

机械性肠梗阻时,梗阻以上的肠腔因积液积气而膨胀,肠段对梗阻的最先反应是增强蠕动,而强烈的蠕动引起肠绞痛。此时食管上端括约肌发生反射性松弛,患者在吸气时不自觉地将大量空气吞入胃肠,因此肠腔积气的 70% 是咽下的空气,其中大部分是氮气,不易被胃肠吸收,其余 30% 的积气是肠内酸碱中和与细菌发酵作用产生的,或自备注弥散至肠腔的 CO_2、H_2、CH_4 等气体。正常成人每天消化道分泌的唾液、胃液、胆液、胰液和肠液的总量约 8 L,绝大部分被小肠黏膜吸收,以保持体液平衡。肠梗阻时大量液体和气体聚积在梗阻近端引起肠膨胀,而膨胀能抑制肠壁黏膜吸收水分,以后又刺激其增加分泌,如此肠腔内液体越积越多,使肠膨胀进行性加重。在单纯性肠梗阻,肠管内压力一般较低,初是常低于 0.8 kPa(8 cmH_2O)。

但随着梗阻时间的延长,肠管内压力甚至可达到 1.8 kPa(18 cmH_2O)。结肠梗阻止肠腔内压力平均多在 2.5 kPa(25 cmH_2O)。结肠梗阻时肠腔内压力平均多在 2.5 kPa(25 cmH_2O)以上,甚至有高到 5.1 kPa(52 cmH_2O)水柱。肠管内压力的增高可使肠壁静脉回流障碍,引起肠壁充血水肿,通透性增加。肠管内压力继续增高可使肠壁血流阻断使单纯性肠梗阻变为绞窄性肠梗阻。严重的肠膨胀甚至可使横膈抬高,影响患者的呼吸和循环功能。

(二)体液和电解质的丢失

肠梗阻时肠膨胀可引起反射性呕吐。高位小肠梗阻时呕吐频繁,大量水分和电解质被排出体外。如梗阻位于幽门或十二指肠上段,呕出过多胃酸,则易产生脱水和低氯低钾性碱中毒。如梗阻位于十二指肠下段或空肠上段,则碳酸氢盐的丢失严重。低位肠梗阻,呕吐虽远不如高位者少见,但因肠黏膜吸收功能降低而分泌液量增多,梗阻以上肠腔中积留大量液体,有时多达 5～10 L,内含大量碳酸氢钠。这些液体虽未被排出体外,但封闭在肠腔内不能进入血液,等于体液的丢失。此外,过度的肠膨胀影响静脉回流,导致肠壁水肿和血浆外渗,在绞窄性肠梗阻时,血和血浆的丢失尤其严重。因此,患者多发生脱水伴少尿、氮质血症和酸中毒。若脱水持续,血液进一步浓缩,则导致低血压和低血容量休克。失钾和不进饮食所致的血钾过低可引起肠麻痹,进而加重肠梗阻的发展。

(三)感染和毒血症

正常人的肠蠕动使肠内容物经常向前流动和更新,因此小肠内是无菌的,或只有极少数细菌。单纯性机械性小肠梗阻时,肠内纵有细菌和毒素也不能通过正常的肠黏膜屏障,因而危害不大。若梗阻转变为绞窄性,开始时,静脉血流被阻断,受累的肠壁渗出大量血液和血浆,使血容量进一步减少,继而动脉血流被阻断而加速肠壁的缺血性坏死。绞窄段肠腔中的液体含大量细菌(如梭状芽孢杆菌、链球菌、大肠埃希菌等)、血液和坏死组织,细菌的毒素以及血液和坏死组织的分解产物均具有极强的毒性。这种液体通过破损或穿孔的肠壁进入腹腔后,可引起强烈的腹膜刺激和感染,被腹膜吸收后,则引起脓毒血症。严重的腹膜炎和毒血症是导致肠梗阻患者死亡的主要原因。

除上述三项主要的病理生理改变之外,如果发生绞窄性肠梗阻往往还伴有肠壁、腹腔和肠腔内的渗血,绞窄的肠祥越长,失血量越大,亦是导致肠梗阻患者死亡的原因之一。

五、临床表现

症状和体征典型的肠梗阻是不难诊断的,但缺乏典型表现者诊断较困难。X线腹部透视或摄片检查对证实临床诊断、确定肠梗阻的部位很有帮助。正常人腹部X线平片上只能在胃和结肠内见到少量气体。如小肠内有气体和液平面,表明肠内容物通过障碍,提示肠梗阻的存在。急性小肠梗阻通常要经过6 h肠内才会积聚足够的液体和气体,形成明显的液平面经过12 h,肠扩张的程度肯定达到诊断水平。结肠梗阻发展到X线征象出现的时间就更长。充气的小肠特别是空肠可从横绕肠管的环状襞加以辨认,并可与具有结肠袋影的结肠相区别。此外,典型的小肠肠型多在腹中央部分,而结肠影在腹周围或在盆腔。根据患者体力情况可采用立或卧式,从正位或侧位摄片,必要时进行系列摄片。

肠梗阻的诊断确定后,应进步鉴别梗阻的类型。因于治疗及预后方面差异很大,如机械性肠梗阻多需手术解除,动力性肠梗阻则可用保守疗法治愈,绞窄性肠梗阻应尽早进行手术,而单纯性机械性肠梗阻可先试行保守治疗。应鉴别之点如下。

(一)鉴别机械性肠梗阻和动力性肠梗阻

首先要从病史上分析有无机械梗阻因素。动力性肠梗阻包括常见的麻痹性和少见的痉挛性肠梗阻。机械性肠梗阻的特征是阵发性肠绞痛、肠鸣音亢进和非对称性腹胀;而麻痹性肠梗阻的特征为无绞痛、肠鸣音消失和全腹均匀膨胀;痉挛性肠梗阻可有剧烈腹痛突然发作和消失,间歇期不规则,肠鸣音减弱而不消失,但无腹胀。腹部X线片有助于两者的鉴别:机械性梗阻的肠胀气局限于梗阻部位以上的肠段;麻痹性梗阻时,全部胃、小肠和结肠均有胀气,程度大致相同;痉挛性梗阻时,肠无明显胀气和扩张。每隔分钟拍摄正、侧位腹部平片以观察小肠有无运动,常可鉴别机械性与麻痹性肠梗阻。

(二)鉴别单纯性肠梗阻和绞窄性肠梗阻

绞窄性肠梗阻可发生于单纯性机械性肠梗阻的基础上,单纯性肠梗阻因治疗不善而转变为绞窄性肠梗阻的占15%～43%,一般认为出现下列征象应疑有绞窄性肠梗阻。

(1)急骤发生的剧烈腹痛持续不减,或由阵发性绞痛转变为持续性腹痛,疼痛的部位较为固定。若腹痛涉及背部提示肠系膜受到牵拉,更提示为绞窄性肠梗阻。

(2)腹部有压痛、反跳痛和腹肌强直,腹胀与肠鸣音亢进则不明显。

(3)呕吐物、胃肠减压引流物、腹腔穿刺液含血液,亦可有便血。

(4)全身情况急剧恶化,毒血症表现明显,可出现休克。

(5)X线检查可见梗阻部位以上肠段扩张并充满液体,状若肿瘤或呈C形面被称为咖啡豆征,在扩张的肠管间常可见有腹水。

(三)鉴别小肠梗阻和结肠梗阻

高位小肠梗阻呕吐频繁而腹胀较轻,低位小肠梗阻则反之。结肠梗阻的临床表现与低位小肠梗阻相似。但腹部X线检查则可区别。小肠梗阻是充气之肠袢遍及全腹,液平较多,而结肠则不显示。若为结肠梗阻则在腹部周围可见扩张的结肠和袋形,小肠内积气则不明显。

(四)鉴别完全性肠梗阻和不完全性肠梗阻

完全性肠梗阻多为急性发作而且症状明显,不完全性肠梗阻则多为慢性梗阻,症状不明显,往往为间歇性发作。X线检查完全性肠梗阻者肠袢充气扩张明显,不完全性肠梗阻则反之。

(五)肠梗阻病因的鉴别诊断

判断病因可从年龄、病史、体检、X线检查等方面的分析着手。例如以往有过腹部手术、创伤、感染的病史,应考虑肠粘连或粘连带所致的梗阻;如患者有肺结核,应想到肠结核或腹膜结核引起肠梗阻的可能。遇风湿性心瓣膜病伴心房纤颤、动脉粥样硬化或闭塞性动脉内膜炎的患者,应考虑肠系膜动脉栓塞;而门静脉高压和门静脉炎可致门静脉栓塞。这些动静脉血流受阻是血管性肠梗阻的常见原因。在儿童中,蛔虫引起肠堵塞偶可见到;3岁以下婴幼儿中原发性肠套叠多见;青、中年患者的常见病因是肠粘连、嵌顿性外疝和肠扭转;老年人的常见病因是结肠癌、乙状结肠扭转和粪块堵塞,而结肠梗阻病例的90%为癌性梗阻。成人中肠套叠少见,多继发于Meckel憩室、肠息肉和肿瘤。在腹部检查时,要特别注意腹部手术切口瘢痕和隐蔽的外疝。

腹痛、呕吐、腹胀、便秘和停止排气是肠梗阻的典型症状但在各类肠梗阻中轻重并不一致。

1.腹痛

肠梗阻的患者大多有腹痛。在急性完全性机械性小肠梗阻患者中,腹痛表现为阵发性绞痛。是由梗阻部位以上的肠管强烈蠕动所引起,多位于腹中部,常突然发作,逐步加剧至高峰,持续数分钟后缓解。间隙期可以完全无痛,但过段时间后可以再发,绞痛的程度和间隙期的长短则视梗阻部位的高低和病情的缓急而异。一般而言,十二指肠、上段空肠梗阻时呕吐可起减压作用,患者绞痛较轻。而低位回肠梗阻则可因肠胀气抑制肠蠕动,故绞痛亦轻。唯急性空肠梗阻时绞痛较剧烈,一般每2～5 min即发作一次。不完全性肠梗阻腹痛较轻,在一阵肠鸣或排气后可见缓解。慢性肠梗阻亦然,且间隙期亦长。急性机械性结肠梗阻时腹痛多在下腹部。一般较小肠梗阻为轻。结肠梗阻时若回盲瓣功能正常,结肠内容物不能逆流到小肠,肠腔因而逐渐扩大,压力增高,因之除阵发性绞痛外可有持续性钝痛。此种情况的出现应注意有闭祥性肠梗阻的可能性。发作间隙期的持续性钝痛亦是绞窄性肠梗阻的早期表现。若肠壁已发生缺血性坏死,则呈持续性剧烈腹痛。至于麻痹性肠梗阻,由于肠肌已无蠕动能力,故无肠绞痛发作,可由高度肠管膨胀而引起腹部持续性胀痛。

2.呕吐

肠梗阻患者几乎都有呕吐,早期为反射性呕吐,吐出物多为胃内容物。后期则为反流性呕吐,因梗阻部位高低而不同,部位越高,呕吐越频越剧烈。低位小肠梗阻时呕吐较轻亦较疏。结肠梗阻时,由于回盲瓣可以阻止反流故早期可无呕吐,但后期回盲瓣因肠腔过度充盈而关闭不全时亦有较剧烈的呕吐,吐出物可含粪汁。

3.腹胀

腹胀是较迟出现的症状,其程度与梗阻部位有关。高位小肠梗阻由于频繁呕吐多无明显腹胀;低位小肠梗阻或结肠梗阻的晚期常有显著的全腹膨胀。闭祥性梗阻的肠段膨胀很突出,常呈不对称的局部膨胀。麻痹性肠梗阻时,全部肠管均膨胀扩大,故腹胀显著。

4.便秘和停止排气

完全性肠梗阻时,患者排便和排气现象消失。但在高位小肠梗阻的最初2～3 d,若梗阻以下肠腔内积存了粪便和气体,则仍有排便和排气现象,不能因此否定完全性梗阻的存在。同样,在绞窄性肠梗阻如肠扭转、肠套叠以及结肠癌所致的肠梗阻等都仍可有血便或脓血便排出。

5.全身症状

单纯性肠梗阻患者一般无明显的全身症状,但呕吐频繁和腹胀严重者必有脱水,血钾过低者有疲软、嗜睡、乏力和心律失常等症状。绞窄性肠梗阻患者的全身症状最显著,早期即有虚脱,很快进入休克状态。伴有腹腔感染者,腹痛持续并扩散至全腹,同时有畏寒、发热、白细胞增多等感染和毒血症表现。

六、治疗措施

肠梗阻的治疗方法取决于梗阻的原因、性质、部位、病情和患者的全身情况。但不论采取何种治疗方法,纠正肠梗阻所引起的水、电解质和酸碱平衡的失调,做胃肠减压以改善梗阻部位以上肠段的血液循环以及控制感染等皆属必要。

(一)纠正脱水、电解质丢失和酸碱平衡失调

脱水与电解质的丢失与病情与病类有关。应根据临床经验与血化验结果予以估计。一般成人症状较轻的约需补液 1 500 mL,有明显呕吐的则需补 3 000 mL,而伴周围循环虚脱和低血压时则需补液 4 000 mL 以上。若病情一时不能缓解,则尚需补给从胃肠减压及尿中排泄的量以及正常的每天需要量。当尿量排泄正常时,尚需补给钾盐。低位肠梗阻多因碱性肠液丢失易有酸中毒,而高位肠梗阻则因胃液和钾的丢失易发生碱中毒,皆应予相应的纠正。在绞窄性肠梗阻和机械性肠梗阻的晚期,可有血浆和全血的丢失,产生血液浓缩或血容量的不足,故尚应补全血或血浆、清蛋白等方能有效地纠正循环障碍。

在制定或修改此项计划时,必须根据患者的呕吐情况、脱水体征,每小时尿量和尿比重,血钠、钾、氯离子、二氧化碳结合力、血肌酐以及血细胞压积、中心静脉压的测定结果加以调整。由于酸中毒、血浓缩、钾离子从细胞内逸出,血钾测定有时不能真实地反映细胞缺钾情况。而应进行心电图检查作为补充。补充体液和电解质、纠正酸碱平衡失调的目的在于维持机体内环境的相对稳定,保持机体的抗病能力,使患者在肠梗阻解除之前渡过难关,能在有利的条件下经受外科手术治疗。

(二)胃肠减压

通过胃肠插管减压可引出吞入的气体和滞留的液体,解除肠膨胀,避免吸入性肺炎,减轻呕吐,改善由于腹胀引起的循环和呼吸窘迫症状,在一定程度上能改善梗阻以上肠管的淤血、水肿和血液循环。少数轻型单纯性肠梗阻经有效的减压后肠腔可恢复通畅。胃肠减压可减少手术操作困难,增加手术的安全性。

减压管一般有两种:较短的一种(Levin 管)可放置在胃或十二指肠内,操作方便,对高位小肠梗阻减压有效;另一种减压管长数米(Miller-Abbott 管),适用于较低位小肠梗阻和麻痹性肠梗阻的减压,但操作费时,放置时需要 X 线透视以确定管端的位置。结肠梗阻发生肠膨胀时,插管减压无效,常需手术减压。

(三)控制感染和毒血症

肠梗阻时间过长或发生绞窄时,肠壁和腹膜常有多种细菌感染(如大肠埃希菌、梭形芽孢杆菌、链球菌等),积极地采用以抗革兰氏阴性杆菌为重点的广谱抗生素静脉滴注治疗十分重要,动物实验和临床实践都证实应用抗生素可以显著降低肠梗阻的病死率。

(四)解除梗阻恢复肠道功能

对单纯性机械性肠梗阻,尤其是早期不完全性肠梗阻,如由蛔虫、粪块堵塞或炎症粘连所致的肠梗阻等可做非手术治疗。早期肠套叠、肠扭转引起的肠梗阻亦可在严密的观察下先行非手术治疗。动力性肠梗阻除非伴有外科情况,不需手术治疗。

非手术治疗除前述各项治疗外尚可加用下列措施。

(1)油类：可用石蜡油、生豆油或菜油 200～300 mL 分次口服或由胃肠减压管注入。适用于病情较重、体质较弱者。

(2)麻痹性肠梗阻如无外科情况可用新斯的明注射、腹部芒硝热敷等治疗。

(3)针刺足三里、中脘、天枢、内关、合谷、内庭等穴位可作为辅助治疗。

绝大多数机械性肠梗阻需做外科手术治疗，缺血性肠梗阻和绞窄性肠梗阻更宜及时手术处理。外科手术的主要内容为：①松解粘连或嵌顿性疝，整复扭转或套叠的肠管等，以消除梗阻的局部原因；②切除坏死的或有肿瘤的肠段，引流脓肿等，以清除局部病变；③肠造瘘术可解除肠膨胀，便利肠段切除，肠吻合术可绕过病变肠段，恢复肠道的通畅。

七、急救护理

急性肠梗阻护理要点是围绕矫正因肠梗阻引起的全身性生理紊乱和解除梗阻而采取的相应措施，即胃肠减压，纠正水、电解质紊乱和酸碱失衡，防治感染和中毒。采用非手术疗法过程中，需严密观察病情变化。如病情不见好转或继续恶化，应及时为医师提供信息，修改治疗方案。有适应证者积极完善术前准备，尽早手术解除梗阻，加强围手术期护理。

(一)护理目标

(1)严密观察病情变化，使患者迅速进入诊断、治疗程序。

(2)维持有效的胃肠减压。

(3)减轻症状：如疼痛、腹胀、呼吸困难等。

(4)加强基础护理，增加患者的舒适感。

(5)做好水分、电解质管理。

(6)预防各种并发症，提高救治成功率。

(7)加强心理护理，增强患者战胜疾病的信心。

(8)帮助患者及其家属掌握自护知识，为患者回归正常生活做准备。

(二)护理措施

1.密切观察病情变化

(1)意识表情变化能够反映中枢神经系统血液灌注情况。意识由清醒变模糊或昏迷提示病情加重。

(2)监测患者的血压、脉搏、呼吸、体温，每 15～30 min 1 次，记录尿量，观察腹痛、腹胀、呕吐、肛门排气排便情况。如果患者有口渴、尿量减少、脉率增快、脉压缩小、烦躁不安、面色苍白等表现，为早期休克征象，应加快输液速度，配合医师进行抢救。早期单纯性肠梗阻患者，全身情况无明显变化，后因呕吐，水、电解质紊乱，可出现脉搏细速、血压下降、面色苍白、眼球凹陷、皮肤弹性减退，四肢发凉等中毒性休克征象，尤以绞窄性肠梗阻更为严重。

(3)注意有无突发的剧烈腹痛、腹胀明显加重等异常情况。若出现持续剧烈的腹痛，频繁的呕吐，非手术治疗疗效不明显，有明显的腹膜炎表现以及呕血、便血等症状为绞窄性肠梗阻表现，应尽早配合医师行手术治疗。

(4)术后密切观察患者术后一般情况，应每 30～60 min 测血压、脉搏 1 次，平稳后可根据医嘱延长测定时间。对重症患者进行心电监护，预防中毒性休克。如果发现异常情况要及时通知医师，做好抢救工作。

(5)保持各引流管通畅，妥善固定，防止挤压扭曲，同时密切观察引流液的性状，如量、颜色、气味等。

2.胃肠减压的护理

(1)肠梗阻的急性期须禁食,并保持有效的胃肠减压。胃肠减压可吸出肠道内的气体和液体,减轻腹胀,降低肠腔内压力,改善肠壁血液循环,有利于改善局部病变及全身情况。关心安慰患者,讲解胃肠减压的作用及重要性,使患者重视胃肠减压的作用。

(2)妥善固定胃管,每2h抽吸1次,避免折曲或脱出,保持引流通畅,若引流不畅时可用等渗盐水冲洗胃管,观察引出物的色、质、量并记录。

(3)避免胃内存留大量的液体和气体影响药物的保存和吸收。注药操作时,动作要轻柔,避免牵拉胃管引起患者不适,注射完毕,一定要夹紧胃管2~3h,以利于药物吸收及进入肠道。

(4)动态观察胃肠吸出物的颜色及量。若吸出物减少及变清,肠鸣音恢复,表示梗阻正在缓解;若吸出物的量较多,有粪臭味或呈血性,表示肠梗阻未解除,促使细菌繁殖或者引起肠管血循环障碍,应及早通知医师,采取合理手术治疗。

(5)术后更应加强胃肠减压的护理。每天记录胃液量,便于医师参考补液治疗。注意胃液性质,发现有大量血性液体引出时,应及时报告医师处理。

3.体位和活动的护理

(1)非手术患者卧床休息。在血压稳定的情况下,可采取半卧位,以减轻腹痛、腹胀,并有利于呼吸。

(2)术后待生命体征平稳后采用半卧位,以利于腹腔内渗出液流向盆腔而利于吸收(盆腔内腹膜吸收能力较强),使感染局限化,减少膈下感染,减轻腹部张力,减轻切口疼痛,有利于切口愈合。有造瘘口者应向造瘘口侧侧卧,以防肠内大便或肠液流出污染腹部切口或从造瘘口基底部刀口流入肠腔而致感染。护理人员应经常协助患者维持好半卧位。

(3)指导和协助患者活动。术后6h血压平稳后可在床上翻身,动作宜小且轻缓,术后第一天可协助坐起并拍背促进排痰。同时鼓励患者早期下床活动,有利于肠蠕动恢复,防止肠粘连,促进生理功能和体力的恢复,防止肺不张。

(4)被动、主动活动双下肢,防止下肢静脉血栓形成。瘦、弱、年老的患者同时要特别注意骶尾部的皮肤护理,防止因受压过久发生压疮。

4.腹痛的护理

(1)患者主诉疼痛时应立即采取相应的处理措施,如给予舒适的体位、同情安慰患者、让患者做深呼吸。但在明确诊断前禁用强镇痛药物。

(2)禁食,保持有效的胃肠减压。

(3)观察腹疼的部位、性质、程度、进展情况。单纯性机械性肠梗阻一般为阵发性剧烈绞痛;绞窄性肠梗阻腹痛往往为持续性腹痛伴有阵发性加重,疼痛也较剧烈;麻痹性肠梗阻腹痛往往不明显,阵发性绞痛尤为少见;结肠梗阻一般为胀痛。要观察生命体征变化,判断有无绞窄性肠梗阻及休克的发生,为治疗时机选择提供依据。

5.呕吐的观察及护理

(1)呕吐时,协助患者坐起或使其头侧向一边,及时清理呕吐物,防止窒息和引起吸入性肺炎。

(2)呕吐后用温开水漱口,保持口腔清洁,清洁颜面部,并观察记录呕吐时间、次数、性质、量等。维持口腔清洁卫生,口腔护理每天2次,防止口腔感染。

(3)若留置胃肠减压后仍出现呕吐者,应考虑是否存在引流不畅,检查胃管的深度是否移位或脱出,管道是否打折、扭曲,管腔是否堵塞,应及时给予相应的处理。

6.腹部体征的观察及护理

(1)评估、记录腹胀的程度,观察病情变化。观察腹部外形,每小时听诊肠鸣音1次,腹胀伴有阵发性腹绞痛,肠鸣音亢进,甚至有气过水声或金属音,应严密观察。麻痹性肠梗阻时全腹膨胀显著,但不伴有肠型;闭襻性肠梗阻可以出现局部膨胀;结肠梗阻因回盲瓣关闭可以显示腹部高度膨胀,而且往往不对称。

(2)动态观察是否有肛门排气、排便。

(3)减轻腹胀的措施有胃管引流,保持有效负压吸引。热敷或按摩腹部。如无绞窄性肠梗阻,可从胃管注入石蜡油,每次20~30 mL,促进排气、排便。

7.加强水、电解质管理

(1)准确记录24 h出入量、每小时尿量,作为调整输液量的参考指标。

(2)遵医嘱尽快补充水和电解质的丢失。护士应科学、合理地安排补液顺序。危及生命的电解质紊乱,如低钾,要优先补给。

(3)维持有效的静脉通道,必要时建立中心静脉通道。加强局部护理。

8.预防感染的护理

(1)为患者执行各项治疗、操作时严格遵守无菌技术原则。接触患者前后均用流水洗手,防止交叉感染。

(2)有引流管者,应每天更换引流袋,保持引流通畅。

(3)禁食和胃肠减压期间应用生理盐水或漱口液口腔护理,每天3次,防止口腔炎的发生。

(4)留置导尿管者应用0.1%苯扎溴铵消毒尿道口或抹洗外阴,每天3次。

(5)加强皮肤护理,及时擦干汗液、清理呕吐物、更换衣被。每2 h变换体位1次,按摩骨突部位,防止压疮的发生。

9.引流管的护理

(1)术后因病情需要放置腹腔引流管,护士应明确引流管的放置位置及作用,注意引流管是否固定牢固,有无扭曲、阻塞等。

(2)术后每30 min挤压1次引流管,以避免管腔被血块堵塞,保持引流管通畅。

(3)注意观察引流液的量及性质,及时准确地向医师报告病情。

(4)在操作过程中注意无菌操作,防止逆行感染。

10.饮食护理

待胃肠功能恢复,肛门排气后给患者少量流质饮食。肠切除者,应在肛门排气1~2 d后才能开始进食流质饮食。进食后如无不适,逐渐过渡至半流、软质、普通饮食。给予无刺激、易消化、营养丰富及富含纤维素的食物。有造瘘口者避免进食产气、产酸和刺激性食物如蛋、洋葱、芹菜、蒜或含糖高的食物,以免产生臭气。随着病情恢复,造瘘口功能的健全,2周左右可进容易消化的少渣普食及含纤维素高的食物,不但可使粪便成形,便于护理,而且起到扩张造瘘口的作用。

11.心理护理

肠梗阻发病急,疼痛剧烈,患者一般有紧张、恐惧、焦虑等不良情绪,入院后急于想得到治疗,缓解疼痛。护士耐心安慰解释,与家属做好沟通工作,共同鼓励、关心患者。

(1)介绍环境及负责医师、护士,协助患者适应新环境。为患者提供安静、整洁、舒适的环境,避免不良刺激。

（2）治疗操作前简单解释，操作轻柔，尽量减少引起患者恐惧的医源性因素。

（3）用浅显的语言向患者解释疾病的原因、治疗措施、手术需要的配合。

（4）对患者的感受表示理解，耐心倾听，鼓励其说出自己心中的感受，给予帮助。

（5）避免在与医师、家属充分沟通前，直接同患者谈论病情的严重性。

（三）健康教育

（1）养成良好的生活习惯，如生活起居要有规律，每天定时排便，排便时精力集中，即使无便意也要做排便动作，保持大便通畅。

（2）饱餐后不宜剧烈运动和劳动，防止发生肠扭转。

（3）定期复诊。有腹胀、腹痛等不适时，及时到医院检查。及早发现引起肠梗阻的因素，早诊断、早治疗。

（王铭珠）

第十一章

骨 科 护 理

第一节 脊 柱 骨 折

一、疾病概述

(一)概念

脊柱骨折又称脊椎骨折,占全身各类骨折的 5%～6%。脊柱骨折可以并发脊髓或马尾神经损伤,特别是颈椎骨折-脱位合并有脊髓损伤时能严重致残甚至丧失生命。

(二)相关病理生理

脊柱分为前、中、后三柱。中柱和后柱包裹了脊髓和马尾神经,该区的损伤可以累及神经系统,特别是中柱损伤,碎骨片和髓核组织可以突入椎管的前半部而损伤脊髓。胸腰段脊柱(T_{10}～L_2)处于两个生理弧度的交汇处,是应力集中之处,也是常见骨折之处。

(三)病因与诱因

主要原因是暴力,多数由间接暴力引起,少数因直接暴力所致。当从高处坠落时,头、肩、臀部或足部着地,地面对身体的阻挡,使身体猛烈屈曲,所产生的垂直分力可导致椎体压缩性骨折,水平分力较大时则可同时发生脊椎脱位。直接暴力所致的脊椎骨折,多见于战伤、爆炸伤、直接撞伤等。

1.病理和分类

暴力的方向可以通过 X、Y、Z 轴,牵拉和旋转;在 X 轴上有屈、伸和侧方移动;在 Z 轴上则有侧屈和前后方向移动。因此,胸腰椎骨折和颈椎骨折分别可以有六种类型损伤。

2.胸、腰椎骨折的分类

(1)单纯性楔形压缩性骨折:脊柱前柱损伤,椎体成楔形,脊柱仍保持稳定。

(2)稳定性爆破型:前柱、中柱损伤。通常是高处坠落时,脊柱保持正直,胸腰段脊柱的椎体因受力、挤压而破碎;后柱不损伤,脊柱稳定。但破碎的椎体与椎间盘可突出于椎管前方,损伤脊髓而产生神经症状。

(3)不稳定性爆破型:前柱、中柱、后柱同时损伤。由于脊柱不稳定,可出现创作后脊柱后突和进行性神经症状。

(4)Chance骨折:椎体水平状撕裂性损伤。如从高空仰面落下,背部被物体阻挡,脊柱过伸,椎体横形裂开;脊柱不稳定。

(5)屈曲-牵拉型:前柱部分因受压缩力而损伤,而中柱、后柱同时因牵拉的引力而损伤,造成后纵韧带断裂,脊椎关节囊破裂,关节突脱位,半脱位或骨折;是潜在性不稳定型骨折。

(6)脊柱骨折-脱位:又名移动性损伤。脊柱沿横面移位,脱位程度重于骨折。此类损伤较严重,伴脊髓损伤,预后差。

3.颈椎骨折的分类

(1)屈曲型损伤:前柱因受压缩力而损伤,而后柱因牵拉的张力而损伤。①前方半脱位(过屈型扭伤):后柱韧带完全或不完全性破裂。完全性者可有棘突上韧带、棘间韧带、脊椎关节囊破裂和横韧带撕裂。不完全性者仅有棘上韧带和部分棘间韧带撕裂。②双侧脊椎间关节脱位:因过度屈曲,中后柱韧带断裂,脱位的关节突超越至下一个节段小关节的前方与上方。大多数患者伴有脊髓损伤。③单纯椎体楔形(压缩性)骨折:较常见,除椎体压缩性骨折外,还不同程度地出现后方韧带结构破裂。

(2)垂直压缩损伤:多数发生在高空坠落或高台跳水者。①第一颈椎双侧前、后弓骨折:也称Jefferson骨折。②爆破型骨折:颈椎椎体粉碎骨折,多见于第5、第6颈椎椎体。破碎的骨折片可凸向椎管内,瘫痪发生率高达80%。

(3)过伸损伤。①过伸性脱位:前纵韧带破裂,椎体横行裂开,椎体向后脱位。②损伤性枢椎椎弓骨折:暴力来自颏部,使颈椎过度仰伸,枢椎椎弓垂直状骨折。

(4)齿状突骨折:机制不清,暴力可能来自水平方向,从前向后经颅骨至齿状突。

(四)临床表现

有严重的外伤史,如高空坠落、重物撞击腰背部、塌方事件被泥土、矿石掩埋等。

胸腰椎损伤后,主要症状为局部疼痛,站立及翻身困难。腹膜后血肿刺激了腹腔神经节,合并肠蠕动减慢,常出现腹痛、腹胀甚至肠麻痹症状。

检查时要详细询问病史、受伤方式、受伤时姿势、伤后有无感觉及运动障碍。

注意多发伤:多发伤患者往往合并有颅脑、胸、腹脏器的损伤。要先处理紧急情况,抢救生命。

检查脊柱时暴露面应足够,必须用手指从上至下逐个按压棘突,如发现位于中线部位局部肿胀和明显的局部压痛,提示后柱已有损伤;胸腰段脊柱骨折常可摸到后凸畸形。

(五)辅助检查

1.影像学检查

(1)X线检查:有助于明确脊椎骨折的部位、类型和移位情况。

(2)CT检查:用于检查椎体的骨折情况,椎管内有无出血及碎骨片。

(3)MRI检查:有助于观察及确定脊髓损伤的程度和范围。

2.肌电图

测量肌的电传导情况,鉴别脊髓完整性的水平。

3.实验室检查

除常规检查外,血气分析检查可判断有通气不足危险患者的呼吸状况。

(六)治疗原则

1.抢救生命

脊柱损伤患者伴有颅脑、胸、腹脏器损伤或并发休克时,首先处理紧急问题,抢救生命。

2.卧硬板床

胸腰椎骨折和脱位,单纯压缩骨折椎体压缩不超过 1/3 者,可仰卧于木板床,在骨折部加枕垫,使脊柱过伸。

3.复位固定

较轻的颈椎骨折和脱位者用枕颌带做卧位牵引复位;明显压缩移位者做持续颅骨牵引复位。牵引重量 3~5 kg,复位后用头颈胸支具固定 3 个月。胸腰椎复位后用腰围支具固定。也可用两桌法或双踝悬吊法复位,复位后不稳定或关节交锁者,可手术治疗,做植骨和内固定。

4.腰背肌锻炼

胸腰椎单纯压缩骨折,椎体压缩不超过 1/3 者,在受伤后 1~2 d 开始进行,利用背伸肌的肌力及背伸姿势,使脊柱过伸,借椎体前方的前纵韧带和椎间盘纤维环的张力,使压缩的椎体自行复位,恢复原形状。严重的胸、腰椎骨折和骨折脱位,可通过腰背肌功能锻炼,使骨折获一定程度的复位。

二、护理评估

(一)一般评估

1.健康史

(1)一般情况:了解患者的年龄、职业特点、运动爱好、日常饮食结构、有无酗酒等。

(2)受伤情况:了解患者受伤的原因、部位和时间,受伤时的体位、症状和体征,搬运方式、现场及急诊室急救情况,有无昏迷史和其他部位复合伤等。

(3)既往史与服药史:有无脊柱受伤或手术史。

2.生命体征(T、P、R、BP)与意识

评估患者的呼吸、血压、脉搏、体温及意识情况。其包括呼吸形态、节律、频率、深浅、呼吸道是否通畅、患者能否有效咳嗽和排除分泌物;有无心动过缓和低血压;有无出汗,患者皮肤的颜色、温度;有无体温调节障碍。对伴有颅脑损伤的患者,可用格拉斯昏迷量表评估患者的意识情况。排尿和排便情况:患者有无尿潴留或充盈性尿失禁;尿液颜色、量和比重;有无便秘或大便失禁。

3.患者主诉

受伤的时间、原因和部位,受伤时的体位、症状和体征,搬运方式,现场及急诊室急救的情况,有无昏迷史和其他部位的合并伤。患者既往健康情况,有无脊柱受伤或手术史,近期有无因其他疾病而服用药物,应用剂量、时间和疗程。

4.相关记录

疼痛评分、全身皮肤及其他外伤情况。

(二)身体评估

1.视诊

受伤部位有无皮肤组织破损,局部肤色和温度,有无活动性出血及其他复合性损伤的迹象。

2.触诊

评估感觉和运动情况:患者的痛、温、触及位置觉的丧失平面及程度。

3.叩诊

患肢神经反射是否正常。

4.动诊

肢体感觉,活动和肌力的变化,双侧有无差异,有无腹胀和麻痹性肠梗阻征象。

(三)心理-社会评估

评估患者有无恐惧、紧张心理;评估患者和亲属对疾病的心理承受能力和对相关康复知识的认知程度,家庭及社会支持情况。

(四)辅助检查阳性结果评估

评估患者的影像学检查和实验室检查结果有无异常,以帮助判断病情和预后。

(五)治疗效果的评估

手术治疗评估要点。

1.术前评估要点

(1)术前实验室检查结果评估:血常规及血生化、腰椎片、心电图等。

(2)术前术区皮肤、饮食、肠道、用药准备情况。

(3)患者准备:评估患者对手术过程的了解程度,有无过度焦虑或者担忧;对预后的期望值等。

2.术后评估要点

(1)生命体征的评估:术后 24 h 内,密切观察生命体征的变化,进行床边心电监护,每 30 min～1 h 记录 1 次,观察有无因术中出血、麻醉等引起血压下降。

(2)体位评估:是否采取正确的体位,以保持脊柱功能位及舒适为标准。

(3)术后感觉,运动和各项功能恢复情况。

(4)功能锻炼情况,如患者是否按计划进行功能锻炼及有无活动障碍引起的并发症出现。

三、护理诊断(问题)

(一)有皮肤完整性受损的危险

这与活动障碍和长期卧床有关。

(二)潜在并发症

脊髓损伤。

(三)有失用综合征的危险

这与脊柱骨折长期卧床有关。

四、主要护理措施

(一)病情观察与并发症预防

1.脊髓损伤的观察和预防

观察患者的肢体感觉、运动、反射和括约肌功能是否随着病情发展而变化,及时发现脊髓损伤征象,报告医师并协助处理。尽量减少搬动患者,搬运时保持患者的脊柱中立位,以免造成或加重脊髓损伤。对已发生脊髓损伤者做好相应护理。

2.疼痛护理

及时评估患者疼痛程度,遵医嘱给予止痛药物。

3.预防压疮

(1)定时翻身:间歇性解除压迫是有效预防压疮的关键,故在卧床期间应每2～3 h翻身1次。翻身时采用轴线翻身法;胸腰段骨折者双臂交叉放于胸前,两护士分别托扶患者肩背部和腰腿部翻至侧卧位;颈段骨折者还需一人托扶头部,使其与肩同时翻动。患者自行翻身时,应先挺直腰背部再翻身,以利用绷紧的躯干肌肉形成天然内固定夹板。侧卧时,患者背后从肩到臀用枕头抵住以免腰胸部脊柱扭转,上腿屈髋屈膝而下腿伸直。两腿间垫枕以防髋内收。颈椎骨折患者不可随意低头、抬头或转动颈部,遵医嘱决定是否垫枕及枕头放置位置。避免在床上拖拽患者,以减少局部皮肤剪切力。

(2)合适的床铺:床单清洁干燥和舒适,有条件的可使用特制翻身床、明胶床垫、充气床垫、波纹气垫等。注意保护骨突出部位,使用气垫或棉圈等使骨突部位悬空,定时对受压的骨突部位进行按摩。保持个人清洁卫生和床单清洁干燥。

(3)增加营养:保证足够的营养素摄入,提高机体抵抗力。

4.牵引护理

(1)颅骨牵引时,每班检查牵引,并拧紧螺母,防止牵引弓脱落。

(2)牵引重锤保持悬空,不可随意增减或移去牵引重量,定期测量下肢的长度和力线,以免造成过度牵引和骨端旋转。

(3)注意牵引针是否有移位,若有移位应消毒后调整。

(4)保持对抗牵引力:颅骨牵引时,应抬高床头,若身体移位,抵住了床头,及时调整,以免失去反牵引作用。

(5)告知患者和家属牵引期间牵引方向与肢体方向应成直线,以达到有效牵引。

(二)饮食

给予患者高热量、高蛋白、高纤维素、高钙、富含维生素及果胶成分饮食。如牛奶、鸡蛋、海米、虾皮、鱼汤、骨头汤、新鲜蔬菜和水果等。

(三)用药护理

了解药物不良反应,对症处理用药时观察其用药后效果。根据疼痛程度使用止痛药,并评估不良反应。

(四)心理护理

向患者和家属解释骨折的愈合是一个循序渐进的过程,充分固定能为骨折断端连接提供良好的条件。正确的功能锻炼可以促进断端生长愈合和患肢功能恢复。鼓励患者表达自己的思想,减轻患者及其家属的心理负担。

(五)健康教育

1.指导功能锻炼

脊柱损伤后长期卧床可导致失用综合征,故应根据骨折部位、程度和康复治疗计划,指导和鼓励患者早期活动和功能锻炼。单纯压缩骨折患者卧床3 d后开始腰背部肌肉锻炼,开始臀部左右活动,然后要求做背伸动作,使臀部离开床面,随着腰背肌力量的增加,臀部离开床面的高度也逐渐增高。2个月后骨折基本愈合,第3个月可以下地少量活动,但仍以卧床休息为主。3个月后逐渐增加下地活动时间。除了腰背肌锻炼,还应定时进行全身各个关节的全范围被动或主动活动,每天数次,以促进血液循环,预防关节僵硬和肌萎缩。鼓励患者适当进行日常活动能力的训练,以满足其生活需要。

2.复查

告知患者及其家属局部疼痛明显加重,或不能活动,应立即到医院复查并评估功能恢复情况。

3.安全指导

指导患者及其家属评估家庭环境的安全性,妥善放置可能影响患者活动的障碍物。

五、护理效果评估

(1)患者是否主诉骨折部位疼痛减轻或消失,感觉舒适。

(2)患者皮肤是否保持完整,能否避免压疮发生。

(3)能否避免脊髓损伤等并发症的发生,一旦发生,能否及时发现和处理。

(4)患者在指导下能否按计划进行有效的功能锻炼,能否避免失用综合征的发生。

(侯冰鑫)

第二节 骨盆骨折

一、疾病概述

(一)概念

骨盆骨折多由直接暴力挤压骨盆所致,多伴有合并症和多发伤。

(二)相关病理生理

骨盆的血管及静脉丛丰富,内有重要脏器和血管,骨折常合并静脉丛、动脉出血及盆腔内脏器损伤并导致相应的病理生理变化。

(三)病因

常见原因有交通事故、意外摔倒或高处坠落等。年轻人骨盆骨折主要是由于交通事故和高处坠落引起。老年人骨盆骨折最常见的原因是摔倒。

(四)分类

目前国际上常用的骨盆骨折分类为:Young&Burgess 分类,共 4 种类型。

1.分离型(APC)

由前后挤压伤所致,常见耻骨联合分离,严重时造成骶髂前后韧带损伤;根据骨折严重程度不同又分为Ⅰ、Ⅱ、Ⅲ 3 个亚型。

2.压缩型(LC)

由侧方挤压伤所致,常造成骶骨骨折(侧后方挤压)及半侧骨盆内旋(侧前方挤压);也根据骨折严重程度不同又分为Ⅰ、Ⅱ、Ⅲ 3 个亚型。

3.垂直型(VS)

剪切外力损伤,由垂直或斜行外力所致,常导致垂直或旋转方向不稳定。

4.混合外力(CM)

侧方挤压伤及剪切外力损伤,导致骨盆前环及前后韧带的损伤占骨盆骨折的14%。

该分类的优点是有助于损伤程度的判断及对合并损伤的估计可以指导抢救判断预后,根据文献统计,分离型骨折合并损伤最严重,死亡率也最高,压缩型次之,垂直型较低;而在出血量上的排序依次是分离型、垂直型、混合型、压缩型。

Tile's/AO分类。

A型:稳定,轻度移位。

B型:纵向稳定,旋转不稳定,后方及盆底结构完整。

B_1:前后挤压伤,外旋,耻骨联合>2.5 cm,骶髂前韧带和骶棘韧带损伤。

B_2:侧方挤压伤,内旋。

$B_{2.1}$:侧方挤压伤,同侧型。

$B_{2.2}$:侧方挤压伤,对侧型。

B_3:双侧B型损伤。

C型:旋转及纵向均不稳定(纵向剪力伤)。

C_1:单侧骨盆。

$C_{1.1}$:髂骨骨折。

$C_{1.2}$:骶髂关节脱位。

$C_{1.3}$:骶骨骨折。

C_2:双侧骨盆。

C_3:合并髋臼骨折。

(五)临床表现

1.症状

患者髋部肿胀、疼痛,不敢坐起或站立。有畸形、疼痛、肿胀、瘀斑、活动障碍、休克、后腹膜后血肿、直肠肛管及女性生殖道损伤、尿道膀胱损伤、神经损伤、脏器损伤。

2.体征

(1)骨盆分离试验与挤压试验阳性:检查者双手交叉撑开患者的两髂嵴,使两骶髂关节的关节面更紧贴,而骨折的骨盆前环产生分离,如出现疼痛即为骨盆分离试验阳性。双手挤压患者的两髂嵴,伤处仍出现疼痛为骨盆挤压试验阳性。

(2)肢体长度不对称:用皮尺测量胸骨剑突与两髂前上棘之间的距离,骨盆骨折向上移位的一侧长度较短。也可测量脐孔与两侧内踝尖端的距离。

(3)会阴部瘀斑:是耻骨和坐骨骨折的特有体征。

(六)辅助检查

X线和CT检查能直接反映是否存在骨盆骨折及其类型。

1.X线检查

(1)骨盆正位片:常规、必需的基本检查,90%的骨盆骨折可经正位片检查发现。

(2)骨盆入口位片:拍摄时球管向头端倾斜40°,可以更好地观察骶骨翼骨折、骶髂关节脱位、骨盆前后及旋转移位、耻骨支骨折、耻骨联合分离等。

(3)骨盆出口位片:拍摄时球管向尾端倾斜40°,可以观察骶骨、骶孔是否有骨折,骨盆是否有垂直移位。

2.CT 是对于骨盆骨折最准确的检查方法

一旦患者的病情平稳,应尽早行 CT 检查。对于骨盆后方的损伤尤其是骶骨骨折及骶髂关节损伤,CT 检查更为准确,伴有髋臼骨折时也应行 CT 检查,CT 三维重建可以更真实的显示骨盆的解剖结构及骨折之间的位置关系,形成清晰逼真的三维立体图像,对于判断骨盆骨折的类型和决定治疗方案均有较高价值。CT 还可以同时显示腹膜后及腹腔内出血的情况。

(七)治疗原则

首先处理休克和各种危及生命的合并症,再处理骨折。

1.非手术治疗

(1)卧床休息:骨盆边缘性骨折、骶尾骨骨折应根据损伤程度卧硬板床休息 3～4 周,以保持骨盆的稳定。髂前上棘骨折患者置于屈髋位;坐骨结节骨折置于伸髋位。

(2)复位与固定:不稳定骨折可用骨盆兜带悬吊牵引、髋人字石膏、骨牵引等方法达到复位与固定的目的。

2.手术治疗

(1)骨外固定架固定术:适用于骨盆环双处骨折患者。

(2)切开复位钢板内固定术:适用于骨盆环两处以上骨折患者,以保持骨盆的稳定。

二、护理评估

(一)一般评估

1.健康史

(1)一般情况:了解患者的年龄、职业特点、运动爱好、日常饮食结构、有无酗酒等。

(2)受伤情况:了解患者受伤的原因、部位和时间,受伤时的体位和环境,外力作用的方式、方向与性质等。

(3)既往史:有无药物滥用、服用特殊药物及药物过敏史,有无手术史等。

2.生命体征(T、P、R、BP)

每 1 h 监测体温、脉搏、呼吸、血压 1 次,详细记录,特别是血压情况,以防发生低血容量休克,为抢救提供有力的依据。

3.患者主诉

有无疼痛、排尿、排便等情况。

4.相关记录

皮肤完整性、排尿及排便情况、双下肢感觉、运动、末梢血运、肿胀、畸形等情况。

(二)身体评估

1.术前评估

(1)视诊:有无活动受限。会阴部、腹股沟、臀部有无瘀血、瘀斑。有无骨盆变形、肢体不等长等现象。

(2)触诊:有无按压痛。有无异常活动及骨擦音等。

(3)叩诊:有无叩击痛。

(4)动诊:骨盆分离试验与挤压试验。

(5)量诊:肢体长度是否对称。用皮尺测量胸骨剑突与两髂前上棘之间的距离。向上移位的一侧长度较短。也可测量脐孔与两侧内踝尖端之间的距离。

2.术后评估

(1)视诊:观察患者神志,局部伤口有无红肿热痛、有无渗血、渗液情况,引流液的颜色、量、性质。

(2)触诊:足背及股动脉搏动情况、肢端皮温、颜色、毛细血管充盈情况。

(3)动诊:进行相应的感觉运动检查,有无麻木异样感、部位、程度;观察踝关节及足趾的活动情况。

(4)量诊:肢体长度是否对称。

(三)心理-社会评估

患者在疾病治疗过程中的心理反应与需求,家庭及社会支持情况,引导患者正确配合疾病的治疗与护理。

(四)辅助检查阳性结果评估

(1)骨盆 X 片、CT 等可显示骨折的损伤机制。

(2)血常规检验提示有无血容量不足、肝肾功能、电解质等。

(五)治疗效果的评估

1.非手术治疗评估要点

复位固定好,疼痛减轻,骨折端愈合良好。

2.手术治疗评估要点

对旋转不稳定骨折提供足够的稳定,以促使骨折愈合,并为早期负重提供所需的稳定。

三、护理诊断(问题)

(一)组织灌注量不足

这与骨盆损伤、出血等有关。

(三)排尿和排便形态异常

这与膀胱、尿道、腹内脏器或直肠损伤有关。

(三)有皮肤完整性受损的危险

这与骨盆骨折和活动障碍有关。

(四)躯体活动障碍

这与骨盆骨折有关。

(五)疼痛

这与骨折、软组织创伤等有关。

(六)潜在并发症

(1)术后感染:与损伤机制及手术有关。

(2)深静脉血栓:与盆腔静脉的损伤及制动有关。

(3)神经损伤:与骶髂关节脱位时的骶神经受牵拉和骶骨骨折时嵌压损伤有关。

(4)肺部感染:与长期卧床、无法改变体位有关。

(5)泌尿系统感染:与长期卧床、泌尿系统损伤有关。

四、主要护理措施

(一)术前护理

1.急救护理

有危及生命时应先抢救生命,对休克患者进行抗休克治疗,然后处理骨折。

(1)观察生命体征:骨盆骨折常合并静脉丛及动脉出血,出现低血容量休克。应注意观察患者的意识、脉搏、血压和尿量,及时发现和处理血容量不足。

(2)建立静脉输液通路:及时按医嘱输血和补液,纠正血容量不足。

(3)及时止血和处理腹腔内脏器官损伤:若经抗休克治疗和护理仍不能维持血压,应及时通知医师,并协助做好手术准备。

2.维持排尿、排便通畅

(1)观察:患者有无排尿困难、尿量及色泽;有无腹胀和便秘。

(2)导尿护理:对于尿道损伤致排尿困难者,予以导尿或留置导尿,并加强尿道口和导尿管的护理;保持导尿管通畅。

3.饮食护理

术前加强饮食营养,宜高蛋白、高维生素、高钙、高铁、粗纤维食物,以补充失血过多导致的营养失调。食物应易消化,且根据受伤程度决定膳食种类,若合并直肠损伤或有腹胀腹痛,则应酌情禁食。必要时静脉高营养治疗。

4.卧位

不影响骨盆环完整的骨折,可取仰卧与侧卧交替,侧卧时健侧在下,严禁坐立,伤后应平卧硬板床,且应减少搬动。必须搬动时则由多人平托,以免引起疼痛,增加出血。

(二)术后护理

1.病情观察

(1)生命体征:术后严密观察生命体征及神志,与麻醉科医师交班,了解患者术中情况,心电监护;留置导尿管,准确记录尿量。

(2)切口护理:观察切口敷料情况及切口愈合情况,有无红肿热痛、渗液。若切口感染者,协助做好分泌物培养,加强换药。

(3)切口引流管护理:妥善固定,变换体位时注意牵拉,保持通畅;观察引流液的量、色、性质。及时记录。

(4)导尿管的护理:观察尿液的量、色、性状。如无膀胱尿道损伤应间歇夹尿管,训练膀胱功能,尽早停尿管。如有膀胱尿道损伤,术后需持续开放尿管,根据医嘱停尿管。留置导尿管者一天 2 次会阴护理,鼓励患者每天饮水 1 500 mL 以上。

2.皮肤护理

(1)保持个人卫生清洁:注意卧床患者的皮肤护理,保持皮肤清洁、健康和床单平整干燥;按时按摩受压部位;防止发生压疮。

(2)体位:协助患者更换体位,绝对卧床,根据医嘱决定是否可以抬高床头或下床。可适当翻身,骨折愈合后方可向患侧卧位。

3.协助指导患者合理活动

根据骨折的稳定性和治疗方案,与患者一起制订适宜的锻炼计划并指导其实施。部分患者在手术后几天内即可完全负重,行牵引的患者需 12 周以后才能负重。长时间卧床的患者须练习深呼吸、进行肢体肌的等长舒缩;每天多次,每次 5～20 min。允许下床后,可使用助行器或拐杖,以使上下肢共同分担体重。

4.疼痛护理

(1)有效控制疼痛,保证足够的睡眠。

(2)宣教疼痛的评分方法,疼痛引起的原因及减轻疼痛的方法,如正确翻身、放松疗法、转移注意力、药物控制,提高患者疼痛阈值,减轻心理负担。

(3)疼痛>5 分,分析疼痛原因,针对疼痛引起的原因,给予相应的处理。如调整体位,解除局部皮肤卡压。

(4)疼痛原因明确按医嘱尽早给予止痛药,30 min 后观察止痛效果。

5.饮食护理

术后 6 h 可进食,多饮水、多吃水果、蔬菜;高蛋白饮食,保持大便通畅。

6.功能锻炼

(1)不影响骨盆环完整的骨折:①单纯一处骨折,无合并伤,又不需复位者,卧床休息,仰卧与侧卧交替(健侧在下)。早期在床上做上肢伸展运动、下肢肌肉收缩以及足踝活动。②伤后 1 周后半卧及坐位练习,并作髋关节、膝关节的伸屈运动。③伤后 2～3 周,如全身情况尚好,可下床站立并缓慢行走,逐渐加大活动量。④伤后 3～4 周,不限制活动,练习正常行走及下蹲。

(2)影响骨盆环完整的骨折:①伤后无合并症者,卧硬板床休息,并进行上肢活动。②伤后第 2 周开始半坐位,进行下肢肌肉收缩锻炼,如股四头肌收缩、踝关节背伸和跖屈、足趾伸屈等活动。③伤后第 3 周在床上进行髋、膝关节的活动,先被动,后主动。④伤后第 6～8 周(即骨折临床愈合),拆除牵引固定,扶拐行走。⑤伤后第 12 周逐渐锻炼并弃拐负重步行。

(三)术后并发症的观察及护理

1.神经损伤

了解有无神经损伤,并观察各神经支配的感觉运动的进展情况。骶骨管骨折脱位可损伤支配括约肌及会阴部的马尾神经。骶骨孔部骨折可损伤坐骨神经根,骶 1 侧翼骨折可损伤腰 5 神经,坐骨大切迹部或坐骨骨折可伤及坐骨神经,耻骨支骨折偶可损伤闭孔神经或股神经。髂前上棘撕脱骨折可伤及骨外皮神经。

2.感染

观察生命体征、血象,观察创面有无红肿热痛、渗液,有局部引流时,观察引流液的量、色、性状,保持局部引流通畅。及早发现处理合并伤,合理适用抗生素。直肠肛管损伤常常是盆腔感染的主要来源,可形成化脓性骨髓炎、骨盆周围脓肿、包括髋关节在内的一侧骨盆、臀部、腹股沟的严重化脓感染;阴道破裂与骨折相同,可引起深部感染。

3.肺栓塞

观察神志、生命体征、氧饱和度、胸闷、胸痛情况。其典型表现为咳嗽、胸痛、呼吸困难、低氧血症、意识改变。但大部分患者缺乏典型症状或以一种症状为主或无症状,不注意时易被忽略。小心搬运,患肢抬高放置,预防感染和防治休克,纠正酸中毒,给氧。如有严重骨折创伤、明显低血氧,又不能用其他原因解释者,有明显的诊断次要指标(如贫血、血小板计数减少等)可以初步诊断,应及时通知医师,密切观察,立即展开治疗。

4.下肢深静脉血栓形成

观察下肢有无疼痛、肿胀、静脉扩张、腓肠肌压痛等。加强小腿肌肉静态收缩和踝关节的活动、理疗、预防性抗凝治疗。血栓形成后,避免患肢活动,忌做按摩、理疗等,按医嘱予抗凝溶栓治疗,注意观察抗凝药的不良反应。

5.肌肉萎缩、关节僵硬

早期进行肌肉收缩锻炼。根据患者的活动能力,尽早进行股四头肌收缩和踝关节伸屈等活动。

6.压疮

观察患者疼痛的部位,皮牵引或石膏支具对皮肤的卡压情况,注意牵引部位或边缘皮肤有无破损或出现水疱。注意尾骶部皮肤情况。卧床患者定时翻身、抬臀,及时调整皮牵引,皮牵引时可在足跟部预防性贴水胶体敷料。

7.便秘

评估患者的饮食结构、排便习惯、目前的排便情况、活动情况。很多患者不习惯床上排便,怕造成别人麻烦,应消除患者的心理顾虑,宣教便秘及便秘防治的相关知识,宣教保持大便通畅的重要性;多吃含粗纤维多的蔬菜、水果,多饮水;予手法按摩腹部;必要时给予药物治疗。

(四)心理护理

(1)术前了解患者家庭支持情况,心理、社会、精神状况;患者对疾病的认知程度;患者伤势较重,易产生恐惧心理。应以娴熟的抢救技术控制病情发展,减少患者的恐惧。病情稳定后,可让患者和家属与同种手术成功的患者交谈,从心理上认清接受手术治疗的必要性,对手术要达到的目的及可能发生的并发症与意外事项,有一定的心理准备。

(2)术后心理支持,鼓励患者保持良好的心态,正确对待疾病。

(五)健康教育

(1)体位与活动:卧床,按医嘱循序渐进功能锻炼。不同部位的骨折,愈合时间不同,须严格按医嘱,不能自行过早负重。

(2)饮食:鼓励进高热量、高蛋白、富含维生素易消化的饮食。

(3)心理支持:鼓励患者保持良好精神状态。

(4)劝导戒烟。

(5)介绍药物的名称、剂量、用法、作用和不良反应。

(6)出院后继续功能锻炼。

(7)指导患者定时门诊复查,并说明复查的重要性。如果出现病情变化,及时来医院就诊。

五、护理效果评估

(1)生命体征平稳,疼痛缓解。

(2)牵引复位或手术固定有效。

(3)合并腹膜后血肿和腹内脏器损伤得到有效处理,无相关并发症出现。

(4)根据指导适当有效的功能锻炼。

(侯冰鑫)

第三节 锁 骨 骨 折

一、基础知识

(一)解剖生理

锁骨又名"锁子骨""缺盆骨",位于胸廓前上部两侧,全骨浅居皮下,桥架于胸骨与肩峰之间,是联系肩胛带与躯干的唯一支架。其骨干较细,内侧 2/3 呈三棱棒形,凸向前,有胸锁乳突肌和胸大肌附着,中外 1/3 交界处是骨折的好发部位。锁骨的功能是支持肩胛骨,使上肢骨与胸廓之间保持一定的距离,从而保证上肢的灵活运动。骨折后,近折端受胸锁乳突肌的牵拉而向上向后移位,远折端因上肢本身重量牵拉而向下移位,又因胸大肌、斜方肌、背阔肌的牵拉而向前向内移位,造成断端重叠(图 11-1)。锁骨骨折可发生于各种年龄,但多见于儿童及青壮年,约有 2/3 为儿童患者,又以幼儿多见。

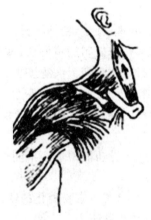

图 11-1　锁骨骨折

(二)病因

直接暴力和间接暴力均可造成锁骨骨折,但多为间接暴力所致。

(三)分类

1.横断骨折

跌倒时肩部外侧或手掌先着地,向上传导的外力经肩锁关节传至锁骨而发生骨折,以斜形或横断骨折为多。除有重叠移位,内侧段因胸锁乳突肌的牵拉向后上方移位,外侧段则由于上肢的重力和胸大肌、斜方肌、三角肌的牵拉而向前下方移位。

2.青枝骨折

幼儿骨质柔嫩而富有韧性,多发生青枝骨折。

3.粉碎骨折

直接暴力所致者,多因棒打、撞击等外力直接作用于锁骨而造成横断或粉碎骨折。若粉碎骨折严重移位,骨折片向下、向内移位时刺破胸膜或肺尖,可造成气胸、血胸。

（四）临床表现

骨折后局部疼痛、肿胀明显，锁骨上、下窝变浅或消失，骨折处异常隆起，出现功能障碍，患肩下垂并向前、内倾斜。患者常以健手托着患侧肘部，以减轻上肢重力牵拉而引起的疼痛。幼儿如不愿活动上肢，穿衣伸袖时哭闹，提示有锁骨骨折。X线检查，可了解骨折和移位情况。

二、治疗原则

（1）幼儿青枝骨折用三角巾悬吊即可，有移位骨折用"8"字绷带固定1～2周。

（2）少年或成年人有移位骨折，手法复位"8"字石膏固定。手法复位可在局麻下进行。患者坐在木凳上，双手叉腰，肩部外旋后伸挺胸，医生站于背后，一脚踏在凳上，顶在患者肩胛间区，双手握住两肩向后、向外、向上牵拉纠正移位。复位后用纱布棉垫保护腋窝，用绷带缠绕两肩在背后交叉呈"8"字形，然后用石膏绷带同样固定，使两肩固定在高度后伸、外旋和轻度外展位置。固定后即可练习握拳、伸屈肘关节及双手叉腰后伸，卧木板床休息，肩胛区可稍垫高，保持肩部后伸。经3～4周拆除。锁骨骨折复位并不难，但不易保持位置，愈合后上肢功能无影响，所以临床不强求解剖复位。

（3）锁骨骨折合并神经、血管压迫症状，畸形愈合影响功能，不愈合或少数要求解剖复位者，可切开复位内固定。

三、护理

（一）护理要点

（1）手法复位固定患者，要经常检查固定情况，既保持有效固定，又不能压迫腋窝。若发现患肢有麻木、发凉、运动障碍时，说明固定过紧，压迫血管神经，应及时调整固定。

（2）对粉碎性骨折，不必强行按压碎片使之复位，以防其刺伤肺尖及臂丛神经。对此种类型患者要严密观察呼吸及患肢运动情况，以便及时发现有无气、血胸及神经症状。

（3）术后患者要严密观察伤口渗血及外周循环、感觉、运动情况，发现问题及时记录并处理。

（4）保持正常固定姿势。复位后，站立时保持挺胸提肩，卧位时应去枕仰卧于硬板床上。两肩胛间垫一窄枕，以使两肩后伸、外展，维持良好的复位位置。局部未加固定的患者，不可随便更换卧位。

（二）护理问题

有肩关节强直的可能。

（三）护理措施

（1）向患者解释功能锻炼的目的是促进气血运行，防止患肢肿胀，避免肩关节僵直，以取得患者配合。

（2）正确适时指导患者功能锻炼。

（四）出院指导

（1）锁骨骨折复位固定后，极少发生骨折不愈合，即使复位稍差，骨折畸形愈合，也不影响上肢功能，应先向患者及其家属说明情况。

（2）复位固定后即出院的患者，应告诉其保持正确姿势，早期禁止做肩前屈动作，防止骨折移位；解除外固定出院的患者，应告诉其全面练习肩关节活动的要求：首先分别练习肩关节每个方向的动作，重点练习薄弱方面如肩前屈，活动范围由小到大，次数由少到多，然后进行各方面动作的综合练习,如肩关节环转活动,两臂做"箭步云手"等。不可过于急躁,活动幅度不可过大,力量不可过猛,以免造成软组织损伤。

(3)按时用药,患者出院时将药的名称、剂量、时间、用法、注意事项,向患者介绍清楚。

(4)饮食调养,骨折早期宜进清淡可口、易消化的半流食或软食;骨折中后期,饮食宜富有营养,增加钙质、胶质和滋补肝肾食品。

(5)注意休息,保持心情愉快,勿急躁。

(侯冰鑫)

第四节　肱骨干骨折

一、疾病概述

(一)概念

肱骨干骨折(fracture of the shaft of the humerus)是发生在肱骨外髁颈下 1~2 cm 至肱骨髁上 2 cm 段内的骨折。在肱骨干中下 1/3 段后外侧有桡神经沟,此处骨折最容易发生桡神经损伤。

(二)相关病理生理

骨折的愈合过程。①血肿炎症极化期:在伤后 48~72 h,血肿在骨折部位形成。由于创伤后,骨骼的血液供应减少,可引起骨坏死。死亡细胞促进成纤维细胞和成骨细胞向骨折部位移行,迅速形成纤维软骨,形成骨的纤维愈合。②原始骨痂形成期:由于血管和细胞的增殖,骨折后的 2~3 周骨折断端的周围形成骨痂。随着愈合的继续,骨痂被塑造成疏松的纤维组织,伸向骨内。常发生在骨折后 3 周至 6 个月内。③骨板形成塑形期:在骨愈合的最后阶段,过多的骨痂被吸收,骨连接完成。随着肢体的负重,骨痂不断得到加强,损伤的骨组织逐渐恢复到损伤前的结构强度和形状。这个过程最早发生在骨折后 6 周,可持续一年。

影响愈合的因素。①全身因素:如年龄、营养和代谢因素、健康状况;②局部因素:如骨折的类型和数量、骨折部位的血液供应、软组织损伤程度、软组织嵌入以及感染等;③治疗方法:如反复多次的手法复位、骨折固定不牢固、过早和不恰当的功能锻炼、治疗操作不当等。

(三)病因与诱因

肱骨干骨折可由直接暴力或间接暴力引起。直接暴力常由外侧打击肱骨干中部,致横形或粉碎性骨折。间接暴力常由于手部或肘部着地,外力向上传导,加上身体倾斜所产生的剪式应力,多导致中下1/3折。

(四)临床表现

1.症状

患侧上臂出现疼痛、肿胀、皮下瘀斑,上肢活动障碍。

2.体征

患侧上臂可见畸形、反常活动、骨摩擦感、骨擦音。若合并桡神经损伤,可出现患侧垂腕畸形、各手指关节不能背伸、拇指不能伸直、前臂旋后障碍、手背桡侧皮肤感觉减退或消失。

（五）辅助检查

X线检查可确定骨折类型、移位方向。

（六）治疗原则

1.手法复位外固定

在止痛、持续牵引和肌肉放松的情况下复位，复位后可选择石膏或小夹板固定。复位后比较稳定的骨折，可用U形石膏固定。中、下段长斜形或长螺旋形骨折因手法复位后不稳定，可采用上肢悬垂石膏固定，宜采用轻质石膏，以免因重量太大导致骨折端分离。选择小夹板固定者可屈肘90°角位，用三角巾悬吊，成人固定6～8周，儿童固定4～6周。

2.切开复位内固定

在切开直视下复位后用加压钢板螺钉内固定或带锁髓内针固定。内固定可在半年以后取出，若无不适也可不取。

二、护理评估

（一）一般评估

1.健康史

（1）一般情况：了解患者的年龄、职业特点、运动爱好、日常饮食结构、有无酗酒等。

（2）受伤情况：了解患者受伤的原因、部位和时间，受伤时的体位和环境，外力作用的方式、方向与性质，骨折轻重程度及有无合并桡神经损伤，急救处理的过程等。

（3）既往史：重点了解与骨折愈合有关的因素，如患者有无骨折史，有无药物滥用、服用特殊药物及药物过敏史，有无手术史等。

2.生命体征（T、P、R、BP）

按护理常规监测生命体征。

3.患者主诉

受伤的原因、时间、外力方式与性质、骨折轻重程度及有无合并桡神经损伤、受伤时的体位和环境、急救处理的过程等。

4.相关记录

外伤情况及既往史；X线检查及实验室检查等结果记录。

（二）身体评估

1.术前评估

（1）视诊：患侧上臂出现疼痛、肿胀、皮下瘀斑，可见畸形，若合并桡神经损伤，可出现患侧垂腕畸形。

（2）触诊：患侧有触痛，骨摩擦感或骨擦音，若合并桡神经损伤，手背桡侧皮肤感觉减退或消失。

（3）动诊：可见反常活动，若合并桡神经损伤，各手指关节不能背伸，拇指不能伸直，前臂旋后障碍。

（4）量诊：患肢有无短缩、双侧上肢周径大小、关节活动度。

2.术后评估

（1）视诊：患侧上臂出现肿胀、皮下瘀斑减轻或消退；外固定清洁、干燥，保持有效固定。

（2）触诊：患侧触痛减轻或消退；若合并桡神经损伤者，手背桡侧皮肤感觉改善或恢复正常。

(3)动诊:反常活动消失;若合并桡神经损伤者,各手指关节能背伸,拇指能伸直,前臂旋后正常。

(4)量诊:患肢无短缩、双侧上肢周径大小相等、关节活动度无差异。

(三)心理-社会评估

患者突然受伤骨折,患侧肢体活动障碍,生活自理能力下降,疼痛刺激以及外固定的使用,易产生焦虑、紧张及自身形象紊乱等心理变化。

(四)辅助检查阳性结果评估

X线检查结果确定骨折类型、移位方向。

(五)治疗效果的评估

(1)局部无压痛及纵向叩击痛。

(2)局部无反常活动。

(3)X线检查显示骨折处有连续骨痂通过,骨折线已模糊。

(4)拆除外固定后,成人上肢能胸前平举 1 kg 重物持续达 1 min。

(5)连续观察 2 周骨折处不变形。

三、主要护理诊断(问题)

(一)疼痛

疼痛与骨折、软组织损伤、肌痉挛和水肿有关。

(二)潜在并发症

肌萎缩、关节僵硬。

四、主要护理措施

(一)病情观察与体位护理

1.疼痛护理

及时评估患者疼痛程度,遵医嘱给予止痛药物。

2.体位

用吊带或三角巾将患肢托起,以促进静脉回流,减轻肢体肿胀、疼痛。

(二)饮食护理

指导患者进食高蛋白、高维生素、高热量、高钙和高铁的食物。

(三)生活护理

指导患者进行力所能及的活动,必要时为其帮助。

(四)心理护理

向患者及其家属解释骨折的愈合是一个循序渐进的过程,充分固定能为骨折断端连接提供良好的条件。正确的功能锻炼可以促进断端生长愈合和患肢功能恢复。

(五)健康教育

1.指导功能锻炼

复位固定后尽早开始手指屈伸活动,并进行上臂肌肉的主动舒缩运动,但禁止做上臂旋转运动。过2~3周,开始主动的腕、肘关节屈伸活动和肩关节的外展、内收活动,逐渐增加活动量和活动频率。过6~8周后加大活动量,并作肩关节旋转活动,以防肩关节僵硬或萎缩。

2.复查

告知患者若骨折远端肢体肿胀或疼痛明显加重,肢体感觉麻木、肢端发凉,夹板或外固定松动,应立即到医院复查并评估功能恢复情况。

3.安全指导

指导患者及家属评估家庭环境的安全性,妥善放置可能影响患者活动的障碍物。

五、护理效果评估

(1)患者是否主诉骨折部位疼痛减轻或消失,感觉舒适。

(2)患侧肢端能否维持正常的组织灌注,皮肤温度和颜色正常,末梢动脉搏动有力。

(3)能否避免出现肌萎缩、关节僵硬等并发症发生。一旦发生,能否及时发现和处理。

(4)患者在指导下能否按计划进行有效的功能锻炼,患肢功能恢复情况及有无活动障碍。

(侯冰鑫)

第五节 肱骨髁上骨折

一、疾病概述

(一)概念

肱骨髁上骨折(supracondylar fracture of humerus)是指肱骨干与肱骨髁交接处发生的骨折。在肱骨干中下 1/3 段后外侧有桡神经沟,此处骨折最容易发生桡神经损伤。肱骨髁上骨折多发生于 10 岁以下儿童,占小儿肘部骨折的 30%~40%。

(二)相关病理生理

在肱骨髁内、前方有肱动脉和正中神经,肱骨髁的内侧和外侧分别有尺神经和桡神经,骨折断端向前移位或侧方移位可损伤相应神经血管。在儿童期,肱骨下端有骨骺,若骨折线穿过骺板,有可能影响骨骺发育,导致肘内翻或外翻畸形。

骨筋膜室综合征:骨筋膜室是由骨、骨间膜、肌间膜和深筋膜形成的密闭腔隙。骨折时,骨折部位骨筋膜室内的压力增高,导致肌肉和神经因急性缺血而产生一系列早期综合征,主要表现为"5P"征:疼痛(pain)、苍白(pallor)、感觉异常(paresthesia)、麻痹(paralysis)及脉搏消失(pulseless)。

(三)病因和诱因

肱骨髁上骨折多为间接暴力引起。根据暴力类型和骨折移位方向,可分为屈曲型和伸直型。

(四)临床表现

1.症状

受伤后肘部出现疼痛、肿胀和功能障碍,肘后凸起,患肢处于半屈曲位,可有皮下瘀斑。

2.体征

局部明显压痛和肿胀,有骨擦音及反常活动,肘部可扪到骨折断端,肘后三角关系正常。

(五)辅助检查

肘部正、侧位 X 线检查能够确定骨折的存在以及骨折移位情况。

(六)治疗原则

1.手法复位外固定

对受伤时间短,局部肿胀轻,没有血液循环障碍者,可进行手法复位外固定。复位后用后侧石膏托在屈肘位固定4～5周,屈肘角度以能清晰地扪到桡动脉搏动,无感觉运动障碍为宜。伤后时间较长,局部组织损伤严重,出现骨折部严重肿胀时,应卧床休息,抬高患肢,或用尺骨鹰嘴悬吊牵引,牵引重量1～2 kg,同时加强手指活动,待3～5 d肿胀消退后进行手法复位。

2.切开复位内固定

手法复位失败或有神经血管损伤者,在切开直视下复位后内固定。

二、护理评估

(一)一般评估

1.健康史

(1)一般情况:了解患者的年龄、运动爱好、日常饮食结构等。

(2)受伤情况:了解患者受伤的原因、部位和时间,受伤时的体位和环境,外力作用的方式、方向与性质,骨折轻重程度及有无合并神经血管损伤,急救处理的过程等。

(3)既往史:重点了解与骨折愈合有关的因素,如患者有无骨折史、有无药物过敏史、有无手术史等。

2.生命体征(T、P、R、BP)

按护理常规监测生命体征。

3.患者主诉

受伤的原因、时间、外力方式与性质,骨折轻重程度及有无合并桡神经损伤、受伤时的体位和环境、急救处理的过程等。

4.相关记录

外伤情况及既往史;X线检查及实验室检查等结果记录。

(二)身体评估

1.术前评估

(1)视诊:受伤后肘部出现肿胀和功能障碍,患肢处于半屈曲位,可有皮下瘀斑。若肱动脉挫伤或受压,可因前臂缺血而表现为局部肿胀、剧痛、皮肤苍白、发凉、麻木。

(2)触诊:患肢有触痛、骨摩擦音,肘部可扪到骨折断端,肘后关系正常。若合并正中神经、尺神经或桡神经损伤,可有手臂感觉异常。

(3)动诊:可见反常活动,若合并正中神经、尺神经或桡神经损伤,可有运动障碍。

(4)量诊:患肢有无短缩、双侧上肢周径大小、关节活动度。

2.术后评估

(1)视诊:受伤后肘部肿胀、皮下瘀斑减轻或消退;外固定清洁、干燥,保持有效固定。若肱动脉挫伤或受压者,前臂缺血改善,局部肿胀减轻或消退、皮肤的颜色、温度、感觉正常。

(2)触诊:患侧触痛减轻或消退;骨摩擦音消失;肘部可不能扪到骨折断端。若合并正中神经、尺神经或桡神经损伤者,手臂感觉恢复正常。

(3)动诊:反常活动消失。若合并正中神经、尺神经或桡神经损伤者,运动正常。

(4)量诊:患肢无短缩,双侧上肢周径大小相等、关节活动度无差异。

(三)心理-社会评估

患者突然受伤骨折,患侧肢体活动障碍,生活自理能力下降,疼痛刺激以及外固定的使用,易产生焦虑、紧张及自身形象紊乱等心理变化。

(四)辅助检查阳性结果评估

肘部正、侧位 X 线检查结果确定骨折类型、移位方向。

(五)治疗效果的评估

(1)局部无压痛及纵向叩击痛。

(2)局部无反常活动。

(3)X 线检查显示骨折处有连续骨痂通过,骨折线已模糊。

(4)拆除外固定后,成人上肢能胸前平举 1 kg 重物持续达 1 min。

(5)连续观察 2 周骨折处不变形。

三、主要护理诊断(问题)

(一)疼痛

疼痛与骨折、软组织损伤、肌痉挛和水肿有关。

(二)外周神经血管功能障碍的危险

外周神经血管功能障碍的危险与骨和软组织损伤、外固定不当有关。

(三)不依从行为

不依从行为与患儿年龄小、缺乏对健康的正确认识有关。

四、主要护理措施

(一)病情观察与体位护理

1.疼痛护理

及时评估患者疼痛程度,遵医嘱给予止痛药物。

2.体位

用吊带或三角巾将患肢托起,以促进静脉回流,减轻肢体肿胀疼痛。

3.患肢缺血护理

观察石膏绷带或夹板固定的松紧度,必要时及时调整,以免神经、血管受压,影响有效组织灌注。观察前臂肿胀程度及手的感觉运动功能,如果出现高张力肿胀、手指发凉、感觉异常、手指主动活动障碍、被动伸直剧痛、桡动脉搏动减弱或消失,即可确定骨筋膜室高压存在,须立即通知医师,并做好手术准备。如已出现 5P 征,及时手术也难以避免缺血性肌挛缩,从而遗留爪形手畸形。

(二)饮食护理

指导患者进食高蛋白、高维生素、高热量、高钙和高铁的食物。

(三)生活护理

指导患者进行力所能及的活动,必要时为其帮助。

(四)心理护理

向患者和家属解释骨折的愈合是一个循序渐进的过程,充分固定能为骨折断端连接提供良好的条件。正确的功能锻炼可以促进断端生长愈合和患肢功能恢复。

（五）健康教育

1.指导功能锻炼

复位固定后尽早开始手指及腕关节屈伸活动,并进行上臂肌肉的主动舒缩运动,有利于减轻水肿。过4～6周外固定解除,开始肘关节屈伸活动。手术切开复位且内固定稳定的患者,术后2周即可开始肘关节活动。若患者为小儿,应耐心向患儿及其家属解释功能锻炼的重要性,指导锻炼的方法,使家属能协助进行功能锻炼。

2.复查

告知患者及其家属若骨折远端肢体肿胀或疼痛明显加重,肢体感觉麻木、肢端发凉,夹板或外固定松动,应立即到医院复查并评估功能恢复情况。

3.安全指导

指导患者及其家属评估家庭环境的安全性,妥善放置可能影响患者活动的障碍物。

五、护理效果评估

(1)患者是否主诉骨折部位疼痛减轻或消失,感觉舒适。

(2)患侧肢端能否维持正常的组织灌注,皮肤温度和颜色正常,末梢动脉搏动有力。

(3)能否避免因缺血性肌挛缩导致爪形手畸形的发生。一旦发生骨筋膜室综合征,能否及时发现和处理。

(4)患者在指导下能否按计划进行有效的功能锻炼,患肢功能恢复情况及有无活动障碍。

（侯冰鑫）

第六节　尺桡骨干双骨折

一、疾病概述

（一）概念

尺桡骨干双骨折(fracture of the ulan and radius)较多见,占各类骨折的6％左右,以青少年多见。因骨折后常导致复杂的移位,使复位十分困难,易发生骨筋膜室综合征。

（二）相关病理生理

骨筋膜室综合征:骨筋膜室是由骨、骨间膜、肌间膜和深筋膜形成的密闭腔隙。骨折时,骨折部位骨筋膜室内的压力增高,导致肌肉和神经因急性缺血而产生一系列早期综合征,主要表现为"5P"征:疼痛(pain)、苍白(pallor)、感觉异常(paresthesia)、麻痹(paralysis)及脉搏消失(pulseless)。

（三）病因与诱因

尺桡骨干双骨折多由于直接暴力、间接暴力和扭转暴力致伤。

1.直接暴力

多由于重物直接打击、挤压或刀伤引起。特点为两骨同一平面的横形或粉碎性骨折,多伴有不同程度的软组织损伤,包括肌肉、肌腱断裂、神经血管损伤等,整复对位不稳定。

2.间接暴力

常为跌倒时手掌着地,由于桡骨负重较多,暴力作用向上传到后首先使桡骨骨折,继而残余暴力通过骨间膜向内下方传导,引起低位尺骨斜形骨折。

3.扭转暴力

跌倒时手掌着地,同时前臂发生旋转,导致不同平面的尺桡骨螺旋形骨折或斜形骨折,尺骨的骨折线多高于桡骨的骨折线。

(四)临床表现

1.症状

受伤后,患侧前臂出现疼痛、肿胀、畸形及功能障碍。

2.体征

可发现畸形、反常活动、骨摩擦感。尺骨上 1/3 骨干骨折可合并桡骨小头脱位,称为孟氏(Monteggia)骨折。桡骨干下 1/3 骨干骨折合并尺骨小头脱位,称为盖氏(Galeazzi)骨折。

(五)辅助检查

X 线检查应包括肘关节或腕关节,可发现骨折部位、类型、移位方向以及是否合并有桡骨头脱位或尺骨小头脱位。

(六)治疗原则

1.手法复位外固定

手法复位成功后采用石膏固定,即用上肢前、后石膏夹板固定,待肿胀消退后改为上肢管型石膏固定,一般 8～12 周可达到骨性愈合。也可以采用小夹板固定,即在前臂掌侧、背侧、尺侧和桡侧分别放置四块小夹板并捆扎,将前臂放在防旋板上固定,再用三角巾悬吊患肢。

2.切开复位内固定

在骨折部位选择切口,在直视下准确对位,用加压钢板螺钉固定或髓内针固定。

二、护理评估

(一)一般评估

1.健康史

(1)一般情况:了解患者的年龄、职业特点、运动爱好、日常饮食结构、有无酗酒等。

(2)受伤情况:了解患者受伤的原因、部位和时间,受伤时的体位和环境,外力作用的方式、方向与性质,骨折轻重程度,急救处理的过程等。

(3)既往史:重点了解与骨折愈合有关的因素,如患者有无骨折史,有无药物滥用、服用特殊药物及药物过敏史,有无手术史等。

2.生命体征(T、P、R、BP)

按护理常规监测生命体征。

3.患者主诉

受伤的原因、时间、外力方式与性质,骨折轻重程度及有无合并桡神经损伤、受伤时的体位和环境、急救处理的过程等。

4.相关记录

外伤情况及既往史;X 线检查及实验室检查等结果记录。

(二)身体评估

1.术前评估

(1)视诊:患侧前臂出现肿胀、皮下瘀斑。

(2)触诊:患肢有触痛、骨摩擦音或骨擦感。

(3)动诊:可见反常活动。

(4)量诊:患肢有无短缩、双侧上肢周径大小、关节活动度。

2.术后评估

(1)视诊:患侧前臂出现肿胀、皮下瘀斑减轻或消退;外固定清洁、干燥,保持有效固定。

(2)触诊:患侧触痛减轻或消退;骨摩擦音或骨擦感消失。

(3)动诊:反常活动消失。

(4)量诊:患肢无短缩,双侧上肢周径大小相等、关节活动度无差异。

(三)心理-社会评估

患者突然受伤骨折,患侧肢体活动障碍,生活自理能力下降,疼痛刺激以及外固定的使用,易产生焦虑、紧张及自身形象紊乱等心理变化。

(四)辅助检查阳性结果评估

肘关节或腕关节 X 线检查结果确定骨折类型、移位方向以及是否合并有桡骨头脱位或尺骨小头脱位。

(五)治疗效果的评估

(1)局部无压痛及纵向叩击痛。

(2)局部无反常活动。

(3)X 线检查显示骨折处有连续骨痂通过,骨折线已模糊。

(4)拆除外固定后,成人上肢能平举 1 kg 重物持续达 1 min。

(5)连续观察 2 周骨折处不变形。

三、主要护理诊断(问题)

(一)疼痛

疼痛与骨折、软组织损伤、肌痉挛和水肿有关。

(二)外周神经血管功能障碍的危险

外周神经血管功能障碍的危险与骨和软组织损伤、外固定不当有关。

(三)潜在并发症

肌萎缩、关节僵硬。

四、主要护理措施

(一)病情观察与体位护理

1.疼痛护理

及时评估患者疼痛程度,遵医嘱给予止痛药物。

2.体位

用吊带或三角巾将患肢托起,以促进静脉回流,减轻肢体肿胀疼痛。

3.患肢缺血护理

观察石膏绷带或夹板固定的松紧度,必要时及时调整,以免神经、血管受压,影响有效组织灌注。观察前臂肿胀程度及手的感觉运动功能,如出现高张力肿胀、手指发凉、感觉异常、手指主动活动障碍、被动伸直剧痛、桡动脉搏动减弱或消失,即可确定骨筋膜室高压存在,须立即通知医师,并做好手术准备。如已出现 5P 征,及时手术也难以避免缺血性肌挛缩,从而遗留爪形手畸形。

4.局部制动

支持并保护患肢在复位后体位,防止腕关节旋前或旋后。

(二)饮食护理

指导患者进食高蛋白、高维生素、高热量、高钙和高铁的食物。

(三)生活护理

指导患者进行力所能及的活动,必要时提供帮助。

(四)心理护理

向患者和家属解释骨折的愈合是一个循序渐进的过程,充分固定能为骨折断端连接提供良好的条件。正确的功能锻炼可以促进断端生长愈合和患肢功能恢复。

(五)健康教育

1.指导功能锻炼

复位固定后尽早开始手指伸屈和用力握拳活动,并进行上臂和前臂肌肉的主动舒缩运动。2 周后局部肿胀消退,开始练习腕关节活动。4 周后开始练习肘关节和肩关节活动。8～10 周后检查证实骨折已愈合,才可进行前臂旋转活动。

2.复查

告知患者及家属若骨折远端肢体肿胀或疼痛明显加重,肢体感觉麻木、肢端发凉,夹板或外固定松动,应立即到医院复查并评估功能恢复情况。

3.安全指导

指导患者及家属评估家庭环境的安全性,妥善放置可能影响患者活动的障碍物。

五、护理效果评估

(1)患者是否主诉骨折部位疼痛减轻或消失,感觉舒适。

(2)患侧肢端能否维持正常的组织灌注,皮肤温度和颜色正常,末梢动脉搏动有力。

(3)能否避免因缺血性肌挛缩导致爪形手畸形的发生。一旦发生骨筋膜室综合征,能否及时发现和处理。

(4)患者在指导下能否按计划进行有效的功能锻炼,患肢功能恢复情况及有无活动障碍。

(侯冰鑫)

第七节　桡骨远端骨折

一、疾病概述

(一)概念

桡骨远端骨折(fracture of the distal radius)是指距桡骨远端关节面3 cm以内的骨折,常见于有骨质疏松的中老年妇女。

(二)病因与分类

多为间接暴力引起。根据受伤的机制不同,可发生伸直型骨折和屈曲型骨折。

(三)临床表现

1.症状

伤后腕关节局部疼痛和皮下瘀斑、肿胀、功能障碍。

2.体征

患侧腕部压痛明显,腕关节活动受限。伸直型骨折由于远折端向背侧移位,从侧面看腕关节呈"银叉"畸形;又由于其远折端向桡侧移位,从正面看呈"枪刺样"畸形。屈曲型骨折者受伤后腕部出现下垂畸形。

(四)辅助检查

X线检查可见典型移位。

(五)治疗原则

1.手法复位外固定

对伸直型骨折者,手法复位后在旋前、屈腕、尺偏位用超腕关节石膏绷带固定或小夹板固定2周。水肿消退后,在腕关节中立位改用前臂管型石膏或继续用小夹板固定。屈曲型骨折处理原则基本相同,复位手法相反。

2.切开复位内固定

严重粉碎性骨折移位明显、手法复位失败或复位后外固定不能维持复位者,可行切开复位,用松质骨螺钉、T形钢板或钢针固定。

二、护理评估

(一)一般评估

1.健康史

(1)一般情况:了解患者的年龄、职业特点、运动爱好、日常饮食结构、有无酗酒等。

(2)受伤情况:了解患者受伤的原因、部位和时间,受伤时的体位和环境,外力作用的方式、方向与性质,骨折轻重程度,急救处理的过程等。

(3)既往史:重点了解与骨折愈合有关的因素,如患者有无骨折史,有无药物滥用、服用特殊药物及药物过敏史,有无手术史等。

2.生命体征(T、P、R、BP)

按护理常规监测生命体征。

3.患者主诉

受伤的原因、时间、外力方式与性质,骨折轻重程度及有无合并桡神经损伤、受伤时的体位和环境、急救处理的过程等。

4.相关记录

外伤情况及既往史;X线检查及实验室检查等结果记录。

(二)身体评估

1.术前评估

(1)视诊:患侧腕关节出现肿胀、皮下瘀斑;伸直型骨折从侧面看腕关节呈"银叉"畸形,从正面看呈"枪刺样"畸形;屈曲型骨折者受伤后腕部出现下垂畸形。

(2)触诊:患侧腕关节压痛明显。

(3)动诊:患侧腕关节活动受限。

(4)量诊:患肢有无短缩、双侧上肢周径大小、关节活动度。

2.术后评估

(1)视诊:患侧腕关节出现肿胀、皮下瘀斑减轻或消退;外固定清洁、干燥,保持有效固定。

(2)触诊:患侧腕关节压痛减轻或消退。

(3)动诊:患侧腕关节活动改善或恢复正常。

(4)量诊:患肢无短缩,双侧上肢周径大小相等、关节活动度无差异。

(三)心理-社会评估

患者突然受伤骨折,患侧肢体活动障碍,生活自理能力下降,疼痛刺激以及外固定的使用,易产生焦虑、紧张及自身形象紊乱等心理变化。

(四)辅助检查阳性结果评估

肘腕关节 X线检查结果确定骨折类型、移位方向。

(五)治疗效果的评估

(1)局部无压痛。

(2)局部无反常活动。

(3)X线检查显示骨折处有连续骨痂通过,骨折线已模糊。

(4)拆除外固定后,成人上肢能胸前平举 1 kg 重物持续达 1 min。

(5)连续观察 2 周骨折处不变形。

三、主要护理诊断(问题)

(一)疼痛

疼痛与骨折、软组织损伤、肌痉挛和水肿有关。

(二)外周神经血管功能障碍的危险

外周神经血管功能障碍的危险与骨和软组织损伤、外固定不当有关。

四、主要护理措施

(一)病情观察与体位护理

1.疼痛护理

及时评估患者疼痛程度,遵医嘱给予止痛药物。

2.体位

用吊带或三角巾将患肢托起,以促进静脉回流,减轻肢体肿胀疼痛。

3.患肢缺血护理

观察石膏绷带或夹板固定的松紧度,必要时及时调整,以免神经、血管受压,影响有效组织灌注。观察前臂肿胀程度及手的感觉运动功能,如出现高张力肿胀、手指发凉、感觉异常、手指主动活动障碍、被动伸直剧痛、桡动脉搏动减弱或消失,即可确定骨筋膜室高压存在,须立即通知医师,并做好手术准备。

4.局部制动

支持并保护患肢在复位后体位,防止腕关节旋前或旋后。

(二)饮食护理

指导患者进食高蛋白、高维生素、高热量、高钙和高铁的食物。

(三)生活护理

指导患者进行力所能及的活动,必要时提供帮助。

(四)心理护理

向患者和家属解释骨折的愈合是一个循序渐进的过程,充分固定能为骨折断端连接提供良好的条件。正确的功能锻炼可以促进断端生长愈合和患肢功能恢复。

(五)健康教育

1.指导功能锻炼

复位固定后尽早开始手指伸屈和用力握拳活动,并进行前臂肌肉的主动舒缩运动。过4~6周可去除外固定,逐渐开始关节活动。

2.复查

告知患者及其家属若骨折远端肢体肿胀或疼痛明显加重,肢体感觉麻木、肢端发凉,夹板或外固定松动,应立即到医院复查并评估功能恢复情况。

3.安全指导

指导患者及其家属评估家庭环境的安全性,妥善放置可能影响患者活动的障碍物。

五、护理效果评估

(1)患者是否主诉骨折部位疼痛减轻或消失,感觉舒适。

(2)患侧肢端能否维持正常的组织灌注,皮肤温度和颜色正常,末梢动脉搏动有力。

(3)能否避免因缺血性肌挛缩的发生。一旦发生,能否及时发现和处理。

(4)患者在指导下能否按计划进行有效的功能锻炼,患肢功能恢复情况及有无活动障碍。

(侯冰鑫)

第八节　股骨颈骨折

一、疾病概述

(一)概念

股骨颈骨折(fracture of the femoral neck)多发生在中老年人,以女性多见。常出现骨折不愈合(占 15%)和股骨头缺血性坏死(占 20%～30%)。

(二)相关病理生理

股骨颈骨折的发生常与骨质疏松导致骨质量下降有关,使患者在遭受轻微扭转暴力时即发生骨折。

(三)病因与分类

患者多在走路时滑倒,身体发生扭转倒地,间接暴力传导致股骨颈发生骨折。青少年股骨颈骨折较少见,常需较大暴力才会引起,且多为不稳定型。

(1)按骨折线部位分类:股骨头下骨折、经股骨颈骨折和股骨颈基底骨折。

(2)按 X 线表现分类:内收骨折、外展骨折。

(3)按移位程度分类:常采用 Garden 分型,可分为不完全骨折、完全骨折但不移位、完全骨折部分移位且股骨头与股骨颈有接触、完全移位的骨折。

(四)临床表现

1.症状

中老年人有摔倒受伤史,伤后感髋部疼痛,下肢活动受限,不能站立和行走。嵌插骨折患者受伤后仍能行走,但是数天后髋部疼痛逐渐加强,活动后更痛,甚至完全不能行走,提示可能由受伤时的稳定骨折发展为不稳定骨折。

2.体征

患肢缩短,出现外旋畸形,一般为 45°～60°。患侧大转子突出,局部压痛和轴向叩击痛。患者较少出现髋部肿胀和瘀斑。

(五)辅助检查

髋部正侧位 X 线检查可见明确骨折的部位、类型、移位情况,是选择治疗方法的重要依据。

(六)治疗原则

1.非手术治疗

无明显移位的骨折、外展型或嵌插型等稳定性骨折者,年龄过大、全身情况差。或合并有严重的心、肺、肾、肝等功能障碍者,可选择非手术治疗。患者可穿防旋鞋,下肢 30°角外展中立位皮肤牵引,卧床 6～8 周。对全身情况很差的高龄患者应以挽救生命和治疗并发症为主,骨折可不进行特殊治疗。尽管可能发生骨折不愈合,但患者仍能扶拐行走。

2.手术治疗

对内收型骨折和有移位的骨折,65 岁以上老年人的股骨头下型骨折、青少年股骨颈骨折、股骨陈旧骨折不愈合以及影响功能的畸形愈合等,应采用手术治疗。

（1）闭合复位内固定：对所有类型股骨颈骨折患者均可进行闭合复位内固定术。闭合复位成功后，在股骨外侧打入多根空心加压螺钉内固定或动力髋钉板固定。

（2）切开复位内固定：对闭合复位困难或复位失败者可行切开复位内固定术。经切口在直视下复位，用加压螺钉。

（3）人工关节置换术：对全身情况尚好的高龄患者股骨头下骨折，已合并骨关节炎或股骨头坏死者，可选择单纯人工股骨头置换术或全髋关节置换术。

二、护理评估

（一）一般评估

1.健康史

（1）一般情况：了解患者的年龄、职业特点、运动爱好、日常饮食结构、有无酗酒等。

（2）受伤史：有摔倒受伤后感髋部疼痛，下肢活动受限，不能站立和行走。

（3）既往史：重点了解与骨折愈合有关的因素，如患者有无骨折史，有无药物滥用、服用特殊药物及药物过敏史，有无手术史等。

2.生命体征（T、P、R、BP）

根据病情定时监测生命体征。

3.患者主诉

受伤的原因、时间、外力方式与性质，骨折轻重程度及有无合并桡神经损伤、受伤时的体位和环境、急救处理的过程等。

4.相关记录

外伤情况及既往史；X线检查及实验室检查等结果记录。

（二）身体评估

1.术前评估

（1）视诊：患肢出现外旋畸形，股骨大转子突出。

（2）触诊：患肢局部压痛。

（3）叩诊：患肢局部纵向压痛。

（4）动诊：患肢活动受限。

（5）量诊：患肢有无短缩、双侧下肢周径大小、关节活动度。

2.术后评估

（1）视诊：患肢保持外展中立位；外固定清洁、干燥，保持有效固定。

（2）触诊：患肢局部压痛减轻或消退。

（3）叩诊：患肢局部纵向压痛减轻或消退。

（4）动诊：患肢根据愈合情况进行相应活动。

（5）量诊：患肢无短缩，双侧下肢周径大小相等、关节活动度无差异。

（三）心理-社会评估

患者受伤骨折，患侧肢体活动障碍，生活自理能力下降，疼痛刺激以及外固定的使用，易产生焦虑、紧张及自身形象紊乱等心理变化。

（四）辅助检查阳性结果评估

髋部正侧位X线检查结果确定骨折的部位、类型、移位方向。

(五)治疗效果的评估

(1)局部无压痛及叩击痛。

(2)局部无反常活动。

(3)内固定治疗者,X 线检查显示骨折处有连续骨痂通过,骨折线已模糊。

(4)X 线检查证实骨折愈合后可正常行走或负重行走。

三、主要护理诊断(问题)

(一)躯体活动障碍

躯体活动障碍与骨折、牵引或石膏固定有关。

(二)失用综合征的危险

失用综合征的危险与骨折、软组织损伤或长期卧床有关。

(三)潜在并发症

下肢深静脉血栓、肺部感染、压疮、股骨头缺血性坏死、骨折不愈合、关节脱位、关节感染等。

四、主要护理措施

(一)病情观察与并发症预防

1.搬运与移动

尽量避免搬运和移动患者。搬运时将髋关节与患肢整体托起,防止关节脱位或骨折断端移位造成新的损伤。在病情允许的情况下,指导患者借助吊架或床栏更换体位、坐起、转移到轮椅上以及使用助行器、拐杖行走的方法。

2.疼痛护理

及时评估患者疼痛程度,遵医嘱给予止痛药物。人工关节置换术后患者有中度至重度疼痛,术后用患者自控性止痛治疗、静脉或硬膜外止痛治疗可以控制疼痛。疼痛将逐渐减轻,到术后第3 天,口服止痛药就可以充分缓解疼痛。口服止痛药在运动或体位改变前 1.5 h 服用为宜。

3.下肢深静脉血栓的预防

指导患者卧床时多做踝关节运动,鼓励患者术后早期运动和行走。人工关节置换术后患者要穿抗血栓长袜或充气压力长袜,术后第 1 天鼓励患者下床取坐位。

4.压疮的预防

保持床单的清洁、干燥,定时翻身并按摩受压的骨突部位,避免剪切力、摩擦力等损伤。

5.肺部感染的预防

鼓励患者进行主动咳嗽,可指导患者使用刺激性肺活量测定器(一种显示一次呼吸气量多少的塑料装置)来逐步增加患者的呼吸深度,调节深呼吸和咳嗽过程,防止肺炎。

6.关节感染的预防

保持关节腔内有效的负压吸引,引流管留置不应超过 72 h,24 h 引流量少于 20 mL 后才可拔管。若手术后关节持续肿胀疼痛、伤口有异常体液溢出、皮肤发红、局部皮温较高,应警惕是否为关节感染。虽然关节感染少见,却是最严重的并发症。

(二)饮食护理

指导患者进食高蛋白、高维生素、高热量、高钙和高铁的食物。对于手术或进食困难者,予以静脉营养支持。

(三)生活护理

指导患者进行力所能及的活动,必要时为其帮助,如协助进食、进水、排便和翻身等。

(四)心理护理

向患者和家属解释骨折的愈合是一个循序渐进的过程,充分固定能为骨折断端连接提供良好的条件。正确的功能锻炼可以促进断端生长愈合和患肢功能恢复。对可能遗留残疾的患者,应鼓励其表达自己的思想,减轻患者及其家属的心理负担。

(五)健康教育

1.非手术治疗

卧床期间保持患肢外展中立位,即平卧时两腿分开 30°,腿间放枕头,脚尖向上或穿"丁"字鞋。不可使患肢内收或外旋,坐起时不能交叉盘腿,以免发生骨折移位。翻身过程应由护士或家属协助,使患肢在上且始终保持外展中立位,然后在两大腿之间放 1 个枕头以防内收。指导患肢股四头肌等长收缩、踝关节和足趾屈伸旋转运动,在非睡眠状态下每小时练习 1 次,每次 5~20 min,以防止下肢深静脉血栓、肌萎缩和关节僵硬。在锻炼患肢的同时,指导患者进行双上肢及健侧下肢全范围关节活动和功能锻炼。

一般 8 周后复查 X 线片,若无异常可去除牵引后在床上坐起;3 个月后骨折基本愈合,可先双扶拐患肢不负重活动,后逐渐单拐部分负重活动;6 个月后复查 X 线检查显示骨折愈合牢固后,可完全负重行走。

2.内固定治疗

卧床期间不可使患肢内收,坐起不能交叉盘腿。若骨折复位良好,术后早期即可扶双拐下床活动,逐渐增加负重重量,X 线检查证实骨折愈合后可弃拐负重行走。

3.人工关节置换术

卧床期间两腿间垫枕,保持患肢外展中立位,同时进行患肢股四头肌等长收缩、踝关节和足趾屈伸旋转运动。骨水泥型假体置换术后第 1 天后,即可遵医嘱进行床旁坐、站及扶双拐行走练习。生物型假体置换者一般于术后 1 周开始逐步进行行走练习。根据患者个体情况不同,制订具体康复计划,如果活动后感觉到关节持续疼痛和肿胀,说明练习强度过大。

在术后 3 个月内,关节周围软组织没有充分愈合,为避免关节脱位,应尽量避免屈髋大于 90°和下肢内收超过身体中线。因此,避免下蹲、坐矮凳、坐沙发、跪姿、盘腿、过度内收或外旋、交叉腿站立、跷二郎腿或过度弯腰拾物等动作;侧卧时应健侧在下,患肢在上,两腿间夹枕头;排便时使用坐便器。可以坐高椅、散步、骑车、跳舞和游泳等,上楼时健肢先上,下楼时患肢先下。另外,嘱患者尽量不做或少做有损人工关节的活动,如爬山、爬楼梯和跑步等;避免在负重状态下反复做髋关节屈伸运动,或做剧烈跳跃和急转急停运动。肥胖患者应控制体重,预防骨质疏松,避免过多负重。

警惕术后关节感染的发生。人工关节置换多年后关节松动或磨损,可在活动时出现关节疼痛、跛行、髋关节功能减退。患者摔倒或髋关节扭伤后髋部不能活动,伴有疼痛,双下肢不等长,可能出现了关节脱位。嘱患者出现以上情况应尽快就诊。

严格定期随诊,术后 1 个、2 个、3 个、6 个、12 个月及以后每年,以便指导锻炼和了解康复情况。

4.安全指导

指导患者及其家属评估家庭环境的安全性,妥善放置可能影响患者活动的障碍物。指导患者安全使用步行辅助器械或轮椅。行走练习时需有人陪伴,以防摔倒。

五、护理效果评估

(1)患者是否主诉骨折部位疼痛减轻或消失,感觉舒适。

(2)患侧肢端能否维持正常的组织灌注,皮肤温度和颜色正常,末梢动脉搏动有力。

(3)能否避免下肢深静脉血栓、肺部感染、压疮、股骨头缺血性坏死、骨折不愈合、关节脱位、关节感染等并发症的发生。一旦发生,能否及时发现和处理。

(4)患者在指导下能否按计划进行有效的功能锻炼,患肢功能恢复情况及有无活动障碍。

(侯冰鑫)

第九节　股骨干骨折

一、疾病概述

(一)概念

股骨干骨折(fracture of shaft of the femur)是至股骨转子以下、股骨髁以上部位的骨折,包括粗隆下 2~5 cm 至股骨髁上 2~5 cm 的骨干。约占全身骨折的 6%。

(二)相关病理生理

股骨是人体最粗、最长、承受应力最大的管状骨,股骨干血运丰富,一旦骨折,常有大量失血。股骨干为 3 组肌肉所包围,其中伸肌群最大,由股神经支配;屈肌群次之,由坐骨神经支配;内收肌群最小,由闭孔神经支配,由于大腿的肌肉发达,骨折后多有错位及重叠。股骨干周围的外展肌群,与其他肌群相比其肌力稍弱,外展肌群位于臀部附着在大粗隆上,由于内收肌的作用,骨折远端常有向内收移位的倾向,已对位的骨折,常有向外弓的倾向,这种移位和成角倾向,在骨折治疗中应注意纠正和防止。

一般股骨上 1/3 骨折时,其移位方向比较规律,骨折近端因受外展、外旋肌群和髂腰肌的作用而出现外展、外旋和屈曲等向前、外成角突起移位,骨折远端则向内、向后、向上重叠移位。股骨中 1/3 骨折时,除原骨折端向上重叠外,移位多随暴力方向而异,一般远折端多向后向内移位。股骨下 1/3 骨折时,近折端因受内收肌的牵拉而向后倾斜成角突起移位,有损伤腘窝部动、静脉及神经的危险。

(三)病因与分类

多数骨折由强大的直接暴力所致,如撞击、挤压等;一部分骨折由间接暴力所致,如杠杆作用、扭转作用、由高处跌落等。正常股骨干在遭受强大外力才发生骨折。多数原因是车祸、行人相撞、摩托车车祸、坠落伤与枪弹伤等高能量损伤。

股骨干骨折由于部位不同可分为上 1/3 骨折,中 1/3 骨折和下 1/3 骨折,以中下 1/3 交界处骨折最为多见。

(四)临床表现

1.症状

受伤后患肢疼痛、肿胀,远端肢体异常扭曲,不能站立和行走。

2.体征

患肢明显畸形,可出现反常活动、骨擦音。单一股骨干骨折因失血较多者,可能出现休克前期表现;若合并多处骨折,或双侧股骨干骨折,发生休克的可能性很大,甚至可以出现休克表现。若骨折损伤腘动脉、腘静脉、胫神经或腓总神经,可出现远端肢体相应的血液循环、感觉和运动障碍。

(五)辅助检查

X线正、侧位检查可明确骨折部位、类型和移位情况。

(六)治疗原则

1.非手术治疗

(1)牵引法。①皮牵引:适用于3岁以下儿童;②骨牵引:适于成人各类型股骨骨折。由于需长期卧床、住院时间长、并发症多,目前已逐渐少用。牵引现在更多的是作为常规的术前准备或其他治疗前使用。

(2)石膏支具:离床治疗和防止髋人字石膏引起膝关节、髋关节挛缩导致石膏支具的发展。石膏支具在理论上有许多特点,它允许逐渐负重,可以改善肌肉和关节的功能,增加骨骼的应力刺激,促进骨折愈合。

2.手术治疗

采用切开复位内固定。由于内固定器械的改进,手术技术的提高以及人们对骨折治疗观念的改变,股骨干骨折多趋向于手术治疗。内固定的选择应考虑到患者的全身情况、软组织情况及骨折损伤类型。内固定材料包括钢板螺钉固定和髓内钉固定。

二、护理评估

(一)一般评估

1.健康史

(1)一般情况:了解患者的年龄、职业特点、运动爱好、日常饮食结构、有无酗酒等。

(2)受伤情况:了解患者受伤的原因、部位和时间,受伤时的体位和环境,外力作用的方式、方向与性质,骨折轻重程度,急救处理的过程等。

(3)既往史:重点了解与骨折愈合有关的因素,如患者有无骨折史,有无药物滥用、服用特殊药物及药物过敏史,有无手术史等。

2.生命体征(T、P、R、BP)

密切观察患者的生命体征及神志,警惕休克发生。

3.患者主诉

受伤的原因、时间、外力方式与性质,骨折轻重程度及有无合并血管神经损伤、受伤时的体位和环境、急救处理的过程等。

4.相关记录

外伤情况及既往史;X线检查及实验室检查等结果记录。

(二)身体评估

1.术前评估

(1)视诊:肢体肿胀,缩短,由于肌肉痉挛,常有明显的扭曲畸形。

(2)触诊:局部皮温可偏高,明显压痛。完全骨折有骨擦音。触诊患肢足背动脉、腘窝动脉搏动情况。

(3)动诊:可见反常活动,膝、髋关节活动受限,不能站立和行走。

(4)量诊:患肢有无短缩、双侧下肢周径大小、关节活动度。

2.术后评估

(1)视诊:牵引患者患肢保持外展中立位;外固定清洁、干燥,保持有效固定。

(2)触诊:患肢局部压痛减轻或消退。

(3)动诊:患肢根据愈合情况进行如活动足部、踝关节及小腿。

(4)量诊:患肢无短缩,双侧上肢周径大小相等、关节活动度无差异。

(三)心理-社会评估

评估心理状态,了解患者社会背景,致伤经过及家庭支持系统,对疾病的接受程度,是否承受心理负担,能否有效调节角色转换。

(四)辅助检查阳性结果评估

X线检查结果明确骨折具体部位、类型、稳定性及损伤程度。

(五)治疗效果的评估

1.非手术治疗评估要点

(1)消肿处理效果的评估:观察患肢肿胀变化;使用冷疗技术后效果;末梢感觉异常者避免冻伤。联合药物静脉使用时密切观察穿刺部位,谨防药物外渗引起局部组织损害。

(2)保持有效牵引效果评估:骨牵引穿刺的针眼有无出现感染征,注意观察患者有无足下垂情况,并注意膝关节外侧腓总神经有无受压。小儿悬吊牵引时无故哭闹时仔细查找原因,调整牵引带,经常检查双足的血液循环和感觉有无异常,皮肤有无破损、溃疡。

(3)观察石膏松紧情况,有无松脱、过紧、污染、断裂。长期固定有无出现关节僵硬、肌肉萎缩、肺炎、压疮、泌尿系统感染等并发症。

2.手术治疗评估要点

(1)评估术区伤口敷料有无渗血、渗液,评估早期功能锻炼的掌握情况。

(2)观察患肢末梢血液循环、活动、感觉,及早发现术后并发症。

三、主要护理诊断(问题)

(一)疼痛

疼痛与骨折有关。

(二)躯体移动障碍

躯体移动障碍与骨折或牵引有关。

(三)潜在并发症

低血容量休克。

四、主要护理措施

(一)病情观察与并发症预防

1.病情观察

由于股骨干骨折失血量较大,观察患者有无脉搏增快、皮肤湿冷、血压下降等低血容量性休克表现。因骨折可损伤下肢重要神经或血管,观察患肢血液供应,如足背动脉搏动和毛细血管充盈情况,并与健肢比较,同时观察患肢是否出现感觉和运动障碍等。一旦发生异常,及时报告医师并协助处理。

2.疼痛护理

及时评估患者疼痛程度,遵医嘱给予止痛药物。

3.牵引护理

(1)保持有效牵引,定期测量下肢的长度和力线,以免造成过度牵引和骨端旋转。

(2)注意牵引针是否有移位,若有移位应消毒后调整。

(3)预防腓总神经损伤,在膝外侧腓骨头处垫纱布或棉垫,防止腓总神经受压,经常检查足部背伸运动,询问是否有感觉异常等情况。

(4)长期卧床者,骶尾处皮肤受压易发生压疮,给予睡气垫床,定时按摩受压处皮肤,足跟悬空。

(二)饮食

给予患者高热量、高蛋白、高纤维素、高钙、富含维生素及果胶成分饮食。如牛奶、鸡蛋、海米、虾皮、鱼汤、骨头汤、新鲜蔬菜和水果等。

(三)用药护理

了解药物不良反应,对症处理用药时观察其用药后效果。根据疼痛程度使用止痛药,并评估不良反应。

(四)心理护理

向患者和家属解释骨折的愈合是一个循序渐进的过程,充分固定能为骨折断端连接提供良好的条件。正确的功能锻炼可以促进断端生长愈合和患肢功能恢复。鼓励患者表达自己的思想,减轻患者及其家属的心理负担。

(五)健康教育

1.指导功能锻炼

患肢固定后,可在持续牵引下做股四头肌等长舒缩运动,并活动足部、踝关节和小腿。卧床期间鼓励患者利用牵引架拉手环或使用双肘、健侧下肢三点支撑抬起身体使局部减轻压力。在X线检查证实有牢固的骨折愈合后,才能取消牵引,进行较大范围的运动。有条件时,也可过8～10周,有外固定架保护,早起不负重活动,以后逐渐增加负重。股骨中段以上骨折,下床活动时始终应注意保持患肢的外展体位,以免因负重和内收肌的作用而发生继发性向外成角突起畸形。

2.复查

告知患者及其家属若骨折远端肢体肿胀或疼痛明显加重,肢体感觉麻木、肢端发凉,应立即到医院复查并评估功能恢复情况。

3.安全指导

指导患者及家属评估家庭环境的安全性,妥善放置可能影响患者活动的障碍物。

五、护理效果评估

(1)患者是否主诉骨折部位疼痛减轻或消失,感觉舒适。

(2)患侧肢端能否维持正常的组织灌注,皮肤温度和颜色正常,末梢动脉搏动有力。

(3)能否避免低血容量休克等并发症的发生。一旦发生,能否及时发现和处理。

(4)患者在医师指导下能否按计划进行有效的功能锻炼,患肢功能恢复情况及有无活动障碍。

(侯冰鑫)

第十二章

产科护理

第一节 妊娠剧吐

妊娠剧吐是指妊娠期恶心,频繁呕吐,不能进食,导致脱水,酸、碱平衡失调及水、电解质紊乱,甚至肝肾功能损害,严重可危及孕妇生命。其发生率为 0.3%～1%。

一、病因

尚未明确,可能与下列因素有关。

(一)人绒毛膜促性腺激素(HCG)水平增高

因早孕反应的出现和消失的时间与孕妇血清 HCG 值上升、下降的时间一致。另外,多胎妊娠、葡萄胎患者 HCG 值,显著增高,发生妊娠剧吐的比率也增高;而终止妊娠后,呕吐消失。但症状的轻重与血 HCG 水平并不一定呈正相关。

(二)精神及社会因素

恐惧妊娠、精神紧张、情绪不稳、经济条件差的孕妇易患妊娠剧吐。

(三)幽门螺杆菌感染

近年研究发现,妊娠剧吐的患者与同孕周无症状孕妇相比,血清抗幽门螺杆菌的 IgG 浓度升高。

(四)其他因素

维生素缺乏,尤其是维生素 B_6 缺乏可导致妊娠剧吐、变态反应;研究发现,几种组织胺受体亚型与呕吐有关,临床上抗组胺治疗呕吐有效。

二、病理生理

(1)频繁呕吐导致失水、血容量不足、血液浓缩、细胞外液减少,钾、钠等离子丢失使电解质平衡失调。

(2)不能进食,热量摄入不足,发生负氮平衡,使血浆尿素氮及尿酸升高;由于机体动用脂肪组织供给热量,脂肪氧化不全,导致丙酮、乙酰乙酸及 β-羟丁酸聚集,产生代谢性酸中毒。

（3）由于脱水、缺氧导致血液中转氨酶值升高，严重时血胆红素升高。机体血液浓缩及血管通透性增加。另外，钠盐丢失，不仅尿量减少，尿中可出现蛋白及管型。肾脏继发性损害，肾小管有退行性变，部分细胞坏死，肾小管的正常排泄功能减退，终致血浆中非蛋白氮、肌酐、尿酸的浓度迅速增加。肾功能受损和酸中毒使细胞内钾离子较多地移到细胞外，出现高钾血症，严重时心脏停搏。

（4）病程长达数周者，可致严重营养缺乏，由于维生素 C 缺乏，血管脆性增加，可致视网膜出血。

三、临床表现

(一)恶心、呕吐

多见于年轻初孕妇，一般停经 6 周左右出现恶心、呕吐，逐渐加重直至频繁呕吐不能进食。

(二)水电解质紊乱

严重呕吐、不能进食导致失水、电解质紊乱，使氢、钠、钾离子大量丢失，出现低钾血症。营养摄入不足可致负氮平衡，使血浆尿素氮及尿素增高。

(三)酸、碱平衡失调

机体动用脂肪组织供给能量，使脂肪代谢中间产物酮体增多，引起代谢性酸中毒。病情发展，可出现意识模糊。

(四)维生素缺乏

频繁呕吐、不能进食可引起维生素 B_1 缺乏，导致 Wernicke-Korsakoff 综合征。维生素 K 缺乏可致凝血功能障碍，常伴血浆蛋白及纤维蛋白原减少，增加孕妇出血倾向。

四、辅助检查

(一)尿液检查

患者尿比重增加，尿酮体阳性，肾功能受损时，尿中可出现蛋白和管型。

(二)血液检查

血液浓缩，红细胞计数增多，血细胞比容上升，血红蛋白值增高；血酮体可为阳性，二氧化碳结合力降低；肝、肾功能受损害时胆红素、转氨酶、肌酐和尿素氮升高。

(三)眼底检查

严重者出现眼底出血。

五、诊断及鉴别诊断

根据病史、临床表现及妇科检查，诊断并不困难。可用 B 超检查排除滋养叶细胞疾病。此外尚需与可引起呕吐的疾病，如急性病毒性肝炎、胃肠炎、胰腺炎、胆管疾病、脑膜炎、脑血管意外及脑肿瘤等鉴别。

六、并发症

(一)Wernicke-Korsakoff 综合征

发病率为妊娠剧吐患者的 10%，是由于妊娠剧吐长期不能进食，导致维生素 B_1 缺乏引起的中枢系统疾病，Wernicke 脑病和 Korsakoff 综合征是一个病程中的先后阶段。

维生素 B_1 是糖代谢的重要辅酶,参与糖代谢的氧化脱羧代谢。维生素 B_1 缺乏时,体内丙酮酸及乳酸堆积,发生糖代谢的三羧酸循环障碍,使得主要靠糖代谢供给能量的神经组织、骨骼肌和心肌代谢出现严重障碍。病理变化主要发生在丘脑、下丘脑的脑室旁区域、中脑导水管的周围区灰质、乳头体、第四脑室底部,迷走神经运动背核可出现不同程度的神经细胞和神经纤维轴索或髓鞘的丧失,伴有星形细胞和小胶质细胞的增生。毛细血管扩张,血管的外膜和内皮细胞明显增生,有散在小出血灶。

Wernicke 脑病表现为眼球震颤、眼肌麻痹等眼部症状,躯干性共济失调及精神障碍,可同时出现,但大多数患者精神症状迟发。Korsakoff 综合征表现为严重的近事记忆障碍、表情呆滞、缺乏主动性、产生虚构与错构。部分伴有周围神经病变。严重时发展为永久性的精神、神经功能障碍,出现神经错乱、昏迷甚至死亡。

(二)Mallory-Weiss 综合征

胃-食管连接处的纵向黏膜撕裂出血,引起呕血和黑粪。严重时,可使食管穿孔,表现为胸痛、剧吐、呕血,须急症手术治疗。

七、治疗与护理

治疗原则:休息,适当禁食,计液体出入量,纠正脱水、酸中毒及电解质紊乱,补充营养,并需要良好的心理支持。

(一)补液治疗

每天应补充葡萄糖液、生理盐水、平衡液,总量为 3 000 mL 左右,加维生素 B_6 100 mg。维生素 C 2～3 g,维持每天尿量大于等于 1 000 mL,肌内注射维生素 B_1,每天 100 mg。为了更好地利用输入的葡萄糖,可适当加用胰岛素。根据血钾、血钠情况决定补充剂量。根据二氧化碳结合力值或血气分析结果,予以静脉滴注碳酸氢钠溶液。

一般经上述治疗 2～3 d,病情大多迅速好转,症状缓解。待呕吐停止后,可试进少量流食,以后逐渐增加进食量,调整静脉输液量。

(二)终止妊娠

经上述治疗后,若病情不见好转,反而出现下列情况,应迅速终止妊娠:①持续黄疸;②持续尿蛋白;③体温升高,持续在 38 ℃以上;④心率大于 120 次/分钟;⑤多发性神经炎及神经性体征;⑥出现 Wernicke-Korsakoff 综合征。

(三)妊娠剧吐并发 Wernicke-Korsakoff 综合征的治疗

如不紧急治疗,该综合征的死亡率高达 50%;即使积极处理,死亡率也约为 17%。在未补给足量维生素 B_1 前,静脉滴注葡萄糖会进一步加重三羧酸循环障碍,使病情加重,导致患者昏迷甚至死亡。对长期不能进食的患者应给维生素 B_1,400～600 mg 分次肌内注射,以后每天 100 mg 肌内注射至能正常进食为止,然后改口服,并给予多种维生素。同时,应对其内分泌及神经状态进行评价,对病情严重者及时终止妊娠。早期大量维生素 B_1 治疗,上述症状可在数天至数周内有不同程度的恢复,但仍有 60% 的患者不能得到完全恢复,特别是记忆恢复往往需要 1 年左右的时间。

八、预后

绝大多数妊娠剧吐患者预后良好,仅少数病例因病情严重而需终止妊娠。然而对胎儿方面,曾有报道妊娠剧吐发生酮症者,所生后代的智商较低。

（马　静）

第二节 自 然 流 产

流产是指妊娠不足 28 周、胎儿体重不足 1 000 g 而终止者。流产发生于妊娠 12 周前者称早期流产,发生在妊娠 12 周至不足 28 周者称晚期流产。流产又分为自然流产和人工流产,本节内容仅限于自然流产。自然流产的发生率占全部妊娠的 15% 左右,多数为早期流产,是育龄妇女的常见病,严重影响了妇女生殖健康。

一、病因和发病机制

导致自然流产的原因很多,可分为胚胎因素和母体因素。早期流产常见的原因是胚胎染色体异常、孕妇内分泌异常、生殖器官畸形、生殖道感染、血栓前状态、免疫因素异常等;晚期流产多由宫颈功能不全等因素引起。

(一)胚胎因素

胚胎染色体异常是自然流产最常见的原因。据文献报道,46%～54% 的自然流产与胚胎染色体异常有关。流产发生越早,胚胎染色体异常的频率越高,早期流产中染色体异常的发生率为53%,晚期流产为 36%。

胚胎染色体异常包括数量异常和结构异常。在数量异常中第一位的是染色三体,占 52%,除 1 号染色三体未见报道外,各种染色三体均有发现,其中以 13、16、18、21 及 22 号染色体最常见,18-三体约占1/3;第二位的是 45,X 单体,约占 19%;其他依次为三倍体占 16%,四倍体占5.6%。染色体结构异常主要是染色体易位,占 3.8%,嵌合体占 1.5%,染色体倒置、缺失和重叠也见有报道。

多数三体胚胎是以流产或死胎告终,但也有少数能成活,如 21-三体、13-三体、18-三体等。单体是减数分裂不分离所致,以 X 单体最为多见,少数胚胎如能存活,足月分娩后即形成特纳综合征。三倍体常与胎盘的水泡样变性共存,不完全水泡状胎块的胎儿可发育成三倍体或第 16 号染色体的三体,流产较早,少数存活,继续发育后伴有多发畸形,未见活婴。四倍体活婴极少,绝大多数极早期流产。在染色体结构异常方面,不平衡易位可导致部分三体或单体易发生流产或死胎。总之,染色体异常的胚胎多数结局为流产,极少数可能继续发育成胎儿,但出生后也会发生某些功能异常或合并畸形。若已流产,妊娠产物有时仅为一空孕囊或已退化的胚胎。

(二)母体因素

1.夫妇染色体异常

习惯性流产与夫妇染色体异常有关,习惯性流产者夫妇染色体异常发生频率为 3.2%,其中多见的是染色体相互易位,占 2%,罗伯逊易位占 0.6%。着床前配子在女性生殖道时间过长,配子发生老化,流产的机会也会增加。在促排卵及体外受精等辅助生殖技术中,是否存在配子老化问题目前尚不清楚。

2.内分泌因素

(1)黄体功能不良(luteal phase defect,LPD):黄体中期孕酮峰值低于正常标准值,或子宫内膜活检与月经时间同步差 2 d 以上即可诊断为 LPD。高浓度孕酮可阻止子宫收缩,使妊娠子宫保持相对静止状态;孕酮分泌不足可引起妊娠蜕膜反应不良,影响孕卵着床和发育,导致流产。孕期孕酮的来源有两条途径:一是由卵巢孕产生,二是胎盘滋养细胞分泌。孕后 6～8 周卵巢孕产生孕酮逐渐减少,之后由胎盘产生孕酮替代,如果两者衔接失调则易发生流产。在习惯性流产中有 23%～60% 的患者存在黄体功能不全。

(2)多囊卵巢综合征(polycystic ovarian syndrome,PCOS):有人发现在习惯性流产中多囊卵巢的发生率可高达 58%,而且其中有 56% 的患者 LH 呈高分泌状态。现认为 PCOS 患者高浓度的 LH 可能导致卵细胞第二次减数分裂过早完成,从而影响受精和着床过程。

(3)高催乳素血症:高水平的催乳素可直接抑制黄体颗粒细胞增生及其分泌功能。高催乳素血症的临床主要表现为闭经和泌乳,当催乳素水平高于正常值时,则可表现为黄体功能不全。

(4)糖尿病:血糖控制不良者流产发生率可高达 15%～30%,妊娠早期高血糖还可能造成胚胎畸形的危险因素。

(5)甲状腺功能:目前认为甲状腺功能减退或亢进与流产有着密切的关系,妊娠前期和早孕期进行合理的药物治疗,可明显降低流产的发生率。有学者报道,甲状腺自身抗体阳性者流产发生率显著升高。

3.生殖器官解剖因素

(1)子宫畸形:先天性米勒管发育异常导致子宫畸形,如单角子宫、双角子宫、双子宫、子宫纵隔等。子宫畸形可影响子宫血供和宫腔内环境造成流产。母体在孕早期使用或接触己烯雌酚可影响女胎子宫发育。

(2)Asherman综合征:由宫腔创伤(如刮宫过深)、感染或胎盘残留等引起宫腔粘连和纤维化。宫腔镜下行子宫内膜切除或黏膜下肌瘤切除手术也可造成宫腔粘连。子宫内膜受损伤可影响胚胎种植,导致流产发生。

(3)宫颈功能不全:是导致中晚期流产的主要原因。宫颈功能不全在解剖上表现为宫颈管过短或宫颈内口松弛。由于存在解剖上的缺陷,随着妊娠的进程子宫增大,宫腔压力升高,多数患者在中、晚期妊娠出现无痛性的宫颈管消退、宫口扩张、羊膜囊突出、胎膜破裂,最终发生流产。宫颈功能不全主要由于宫颈局部创伤(分娩、手术助产、刮宫、宫颈锥形切除、Manchester 手术等)引起,先天性宫颈发育异常较少见。另外,胚胎时期接触己烯雌酚也可引起宫颈发育异常。

(4)其他:子宫肿瘤可影响子宫内环境,导致流产。

4.生殖道感染

有一些生殖道慢性感染被认为是早期流产的原因之一。能引起反复流产的病原体往往是持续存在于生殖道而母体很少产生症状,而且此病原体能直接或间接导致胚胎死亡。生殖道逆行感染一般发生在妊娠 12 周以前,过此时期,胎盘与蜕膜融合,构成机械屏障,而且随着妊娠进程,羊水抗感染力也逐步增强,感染的机会减少。

(1)细菌感染:布鲁菌属和弧菌属感染可导致动物(牛、猪、羊等)流产,但在人类还不肯定。

(2)沙眼衣原体:文献报道,妊娠期沙眼衣原体感染率为 3%～30%,但是否直接导致流产尚无定论。

(3)支原体:流产患者宫颈及流产物中支原体的阳性率均较高,血清学上也支持人支原体和解脲支原体与流产有关。

(4)弓形虫:弓形虫感染引起的流产是散发的,与习惯性流产的关系尚未完全证明。

(5)病毒感染:巨细胞病毒经胎盘可累及胎儿,引起心血管系统和神经系统畸形、致死或流产。妊娠前半期单纯疱疹感染流产发生率可高达70％，即使不发生流产，也易累及胎儿、新生儿。妊娠初期风疹病毒感染者流产的发生率较高。人类免疫缺陷病毒感染与流产密切相关，Temmerman等报道，HIV-1抗体阳性是流产的独立相关因素。

5.血栓前状态

血栓前状态是凝血因子浓度升高或凝血抑制物浓度降低而产生的血液易凝状态，尚未达到生成血栓的程度或者形成的少量血栓正处于溶解状态。

血栓前状态与习惯性流产的发生有一定的关系，临床上包括先天性和获得性血栓前状态，前者是由于凝血和纤溶有关的基因突变造成，如凝血因子V突变、凝血酶原基因突变、蛋白C缺陷症、蛋白S缺陷症等；后者主要是抗磷脂抗体综合征、获得性高半胱氨酸血症及机体存在各种引起血液高凝状态的疾病等。

各种先天性血栓形成倾向引起自然流产的具体机制尚未阐明，目前研究比较多的是抗磷脂抗体综合征，并已肯定它与早、中期胎儿丢失有关。普遍的观点认为高凝状态使子宫胎盘部位血流状态改变，易形成局部微血栓，甚至胎盘梗死，使胎盘血供下降，胚胎或胎儿缺血缺氧，引起胚胎或胎儿发育不良而流产。

6.免疫因素

免疫因素引起的习惯性流产，可分自身免疫型和同种免疫型。

(1)自身免疫型：主要与患者体内抗磷脂抗体有关，部分患者同时可伴有血小板减少症和血栓栓塞现象，这类患者可称为早期抗磷脂抗体综合征。在习惯性流产中，抗磷脂抗体阳性率约为21.8％。另外，自身免疫型习惯性流产还与其他自身抗体有关。

在正常情况下，各种带负电荷的磷脂位于细胞膜脂质双层的内层，不被免疫系统识别；一旦暴露于机体免疫系统，即可产生各种抗磷脂抗体。抗磷脂抗体不仅是一种强烈的凝血活性物质，激活血小板和促进凝血，导致血小板聚集，血栓形成；同时可直接造成血管内皮细胞损伤，加剧血栓形成，使胎盘循环发生局部血栓栓塞，胎盘梗死，胎死宫内，导致流产。近来的研究还发现，抗磷脂抗体可能直接与滋养细胞结合，从而抑制滋养细胞功能，影响胎盘着床过程。

(2)同种免疫型：现代生殖免疫学认为，妊娠是成功的半同种异体移植现象，孕妇由于自身免疫系统产生一系列的适应性变化，从而对宫内胚胎移植物表现出免疫耐受，不发生排斥反应，妊娠得以继续。

在正常妊娠的母体血清中，存在一种或几种能够抑制免疫识别和免疫反应的封闭因子(也称封闭抗体)以及免疫抑制因子，而习惯性流产患者体内则缺乏这些因子。因此，使得胚胎遭受母体的免疫打击而排斥。封闭因子既可直接作用于母体淋巴细胞，又可与滋养细胞表面特异性抗原结合，从而阻断母儿之间的免疫识别和免疫反应，封闭母体淋巴细胞对滋养细胞的细胞毒作用。还有认为封闭因子可能是一种抗独特型抗体，直接针对T淋巴细胞或B淋巴细胞表面特异性抗原受体(BCR/TCR)，从而防止母体淋巴细胞与胚胎靶细胞起反应。

几十年来，同种免疫型习惯性流产与HLA抗原相容性的关系一直存有争议。有学者提出习惯性流产可能与夫妇HLA抗原的相容性有关，在正常妊娠过程中夫妇或母胎间HLA抗原是不相容的，胚胎所带的父源性HLA抗原可以刺激母体免疫系统，产生封闭因子。同时，滋养细胞表达的HLA-G抗原能够引起抑制性免疫反应，这种反应对胎儿具有保护性作用，能够抑制母体免疫系统对胎儿胎盘的攻击。

7.其他因素

(1)慢性消耗性疾病:结核和恶性肿瘤常导致早期流产,并威胁孕妇的生命;高热可导致子宫收缩;贫血和心脏病可引起胎儿胎盘单位缺氧;慢性肾炎、高血压可使胎盘发生梗死。

(2)营养不良:严重营养不良直接可导致流产。现在更强调各种营养素的平衡,如维生素 E 缺乏也可造成流产。

(3)精神、心理因素:焦虑、紧张、恐吓等严重精神刺激均可导致流产。近来还发现,嗓音和振动对人类生殖也有一定的影响。

(4)吸烟、饮酒等:近年来育龄妇女吸烟、饮酒,甚至吸毒的人数有所增加,这些因素都是流产的高危因素。孕期过多饮用咖啡也增加流产的危险性。

(5)环境毒性物质:影响生殖功能的外界不良环境因素很多,可以直接或间接对胚胎造成损害。过多接触某些有害的化学物质(如砷、铅、苯、甲醛、氯丁二烯、氧化乙烯等)和物理因素(如放射线、噪音及高温等),均可引起流产。

尚无确切的依据证明使用避孕药物与流产有关,然而,有报道宫内节育器避孕失败者,感染性流产发生率有所升高。

二、病理

早期流产时胚胎多数先死亡,随后发生底蜕膜出血,造成胚胎的绒毛与蜕膜层分离,已分离的胚胎组织如同异物,引起子宫收缩而被排出。有时也可能蜕膜海绵层先出血坏死或有血栓形成,使胎儿死亡,然后排出。8 周内妊娠时,胎盘绒毛发育尚不成熟,与子宫蜕膜联系还不牢固,此时流产妊娠产物多数可以完整地从子宫壁分离而排出,出血不多。妊娠 8~12 周时,胎盘绒毛发育茂盛,与蜕膜联系较牢固。此时若发生流产,妊娠产物往往不易完整分离排出,常有部分组织残留宫腔内影响子宫收缩,致使出血较多。妊娠 12 周后,胎盘已完全形成,流产时往往先有腹痛,然后排出胎儿、胎盘。有时由于底蜕膜反复出血,凝固的血块包绕胎块,形成血样胎块稽留于宫腔内。血红蛋白因时间长久被吸收形成肉样胎块,或纤维化与子宫壁粘连。偶有胎儿被挤压,形成纸样胎儿,或钙化后形成石胎。

三、临床表现

(一)停经
多数流产患者有明显的停经史,根据停经时间的长短可将流产分为早期流产和晚期流产。

(二)阴道流血
发生在妊娠 12 周以内流产者,开始时绒毛与蜕膜分离,血窦开放,即开始出血。当胚胎完全分离排出后,由于子宫收缩,出血停止。早期流产的全过程均伴有阴道流血,而且出血量往往较多。晚期流产者,胎盘已形成,流产过程与早产相似,胎盘继胎儿分娩后排出,一般出血量不多。

(三)腹痛
早期流产开始阴道流血后宫腔内存有血液,特别是血块,刺激子宫收缩,呈阵发性下腹痛,特点是阴道流血往往出现在腹痛之前。晚期流产则先有阵发性的子宫收缩,然后胎儿胎盘排出,特点是往往先有腹痛,然后出现阴道流血。

四、临床类型

根据临床发展过程和特点的不同,流产可以分为以下 7 种类型。

(一)先兆流产

先兆流产(threatened abortion)指妊娠 28 周前,先出现少量阴道流血,继之常出现阵发性下腹痛或腰背痛。

妇科检查:宫颈口未开,胎膜未破,妊娠产物未排出,子宫大小与停经周数相符。妊娠有希望继续者,经休息及治疗后,若流血停止及下腹痛消失,妊娠可以继续;若阴道流血量增多或下腹痛加剧,则可能发展为难免流产。

(二)难免流产

难免流产(inevitable abortion)是先兆流产的继续,妊娠难以持续,有流产的临床过程,阴道出血时间较长,出血量较多,而且有血块排出,阵发性下腹痛,或有羊水流出。

妇科检查:宫颈口已扩张,羊膜囊突出或已破裂,有时可见胚胎组织或胎囊堵塞于宫颈管中,甚至露见于宫颈外口,子宫大小与停经周数相符或略小。

(三)不全流产

不全流产(incomplete abortion)指妊娠产物已部分排出体外,尚有部分残留于宫腔内,由难免流产发展而来。妊娠 8 周前发生流产,胎儿胎盘成分多能同时排出;妊娠 8~12 周时,胎盘结构已形成并密切连接于子宫蜕膜,流产物不易从子宫壁完全剥离,往往发生不全流产。由于宫腔内有胚胎组织残留,影响子宫收缩,以致阴道出血较多,时间较长,易引起宫内感染,甚至因流血过多而发生失血性休克。

妇科检查:宫颈口已扩张,不断有血液自宫颈口内流出,有时尚可见胎盘组织堵塞于宫颈口或部分妊娠产物已排出于阴道内,而部分仍留在宫腔内。一般子宫小于停经周数。

(四)完全流产

完全流产(complete abortion)指妊娠产物已全部排出,阴道流血逐渐停止,腹痛逐渐消失。

妇科检查:宫颈口已关闭,子宫接近正常大小。常常发生于妊娠 8 周以前。

(五)稽留流产

稽留流产(missed abortion)又称过期流产,指胚胎或胎儿已死亡滞留在宫腔内尚未自然排出者。患者有停经史和(或)早孕反应,按妊娠时间计算已达到中期妊娠但未感到腹部增大,病程中可有少量断续的阴道流血,早孕反应消失。尿妊娠试验由阳性转为阴性,血清 β-HCG 值下降,甚至降至非孕水平。B 超检查子宫小于相应孕周,无胎动及心管搏动,子宫内回声紊乱,难以分辨胎盘和胎儿组织。

妇科检查:阴道内可少量血性分泌物,宫颈口未开,子宫较停经周数小,由于胚胎组织机化,子宫失去正常组织的柔韧性,质地不软,或已孕 4 个月尚未听见胎心,触不到胎动。

(六)习惯性流产

习惯性流产(habitual abortion)指自然流产连续发生 3 次或 3 次以上者。每次流产多发生于同一妊娠月份,其临床经过与一般流产相同。早期流产的原因常为黄体功能不足、多囊卵巢综合征、高催乳素血症、甲状腺功能减退、染色体异常、生殖道感染及免疫因素等。晚期流产最常见的原因为宫颈内口松弛、子宫畸形、子宫肌瘤等。宫颈内口松弛者于妊娠后,常于妊娠中期,胎儿长大,羊水增多,宫腔内压力增加,胎囊向宫颈内口突出,宫颈管逐渐短缩、扩张。患者多无自觉症状,一旦胎膜破裂,胎儿迅即排出。

(七)感染性流产

感染性流产(infected abortion)是指流产合并生殖系统感染。各种类型的流产均可并发感染,包括选择性或治疗性的人工流产,但以不全流产、过期流产和非法堕胎为常见。感染性流产的病原菌常常是阴道或肠道的寄生菌(条件致病菌),有时为混合性感染。厌氧菌感染占 60% 以上,需氧菌中以大肠埃希菌和假芽孢杆菌为多见,也见有 β-溶血性链球菌及肠球菌感染。患者除了有各种类型流产的临床表现和非法堕胎史外,还出现一系列感染相关的症状和体征。

妇科检查:宫口可见脓性分泌物流出,宫颈举痛明显,子宫体压痛,附件区增厚或有痛性包块。严重时感染可扩展到盆腔、腹腔乃至全身,并发盆腔炎、腹膜炎、败血症及感染性休克等。

五、病因筛查及诊断

诊断流产一般并不困难。根据病史及临床表现多能确诊,仅少数需进行辅助检查。确诊流产后,还应确定流产的临床类型,同时还要对流产的病因进行筛查,这对决定流产的处理方法很重要。

(一)病史

应询问患者有无停经史和反复流产史,有无早孕反应、阴道流血,应询问阴道流血量及其持续时间;有无腹痛,腹痛的部位、性质及程度;还应了解阴道有无水样排液,阴道排液的色、量及有无臭味;有无妊娠产物排出等。

(二)体格检查

观察患者全身状况,有无贫血,并测量体温、血压及脉搏等。在消毒条件下进行妇科检查,注意宫颈口是否扩张,羊膜囊是否膨出,有无妊娠产物堵塞于宫颈口内;宫颈阴道部是否较短,甚至消退,内外口松弛,可容一指通过,有时可触及羊膜囊或见有羊膜囊突出于宫颈外口。子宫大小与停经周数是否相符,有无压痛等。并应检查双侧附件有无肿块、增厚及压痛。检查时操作应轻柔,尤其对疑为先兆流产者。

(三)辅助检查

对诊断有困难者,可采用必要的辅助检查。

1.B 超显像

目前应用较广,对鉴别诊断与确定流产类型有实际价值。对疑为先兆流产者,可根据妊娠囊的形态、有无胎心反射及胎动来确定胚胎或胎儿是否存活,以指导正确的治疗方法。一般妊娠 5 周后宫腔内即可见到孕囊光环,为圆形或椭圆形的无回声区,有时由于着床过程中的少量出血,孕囊周围可见环形暗区,此为早孕双环征。孕 6 周后可见胚芽声像,并出现心管搏动。孕 8 周可见胎体活动,孕囊约占宫腔一半。孕 9 周可见胎儿轮廓。孕 10 周孕囊几乎占满整个宫腔。孕 12 周胎儿出现完整形态。不同类型的流产及其超声图像特征有所差别,可帮助鉴别诊断。

(1)先兆流产声像图特征:子宫大小与妊娠月份相符,少量出血者孕囊一侧见无回声区包绕,出血多者宫腔有较大量的积血,有时可见胎膜与宫腔分离,胎膜后有回声区,孕 6 周后可见到正常的心管搏动。

(2)难免流产声像图特征:孕囊变形或塌陷,宫颈内口开大,并见有胚胎组织阻塞于宫颈管内,羊膜囊未破者可见到羊膜囊突入宫颈管内或突出宫颈外口,心管搏动多已消失。

(3)不全流产声像图特征:子宫较正常妊娠月份小,宫腔内无完整的孕囊结构,代之以不规则的光团或小暗区,心管搏动消失。

(4)完全流产声像图特征:子宫大小正常或接近正常,宫腔内空虚,见有规则的宫腔线,无不规则光团。

B超检查在确诊宫颈机能不全引起的晚期流产中也很有价值。通过B超可以观察宫颈长度、内口宽度、羊膜囊突出等情况,能够客观地评价妊娠期宫颈结构,且具有无创伤、可重复等优点,近年来临床应用较多。可作为宫颈功能评价的超声指标较多,如宫颈长度、宫颈内口宽度、宫颈漏斗宽度、羊膜囊楔度等。一般认为,宫颈结构随着妊娠进程有所变化,故动态观察妊娠期宫颈结构变化的意义更大。目前国内规定:孕12周时如三条径线中有一异常即提示宫颈功能不全,这包括宫颈长度<25 mm、宽度>32 mm和内径>5 mm。

另外,以多普勒超声血流频谱显示孕妇子宫动脉和胎儿脐动脉,可判断宫内胎儿健康状况及母体并发症。目前常用动脉血流频谱的收缩期速度峰值与舒张期速度最低值的比值,估计动脉血管的阻力。早孕期动脉阻力高者,胎儿血供和营养不足,可诱发胚胎发育停止。

2.妊娠试验

妊娠试验采用免疫学方法,近年临床多用试纸法,对诊断妊娠有意义。为进一步了解流产的预后,多选用血清 β-HCG 的定量测定。一般妊娠后8~9 d 在母血中即可测出 β-HCG,随着妊娠的进程,β-HCG 逐渐升高,早孕期 β-HCG 倍增时间为 48 h 左右,孕 8~10 周达高峰。血清 β-HCG 值低或呈下降趋势,提示可能发生流产。

3.其他激素测定

其他激素主要有血孕酮的测定,可以协助判断先兆流产的预后。甲状腺功能减退和亢进均易发生流产,测定游离 T_3 和 T_4 有助于孕期甲状腺功能的判断。人胎盘催乳素(HPL)的分泌与胎盘功能密切相关,妊娠6~7 周时血清 HPL 正常值为 0.02 mg/L,8~9 周为 0.04 mg/L。HPL 低水平常常是流产的先兆。正常空腹血糖值为 5.9 mmol/L,异常时应进一步做糖耐量试验,排除糖尿病。

4.血栓前状态测定

血栓前状态的妇女可能没有明显的临床表现,但母体的高凝状态使子宫胎盘部位血流状态改变,形成局部微血栓,甚至胎盘梗死,使胎盘血供下降,胚胎或胎儿缺血缺氧,引起胚胎或胎儿发育不良而流产。如下诊断可供参考:D-二聚体、FDP 数值增加表示已经产生轻度凝血-纤溶反应的病理变化;而对虽有危险因子参与,但尚未发生凝血-纤溶反应的患者,却只能用血浆凝血机能亢进动态评价,如血液流变学和红细胞形态检测;另外,凝血和纤溶有关的基因突变造成凝血因子V突变、凝血酶原基因突变、蛋白 C 缺陷症、蛋白 S 缺陷症,抗磷脂抗体综合征、获得性高半胱氨酸血症及机体存在各种引起血液高凝状态的疾病等均需引起重视。

(四)病因筛查

引发流产发生的病因众多,特别是针对习惯性流产者,进行系统的病因筛查,明确诊断,及时干预治疗,为避免流产的再次发生是必要的。筛查内容包括胚胎染色体及夫妇外周血染色体核型分析、生殖道微生物检测、内分泌激素测定、生殖器官解剖结构检查、凝血功能测定、自身抗体检测等。

六、处理

流产为妇产科常见病,一旦发生流产症状,应根据流产的不同类型,及时进行恰当的处理。

(一)先兆流产处理原则

(1)休息镇静:患者应卧床休息,禁止性生活,阴道检查操作应轻柔,精神过分紧张者可使用对胎儿无害的镇静剂,如苯巴比妥(鲁米那)0.03~0.06 g,每天 3 次。加强营养,保持大便通畅。

(2)应用孕酮或 HCG:黄体功能不足者,可用孕酮 20 mg,每天或隔天肌内注射 1 次,也可使用 HCG 以促进孕酮合成,维持黄体功能,用法为 1 000 U,每天肌内注射 1 次,或 2 000 U,隔天肌内注射 1 次。

(3)其他药物:维生素 E 为抗氧化剂,有利孕卵发育,每天 100 mg 口服。基础代谢率低者可以服用甲状腺素片,每天 1 次,每次 40 mg。

(4)出血时间较长者,可选用无胎毒作用的抗生素,预防感染,如青霉素等。

(5)心理治疗:要使先兆流产患者的情绪安定,增强其信心。

(6)经治疗两周症状不见缓解或反而加重者,提示可能胚胎发育异常,进行 B 超检查及β-HCG测定,确定胚胎状况,给以相应处理,包括终止妊娠。

(二)难免流产处理原则

(1)孕 12 周内可行刮宫术或吸宫术,术前肌内注射催产素 10 U。

(2)孕 12 周以上可先将催产素 5~10 U 加于 5％葡萄糖液 500 mL 内静脉滴注,促使胚胎组织排出,出血多者可行刮宫术。

(3)出血多伴休克者,应在纠正休克的同时清宫。

(4)清宫术后应详细检查刮出物,注意胚胎组织是否完整,必要时做病理检查或胚胎染色体分析。

(5)术后应用抗生素预防感染。出血多者可使用肌内注射催产素以减少出血。

(三)不全流产处理原则

(1)一旦确诊,无合并感染者应立即清宫,以清除宫腔内残留组织。

(2)出血时间短,量少或已停止,并发感染者,应在控制感染后再做清宫术。

(3)出血多并伴休克者,应在抗休克的同时行清宫术。

(4)出血时间较长者,术后应给予抗生素预防感染。

(5)刮宫标本应送病理检查,必要时可送检胎儿的染色体核型。

(四)完全流产处理原则

如无感染征象,一般不需特殊处理。

(五)稽留流产处理原则

1.早期过期流产

宜及早清宫,因胚胎组织机化与宫壁粘连,刮宫时有可能遇到困难,而且此时子宫肌纤维可发生变性,失去弹性,刮宫时出血可能较多并有子宫穿孔的危险。故过期流产的刮宫术必须慎重,术时注射宫缩剂以减少出血,如一次不能刮净可于 5~7 d 后再次刮宫。

2.晚期过期流产

均为妊娠中期胚胎死亡,此时胎盘已形成,诱发宫缩后宫腔内容物可自然排出。若凝血功能正常,可先用大剂量的雌激素,如己烯雌酚 5 mg,每天 3 次,连用 3~5 d,以提高子宫肌层对催产素的敏感性,再静脉滴注缩宫素(5~10 U 加于 5％葡萄糖液内),也可用前列腺素或依沙吖啶等进行引产,促使胎儿、胎盘排出。若不成功,再做清宫术。

3.预防 DIC

胚胎坏死组织在宫腔稽留时间过长,尤其是孕 16 周以上的过期流产,容易并发 DIC。所以,处理前应检查血常规、出凝血时间、血小板计数、血纤维蛋白原、凝血酶原时间、凝血块收缩试验、

D-二聚体、纤维蛋白降解产物及血浆鱼精蛋白副凝试验（3P 试验）等，并做好输血准备。若存在凝血功能异常，应及早使用纤维蛋白原、输新鲜血或输血小板等，高凝状态可用低分子量肝素，防止或避免 DIC 发生，待凝血功能好转后再行引产或刮宫。

4.预防感染

过期流产病程往往较长，且多合并有不规则阴道流血，易继发感染，故在处理过程中应使用抗生素。

（六）习惯性流产处理原则

有习惯性流产史的妇女，应在怀孕前进行必要的检查，包括夫妇双方染色体检查与血型鉴定及其丈夫的精液检查，女方尚需进行内分泌、生殖道感染、血栓前状态、生殖道局部或全身免疫等检查及生殖道解剖结构的详细检查，查出原因者，应于怀孕前及时纠治。

1.染色体异常

若每次流产均由于胚胎染色体异常所致，这提示流产的病因与配子的质量有关。如精子畸形率过高者建议到男科治疗，久治不愈者可行供者人工授精（AID）。如女方为高龄，胚胎染色体异常，多为三体且多次治疗失败可考虑做赠卵体外受精——胚胎移植术（IVF）。夫妇双方染色体异常可做 AID，或赠卵 IVF 及种植前诊断（PGD）。

2.生殖道解剖异常

完全或不完全子宫纵隔可行纵隔切除术。子宫黏膜下肌瘤可在宫腔镜下行肌瘤切除术，壁间肌瘤可经腹肌瘤挖出术。宫腔粘连可在宫腔镜下做粘连分离术，术后放置宫内节育器 3 个月。宫颈内口松弛者，于妊娠前做宫颈内口修补术。若已妊娠，最好于妊娠 14～16 周行宫颈内口环扎术，术后定期随诊，提前住院，待分娩发动前拆除缝线，若环扎术后有流产征象，治疗失败，应及时拆除缝线，以免造成宫颈撕裂。国际上有对于有先兆流产症状的患者进行紧急宫颈缝扎术获得较好疗效的报道。

3.内分泌异常

黄体功能不全者主要采用孕激素补充疗法。孕时可使用孕酮 20 mg 隔天或每天肌内注射至孕10 周左右，或 HCG 1 000～3 000 U，隔天肌内注射 1 次。如患者存在多囊卵巢综合征、高催乳素血症、甲状腺功能异常或糖尿病等，均宜在孕前进行相应的内分泌治疗，并于孕早期加用孕激素。

4.感染因素

孕前应根据不同的感染原进行相应的抗感染治疗。

5.免疫因素

自身免疫型习惯性流产的治疗多采用抗凝剂和免疫抑制剂治疗。常用的抗凝剂有阿司匹林和肝素，免疫抑制剂以泼尼松为主，也有使用人体丙种球蛋白治疗成功的报道。同种免疫型习惯性流产采用主动免疫治疗，自 20 世纪 80 年代以来，国外有学者开始采用主动免疫治疗同种免疫型习惯性流产。即采用丈夫或无关个体的淋巴细胞对妻子进行主动免疫致敏，其目的是诱发女方体内产生封闭抗体，避免母体对胚胎的免疫排斥。

6.血栓前状态

目前多采用低分子肝素（LMWH）单独用药或联合阿司匹林的治疗方法。一般 LMWH 5 000 U皮下注射，每天 1～2 次。用药时间从早孕期开始，治疗过程中必须严密监测胎儿生长发育情况和凝血-纤溶指标，检测项目恢复正常，即可停药。但停药后必须每月复查凝血-纤溶指标,有异常时重新用药。有时治疗可维持整个孕期,一般在终止妊娠前 24 h 停止使用。

7.原因不明习惯性流产

当有怀孕征兆时,可按黄体功能不足给以孕酮治疗,每天 10～20 mg 肌内注射,或 HCG 2 000 U,隔天肌内注射一次。确诊妊娠后继续给药直至妊娠 10 周或超过以往发生流产的月份,并嘱其卧床休息,禁忌性生活,补充维生素 E 并给予心理治疗,以解除其精神紧张,并安定其情绪。同时,在孕前和孕期尽量避免接触环境毒性物质。

(七)感染性流产处理原则

流产感染多为不全流产合并感染。治疗原则应积极控制感染,若阴道流血不多,应用广谱抗生素 2～3 d,待控制感染后再行刮宫,清除宫腔残留组织以止血。若阴道流血量多,静脉滴注广谱抗生素和输血的同时,用卵圆钳将宫腔内残留组织夹出,使出血减少,切不可用刮匙全面搔刮宫腔,以免造成感染扩散。术后继续应用抗生素,待感染控制后再行彻底刮宫。若已合并感染性休克者,应积极纠正休克。若感染严重或腹、盆腔有脓肿形成时,应行手术引流,必要时切除子宫。

七、护理

(一)护理评估

1.病史

停经、阴道流血和腹痛是流产孕妇的主要症状。应详细询问患者停经史、早孕反应情绪;阴道流血的持续时间与阴道流血量;有无腹痛,腹痛的部位、性质及程度。此外,还应了解阴道有无水样排液,排液的色、量和有无臭味,以及有无妊娠产物排出等。对于既往病史,应全面了解孕妇在妊娠期间有无全身性疾病、生殖器官疾病、内分泌功能失调及有无接触有害物质等,以识别发生流产的诱因。

2.身心诊断

流产孕妇可因出血过多而出现休克,或因出血时间过长、宫腔内有残留组织而发生感染。因此,护士应全面评估孕妇的各项生命体征。判断流产类型,尤其须注意与贫血及感染相关的征象(表 12-1)。

表 12-1　各型流产的临床表现

类型	病史			妇科检查	
	出血量	下腹痛	组织排出	宫颈口	子宫大小
先兆流产	少	无或轻	无	闭	与妊娠周数相符
难免流产	中～多	加剧	无	扩张	相符或略小
不全流产	少～多	减轻	部分排出	扩张或有物堵塞或闭	小于妊娠周数
完全流产	少～无	无	全部排出	闭	正常或略大

流产孕妇的心理状况以焦虑和恐惧为特征。孕妇面对阴道流血往往会不知所措,甚至有过度严重化情绪,同时对胎儿健康的担忧也会直接影响孕妇的情绪反应,孕妇可能会表现伤心、郁闷、烦躁不安等。

3.诊断检查

(1)产科检查:在消毒条件下进行妇科检查,进一步了解宫颈口是否扩张、羊膜是否破裂、有无妊娠产物堵塞于宫颈口内;子宫大小与停经周数是否相符、有无压痛等,并应检查双侧附件有无肿块、增厚及压痛等。

(2)实验室检查:多采用放射免疫方法对人绒毛膜促性腺激素(HCG)、人胎盘催乳素(HPL)、雌激素和孕激素等进行定量测定,如测定的结果低于正常值,提示有流产可能。

(3)B超显像:超声显像可显示有无胎囊、胎动、胎心等,从而可诊断并鉴别流产及其类型,指导正确处理。

(二)可能的护理诊断

1.有感染的危险

与阴道出血时间过长、宫腔内有残留组织等因素有关。

2.焦虑

与担心胎儿健康等因素有关。

(三)预期目标

(1)出院时护理对象无感染征象。

(2)先兆流产孕妇能积极配合保胎措施,继续妊娠。

(四)护理措施

对于不同类型的流产孕妇,处理原则不同,其护理措施亦有差异。护理在全面评估孕妇身心状况的基础上,综合病史及诊断检查,明确基本处理原则,认真执行医嘱,积极配合医师为流产孕妇进行诊断,并为之提供相应的护理措施。

1.先兆流产孕妇的护理

先兆流产孕妇需卧床休息,禁止性生活,禁用肥皂水灌肠,以减少各种刺激。护士除了为其提供生活护理外,通常遵医嘱给孕妇适量镇静剂、孕激素等。随时评估孕妇的病情变化,如是否腹痛加重、阴道流血量增多等。此外,由于孕妇的情绪状态也会影响其保胎效果,因此护士还应注意观察孕妇的情绪反应,加强心理护理,从而稳定孕妇情绪,增强保胎信心。护士须向孕妇及家属讲明以上保胎措施的必要性,以取得孕妇及家属的理解和配合。

2.妊娠不能再继续者的护理

护士应积极采取措施,及时采取终止妊娠的措施,协助医师完成手术过程,使妊娠产物完全排出,同时开放静脉,做好输液、输血准备。并严密检测孕妇的体温、血压及脉搏。观察其面色、腹痛、阴道流血及与休克有关的征象。有凝血功能障碍者应予以纠正,然后再行引产或手术。

3.预防感染

护士应检测患者的体温、血常规及阴道流血,以及分泌物的性质、颜色、气味等,并严格执行无菌操作规程,加强会阴部的护理。指导孕妇使用消毒会阴垫,保持会阴部清洁,维持良好的卫生习惯。当护士发现感染征象后应及时报告医师,并按医嘱进行抗感染处理。此外,护士还应嘱患者流产后1个月返院复查,确定无禁忌证后,方可开始性生活。

4.协助患者顺利渡过悲伤期

患者由于失去婴儿,往往会出现伤心、悲哀等情绪反应。护士应给予同情和理解,帮助患者及家属接受现实,顺利度过悲伤期。此外,护士还应与孕妇及家属共同讨论此次流产的原因,并向他们讲解有关流产的相关知识,帮助他们为再次妊娠做好准备。有习惯性流产史的孕妇在下一次妊娠确诊后卧床休息,加强营养,禁止性生活。补充B族维生素、维生素E、维生素C等,治疗期必须超过以往发生流产的妊娠月份。病因明确者,应积极接受对因治疗。黄体功能不足者,按医嘱正确使用孕酮治疗,以预防流产;子宫畸形者须在妊娠前先进行矫正手术。宫颈内口松弛者应在未妊娠前做宫颈内口松弛修补术。如已妊娠,则可在妊娠 14～16 周时行子宫内口缝扎术。

(五)护理评价

(1)护理对象体温正常,血红蛋白及白细胞数正常,无出血、感染征象。

(2)先兆流产孕妇配合保胎治疗,继续妊娠。

(马 静)

第三节 早 产

早产是指妊娠满 28 周至不足 37 周(196～258 d)间分娩者。此时娩出的新生儿称为早产儿,体重为 1 000～2 499 g。各器官发育尚不够健全,出生孕周越小,体重越轻,预后越差。国内早产占分娩总数的 5%～15%。约 15% 的早产儿于新生儿期死亡。近年由于早产儿治疗学及监护手段的进步,其生存率明显提高,伤残率下降,国外学者建议将早产定义时间上限提前到妊娠 20 周。

一、病因

诱发早产的常见原因:①胎膜早破、绒毛膜羊膜炎最常见,30%～40% 的早产与此因素有关;②下生殖道及尿路感染,如 β-溶血性链球菌、沙眼衣原体、支原体感染、急性肾盂肾炎等;③妊娠合并症与并发症,如妊娠期高血压疾病、妊娠期肝内胆汁淤积症,妊娠合并心脏病、慢性肾炎、病毒性肝炎、急性肾盂肾炎、急性阑尾炎、严重贫血、重度营养不良等;④子宫过度膨胀及胎盘因素,如羊水过多、多胎妊娠、前置胎盘、胎盘早剥、胎盘功能减退等;⑤子宫畸形,如纵隔子宫、双角子宫等;⑥宫颈内口松弛;⑦每天吸烟>10 支,酗酒。

二、临床表现

早产的主要临床表现是子宫收缩,最初为不规则宫缩,常伴有少许阴道流血或血性分泌物,以后可发展为规则宫缩,其过程与足月临产相似,胎膜早破较足月临产多见。宫颈管先逐渐消退,然后扩张。妊娠满 28 周至不足 37 周出现至少 10 min 一次的规则宫缩,伴宫颈管缩短,可诊断先兆早产。妊娠满 28 周至不足 37 周出现规则宫缩(20 min≥4 次,或 60 min≥8 次,持续>30 s),伴宫颈缩短≥80%,宫颈扩张 1 cm 以上,诊断为早产临产。部分患者可伴有少量阴道流血或阴道流液。以往有晚期流产、早产史及产伤史的孕妇容易发生早产。诊断早产一般并不困难,但应与妊娠晚期出现的生理性子宫收缩相区别。生理性子宫收缩一般不规则、无痛感,且不伴有宫颈管消退和宫口扩张等改变。

三、处理原则

若胎膜未破,胎儿存活、无胎儿窘迫,无严重妊娠合并症及并发症时,应设法抑制宫缩,尽可能延长孕周;若胎膜已破,早产不可避免时,应设法提高早产儿存活率。

四、护理

(一)护理评估

1.病史

详细评估可致早产的高危因素,如孕妇以往有流产、早产史或本次妊娠期有阴道流血史,则发生早产的可能性大,应详细询问并记录患者既往出现的症状及接受治疗的情况。

2.身心诊断

妊娠晚期者子宫收缩规律(20 min≥4 次),伴以宫颈管消退≥75%,以及进行性宫颈扩张2 cm以上时,可诊断为早产者临产。

早产已不可避免时,孕妇常会不自觉地把一些相关的事情与早产联系起来而产生自责感;由于孕妇对结果的不可预知,恐惧、焦虑、猜测也是早产孕妇常见的情绪反应。

3.辅助检查

通过全身检查及产科检查,结合阴道分泌物的生化指标检测,核实孕周,评估胎儿成熟度、胎方位等;观察产程进展,确定早产的进程。

(二)可能的护理诊断

1.有新生儿受伤的危险

与早产儿发育不成熟有关。

2.焦虑

与担心早产儿预后有关。

(三)预期目标

(1)新生儿不存在因护理不当而产生的并发症。

(2)患者能平静地面对事实,接受治疗及护理。

(四)护理措施

1.预防早产

孕妇良好的身心状况可减少早产的发生,突发的精神创伤亦可诱发早产。因此,应做好孕期保健工作,指导孕妇加强营养,保持平静心情。避免诱发宫缩的活动,如抬举重物、性生活等。高危孕妇必须多卧床休息,以左侧卧位为宜,以增加子宫血循环,改善胎儿供氧,慎做肛查和引导检查等,积极治疗并发症。宫颈内口松弛者应于孕 14～18 周或更早些时间做预防性宫颈环扎术,防止早产的产生。

2.药物治疗的护理

先兆早产的主要治疗为抑制宫缩,与此同时,还要积极控制感染、治疗合并症和并发症。护理人员应能明确具体药物的作用和用法,并能识别药物的不良反应,以避免毒性作用的发生,同时,应对患者做相应的健康教育。常用抑制宫缩的药物有以下几类:

(1)β肾上腺素受体激动剂:其作用为激动子宫平滑肌 β 受体,从而抑制宫缩。此类药物的不良反应为心跳加快、血压下降、血糖增高、血钾降低、恶心、出汗、头痛等。常用药物有利托君(ritodrine)、沙丁胺醇(salbutamol)等。

(2)硫酸镁:镁离子直接作用于肌细胞,使平滑肌松弛,抑制子宫收缩。一般采用 25% 硫酸镁 20 mL 加于 5% 葡萄糖液 100～250 mL 中,在 30～60 min 间缓慢静脉滴注,然后用 25% 硫酸镁 20～10 mL 加于 5% 葡萄糖液 100～250 mL 中,以每小时 1～2 g 的速度缓慢静脉滴注,直至宫缩停止。

(3)钙通道阻滞剂:阻滞钙离子进入细胞而抑制宫缩。常用硝苯地平 5~10 mg,舌下含服,每天 3 次。用药时必须密切注意孕妇及血压的变化,若合并使用硫酸镁时更应慎重。

(4)前列腺素合成酶抑制剂:前列腺素有刺激子宫收缩和软化宫颈的作用,其抑制剂则有减少前列腺素合成的作用,从而抑制宫缩。常用药物有吲哚美辛及阿司匹林等,但此类药物可抑制胎儿前列腺素的合成和释放,使胎儿体内前列腺素减少,而前列腺素有维持胎儿动脉导管开放的作用,缺乏时导管可能过早关闭而致胎儿血循环障碍。因此,临床已较少应用,必要时仅能短期(不超过 1 周)服用。

3.预防新生儿并发症的发生

在保胎过程中,应每天行胎心监护,教会患者自数胎动,有异常时及时采用应对措施。在分娩前按医嘱给孕妇糖皮质激素如地塞米松、倍他米松等,可促胎肺成熟,是避免发生新生儿呼吸窘迫综合征的有效步骤。

4.为分娩做准备

如早产已不可避免,应尽早决定合理分娩的方式,如臀位、横位,估计胎儿成熟度低而产程又需较长时间者,可选用剖宫产术结束分娩;经阴道分娩者,应考虑使用产钳和会阴切开术以缩短产程,从而减少分娩过程中对胎头的压迫。同时,充分做好早产儿保暖和复苏的准备,临产后慎用镇静剂,避免发生新生儿呼吸抑制的情况;产程中应给孕妇吸氧;新生儿出生后,立即结扎脐带,防止过多母血进入胎儿循环,造成循环系统负荷过载。

5.为孕妇提供心理支持

安排时间与孕妇进行开放式的讨论,让患者了解早产的发生并非她的过错,有时甚至是无缘由的。也要避免为减轻孕妇的负疚感而给予过于乐观的保证。由于早产是出乎意料的,孕妇多没有精神和物质准备,对产程的孤独无助感尤为敏感,因此,丈夫、家人和护士在身旁提供支持较足月分娩更显重要,并能帮助孕妇重建自尊,以良好的心态承担早产儿母亲的角色。

(五)护理评价

(1)患者能积极配合医护措施。

(2)母婴顺利经历全过程。

(马 静)

第四节 异位妊娠

受精卵在于子宫体腔以外着床称为异位妊娠,习称宫外孕。异位妊娠依受精卵在子宫体腔外种植部位不同分为输卵管妊娠、卵巢妊娠、腹腔妊娠、阔韧带妊娠和宫颈妊娠(图 12-1)。

异位妊娠是妇产科常见的急腹症,发病率约 1%,是孕产妇的主要死亡原因之一。以输卵管妊娠最常见。输卵管妊娠占异位妊娠 95% 左右,其中壶腹部妊娠最多见,约占 78%,峡部、伞部、间质部妊娠较少见。

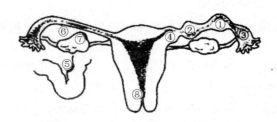

①输卵管壶腹部妊娠;②输卵管峡部妊娠;③输卵管伞部妊娠;④输卵管间
质部妊娠;⑤腹腔妊娠;⑥阔韧带妊娠;⑦卵巢妊娠;⑧宫颈妊娠。

图 12-1　异位妊娠的发生部位

一、病因

(一)输卵管炎症

此是异位妊娠的主要病因。可分为输卵管黏膜炎和输卵管周围炎。输卵管黏膜炎轻者可发生黏膜皱褶粘连、管腔变窄,或使纤毛功能受损,从而导致受精卵在输卵管内运行受阻并于该处着床;输卵管周围炎病变主要在输卵管浆膜层或浆肌层,常造成输卵管周围粘连、输卵管扭曲、管腔狭窄、蠕动减弱而影响受精卵运行。

(二)输卵管手术史、输卵管绝育史及手术史者

输卵管妊娠的发生率为 10%～20%。尤其是腹腔镜下电凝输卵管及硅胶环套术绝育,可因输卵管瘘或再通而导致输卵管妊娠。曾经接受输卵管粘连分离术、输卵管成形术(输卵管吻合术或输卵管造口术)者,在再次妊娠时,输卵管妊娠的可能性亦增加。

(三)输卵管发育不良或功能异常

输卵管过长、肌层发育差、黏膜纤毛缺乏、双输卵管、输卵管憩室或有输卵管副伞等均可造成输卵管妊娠。输卵管功能(包括蠕动、纤毛活动以及上皮细胞分泌)受雌、孕激素调节。若调节失败,可影响受精卵正常运行。

(四)辅助生殖技术

近年,由于辅助生育技术的应用,使输卵管妊娠发生率增加,既往少见的异位妊娠,如卵巢妊娠、宫颈妊娠、腹腔妊娠的发生率增加。1998 年,美国报道因助孕技术应用所致输卵管妊娠的发生率为 2.8%。

(五)避孕失败

宫内节育器避孕失败,发生异位妊娠的机会较大。

(六)其他

子宫肌瘤或卵巢肿瘤压迫输卵管,影响输卵管管腔通畅,使受精卵运行受阻。输卵管子宫内膜异位可增加受精卵着床于输卵管的可能性。

二、病理

(一)输卵管妊娠的特点

输卵管管腔狭小,管壁薄且缺乏黏膜下组织,其肌层远不如子宫肌壁厚与坚韧,妊娠时不能形成完好的蜕膜,不利于胚胎的生长发育,常发生以下结局。

1.输卵管妊娠流产(tubal abortion)

多见于妊娠 8～12 周输卵管壶腹部妊娠。受精卵种植在输卵管黏膜皱襞内,由于蜕膜形成不完整,发育中的胚泡常向管腔突出,最终突破包膜而出血,胚泡与管壁分离,若整个胚泡剥离落入管腔,刺激输卵管逆蠕动经伞端排出到腹腔,形成输卵管妊娠完全流产,出血一般不多。若胚泡剥离不完整,妊娠产物部分排出到腹腔,部分尚附着于输卵管壁,形成输卵管妊娠不全流产,滋养细胞继续侵蚀输卵管壁,导致反复出血,形成输卵管血肿或输卵管周围血肿,血液不断流出并积聚在直肠子宫陷窝形成盆腔血肿,量多时甚至流入腹腔。

2.输卵管妊娠破裂(rupture of tubal pregnancy)

多见于妊娠 6 周左右输卵管峡部妊娠。受精卵着床于输卵管黏膜皱襞间,胚泡生长发育时绒毛向管壁方向侵蚀肌层及浆膜,最终穿破浆膜,形成输卵管妊娠破裂。输卵管肌层血管丰富。短期内可发生大量腹腔内出血,使患者出现休克。其出血量远较输卵管妊娠流产多,腹痛剧烈;也可反复出血,在盆腔与腹腔内形成血肿。孕囊可自破裂口排出,种植于任何部位。若胚泡较小则可被吸收;若过大则可在直肠子宫陷凹内形成包块或钙化为石胎。

输卵管间质部妊娠虽少见,但后果严重,其结局几乎均为输卵管妊娠破裂。由于输卵管间质部管腔周围肌层较厚、血运丰富,因此破裂常发生于孕 12～16 周。其破裂犹如子宫破裂,症状较严重,往往在短时间内出现低血容量休克症状。

3.陈旧性宫外孕

输卵管妊娠流产或破裂,若长期反复内出血形成的盆腔血肿不消散,血肿机化变硬并与周围组织粘连,临床上称为陈旧性宫外孕。

4.继发性腹腔妊娠

无论输卵管妊娠流产或破裂,还是胚胎从输卵管排入腹腔内或阔韧带内,多数胚胎会死亡,偶尔也有存活者。若存活胚胎的绒毛组织附着于原位或排至腹腔后重新种植而获得营养,可继续生长发育,形成继发性腹腔妊娠。

(二)子宫的变化

输卵管妊娠和正常妊娠一样,合体滋养细胞产生 HCG 维持黄体生长,使类固醇激素分泌增加,致使月经停止来潮、子宫增大变软、子宫内膜出现蜕膜反应。若胚胎受损或死亡,滋养细胞活力消失,蜕膜自宫壁剥离而发生阴道流血。有时蜕膜可完整剥离,随阴道流血排出三角形蜕膜管型(decidual cast);有时呈碎片排出。排出的组织见不到绒毛,组织学检查无滋养细胞,此时血 β-HCG下降。子宫内膜形态学改变呈多样性,若胚胎死亡已久,内膜可呈增生期改变,有时可见 Arias-Stella(A-S)反应,镜检见内膜腺体上皮细胞增生、增大,细胞边界不清,腺细胞排列成团突入腺腔,细胞极性消失,细胞核肥大、深染,细胞质有空泡。这种子宫内膜过度增生和分泌反应,可能为类固醇激素过度刺激所引起;若胚胎死亡后部分深入肌层的绒毛仍存活,黄体退化迟缓,内膜仍可呈分泌反应。

三、临床表现

输卵管妊娠的临床表现与受精卵着床部位、有无流产或破裂,以及出血量多少与时间长短等有关。

(一)症状

典型症状为停经后腹痛与阴道流血。

1.停经

除输卵管间质部妊娠停经时间较长外,多有 6～8 周停经史。有 20％～30％的患者无停经史,将异位妊娠时出现的不规则阴道流血误认为月经,或由于月经过期仅数天而不认为是停经。

2.腹痛

腹痛是输卵管妊娠患者的主要症状。在输卵管妊娠发生流产或破裂之前,由于胚胎在输卵管内逐渐增大,常表现为一侧下腹部隐痛或酸胀感。当发生输卵管妊娠流产或破裂时,突感一侧下腹部撕裂样疼痛,常伴有恶心、呕吐。若血液局限于病变区,主要表现为下腹部疼痛,当血液积聚于直肠子宫陷凹时,可出现肛门坠胀感。随着血液由下腹部流向全腹,疼痛可由下腹部向全腹部扩散,血液刺激膈肌,可引起肩胛部放射性疼痛及胸部疼痛。

3.阴道流血

胚胎死亡后常有不规则阴道流血,色暗红或深褐,量少呈点滴状,一般不超过月经量,少数患者阴道流血量较多,类似月经。阴道流血可伴有蜕膜管型或蜕膜碎片排出,由子宫蜕膜剥离所致。阴道流血一般常在病灶去除后方能停止。

4.晕厥与休克

由于腹腔内出血及剧烈腹痛,轻者出现晕厥,严重者出现失血性休克。出血量越多越快,症状出现越迅速越严重,但与阴道流血量不成正比。

5.腹部包块

输卵管妊娠流产或破裂时所形成的血肿时间较久者,由于血液凝固并与周围组织或器官(如子宫、输卵管、卵巢、肠管或大网膜等)发生粘连形成包块,包块较大或位置较高者,腹部可扪及。

(二)体征

根据患者内出血的情况,患者可呈贫血貌。腹部检查:下腹压痛、反跳痛明显,出血多时,叩诊有移动性浊音。

四、处理原则

处理原则以手术治疗为主,其次是药物治疗。

(一)药物治疗

1.化学药物治疗

主要适用于早期输卵管妊娠、要求保存生育能力的年轻患者。符合下列条件可采用此法:①无药物治疗的禁忌证;②输卵管妊娠未发生破裂或流产;③输卵管妊娠包块直径≤4 cm;④血 β-HCG<2 000 U/L;⑤无明显内出血,常用甲氨蝶呤(MTX),治疗机制是抑制滋养细胞增生,破坏绒毛,使胚胎组织坏死、脱落、吸收。但在治疗中若病情无改善,甚至发生急性腹痛或输卵管破裂症状,则应立即进行手术治疗。

2.中医治疗

中医学认为本病属血瘀少腹,不通则痛的实证。以活血化瘀、消症为治则,但应严格掌握指征。

(二)手术治疗

手术治疗分为保守手术和根治手术。保守手术为保留患侧输卵管,根治手术为切除患侧输卵管。手术治疗适用于:①生命体征不稳定或有腹腔内出血征象者;②诊断不明确者;③异位妊娠有进展者(如血β-HCG处于高水平,附件区大包块等);④随诊不可靠者;⑤药物治疗禁忌证者或无效者。

1.保守手术

此适用于有生育要求的年轻妇女,特别是对侧输卵管已切除或有明显病变者。

2.根治手术

此适用于无生育要求的输卵管妊娠内出血并发休克的急症患者。

3.腹腔镜手术

这是近年治疗异位妊娠的主要方法。

五、护理

(一)护理评估

1.病史

应仔细询问月经史,以准确推断停经时间。注意不要将不规则阴道流血误认为末次月经,或由于月经仅过期几天,不认为是停经。此外,对不孕、放置宫内节育器、绝育术、输卵管复通术、盆腔炎等与发病相关的高危因素应予高度重视。

2.身心状况

输卵管妊娠发生流产或破裂前,症状及体征不明显。当患者腹腔内出血较多时呈贫血貌,严重者可出现面色苍白,四肢湿冷,脉快、弱、细,血压下降等休克症状。体温一般正常,出现休克时体温略低,腹腔内血液吸收时体温略升高,但不超过 38 ℃。下腹有明显压痛、反跳痛,尤以患侧为重,肌紧张不明显,叩诊有移动性浊音。血凝后下腹可触及包块。

由于输卵管妊娠流产或破裂后,腹腔内急性大量出血及剧烈腹痛,以及妊娠终止的现实都将使孕妇出现较为激烈的情绪反应,可表现为哭泣、自责、无助、抑郁和恐惧等行为。

3.诊断检查

(1)腹部检查:输卵管妊娠流产或破裂者,下腹部有明显压痛或反跳痛,尤以患侧为甚,轻度腹肌紧张;出血多时,叩诊有移动性浊音;如出血时间较长,形成血凝块,在下腹可触及软性肿块。

(2)盆腔检查:输卵管妊娠未发生流产或破裂者,除子宫略大较软外,仔细检查可能触及胀大的输卵管并有轻度压痛。输卵管妊娠流产或破裂者,阴道后穹隆饱满,有触痛。将宫颈轻轻上抬或左右摇动时引起剧烈疼痛,称为宫颈抬举痛或摇摆痛,是输卵管妊娠的主要体征之一。子宫稍大而软,腹腔内出血多时子宫检查呈漂浮感。

(3)阴道后穹隆穿刺:是一种简单、可靠的诊断方法,适用于疑有腹腔内出血的患者。由于腹腔内血液易积聚于直肠子宫陷凹,抽出暗红色不凝血为阳性,说明存在血腹症。无内出血、内出血量少、血肿位置较高或直肠子宫陷凹有粘连者,可能抽不出血液,因而穿刺阴性不能排除输卵管妊娠存在。如有移动性浊音,可做腹腔穿刺。

(4)妊娠试验:放射免疫法测血中 HCG,尤其是 β-HCG 阳性有助诊断。虽然此方法灵敏度高,异位妊娠的阳性率一般可达 $80\% \sim 90\%$,但 β-HCG 阴性者仍不能完全排除异位妊娠。

(5)血清孕酮测定:对判断正常妊娠胚胎的发育情况有帮助,血清孕酮值<15.6 nmol/L(5 ng/mL)应考虑宫内妊娠流产或异位妊娠。

(6)超声检查:B 超显像有助于诊断异位妊娠。阴道 B 超检查较腹部 B 超检查准确性高。诊断早期异位妊娠单凭 B 超显像有时可能会误诊。若能结合临床表现及 β-HCG 测定等,对诊断的帮助很大。

(7)腹腔镜检查:适用于输卵管妊娠尚未流产或破裂的早期患者和诊断有困难的患者,腹腔内有大量出血或伴有休克者,禁做腹腔镜检查。在早期异位妊娠患者,腹腔镜可见一侧输卵管肿大,表面紫蓝色,腹腔内无出血或有少量出血。

(8)子宫内膜病理检查:诊刮仅适用于阴道流血量较多的患者,目的在于排除宫内妊娠流产。将宫腔排出物或刮出物做病理检查,切片中见到绒毛,可诊断为宫内妊娠,仅见蜕膜未见绒毛者诊断为异位妊娠。现已经很少依靠诊断性刮宫协助诊断。

(二)护理诊断

1.潜在并发症

出血性休克。

2.恐惧

与担心手术失败有关。

(三)预期目标

(1)患者休克症状得以及时发现并缓解。

(2)患者能以正常心态接受此次妊娠失败的事实。

(四)护理措施

1.接受手术治疗患者的护理

(1)护士在严密监测患者生命体征的同时,配合医师积极纠正患者休克症状,做好术前准备。手术治疗是输卵管异位妊娠的主要处理原则。对于严重内出血并发休克的患者,护士应立即开放静脉,交叉配血,做好输血输液的准备。以便配合医师积极纠正休克,补充血容量,并按急症手术要求迅速做好手术准备。

(2)加强心理护理:护士于术前简洁明了地向患者及家属讲明手术的必要性,并以亲切的态度和切实的行动赢得患者及家属的信任,保持周围环境的安静、有序,减少和消除患者的紧张、恐惧心理,协助患者接受手术治疗方案。术后,护士应帮助患者以正常的心态接受此次妊娠失败的现实,向她们讲述异位妊娠的有关知识,一方面可以减少因害怕再次发生异位妊娠而抵触妊娠的不良情绪,另一方面也可以增加和提高患者的自我保健意识。

2.接受非手术治疗患者的护理

对于接受非手术治疗方案的患者,护士应从以下几方面加强护理。

(1)护士须密切观察患者的一般情况、生命体征,并重视患者的主诉,尤应注意阴道流血量与腹腔内出血量不成比例,当阴道流血量不多时,不要误认为腹腔内出血量亦很少。

(2)护士应告诉患者病情发展的一些指征,如出血增多、腹痛加剧、肛门坠胀感明显等,以便当患者病情发展时,医患均能及时发现,给予相应处理。

(3)患者应卧床休息,避免腹部压力增大,从而减少异位妊娠破裂的机会。在患者卧床期间,护士需提供相应的生活护理。

(4)护士应协助正确留取血标本,以检测治疗效果。

(5)护士应指导患者摄取足够的营养物质,尤其是富含铁蛋白的食物,如动物肝脏、肉类、豆类、绿叶蔬菜及黑木耳等,以促进血红蛋白的增加,增强患者的抵抗力。

3.出院指导

输卵管妊娠的预后在于防治输卵管的损伤和感染,因此护士应做好妇女的健康保健工作,防止发生盆腔感染。教育患者保持良好的卫生习惯,勤洗浴、勤换衣,性伴侣稳定。发生盆腔炎后须立即彻底治疗,以免延误病情。另外,由于输卵管妊娠者中约有 10％ 的再发生率和 50％～60％ 的不孕率。因此,护士须告诫患者,下次妊娠时要及时就医,并且不宜轻易终止妊娠。

(五)护理评价

(1)患者的休克症状得以及时发现并纠正。

(2)患者消除了恐惧心理.愿意接受手术治疗。

(马 静)

第五节 过 期 妊 娠

平时月经周期规则,妊娠达到或超过 42 周(＞294 d)尚未分娩者,称为过期妊娠。其发生率占妊娠总数的 3％～15％。过期妊娠使胎儿窘迫、胎粪吸入综合征、过熟综合征、新生儿窒息、围生儿死亡、巨大儿,以及难产等不良结局发生率增高,并随妊娠期延长而增加。

一、病因

过期妊娠可能与下列因素有关。

(一)雌、孕激素比例失调

内源性前列腺素和雌二醇分泌不足而使得孕酮水平增高,导致孕激素优势,抑制前列腺素和缩宫素作用,延迟分娩发动,导致过期妊娠。

(二)头盆不称

部分过期妊娠胎儿较大,导致头盆不称和胎位异常,使胎先露部不能紧贴子宫下段及宫颈内口,反射性子宫收缩减少,容易发生过期妊娠。

(三)胎儿畸形

如无脑儿,由于无下丘脑,垂体肾上腺轴发育不良或缺失,促肾上腺皮质激素产生不足,胎儿肾上腺皮质萎缩,使雌激素的前身物质 16α-羟基硫酸脱氢表雄酮不足,从而使得雌激素分泌减少,小而不规则的胎儿不能紧贴子宫下段及宫颈内口诱发宫缩,导致过期妊娠。

(四)遗传因素

某家族、某个体常反复发生过期妊娠,提示过期妊娠可能与遗传因素有关。胎盘硫酸酯酶缺乏症是一种罕见的伴性隐性遗传病,可导致过期妊娠。其发生机制是因胎盘缺乏硫酸酯酶,胎儿肾上腺与肝脏产生的 16α-羟基硫酸脱氢表雄酮不能脱去硫酸根转变为雌二醇及雌三醇,从而使血雌二醇及雌三醇明显减少,降低子宫对缩宫素的敏感性,使分娩难以启动。

二、临床表现

(一)胎盘

过期妊娠的胎盘病理有两种类型:一种是胎盘功能正常,除重量略有增加外,胎盘外观和镜检均与妊娠足月胎盘相似;另一种是胎盘功能减退,肉眼观察胎盘母体面呈片状或多灶性梗死及钙化,胎儿面及胎膜常被胎粪污染,呈黄绿色。

（二）羊水

正常妊娠 38 周后，羊水量随妊娠推延逐渐减少，妊娠 42 周后羊水减少迅速，约 30％减至 300 mL 以下；羊水粪染率明显增高，是足月妊娠的 2～3 倍，若同时伴有羊水过少，羊水粪染率达 71％。

（三）胎儿

过期妊娠胎儿生长模式与胎盘功能有关，可分以下 3 种。

1.正常生长及巨大儿

胎盘功能正常者，能维持胎儿继续生长，约 25％成为巨大儿，其中 1.4％胎儿出生体重＞4 500 g。

2.胎儿成熟障碍

10％～20％的过期妊娠并发胎儿成熟障碍。胎盘功能减退与胎盘血流灌注不足、胎儿缺氧及营养缺乏等有关。由于胎盘合成、代谢、运输及交换等功能障碍，胎儿不易再继续生长发育。临床分为 3 期：第Ⅰ期为过度成熟期，表现为胎脂消失、皮下脂肪减少、皮肤干燥松弛多皱褶，头发浓密，指（趾）甲长，身体瘦长，容貌似"小老人"。第Ⅱ期为胎儿缺氧期，肛门括约肌松弛，有胎粪排出，羊水及胎儿皮肤黄染，羊膜和脐带绿染，胎儿患病率及围生儿死亡率最高。第Ⅲ期为胎儿全身因粪染历时较长广泛黄染，指（趾）甲和皮肤呈黄色，脐带和胎膜呈黄绿色，此期胎儿已经历和渡过第Ⅱ期危险阶段，其预后反较第Ⅱ期好。

3.胎儿生长受限

小样儿可与过期妊娠共存，后者更增加胎儿的危险性，约有 1/3 的过期妊娠死产儿为生长受限小样儿。

三、处理原则

应根据胎盘功能、胎儿大小、宫颈成熟度综合分析，以确诊过期妊娠，并选择恰当的分娩方式终止妊娠，在产程中密切观察羊水情况、胎心监护，出现胎儿窘迫征象，行剖宫产尽快结束分娩。

四、护理

（一）护理评估

1.病史

准确核实孕周，确定胎盘功能是否正常是关键。诊断过期妊娠之前必须准确核实孕周。

2.身心诊断

平时月经周期规则，妊娠达到或超过 42 周（＞294 d）未分娩者，可诊断为过期妊娠。由于孕妇结果的不可预知，恐惧、焦虑、猜测是过期妊娠孕妇常见的情绪反应。

3.诊断检查

实验室检查：①根据 B 超检查确定孕周，妊娠 20 周内，B 超检查对确定孕周有重要意义。妊娠 5～12 周以胎儿顶臀径推算孕周较准确，妊娠 12～20 周以胎儿双顶径、股骨长度推算预产期较好。②根据妊娠初期血、尿 HCG 增高的时间推算孕周。

（二）可能的护理诊断

1.有新生儿受伤的危险

与过期胎儿生长受限有关。

2.焦虑

与担心分娩方式、过期胎儿预后有关。

(三)预期目标

(1)新生儿不存在因护理不当而产生的并发症。

(2)患者能平静地面对事实,接受治疗和护理。

(四)护理措施

1.预防过期妊娠

(1)加强孕期宣教,使孕妇及家属认识过期妊娠的危害性。

(2)定期进行产前检查,适时结束妊娠。

2.加强监测,判断胎儿在宫内情况

(1)教会孕妇进行胎动计数:妊娠超过40周的孕妇,通过计数胎动进行自我监测尤为重要。胎动计数>30次/12 h为正常,<10次/12 h或逐日下降超过50%应视为胎盘功能减退,提示胎儿宫内缺氧。

(2)胎儿电子监护仪检测:无应激试验(NST)每周2次,胎动减少时应增加检测次数;住院后需每天1次监测胎心变化。NST无反应型需进一步做缩宫素激惹试验(OCT),若多次反复连续出现胎心晚期减速,提示胎盘功能减退、胎儿明显缺氧。因NST存在较高假阳性率,需结合B超检查,估计胎儿安危。

3.终止妊娠应选择恰当的分娩方式

(1)已确诊过期妊娠,严格掌握终止妊娠的指征:①宫颈条件成熟;②胎儿体重>4 000 g或胎儿生长受限;③12 h内胎动<10次或NST为无反应型,OCT可疑;④尿E/C比值持续低值;⑤羊水过少(羊水暗区<3 cm)和(或)羊水粪染;⑥并发重度子痫前期或子痫。终止妊娠的方法应酌情而定。

(2)引产:宫颈条件成熟、Bishop评分>7分者,应予引产;胎头已衔接者,通常采用人工破膜,破膜时羊水多而清者,可静脉滴注缩宫素。在严密监视下经阴道分娩。对羊水Ⅱ度污染者,若阴道分娩,要求在胎肩娩出前用负压吸管或吸痰管吸净胎儿鼻咽部黏液。

(3)剖宫产:出现胎盘功能减退或胎儿窘迫征象,不论宫颈条件成熟与否,均应行剖宫产尽快结束分娩。过期妊娠时,胎儿虽有足够储备力,但临产后宫缩应激力的显著增加超过其储备力,出现隐性胎儿窘迫,对此应有足够认识。最好应用胎儿监护仪,及时发现问题,采取应急措施,适时选择剖宫产挽救胎儿。进入产程后,应鼓励产妇左侧卧位、吸氧。产程中最好连续监测胎心,注意羊水性状,必要时取胎儿头皮血测pH,及早发现胎儿窘迫,并及时处理。过期妊娠时,常伴有胎儿窘迫、羊水粪染,分娩时应做相应准备。胎儿娩出后立即在直接喉镜指引下行气管插管吸出气管内容物,以减少胎粪吸入综合征的发生。过期儿患病率和死亡率均增高,应及时发现和处理新生儿窒息、脱水、低血容量及代谢性酸中毒等并发症。

(五)护理评价

(1)患者能积极配合医护措施。

(2)新生儿未发生窒息。

（马　静）

第六节 胎 儿 窘 迫

胎儿窘迫是指孕妇、胎儿、胎盘等各种原因引起的胎儿宫内缺氧,影响胎儿健康甚至危及生命。胎儿窘迫是一种综合征,主要发生在临产过程,也可发生在妊娠后期。发生在临产过程者,可以是妊娠后期的延续和加重。

一、病因

胎儿窘迫的病因涉及多方面,可归纳为以下三大类。

(一)母体因素

妊娠妇女患有高血压疾病、慢性肾炎、妊娠高血压综合征、重度贫血、心脏病、肺源性心脏病、高热、吸烟、产前出血性疾病和创伤、急产或子宫不协调性收缩、缩宫素使用不当、产程延长、子宫过度膨胀、胎膜早破等,或者产妇长期仰卧位,镇静药、麻醉药使用不当等。

(二)胎儿因素

胎儿心血管系统功能障碍、胎儿畸形,如严重的先天性心血管疾病、母婴血型不合引起的胎儿溶血、胎儿贫血、胎儿宫内感染等。

(三)脐带、胎盘因素

脐带因素有长度异常、缠绕、打结、扭转、狭窄、血肿、帆状附着;胎盘因素有植入异常、形状异常、发育障碍、循环障碍等。

二、病理生理

胎儿窘迫的基本病理、生理变化是缺血、缺氧引起的一系列变化。缺氧早期或者一过性缺氧时。机体主要通过减少胎盘和自身耗氧量代偿,胎儿则通过减少对肾与下肢血供等方式来保证心脑血流量,不产生严重的代偿障碍及器官损害。缺氧严重则可引起严重的并发症。缺氧初期通过自主神经反射兴奋交感神经,使肾上腺儿茶酚胺及皮质醇分泌增多,引起血压上升及心率加快。此时,胎儿的大脑、肾上腺、心脏及胎盘血流增加,而肾、肺、消化系统等血流减少,出现羊水减少、胎儿发育迟缓等。若缺氧继续加重,则转为兴奋迷走神经,血管扩张,有效循环血量减少,主要器官的功能由于血流不能保证而受损,于是胎心率减慢。缺氧继续发展下去可引起严重的器官功能损害,尤其可以引起缺血缺氧性脑病甚至胎死宫内。此过程基本是低氧血症至缺氧,然后至代谢性酸中毒,主要表现为胎动减少、羊水少、胎心监护基线变异差、出现晚期减速甚至呼吸抑制。由于缺氧时肠蠕动加快,肛门括约肌松弛引起胎粪排出。此过程可以形成恶性循环,更加重母体及胎儿的危险。不同原因引起的胎儿窘迫表现过程可以不完全一致,所以应加强监护、积极评价、及时发现高危征象并积极处理。

三、临床表现

胎儿窘迫的主要表现为胎心音改变、胎动异常及羊水胎粪污染或羊水过少,严重者胎动消失。根据其临床表现,胎儿窘迫可以分为急性胎儿窘迫和慢性胎儿窘迫。急性胎儿窘迫多发生在分娩期,主要表现为胎心率加快或减慢;CST 或者 OCT 等出现频繁的晚期减速或变异减速;羊水胎粪污染和胎儿头皮血 pH 下降,出现酸中毒。羊水胎粪污染可以分为三度:Ⅰ度羊水呈浅绿色;Ⅱ度羊水呈黄绿色,浑浊;Ⅲ度羊水呈棕黄色,稠厚。慢性胎儿窘迫发生在妊娠末期,常延续至临产并加重,主要表现为胎动减少或消失、NST 基线平直、胎儿发育受限、胎盘功能减退、羊水胎粪污染等。

四、处理原则

急性胎儿窘迫者,应积极寻找原因并给予及时纠正。若宫颈未完全扩张、胎儿窘迫情况不严重者,给予吸氧,嘱产妇左侧卧位,若胎心率变为正常,可继续观察;若宫口开全、胎先露部已达坐骨棘平面以下 3 cm 者,应尽快助产经阴道娩出胎儿;若因缩宫素使宫缩过强造成胎心率减慢者,应立即停止使用,继续观察,病情紧迫或经上述处理无效者立即剖宫产结束分娩。慢性胎儿窘迫者,应根据妊娠周、胎儿成熟度和窘迫程度决定处理方案。首先应指导妊娠妇女采取左侧卧位,间断吸氧,积极治疗各种合并症或并发症,密切监护病情变化。若无法改善,则应在促使胎儿成熟后迅速终止妊娠。

五、护理评估

(一)健康史

了解妊娠妇女的年龄、生育史、内科疾病史,如高血压疾病、慢性肾炎、心脏病等;本次妊娠经过,如妊娠高血压综合征、胎膜早破、子宫过度膨胀(如羊水过多和多胎妊娠);分娩经过,如产程延长(特别是第二产程延长)、缩宫素使用不当;了解有无胎儿畸形、胎盘功能的情况。

(二)身心状况

胎儿窘迫时,妊娠妇女自感胎动增加或停止。在窘迫的早期可表现为胎动过频(每 24 h 大于 20 次);若缺氧未纠正或加重,则胎动转弱且次数减少,进而消失。胎儿轻微或慢性缺氧时,胎心率加快(>160 次/分钟);若长时间或严重缺氧则会使胎心率减慢。若胎心率<100 次/分钟,则提示胎儿危险。胎儿窘迫时主要评估羊水量和性状。

孕产妇夫妇因为胎儿的生命遭遇危险而产生焦虑,对需要手术结束分娩产生犹豫、无助感。对于胎儿不幸死亡的孕产妇夫妇,其感情上受到强烈的创伤,通常会经历否认、愤怒、抑郁、接受的过程。

(三)辅助检查

1.胎盘功能检查

出现胎儿窘迫的妊娠妇女一般 24 h 尿 E_3 值急骤减少 30%～40%,或于妊娠末期连续多次测定在每 24 h 10 mg 以下。

2.胎心监测

胎动时胎心率加速不明显,基线变异率<3 次/分钟,出现晚期减速、变异减速等。

3.胎儿头皮血血气分析

pH<7.2。

六、护理诊断/诊断问题

(一)气体交换受损(胎儿)

与胎盘子宫的血流改变、血流中断(脐带受压)或血流速度减慢(子宫-胎盘功能不良)有关。

(二)焦虑

与胎儿宫内窘迫有关。

(三)预期性悲哀

与胎儿可能死亡有关。

七、预期目标

(1)胎儿情况改善,胎心率为 120～160 次/分钟。

(2)妊娠妇女能运用有效的应对机制控制焦虑。

(3)产妇能够接受胎儿死亡的现实。

八、护理措施

(1)妊娠妇女左侧卧位,间断吸氧。严密监测胎心变化,一般每 15 min 听 1 次胎心或进行胎心监护,注意胎心变化。

(2)为手术者做好术前准备,如宫口开全、胎先露部已达坐骨棘平面以下 3 cm 者,应尽快阴道助产娩出胎儿。

(3)做好新生儿抢救和复苏的准备。

(4)心理护理:①向孕产妇提供相关信息,包括医疗措施的目的、操作过程、预期结果及孕产妇须做的配合;将真实情况告知孕产妇,有助于其减轻焦虑,也可帮助产妇面对现实。必要时陪伴产妇,对产妇的疑虑给予适当的解释。②对于胎儿不幸死亡的父母亲,护理人员可安排一个远离其他婴儿和产妇的单人房间,陪伴他们或安排家人陪伴他们,勿让其独处;鼓励其诉说悲伤,接纳其哭泣及抑郁的情绪,陪伴在旁提供支持及关怀;若他们愿意,护理人员可让他们看看死婴并同意他们为死产婴儿做一些事情,包括沐浴、更衣、命名、拍照或举行丧礼,但事先应向他们描述死婴的情况,使之有心理准备。消除否认的态度而进入下一个阶段,提供足印卡、床头卡等作为纪念,帮助他们使用适合自己的压力应对技巧和方法。

九、结果评价

(1)胎儿情况改善,胎心率为 120～160 次/分钟。

(2)妊娠妇女能运用有效的应对机制来控制焦虑,叙述心理和生理上的感受。

(3)产妇能够接受胎儿死亡的现实。

（马　静）

第七节　前　置　胎　盘

妊娠 28 周后,胎盘附着于子宫下段,甚至胎盘下缘达到或覆盖宫颈内口,其位置低于胎先露部,称为前置胎盘(placenta previa)。前置胎盘是妊娠晚期严重并发症,也是妊娠晚期阴道流血最常见的原因。其发病率国外报道占0.5%,国内报道占0.24%～1.57%。

一、病因

目前尚不清楚,高龄初产妇(年龄>35岁)、经产妇及多产妇、吸烟或吸毒妇女为高危人群。其病因可能与下述因素有关。

(一)子宫内膜病变或损伤

多次刮宫、分娩、子宫手术史等是前置胎盘的高危因素。上述情况可损伤子宫内膜,引起子宫内膜炎或萎缩性病变,再次受孕时子宫蜕膜血管形成不良、胎盘血供不足,刺激胎盘面积增大延伸到子宫下段。前次剖宫产手术瘢痕可妨碍胎盘在妊娠晚期向上迁移。增加前置胎盘的可能性。据统计,发生前置胎盘的孕妇,85%～95%为经产妇。

(二)胎盘异常

双胎妊娠时胎盘面积过大,前置胎盘发生率较单胎妊娠高1倍;胎盘位置正常而副胎盘位于子宫下段接近宫颈内口;膜状胎盘大而薄,扩展到子宫下段,均可发生前置胎盘。

(三)受精卵滋养层发育迟缓

受精卵到达子宫腔后,滋养层尚未发育到可以着床的阶段,继续向下游走到达子宫下段,并在该处着床而发育成前置胎盘。

二、分类

根据胎盘下缘与宫颈内口的关系,将前置胎盘分为3类(图12-2)。

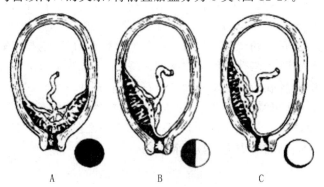

图12-2　前置胎盘的类型
A.完全性前置胎盘;B.部分性前置胎盘;C.边缘性前置胎盘

(1)完全性前置胎盘(complete placenta previa)又称中央性前置胎盘(central placenta previa),胎盘组织完全覆盖宫颈内口。

(2)部分性前置胎盘(partial placental previa)宫颈内口部分为胎盘组织所覆盖。

(3)边缘性前置胎盘(marginal placental previa)胎盘附着于子宫下段,胎盘边缘到达宫颈内口,未覆盖宫颈内口。

胎盘位于子宫下段,与胎盘边缘极为接近,但未达到宫颈内口,称为低置胎盘。胎盘下缘与宫颈内口的关系可因宫颈管消失、宫口扩张而改变。前置胎盘类型可因诊断时期不同而改变,如临产前为完全性前置胎盘,临产后因宫口扩张而成为部分性前置胎盘。目前,临床上均依据处理前最后一次检查结果来决定其分类。

三、临床表现

(一)症状

前置胎盘的典型症状是妊娠晚期或临产时,发生无诱因、无痛性反复阴道流血。妊娠晚期子宫下段逐渐伸展,牵拉宫颈内口,宫颈管缩短,临产后规律宫缩使宫颈管消失成为软产道的一部分。宫颈外口扩张,附着于子宫下段及宫颈内口的胎盘前置部分不能相应伸展而与其附着处分离,血窦破裂出血。前置胎盘出血前无明显诱因,初次出血量一般不多,剥离处血液凝固后,出血自然停止;也有初次即发生致命性大出血而导致休克的。由于子宫下段不断伸展,前置胎盘出血常反复发生,出血量也越来越多。阴道流血发生的迟早、反复发生次数、出血量多少与前置胎盘类型有关。完全性前置胎盘初次出血时间早,多在妊娠28周左右,称为警戒性出血。边缘性前置胎盘出血多发生于妊娠晚期或临产后,出血量较少。部分性前置胎盘的初次出血时间、出血量及反复出血次数,介于二者之间。

(二)体征

患者一般情况与出血量有关,大量出血呈现面色苍白、脉搏增快微弱、血压下降等休克表现。腹部检查:子宫软,无压痛,大小与妊娠周数相符。由于子宫下段有胎盘占据,影响胎先露部入盆,故胎先露高浮,易并发胎位异常。反复出血或一次出血量过多,使胎儿宫内缺氧,严重者胎死宫内。当前置胎盘附着于子宫前壁时,可在耻骨联合上方听到胎盘杂音。临产时检查见宫缩为阵发性,间歇期子宫完全松弛。

四、处理原则

处理原则是抑制宫缩、止血、纠正贫血和预防感染。根据阴道流血量、有无休克、妊娠周数、胎位、胎儿是否存活、是否临产及前置胎盘类型等综合做出决定。

(一)期待疗法

应在保证孕妇安全的前提下尽可能延长孕周,以提高围生儿存活率。适用于妊娠<34周、胎儿体重<2 000 g、胎儿存活、阴道流血量不多、一般情况良好的孕妇。

尽管国外有资料证明,前置胎盘孕妇的妊娠结局住院与门诊治疗并无明显差异,但我国仍应强调住院治疗。住院期间密切观察病情变化,为孕妇提供全面优质护理是期待疗法的关键措施。

(二)终止妊娠

1.终止妊娠指征

孕妇反复发生多量出血甚至休克者,无论胎儿成熟与否,为了母亲安全应终止妊娠;期待疗法中发生大出血或出血量虽少,但胎龄达孕36周以上,胎儿成熟度检查提示胎儿肺成熟者;胎龄未达孕36周,出现胎儿窘迫征象,或胎儿电子监护发现胎心异常者;出血量多;危及胎儿;胎儿已死亡或出现难以存活的畸形,如无脑儿。

2.剖宫产

剖宫产可在短时间内娩出胎儿,迅速结束分娩,对母儿相对安全,是处理前置胎盘的主要手段。剖宫产指征应包括完全性前置胎盘,持续大量阴道流血;部分性和边缘性前置胎盘出血量较多,先露高浮,短时间内不能结束分娩;胎心异常。术前应积极纠正贫血、预防感染等,备血,做好处理产后出血和抢救新生的准备。

3.阴道分娩

边缘性前置胎盘、枕先露、阴道流血不多、无头盆不称和胎位异常,估计在短时间内能结束分娩者,可予试产。

五、护理

(一)护理评估

1.病史

除个人健康史外,在孕产史中尤其注意识别有无剖宫产术、人工流产术及子宫内膜炎等前置胎盘的易发因素。此外,妊娠中特别是孕 28 周后,是否出现无痛性、无诱因、反复阴道流血症状,并详细记录具体经过及医疗处理情况。

2.身心状况

患者的一般情况与出血量的多少密切相关。大量出血时可见面色苍白、脉搏细速、血压下降等休克症状。孕妇及其家属可因突然阴道流血而感到恐惧或焦虑,既担心孕妇的健康,更担心胎儿的安危,可能显得恐慌、紧张、手足无措。

3.诊断检查

(1)产科检查:子宫大小与停经月份一致,胎儿方位清楚,先露高浮,胎心可以正常,也可因孕妇失血过多致胎心异常或消失。前置胎盘位于子宫下段前壁时,可于耻骨联合上方听见胎盘血管杂音。临产后检查,宫缩为阵发性,间歇期子宫肌肉可以完全放松。

(2)超声检查:B超断层相可清楚看到子宫壁、胎头、宫颈和胎盘的位置,胎盘定位准确率达95%以上,可反复检查,是目前最安全、有效的首选检查方法。

(3)阴道检查:目前一般不主张应用。只有在近临产期出血不多时,终止妊娠前为除外其他出血原因或明确诊断决定分娩方式前考虑采用。要求阴道检查操作必须在输血、输液和做好手术准备的情况下方可进行。怀疑前置胎盘的个案,切忌肛查。

(4)术后检查胎盘及胎膜:胎盘的前置部分可见陈旧血块附着呈黑紫色或暗红色,如这些改变位于胎盘的边缘,而且胎膜破口处距胎盘边缘<7 cm,则为部分性前置胎盘。如行剖宫产,术中可直接了解胎盘附着的部分并确立诊断。

(二)护理诊断

1.潜在并发症

出血性休克。

2.有感染的危险

与前置胎盘剥离面靠近子宫颈口、细菌易经阴道上行感染有关。

(三)预期目标

(1)接受期待疗法的孕妇血红蛋白不再继续下降,胎龄可达或更接近足月。

(2)产妇产后未发生产后出血或产后感染。

(四)护理措施

根据病情须立即接受终止妊娠的孕妇,立即安排孕妇去枕侧卧位,开放静脉,配血,做好输血准备。在抢救休克的同时,按腹部手术患者的护理进行术前准备,并做好母儿生命体征监护及抢救准备工作。接受期待疗法的孕妇的护理措施如下。

1.保证休息

减少刺激孕妇,需住院观察,绝对卧床休息,尤以左侧卧位为佳,并定时间断吸氧,每天 3 次,每次 1 h,以提高胎儿血氧供应。此外,还需避免各种刺激,以减少出血可能。医护人员进行腹部检查时动作要轻柔,禁做阴道检查和肛查。

2.纠正贫血

除采取口服硫酸亚铁、输血等措施外,还应加强饮食营养指导,建议孕妇多食高蛋白及含铁丰富的食物,如动物肝脏、绿叶蔬菜和豆类等。一方面有助于纠正贫血,另一方面还可以增强机体抵抗力,同时也促进胎儿发育。

3.监测生命体征

及时发现病情变化,严密观察并记录孕妇生命体征,阴道流血的量、色,流血事件及一般状况,检测胎儿宫内状态。按医嘱及时完成实验室检查项目并交叉配血备用。发现异常及时报告医师并配合处理。

4.预防产后出血和感染

(1)产妇回病房休息时严密观察产妇的生命体征及阴道流血情况,发现异常及时报告医师处理,以防止或减少产后出血。

(2)及时更换会阴垫,以保持会阴部清洁、干燥。

(3)胎儿分娩后,及早使用宫缩剂,以预防产后大出血;对新生儿严格按照高危儿处理。

5.健康教育

护士应加强对孕妇的管理和宣教。指导围孕期妇女避免吸烟、酗酒等不良行为,避免多次刮宫、引产或宫内感染,防止多产,减少子宫内膜损伤或子宫内膜炎。对妊娠期出血,无论量多少均应就医,做到及时诊断、正确处理。

(五)护理评价

(1)接受期待疗法的孕妇胎龄接近(或达到)足月时终止妊娠。

(2)产妇产后未出现产后出血和感染。

(马 静)

第八节 胎膜早破

胎膜早破(premature rupture of membranes,PROM)是指在临产前胎膜自然破裂。它是常见的分娩期并发症,妊娠满 37 周的发生率为 10%,妊娠不满 37 周的发生率为 2.0%～3.5%。胎膜早破可引起早产及围生儿死亡率增加,亦可导致孕产妇宫内感染率和产褥期感染率增加。

一、病因

一般认为胎膜早破与以下因素有关,常为多因素所致。

(一)上行感染

可由生殖道病原微生物上行感染,引起胎膜炎,使胎膜局部张力下降而破裂。

(二)羊膜腔压力增高

常见于多胎妊娠、羊水过多等。

(三)胎膜受力不均

胎先露高浮、头盆不称、胎位异常可使胎膜受压不均导致破裂。

(四)营养因素

缺乏维生素 C、锌及铜,可使胎膜张力下降而破裂。

(五)宫颈内口松弛

常因手术创伤或先天性宫颈组织薄弱,宫颈内口松弛,胎膜进入扩张的宫颈或阴道内,导致感染或受力不均,而使胎膜破裂。

(六)细胞因子

IL-1、IL-6、IL-8、TNF-α 升高,可激活溶酶体酶,破坏羊膜组织,导致胎膜早破。

(七)机械性刺激

创伤或妊娠后期性交也可导致胎膜早破。

二、临床表现

(一)症状

孕妇突感有较多液体自阴道流出,有时可混有胎脂及胎粪,无腹痛等其他产兆,当咳嗽、打喷嚏等腹压增加时,羊水可少量间断性排出。

(二)体征

肛诊或阴检时,触不到羊膜囊,上推胎儿先露部可见到羊水流出。如伴羊膜腔感染时,可有臭味,并伴有发热、母儿心率增快、子宫压痛,以及白细胞计数增多、C 反应蛋白升高。

三、对母儿的影响

(一)对母亲的影响

胎膜早破后,生殖道病原微生物易上行感染,通常感染程度与破膜时间有关。羊膜腔感染易发生产后出血。

(二)对胎儿的影响

胎膜早破经常诱发早产,早产儿易发生呼吸窘迫综合征。羊膜腔感染时,可引起新生儿吸入性肺炎,严重者发生败血症、颅内感染等。脐带受压、脐带脱垂时可致胎儿窘迫。胎膜早破发生的孕周越小,胎肺发育不良发生率越高,围生儿死亡率越高。

四、处理原则

预防感染和脐带脱垂,如有感染、胎窘征象,及时行剖宫产终止妊娠。

五、护理

(一)护理评估

1.病史

询问病史,了解是否有发生胎膜早破的病因,确定具体的胎膜早破的时间、妊娠周数,是否有宫缩、见红等产兆,是否出现感染征象,是否出现胎窘现象。

2.身心状况

观察孕妇阴道流液的色、质、量,是否有气味。孕妇常可能因为不了解胎膜早破的原因,而对不可自控的阴道流液形成恐慌,可能担心自身与胎儿的安危。

3.辅助检查

(1)阴道流液的 pH 测定:正常阴道液 pH 为 4.5~5.5,羊水 pH 为 7.0~7.5。若 pH>6.5,提示胎膜早破,准确率 90%。

(2)肛查或阴道窥阴器检查:肛查时未触到羊膜囊,上推胎儿先露部,有羊水流出。阴道窥阴器检查时见液体自宫口流出或可见阴道后穹隆有较多混有胎脂和胎粪的液体。

(3)阴道液涂片检查:阴道液置于载玻片上,干燥后镜检可见羊齿植物叶状结晶为羊水,准确率 95%。

(4)羊膜镜检查:可直视胎先露部,看不到前羊膜囊,即可诊断。

(5)胎儿纤维结合蛋白(fetal fibronectin,fFN)测定:fFN 是胎膜分泌的细胞外基质蛋白。当宫颈及阴道分泌物内 fFN 含量>0.05 mg/L 时,胎膜抗张能力下降,易发生胎膜早破。

(6)超声检查:羊水量减少可协助诊断,但不可确诊。

(二)护理诊断

1.有感染的危险

与胎膜破裂后,生殖道病原微生物上行感染有关。

2.知识缺乏

缺乏预防和处理胎膜早破的知识。

3.有胎儿受伤的危险

与脐带脱垂、早产儿肺部发育不成熟有关。

(三)护理目标

(1)孕妇无感染征象发生。

(2)孕妇了解胎膜早破的知识,如果突然发生胎膜早破,能够及时进行初步应对。

(3)胎儿无并发症发生。

(四)护理措施

1.预防脐带脱垂的护理

胎膜早破并胎先露未衔接的孕妇绝对卧床休息,多采用左侧卧位,注意抬高臀部防止脐带脱垂造成胎儿宫内窘迫。注意监测胎心变化,进行肛查或阴检时,确定有无隐性脐带脱垂,一旦发生,立即通知医师,并于数分钟内结束分娩。

2.预防感染

保持床单位清洁。使用无菌的会阴垫于外阴处,勤于更换,保持清洁干燥,防止上行感染。更换会阴垫时观察羊水的色、质、量、气味等。嘱孕妇保持外阴清洁,每天对其会阴擦洗 2 次。同时观察产妇的生命体征,血生化指标,了解是否存在感染征象。按医嘱一般破膜大于 12 h 给予抗生素防止感染。

3.监测胎儿宫内情况

密切观察胎心率的变化,嘱孕妇自测胎动。如有混有胎粪的羊水流出,即为胎儿宫内缺氧的表现,应及时予以吸氧,左侧卧位,并根据医嘱做好相应的护理。

若胎膜早破孕周小于 35 周者,根据医嘱予地塞米松促进胎肺成熟。若孕周小于 37 周并已临产,或孕周大于 37 周胎膜早破大于 12 h 后仍未临产者,可根据医嘱尽快结束分娩。

4.健康教育

孕期时为孕妇讲解胎膜早破的定义与原因,并强调孕期卫生保健的重要性。指导孕妇,如出现胎膜早破现象,无须恐慌,应立即平卧,及时就诊。孕晚期禁止性交,避免腹部碰撞或增加腹压。指导孕期补充足量的维生素和锌、铜等微量元素。如宫颈内口松弛者,应多卧床休息,并遵医嘱根据需要于孕 14～16 周时行宫颈环扎术。

（马　静）

第十三章

儿 科 护 理

第一节 急性上呼吸道感染

一、疾病概述

急性上呼吸道感染简称上感,俗称"感冒",包括流行性上感和一般类型上感,是小儿最常见的疾病。鼻咽感染常可出现并发症,涉及邻近器官如喉、气管、肺、口腔、鼻窦、中耳、眼及颈淋巴结等。而其并发症可迁延或加重,故应早期诊断,早期治疗(图 13-1)。

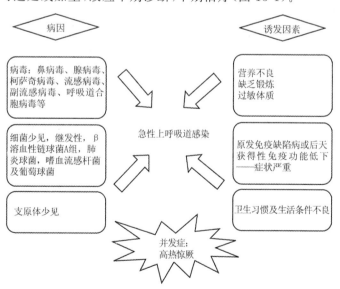

图 13-1 急性上呼吸道感染病因

(一)流行病学

在症状出现前数小时到症状出现后 1~2 d 才有传染力,其传播途径为飞沫传染,潜伏期为 12~72 h(平均为 24 h),易发生在 6 个月大以后的小孩,婴幼儿对上呼吸道感染较敏感,可视年龄、营养状况、疲倦、身体受凉程度而有轻重之别。

(二)临床表现

根据病因不同,临床表现可有不同的类型。

1.普通感冒

俗称"伤风",又称急性鼻炎,以鼻咽部卡他症状为主要表现(上呼吸道卡他症状包括咳嗽、流涕、打喷嚏、鼻塞等上呼吸道症状,这是临床上常见的症状)。成人多数为鼻病毒引起,次为副流感病毒、呼吸道合胞病毒、埃可病毒、柯萨奇病毒等。起病较急,初期有咽干、咽痒或烧灼感,发病同时或数小时后,可有喷嚏、鼻塞、流清水样鼻涕,2~3 d后变稠。可伴咽痛,有时由于耳咽管炎使听力减退,也可出现流泪、味觉迟钝、呼吸不畅、声嘶、少量咳嗽等。一般无发热及全身症状,或仅有低热、不适、轻度畏寒和头痛。检查可见鼻腔黏膜充血、水肿、有分泌物,咽部轻度充血。如无并发症,一般经5~7 d痊愈(表 13-1)。

表 13-1　几种特殊类型上感

类型	致病病菌	流行病学特点	症状特点
疱疹性咽峡炎	柯萨奇病毒 A	多于夏季发作	咽痛、发热、咽充血、软腭、腭垂、咽及扁桃体表面有灰白色疱疹,有浅表溃疡
咽结膜热	腺病毒、柯萨奇病毒	常发生于夏季,游泳中传播	发热、咽痛、畏光、流泪,咽及结合膜明显充血
细菌性咽-扁桃体炎	溶血性链球菌,其次为流感嗜血杆菌、肺炎球菌、葡萄球菌等	多见于年长儿	咽痛、畏寒、咽部明显充血,扁桃体肿大、充血,表面有黄色点状渗出物,颌下淋巴结肿大、压痛

2.病毒性咽炎、喉炎和支气管炎

根据病毒对上、下呼吸道感染的解剖部位不同引起的炎症反应,临床可表现为咽炎、喉炎和支气管炎。

急性病毒性咽炎多由鼻病毒、腺病毒、流感病毒、副流感病毒、肠病毒、呼吸道合胞病毒等引起。临床特征为咽部发痒和灼热感,疼痛不持久,也不突出。当有咽下疼痛时,常提示有链球菌感染。咳嗽少见。流感病毒和腺病毒感染时可有发热和乏力。体检咽部明显充血和水肿。颌下淋巴结肿大且触痛。腺病毒咽炎可伴有眼结膜炎。

急性病毒性喉炎多由鼻病毒、流感病毒甲型、副流感病毒及腺病毒等引起。临床特征为声嘶、讲话困难、咳嗽时疼痛,常有发热、咽炎或咳嗽,体检可见喉部水肿、充血,局部淋巴结轻度肿大和触痛,可闻及喘息声(图 13-2)。

急性病毒性支气管炎多由呼吸道合胞病毒、流感病毒、冠状病毒、副流感病毒、鼻病毒、腺病毒等引起。临床表现为咳嗽、无痰或痰呈黏液性,伴有发热和乏力。其他症状常有声嘶、非胸膜性胸骨下疼痛。可闻及干性或湿性音。胸部 X 线片显示血管阴影增多、增强,但无肺浸润阴影。流感病毒或冠状病毒急性支气管炎常发生于慢性支气管炎的急性发作。

急性上呼吸道感染有典型症状如发热、鼻塞、咽痛、流涕、扁桃体肿大等,结合发病季节、流行病学特点,临床诊断并不困难。

病毒感染一般白细胞偏低或在正常范围内,早期白细胞总数和中性粒细胞百分数较高。细菌感染则白细胞总数大多增高。对病因的确定诊断需依靠病毒学与细菌学检查,咽拭子培养可有病原菌生长。

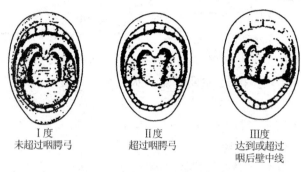

Ⅰ度	Ⅱ度	Ⅲ度
未超过咽腭弓	超过咽腭弓	达到或超过咽后壁中线

图 13-2　扁桃体肿大的分度

二、治疗原则

以支持疗法及对症治疗为主,注意预防并发症。

(一)药物疗法

分为去因疗法和对症处理。去因疗法对病毒感染多采用中药和抗病毒药物治疗。细菌感染则用青霉素或其他抗生素。高热时除用物理降温外可用药物,如适量阿司匹林或用对乙酰氨基酚,根据病情可 4～6 h 重复 1 次,忌用量过大,以免体温骤降、多汗发生虚脱。

(二)局部治疗

如有鼻炎,为保持呼吸道通畅可用滴鼻药 4～6 次/天,年长儿可用复方硼酸溶液和淡盐水漱口。

(三)中医治疗

常用解表法,以辛温解表治风寒型,以辛凉解表治风热型。

三、护理评估、诊断和措施

(一)家庭基本资料

导致小儿急性上呼吸道感染的病因及诱发有多种,通过询问患儿家庭和健康管理资料,有助于病因分析。

1.居住环境

气候季节变化、气温骤降、常住家庭环境卫生情况,通风是否良好。

2.个人病史

有无病毒感染史,例如鼻病毒、腺病毒等,有无自身免疫系统疾病,有无早产史。

3.用药史

有无使用免疫抑制药物,长期抗生素使用史。

(二)营养代谢

1.发热

发热为急性上呼吸道感染的常见症状。

(1)相关因素和临床表现:发热主要与上呼吸道感染有关。轻度急性上感的发热热度往往不高,呼吸系统症状较为明显。重症患儿体温 39～40 ℃或更高,伴有寒战、头痛、全身无力、食欲下降、睡眠不安等。

(2)护理诊断:体温过高。

(3)护理措施。①物理降温:通常发热可用温水浴、局部冷敷等物理降温;T≥38.5 ℃,可遵医嘱使用对乙酰氨基酚、布洛芬等退热药,如果是肿瘤热,可遵医嘱使用吲哚美辛;多饮水;指导家长帮助患儿散热,以及及时更换衣服,防止着凉。②活动和饮食:指导患儿减少活动,适当休息;进食清淡、易消化饮食,少量多餐。③保证患儿水分及营养的摄入:给予易消化、高维生素的清淡饮食,必要时可给予静脉补充水分及营养,以及及时更换汗湿的衣服,保持皮肤干燥、清洁。

(4)护理目标:①患儿体温维持在正常范围,缓解躯体不适;②补充体液,维持机体代谢需要。

2.咳嗽、咳痰、咽痛

上呼吸道卡他症状为急性上感的典型症状,并可根据临床表现将其进一步分类。

(1)相关因素和临床表现:轻度急性上感常见临床表现以鼻部症状为主,如流涕、鼻塞、喷嚏等,也有流泪、微咳或咽部不适,在3~4 d自然痊愈。如感染涉及咽部及鼻咽部时可伴有发热、咽痛、扁桃体炎及咽后壁淋巴组织充血和增生,有时淋巴结可稍肿大。重症患儿可因鼻咽分泌物引起频繁咳嗽。有时咽部微红,发生疱疹和溃疡,称疱疹性咽炎。有时红肿明显,波及扁桃体出现滤泡性脓性渗出物,咽痛和全身症状加重,如颌下淋巴结肿大,压痛明显。

(2)护理诊断:舒适度的改变。

(3)护理措施:①保持口腔清洁,及时清除鼻腔及咽喉分泌物,保证呼吸道通畅;②婴儿及年幼儿无法自主排痰者,可遵医嘱予以化痰药物或滴鼻液,同时进行拍背等物理治疗,痰液多且黏稠者予侧卧位或头偏向一侧防止窒息。

(4)护理目标:①患儿痰液等分泌物明显减少,能自主排出;②患儿家属掌握正确物理治疗的手法。③患儿自述舒适度增加。

(三)排泄

婴幼儿容易引起呕吐及腹泻。

1.相关因素

与病毒或细菌感染有关,与抗生素药物的使用有关。

2.护理诊断

腹泻。

3.护理措施

进食煮熟的干净、新鲜、易消化的高热量、高营养但低脂饮食,避免腌制、生冷、辛辣、粗纤维等饮食;多饮水;少量多餐,减轻胃肠道负担,严重腹泻时禁食;遵医嘱给予抗生素或止泻药,必要时遵医嘱补充水和电解质;便后及时清洗肛周,保持肛周黏膜清洁和完整;每班监测大便的次数、色、质、量,肠鸣音,出入量,脱水症状,腹痛、呕吐等消化道症状,以及肛周黏膜完整性;指导患儿和家长有关进食和营养知识,培养患儿和家长正确的洗手习惯。

4.护理目标

(1)患儿未发生腹泻,或腹泻次数明显减少,每天<3次。

(2)患儿发生红臀或肛周皮肤破损。

(3)患儿家属掌握其饮食原则。

(江丽萍)

第二节 肺 炎

一、疾病概述

肺炎指不同病原体或其他因素所致的肺部炎症。以发热、咳嗽、气促、呼吸困难和肺部固定湿音为共同临床表现。该病是儿科常见疾病中能威胁生命的疾病之一。

(一)病因

详见图13-3。

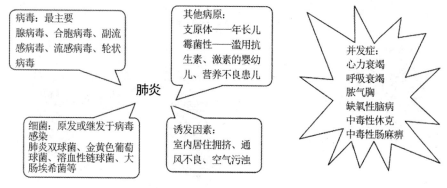

图 13-3　小儿肺炎的病因

(二)分类

目前,小儿肺炎的分类尚未统一,常用方法有四种,各肺炎可单独存在,也可两种同时存在(表13-2、图13-4～图13-7)。

表 13-2　小儿肺炎的分类

病理分类	病因分类		病程分类	病情分类
支气管肺炎 大叶性肺炎 间质性肺炎	感染性:病毒性、细菌性、支原体、衣原体、真菌性、原虫性	非感染性肺炎如吸入性肺炎、坠积性肺炎	急性 迁延性 慢性	轻症 重症(其他器官系统受累)

注:临床上若病因明确,则按病因分类,否则按病理分类。

(三)疾病特点

几种不同病原体所致肺炎的特点如下。

1.呼吸道合胞病毒肺炎

由呼吸道合胞病毒感染引起,多见于婴幼儿,以2～6个月龄婴儿多见。常于上呼吸道感染后2～3 d出现,干咳、低中度发热、喘憋为突出表现。以后病情逐渐加重,出现呼吸困难和缺氧症状。体温与病情无平行关系,喘憋严重时可合并心力衰竭、呼吸衰竭。

2.腺病毒肺炎

由腺病毒感染所致,主要病理改变为支气管和肺泡间质炎。临床特点:多见于6个月至 2 岁小儿。起病急骤,呈稽留热,全身中毒症状明显,咳嗽较剧,可出现喘憋、呼吸困难、发绀等。肺部体征出现较晚,常在发热后 4～5 d 出现湿啰音,以后病变融合而呈现肺实变体征。胸部 X 线改变的出现较肺部体征早,可见大小不等的片状阴影或融合成大病灶,肺气肿多见。

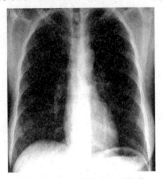

图 13-4　正常胸部 X 线片

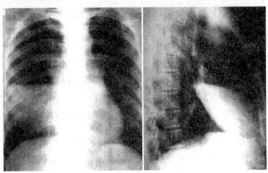

图 13-5　大叶性肺炎

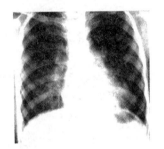

图 13-6　支气管肺炎

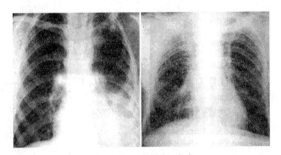

图 13-7　间质性肺炎

3.葡萄球菌肺炎

包括金黄色葡萄球菌及白色葡萄球菌所致的肺炎。在冬春季发病较多,多见于新生儿及婴幼儿。临床上起病急、病情重、发展快;多呈弛张热,中毒症状明显,面色苍白、咳嗽、呻吟、呼吸困难;皮肤可见一过性猩红热样或荨麻疹样皮疹,有时可找到化脓灶,如疖肿等。肺部体征出现早,双肺可闻及中、细湿音,易并发脓胸、脓气胸。

4.流感嗜血杆菌肺炎

由流感嗜血杆菌引起。近年来,由于广泛使用广谱抗生素、免疫抑制剂及院内感染等因素,流感嗜血杆菌感染有上升趋势。本病多见于 4 岁以下小儿,常并发于流感病毒或葡萄球菌感染的患儿。临床起病较缓,病情较重,全身中毒症状明显,有发热、痉挛性咳嗽、呼吸困难、鼻翼翕动、三凹征、发绀等,体检肺部有湿音或肺实变体征。本病易并发脓胸、脑膜炎、败血症、心包炎、中耳炎等。

5.肺炎支原体肺炎

由肺炎支原体引起,起病较缓慢,学龄期儿童多见,婴幼儿发病率也较高。以刺激性咳嗽为突出表现,有的酷似百日咳样咳嗽,咳出黏稠痰,甚至带血丝;常有发热,热程 1～3 周。年长儿可伴有咽痛、胸闷、胸痛等症状,肺部体征不明显,常有呼吸音粗糙,少数闻及干、湿啰音或实变体征。中毒症状一般不重,部分患儿出现全身多系统的临床表现,如心肌炎、心包炎、溶血性贫血、胸膜炎肝炎等。

6.衣原体肺炎

衣原体是一种介于病毒与细菌之间的微生物,寄生于细胞内。沙眼衣原体肺炎多见于6个月以下的婴儿,可于产时或产后感染,起病缓,先有鼻塞、流涕,后出现气促、频繁咳嗽,有的酷似百日咳样阵咳,但无回声,偶有呼吸暂停或呼气喘鸣,一般无发热。同时可患有结膜炎或有结膜炎病史。

二、治疗概述

应采取综合措施,积极控制炎症,改善肺的通气功能,防止并发症。保持室内空气流通,室温以18～20 ℃为宜,相对湿度60%。保持呼吸道通畅,以及时清除上呼吸道分泌物,变换体位,以利痰液排出。加强营养,饮食应富含蛋白质和维生素,少量多餐,重症不能进食者,可给予静脉营养。不同病原体肺炎患儿宜分室居住,以免交叉感染。

(一)一般治疗

按不同病原体选择药物。经肺穿刺研究资料证明,绝大多数重症肺炎是由细菌感染引起,或在病毒感染的基础上合并细菌感染,故需采用抗生素治疗。

抗生素使用的原则:①根据病原菌选用敏感药物;②早期治疗;③联合用药;④选用渗入下呼吸道浓度高的药物;⑤足量、足疗程,重症宜经静脉途径给药。

抗生素一般用至体温正常后5～7 d,临床症状基本消失后3 d。葡萄球菌性肺炎在体温正常后继续用药2周,总疗程为6周。支原体肺炎至少用药2周。

(二)病原治疗

1.肺部革兰氏阳性球菌感染

对于肺炎链球菌肺炎,青霉素仍为首选。一般用大剂量青霉素静脉滴注,对青霉素过敏者改滴红霉素。葡萄球菌肺炎,首选耐酶(β-内酰胺酶)药物,如新的青霉素Ⅱ,第一代或第三代头孢菌素静脉滴注。厌氧菌肺炎用氟哌嗪青霉素及甲硝唑有效。

2.肺部革兰氏阴性杆菌感染

一般可用氨苄西林或氨基糖苷类抗生素。铜绿假单胞菌肺炎可用头孢他啶、头孢曲松钠等。

3.支原体肺炎

多采用红霉素,疗程2周为宜。

4.病毒感染者

可选用抗病毒药物如利巴韦林、干扰素等。

(三)对症治疗

止咳、止喘、保持呼吸道通畅;纠正低氧血症、水电解质与酸碱平衡紊乱;对于中毒性肠麻痹者,应禁食、胃肠减压,皮下注射新斯的明。对有心力衰竭、感染性休克、脑水肿、呼吸衰竭者,采取相应的治疗措施。

(四)肾上腺皮质激素的应用

若中毒症状明显,或严重喘憋,或伴有脑水肿、中毒性脑病、感染性休克、呼吸衰竭等,可应用肾上腺皮质激素,常用地塞米松,每天2～3次,每次2 mg,疗程为3～5 d。

(五)防止并发症

对并发脓胸、脓气胸者应及时抽脓、抽气。遇到下述情况宜考虑胸腔闭式引流:

(1)年龄小,中毒症状重。

（2）黏液黏稠,经反复穿刺抽脓不畅者。

（3）张力性气胸。肺大疱一般可随炎症的控制而消失。

（六）氧疗

凡具有低氧血症者,有呼吸困难、喘憋、口唇发绀、面色苍灰等时应立即给氧。一般采取鼻导管给氧,氧流量为 0.5～1 L/min;氧浓度不超过 40%;氧气应湿化,以免损伤气道纤毛上皮细胞和痰液变黏稠。若出现呼吸衰竭,则应使用人工呼吸器。

（七）其他

（1）肺部理疗有促进炎症消散的作用。

（2）胸腺素为细胞免疫调节剂,并能增强抗生素的作用。

（3）维生素 C、维生素 E 等氧自由基清除剂能清除氧自由基,有利于疾病康复。

三、护理评估、诊断和措施

（一）家庭基本资料

1.居住环境

不良的居住环境,如通风不良、吸入刺激性尘埃、潮湿等,家庭卫生习惯较差等。

2.个人病史

患儿有无过敏史,有无免疫系统疾病或抵抗力下降,原发性细菌或真菌感染者有无抗生素滥用史。

（二）营养与代谢

1.发热

（1）相关因素和临床表现:起病急骤或迟缓。在发病前可先有轻度上呼吸道感染数天,骤起者常有发热,早期体温在 38～39 ℃,亦可高达 40 ℃,多为弛张热或不规则热。体弱婴儿大都起病迟缓,发热不明显或体温低于正常。

（2）护理诊断:体温过高(hyperthermia)。

（3）护理措施:患儿体温逐渐恢复正常,未发生高热惊厥;患儿家属掌握小儿高热物理降温的方法。

物理降温方法需注意以下几点。①维持正常体温,促进舒适:呼吸系统疾病患儿常有发热,发热时帮患儿松解衣被,及时更换汗湿衣服,并用热毛巾把汗液擦干,以免散热困难而出现高热惊厥;同时也避免汗液吸收、皮肤热量蒸发会引起受凉加重病情。②密切观察患儿的体温变化,体温超过 38.5 ℃时给予物理降温,如乙醇擦浴、冷水袋敷前额等,对营养不良、体弱的病儿,不宜服退热药或乙醇擦浴,可用温水擦浴降温。必要时按医嘱给予退热药物,退热处置后 30～60 min 复测体温,高热时须 1～2 h 测量体温 1 次,及时做好记录。并随时注意有无新的症状或体征出现,以防高热惊厥或体温骤降。③保证充足的水分及营养供给,保持口腔清洁,婴幼儿可在进食后喂适量开水,以清洁口腔;年长儿应在晨起、餐后、睡前漱口刷牙。

2.营养失调:低于机体需要量

（1）相关因素和临床表现:多见于新生儿或长期慢性肺炎或反复发作患儿。

（2）护理诊断:不均衡的营养,即低于机体需要量。

（3）护理措施:患儿维持适当的水分与营养。患儿营养失调得到改善,生长发育接近正常儿童;父母掌握肺炎患儿饮食护理的原则。①休息:保持并使环境清洁、舒适、宁静,空气新鲜,室温

18~22 ℃、湿度55％～60％为宜,使患儿能安静卧床休息,以减少能量消耗。②营养和水分的补充:供给患儿高热量、高蛋白、高维生素而又较清淡、易消化的半流食、流食,防止蛋白质和热量不足而影响疾病的恢复,要多饮水,摄入足够的水分可防止发热导致的脱水并保证呼吸道黏膜的湿润和黏膜病变的修复,增加纤毛运动的能力,避免分泌物干结影响痰液排出。另一方面,静脉输液时应严格控制液体滴注速度,保持匀速滴入,防止加重心脏负担,诱发心力衰竭,对重症患儿应记录出入水量。

(三)排泄:腹泻

1.相关因素与临床表现

可出现食欲下降、呕吐、腹泻、腹胀等。重症肺炎常发生中毒性肠麻痹,出现明显腹胀,以致膈肌升高进一步加重呼吸困难。胃肠道出血可吐出咖啡样物、便血或柏油样便。中毒性肠麻痹表现为高度腹胀、呕吐、便秘和肛管不排气。腹胀压迫心脏和肺脏,使呼吸困难更严重。此时,面色苍白发灰,腹部叩诊呈鼓音,肠鸣音消失,呕吐物可呈咖啡色或粪便样物,X线检查发现肠管扩张,壁变薄膈肌上升,肠腔内出现气液平面。

2.护理诊断

腹泻;潜在并发症:中毒性肠麻痹。

3.护理措施

患儿未发生腹泻或腹泻次数明显减少,每天<3次,患儿未发生中毒性肠麻痹。

进食煮熟的干净、新鲜、易消化的高热量、高营养但低脂饮食,避免腌制、生冷、辛辣、粗纤维等饮食;多饮水;少量多餐,减轻胃肠道负担,严重腹泻时禁食;遵医嘱给予抗生素或止泻药,必要时遵医嘱补充水和电解质;便后及时清洗肛周,保持肛周黏膜清洁和完整;每班监测大便的次数、色、质、量,肠鸣音,出入量,脱水症状,腹痛、呕吐等消化道症状,以及肛周黏膜完整性;指导患儿和家长有关进食和营养知识,培养患儿和家长正确的洗手习惯。

观察腹胀、肠鸣音是否减弱或消失,是否有便血,以便及时发现中毒性肠麻痹,必要时给予禁食、胃肠减压,或使用新斯的明皮下注射。

(四)活动和运动

1.活动无耐力

轻者心率稍增快,重症者可出现不同程度的心功能不全或心肌炎。

(1)相关因素和临床表现:合并心力衰竭者可参考以下诊断标准:①心率突然超过180次/分钟。②呼吸突然加快,超过60次/分钟。③突然极度烦躁不安,明显发绀,面色苍灰,指(趾)甲微循环再充盈时间延长。④肝脏迅速增大。⑤心音低钝,或有奔马律,颈静脉怒张。⑥尿少或无尿,颜面、眼睑或下肢水肿。具有前5项即可诊断心力衰竭。

若并发心肌炎者,则表现为面色苍白,心动过速、心音低钝、心律不齐,心电图表现为ST段下移和T波低平、双向和倒置。重症患儿可发生播散性血管内凝血,表现为血压下降,四肢凉,皮肤、黏膜出血等。

(2)护理诊断:活动无耐力;潜在并发症为心力衰竭。

(3)护理措施:住院期间未发生急性心力衰竭;患儿活动耐力逐渐恢复,醒觉和游戏时间增加,能维持正常的睡眠形态和休息。

具体护理措施有以下几点。①饮食护理:给予营养丰富、易消化的流质、半流质饮食,宜少量多餐以减轻饱餐后由于膈肌上抬对心肺功能的影响,严重心力衰竭者予以低盐饮食,每天钠盐摄入不超过 0.5～1.0 g,水肿明显的患儿可给予无盐饮食。②减轻心脏负荷:保持病室环境整洁、清洁、安静,光线柔和,重症患者宜单人病室,有利于患儿休息,治疗护理相对集中进行,尽量使用静脉留置针,避免反复穿刺,保证因治疗的需要随时用药。患儿可置头高脚低头侧位或抱卧位,年长儿可予以半坐卧位,必要时两腿下垂减少回心血量。保持大便通畅,避免用力排便引起的腹压增大而影响心功能。③氧疗:面罩吸氧,氧流量 2～3 L/min,有急性肺水肿时,将氧气湿化瓶加入 30%～50%乙醇间歇吸入,病情严重者予以持续气道正压通气。④病情观察:出现心力衰竭的患儿应予以心电监护,密切观察其各项生命体征。

2.气体交换障碍

(1)相关因素与临床表现:咳嗽较频,早期呈刺激性干咳,极期咳嗽反略减轻,恢复期转为湿咳。剧烈咳嗽常引起呕吐。呼吸急促,呼吸频率每分钟可达 40～80 次。重症患儿可出现口周、鼻唇沟、指趾端发绀、鼻翼翕动及三凹征。肺部体征早期不明显,可有呼吸音粗糙或减弱,以后可听到中细湿音,以两肺底及脊柱旁较多,于深吸气末更明显。由于多为散在性小病灶,叩诊一般正常,当病灶融合扩大,累及部分或整个肺叶时,可出现相应的实变体征。如发现一侧肺有叩诊浊音和(或)呼吸音减弱,应考虑胸腔积液或脓胸。重症肺炎患儿可出现呼吸衰竭。

(2)护理诊断:①气体交换障碍。②清理呼吸道无效。③自主呼吸受损。潜在并发症:呼吸衰竭;脓胸,脓气胸。

(3)护理措施:患儿住院期间未发生呼吸衰竭、脓胸、脓气胸等并发症;患儿咳嗽咳痰症状得到缓解,肺部音逐渐减少;显示呼吸困难程度减低,生命体征正常,皮肤颜色正常。

具体措施有以下几点。①保持改善呼吸功能:保持病室环境舒适,空气流通,温湿度适宜,尽量使患儿安静,以减少氧的消耗。不同病原体感染患儿应分室居住,以防交叉感染。置患儿于有利于肺扩张的体位并经常更换,或抱起患儿,以减少肺部瘀血和防止肺不张。正确留取标本,以指导临床用药;遵医嘱使用抗生素治疗,以消除呼吸道炎症,促进气体交换,注意观察治疗效果。②保持呼吸道通畅:及时清除患儿口鼻分泌物,经常协助患儿转换体位,同时轻拍背部,边拍边鼓励患儿咳嗽,以促进肺泡及呼吸道的分泌物借助重力和震动易于排出;病情许可的情况下可进行体位引流。给予超声雾化吸入,以稀释痰液,利于咳出;必要时予以吸痰。给予易消化、营养丰富的流质、半流质饮食,少食多餐,避免过饱影响呼吸;哺喂时应耐心,防止呛咳引起窒息,重症不能进食者,给予静脉营养。保证液体的摄入量,以湿润呼吸道黏膜,防止分泌物干结,利于痰液排出;同时可以防止发热导致的脱水。③密切观察病情:小儿在病程中热度逐渐下降、精神好转、呼吸平稳、食欲增加、咳嗽减轻、面色好转都提示疾病在好转中。若在治疗中突然出现剧烈的咳嗽、气急、口周发紫、神情萎靡、高热、烦躁不安,提示病情恶化,需及时向医师反映。由于新生儿病情变化很快,症状不典型,应格外注意。如患肺炎的新生儿吸吮不好、哭声低微、呼吸加快时注意脉搏及心率的变化,如有心率增快,每分钟 140 次以上,同时伴有呼吸困难加重、烦躁不安、肝大提示有心力衰竭的可能,应积极配合。如患儿病情突然加重,出现剧烈咳嗽、烦躁不安、呼吸困难、胸痛、面色青紫、患侧呼吸运动受阻等,提示并发了脓胸或脓气胸,应及时配合进行胸穿或胸腔闭式引流。

(江丽萍)

第三节 支气管哮喘

一、疾病概述

支气管哮喘简称哮喘,是由多种细胞(如嗜酸性粒细胞、肥大细胞、T淋巴细胞、中性粒细胞及气道细胞等)和细胞组分共同参与的气道慢性炎症性疾病。这种慢性炎症导致气道高反应性,当接触多种刺激因素时,气道发生阻塞和气流受限,出现反复发作的喘息、气促、胸闷、咳嗽等症状,常在夜间和(或)清晨发作或加剧,多数患儿可经治疗缓解或自行缓解(图13-8、图13-9,表13-3、表13-4)。

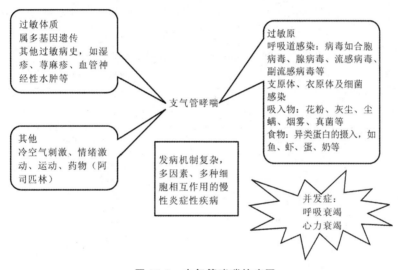

图13-8 支气管哮喘的病因

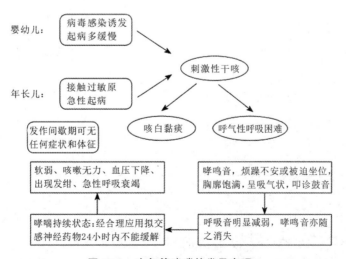

图13-9 支气管哮喘的常见表现

表 13-3　支气管哮喘的诊断标准

分型	诊断标准	
婴幼儿哮喘:年龄<3 岁,喘息反复发作者;总分≥5 分者为婴幼儿哮喘;哮喘发作只 2 次或总分≤4 分者初步诊断婴幼儿哮喘	喘息发作≥3 次	3 分
	肺部出现哮鸣音	2 分
	喘息症状突然发作	1 分
	有其他特异性病史	1 分
	一二级亲属中有哮喘病史	1 分
	1‰肾上腺素每次 0.01 mL/kg 皮下注射,15~20 min 后喘息缓解或哮鸣音明显减少	2 分
	沙丁胺醇气雾剂或其水溶液雾化吸入,喘息或哮鸣音减少明显	2 分
3 岁以上儿童哮喘	喘息呈反复发作	
	发作时肺部出现哮鸣音	
	平喘治疗有显著疗效	
咳嗽变异性哮喘(过敏性咳嗽)	咳嗽持续或反复发作>1 个月,常伴夜间或清晨发作性咳嗽,痰少,运动后加重	
	临床无感染症状或经较长期抗生素治疗无效	
	用支气管扩张剂可使咳嗽发作缓解,是诊断本症的基本条件	
	有个人或家族过敏史,气道反应性测定,变应原检测可做辅助诊断	

表 13-4　急性发作期分度的诊断标准

临床特点	轻度	中度	重度	急性呼吸暂停
呼吸急促	走路时	稍事活动时	休息时	
体位	可平卧	喜坐位	前弓位	
谈话	能成句	成短语	单字	不能讲话
激惹状态	可能出现激惹	经常出现激惹	经常出现激惹	嗜睡意识模糊
出汗	无	有	大汗淋漓	
呼吸频率	轻度增加	增加	明显增加	呼吸可暂停
辅助呼吸肌活动及三凹征	一般没有	通常有	通常有	胸腹矛盾运动
哮鸣音	散在呼吸末期	响亮、弥漫	响亮、弥漫	减弱乃至无
使用 β₂ 受体激动剂后,PEF 占正常预计值或本人最佳值百分比	>80%	60%~80%	<60%或 β₂ 受体激动剂作用持续时间<2 h	
PaO_2(非吸氧状态)(kPa)	正常通常不需要检查	8.0~10.5	<8 可能有发绀	
$PaCO_2$(kPa)	<6	≤6	>6 可能出现呼吸衰竭	
SaO_2(非吸氧状态)(%)	>95	91~95	≤90	
pH		降低		

二、治疗概述

治疗应越早越好,要坚持长期、持续、规范、个体化治疗原则,治疗包括发作期快速缓解症状、抗炎,平喘;缓解期防止症状加重或反复,抗炎,降低气道高反应性、防止气道重塑、避免触发因素、做好自我管理。

(一)去除病因

避免接触变应原,去除各种诱发因素,积极治疗和清除感染病灶。

(二)控制发作

解痉和抗感染治疗,用药物缓解支气管痉挛,减轻气道黏膜水肿和炎症,减少黏痰分泌。

1.支气管扩张剂

(1)β受体激动剂:可刺激β受体,诱发 cAMP 的产生,使支气管平滑肌松弛和肥大细胞膜稳定。常用药物有沙丁胺醇、特布他林、克仑特罗。可采用吸入、口服等方法给药,其中吸入治疗具有用量少、起效快、不良反应少等优点,是首选的药物治疗方法。

(2)茶碱类药物:具有解除支气管痉挛、抗炎、抑制肥大细胞和嗜碱性粒细胞脱颗粒及刺激儿茶酚胺释放等作用,常用氨茶碱、缓释茶碱等。

(3)抗胆碱药物:抑制迷走神经释放乙酰胆碱,使呼吸道平滑肌松弛。常用异丙托溴铵。

2.肾上腺皮激素

能增加 cAMP 的合成,阻止白三烯等介质的释放,预防和抑制气道炎症反应,降低气道反应性,是目前治疗哮喘最有效的药物。因长期使用可产生众多不良反应,故应尽可能用吸入疗法,对重症,或持续发作,或其他平喘药物难以控制的反复发作的患儿,可给予泼尼松口服,症状缓解后即停药。

3.抗生素

疑伴呼吸道细菌感染时,同时选用抗生素。

(三)处理哮喘持续状态

1.吸氧、补液、纠正酸中毒

可用 1/5 张含钠液纠正失水,防止痰液过黏成栓;用碳酸氢钠纠正酸中毒。

2.静脉滴注糖皮质激素

早期、较大剂量应用氯化可的松或地塞米松等静脉滴注。

3.应用支气管扩张剂

可通知沙丁胺醇雾化吸入,氨茶碱静脉滴注,无效时给予沙丁胺醇静脉注射。

4.静脉滴注异丙肾上腺素

经上述治疗无效时,试用异丙肾上腺素静脉滴注,直至 PaO_2 及通气功能改善,或心率达 180～200 次/分钟时停用。

5.机械呼吸

指征:①严重的持续呼吸困难;②呼吸音减弱,随之呼吸音消失;③呼吸肌过度疲劳而使胸部活动受限;④意识障碍,甚至昏迷;⑤吸入 40% 氧气而发绀仍无改善,$PaCO_2 \geqslant 8.6$ kPa（$\geqslant 65$ mmHg）。

三、护理评估、诊断和措施

(一)家庭基本资料

1.健康史

询问患儿发病情况,既往有无反复呼吸道感染史、过敏史、遗传史等。

2.身体状况

观察患儿有无刺激性干咳、气促、哮鸣音、吸气困难等症状和体征。观察有无循环、神经、系统受累的临床表现。了解 X 线、病原学及外周血检结果和肺功能检测报告,PEF 值。

3.社会状况

了解患儿及家长的心理状况、对本病病因、性质、护理、预后知识的了解程度。

(二)活动和运动

1.低效性呼吸形态

与气道梗阻、支气管痉挛有关。一般在哮喘发作前 1~2 d 由呼吸道感染,年长儿起病急,常在夜间发作。发作时烦躁不安,出现呼吸困难,以呼气时困难为主,不能平卧,坐起耸肩喘息,面色苍白,鼻翼翕动,口唇指甲发绀,出冷汗,面容非常惶恐。咳嗽剧烈,干咳后排出黏痰液。听诊有干、湿音。白细胞总数增多等。发作初期无呼吸困难,自觉胸部不适,不易深呼吸、哮鸣音有或无。慢性病症状为身材矮小而瘦弱,显示肺气肿的病态。

(1)相关因素:在哮喘发作时,黏液性分泌物增多,并形成黏液栓子加上呼吸道黏膜苍白、水肿;小支气管和毛细支气管的平滑肌发生痉挛,使管腔变小,气道阻力增加出现哮喘。近年来观察到在哮喘发作时,肺动脉压力增高,伴有血管狭窄,可能与肺内微循环障碍有关。

(2)护理诊断:①清理呼吸道无效;②气体交换受损。

(3)护理措施:①消除呼吸困难和维持气道通畅。患儿多有氧气吸入,发作时应给予吸氧,以减少无氧代谢,预防酸中毒。因给氧时间较长,氧气浓度以不超过 40% 为宜,用面罩雾化吸入氧气更为合适。有条件时应监测动脉血气分析,作为治疗效果的评价依据。可采取半卧位或坐位,使肺部扩张。还可采取体位引流以协助患儿排痰。②药物治疗的护理。药物治疗对缓解呼吸困难和缺氧有重要意义,常使用支气管扩张剂,如拟肾上腺素类、茶碱类和抗胆碱类药物。可采用吸入疗法,吸入治疗用量少、起效快、不良反应小,应是首选的治疗方法。吸入治疗时可嘱患儿在按压喷药于咽喉部的同时深吸气,然后闭口屏气 10 s 可获较好效果。也可采用口服、皮下注射和静脉滴注等方式给药。使用肾上腺素能 β_2 受体激动剂时注意有无恶心、呕吐、心率加快等不良反应。使用氨茶碱应注意有无心悸、惊厥、血压剧降等严重反应。③哮喘持续状态的护理。哮喘持续状态危险性极大,应积极配合医师做好治疗工作。及时给予吸氧,保证液体入量,纠正酸碱平衡,还应迅速解除支气管平滑肌痉挛,可静脉给予肾上腺皮质激素、氨茶碱、β_2 受体激动剂吸入困难者静脉给药,如沙丁胺醇。若无药可给予异丙肾上腺素,稀释后以初速每分 0.1 μg/kg 滴入,每 15~20 min 加倍,直到每分 6 μg/kg,症状仍不缓解时,则可考虑气管切开,机械通气。

2.活动无耐力

活动后出现呼吸加快或呼吸困难;心率增加,节律改变或在活动停止 3 min 后仍未恢复;血压有异常改变。自诉疲乏或软弱无力。

(1)相关因素:与缺氧有关。

(2)护理诊断:活动无耐力。

(3)护理措施:①保证休息。过度的呼吸运动和低氧血症使患儿感到极度的疲乏,应保证病室安静、舒适清洁,尽可能集中进行护理以利于休息。哮喘发作时患儿会出现焦虑不安,护士应关心、安慰患儿,给予心理支持,尽量避免情绪激动。及时执行治疗措施,以缓解症状,解除恐惧心理,确保患儿安全、放松。护士应协助患儿的日常生活,患儿活动时如有气促、心率加快应让其卧床休息并给予持续吸氧。根据患儿逐渐增加活动量。②密切观察病情。观察患儿的哮喘情况,如呼气性呼吸困难程度、呼吸加快和哮鸣音的情况,有无大量出汗、疲倦、发绀,患儿是否有烦躁不安、气喘加剧、心率加快、肝脏在短时间内急剧增大等情况,警惕心力衰竭和呼吸骤停等并发症的发生,还应警惕发生哮喘持续状态,若发生应立即吸氧并给予半卧位,协助医师共同抢救。③哮喘间歇期的护理。协助医师制定和实施个体化治疗方案,通过各种方式宣教哮喘的基本知识,提高患儿经常就诊的自觉性及坚持长期治疗的依从性,从而减少严重哮喘的发生。

(江丽萍)

第四节　胃食管反流病

胃食管反流病(gastroesophageal reflux disease,GERD)是指胃内容物反流入食管。分生理性和病理性两种,后者主要是由于食管下端括约肌本身功能障碍和(或)与其功能有关的组织结构异常而导致压力低下出现的反流。本病可引起一系列症状和严重并发症。

一、临床特点

(一)消化道症状

1.呕吐

呕吐是小婴儿 GERD 的主要临床表现。可为溢乳或呈喷射状,多发生在进食后及夜间。并发食管炎时呕吐物可为血性或咖啡样物。

2.反胃

反胃是年长儿 GERD 的主要症状。空腹时反胃为酸性胃液反流,称为"反酸"。发生在睡眠时反胃,常不被患儿察觉,醒来可见枕上遗有胃液或胆汁痕迹。

3.胃灼热

胃灼热是年长儿最常见的症状。多为上腹部或胸骨后的一种温热感或烧灼感,多出现于饭后 1～2 小时。

4.胸痛

见于年长儿。疼痛位于胸骨后、剑突下或上腹部。

5.吞咽困难

早期间歇性发作,情绪波动可致症状加重。婴儿可表现为烦躁、拒食。

(二)消化道外症状

1.呼吸系统的症状

GERD 可引起反复呼吸道感染、慢性咳嗽、吸入性肺炎、哮喘、窒息、早产儿呼吸暂停、喉喘鸣等呼吸系统疾病。

2.咽喉部症状

反流物损伤咽喉部,产生咽部异物感、咽痛、咳嗽、发声困难、声音嘶哑等。

3.口腔症状

反复口腔溃疡、龋齿、多涎。

4.全身症状

多为贫血、营养不良。

(三)辅助检查

1.食管钡餐造影

能观察到钡剂自胃反流入食管。

2.食管动态 pH 监测

综合评分＞11.99,定义为异常胃酸反流。

3.食管动力功能检查

食管下端括约肌压力低下,食管蠕动波压力过高。

4.食管内镜检查及黏膜活检

引起食管炎者可有相应的病理改变及其病变程度。

二、护理评估

(一)健康史

询问患儿的喂养史、饮食习惯及生长发育情况。发病以来呕吐的次数、量、呕吐物的性质及伴随症状。

(二)症状、体征

评估患儿有无消化道及消化道以外的症状,黏膜、皮肤弹性,精神状态,测量体重、身长及皮下脂肪的厚度。

(三)社会-心理状况

了解家长及较大患儿对疾病的认识和焦虑程度。

(四)辅助检查

了解血气分析结果,评估有无水、电解质、酸碱失衡情况。了解食管钡餐造影,食管动态 pH 监测等检查结果。

三、常见护理问题

(一)体液不足

与呕吐、摄入不足有关。

(二)营养失调:低于机体需要量

与呕吐、喂养困难有关。

(三)有窒息的危险

与呕吐物吸入有关。

(四)合作性问题

上消化道出血。

四、护理措施

(1)饮食管理:婴儿稠食喂养,儿童给予低脂、高碳水化合物饮食。少量多餐。小婴儿喂奶后予侧卧位或头偏向一侧,必要时给予半卧位以免反流物吸入。年长儿睡前 2 h 不宜进食。

(2)喂养困难或呕吐频繁者按医嘱正确给予静脉营养。

(3)注意观察呕吐的次数、性状、量、颜色并做记录,评估有无脱水症状。严密监测血压、心率、尿量、外周循环情况,以及时发现消化道出血。

(4)保持口腔清洁,呕吐后及时清洁口腔、更换衣物。

(5)24 h食管pH检查时妥善固定导管,受检时照常进食,忌酸性食物和饮料。指导家长正确记录,多安抚患儿,分散其注意力,减少因插管引起的不适感。

(6)健康教育:①向家长介绍本病的基本知识,如疾病的病因、相关检查、一般护理知识等,减轻家长及年长儿的紧张情绪,增加对医护人员的信任,积极配合治疗;②各项辅助检查前,认真介绍检查前的准备以得到家长的配合;③解释各种用药的目的和注意事项;④对小婴儿家长要告知本病可能引起窒息、呼吸暂停,故喂奶后患儿应侧卧或头偏向一侧或半卧位,以免反流物吸入。

五、出院指导

(1)饮食指导:以稠厚饮食为主,少量多餐。婴儿可增加喂奶次数,缩短喂奶时间,人工喂养儿可在牛奶中加入米粉。避免食用增加胃酸分泌的食物如酸性饮料、咖啡、巧克力、辛辣食品和高脂饮食。睡前2小时不予进食,保持胃处于非充盈状态,以防反流。

(2)体位:小婴儿喂奶后排出胃内空气,给予前倾俯卧位即上身抬高30°。年长儿在清醒状态下可采取直立位或坐位,睡眠时可予右侧卧位,将床头抬高15°～20°,以促进胃排空,减少反流频率及反流物吸入。

(3)按时服用药物,注意药物服用方法,如奥美拉唑宜清晨空腹服用、雷尼替丁宜在餐后及睡前服用。

(4)鼓励患儿进行适当的户外活动,避免情绪过度紧张。

(5)如患儿呕吐物有血性或咖啡色样物及时就诊。

（江丽萍）

第五节 急 性 胃 炎

急性胃炎是由不同病因引起的胃黏膜急性炎症。常见病因有进食刺激性、粗糙食物,服用刺激性药物,误服腐蚀剂,细菌、病毒感染及蛋白质过敏等。

一、临床特点

(一)腹痛
大多为急性起病,腹痛突然发生,位于上腹部,疼痛明显。

(二)消化道不适症状
上腹饱胀、嗳气、恶心、呕吐。

(三)消化道出血
严重者可有消化道出血,呕吐物呈咖啡样,出血多时可呕血及黑便。有的首发表现就是呕血及黑便,如应激性胃炎、阿司匹林引起的胃炎。

(四)其他

有的患儿可伴发热等感染中毒症状。呕吐严重可引起脱水、酸中毒。

(五)胃镜检查

可见胃黏膜水肿、充血、糜烂。

二、护理评估

(一)健康史

了解消化道不适感开始的时间,与进食的关系。有无呕血、黑便。病前饮食、口服用药情况,有否进食刺激性食物、药物或其他可疑异物。

(二)症状、体征

评估腹痛部位、程度、性质,大便的颜色和性状等。

(三)社会-心理状况

评估家庭功能状态,患儿及父母对疾病的认识、态度及应对能力。

(四)辅助检查

了解胃镜检查情况。

三、常见护理问题

(一)舒适改变

与胃黏膜受损有关。

(二)焦虑

与呕血有关。

(三)合作性问题

消化道出血、电解质紊乱。

四、护理措施

(1)保证患儿休息。

(2)饮食:暂停原饮食,给予清淡、易消化流质或半流质饮食,少量多餐,必要时可停食1~2餐。停服刺激性药物。

(3)对症护理:呕吐后做好口腔清洁护理。腹痛时给予心理支持,手握患儿,轻轻按摩腹部或听音乐,以分散注意力,减轻疼痛。有脱水者纠正水、电解质失衡。出血严重时按上消化道出血护理。

(4)根据不同病因给予相应的护理:如应激性胃炎所致的休克按休克护理。

(5)病情观察:注意观察腹痛程度、部位,有无呕血、便血,有消化道出血者应严密监测血压、脉搏、呼吸、外周循环,注意观察出血量,警惕失血性休克的发生。

(6)心理护理:剧烈腹痛和呕血都使患儿和家长紧张,耐心解释症状与疾病的关系,减轻患儿和家长的恐慌,同时给予心理支持。

(7)健康教育:①简要介绍本病发病原因和发病机制;②讲解疾病与饮食的关系,饮食治疗的意义;③饮食指导:介绍流质、半流质饮食的分辨和制作方法,告之保证饮食清洁卫生的意义。

五、出院指导

(一)饮食指导

出院初期给予清淡易消化半流质饮食、软食,少量多餐,逐渐过渡到正常饮食。避免食用浓茶、咖啡、过冷过热等刺激性食物。饮食的配置既要减少对胃黏膜的刺激,又要不失营养。牛奶是一种既有营养,又具有保护胃黏膜的流质,可以每天供给。同时由于孩子正处于生长发育阶段,食物种类要多元化。

(二)注意饮食卫生

保证食物新鲜,存留食物必须经过煮沸才能食用,凉拌食物要注意制作过程的卫生,饭前便后注意洗手。

(三)避免滥用口服药物

药物可刺激胃黏膜,破坏黏膜的保护屏障,不可滥用。某些药物还可引起胃黏膜充血、水肿、糜烂甚至出血,如阿司匹林、吲哚美辛、肾上腺皮质激素、氯化钾、铁剂、抗肿瘤药等。若疾病治疗需要则应饭后服,以减少对胃黏膜的损害。

(四)避免误服

强酸、强碱等腐蚀性物品应放置在孩子取不到的地方。

(江丽萍)

第六节　慢　性　胃　炎

慢性胃炎是由多种致病因素长期作用而引起的胃黏膜炎症性病变。主要与幽门螺杆菌(helicobacter pylori,HP)感染、十二指肠胃反流、不良饮食习惯、某些药物应用等因素有关。小儿慢性胃炎比急性胃炎多见。

一、临床特点

(1)腹痛:上腹部或脐周反复疼痛,往往伴有恶心、呕吐、餐后饱胀、食欲缺乏,严重时影响活动及睡眠。

(2)胃不适:多在饭后感到不适,进食不多但觉过饱,常因进食冷、硬、辛辣或其他刺激性食物引起症状或使症状加重。

(3)合并胃黏膜糜烂者可反复少量出血,表现为呕血、黑便。

(4)小婴儿还可以表现为慢性腹泻和营养不良。

(5)给予抗酸剂及解痉剂症状不易缓解。

(6)辅助检查:胃镜检查可见炎性改变,以胃窦部炎症多见。病原学检查幽门螺杆菌阳性率高。胃黏膜糜烂者大便潜血阳性。

二、护理评估

(一)健康史

了解有无不良的饮食习惯,是否患过急性胃炎,有无胃痛史,有无鼻腔、口腔、咽部慢性炎症,近期胃纳有无改变,腹痛与饮食的关系,有无恶心、呕吐、腹泻等其他胃肠道不适表现。

(二)症状、体征

评估腹痛部位、程度,是否有恶心、呕吐、餐后饱胀等情况,大便颜色是否改变,有无营养不良、贫血貌。

(三)社会-心理状况

评估家庭饮食和生活习惯,父母及患儿对疾病的认识和态度、对患病和住院的应对能力。

(四)辅助检查

了解胃镜检查情况,实验室检查有无幽门螺杆菌感染。

三、常见护理问题

(一)舒适的改变

与胃黏膜受损、腹痛有关。

(二)营养失调

低于机体需要量,与食欲缺乏、胃出血有关。

(三)知识缺乏

缺乏饮食健康知识。

四、护理措施

(一)饮食

给予易消化、富营养、温热软食,少量多餐,定时定量,避免过饥过饱,忌食生、冷和刺激性食物。

(二)腹痛的护理

通过音乐、游戏、讲故事等转移患儿的注意力,以减轻疼痛。腹痛明显者遵医嘱给予抗胆碱能药。

(三)注意观察

观察腹痛的部位、性质、程度,大便的颜色、性状。

(四)健康教育

(1)简要介绍该病的病因、发病机制、相关检查的意义,疾病对生长发育的影响。

(2)讲述疾病与饮食的关系:饮食没有规律,挑食,偏食,常食生冷、辛辣的食物对胃肠道黏膜是一种刺激。

(3)讲解饮食治疗的意义:温热柔软、少量多餐、定时定量的饮食可避免对胃黏膜的刺激,有利于胃黏膜的修复。而生冷、辛辣、油炸、粗糙的食物可使疾病反复。

五、出院指导

(一)食物的选择与配置

根据不同年龄给予不同的饮食指导,原则是食物温、软,营养丰富。

(二)培养良好的饮食习惯

进食要少量多餐,忌挑食、偏食、饱一顿饿一顿。忌食生冷、辛辣、油炸、粗糙等对胃黏膜有害的食物。不要喝浓茶、咖啡,少喝饮料,饮料中往往含有咖啡因,浓茶和咖啡对胃黏膜都具有刺激性。

(三)用药指导

(1)有幽门螺杆菌感染者,要遵医嘱联合用药,坚持完成疗程。

(2)慎用刺激性药物,如阿司匹林、激素、红霉素、水杨酸类药物。

(江丽萍)

第十四章

眼 科 护 理

第一节 角 膜 疾 病

一、细菌性角膜炎患者的护理

细菌性角膜炎是由细菌感染引起角膜上皮缺损及缺损区下角膜基质坏死的化脓性角膜炎，又称细菌性角膜溃疡，是常见的角膜炎之一。急性角膜炎通常有自限性，病程约2周。

（一）护理评估

1.症状与体征评估

患者往往有角膜外伤后被感染史或有慢性泪囊炎、倒睫、戴角膜接触镜等病史。发病急，常在角膜外伤后24~48 h间发病。临床上常见有匐行性角膜炎和铜绿假单胞菌性角膜炎。

（1）自觉明显的眼痛、畏光、流泪、异物感、视力下降等症状，伴较多的脓性分泌物。常见体征为眼睑肿胀、痉挛，结膜充血呈睫状性或混合性，球结膜水肿。角膜上有黄白色浸润灶，边界不清，周围角膜组织水肿，很快形成溃疡。

（2）金黄色葡萄球菌、肺炎双球菌所致的匐行性角膜溃疡，常伴有前房积脓，故又称前房积脓性角膜溃疡。毒素渗入前房导致虹膜睫状体炎时，表现为角膜后沉着物、瞳孔缩小、虹膜后粘连及前房积脓。

铜绿假单胞菌所致的角膜溃疡，发病急、重，溃疡呈黄白色坏死灶，前房积脓严重，往往24 h波及全角膜，甚至导致角膜穿孔、眼内炎症。

2.检查评估

角膜溃疡刮片、镜检可发现致病菌。

（二）治疗要点

眼部使用高浓度的抗生素眼液；如药物治疗无效有导致角膜穿孔可能，考虑角膜移植术。

（三）主要护理诊断和问题

1.疼痛

眼痛与角膜炎症刺激有关。

2.潜在并发症

角膜溃疡、穿孔,眼内炎症。

3.感知改变

视力障碍与角膜溃疡有关。

4.知识缺乏

缺乏角膜炎疾病相关知识。

(四)护理目标

(1)眼痛、畏光、流泪及异物感等症状减轻或消失。

(2)溃疡得到控制,减少或不发生并发症。

(3)视力提高或稳定,患者能够进行日常生活。

(4)患者及家属获取角膜炎的治疗和护理知识。

(五)护理措施

1.严密观察病情

注意患者自觉症状如眼痛、畏光、流泪等,以及视力、角膜病灶和分泌物的变化,并注意有无角膜穿孔症状。如角膜穿孔,房水从穿孔处急剧涌出,虹膜被冲至穿孔处,可出现眼压降低、前房变浅或消失、疼痛突然变轻等临床表现。

2.安置合适体位

有前房积脓者取半卧位,使脓液积聚于前房下部,减少对角膜内皮的损害。

3.用药护理

按医嘱积极抗感染治疗。

(1)眼部用药:常选用 0.3% 氧氟沙星、0.3% 妥布霉素等。急性期选择高浓度的抗生素滴眼液频繁滴眼,每 15~30 min 滴眼 1 次。严重病例,可在开始 30 min 内每 5 min 滴药 1 次,病情控制后,逐渐减少滴眼次数。白天滴眼液,睡前涂眼药膏。不同药物要交替使用。

(2)严重者可球结膜下注射抗生素,但要先向患者解释清楚,并充分麻醉后进行,以免加重局部疼痛。

(3)全身应用抗生素,革兰氏阳性球菌常选用头孢唑林钠、万古霉素;革兰氏阴性杆菌常选用妥布霉素、头孢他啶类等,并注意观察药物不良反应。

(4)角膜溃疡患者局部使用半胱氨酸等胶原酶抑制剂,可以延缓角膜溃疡的进一步发展;口服维生素 C、B 族维生素有助于溃疡愈合。炎症明显控制后,可全身或局部应用激素治疗,以减轻疼痛和促进愈合。

(5)并发虹膜睫状体炎时,可应用散瞳剂,以防止虹膜后粘连及解除瞳孔括约肌痉挛和睫状肌痉挛,减轻疼痛。

4.解释疼痛原因

帮助患者转移注意力。角膜炎早期,可用 50 ℃湿热毛巾进行患眼局部热敷,促进局部血液循环,减轻刺激症状,促进炎症吸收。一旦出现前房积脓,禁用热敷,避免感染扩散。

5.预防角膜穿孔的护理

(1)滴眼药动作要轻柔,不要压迫眼球;也不用手揉擦眼球,可用眼罩保护患眼,避免眼部碰撞伤。

(2)多食易消化食物,保持大便通畅,避免便秘,以防眼压升高。

(3)指导患者防止眼压升高,不要用力挤眼、低头弯腰、用力咳嗽及打喷嚏等。

(4)护士在进行球结膜下注射时,避免在相同部位反复注射,尽量避开溃疡面。

(5)深部角膜溃疡、后弹力层膨出患者,可加压包扎,配合局部及全身应用降低眼压药物。

(6)按医嘱使用散瞳剂,防止虹膜后粘连而导致眼压升高。

(7)眼痛剧烈要酌情使用止痛药。

6.严格执行床边隔离制度

普通细菌、真菌感染,可相同病种同住一室;铜绿假单胞菌感染,要单独病室。换药、上眼药注意无菌操作,避免交叉感染,药品及器械应专人专眼专用。

7.环境与休息

提供安静、舒适的环境,保证患者充分休息、睡眠。病房要适当遮光,避免强光刺激。指导促进睡眠的自我护理方法,如睡前热水泡脚、喝热牛奶、听轻音乐等,避免情绪波动。患者外出应佩戴有色眼镜,以减少刺激,保护溃疡面。

二、真菌性角膜炎患者的护理

真菌性角膜炎是由致病真菌引起的感染性角膜病,是致盲率极高的角膜病。有起病缓、发展慢、病程长及自觉症状较轻的特点。

(一)护理评估

1.症状与体征评估

(1)了解是否有植物引起角膜外伤史,或长期应用广谱抗生素、糖皮质激素药物史。

(2)患者自觉轻度畏光、流泪、视力下降。

(3)体征较重,眼部充血明显,角膜病灶呈灰白色或黄白色,表面微隆起,外观干燥而欠光滑,似牙膏样或苔垢样溃疡。溃疡周围抗体与真菌作用,形成灰白色环形浸润即"免疫环"。有时在角膜病灶旁可见"伪足""卫星状"浸润病灶,角膜后可有纤维脓性沉着物。前房积脓为黄白色的黏稠脓液。由于真菌穿透力强,易发生眼内炎。

2.检查评估

激光共焦显微镜检查,可以明确诊断。

(二)治疗要点

本病以抗真菌药物治疗为主,如有角膜溃疡穿孔危险或已穿孔者,可考虑治疗性角膜移植。

(三)护理诊断和问题

1.潜在并发症

角膜溃疡、穿孔、眼内炎。

2.感知改变

视力障碍与角膜溃疡有关。

(四)护理目标

(1)溃疡得到控制,减少或不发生并发症。

(2)视力提高或稳定,能够进行日常生活。

(五)护理措施

(1)有植物引起的角膜外伤史者、长期应用广谱抗生素及糖皮质激素眼药水或眼药膏者,应严密观察病情,注意真菌性角膜炎的发生。

（2）用药指导临床上多选择抗真菌药物联合使用,常用抗真菌眼液有0.25％两性霉素B、0.5％咪康唑、2.5％那他霉素、0.5％～1.0％氟康唑。给药方法:每0.5～1.0 h滴眼1次,白天用眼药水滴眼,睡前用眼药膏涂眼。症状严重者,可结膜下注射咪康唑10 mg或两性霉素B 0.1 mg。临床治愈后仍要坚持用药一段时间,以防复发。病情严重者可口服伊曲康唑或静脉滴注咪康唑或氟康唑,同时要严密观察药物的不良反应。禁用糖皮质激素。有虹膜睫状体炎时,可应用散瞳剂,如复方阿托品酰胺滴眼液、1％阿托品滴眼液。

（3）心理护理应加强与患者沟通,给予关心、支持,让患者树立战胜疾病的信心和勇气。

三、单纯疱疹病毒性角膜炎患者的护理

单纯疱疹病毒性角膜炎(herpes simplex keratitis,HSK)是由单纯疱疹病毒(herpes simplex virus,HSV)所致的、严重的感染性角膜病,居角膜病致盲率首位。

(一)护理评估

临床上有原发感染和复发性感染。

1.原发感染

原发感染常见于幼儿,表现发热、耳前淋巴结肿大、唇部皮肤疱疹,呈自限性。眼部表现为急性滤泡性或假膜性结膜炎,眼睑皮肤疱疹,可有树枝状角膜炎。

2.复发性感染

复发性感染常因疲劳、发热、饮酒、紫外线照射或角膜外伤等引起,多为单侧。患眼可有轻微眼痛、畏光、流泪、眼睑痉挛,若中央角膜受损,视力明显下降,并有典型的角膜浸润灶形态。

（1）树枝状和地图状角膜炎:是最常见类型。初起时患眼角膜上皮呈小点状浸润,排列成行或成簇,继而形成小水泡,水泡破裂互相融合,形成树枝状表浅溃疡,称树枝状角膜炎。随病情进展,炎症逐渐向角膜病灶四周及基质层扩展,可形成不规则的地图状角膜溃疡,称地图状角膜炎。

（2）角膜基质炎和葡萄膜炎:角膜基质炎表现为视力下降,常分为非坏死性角膜基质炎和坏死性角膜基质炎两种类型。①非坏死性角膜基质炎(盘状角膜炎):属于炎症浸润角膜中央深部基质层,呈盘状水肿、增厚,边界清楚,后弹力层皱褶,不伴炎症细胞浸润和新生血管。伴发前葡萄膜炎时,可见角膜内皮出现沉积物(keratic precipitate,KP)。②坏死性角膜基质炎:角膜基质层内出现单个或多个黄白色浸润灶、溃疡甚至穿孔,常伴有基质层新生血管。

疱疹病毒在眼前段组织内复制,可引起前葡萄膜炎、小梁网炎。炎症波及角膜内皮时,可诱发角膜内皮炎。

(二)治疗要点

以抑制病毒复制,减轻炎症反应引起的角膜损害为治疗原则。

1.病灶清除

树枝状角膜炎行清创性刮除病灶后减少病毒蔓延。术后加压包扎,可联合抗病毒药物。

2.药物治疗

抗病毒药物如阿昔洛韦、环孢苷等;如有角膜基质炎时,可选用糖皮质激素。

3.手术治疗

角膜穿孔或角膜瘢痕影响视力,可进行角膜移植。

(三)主要护理诊断和问题

1.感知改变

视力障碍与角膜溃疡有关。

2.潜在并发症

角膜溃疡、穿孔、眼内炎。

3.知识缺乏

缺乏角膜炎疾病相关知识。

(四)护理目标

(1)视力提高或稳定,能够进行日常生活。

(2)溃疡得到控制,减少或不发生并发症。

(3)患者获取角膜炎的治疗和护理知识。

(五)护理措施

(1)严密观察病情,注意角膜炎症的进展。

(2)常用抗单纯疱疹病毒药如阿昔洛韦,也可选用环孢苷三氟胸腺嘧啶核苷眼液。急性期每1~2 h滴眼1次,更替洛韦凝胶1 d 4次,睡前涂眼药膏。严重感染者需口服阿昔洛韦片剂或静脉滴注阿昔洛韦针。

(3)树枝状和地图状角膜炎应早期使用有效的抗病毒药,禁用糖皮质激素。

(4)盘状角膜炎可在抗病毒药物应用基础上,适量应用糖皮质激素药物,常用局部滴眼、涂眼及球结膜下注射。也可选用免疫抑制剂,如环孢霉素眼药水。

(5)有虹膜睫状体炎者,加用散瞳剂。以防止虹膜后粘连及解除瞳孔括约肌痉挛和睫状肌痉挛,减轻疼痛。

(6)对可疑或发生细菌或真菌的合并感染者,应做病原学检查,并进行预防性治疗:加用广谱抗生素滴眼液或合用口服抗生素药物。

(7)药物治疗无效、反复发作、角膜溃疡面积较大者,有穿孔危险,可行治疗性角膜移植术。行角膜移植术者,严格按照角膜移植护理。

(8)出院指导:①使用糖皮质激素眼药水者,要告知患者按医嘱及时用药。停用时,要逐渐减量,不能随意增加使用次数和停用,并告知其危害性。②散瞳药滴用后,外出应戴有色眼镜,以减少光线刺激。③注意休息,避免疲劳和精神过度紧张,适当参加体育锻炼,增强体质,预防感冒。注意饮食,避免刺激性食物和饮酒。

四、大泡性角膜病变患者的护理

大泡性角膜病变又名大泡性角膜炎,是由于各种原因严重损毁角膜内皮细胞,导致角膜内皮失代偿,失去液体屏障和主动液泵功能,引起角膜基质和上皮下持续性水肿的病变。实际上它不是一种炎症,而是变性,是基质层特别是内皮层的异常,而致水分贮存在上皮层的结果。

(一)护理评估

1.症状与体征评估

了解眼部病史,常见于眼球前段手术,尤其是白内障摘除与人工晶状体植入术后、无晶状体眼的前疝玻璃体与角膜内皮广泛粘连、严重产伤损害婴儿角膜内皮、长期高眼压、单纯疱疹病毒(herpes simplex virus,HSV,单疱病毒)或带状疱疹病毒感染引起的内皮损伤、角膜内皮营养不良的晚期阶段等,均可引起此病。

患者自觉患眼雾视,轻者晨起较重,午后可有改善。重者结膜充血、畏光、异物感、刺痛、流泪等刺激症状明显,特别是在角膜上皮水泡破裂时最为明显。角膜上皮水肿,其中有一个或数个大泡隆起。由于瞬目时与眼睑相摩擦,大泡可发生破裂。晚期角膜基质新生血管形成,视力明显下降。

2.检查评估

角膜内皮镜与共焦显微镜检查,了解内皮细胞数目,还可观察异常形态及结构。

(二)治疗要点

积极治疗原发病,眼部选用角膜保护剂、营养剂、脱水剂,适当滴用抗生素及糖皮质激素滴眼液,对于症状重,视力下降明显的患者可选择穿透性角膜移植术。

(三)主要护理诊断和问题

眼痛、畏光流泪、异物感与角膜内皮水肿、刺激有关。

(四)护理目标

患者眼痛、畏光流泪、异物感等症状减轻或消失。

(五)护理措施

1.眼睛不适

畏光、流泪、异物感明显时,用眼垫遮盖患眼,避免强光刺激,加重患眼疼痛。

2.药物护理

(1)角膜脱水剂:可选用50%葡萄糖,90%甘油或5%氯化钠滴眼,以减轻角膜水肿,延缓大泡破裂。

(2)指导佩戴亲水性角膜接触镜,它既帮助吸收角膜水分,又使大泡减少甚至消失,还可隔绝眼睑与角膜大泡的摩擦,并消除由于大泡破裂而产生的一系列症状。但如长期佩戴角膜接触镜容易产生角膜新生血管,建议间隔戴用。

3.保持安静、遮光环境

保证患者充分休息、良好的睡眠。病房要适当遮光,外出应佩戴有色眼镜。

五、圆锥角膜患者的护理

圆锥角膜是一种先天性发育异常,表现为角膜弯曲度特别大,呈圆锥状向前突起,伴中央或旁中央角膜进行性变薄,产生高度不规则散光。它属常染色体显性或隐性遗传。一般在青春期前后发病,病程缓慢。

(一)护理评估

1.症状与体征评估

了解患者家族史。患者自觉渐进性远视力下降,近视和散光度数增加。初期视力变化微小,能以近视镜片矫正。后期因不规则散光和近视增加而需佩戴角膜接触镜。典型特征为角膜中央或旁中央圆锥形扩张,基质变薄。可见角膜锥形顶端变薄,前弹力层皱褶,有时后弹力层发生破裂,房水入侵,角膜基质肿胀浑浊,有圆锥角膜线和Fleischer环。

2.检查评估

Placido盘、角膜曲率计和角膜地形图检查可以帮助了解角膜病变进展。

(二)治疗要点

初期轻症患者选择佩戴角膜接触镜,视力矫正不理想或病情进展快者可选择角膜移植手术。

(三)主要护理诊断和问题

1.感知改变

视力下降与圆锥角膜病变有关。

2.知识缺乏

缺乏疾病相关知识。

(四)护理目标

(1)患者视力有所提高,能够进行日常生活。

(2)患者获取疾病的治疗和护理知识。

(五)护理措施

(1)观察并记录患者的视力进展情况,指导患者保护眼睛,减少光线和灰尘的刺激,协助其做好生活护理,并做好心理护理。

(2)药物护理按医嘱使用毛果芸香碱滴眼液,以收缩瞳孔增进视力。夜间应用绷带,以抑制圆锥的发展。滴用眼药后压迫泪囊区 3～5 min,以免药液经泪道流入鼻腔,通过黏膜吸收而引起中毒反应。

(3)指导视力矫正早期选用框架眼镜可以获得较好效果。如果出现不规则散光,可选择合适的角膜接触镜,并指导患者养成良好的镜片护理习惯。

(4)视力矫正效果不理想患者,可行角膜移植术。

六、角膜移植术的护理

角膜移植术是一种采用同种异体的透明角膜替代病变角膜的手术方法,以达到提高视力和治疗疾病为目的,同时也可以达到美容的效果。按手术方法的不同分为穿透性角膜移植术与板层角膜移植术。

(一)适应证

1.板层角膜移植术

采用部分厚度的角膜进行移植的手术方法。适用于角膜病变未累及角膜全层,内皮功能正常或可复原者,如浅表角膜病变(包括瘢痕、营养不良、良性肿瘤等)。有的角膜病变虽已累及全层角膜组织,但为改善穿透性角膜移植的植床条件,也可考虑先行板层角膜移植术。

2.穿透性角膜移植术

采用全层透明角膜代替全层混浊角膜的手术方法。适用于角膜白斑、圆锥角膜、角膜变性和营养不良、角膜内皮失代偿、角膜严重的化脓性感染等。

(二)术前护理

(1)按眼科手术护理常规进行,同时做好心理护理,耐心解释手术目的、方法和注意事项。

(2)缩瞳剂术眼于术前 30 min 点 2%硝酸毛果芸香碱滴眼液缩瞳,使瞳孔保持 2 mm 左右,一是保护术中晶状体不被手术器械损伤;二是有利于术中做移植床的中央定位和手术结束时注气及注液重建前房。滴用眼药后压迫泪囊区 3～5 min,以免药液经泪道流入鼻腔,通过黏膜吸收而引起中毒反应。

(3)降低眼压术前半小时快速静脉滴注 20%甘露醇 250 mL,使手术中眼压保持在适宜手术范围,注意药物反应。

(三)术后护理

1.密切观察病情变化

特别是角膜感染和角膜排斥反应征象,了解移植片生长情况。如患者主诉眼痛、畏光、流泪、视力突然下降,检查发现眼球充血、眼压升高或角膜植片由透明变为混浊、水肿或植片缝线对合不佳、向外膨隆等现象,应立即报告医师。

2.换药护理严格无菌操作

手术 24 h 后每天换药,绷带包扎。若植片平整,可改用眼垫包扎,至刺激症状基本消退为止;若植片不平整,应适当延长绷带包扎时间。

3.眼压监测

定时测量眼压,观察眼压变化。

4.药物护理

(1)遵医嘱全身及眼部应用抗生素及糖皮质激素;真菌感染患者继续应用抗真菌药。

(2)使用抗排斥反应药物如环孢霉素 A、地塞米松,要观察有无眼压升高等药物不良反应,注意规则用药和缓慢停药原则。

(3)角膜组织愈合不佳者,遵医嘱给予促进角膜上皮修复的药物,如贝复舒眼水等。

5.保护术眼

(1)术后不要用力眨眼或揉眼,尤其术后 3 d 内卧床闭眼休息,以免增加眼球压力。

(2)建议戴上硬性眼罩保护术眼,尤其是睡眠或打盹时。

(3)应避免剧烈运动,避免打喷嚏、咳嗽,指导患者运用张口深呼吸、舌尖顶上腭、手指按人中三种方法加以控制。

(4)保持眼部清洁,手术后 1 周内不宜低头洗头,1 个月内不要淋浴或游泳,避免脏水进入眼内引起感染。

6.出院指导

(1)指导患者用药:①遵医嘱使用散瞳剂、降低眼压药物和免疫抑制剂,注意各种药物不能随意停减,以防激素反跳等不良反应;②指导患者及其家属正确使用眼药水,强调滴眼药水前要洗手;③药液要滴在结膜囊,切勿滴在角膜上;④各种药物要交替,先滴抗生素眼药水,后滴营养上皮的眼药水、药膏,并间隔 15~20 min;⑤操作时动作要轻柔,不要给眼球施加压力,以免眼球受压;⑥眼药要注意避光保存。

(2)做好饮食指导,多吃水果、蔬菜,忌辛辣刺激食物,保持大便通畅。

(3)术后半年内要注意休息,生活要有规律,保持充足睡眠,避免过度劳累。应注意保护术眼,外出要戴防护眼镜。同时注意用眼卫生,尽量少看电视,避免强光刺激,阅读时间不超过 1 h。

(4)预防全身感染:因免疫抑制剂的应用,患者全身抵抗力下降,容易合并感染,患者出院后要避免与传染性疾病的患者接触;尽量避免到公共场所活动,必要时戴口罩;注意保暖,防止感冒;注意口腔卫生,防止口腔感染;避免皮肤损伤,防止皮肤感染。

(5)定期门诊随访,如术眼疼痛加重,分泌物增多,视力突然明显下降、流泪,视力下降等症状,及时来院就诊。

(祁业英)

第二节　巩膜疾病

巩膜病中以炎症最为常见,其次为巩膜变性。巩膜炎容易发生在血管相对较多的巩膜表层结缔组织,即巩膜外层炎。巩膜变性则主要发生于巩膜本身。

一、护理评估

了解患者是否伴有全身性疾病,如感染性疾病、自身免疫性结缔组织病、代谢性疾病等,女性患者了解月经史。

1.巩膜表层炎

巩膜表层炎是一种复发性、暂时性、自限性的巩膜表层组织的非特异性炎症。好发年龄为20～50岁青壮年,男、女性发病率为1∶3。主要表现为无明显刺激症状的眼红,一般不影响视力。病变常发生于角膜缘至眼直肌附着点的范围内,以睑裂暴露部位多见,约30%患者可双眼同时发病或先后发病。临床上又将它分为以下几种。①单纯型:占巩膜表层炎的70%,通常突然发病,持续24～72 h症状自行缓解,可多次复发,女性多在月经周期发作。②结节型:占巩膜表层炎的30%,表现为病变区紫红色充血,可有数个结节隆起,直径为2～3 mm,结节及周围结膜充血、水肿,疼痛以夜间为重,局限性压痛,一般不影响视力。约2周自愈,容易复发。

2.巩膜炎

巩膜炎是巩膜基质层的炎症,对眼的结构和功能有一定破坏性。发病急,常伴角膜炎和葡萄膜炎,预后不佳。发生率较巩膜表层炎低,但病情严重。按发生部位可分为前巩膜炎和后巩膜炎。前巩膜炎又可分为结节性、弥漫性和坏死性巩膜炎。巩膜炎症消退后,患处的巩膜变薄变弱,在眼内压作用下变薄的巩膜连同深层葡萄膜组织向外扩张膨出,透过巩膜呈现葡萄膜的颜色,称为巩膜葡萄肿。

(1)前巩膜炎:病变位于赤道部前,双眼先后发病,持续数周,病程反复,迁延可达数月甚至数年。临床表现:①眼痛,眼部剧痛、压痛,有刺激症状。病变侵犯眼直肌附着处时,表现为眼球运动时疼痛加重。部分患者表现为夜间症状加剧。②病变区巩膜血管走向紊乱,呈紫红色充血,炎症浸润水肿,结节样隆起,质硬,压痛,结节可多个,不能推动。③视力轻度下降,眼压略升高。④常并发角膜炎、葡萄膜炎、白内障。

(2)后巩膜炎:较少见,为一种肉芽肿性炎症,位于赤道后方巩膜,多见单眼发病,眼前段无明显病变,诊断往往比较困难。临床表现:①不同程度眼痛、压痛,也可头痛;②视力减退;③眼睑和球结膜水肿,轻微充血或无充血;④因眼外肌受累,眼球轻度突出,运动受限、复视;⑤如伴有葡萄膜炎、玻璃体混浊、乳头淤血(视神经盘水肿)、渗出性视网膜脱离,则视力明显下降;⑥如脉络膜显著增厚,可继发闭角型青光眼。

二、治疗要点

积极治疗原发病,症状明显的患者选用糖皮质激素及非甾体抗炎药。

三、主要护理诊断和问题

(1)急性疼痛与巩膜炎累及眼外肌有关。

(2)感知紊乱:视力下降与巩膜炎及眼外肌受累有关。

(3)潜在并发症:角膜炎、葡萄膜炎、视神经炎、白内障。

四、护理目标

(1)疼痛减轻或消失。

(2)视力得到提高。

(3)减轻或避免并发症的发生。

五、护理措施

(1)眼部湿热敷,改善血液循环,有助于炎症消退,减轻疼痛。

(2)用药护理根据医嘱局部或全身选用糖皮质激素及非甾体抗炎药,注意药物毒副作用。指导患者正确滴眼药,每天2～6次。

(3)对于巩膜表层炎患者,要告诉患者疾病的自限性,2周内自愈,一般无须特殊处理。

(4)健康指导:①指导患者加强营养,增加机体抵抗力;②巩膜炎易复发,应告诉患者病因治疗的重要性,积极治疗原发疾病。

(李　烨)

第三节　视网膜疾病

一、视网膜动脉阻塞

(一)概述

视网膜动脉阻塞是指视网膜中央动脉或其分支阻塞。视网膜中央血管为终末血管,当动脉阻塞后,该血管供应的视网膜营养中断,势必引起视网膜的功能障碍,如果处理不及时,终将失明。

(二)病因与发病机制

本病多发生在有高血压、糖尿病、血液病、心血管疾病的老年人。导致视网膜血管发生阻塞的直接原因主要为血管栓塞、血管痉挛、血管壁的改变和血栓的形成及血管外部的压迫等。

(三)护理评估

1.健康史

询问患者发病到就诊时间。询问患者是否患有高血压、动脉粥样硬化、糖尿病、细菌性心内膜炎等疾病,必要时了解患者有无口服避孕药物、偏头痛、梅毒史。

2.症状及体征

视网膜中央动脉主干阻塞者表现为突然发生一眼无痛性视力急剧下降甚至无光感,分支阻塞者则为视野某一区域突然出现遮挡。外眼检查正常,但主干阻塞的患眼瞳孔中等散大,直接光反射消失,而间接光反射存在。

眼底检查可见视网膜呈灰白色,黄斑区可透见其深面的脉络膜红色背景,与其周围灰白水肿的视网膜形成鲜明的对比,成为樱桃红点。分支阻塞者,该动脉分布区的视网膜呈灰白色水肿,有时可以见到栓子阻塞的部位。

3.心理-社会状况评估

患者因突然视物不清甚至完全失明,需要接受一系列抢救治疗措施,使得患者容易产生不同程度的恐惧、紧张、焦虑心理,故应该注意评估患者的年龄、文化层次和对疾病的认知度,评估患者的情绪和心理状态。

4.辅助检查

(1)眼底荧光素血管造影检查:显示视网膜动脉充盈时间延长及阻塞动脉内有无灌注,可以作为诊断该疾病的依据。

(2)视野检查:提示病变程度和范围。

(3)内科检查:包括血压、红细胞沉降率、血常规、血糖、超声心电图、颈动脉多普勒超声。

(四)护理诊断

1.感知改变

感知改变与视网膜动脉阻塞导致的突然视力丧失或视野缺损有关。

2.自理缺陷

自理缺陷与视功能障碍有关。

3.焦虑

焦虑与视力突然下降或视野遮挡有关。

(五)护理措施

(1)一旦确诊应争分夺秒配合医师进行抢救。患者在短时间内很难接受视力丧失这一现实,护士应注意主动安抚患者,稳定其情绪,解释发病原因及治疗方法,帮助患者树立战胜疾病的自信心,取得患者的主动配合。

(2)指导患者正确压迫和按摩眼球,即闭眼后用手掌大鱼际在上眼睑压迫眼球5~10 s,放松数秒,重复5~10次,至少15 min。

(3)据医嘱正确使用血管扩张剂,用药过程中严密监测血压情况,特别是全身使用扩血管药物的患者,嘱其卧床休息,避免低头、突然站立等动作,以防发生直立性低血压。

(4)吸氧:白天每小时吸氧1次,晚上每4 h吸氧1次,每次10 min,吸入包含95%氧气及5%二氧化碳的混合气体,能增加脉络膜毛细血管血液的氧含量,从而缓解视网膜的缺氧状态,二氧化碳还可扩张血管。

(5)对因治疗:进行全身检查,特别注意颈动脉及心血管系统的异常体征,以寻找病因,积极治疗全身疾病,预防另一只眼发病;观察患者的视力恢复状况,并做好记录,发现视力异常情况及时报告医师,并协助做好相应处理。

(6)健康教育:指导患者养成健康的生活和饮食习惯,不用冷水洗头,避免过度疲劳;积极治疗高血压、动脉硬化、糖尿病等内科疾病,减少诱发因素;嘱患者定期随访,若出现头胀、眼痛、视力锐减等,应立即就诊。

二、视网膜静脉阻塞

(一)概述

视网膜静脉阻塞是比较常见的眼底血管病,临床上根据阻塞部位的不同,分为视网膜中央静脉阻塞和视网膜分支静脉阻塞两种。本病较视网膜中央动脉阻塞更多见,常为单眼发病,左、右眼发病率无差别。

(二)病因与发病机制

本病的病因比较复杂,与高龄、高血压、高血脂、血液高黏度和血管炎等引起血流动力学、血管壁、血液流变学的改变有密切关系。本病的特点是静脉扩张迂曲,沿静脉分布区域的视网膜有出血、水肿和渗出。

(三)护理评估

1.健康史

询问患者是否患有高血压、动脉粥样硬化、糖尿病、红细胞沉降率增加、开角型青光眼等疾病,询问患者是否服用避孕药。

2.症状及体征

视网膜中央静脉阻塞可分为轻型(非缺血型)和重型(缺血型)两种类型。其主要临床表现为不同程度的视力减退,瞳孔对光反射迟钝。眼底检查可见患眼视网膜静脉粗大、迂曲,血管呈暗红色,大量的火焰状出血,视网膜静脉管壁的渗漏引起视网膜水肿,病程久者可见一些黄白色硬性脂质渗出及黄斑囊样水肿。视力损害的程度则依据黄斑区出血及囊样水肿的有无及轻重而不同,一般视力损害较严重。

视网膜分支静脉阻塞,主要表现为视力不同程度下降。阻塞点远端视网膜静脉扩张、迂曲,该区视网膜水肿、火焰状出血。阻塞严重者,有时可见棉绒斑、黄斑区常发生管壁渗漏,引起阻塞侧的黄斑囊样水肿,周围视野多无影响,中心视力依据黄斑区水肿及出血的程度而异,一般较总干阻塞者稍好。

3.心理-社会状况评估

注意评估患者的情绪和心理状态,以及患者的年龄、文化层次、饮食习惯和对疾病的认知度。

4.辅助检查

(1)FFA检查:主要了解血管阻塞的程度,黄斑区是否有渗漏,视网膜无灌注区的范围,以及有无新生血管形成等情况,对诊断、治疗和判断该病的预后有重要作用。

(2)血液检查:可协助区分缺血型视网膜中央静脉阻塞和非缺血型视网膜中央静脉阻塞。

(四)护理诊断

1.感知改变

感知改变与视网膜出血、渗出等因素导致的视力丧失有关。

2.焦虑

焦虑与视力下降、担心预后有关。

3.自理缺陷

自理缺陷与视力下降有关。

4.潜在并发症

玻璃体积血、增殖性玻璃体视网膜病变、视网膜脱离、新生血管性青光眼。

（五）护理措施

（1）用药护理：据医嘱指导患者正确用药,观察药物的疗效及不良反应,使用抗凝血药物时应检查纤维蛋白原及凝血酶原时间,低于正常时,及时通知医师停药。使用糖皮质激素时要注意监测患者血糖的变化。

（2）心理护理：评估患者的焦虑程度,耐心听取患者的主诉,讲解疾病相关知识,增强患者疾病恢复的自信心,保持愉快的心情,能主动配合治疗。

（3）为患者提供安静、整齐、通风良好的休息环境,病情轻者可适当活动,如散步等。但应注意少低头,减少头部活动,重者需卧床休息。

（4）观察患者有无高眼压的表现,如出现头痛、眼痛、畏光、流泪等异常时,应及时通知医师进行处理。

（5）健康教育：指导患者保持充足的睡眠,避免眼睛的过度疲劳,饮食以清淡易消化为主,少吃油炸、高脂、高糖食物。积极治疗内科疾病,防止进一步加重病情。嘱患者定期随访,一般3～4周随访1次。

三、中心性浆液性脉络膜视网膜病变

（一）概述

中心性浆液性脉络膜视网膜病变是一种常见于中青年男性的散发性、自限性眼病,病变局限于眼底后极部,预后较好。

（二）病因与发病机制

由于视网膜色素上皮的屏障功能发生障碍,致使脉络膜毛细血管漏出的血浆通过受损的色素上皮进入视网膜下,液体积聚于视网膜神经上皮与色素上皮之间,从而形成后极部视网膜的盘状脱离。进行糖皮质激素治疗、熬夜、用眼过度、精神兴奋紧张等容易诱发本病。

（三）护理评估

1.健康史

询问患者有无视网膜或脉络膜的原发疾病史;了解患者是否进行过糖皮质激素的治疗、近期有无用眼过度疲劳、精神紧张或长时间熬夜等。

2.症状及体征

本病多发生于健康的20～45岁男性,也可见于女性妊娠期;患者突发单眼或双眼视力模糊,但常不低于0.5且可用凸透镜部分矫正;同时患眼自觉视物变小、变远,眼前固定暗影;眼底检查可见黄斑中心凹反射消失,黄斑区可见灰白色视网膜后沉着物,后极部视网膜盘状脱离。

3.心理-社会状况评估

该病起病较急,伴有不同程度的视力下降,患者常有紧张、焦虑的不良情绪,注意评估患者对疾病的认知度、患者的性格特点及心理状况等。

4.辅助检查

（1）FFA检查:可以具体显示色素上皮的损害程度和病变范围,了解病情进展。

（2）OCT检查:有助于诊断并了解病变范围。

（四）护理诊断

1.感知改变

感知改变与黄斑区沉着物等因素导致的视力障碍、视物变形有关。

2.焦虑

焦虑与疾病反复发作、病程长等因素有关。

3.知识缺乏

缺乏此病的防治知识。

(五)护理措施

(1)主动与患者交流,讲解疾病相关知识,缓解其紧张焦虑的不良情绪,帮助患者保持稳定情绪,以积极乐观的心态接受治疗和护理;有视物变小、变形者应减少活动,防止碰撞。

(2)定期检测患者的视力及其眼底情况,以便了解病情的进展。

(3)健康教育:注意用眼卫生,不要长时间用眼,不熬夜,避免过度劳累,建立规律的作息时间。病情重者尽量不用眼,闭目养神,使眼得到休息;病情轻者连续用眼看物时间不可超过30 min。进食补充视网膜组织所必需的维生素类食物(如动物肝脏、奶类、菠菜、胡萝卜等),富含维生素 A 的食物,以及植物油、坚果等富含维生素 E 的食物,同时戒除烟酒及刺激性食物。

(4)告知患者该病禁用糖皮质激素类药物。嘱患者定期随访,一般6～8 周检查 1 次。

四、视网膜脱离

(一)概述

视网膜脱离是指视网膜的色素上皮层和神经上皮层之间的分离,可分为孔源性(原发性)视网膜脱离、渗出性(继发性)视网膜脱离及牵拉性视网膜脱离三种类型。

(二)病因与发病机制

孔源性视网膜脱离是因视网膜神经上皮层发生裂孔,液化的玻璃体经此裂孔进入视网膜神经上皮与色素上皮之间积存,从而导致视网膜脱离,多见于老年人、高度近视、无晶体眼、眼外伤后等;非裂孔性视网膜脱离是由于脉络膜渗出所致的视网膜脱离,又称渗出性视网膜脱离,多见于视网膜血管病变、脉络膜病变葡萄膜炎等;牵拉性视网膜脱离指因增殖性玻璃体视网膜病变的增殖条带牵拉而引起的、没有裂孔的视网膜脱离,多见于视网膜缺血、眼球穿通伤等。

(三)护理评估

1.健康史

(1)评估患者是否为高度近视眼、白内障摘除术后的无晶体眼、老年人和眼外伤患者、中心性浆液性脉络膜视网膜病变、葡萄膜炎、后巩膜炎、妊娠高血压综合征、恶性高血压及特发性葡萄膜渗漏综合征等疾病。

(2)了解患者的发病情况,如发病时间等。

(3)评估患者重要脏器的功能以及对手术的耐受程度。

2.症状及体征

(1)孔源性视网膜脱离主要表现为眼前闪光感和眼前黑影飘动,某一象限视野缺损,累及黄斑时中心视力下降或视物变形等。眼底可见视网膜隆起合并裂孔,玻璃体常有变性、混浊、积血、浓缩或膜形成。

(2)渗出性视网膜脱离主要表现为不同程度的视力减退和视野缺损。眼底可见视网膜隆起,视网膜下积液可随体位而向低位移动,玻璃体混浊。如果黄斑区受到影响则有中心视力减退。

(3)牵拉性视网膜脱离可无症状,也可出现视力减退和视野缺损,眼底检查可见视网膜表面出现玻璃体膜、玻璃体积血或混浊。

3.心理-社会状况评估

多数患者由于视力障碍,担心预后不好,心理上容易产生紧张、焦虑、悲观的情绪,应注意评估患者的年龄、性别、职业、性格特征等,评估患者对疾病的认知程度。

4.辅助检查

(1)散瞳检查眼底:采用双目间接检眼镜结合巩膜压迫法及裂隙灯三面镜检查,可以发现视网膜裂孔,并确定裂孔的数目、大小、形态及分布情况,视网膜隆起和受牵拉的部位。

(2)眼部 B 超检查:确定视网膜脱离的部位、大小等。

(3)眼部荧光血管造影:了解视网膜的渗出情况。

(四)护理诊断

1.感知改变

感知改变与视网膜的脱离导致视力下降及视野缺损有关。

2.焦虑

焦虑与视功能损害及担心预后有关。

3.潜在并发症

术后高眼压、感染等。

(五)护理措施

视网膜脱离的治疗原则是手术封闭裂孔,根据视网膜裂孔的大小或数量选择不同的手术方式使视网膜复位。

1.手术前护理

(1)按内眼手术护理常规做好术前准备。

(2)向患者讲解视网膜脱离的相关知识,说明充分散瞳,详细查明脱离及裂孔的部位、大小、个数,选择适宜的术式是手术治疗成功的关键,使患者能稳定情绪积极配合检查。若病程短并且视网膜下积液较多、不易查找裂孔时,应卧床休息,戴小孔眼镜,使眼球处于绝对安静状态,过2～3 d再检查眼底。

(3)嘱患者安静卧床,并使裂孔区处于最低位,减少视网膜脱离范围扩大的机会。

(4)以低盐、富含维生素饮食为原则,保持大便通畅。

2.手术后护理

(1)包扎双眼,安静卧床休息一周。玻璃体注气患者为帮助视网膜复位和防止晶状体混浊应低头或给予俯卧位,以裂孔位于上方位为原则,待气体吸收后行正常卧位。

(2)药物治疗的护理:术后患眼继续散瞳至少 1 个月。玻璃体注气患者若出现眼痛应及时给予止痛药或降眼压药,必要时适当放气。

(3)出院前嘱患者继续戴针孔眼镜 3 个月,半年内勿剧烈运动或从事重体力劳动,尤其避免拖、拉、提重物等用力动作,选择座位平稳的交通工具。按时用药,按时复查。如有异常,随时来诊。

(祁业英)

第四节 眼睑疾病

一、眼睑炎症患者的护理

(一)睑缘炎

睑缘炎是眼睑缘皮肤、睫毛的毛囊及其腺体的亚急性或慢性炎症,常由细菌感染所致。

1.护理评估

了解患者全身的健康状况,如营养、睡眠,有无文眼线等;注意屈光不正和慢性结膜炎病史。临床上将睑缘炎分为鳞屑性睑缘炎、溃疡性睑缘炎和眦部睑缘炎,主要表现为眼睑红、肿、热、痛、痒等症状。

(1)鳞屑性睑缘炎:睑缘、睫毛根部覆盖着头皮屑样的鳞屑,鳞屑脱落后下面露出充血的睑缘,但无溃疡,睫毛脱落后能再生,眼睛干痒、刺痛及烧灼感等。

(2)溃疡性睑缘炎:睑缘皮脂腺分泌较多,睫毛因皮脂腺结痂而凝成束状,睑缘有许多脓痂,清除痂皮后,可见到小脓疱和出血性小溃疡,睫毛易脱落而不易再生,严重者可形成睫毛秃。有时睑缘溃疡结疤收缩而出现倒睫,睫毛刺激角膜,常因角膜溃疡而影响视力。

(3)眦部睑缘炎:主要发生于外眦部,外眦部睑缘和外眦部有痒及刺激症状,局部皮肤充血、肿胀,并有浸渍糜烂,邻近结膜常伴有慢性炎症。

2.治疗要点

局部保持清洁,去除诱因,使用抗生素眼水和眼药膏。眦部睑缘炎可选用 0.25%～0.50% 硫酸锌滴眼液,并适当服用维生素 B_2。

3.主要护理诊断和问题

(1)舒适改变:眼部干痒、刺痛与睑缘炎症病变有关。

(2)潜在并发症:角膜溃疡、慢性结膜炎、泪小点外翻。

4.护理目标

(1)患者不适症状得到缓解。

(2)及时控制炎症,预防并发症发生。

5.护理措施

(1)首先应去除病因,增强营养,增加抵抗力,纠正用不洁手揉眼的不良习惯。如有屈光不正,应佩戴眼镜矫正。

(2)观察患者眼部分泌物情况,指导患者清洁睑缘方法可用生理盐水棉签清洁,拭去鳞屑或脓痂脓液。

(3)指导眼部用药方法先清洁睑缘,再涂拭抗生素药膏,可用涂有抗生素药膏的棉签在睑缘按摩,增强药效。炎症消退后,应持续治疗至少 2 周,以免复发。

(4)外出佩戴眼镜,避免烟尘风沙刺激。

(5)注意饮食调理,避免辛辣食物。

(二)睑腺炎

睑腺炎又称麦粒肿,是眼睑腺体的急性化脓性炎症。临床上分为内、外睑腺炎。其中睑板腺感染,称内睑腺炎;睫毛毛囊或其附属皮脂腺、汗腺感染,称外睑腺炎。

1.护理评估

患侧眼睑可出现红、肿、热、痛等急性炎症表现,常伴同侧耳前淋巴结肿大。外睑腺炎的炎症反应集中于睫毛根部的睑缘处,红肿范围较弥散,脓点常溃破于皮肤面。内睑腺炎的炎症浸润常局限于睑板腺内,有硬结,疼痛和压痛程度均较外睑腺炎剧烈,病程较长,脓点常溃破于睑结膜面。

2.治疗要点

早期局部热敷,用抗生素眼药水或眼药膏;脓肿形成后切开引流。

3.主要护理诊断和问题

(1)疼痛:眼痛与睑腺炎症有关。

(2)知识缺乏:缺乏睑腺炎的相关知识。

4.护理目标

(1)疼痛减轻。

(2)患者获取睑腺炎相关的预防与护理知识。

5.护理措施

(1)疼痛护理仔细观察患者对疼痛的反应,耐心听取患者对疼痛的主诉,解释疼痛的原因,给予支持与安慰,指导放松技巧。

(2)指导热敷早期睑腺炎给予局部热敷,每次 10~15 min,每天 3~4 次。热敷可以促进血液循环,有助于炎症消散和疼痛减轻。热敷时注意温度,以防烫伤。常用方法有汽热敷法、干热敷法、湿热敷法。

(3)指导正确地滴用抗生素眼药水或涂用眼药膏的方法。

(4)脓肿未形成时不宜切开,更不能挤压排脓。因为眼睑和面部的静脉无瓣膜,挤压脓肿可使感染扩散,导致眼睑蜂窝织炎,甚至海绵窦脓毒栓或败血症而危及生命。

(5)掌握脓肿切开指征:脓肿形成后,如未溃破或引流排脓不畅者,应切开引流。外睑腺炎应在皮肤面切开,切口与睑缘平行;内睑腺炎则在结膜面切开,切口与睑缘垂直。

(6)指导家庭护理,养成良好的卫生习惯,不用脏手或不洁手帕揉眼。告诉患者治疗原发病的重要性,如有慢性结膜炎、睑缘炎或屈光不正者,应及时治疗或矫正。

(三)睑板腺囊肿

睑板腺囊肿是睑板腺特发性慢性非化脓性炎症,通常称为霰粒肿。

1.护理评估

睑板腺囊肿通常自觉症状不明显,较小的囊肿经仔细触摸才能发现,较大的囊肿可使眼睑皮肤隆起,表现为皮下圆形肿块,大小不一,触之不痛,与皮肤不粘连。如继发感染,临床表现与内睑腺炎相似。

2.治疗要点

较大囊肿可给予热敷或向囊肿腔内注射抗生素和糖皮质激素;如囊肿仍不消退,可行睑板腺囊肿刮除。继发感染者,先抗感染治疗,待炎症控制后再行睑板腺囊肿刮除。

3.主要护理诊断和问题

(1)感染与睑板腺囊肿有关。

(2)知识缺乏:缺乏睑板腺囊肿防治知识。

4.护理目标

(1)无继发感染。

(2)患者获取睑腺炎相关的预防与护理知识。

5.护理措施

(1)小而无症状的睑板腺囊肿,注意观察病情变化,指导热敷护理。

(2)配合医师做好睑板腺囊肿刮除术。①按照外眼手术常规准备:滴抗生素眼液、查凝血功能、清洁面部皮肤、局部麻醉准备等;②手术切口准备:外睑腺炎在皮肤面切开,切口与睑缘平行;内睑腺炎则在结膜面切开,切口与睑缘垂直;③术后用手掌压迫眼部 10～15 min,观察局部有无出血等;④反复发作的或老年人的睑板腺囊肿,应将标本送病理检查,以排除睑板腺癌。

(3)术后硬结可局部热敷,能自行吸收。如不能吸收者行手术切除。

(4)介绍术后用药,嘱患者按时换药和门诊随访。一般术后次日眼部换药,涂抗生素眼药膏,并用眼垫遮盖。

(5)健康指导:①在脓肿未成熟前,切忌挤压或用针挑刺,以免细菌经眼静脉进入海绵窦,导致颅内、全身感染等严重并发症。②养成良好的卫生习惯,不用脏手或不洁手帕揉眼。③告诉患者治疗原发病的重要性,如有慢性结膜炎、睑缘炎或屈光不正者,应及时治疗或矫正。合并糖尿病者,应积极控制血糖。④对顽固复发、抵抗力低下者,给予支持治疗,提高机体抵抗力。⑤嘱患者多吃新鲜水果及蔬菜,保持大便通畅。

二、眼睑位置、功能异常患者的护理

(一)睑内翻与倒睫

睑内翻是指睑缘向眼球方向内卷的眼睑位置异常。倒睫是睫毛向后生长以致触及眼球的不正常状况。睑内翻常与倒睫可并存。

1.护理评估

了解眼部病史,临床常见症状为眼痛、异物感、畏光、流泪、眼睑痉挛等。检查发现睑缘向眼球方向内卷,睫毛内翻,倒向眼球,刺激球结膜和角膜,导致结膜充血,角膜上皮脱落、溃疡、角膜新生血管形成及角膜瘢痕,并有不同程度的视力障碍。

2.治疗要点

电解倒睫或手术治疗。瘢痕性睑内翻常用术式有睑板部分切除(Hotz 术)、睑板切断术及缝线术。轻型先天性睑内翻 5 岁以上者,可考虑穹隆部-眼睑皮肤穿线手术。痉挛性睑内翻可先采用局部注射肉毒杆菌毒素治疗,无效时可手术切除松弛皮肤和切断部分眼轮匝肌纤维。

3.主要护理诊断和问题

(1)疼痛:眼痛与睫毛刺激角膜有关。

(2)潜在并发症:角膜炎症、角膜瘢痕形成。

4.护理目标

(1)疼痛减轻。

(2)无角膜炎症、角膜瘢痕等并发症发生,已有并发症者得到及时治疗。

5.护理措施

(1)疼痛护理:及时去除疼痛原因。若仅有1～2根倒睫,可用镊子拔除,但会重新长出,需要再次拔除。或采用睫毛电解法,通过电解破坏倒睫的毛囊,减少倒睫睫毛再生机会。

(2)非手术护理:如睑内翻症状明显,可用胶布法或缝线法在眼睑皮肤面牵引,使睑缘向外复位。遵医嘱给予抗生素眼药水滴眼,预防角膜炎发生。

(3)手术护理:大量倒睫和睑内翻者,遵医嘱做好手术矫正准备,按外眼手术常规护理,术后密切观察伤口有无红肿、渗出,询问有无疼痛情况。

(二)睑外翻与眼睑闭合不全

睑外翻是指睑缘向外翻转离开眼球,睑结膜不同程度地暴露在外,常合并睑裂闭合不全。眼睑闭合不全,指上、下眼睑不能完全闭合,导致眼球部分暴露的情况。

1.护理评估

了解眼部外伤史及神经系统疾病如面神经麻痹史等。临床表现有溢泪、畏光、疼痛等症状;检查发现睑结膜不同程度地暴露在外,结膜充血、干燥、肥厚及角化;角膜上皮脱落、溃疡,角膜新生血管形成及角膜瘢痕形成,导致不同程度的视力障碍。

睑外翻可分为三类。

(1)瘢痕性睑外翻:多因眼部创伤、烧伤等引起眼睑皮肤瘢痕收缩。

(2)老年性睑外翻:由于下眼睑皮肤松弛及外眦韧带、眼轮匝肌纤维变性或松弛,使睑缘不能紧贴眼球所致。

(3)麻痹性睑外翻:由于面神经麻痹,眼轮匝肌失去张力,下睑因重力而下垂,导致睑外翻。

2.治疗要点

手术矫正睑外翻,恢复睑缘正常位置,及时消除睑结膜暴露。

(1)瘢痕性睑外翻常用的手术方法是游离植皮,增加眼睑前层皮肤的垂直长度。

(2)老年性睑外翻常行睑板楔状切除睑缘缩短术。

(3)麻痹性睑外翻应先去除麻痹原因,积极治疗面瘫。如睑外翻不能恢复,可选择外眦部睑缘缝合,以缩小睑裂。

3.主要护理诊断和问题

(1)潜在并发症:结膜干燥症、暴露性角膜炎。

(2)知识缺乏睑外翻的护理治疗知识。

(3)自我形象紊乱与睑外翻导致面容受损有关。

4.护理目标

(1)无结膜干燥症、暴露性角膜炎等并发症发生。

(2)患者及家属获取睑外翻和眼睑闭合不全相关护理知识。

(3)患者恢复自信心,恢复正常社交。

5.护理措施

(1)遵医嘱滴用抗生素眼药水,防止角膜炎症。

(2)指导患者保护角膜的护理方法,防止眼睑闭合不全引起角膜并发症。如戴软性角膜接触镜,减少泪液蒸发,保持眼球湿润;或在结膜囊内涂大量抗生素眼药膏,再以眼垫遮盖,防止角膜炎症。

(3)指导患者正确揩拭泪液的方法用手帕由下眼睑往上揩,以免向下揩拭加重睑外翻。

(4)向手术患者介绍手术目的、方法及手术中患者配合要点,消除患者对手术的恐惧感。

(5)睑外翻患者因颜面仪容受损,常产生自卑感,护士应对患者心理状态进行评估,多与患者交谈,进行心理疏导,使其正确对待疾病,配合治疗。

(三)上睑下垂

上睑下垂指由于提上睑肌和 Müller 平滑肌的功能不全或丧失,导致上睑部分或全部下垂,即在向前方注视时上睑缘遮盖超过角膜上部的 1/5。正常睑裂平均宽度约为 7.5 mm,上睑缘遮盖角膜上方不超过 2 mm。常见病因有先天性因素如遗传病和获得性因素如神经系统疾病等。

1.护理评估

了解家族眼病病史和神经系统疾病病史。先天性上睑下垂者多为双侧,出生时睑裂不能睁开到正常大小,伴视力障碍及弱视,常有抬头仰视、皱额、耸肩等现象。

获得性上睑下垂者多为单侧,伴有其他神经系统病变,如动眼神经麻痹可伴有其他眼外肌麻痹,上睑提肌损伤有外伤史,交感神经损伤有 Horner 综合征,重症肌无力所致的上睑下垂者,其特点为晨轻夜重,注射新斯的明后症状明显减轻。

根据上睑下垂程度,可分为轻、中、重度。轻、中度的上睑下垂,指上睑提肌尚有部分肌力;重度上睑下垂则表示上睑提肌完全丧失功能,患者几乎不能睁眼。

2.治疗要点

先天性上睑下垂应尽早手术,防止弱视发生;获得性上睑下垂应首先进行病因治疗或药物治疗,无效时再考虑手术。常用手术方法有提上睑肌缩短术和额肌悬吊术。

3.主要护理诊断和问题

(1)功能障碍性悲哀与上睑下垂、外貌影响有关。

(2)知识缺乏:缺乏相关护理、治疗知识。

4.护理目标

(1)恢复正常容貌,保持乐观开朗的心情。

(2)患者获取上睑下垂相关的护理知识。

5.护理措施

(1)心理护理对悲观心理、社交障碍、社交孤立的患者,应耐心进行心理护理,鼓励患者表达思想,进行心理疏导,消除自卑心理。

(2)按外眼手术护理。如果进行额肌悬吊术,需要剃眉毛。

(3)术后特别注意有无角膜暴露、眼睑闭合不全、穹隆部结膜脱垂等;保持局部创口干燥,避免对眼睑的揉擦和挤压。一般术后加压包扎 24 h,术后 7 d 拆线。

(祁业英)

第五节　泪器疾病

泪器可分为泪液分泌部和泪液排出部。泪器病的主要症状是流泪,其原因:①排出受阻,泪液不能流入鼻腔而溢出眼睑之外,称为溢泪;②泪液分泌增多,来不及排走而流出眼睑外,称为流泪。

一、泪道疾病患者的护理

泪道包括上下泪点、上下泪小管、泪总管、泪囊和鼻泪管。正常情况下,泪腺产生的泪液主要通过泪道排出和蒸发消失。泪液进入泪小点主要通过眼轮匝肌的"泪液泵"作用和泪小管的虹吸作用。泪道疾病主要包括单纯性泪道阻塞、泪囊炎。

(一)泪囊炎

泪囊炎是由于鼻泪管狭窄或阻塞,泪液滞留于泪囊内,引起细菌大量繁殖,导致感染。临床上可分为慢性泪囊炎、急性泪囊炎和新生儿泪囊炎。临床上以慢性泪囊炎较为常见,急性泪囊炎常因慢性泪囊炎急性发作而来。慢性泪囊炎多见于中老年女性。

1.护理评估

(1)症状与体征评估。①慢性泪囊炎:以溢泪为主要症状,检查发现结膜充血、内眦部位的皮肤浸渍、糜烂、粗糙肥厚及湿疹。泪囊区囊样隆起,用手指压迫或行泪道冲洗,有大量黏液脓性分泌物自泪小点反流出。分泌物培养可找到化脓性细菌。由于分泌物大量潴留,泪囊扩张,可形成泪囊黏液囊肿。②急性泪囊炎:患眼充血、流泪,有脓性分泌物;泪囊区皮肤红肿,触之坚实、剧痛,炎症可扩展到眼睑、鼻根及面颊部,甚至引起眶蜂窝织炎。严重时可伴畏寒、发热等全身症状。③新生儿泪囊炎:患儿生后6周左右出现溢泪和眼分泌物增多,挤压泪囊区有黏液或黄白色脓性分泌物自泪小点溢出,可伴有结膜充血。

(2)检查评估:X线泪道造影检查可了解泪囊大小及阻塞部位;分泌物涂片进行细胞学和细菌学检查,帮助选择有效抗生素。

2.治疗要点

(1)慢性泪囊炎的治疗:关键是重建泪液引流路径,阻塞解除后炎症也自然消退,手术是主要治疗手段,常见手术方法有以下几种。①经皮肤径路泪囊鼻腔黏膜吻合术:是传统方法。术中开通人造骨孔,将泪囊和中鼻道黏膜吻合,使泪液经吻合孔流入中鼻道。②内镜下泪囊鼻腔吻合术:近年来新开展的手术,由鼻内径路行手术,具有切口小、并发症少、术后处理简单、恢复快、面部不留瘢痕等优点。③泪道扩张联合置管术:扩张泪道联合硅胶管植入,不改变泪道正常生理结构、基本保持黏膜完整性,方法简单且可重复操作。④泪道内镜下手术:在直视下观察泪道内部结构、狭窄部位及病理改变,同时针对病变进行微创治疗,使患者组织损伤减小。

(2)急性泪囊炎的治疗:主要是抗炎症治疗,局部、全身应用足量抗生素,待脓肿形成后,再做切开排脓或行手术治疗。

(3)新生儿泪囊炎的治疗:应先行泪囊部按摩,无效者可行泪道冲洗或泪道探通。

3.主要护理诊断和问题

(1)舒适改变:溢泪与泪道阻塞或狭窄有关。

(2)疼痛:泪囊区肿痛与泪囊炎有关。

(3)知识缺乏:缺乏慢性泪囊炎的相关知识。

(4)潜在并发症:角膜炎和眼内炎等。

4.护理目标

(1)患者自觉溢泪症状改善或消失。

(2)疼痛减轻。

(3)患者或其家属获取泪囊炎相关护理知识。

（4）无并发症发生或并发症得到及时治疗。

5.护理措施

（1）慢性期护理重点。①指导正确滴眼药：每次滴眼药前，先用手指按压泪囊区或行泪道冲洗，排空泪囊内的分泌物后，再滴抗生素眼药水，每天4~6次；②冲洗泪道：选用生理盐水加抗生素行泪道冲洗，每周1~2次。

（2）经皮肤径路泪囊鼻腔吻合术围术期护理。

1）术前护理：①术前3 d滴用抗生素眼药水并行泪道冲洗；②术前1 d用1%麻黄碱液滴鼻，以收缩鼻黏膜，利于引流及预防感染；③向患者解释手术目的、意义、注意点。泪囊鼻腔吻合术是通过人造骨孔使泪囊和中鼻道吻合，使泪液经吻合孔流入中鼻道。

2）术后护理：①术后患者置半坐卧位：术后24 h内可行面颊部冷敷，以减少出血及疼痛。②做好鼻腔护理：术后第2天开始给予1%麻黄碱液、雷诺考特喷雾剂等喷鼻，以收敛鼻腔黏膜，利于引流，达到消炎、止血、改善鼻腔通气功能的目的。注意鼻腔填塞物的正确位置，嘱患者勿牵拉填塞物、勿用力擤鼻及挖鼻腔，以防止填塞物松动或脱落而引起出血。③做好泪道护理：术后患者眼部滴用抗生素眼液，滴眼时，患者面部处于水平稍偏健眼位置，有利于药液聚集在患眼内眦部，从而被虹吸入泪道，增强伤口局部药物浓度，促进局部炎症的消退。④术后嘱患者注意保暖、防止感冒。术后当天进温凉饮食，多吃水果蔬菜，加强营养，忌食酸辣刺激性食物，禁烟、酒、忌喝浓茶、咖啡。

（3）鼻内镜下泪囊鼻腔吻合术护理。①按眼科护理常规。②加强并发症的观察和护理：术后短时间内鼻腔或口腔的少许血丝不需处理；若有大量鲜血顺前鼻流出或吐出血性分泌物，色鲜红，则可能为伤口活动性出血，应及时通知医师给予处理。③术后3~5 d起，每天在鼻内镜下对手术侧腔道进行彻底清理，以减少腔道内结痂、黏膜炎症，加快愈合。④术后应用抗菌药物加地塞米松进行泪道冲洗，每天1次，连续1周。冲洗时注意动作轻柔，应顺着泪道方向缓慢进针。如植入人工泪管，嘱患者不要用力揉眼、牵拉泪管，以免人工泪管脱落。⑤教会患者正确滴鼻药和眼药方法，嘱患者定期随访，坚持复诊。在内镜下彻底清理鼻腔凝血块、分泌物和结痂等；按时冲洗泪道，冲刷泪道内分泌物，避免泪道再次堵塞。

（4）急性期护理重点：①指导正确热敷和超短波物理治疗，以缓解疼痛，注意防止烫伤；②按医嘱应用有效抗生素，注意观察药物的不良反应；③急性期切忌泪道冲洗或泪道探通，以免感染扩散，引起眶蜂窝织炎；④脓肿未形成前，切忌挤压，以免脓肿扩散，待脓肿局限后切开排脓或行鼻内镜下开窗引流术。

（5）新生儿泪囊炎护理重点。指导患儿母亲泪囊局部按摩方法：置患儿立位或侧卧位，用一手拇指自下睑眶下线内侧与眼球之间向下压迫，压迫数次后滴用抗生素眼水，每天进行3~4次，坚持数周，促使鼻泪管下端开放。操作时应注意不能让分泌物进入婴儿气管内。如果保守治疗无效，按医嘱做好泪道探通手术准备。

（6）积极治疗沙眼和鼻炎、鼻中隔偏曲等鼻部疾病，预防慢性泪囊炎的发生；积极治疗泪囊炎，可预防角膜炎和眼内炎等并发症的发生。

（二）泪道阻塞或狭窄

泪道阻塞或狭窄是指泪道的各部位如泪小点、泪小管、泪总管、鼻泪管等，因先天或外伤、炎症、肿瘤和异物等因素引起管径狭窄、阻塞，泪液不能流入鼻腔而引起溢泪。多见于中老年人，常因功能性或器质性泪道阻塞造成溢泪，在刮风或寒冷气候症状加重。

1.护理评估

(1)症状与体征评估。泪道阻塞主要症状为溢泪。长期泪液浸渍,可引起慢性刺激性结膜炎、下睑和面颊部湿疹性皮炎、下睑外翻。

(2)检查评估。①荧光素钠染料试验:于双眼结膜囊内滴入 2%荧光素钠溶液1 滴,5 min 后观察双眼泪膜中荧光素钠消退情况。在荧光素钠滴入 2 min 后,用湿棉棒擦拭下鼻道见黄绿色,表明通畅;如果一侧眼内荧光素钠溶液保留较多,可能该侧泪道相对阻塞;如果湿棉棒擦拭下鼻道没有变色,表明完全阻塞。②泪道探通术、泪道冲洗术:根据冲洗液体流向判断泪道阻塞部位:冲洗无阻力,液体顺利进入鼻腔或咽部,表明泪道通畅;冲洗液完全从注入原路返回,为泪小管阻塞;冲洗液自下泪小点注入,液体由上泪小点反流,提示泪总管阻塞或鼻泪管阻塞;冲洗有阻力,冲洗液部分流入鼻腔、部分反流,提示鼻泪管狭窄;冲洗液自上泪小点反流,同时有黏液脓性分泌物,为慢性泪囊炎。③X 线碘油造影:确定阻塞部位及评估泪囊大小。

2.治疗要点

(1)泪点狭窄、闭塞:选用泪点扩张器扩大泪小点。

(2)泪小管阻塞:可试用泪道留置硅管,或行 YAG 激光治疗。

3.主要护理诊断和问题

(1)舒适改变:溢泪与泪道阻塞或狭窄有关。

(2)焦虑与担心手术有关。

(3)知识缺乏:缺乏泪道阻塞或狭窄相关知识。

4.护理目标

(1)患者自觉溢泪症状改善或消失。

(2)消除焦虑心理。

(3)患者及家属获取泪道阻塞或狭窄相关知识。

5.护理措施

(1)帮助患者查找溢泪的原因,检查泪道阻塞的部位和阻塞程度。

(2)进行泪道冲洗术,根据液体流向判断泪道阻塞部位。

(3)做好术前心理疏导,介绍手术目的、手术方式,给予患者安慰和鼓励,消除其紧张、焦虑心理。

(4)泪道内留置硅管的患者,应嘱其不要用力揉眼、牵拉人工泪管,以免硅管脱落。

(5)向患者说明治疗原发病的重要性,积极治疗原发病。

二、泪腺疾病患者的护理

泪腺系统疾病主要包括泪腺炎症和泪腺肿瘤。泪腺炎分为急性泪腺炎和慢性泪腺炎。

(一)护理评估

1.症状与体征评估

(1)急性泪腺炎:临床较少见,一般单侧发病,大多为儿童,病程短,可以自行缓解或发展为脓肿。多数为细菌、病毒感染所致,常见病菌为金黄色葡萄球菌或淋病双球菌,炎症可以直接扩散或来源于全身性感染,如流行性腮腺炎、流感、麻疹等。表现为眶外上方局部肿胀、疼痛,上睑水肿呈 S 形弯曲变形,伴耳前淋巴结肿大。泪腺区可扪及包块,压痛明显,结膜充血、水肿,有黏液性分泌物。

(2)慢性泪腺炎:一种增殖性炎症,病程进展缓慢,一般双侧发病,多因素发病如良性淋巴细胞浸润、淋巴瘤、白血病等,可通过活检明确病因。临床表现为泪腺肿大,一般无疼痛,可伴上睑下垂,外上眶缘可触及较硬的包块。

(3)泪腺肿瘤:良性肿瘤发病缓慢,表现为眼眶外上方相对固定包块,眼球受压向内下方移位,患者可无复视或疼痛。恶性肿瘤患者则有明显疼痛感,眼球向前下方突出,运动障碍,常有复视和视力障碍。局部可扪及肿块,无明显压痛。

2.检查评估

(1)血液检查:急性泪腺炎外周血中性粒细胞计数升高。

(2)影像学检查。①慢性泪腺炎:X线检查发现泪腺区钙化液化等病灶区,CT扫描可显示肿物;②泪腺肿瘤:CT扫描可显示肿瘤大小及泪腺窝骨质受侵蚀情况。

(3)活组织病理学检查为泪腺肿瘤诊断提供可靠依据。

(二)治疗要点

(1)急性泪腺炎症根据疾病原因选择药物,由细菌或病毒感染引起,局部及全身应用抗生素或抗病毒药物,局部热敷。脓肿形成时,应及时切开引流。

(2)慢性泪腺炎主要是针对病因治疗、抗感染治疗或原发疾病治疗,无效时可考虑手术治疗。

(3)泪腺肿瘤治疗原则为手术切除肿瘤,恶性肿瘤术后再配合放疗。

(三)主要护理诊断和问题

1.疼痛

眼眶疼痛与急性泪腺炎有关。

2.知识缺乏

缺乏泪腺炎症及泪腺肿瘤的相关治疗知识。

(四)护理目标

(1)疼痛减轻或消失。

(2)患者及家属获得疾病相关知识。

(五)护理措施

(1)急性泪腺炎患者护理。①指导患者热敷:热敷可以促进血液循环,有助于炎症消散和疼痛减轻,早期热敷有利于脓肿成熟。热敷时应特别注意温度,以防烫伤。常用方法有汽热敷法、干性热敷法、湿性热敷法。②遵医嘱局部及全身应用抗生素、抗病毒药,并指导患者正确滴用抗生素眼药水或涂用眼药膏的方法。③脓肿形成时,协助医师进行脓肿切开引流手术,睑部泪腺炎可通过结膜切开,眶部泪腺化脓则可通过皮肤切开排脓。

(2)慢性泪腺炎患者护理根据医嘱局部及全身应用抗生素和皮质类固醇,注意药物不良反应,指导患者正确应用眼药。如果手术治疗要做好围术期护理。告诉患者积极配合医师治疗原发病,预防慢性泪腺炎。

(3)泪腺肿瘤行手术治疗者,做好围术期的护理。

(4)健康教育向患者及家属解释疾病相关知识、治疗方法和预后的信息,增强治疗信心。

(祁业英)

419

第六节 结 膜 疾 病

结膜表面大部分暴露于外界环境中,容易受各种病原微生物的侵袭和物理、化学因素的刺激。正常情况下,结膜组织具有一定的防御能力。当全身或局部的防御能力减弱或致病因素过强时,将使结膜组织发生急性或慢性的炎症,统称为结膜炎。结膜炎是最常见的眼病之一,根据病因可分为细菌性、病毒性、衣原体性、真菌性和变态反应性结膜炎;细菌和病毒感染性结膜炎是最常见的结膜炎。

一、急性细菌性结膜炎

(一)概述

急性细菌性结膜炎是指由细菌所致的急性结膜炎症的总称,临床上最常见的是急性卡他性结膜炎和淋球菌性结膜炎,两者均具有传染性及流行性,通常为自限性,病程在 2 周左右,一般不引起角膜并发症,预后良好。

(二)病因与发病机制

1.急性卡他性结膜炎

以革兰氏阳性球菌感染为主的急性结膜炎症,俗称"红眼病"。常见致病菌为肺炎双球菌、Koch-Weeks杆菌和葡萄球菌等。本病多于春、秋季流行,通过面巾、面盆、手或患者用过的其他用具接触传染。

2.淋球菌性结膜炎

本病主要由淋球菌感染所致,是一种传染性极强、破坏性很大的超急性化脓性结膜炎。由于接触患有淋病的尿道、生殖道分泌物或患眼分泌物而引起感染。成人主要为淋球菌性尿道炎的自身感染,新生儿则在通过患有淋球菌性阴道炎的母体产道时被感染。

(三)护理评估

1.健康史

(1)了解患者有无与本病患者接触史,或有无淋球菌性尿道炎史。或患儿母亲有无淋球菌性阴道炎史。成人淋球菌性结膜炎潜伏期为 10 h 至 3 d,新生儿则在出生后 2～3 d 发病。

(2)了解患者眼部周围组织的情况。

2.症状与体征

(1)起病急,潜伏期短,常累及双眼。自觉眼睛刺痒、异物感、灼热感、畏光、流泪。

(2)急性卡他性结膜炎眼睑肿胀、结膜充血,以睑部及穹隆部结膜最为显著,重者出现眼睑及结膜水肿,结膜表面覆盖一层伪膜,易擦掉。眼分泌物增多,多呈黏液或脓性,常发生晨起睁眼困难,上、下睑睫毛被粘住。Koch-Weeks 杆菌或肺炎双球菌所致者可发生结膜下出血斑点。

(3)淋球菌性结膜炎病情发展迅速,单眼或双眼先后发病,眼痛流泪、畏光,眼睑及结膜高度水肿、充血,而致睁眼困难,或肿胀的球结膜掩盖角膜周边或突出于睑裂。睑结膜可见小出血点及薄层伪膜。初期分泌物为浆液性或血水样,不久转为黄色脓性,量多而不断溢出,故又称脓漏眼。淋球菌侵犯角膜,严重影响视力。重者耳前淋巴结肿痛,为引起淋巴结病变的仅有的细菌性结膜炎。

细菌培养可见相应的细菌,即肺炎双球菌、Koch-Weeks杆菌、淋球菌等。

3.心理-社会状况评估

急性结膜炎起病急,症状重,结膜充血、水肿明显且有大量分泌物流出,影响外观,患者容易产生焦虑情绪,同时实行接触性隔离,患者容易产生孤独情绪。护士应评价患者的心理状态、对疾病的认识程度及理解、接受能力。

4.辅助检查

(1)早期结膜刮片及结膜囊分泌物涂片中有大量多形核白细胞及细菌,提示细菌性感染,必要时还可作细菌培养及药物敏感试验。

(2)革兰氏染色:显微镜下可见上皮细胞和中性粒细胞内或外的革兰氏阴性双球菌,提示淋球菌性结膜炎。

(四)护理诊断

1.疼痛

疼痛与结膜炎症累及角膜有关。

2.潜在并发症

角膜炎症、溃疡和穿孔、眼内炎、眼睑脓肿、脑膜炎等。

3.知识缺乏

缺乏急性结膜炎的预防知识。

(五)护理措施

(1)向患者解释本病的发病原因、病程进展和疾病预后,解除患者的忧虑,使其树立战胜疾病的信心,配合治疗。

(2)结膜囊冲洗:以清除分泌物,保持清洁。常用的冲洗液有生理盐水、3%硼酸溶液。淋球菌性结膜炎用1:5 000的青霉素溶液冲洗。冲洗时使患者取患侧卧位,以免冲洗液流入健眼。冲洗动作轻柔,以免损伤角膜。如有假膜形成,应先除去假膜再冲洗。

(3)遵医嘱留取结膜分泌物送检细菌培养及药物敏感试验。

(4)药物护理:常用滴眼液有0.25%氯霉素、0.5%新霉素、0.1%利福平,每1～2 h滴眼1次;夜间涂眼药膏。淋球菌感染则局部和全身用药并重,遵医嘱使用阿托品软膏散瞳。

(5)为减轻不适感,建议佩戴太阳镜。炎症较重者,为减轻充血、灼热等不适症状,可用冷敷。禁忌包扎患眼,因包盖患眼,使分泌物排出不畅,不利于结膜囊清洁,反而有利于细菌的生长繁殖,加剧炎症。健眼可用眼罩保护。

(6)严密观察角膜刺激征或角膜溃疡症状。对淋球菌性结膜炎还要注意观察患者有无全身并发症的发生。

(7)传染性结膜炎急性感染期应实行接触性隔离。①注意洗手和个人卫生,勿用手拭眼,勿进入公共场所和游泳池,以免交叉感染。接触患者前后的手要立即彻底冲洗与消毒。②向患者和其家属传授结膜炎预防知识,提倡一人一巾一盆。淋球菌性尿道炎患者,要注意便后立即洗手。③双眼患病者实行一人一瓶滴眼液。单眼患病者,实行一眼一瓶滴眼液。做眼部检查时,应先查健眼,后查患眼。④接触过眼分泌物和病眼的仪器、用具等都要及时消毒隔离,用过的敷料要烧毁。⑤患有淋球菌性尿道炎的孕妇须在产前治愈。未愈者,婴儿出生后,立即用1%硝酸银液或0.5%四环素或红霉素眼药膏涂眼,以预防新生儿淋球菌性结膜炎。

二、病毒性结膜炎

(一)概述

病毒性结膜炎是一种常见的急性传染性眼病,由多种病毒引起,传染性强,好发于夏、秋季,在世界各地引起过多次大流行,通常有自限性。临床上以流行性角结膜炎、流行性出血性结膜炎最常见。

(二)病因与发病机制

1.流行性角结膜炎

流行性角结膜炎由 8 型、19 型、29 型和 37 型腺病毒引起。

2.流行性出血性结膜炎

流行性出血性结膜炎由 70 型肠道病毒引起。

(三)护理评估

1.健康史

(1)了解患者有无与病毒性结膜炎接触史,或其工作、生活环境中有无病毒性结膜炎流行史。

(2)了解患者发病时间,评估其潜伏期。

2.症状与体征

(1)潜伏期长短不一。流行性角结膜炎约 7 d;流行性出血性结膜炎约在 24 h 内发病,多为双眼。

(2)流行性角结膜炎的症状与急性卡他性结膜炎相似,自觉异物感、疼痛、畏光、流泪及水样分泌物。眼睑充血水肿,睑结膜滤泡增生,可有假膜形成。

(3)流行性出血性结膜炎症状较急性卡他性结膜炎重,常见球结膜点状、片状出血,分泌物为水样。耳前淋巴结肿大、压痛。角膜常被侵犯,发生浅层点状角膜炎。

(4)部分患者可有头痛、发热、咽痛等上呼吸道感染症状。

3.心理-社会状况评估

因患者被实行接触性隔离,容易产生焦虑情绪。护士应评价患者的心理状态、对疾病的认识程度和理解、接受能力等。

4.辅助检查

分泌物涂片镜检可见单核细胞增多,并可分离到病毒。

(四)护理诊断

1.疼痛

眼痛与病毒侵犯角膜有关。

2.知识缺乏

缺乏有关结膜炎的防治知识。

(五)护理措施

(1)加强心理疏导,告知患者治疗方法、预后及接触性隔离的必要性,消除其焦虑情绪。

(2)药物护理:抗病毒滴眼液以 0.5%利巴韦林、1%碘苷、3%阿昔洛韦等配制,每小时滴眼1 次;合并角膜炎、混合感染者,可配合使用抗生素滴眼液;角膜基质浸润者可酌情使用糖皮质激素,如 0.02%氟美童等。

(3)生理盐水冲洗结膜囊,眼局部冷敷以减轻充血和疼痛,注意消毒隔离。

（4）做好传染性眼病的消毒隔离和健康教育，防止疾病的传播。

三、沙眼

（一）概述

沙眼是由沙眼衣原体引起的一种慢性传染性结膜角膜炎，因其睑结膜面粗糙不平，形似沙粒，故名沙眼。其并发症常损害视力，甚至失明。

（二）病因与发病机制

沙眼是由 A 抗原型沙眼衣原体、B 抗原型沙眼衣原体、C 抗原型沙眼衣原体或 Ba 抗原型沙眼衣原体感染结膜角膜所致的，通过直接接触眼分泌物或污染物传播。

（三）护理评估

1.健康史

（1）沙眼多发生于儿童及青少年时期，男女老幼皆可罹患。其发病率和严重程度与环境卫生、生活条件及个人卫生有密切关系。沙眼在流行地区常有重复感染。

（2）其潜伏期为 5～14 d，常为双眼急性或亚急性发病。急性期过后 1～2 个月转为慢性期，急性期可不留瘢痕而愈。在慢性期，结膜病变被结缔组织所代替而形成瘢痕。

2.症状与体征

（1）急性期有异物感、刺痒感、畏光、流泪、少量黏性分泌物。体征：眼睑红肿、结膜明显充血、乳头增生。

（2）慢性期症状不明显，仅有眼痒、异物感、干燥和烧灼感。体征：结膜充血减轻，乳头增生和滤泡形成，角膜缘滤泡发生瘢痕化改变称为 Herbet 小凹，若有角膜并发症，可出现不同程度的视力障碍及角膜炎症。可见沙眼的特有体征，即角膜血管翳（角巩膜缘血管扩张并伸入角膜）和睑结膜瘢痕。

（3）晚期并发症：发生睑内翻及倒睫、上睑下垂、睑球粘连、慢性泪囊炎、结膜角膜干燥症和角膜混浊。

3.心理-社会状况评估

（1）注意评估患者生活或工作的环境卫生、生活居住条件和个人生活习惯。

（2）评估患者的文化层次、对疾病的认识程度、心理特点。

4.辅助检查

结膜刮片行 Giemsa 染色可找到沙眼包涵体；应用荧光抗体染色法或酶联免疫法，可测定沙眼衣原体抗原，是确诊的依据。

（四）护理诊断

1.疼痛

异物感、刺痛与结膜炎症有关。

2.潜在并发症

倒睫、睑内翻、上睑下垂、睑球粘连、慢性泪囊炎等。

3.知识缺乏

缺乏沙眼预防及治疗知识。

（五）护理措施

（1）遵医嘱按时滴用抗生素滴眼液，每天 4～6 次，晚上涂抗生素眼药膏，教会患者及其家属正确使用滴眼液和涂眼药膏的方法,注意随访观察药物疗效。

(2)遵医嘱全身治疗急性沙眼或严重的沙眼,可口服阿奇霉素、多西环素、红霉素和螺旋霉素等。

(3)积极治疗并发症,介绍并发症及后遗症的治疗方法。如倒睫可选电解术,睑内翻可行手术矫正,角膜混浊可行角膜移植术,参照外眼手术护理常规和角膜移植护理常规,向患者解释手术目的、方法,使患者缓解紧张心理,积极配合治疗。

(4)健康教育:①向患者宣传沙眼并发症的危害性,做到早发现、早诊断、早治疗,尽量在疾病早期治愈;②沙眼病程长,容易反复,向患者说明坚持长期用药的重要性,一般要用药 6~12 周,重症者需要用药半年以上;③指导患者和其家属做好消毒隔离,预防交叉感染,接触患者分泌物的物品通常选用煮沸和 75％乙醇消毒法;④培养良好的卫生习惯,不与他人共用毛巾、脸盆、手帕,注意揉眼卫生,防止交叉感染;⑤选择公共卫生条件好的地方理发、游泳、洗澡等。

四、翼状胬肉

(一)概述

翼状胬肉是指睑裂区增殖的球结膜及结膜下组织侵袭到角膜上,呈三角形,尖端指向角膜,形似翼状。翼状胬肉通常双眼患病,多见于鼻侧。

(二)病因与发病机制

其病因尚不十分明确,一般认为与结膜慢性炎症、风沙、粉尘等长期刺激使结膜组织变性、肥厚及增生有关;也可能与长期紫外线照射导致角膜缘干细胞损害有关,故多见于户外工作者,如渔民、农民、勘探工人等。

(三)护理评估

1.健康史

(1)了解患者的发病时间。

(2)评估患者的视力情况。

2.症状与体征

(1)小的翼状胬肉一般无症状,偶有异物感,若侵及瞳孔可影响视力。

(2)初起时,球结膜充血肥厚,结膜下有三角形变性增厚的膜样组织,表面有血管走行。常发生于鼻侧,也可发生于颞侧,或鼻侧、颞侧同时存在。

(3)三角形翼状胬肉的尖端为头部,角膜缘处为颈部,球结膜上处为体部。进行性翼状胬肉的头部前端角膜灰白色浸润,颈部及体部肥厚充血。静止性翼状胬肉的头部前方角膜透明,颈部及体部较薄且不充血。

3.心理-社会状况评估

(1)注意评估患者的年龄、职业、生活或工作的环境卫生、生活居住条件和个人生活习惯。

(2)评估患者的文化层次、对疾病的认识程度、心理特点。

4.辅助检查

裂隙灯检查以确定损害范围和角膜完整性及厚度变化。

(四)护理诊断

1.自我形象混乱

自我形象混乱与翼状胬肉生长在睑裂、影响美观有关。

2.知识缺乏

缺乏翼状胬肉的防治知识。

(五)护理措施

(1)静止性翼状胬肉不侵入瞳孔区者一般不予手术,以免手术刺激可能促进其发展,积极防治眼部慢性炎症,避免接触有关致病因素,户外活动时戴防风尘及防紫外线眼镜;避免风尘、阳光的刺激。

(2)进行性翼状胬肉未侵及瞳孔区不影响视力时局部可用糖皮质激素滴眼液滴眼或结膜下注射。小而无须治疗者,应做好病情解释工作,并嘱患者定期复查。

(3)手术治疗患者,参照外眼手术护理。术前 3 d 滴抗生素滴眼液。介绍手术过程和配合方法,消除患者的紧张心理,使其积极配合手术。

(4)术后嘱患者注意眼部卫生,一般过 7～10 d 拆除缝线。定期复查,观察患者是否有胬肉复发,复发率可高达 20%～30%。

(5)为预防术后复发,可应用 X 射线照射、丝裂霉素 C 等。

(祁业英)

第七节 视神经病变

一、视神经炎患者的护理

视神经炎指视神经的炎性脱髓鞘、感染、非特异性炎症等一系列视神经病变,大多为单侧。临床上常分为视神经盘炎和球后视神经炎。视盘炎多见于儿童,球后视神经炎多见于青壮年。

(一)护理评估

1.症状与体征评估

(1)视神经盘炎:发病初期,可有前额部或眼球后疼痛和压迫感。视力急剧下降,常双眼发病,可在 1～2 d 间视力严重障碍,甚至无光感。发病初 1 周视力损害严重。除视力下降外,还可表现为色觉异常或视野损害,可伴有闪光感、眼眶痛,特别是眼球转动时疼痛。患眼瞳孔常散大,直接光反应迟钝或消失,间接光反应存在。炎性脱髓鞘性视神经炎患者视力可逐渐恢复,部分患者 1～3 个月视力恢复正常。

儿童视神经炎发病急,多因感染引起,治疗预后好。早期眼底可见视盘轻度充血,边界模糊。随着病情发展,视盘充血明显、扩大,边界极度模糊,但视盘隆起度一般不超过 3 D。

(2)球后视神经炎:可分为急性与慢性两类,以慢性为多见。①急性球后视神经炎:发病急,于数小时到数天内出现突然视力下降,重者无光感。眼部检查:眼部外观无异常发现,瞳孔有明显改变。单眼患病者,直接对光反射消失而间接对光反射正常。双眼患病者,直接对光和间接对光反射均消失。②慢性球后视神经炎:多为双眼或单眼视力缓慢减退,视物不清,外眼检查和瞳孔未见明显改变,早期眼底未见异常。

2.检查评估

视野检查、视觉诱发电位(visual evoked potential,VEP)检查和色觉检查可出现阳性体征,帮助诊断。

(二)治疗要点

急性首次发病或既往已诊断多发性硬化或视神经炎的患者的复发期,可应用糖皮质激素冲击疗法;恢复期可使用营养神经药物,如 B 族维生素及血管扩张剂等辅助治疗。

(三)主要护理诊断和问题

1.感知改变

视力下降与视神经炎有关。

2.有受伤的危险

受伤与视力急剧下降有关。

3.疼痛

疼痛与疾病累及神经产生疼痛有关。

4.恐惧

恐惧与担心疾病预后有关。

(四)护理目标

(1)改善视力,防止视神经萎缩。

(2)患者住院期间不发生意外。

(3)疼痛得到缓解。

(4)能以正确的心态面对疾病。

(五)护理措施

1.激素治疗的护理

大剂量糖皮质激素如甲泼尼松龙冲击治疗,它可引起一系列药物不良反应,应密切观察患者全身情况,如发现异常情况及时处理。

(1)用药期间应限制钠盐的摄入并每天测血压,每周测体重1次,定期复查肝功能、血生化,了解血钾、血钠的变化。

(2)注意消化道反应:观察患者有无腹部不适,有无腹泻、腹痛、便秘、胃痛等胃肠功能紊乱。重视患者的自觉症状,观察患者大便颜色。

(3)观察眼部情况:用药期间每天测量眼压,观察患者有无激素性青光眼、激素性白内障、激素性葡萄膜炎、视神经损伤、角膜巩膜变薄,甚至穿孔。

(4)静脉注射部位的保护:患者需要长时间、大剂量的静脉输注,对血管刺激性大,要注意保护血管,由远而近,由细到粗地选择静脉,严格执行无菌技术操作。

2.颞浅动脉旁皮下注射护理

遵医嘱使用复方樟柳碱作颞浅动脉旁皮下注射时,注意避开颞浅动脉,选择正确的注射部位,呈 45°进针,注射方向应避开眼球。注射后会有皮丘隆起,稍后会逐渐消失,嘱患者勿用力按压。

3.疼痛护理

给予疼痛评估,做好解释工作,指导分散疼痛注意力方法。遵医嘱给药,观察药效,做好评价工作。

4.安全护理

将日常生活用品放在患者触手可及之处,合理安排病房内设施摆放,畅通走道。

5.心理护理

因起病急,视力突然下降且伴眼球转动痛,患者感到焦虑不安甚至惊恐。护士应加强与患者的沟通,解释病情,帮助患者正确认识疾病发生机制及可治愈性,说明坚持长期治疗的必要性,使患者对治疗充满信心。所有治疗操作前做好解释工作,动作要熟练、准确、轻巧。

二、缺血性视神经病变患者的护理

缺血性视神经病变是视神经的营养血管发生循环障碍的急性营养不良性疾病。临床上分前段和后段缺血性视神经病变两型。多见于 60 岁以上的老年人,单眼或双眼先后发病。本节主要阐述前部缺血性视神经病变(anterior ischemic optic neuropathy,AION)。

(一)护理评估

1.症状与体征评估

了解高血压、动脉硬化、心血管疾病、糖尿病病史。突然发生无痛性、非进行性的视力减退。开始为单眼发病,可间隔数周至数年后另一眼发病,常为 50 岁以上的老年人。

2.检查评估

眼底检查、视野检查和眼底荧光血管造影检查,可发现视盘缺血表现。

(二)主要护理诊断和问题

1.感知改变

视力下降与视神经病变、视野缺损有关。

2.焦虑

焦虑与视力突然减退,担心疾病预后有关。

(三)治疗要点

积极病因治疗;全身应用糖皮质激素,以缓解视神经营养血管的循环障碍;应用血管扩张药,改善微循环;口服乙酰唑胺,降低眼内压。

(四)护理目标

(1)视力有所好转。

(2)焦虑心理有所减轻或消失,能以正确的心态面对疾病。

(五)护理措施

(1)入院时介绍疾病相关知识,树立患者治疗信心。

(2)做好激素治疗的护理。用药期间应限制钠盐的摄入,并每天测血压,每周测体重 1 次,注意消化道反应,观察患者有无胃肠功能紊乱。观察眼部情况,每天测量眼压,观察患者有无激素性青光眼、激素性白内障等。

(3)遵医嘱静脉滴注血管扩张药,改善微循环。密切监测血压变化,预防直立性低血压等并发症的发生,做好安全护理;并做好静脉注射部位的保护。

(4)口服乙酰唑胺,以降低眼内压,相对提高眼灌注压。用药期间,嘱患者多次少量饮水,密切观察患者有无手脚麻痹、腰部疼痛、排尿困难、血尿等情况。

(5)加强营养摄入,避免辛辣刺激食物。

三、视神经萎缩患者的护理

视神经萎缩指任何疾病引起视网膜神经节细胞及其轴突的退行性病变。病因较多,有颅内、眶内的炎症、肿瘤、外伤等引起的病变,视神经、视网膜病变,代谢性疾病如糖尿病和遗传性疾病,如 Leber 病等。

(一)护理评估

1.症状与体征评估

了解以往病史如糖尿病、遗传性疾病、外伤、眼部疾病病史等情况。该病主要表现为视力减退和视盘呈灰白色或苍白。根据眼底表现及视神经损害的部位可分为原发性和继发性视神经萎缩:①原发性视神经萎缩,为筛板后的视神经、视交叉、视束及外侧膝状体的视路损害,病变过程呈上行性。如球后视神经炎、垂体肿瘤所致的视神经萎缩。②继发性视神经萎缩多因长期的视盘水肿或视神经盘炎引起的视盘、视网膜、脉络膜病变,病变过程呈上行性。

2.检查评估

(1)眼底检查:早期视盘正常或色泽变淡,但无出血和渗出;晚期可见视盘颞侧苍白或全部苍白。

(2)视野检查及视觉诱发电位(VEP)检查可以帮助诊断。

(二)治疗要点

(1)以病因治疗为主如由脑垂体肿瘤压迫引起的,经手术治疗视力很快恢复。如因视神经管骨折引起的,及时手术治疗视力可以恢复。

(2)视神经病变引起的视神经萎缩,早期及时给予适当的糖皮质激素;中、晚期则应给予神经营养类药、活血化瘀扩张血管类药及神经生长因子;此外针刺治疗也有一定效果,但必须坚持较长期的治疗;手术治疗主要针对病因,如垂体肿瘤可行肿瘤摘除术,术后加上放疗;如视神经管骨折者可行视神经减压术、骨折修复术。

(三)主要护理诊断和问题

1.感知改变

视力下降与视神经萎缩有关。

2.有受伤的危险

受伤与视力下降有关。

(四)护理目标

(1)患者视力下降速度延缓。

(2)患者住院期间未受到伤害。

(五)护理措施

(1)遵医嘱给予糖皮质激素等,观察药物不良反应。

(2)行视神经减压术的患者,护士要做好手术前后护理。①术前做好解释及各项检查。②术后严密观察病情变化,观察患者是否有高热、头痛、脑膜刺激征等颅内感染症状;是否有呕吐、抽搐,及时清除口鼻腔分泌物,保持呼吸道通畅。③用无菌生理盐水浸湿的纱布覆盖口腔,保持呼吸道湿润。④定时观察患者视力、视野及眼球运动情况。

(3)安全护理:合理安排病房内设施摆放,畅通走道。将日常生活用品放在患者触手可及之处,加强巡视,及时了解患者需求并提供帮助,嘱家属做好陪护工作。

(4)观察血压变化,尤其是高血压患者,要保持血压稍高于正常人,不宜将血压降至过低。

(5)心理护理:鼓励患者树立治疗信心,保持轻松舒畅心情。

(祁业英)

第十五章

耳鼻咽喉科护理

第一节　急性化脓性中耳炎

　　急性化脓性中耳炎是中耳黏膜的急性化脓性炎症,致病菌多为肺炎球菌、溶血性链球菌和嗜血杆菌等。常通过以下途径感染:①咽鼓管途径,最为常见,如患急性上呼吸道感染,某些急性传染病(如猩红热、麻疹等),炎症可向咽鼓管蔓延侵入中耳。在不洁的水中游泳、跳水,不适当的擤鼻或咽鼓管吹张,哺乳不当等,均可导致污物进入咽鼓管及鼓室。小儿咽鼓管较成人的宽而短,且方向较水平,容易发生急性化脓性中耳炎。②鼓膜途径,鼓膜外伤、穿刺或手术时细菌直接进入鼓室。③血行感染,较少见,见于严重败血症、伤寒、猩红热等。临床表现主要为耳深部疼痛,为逐渐加重的刺痛或与脉搏一致的跳痛,可引起同侧咽部或头部放射痛,耳流脓后疼痛减轻。常伴有低音性耳鸣及听力下降,鼓膜穿孔后有血性脓液流出。可有不同程度的全身症状,如畏寒、发热、全身不适,小儿症状较重,可表现为哭闹不止、呕吐、腹泻,体温可达 40 ℃,耳流脓后全身症状减轻。耳部检查可见鼓膜急性充血、外凸、标志消失。后期可见到鼓膜穿孔及外耳道有脓,严重者乳突区可有红肿压痛,血液化验白细胞升高。治疗原则:早期全身应用高效、足量抗生素控制感染,可避免鼓膜穿孔。一旦鼓膜穿孔,应行脓液细菌培养及药敏试验,选用敏感抗生素。如全身和局部用药后,症状缓解不明显,鼓膜仍明显外凸者,可在无菌操作下行鼓膜穿刺或切开排脓。急性中耳炎经及时有效的治疗,一般预后良好。病情严重或治疗不当,可引起病情扩散,导致脑膜炎、脑脓肿、乳突骨膜下脓肿、迷路炎等颅内外并发症,或迁延不愈成慢性过程。

一、临床护理

(一)一般护理

　　给予高蛋白、高维生素易消化饮食,避免辛辣刺激性食物,忌烟酒,适当休息,多饮水,保持大便通畅。心理护理要注意两种心理倾向:一种是不在乎,觉得耳朵流点脓算不了什么,对治疗过程不重视,不能按照要求用药或病情稍有好转就停止用药。应向他们介绍急性化脓性中耳炎的危害性和可能引起的并发症,治疗不彻底还可能转为慢性,促使患者从思想上重视,尽早就诊并积极治疗。另一种是恐惧感,担心会引起永久性耳聋或导致其他严重后果。对这些患者应予以理解和同情,耐心向他们解释,急性中耳炎经过及时治疗多能治愈并恢复听力,帮助患者消除顾虑,树立信心,战胜疾病。

(二)病情观察

主要观察与治疗效果和并发症有关的症状和体征。如经 3~4 周治疗,患者的头痛、耳流脓、耳聋、发热等症状不减轻反而加重,并出现耳后皮肤红肿、隆起、溃破等表现,可能已并发急性化脓性乳突炎或耳后骨膜下脓肿;如出现眩晕提示并发迷路炎,出现寒战、高热、恶心、呕吐甚至颈硬、昏睡等,则有发生乙状窦血栓静脉炎、耳源性脑膜炎、颅内硬膜下脓肿或耳源性脑脓肿等颅内并发症的可能性。

(三)对症护理

高热及全身症状严重者,给予物理降温或退热剂,鼓励患者多饮水,并注意支持疗法。疼痛严重者给予镇痛剂减轻患者痛苦,外耳道流脓者,应帮助或指导患者用 3% 过氧化氢定期清洗外耳道,脓液清洗干净后,用干棉签拭干外耳道皮肤并滴入抗生素,然后在外耳道口放置一无菌干棉球,防止脓液流出污染衣被。合并上呼吸道感染的患者,应给予滴鼻剂或咽部喷雾控制上呼吸道感染。

(四)治疗护理

诊断一经确立,应立即给予足量、有效抗生素控制感染。可选用青霉素、头孢霉素、红霉素等。用药期间应注意观察有无过敏及不良反应,以便及时进行调整或纠正。鼓膜穿孔前应用 2% 酚甘油滴耳可消炎止痛,但穿孔流脓后勿用,因为酚甘油与脓液混合后可释放出石炭酸,对外耳道皮肤的腐蚀作用。清洗脓液后可滴入 0.5%~1% 氯霉素、0.3% 氧氟沙星或复方利福平等,注意不要用链霉素、庆大霉素、新霉素等滴耳,以免对听神经造成中毒性损害。

(五)并发症的护理

有颅内并发症的患者,要密切观察体温、脉搏、呼吸、血压及瞳孔、神志、肢体活动情况,备好急救器械及药品,做好术前准备及术后护理,详细做好护理记录,严格交班。有乳突骨膜下脓肿、颈深部脓肿、迷路炎等颅外并发症时,应同时注意观察有无脑膜炎、脑脓肿等颅内并发症的表现。

二、康复护理

建议患者积极锻炼身体,预防和治疗上呼吸道感染,儿童要积极进行疫苗的预防接种,提高对各种传染病的免疫力。有鼓膜穿孔和置管的患者,避免外耳道内进水和其他污物。

(李艳平)

第二节 慢性化脓性中耳炎

慢性化脓性中耳炎是中耳黏膜、骨膜甚至骨质的慢性化脓性炎症,多为急性化脓性中耳炎治疗不及时,不彻底迁延而成。致病菌多为变形杆菌、金黄色葡萄球菌、铜绿假单胞杆菌等,常与鼻及鼻咽部的慢性病灶有关。临床上以长期耳流脓、鼓膜穿孔和听力下降为特点。根据病理改变及临床表现分为单纯型、骨疡型和胆脂瘤型(见表 15-1)。

表 15-1　慢性化脓性中耳炎各型的鉴别要点

类型	单纯型	骨疡型	胆脂瘤型
病理特征	病变局限于黏膜	听小骨及乳突骨质受累	有胆脂瘤形成
耳流脓	黏液或黏液脓性,无臭味,间歇性	脓性,有臭味,常为持续性	脓性,奇臭,间歇性或持续性,量较少
鼓膜穿孔	紧张部中央性穿孔,鼓室黏膜充血水肿	紧张部大穿孔或边缘性穿孔,鼓室内常有肉芽	松弛部或紧张部边缘性穿孔,有胆脂瘤上皮
乳突 X 线检查或 CT 扫描	无骨质破坏	有骨质破坏	有胆脂瘤空洞
并发症	一般无并发症	可引起颅内外并发症	常引起颅内外并发症
治疗原则	非手术治疗	常需手术治疗	手术治疗

需要住院手术者多为骨疡型和胆脂瘤型,手术类型主要有单纯乳突凿开术、乳突根治术、改良乳突根治术等。

一、临床护理

(一)术前护理

(1)给予高蛋白、富含维生素饮食。有并发症的患者应卧床休息,加强护理,密切观察生命体征。体质较差的患者应注意补充营养,改善一般状况,必要时给予输血、清蛋白或血浆制品。

(2)外耳道有分泌物的患者,先采集标本送细菌培养及药敏试验,然后用吸引器将分泌物吸除干净,再用 3% 过氧化氢清洗并滴入抗生素滴耳剂如 0.3% 氧氟沙星等 2~3 次/天。

(3)应向患者详细讲解手术的有关情况,以缓解患者的紧张情绪。告诉患者手术可以去除病灶,预防或消除颅内外并发症。

(4)术前 1 d 备皮,剃去耳郭周围 3~5 cm 的毛发。留长发的患者应把头发梳向对侧并予以捆扎。需植皮的患者,应根据医嘱对供皮区进行清洗、剃毛等准备。

(5)术前半小时肌内注射苯巴比妥及阿托品,需全身麻醉的患者术前 6 h 禁饮食,局麻不必禁食。

(二)术后护理

(1)卧床休息 2~3 d,观察生命体征,注意伤口是否有出血。全身麻醉的患者回病房后应去枕平卧,有专人护理,及时清除口腔内分泌物,保持呼吸道通畅,直至完全清醒。

(2)给予高营养易消化食物,前 3 d 给半流质饮食,逐渐改为普通饮食。

(3)全身应用抗生素 7~10 d 预防感染。外部敷料如有渗血或污染应及时更换,保持敷料清洁干燥。

(4)面神经走行于鼓室内、后侧壁的骨管中,乳突手术容易损伤而造成面瘫。面瘫既可发生于术中,也可发生于术后。故乳突手术后应常规观察面部表情和面肌活动情况,判断有无面瘫发生。

(5)行听力重建的患者减少头部活动,以免植入的赝复物发生移位,并注意询问听力情况。有植皮的患者,供皮区伤口定期换药。

（三）术后并发症的观察与护理

1.面神经麻痹

由于面神经从鼓室内侧壁的骨管中穿过,手术中的误伤或手术后感染,均可引起面神经麻痹。表现为同侧面部无表情,鼻唇沟变浅,不能闭眼,不能皱眉,露齿时口角歪向健侧,鼓腮时患侧漏气。一旦发生,应积极采取补救措施,尽早取出填塞纱条,给予大量抗生素、激素及扩张血管、营养神经、改善微循环的药物,必要时行面神经减压术。如面神经在手术中被切断,则应行面神经吻合术或面神经移植术。

2.眩晕

眩晕为手术中刺激内耳或术后感染引起迷路炎所致。可伴有恶心、呕吐及耳鸣。眩晕患者应卧床休息,加强护理,遵医嘱给予镇静剂及抗眩晕药,保持室内安静,尽量避免搬动。同时加大抗生素的用量,控制感染,避免发生化脓性迷路炎。

3.听力下降

由于手术清除病变的过程中可能会伤及中耳传导结构甚至内耳的感音系统,导致听力下降。应向患者做好解释工作,以免引起误解或产生纠纷。

二、康复护理

术后乳突腔的愈合时间需 1 月左右,如果患者已经出院,嘱患者一定要按照医师的要求定时到医院复诊换药,否则可能会导致创面感染或肉芽形成影响愈合。乳突腔完全愈合后,外耳道不再流脓、流水,但乳突腔内往往有痂皮形成,嘱患者每 2～3 个月到医院清理一次。一般在门诊进行,清理干净后局部喷洒氯霉素或磺胺粉(喷前询问有无磺胺药过敏史)。告诉患者平时防止外耳道进水和不洁物,如有流水、流脓应随时就诊。双侧传导性耳聋较重而不宜再行手术治疗的患者,可建议配戴助听器。

（李艳平）

第三节　变态反应性鼻炎

变态反应性鼻炎是发生在鼻黏膜的变态反应性疾病,简称变应性鼻炎,亦称过敏性鼻炎,分常年性和季节性。引起变态反应性鼻炎的物质多而复杂,最常见的有植物花粉、动物蛋白、尘土、螨虫、真菌、化妆品、香料、洗发剂、家居装饰材料及其他化学制剂等。临床表现为鼻痒、阵发性喷嚏连续发作,多在晨起、夜晚或接触变应原后立即发作,伴大量清水样鼻涕、间歇性或持续性鼻塞、嗅觉减退等。检查可见鼻黏膜苍白、水肿或慢性充血。分泌物涂片可见多量嗜酸性粒细胞。变应原皮肤试验对查找致敏物质有一定帮助。根据典型的症状体征,此病不难诊断,但应注意与血管运动性鼻炎及急性鼻炎相鉴别。

治疗可用抗过敏药物(主要为抗组胺药和皮质激素类)及特异性脱敏疗法等,也有人采用手术疗法(如鼻中隔黏膜下矫正术,筛前神经切断术等)、激光、化学药物烧灼及冷冻等以降低鼻黏膜的反应性。如能发现特异性变应原,并避免接触,此病不治自愈。

一、临床护理

(一)一般护理

不吃辛辣刺激性食物,戒除烟酒,尽量减少冷热温差刺激,避免接触可能导致过敏的物品或摄入易致过敏的食物,有条件者在发作期间最好脱离导致过敏的环境。

(二)病情观察

注意患者发病期间有无眼结膜充血及哮喘发作,如有哮喘发作或过敏性结膜炎,应遵医嘱给予相应的处理。同时注意观察疾病发作是否与某些食物、药物或日用品有关,帮助查找变应原。

(三)对症护理

有鼻塞的患者可给1%麻黄碱或氯麻液、氟麻液滴鼻,伴有眼痒、结膜充血的患者,可给0.25%氯霉素和0.5%可的松眼药水滴眼,合并严重哮喘的患者给予氧气吸入及平喘药。

(四)治疗护理

目前常用的药物为抗组胺药如氯苯那敏、赛庚啶、氯雷他定等;肥大细胞稳定剂如色甘酸钠;既可稳定肥大细胞,又能抗组胺的药物如酮替芬等。但这些药物常可引起不同程度的嗜睡,故用药期间告诉患者避免从事高空作业和驾驶等危险工作。某些长效类固醇药物如顿克、康宁可通-A等,既可预防季节性发作,又对常年性患者有较好的疗效。但这类药物易引起经期妇女月经失调,高血压、溃疡病、糖尿病、骨质疏松等患者也不宜应用。短效激素类气雾剂如倍氯米松、雷诺考特等,局部应用也有较好的效果。过敏性鼻炎也可采用下鼻甲封闭、鼻甲冷冻、烧灼、激光照射等方法进行治疗。

二、康复护理

季节性过敏性鼻炎患者在发病季节到来之前数天离开本地,脱离过敏环境可避免发病。如不能脱离过敏环境,预防性用药也有一定效果,如2%色甘酸钠、伯克纳、雷诺考特提前1周喷鼻,顿克或康宁克通-A肌内注射,可避免发作。但后两种药物有较多的不良反应,使用时应严格掌握适应证,且不宜长期应用和反复应用。常年性过敏性鼻炎患者,往往有过敏体质,在饮食、用药方面都应格外小心,避免应用容易过敏的药物(如青霉素族抗生素、磺胺药等)和食物(如海鲜等)。

(李艳平)

第四节　急性化脓性鼻窦炎

急性化脓性鼻窦炎是鼻窦黏膜的急性化脓性炎症。多继发于急性鼻炎,并与下列因素有关:①全身因素,过度疲劳、受寒受湿、营养不良、维生素缺乏等引起抵抗力降低;某些急性传染病如流感、麻疹、猩红热等;某些慢性疾病如贫血、糖尿病等,均可诱发此病。②局部因素,某些鼻腔疾病如急、慢性鼻炎、变应性鼻炎、鼻中隔偏曲、中鼻甲肥大或息肉样变性、鼻腔异物、肿瘤、鼻息肉及鼻腔填塞等。③邻近器官的疾病,如慢性扁桃体炎、腺样体肥大、上颌第二前磨牙和第一、二磨牙牙根感染。④直接感染,如外伤、异物及跳水、游泳时污水、污物进入鼻窦。致病菌多为球菌,其次是杆菌,厌氧菌亦不少见,且常为混合感染。临床表现全身不适、畏寒、发热、鼻塞、头痛、大量脓鼻涕,嗅觉减退或消失。头痛的部位和时间常有一定规律性,上颌窦炎常为面颊、颞部疼痛,上午轻、下午重。额窦炎则以前额和眶痛为主,上午重,午后轻。筛窦炎多为内眦及鼻根痛,无明显时间规律。蝶窦炎表现为眼球深部钝痛或头顶、枕部疼痛,晨起轻,午后重。检查鼻黏膜急性充血,鼻道或鼻底有脓性分泌物积聚。额、筛、上颌窦区常有明显压痛,严重的患者有局部皮肤红肿。鼻窦 X 线片或 CT 扫描可显示病变鼻窦黏膜增厚,窦腔密度增高或出现液平。治疗原则为消除病因,改善引流,控制感染,防止并发症或转为慢性鼻窦炎。上颌窦穿刺兼有诊断和治疗双重意义。

一、临床护理

(一)一般护理

严重患者应卧床休息,多饮水,给予高蛋白、高维生素、易消化食物,保持大便通畅。有发热、头痛的患者给予解热镇痛剂。

(二)病情观察

注意鼻腔分泌物的颜色、性质、数量,头痛的部位、时间及局部有无红肿、压痛。急性化脓性鼻窦炎可引起急性扁桃体炎、急性中耳炎、眶内骨膜下脓肿、眶内蜂窝织炎、球后视神经炎、脑膜炎、脑脓肿等并发症,应注意观察是否有咽痛、耳痛、眼球突出压痛、眼睑红肿、视力障碍及高热、头痛、呕吐、颈部僵硬等表现。

(三)对症护理

鼻塞严重可给予1%麻黄碱滴鼻、生理盐水鼻腔冲洗或用吸引器清除鼻腔分泌物,头痛可遵医嘱给予镇痛剂、局部进行热敷或理疗。

(四)治疗护理

全身应用抗生素,已做分泌物细菌培养的患者,根据药敏试验给药。未行细菌培养,可联合用药,兼顾球菌、杆菌、厌氧菌。局部给予减充血剂、抗生素及激素类药物喷鼻或滴鼻,可减轻鼻腔黏膜充血水肿,改善通气和引流。必要时可行体位引流,促进窦腔内脓液排出体外。局部理疗或热敷,有助于促进炎症的吸收。全身症状已缓解,但局部症状仍明显,检查显示上颌窦密度增高者,可行上颌窦穿刺术。

二、康复护理

积极锻炼身体,增强体质,预防感冒和其他传染病。对贫血、糖尿病等慢性疾病予以治疗。积极治疗鼻腔、鼻窦、扁桃体、腺样体和牙齿的慢性病灶。对于反复发作的鼻窦炎,应行鼻内镜及鼻窦 CT 检查,及时发现潜在的致病因素并进行处理。

(李艳平)

第五节 鼻 息 肉

鼻息肉为鼻腔及鼻窦黏膜高度水肿而形成的团块。常阻塞鼻腔及鼻窦,影响通气和引流。

其发病原因目前尚不清楚,多认为与变态反应和慢性炎症的长期刺激关系密切。近年来发现与阿司匹林不耐受、纤毛不动综合征及囊性纤维性变等有关。临床表现为持续性鼻塞、嗅觉减退、闭塞性鼻音、睡眠打鼾等。常伴有多脓涕、头痛等鼻窦炎的表现。检查可见鼻腔单个或多个表面光滑、灰白色、半透明肿物,呈荔枝肉状,有蒂,触软不易出血。X 线片及 CT 扫描表现为鼻腔或鼻窦的软组织影。鼻息肉一般不难诊断,但应注意与鼻腔肿瘤、脑脊膜膨出等相鉴别。早期息肉可局部应用肾上腺皮质激素治疗,较大者须手术摘除。因鼻息肉多来自鼻窦,故只摘除鼻腔部分术后容易复发,近年来开展的功能性鼻内镜手术,在摘除鼻腔息肉的同时开放病变的鼻窦、改善其通气和引流,降低了鼻息肉的复发率。

一、临床护理

(一)术前护理

(1)鼻息肉患者常伴有鼻窦炎和过敏性鼻炎,术前全身/或局部应用抗生素及抗过敏药物,可减轻鼻腔黏膜炎症和充血,并能减少术中出血和术后并发症。有多次鼻腔手术史的患者,尤其是复发性鼻息肉,术中可能出血较多,术前应适当应用止血药并做好输血准备。

(2)有高血压和糖尿病的患者术前予以控制,使血压或血糖降至正常或接近正常。询问患者是否服用阿司匹林等抗凝血药物,如服用,告诉患者务必于术前 1 周前停药。

(3)上颌窦有积液、积脓的患者,遵医嘱术前给予穿刺冲洗。有多发性鼻窦炎的患者可进行排气置换治疗,以清洁鼻窦和鼻腔。

(4)拟行内镜手术时,应向患者及家属介绍手术的特点,以及术中、术后可能发生的危险及并发症,使患者及家属有充分的心理准备,更好的配合手术。

(5)手术前 1 d 将鼻毛剪除干净。全身麻醉或局麻+强化的患者术前禁饮食 4~6 h,局麻的患者不必禁食。遵医嘱给予常规术前用药。

(二)术后护理

(1)半坐位,观察有无鼻前、后鼻孔出血。全麻患者去枕平卧,头偏向一侧,保持呼吸道通畅。如患者有频繁的吞咽动作,警惕是否有鼻后孔出血。如有出血,应行重新填塞或应用止血药物。

(2)观察体温、脉搏、血压及视力、眼球活动情况。

(3)给予高蛋白、富含维生素的半流质或普通饮食,保持大便通畅。避免用力咳嗽和喷嚏导致填塞物脱出或出血。

(4)全身应用抗生素预防感染,术中出血较多或创伤较大的患者,可静脉或肌内注射止血药物,如酚磺乙胺、氨甲苯酸等。因填塞导致头痛和局部疼痛的患者,可给予镇静剂或镇痛剂。

(5)鼻腔填塞物于次日始逐渐取出,一般于术后 24~48 h 取完,如有出血则适当延缓取出时间。取后如有出血,可用麻黄碱或肾上腺素棉片收敛,仍有出血应重新填塞。

(6)填塞物取出后应每天收敛鼻腔、清理痂皮及血凝块,并给予麻黄碱、抗生素激素滴鼻或喷鼻。术后 1 周可行鼻腔冲洗。

(三)术后并发症的观察与护理

1.纸样板损伤

可引起眶内血肿、内直肌损伤和泪道损伤,导致眼睑青紫、视力障碍、流泪等。如发现上述情况,应报告主管医师,有皮下淤血的患者 24 h 内局部冷敷,24 h 后局部热敷,并给予抗生素眼药水滴眼。

2.颅底损伤

可引起脑脊液鼻漏,继发感染则导致化脓性脑膜炎。有此并发症的患者应取半坐位,勿用力擤鼻,保持鼻腔清洁,并加大抗生素的用量。

3.出血

患有高血压、动脉硬化、术前局部炎症明显及有多次鼻息肉手术史的患者,术中及术后容易出血,可静脉或肌内注射止血药。因止血药有促进血栓形成,造成心脑血管梗死的倾向,故老年患者应慎重,巴曲酶只在受损的血管壁形成血栓,故用于老年患者比较安全。血压升高的患者应给予安定镇静剂及降压药,使血压降至正常或接近正常。因术中填塞不紧造成出血的应行重新填塞。

4.鼻腔粘连

常常与鼻腔狭窄、鼻中隔偏曲、术中损伤黏膜较重及术后换药不及时有关。多发生于手术1周之后,尤其是患者出院后没有按要求定期到医院复诊。表现为鼻腔通气和嗅觉功能逐渐下降,并出现局部胀痛等症状。检查可见鼻甲与中隔黏膜相接触,麻黄碱收敛也不能将其分开。早期、轻度粘连可在门诊表麻下进行分离,严重者则需再次住院手术。

5.息肉复发

鼻息肉病的特点之一就是术后容易复发,由于鼻内镜技术在手术中的应用,其复发率已大大降低,但由于体质等因素的影响,部分患者术后仍有复发倾向。对这些患者要特别强调术后定期复诊,及时处理创面出现的水肿、囊泡等可能导致复发的早期病变,可以避免复发或大大减少复发的概率。

二、康复护理

鼻息肉摘除术,尤其是鼻窦开放术后创面的愈合时间较长,嘱患者出院后要按时进行鼻腔冲洗及用药,并根据医师要求定期到医院复诊,在内镜下清理结痂和水肿黏膜,防止发生鼻腔粘连、息肉复发等并发症。因鼻腔黏膜感觉敏感,操作前可喷入少量1%丁卡因并轻柔操作,以免给患者带来痛苦或不适。

(李艳平)

第六节　鼻中隔偏曲

正常人的鼻中隔并不完全平直居中,只有当鼻中隔明显偏向一侧或两侧,或者局部有突起引起鼻腔通气、引流障碍或头痛、出血等症状时,方可诊为鼻中隔偏曲。常见的偏曲可呈 C 型、S 型或向一侧突起形成嵴突、棘突或距状突。从部位上又分为高位偏曲和低位偏曲。引起鼻中隔偏曲的病因可为外伤或中隔软骨、骨发育不平衡所致。肿物压迫、小儿腺样体肥大也可导致鼻中隔偏曲。临床表现如下。①鼻塞:多为一侧,也可为两侧;②鼻出血:多因凸面或突起尖部黏膜薄而张力大,受到气流和尘埃刺激容易干燥、糜烂所致;③头痛:偏曲侧中隔黏膜张力过大压迫神经或偏曲部分压迫鼻外侧壁,均可引起反射性头痛;④其他症状:偏曲的鼻中隔常影响鼻窦的通气和引流,故可伴有鼻窦炎的症状,如长期经口呼吸则可引起咽部干燥与不适,还可引起鼾症或阻塞性睡眠呼吸暂停综合征。手术矫正是治疗鼻中隔偏曲的唯一方法,最常用的是鼻中隔黏膜下切除术或矫正术。

一、临床护理

(一)术前护理

(1)如有鼻黏膜急性炎症、糜烂、鼻窦炎等,应遵医嘱先予治疗。鼻黏膜充血明显的患者,术前用氯麻液和 0.5% 可的松滴鼻。术前 1 d 剪除双侧鼻毛。

(2)有些患者担心手术会留下面部瘢痕,应向其说明手术在鼻孔内进行,外部没有刀口,以解除患者顾虑。

(二)术后护理

(1)嘱患者半坐位,给予高蛋白、富含维生素饮食,保持大便通畅,观察鼻腔有无渗血。

(2)嘱患者避免剧烈咳嗽和喷嚏,以免鼻腔填塞物掉出或引起出血。

(3)鼻腔填塞物于术后 24～48 h 取出,但患者仍不能用力擤鼻,并给予氯麻液和薄荷油交替点鼻。

(4)全身应用抗生素预防感染,因鼻腔填塞致头痛的患者,可给予镇静剂或镇痛剂。术后 7 d 拆除伤口缝线。

(三)术后并发症的观察和护理

1.鼻中隔血肿

术中止血不彻底,加之鼻腔填塞不当或未行填塞,可引起血肿。表现为鼻中隔较宽,呈向两侧对称的半圆形隆起,触之柔软而富有弹性。发现上述情况应立即拆除缝线,重新打开伤口,将血肿清除干净,或用空针穿刺抽吸,然后填塞双侧鼻腔 24～48 h,并给予抗生素预防感染。

2.鼻中隔穿孔

多因术中双侧粘骨膜裂伤处理不当所致。局部可涂抗生素软膏防止干燥出血,必要时行手术修补。

二、康复护理

鼻腔填塞物取出后 1 周内不要用力擤鼻,以免造成鼻中隔血肿。鼻腔内如有干痂形成,应进行清理、鼻腔冲洗并给予复方薄荷油滴鼻每天 3 次,以防鼻腔干燥。

(李艳平)

第七节　鼻腔与鼻窦良性肿瘤

鼻腔及鼻窦良性肿瘤比较少见,但种类繁多,其中较为常见的是血管瘤、乳头状瘤和骨瘤,病因不清。临床表现如下。①毛细血管瘤为暗红色、质软、有蒂或广基包块,触之易出血。海绵状血管瘤常发生于上颌窦,可压迫或侵蚀骨壁破坏骨质,突入鼻腔呈息肉状,可引起严重出血。血管瘤的治疗以手术切除为主,较小者可用冷冻、电凝、Nd:YAG 激光照射或联合治疗,也可局部注射硬化剂。②乳头状瘤可发生于鼻腔或鼻窦。多为单侧。表现为持续性鼻塞,逐渐加重。检查可见鼻腔内乳头状或颗粒状新生物,X 线片和 CT 扫描可了解肿瘤范围及与周围组织的关系。治疗以手术切除为主。有唇下进路、鼻侧切开进路,严重者需行上颌骨部分切除术。近年来在内镜下经鼻腔手术,也取得了较好的效果。乳头状瘤术后容易复发,而且有恶变的可能性(2%～20%)。③骨瘤主要发生于额窦和筛窦。早期无症状,较大时可引起局部隆起、疼痛和眼球移位。检查可见内眦或眶内上角隆起、质硬、皮肤正常。眼球向前、外、下移位,但活动好,视力正常。X 线片或 CT 扫描显示边缘整齐的圆形或椭圆形高密度影。有症状者可行手术切除。

一、临床护理

(一)术前护理

(1)配合医师仔细检查鼻腔并进行必要的影像学检查,全面了解病变范围和手术方案。向患者做好解释工作,使其了解良性肿瘤也必须手术切除才能治愈。并告诉患者手术切除预后良好,一般不会复发。

(2)经鼻腔手术的患者术前 1 d 剪除鼻毛,需做眉弓处切口的部分应剃除眉毛。拟行鼻侧切开或上颌骨部分截除的患者。需备血 400～800 mL。

(3)全麻患者术前禁饮食 4～6 h,苯巴比妥 0.1 g、阿托品 0.5～1 mg 术前半小时肌内注射。

(二)术后护理

(1)全麻患者执行全麻护理常规至清醒,随时吸除口腔内分泌物,保持呼吸道通畅。患者清醒后口内有分泌物时,应让患者吐出,以观察是否有后鼻孔出血。

(2)给予高热量、高蛋白饮食,保持大便通畅。

(3)遵医嘱给予抗生素预防感染。鼻外切口的患者,保持伤口敷料清洁干燥。鼻腔填塞物一般于术后 1～3 d 取出,术后 7 d 拆除皮肤缝线。经内镜手术的患者,按内镜手术护理。

(三)术后并发症的观察与护理

(1)术后出血,鼻腔内纱条抽出后,或血管瘤经冷冻、电灼、激光治疗坏死组织脱落后创面可有出血。少量出血用麻黄碱或肾上腺素收敛,量较多时应重新填塞或采取其他止血措施。

(2)鼻侧切开和上颌骨部分截除的患者,因鼻腔外侧壁破坏,术后常有鼻腔干燥或遇冷空气刺激时头痛不适,可给予复方薄荷油滴鼻或建议患者冬天戴口罩。

二、康复护理

鼻腔及鼻窦乳头状瘤术后容易复发且有恶变的可能性,出院时应告诉患者定期复诊十分重要。鼻外侧壁切除的患者,可给予复方薄荷油滴鼻防止鼻腔干燥。

(李艳平)

第八节　鼻腔与鼻窦恶性肿瘤

鼻腔及鼻窦的恶性肿瘤较为常见,尤以上颌窦恶性肿瘤最多见。病理类型多为鳞状细胞癌,腺癌次之。其症状依肿瘤原发部位、范围、扩展方向而异。主要表现有鼻阻塞、脓血鼻涕及面部疼痛和麻木。晚期则可出现面颊及鼻部畸形,眼球移位及活动受限,硬腭下塌,张口困难,颈部淋巴结转移,剧烈头痛等。鼻腔及鼻窦恶性肿瘤症状出现较晚,早期不易发现,除注意临床表现及前、后鼻镜检查外,鼻腔及鼻窦内镜检查、鼻窦及颅底 X 线检查、CT 检查等均有助于诊断,最后确诊有赖于活组织检查。

治疗方法以手术为主,配合放疗或化疗。根据肿瘤的部位及范围不同,可选择鼻侧切开术、上颌骨部分或全截除术及眶内容剜除术等。CO_2 激光、Nd:YAG 及半导体激光对鼻腔较局限之恶性肿瘤有较好的疗效。本病预后多数不良,综合治疗的 5 年生存率为 30%～40%。

一、临床护理

(一)术前护理

(1)鉴于患者对恶性肿瘤的恐惧心理及对术后效果的担心,应做好患者的心理护理,使其解除思想压力并积极配合手术。必要时对患者本人将真实病情进行医疗保密,但对家属必须交代事实真相。

(2)术前 2 d 用氯麻液滴鼻,复方硼砂溶液漱口。术前 1 d 剪除患侧鼻毛,男性剃须,拟行眶内容剜除术的患者,剃除患者眉毛并剪除睫毛。拟行上颌骨切除的患者,备同侧大腿内侧皮肤。准备做颈外动脉结扎的患者(为了减少术中出血),则需备同侧颈部皮肤。

(3)做上颌骨截除及眶内容剜除术的患者,应告知术后容貌的改变,使其有思想准备。较晚期恶性肿瘤常伴有消瘦和贫血,术前应加强营养,或静脉给予补充,必要时少量多次输血。

(4)备全血 400～1 200 mL。

(二)术后护理

(1)患者回病房后平卧位,头偏向健侧。观察刀口有无渗血,并及时吸出口腔分泌物。注意呼吸、脉搏、血压情况,专人护理至清醒两日后取半卧位以利引流,减轻面颊部肿胀。

(2)术后第 2 天始进高热量、高蛋白、富含维生素的流质饮食。张口困难的患者可用橡皮管吮吸或汤匙喂食,病情好转后改为半流质。进食量较少的患者应静脉补充液体或营养物质,加强支持疗法。

(3)注意口腔卫生,术后第 2 天开始用生理盐水棉球或小纱布擦洗口腔,或用复方硼砂溶液漱口,保持口腔清洁。唇部伤口用生理盐水棉球擦洗后涂 2% 红汞或甲紫。术后 7 d 拆线,植皮的患者 10 d 拆线。

(4)鼻腔填塞的患者勿用力咳嗽,想打喷嚏时张大口呼吸。填塞物取出后也不要用力擤鼻,以免伤口出血。

(5)术后 4～5 d 鼓励患者下床活动,如出现持续高热、呕吐、烦躁不安、头痛、心率快等应考虑颅内并发症的可能性,要及时处理。

(6)植皮的患者应注意供皮区的伤口,有渗血者及时更换敷料。无渗血者于术后 7～8 d 去除外层纱布,在紧贴创面的油纱布外面再贴 1～2 层含油较多的油纱,或涂抹多量抗生素软膏,待 1～2 d 贴在创面的油纱软化后,轻轻从创面上一起揭下,再用干纱布覆盖伤口数天以免磨破。

(7)术腔内植皮患者,填塞物取出后,置入的皮肤会逐渐脱落并有创面结痂,应及时予以清理,如痂下有脓,用过氧化氢或生理盐水清洗干净,然后涂甲紫或喷撒抗生素药粉。

(三)术后并发症的观察与护理

1.手术创面出血

患者有频繁吞咽及烦躁、血压下降、脉速等表现,可能有伤口出血,应立即采取止血措施并给予止血药,密切观察血压、心率的变化。

2.颅内并发症

手术时如累及筛顶及颅底骨质,术后有发生颅内并发症之可能。表现为持续高热、恶心、呕吐、烦躁不安、头痛、心率快等,应加强抗感染治疗,并采取降低颅压措施。

二、康复护理

恶性肿瘤术后,常遗有面部瘢痕甚至丑容,患者思想负担较重,应做好患者的思想工作,让患者面对现实,树立信心,积极进行康复治疗和训练。眶内容剜除术患者,眼球处遗有空洞,应以纱布覆盖或戴墨镜。硬腭切除患者,饮食常有反流,应鼓励患者进行吞咽锻炼,吃高热量易消化的食物,并少食多餐。伤口愈合消肿后,即可与口腔矫形医师联系,配制带牙齿的腭托,解决食物反流和咀嚼问题。因鼻腔及鼻窦恶性肿瘤术后容易复发和转移,嘱患者定期复诊,严密观察,并进行化疗和放疗,以防肿瘤复发。

(李艳平)

第九节　鼻　出　血

鼻出血是耳鼻喉科常见病,青少年出血部位多在鼻中隔前下部,而老年常发生在下鼻道后外侧的吴氏静脉丛或鼻中隔后动脉。引起出血的原因比较复杂,局部因素有外伤、炎症、肿瘤、异物和畸形等。全身因素主要有某些急性传染病如流感、麻疹、出血热等;心血管疾病如高血压、动脉硬化等;血液疾病如凝血功能障碍、血小板数量减少或功能异常、白血病、再生障碍性贫血等;另外,肝肾功能障碍、重金属中毒、内分泌失调、遗传性毛细血管扩张症等均可引起出血。治疗原则是先止血,然后再详细查找出血原因,并进行对因治疗。

一、临床护理

(一)一般护理

鼻出血患者一般比较紧张,应帮助患者安定情绪,解除其思想顾虑和恐惧感,必要时给予镇静剂。较轻患者可取坐位,较重患者可取半坐位或卧位。给予半流质或软食,富含高蛋白、维生素和铁剂。保持大便通畅,不要剧烈咳嗽、突然喷嚏和剧烈活动,以防加重出血。

(二)病情观察

注意观察体温、脉搏,有高血压或低血压的患者应定时测量血压并做好记录。观察患者的神志、精神状态、口唇和眼结膜的颜色,判断是否有贫血或失血性休克。嘱患者咽部有东西时随时吐出而不要吞咽,以免将鼻后孔的出血吞入胃中而不能及时发现。如吐出物中有鲜血,说明患者有后鼻孔出血。如患者频繁吞咽,虽然鼻前孔不再出血但面色苍白、出冷汗、烦躁不安、口干、脉搏快速或血压下降,常表示有大量血液咽入胃中,应立即报告医师。

（三）对症护理

对情绪紧张的患者要进行安慰,必要时给予镇静剂,使患者保持安静。出血较多的患者要静脉补充血容量,必要时给予输血。鼻腔填塞后疼痛严重不能耐受患者,遵医嘱给予镇痛剂,高血压的患者在进行止血的同时采取降压措施。

（四）治疗护理

备齐各种止血用品,以便在最短的时间内对患者进行止血,以免耽误时间,延误治疗。出血较轻的患者,经收敛或用吸引器吸出积血后可见到出血点,可行烧灼、激光照射或压迫止血。出血较多或鼻腔后部出血患者,往往难以查到出血点,可先行鼻腔填塞把血止住,待病情稳定后再进一步查找出血原因。如经填塞等多种方法仍不能止血,可行动脉血管结扎术,如筛前、筛后动脉结扎,颈外动脉结扎等。并根据情况全身应用止血药,同时给予抗生素预防感染。

二、康复护理

嘱患者勿剧烈活动,保持大便通畅,避免用力引起再次出血。认真查找出血原因,对导致鼻出血的间接原因进行有效的治疗。有贫血病的人应注意补充铁剂及蛋白质。

（李艳平）

第十节　急性扁桃体炎

急性扁桃体炎是腭扁桃体急性炎症。在季节气候变化时容易发病,多发生于儿童或青年,并可反复发作或形成病灶。致病菌为乙型溶血型链球菌、葡萄球菌、肺炎链球菌、流感杆菌等,细菌与病毒混合感染亦不少见。临床表现为咽痛、高热寒战、全身中毒症状明显。两侧扁桃体充血肿大或有脓性分泌物附着。本病易诊断,但应与咽白喉和某些血液病在咽部的局部表现相鉴别。

一、临床护理

（一）一般护理

嘱患者漱口刷牙,保持口腔清洁。可用复方硼砂溶液含漱或用抗生素液喷雾 2~3 次/天。适当卧床休息,多喝水,吃清淡易消化的食物,避免烟酒及酸辣性食物刺激。

（二）病情观察

咽痛为急性扁桃体炎的主要症状,吞咽或咳嗽时加重。疼痛剧烈时可致吞咽困难。也可引起耳部放射痛。表现为言语含糊不清。若炎症向鼻咽部发展,波及咽鼓管可出现耳闷、耳鸣及耳痛症状,有时可出现听力下降。幼儿期因扁桃体肿大可引起呼吸困难。急性扁桃体炎起病较急,可有畏寒高热,面色潮红,不愿说话或不愿吞咽,一般持续3~5 d。此时应注意患者体温的变化,积极治疗,预防全身并发症。

（三）对症护理

高热患者可行物理降温,应给予冷流质,无刺激的食物。咽痛不能进食的患者可以静脉补充液体,并适当的补充电解质和微量元素。

(四)治疗护理

急性扁桃体炎的治疗,主要是抗菌消炎。根据致病菌种应首选青霉素、红霉素或广谱、足量的抗生素治疗。在用药过程中应观察治疗效果和药物毒副作用的反应。如果疗效欠佳,应采集标本送检细菌培养加药敏,以便协助医师选择有效抗生素,促使炎症局限。

(五)并发症护理

急性扁桃体炎未得到及时控制,炎症向周围组织扩散,可引起扁桃体周围脓肿,咽旁脓肿,急性中耳炎及颈淋巴结炎等局部并发症。严重患者可继发风湿热,表现为关节痛、低热、多汗、疲乏,心动过速,心肌劳损,血沉快,抗"O"高等。多在急性扁桃体炎发病 2～3 周后出现症状,有时也发生在急性炎症期。还可引起急性肾炎。因此急性扁桃体炎发作时应密切观察患者的体温、心率的变化。需卧床休息,出现高热时遵医嘱给予退烧药,大剂量的应用抗生素控制炎症扩散,及时防治并发症。

二、康复护理

急性扁桃体炎已彻底控制后,患者机体尚未完全康复,应注意观察受累脏器,特别是心脏及肾脏功能恢复状况。康复过程中应重视去病因治疗。禁忌烟酒,防止感冒,适当休息,补充营养,加强锻炼,增强体质。对反复发作的患者,可以建议择期手术治疗。

(李艳平)

第十一节　慢性扁桃体炎

慢性扁桃体炎多由急性扁桃炎反复发作转为慢性。病原菌以链球菌及葡萄球菌最常见。其发病机制尚不清楚,但近年来基于免疫学的观点,认为自身变态反应是引起慢性扁桃体炎的重要机制。临床表现为咽痛。易感冒,或急性扁桃体炎反复发作。若扁桃体隐窝内有大量豆渣样脓栓积留会有口臭。根据病理可分为三种类型,即增生型、纤维型、隐窝型。由于病理改变的特点,其三种类型不同的慢性扁桃体炎其大小不同,故扁桃体大小并不能表现其炎症程度。目前扁桃体炎仍以手术切除为主要的治疗方法。手术方式:扁桃体剥离法、扁桃体挤切法两种。其适应证为慢性扁桃体炎反复急性发作;扁桃体周围脓肿的患者;小儿扁桃体过度肥大,影响呼吸,吞咽功能及语言含糊不清,伴有腺样体肥大者可一并切除;扁桃体良性肿瘤及恶性肿瘤早期;扁桃体角化症;病灶性扁桃体炎引起邻近器官并发症,如肾炎、关节炎、心肌炎、风湿热等。禁忌证为急性扁桃体炎发作期或呼吸道感染期;要在炎症消退 1 周后方可手术;造血系统疾病及有凝血机制障碍者;患有全身严重性疾病,如活动性肺结核、重症糖尿病、肝肾功能不全、未能控制的高血压、心脏病、重度贫血及白细胞计数特别低的患者、4 岁以下的儿童或 40 岁以上年老体弱者、妇女月经期或妊娠期最好不做手术。

一、临床护理

(一)术前护理

(1)要了解患者是否有出血性病史、传染病及过敏性病史。注意患者的身体情况及精神状态。女患者注意询问月经期及是否受孕等。对手术有顾虑的患者应做好解释工作,病灶性扁桃体炎注意相关疾病的检查指标,如心电图、抗"O"、尿蛋白等。以解除心理紧张,必要时术前晚上给予镇静药。

(2)做普鲁卡因皮试,观察 24 h,结果为阳性患者可改用利多卡因。青霉素皮试,观察 24 h,结果阳性者改用其他抗生素。术前 4~6 h 禁饮食。成人术前半小时按医嘱给药。小儿行扁桃体挤切术,术前不需用药。

(二)术后护理

(1)全麻患者取平卧位,头偏向一侧,执行全麻护理常规。如患者有频繁吞咽动作,说明伤口有出血情况,应及时吸出,汇报医师及时处理。清醒患者嘱其将口腔分泌物吐出,观察分泌物性质。卧床休息 1~2 d,嘱患者少活动,不可用力咳嗽及大声哭闹,避免过度牵拉伤口引起出血。

(2)局麻手术后 4 h,全麻清醒后 6 h,伤口若无出血可进冷流质饮食,次日进半流质,过3~5 d可吃普通饭,但要避免硬食,术后 2~3 d可有发热,但一般体温不超过 38 ℃,若体温超过38.5 ℃,应警惕是否有伤口感染或诱发并发症发生。

(3)正常情况下术后 24 h 扁桃体窝形成一层白膜,这是局部组织创伤后正常反应,白膜形成的越完整,越光滑越好。如白膜污浊。不完整,有伤口感染的可能。一般术后 5~7 d 白膜开始脱落,脱落时口腔内分泌物带有血丝视为正常。10~15 d 伤口完全愈合。

(4)术后 24 h 内患者自觉伤口疼痛明显,可适当应用镇静、止痛药。术后一般全身应用抗生素 2~3 d。并注意口腔卫生,每次进食后用复方硼砂溶液漱口。病灶性扁桃体炎术后注意观察诱发并发症的发生,如心肌炎、肾炎等。

(5)小儿行扁桃体切除后,常因疼痛拒绝饮食,尤其是在炎热的夏季,应注意适量的输液,及时补充机体所需的物质,避免发生水、电解质紊乱。

(三)术后并发症的观察与护理

(1)术后出血为常见的并发症。24 h 内出血称为原发性出血,多由手术损伤,止血不完善或留下扁桃体残体等原因造成。一旦发现患者术后不断地吐出鲜血,应立即通知医师,采取止血措施,同时要准备好止血器械包,吸引器及局部浸润麻醉用 1% 普鲁卡因,付肾素或利多卡因。根据患者的情况静脉输入液体或做好输血准备。在术后 5~7 d,由于伤口处白膜脱落、硬食物刺破伤口、伤口感染等,可发生继发性出血。应采取预防措施,一旦出血及时给予处理。

(2)伤口感染:表现为腭弓红肿,伤口处白膜污秽或夹杂血块,术后 3~5 d 患者仍咽痛明显,体温持续 38 ℃以上,应遵医嘱加大抗生素的用量或更换用药。加强口腔护理,用 3% 过氧化氢或硼酸漱口;局部用抗生素喷雾。全身支持疗法,增加身体抵抗力,避免感染向颈深部扩散。

(3)吸入性肺炎,肺不张,多因手术时血液,分泌物或异物误吸入下呼吸道引起。目前全麻手术减少,小儿扁桃体手术多采用挤切法,同时术后用适量抗生素,所以肺部并发症目前并不多见。对于小儿全麻扁桃体切除加腺样体刮除术,一定要及时吸出口腔内的分泌物,全麻患者未清醒时有频繁吞咽动作,说明有出血现象,应及时吸出,否则会将血液咽到胃中或误吸。

(4)病灶性扁桃体切除后,由于手术的激惹,局部细菌毒素扩散,可导致原心脏,肾脏等并发病急性发作,因此应注意观察心率及心律的变化。定期查尿常规,及时防治并发症。

二、康复护理

嘱患者两周内进软食。勿食生硬、辛辣、刺激性食品。1月内勿做剧烈运动。注意口腔卫生,用温盐水或复方硼砂溶液漱口,预防口臭及感染。术后伤口处形成的白膜,7～10 d 开始脱落,告诉患者脱落期间口腔分泌物带有血丝属正常现象。由于伤口牵拉、术后有轻微的耳朵疼痛不用处理。

（李艳平）

第十二节 咽部脓肿

一、扁桃体周围脓肿

扁桃体周围脓肿是扁桃体周围间隙内化脓性炎症。本病多继发于急性扁桃体炎或慢性扁桃体炎急性发作期,由于隐窝口阻塞引流不畅、感染可经上隐窝或咽部滤泡化脓,侵入扁桃体周围间隙而引起。本病常见的致病菌有金黄色葡萄球菌、β-溶血性链球菌、甲型草绿色链球菌和厌氧菌等。

(一)临床护理

1.一般护理

由于咽部剧痛及炎症累及翼内肌致张口受限,故影响患者饮食。因此,应加强生活护理,尽可能给予富有营养易消化的冷流质。不能进食的患者通过静脉补液,保持代谢平衡。

2.病情观察

扁桃体急性炎症过程中,或初愈不久,体温再度升高,一侧咽痛加剧可放射至同侧耳部及牙齿。患者急性面容、痛苦表情,头偏向患侧,张口受限。检查见患侧扁桃体腭弓充血肿胀,向内前方隆起。患者语言不清,饮食时容易发生呛咳。

3.对症护理

患者体温高、咽痛剧烈,给予物理降温,如酒精擦浴、冰袋降温等。必要时口服解热镇痛片、肌内注射阿尼利定或静脉用药加激素可使体温逐渐下降。咽部疼痛告诉患者少讲话。

4.治疗护理

发病初期即扁桃体周围炎症阶段,要用大剂量广谱抗生素,尽快控制炎症扩散,脓肿形成后应及时穿刺抽脓,必要时切开排脓,检查咽部时,可撑开切口使其引流通畅。需用复方硼砂溶液漱口,保持口腔卫生。

(二)康复护理

本病易复发,有扁桃体周围脓肿病史的患者,即为扁桃体切除的适应证。告诉患者在炎症消退后 2～3 周行扁桃体切除术。平时要注意预防感冒、增强营养,在身体健康状况较好的情况下施行手术为宜。

二、咽后脓肿

咽后脓肿为咽后间隙的化脓性炎症,多由咽后淋巴结感染引起,慢性咽后脓肿系由颈淋巴结形成的冷脓肿,本文不述及。由于上呼吸道感染,急性炎症可循淋巴途径蔓延,引起咽后间隙淋巴结发炎并形成脓肿,多发生于 3 岁以下婴幼儿。部分病例可因后壁损伤引起感染或由邻近部位的炎症直接蔓延所致。咽后脓肿起病急、病情重、体温高,患儿烦躁哭闹发音含糊似口内含物感,睡眠有鼾声。呼吸不通畅。严重者可引起急性呼吸道阻塞甚至窒息。

(一)临床护理

1.一般护理

病室应空气流通,环境安静,温湿度适宜,减少刺激。患儿取侧卧位,避免脓肿突然破裂脓液涌入呼吸道引起窒息。对咽后脓肿的患儿,检查前要备好吸痰器、氧气等。检查咽部动作不能粗暴,防止脓肿破裂。脓肿一旦破裂速将患儿头部放低,用吸引器将脓液吸出,防止窒息。咽部疼痛,易进营养丰富的软食或流质饮食。

2.病情观察

咽后脓肿患儿应严密守护观察,按时测量体温、呼吸、心率,密切观察面色、哭声、进食情况、精神状态。如脓肿突然破裂,可发生窒息或吸入性肺炎,应备齐各种抢救物品和器械,配合医师进行抢救。

3.对症护理

患儿体温高,发热应以物理降温为主。当体温超过 39 ℃ 时,可行温水擦浴,使体温逐渐下降,一般不用退热药,防止体温突降,出汗过多,引起虚脱。忌用酒精擦浴,防止体温急剧下降,而致体温不升或酒精中毒。烦躁哭闹者立即通知医师,按医嘱给予适量镇静药(复方氯丙嗪 1 mg/kg、地西泮 0.2～0.5 mg/kg 等),使其保持安静。

4.治疗护理

根据脓肿的细菌培养和药敏试验,选用对病原菌敏感足量的抗生素。要注意纠正电解质紊乱,必要时行支持疗法,静脉输血浆、清蛋白、鲜血,增强机体免疫力,促进身体尽快恢复健康。

(二)康复护理

病愈后的儿童,身体健康状况受到很大影响,因此要调配饮食结构,注意各种营养成分的需要量。嘱家长要纠正儿童偏食的不良习惯。多吃各类新鲜蔬菜及水果。适当增加室外活动,锻炼身体,增强体质,预防感冒。

(李艳平)

第十三节 下 咽 癌

下咽癌又称喉咽癌,下咽癌多发于梨状窝、下咽后壁、环后区。梨状窝癌和下咽后壁癌多发于男性,环后癌多发于女性。下咽癌的好发龄为 50～70 岁。病因不清楚,可能与吸烟、营养不良、病毒感染、维生素及微量元素缺乏有关,咽部异物感是下咽癌患者最常见的初发症状,但因其下咽位置隐蔽,因而常被患者及医师所忽视而误诊及误治,临床发现时多为晚期肿瘤。逐渐出现吞咽疼痛、吞咽不畅、声嘶、颈部肿块、贫血、消瘦、衰竭等恶病质表现。肿瘤侵及大血管时可发生严重出血。

一、临床护理

(一)术前护理

(1)下咽癌切除术创伤大,疗效较差,因此术前应对患者详细讲解术前术后应注意的事项,术前教会患者用简单的手语表达大便、小便、饥饿、疼痛等意思。术后要进行的各种治疗,如气管切开、鼻饲流质、静脉输液等需要患者配合,减轻患者的焦虑与紧张情绪,并鼓励患者树立信心,积极配合手术。

(2)术前两日给复方硼砂溶液漱口。口鼻有炎症应先治疗后再行下咽癌切除,以防术后感染。对于有全身疾病,如心血管疾病的患者,要及时请心内科会诊、确定能否负担下咽癌切除手术。全身情况较差者需要用药治疗一段时间,纠正全身情况后再行手术。同时要注意患者的血生化的检查,给患者增加营养,提高患者的抵抗力及免疫力。

(3)备皮范围:上起面颊部颧骨弓下缘,胡须,下至双侧乳头水平,刮去双侧腋毛、左右上臂2/3 的汗毛。胸腹联合手术的患者需备皮至脐下。侵及食管做结肠上徙代食管手术需进行肠道准备。术前 3 d 进无渣流质饮食,番泻叶 60 g 分 10 包冲泡代茶饮。PPA 0.5 g 口服,每天 3 次,预防肠道感染。术前 12 h 禁食,术前一天下午开始清洁灌肠。灌肠时应注意患者的生命体征的变化及排泄物的性质。如有虚脱现象及时静脉补充液体。

(4)备好全麻床,气管切开护理盘、吸引器、氧气、心电监护仪。结肠上徙及胃上提代食道术者应备好十二指肠营养管及胃管。

(二)术后护理

(1)术后进病房监护室,设专人护理。取平卧位,头垫枕,前倾 30～35°,禁止左右摆动,减轻刀口张力,避免将吻合口撕裂。经 3～5 d 可改为半卧位,头仍保持前倾位。严密观察生命体征、血氧饱和度的动态变化,根据病情调节氧流量。及时吸出气管内分泌物,防止呼吸道梗阻。观察分泌物的颜色、性质及量。注意患者呼吸频率及幅度的变化。观察伤口有无肿胀、出血、渗血,气管切开周围有无皮下气肿等。保持各种管道通畅。咽喉部缺损用胸大肌皮瓣修复的患者,皮下置引流管接负压引流袋进行吸引,以防皮瓣下积液影响皮瓣成活。注意观察引流液的量、颜色及性质,每天更换 1 次引流袋。24 h 内引流量少于 20 mL,过 2～3 d 可拔除引流管。结肠上徙代食管及胃上提代食管患者,因其腹部有伤口,应密切观察腹部伤口有无渗血渗液。肠鸣音的恢复情况。吸痰时挤住腹部,减轻刀口张力,保证伤口愈合。

(2)保持病室空气清洁、流通,每天紫外线照射床单元 1 次,连续 7 d。保持口腔清洁,每天口腔护理 2 次,用盐水棉球擦拭口腔,7 d 后可开始漱口刷牙,预防口腔感染。嘱患者勿将口腔分泌物咽下,以防污染吻合口。气管切口处敷盖 1 层湿纱布,增加吸入空气的湿度和预防吸入异物。卧床期间帮助患者更换体位,预防褥疮。鼓励早期下床活动,及时吸痰,预防肺部并发症。气管切开护理请参照喉梗阻患者气管切开术后的护理。

(3)患者由于手术后不能讲话,往往情绪低落,注意应用安慰及鼓励的语言帮助患者树立起战胜疾病的信心,同时由于术后患者的敏感性增强,猜疑心加重,护士应注意自己的言谈举止等形态语言,避免给患者造成不良的影响。

(4)下咽癌切除胸大肌皮瓣修补术后的饮食护理同喉癌切除术后的患者。下咽癌切除结肠上徙代食管、胃上提代食管术后的饮食护理:此类患者通过鼻腔插入胃管和十二指肠营养管,术后胃管接负压引流袋行胃液引流,预防胃液反流侵蚀伤口。引流期间观察引流液的颜色及引流量,引流液呈咖啡色应考虑为应激性胃出血。十二指肠营养管用于提供肠内营养。一般术后2～3 d患者恢复肠蠕动,出现肠鸣音或肛门排气后,可先经十二指肠营养管注入温热无菌等渗盐水30 mL,若患者无腹胀、腹痛现象,次日开始肠内营养,滴注要素膳。应先从等渗溶液低流速滴注,一般用10%要素膳500 mL由营养管滴入,滴速在10滴/分钟左右,滴注速度过快可致腹胀、腹泻。以后根据先增容量,再增浓度的原则逐日增加。滴注量可增加至20%要素膳2 000 mL/d,每天应保证7.53～10.4 MJ的热量。要素膳需随用随配。在配制及使用过程中应注意,保持器皿和管道的清洁卫生,防止污染。为保证要素膳滴入肠内的温度(38～40 ℃),可将管道穿过双孔软木塞的暖水瓶进行加温。肠内营养应注意定期复查血生化以指导用量。患者颈部吻合口愈合后可改为鼻饲匀浆膳。若行胃咽吻合术,则胃上提后呈细长状。注入匀浆膳初次不要超过100 mL,然后根据患者纳入后的感觉逐渐增加鼻饲量。下咽癌患者术后伤口一般在14 d左右愈合。此时患者可试行经口进食。先嘱患者带胃管喝无菌生理盐水和糊状食物。密切观察患者有无吞咽困难及呛咳现象,进食顺利可拔除胃管。由于手术改变了喉的正常解剖结构,进食过程中最易出现呛咳现象,嘱进食前多做空咽动作,空咽时要用力,努力使新喉口抬高,调整好头部位置,找出适合进食的最佳体位。

(三)术后并发症的观察与护理

应激性胃溃疡是常见的并发症,为预防其发生,术前2 d开始静脉滴注西咪替丁0.8/次/天,术后继续使用,以预防和减少应激性胃出血的发生。并发应激性胃出血时,应先嘱患者禁饮食,注意观察血压、脉搏及患者的精神状态的变化。若出血量<50 mL,可先用冰盐水30 mL加去甲肾上腺素2 mg、卡巴克洛2 mg或加凝血酶1 000 U,通过胃管反复冲洗胃,每天2～4次,注入药液后停止引流,半小时后再行胃肠引流,继续观察胃液颜色和性质,并注意观察患者用药后有无不良反应。若出血量>50 mL,还可静脉推注奥美拉唑400 mg/d;静脉滴注巴曲酶每天1～2 kU。

二、康复护理

下咽癌术后属于疗效较差的肿瘤。预后需行放射治疗,出院时不能拔除气管套管,以避免放疗期间出现喉头水肿而致喉梗阻。3～6个月经纤维喉镜检查喉腔通畅,黏膜光滑,披裂动度良好,可试行堵管,进而拔管。对暂时不能拔管的患者,应做好出院指导,套管内管的取出与放入、内管的清洁与煮沸消毒、气管内的滴药方法,敷料更换及脱管的危险性和急救处理。

(李艳平)

第十四节　急　性　喉　炎

急性喉炎的主要表现为声音嘶哑,全身不适,发热等上呼吸道感染症状,病情变化快。此病的主要危险是喉阻塞,应密切观察呼吸。急性喉炎容易治愈,关键在于处理及时,防止并发症。小儿急性喉炎起病急、病情重、体温高,发病初期有声音嘶哑、失音或"空"样咳嗽。若治疗不及时可发生吸气性呼吸困难、喉喘鸣及三凹征。严重者因急性喉阻塞导致窒息危及生命。

一、临床护理

(一)一般护理

患者要卧床休息,少讲话或不讲话。儿童尽量减少哭闹,使声带得以休息。室内要通风好,保持一定的温度和湿度,避免寒冷、干燥空气刺激呼吸道黏膜。嘱患者多喝水,吃营养丰富易消化的食物。患儿咽喉痛不能进食,应供给足够的热量及水分,以维持水、电解质平衡及营养的需要。新生儿所需能量按每天(250~419)kJ/kg[(60~100)kcal/kg]计算。要加强口腔护理,防止发生口腔及咽喉部黏膜溃疡。

(二)病情观察

急性喉炎病情变化快,应严密守护观察,定时测量体温、呼吸、心律,密切观察面色,精神状况,有无声嘶、喉痛。成人全身中毒症状较轻,小儿则表现起病较急,多有发热、声嘶、咳嗽等。早期以喉痉挛为主,主要是喉阻塞,吸气时有锁骨上窝、胸骨上窝及上腹部显著凹陷,面色发绀或烦躁不安。呼吸频率变慢,10~15 次/分钟。如患儿出现面色苍白、口唇发绀、呼吸急促表浅、心率可达 180 次/分钟以上,或伴有心律不齐,应考虑为心力衰竭。应立即通知医师及时治疗。

(三)对症护理

急性喉炎的主要危险是喉阻塞,尤其是小儿急性喉炎,根据呼吸困难的程度采取相应的护理措施。如氧气吸入、超声雾化吸入,及时吸痰及做好气管切开准备等。对于烦躁不安、精神紧张或哭闹的患者按医嘱给予适量的镇静药,如复方氯丙嗪 1 mg/kg 肌内注射,10% 水合氯醛 0.5 mL/kg 灌肠。以减少机体的耗氧量,避免呼吸困难加重。

(四)治疗护理

及早使用足量抗生素加适量类固醇激素静脉滴注,观察 30~60 min 病情稳定,说明药物有效,若经药物治疗后呼吸困难无缓解,应做好气管切开的准备,及时做气管切开术,保持呼吸道通畅。对痰液黏稠不易咳出的可用 α-糜蛋白酶 400 U、肝素钙 1 支、地塞米松 5 mg 行雾化吸入,1 d 3 次。补液时液体量不宜过多,控制滴数,以免发生心力衰竭。儿童不超过 15 滴/分钟。

(五)并发症护理

重度小儿急性喉炎常并发肺炎、急性心力衰竭、电解质紊乱等,甚至发生窒息。要密切观察患者全身情况及精神状态的突然变化。如体温高、白细胞高、呼吸急促、呈混合性呼吸困难,应想到可能并发肺部感染,要及时治疗。若患儿出现面色苍白、口唇发绀,呼吸急促、表浅、脉搏快、微弱、心率在 180 次/分钟以上,心律不齐、肝脏充血肿大等症状,应考虑为心力衰竭。要快速准备好抢救用药,给予大流量氧气吸入,并尽量减少对患儿的刺激。

二、康复护理

告诉患者及家属,急性喉炎多继发于上呼吸道感染,尤其是小儿,要预防感冒。同时多去室外活动,适当锻炼,以提高机体的抵抗力。特别对体质差的儿童,要注意天气变化,及时增减衣服,预防感冒和上呼吸道感染,如有疾病及时诊治,以防延误治疗时机。

(李艳平)

第十五节 喉 外 伤

一、疾病概要

喉外伤分为喉外部外伤及喉内部外伤两类。喉外部外伤指喉部的皮肤、肌肉、黏膜、血管、神经等组织的损伤。损伤的种类包括钝挫伤、切割伤、刺伤及混合伤等。喉内部外伤包括喉内烫伤、烧灼伤及器械损伤,常见于麻醉插管、化学腐蚀剂及火灾时烟尘等误吞或吸入。引起咽喉部及呼吸道黏膜充血、水肿、糜烂、溃疡及坏死。严重喉外伤如急救不及时;治疗护理不当可发生喉阻塞、气管-食管瘘、瘢痕性上呼吸道狭窄,严重时可危及生命,治疗原则积极采取抢救措施,控制出血,解除呼吸困难、防止休克。手术治疗恢复喉功能。尽量避免出现喉狭窄。

二、临床护理

(一)术前护理

由于喉部血管丰富,多来自喉动脉、甲状腺动脉及甲状腺组织,出血较严重。易发生休克,应用力压住颈部大血管,减少出血并将伤口出血部位用血管钳夹住。快速建立静脉通道、遵医嘱给予输液输血、用药等抗休克抗感染治疗。保持呼吸道通畅,喉是呼吸的通道,上通咽腔下连气管。喉外伤造成组织移位、出血、分泌物阻塞呼吸道都会引起窒息。应迅速将伤口撑开恢复呼吸道通畅,及时清除口内分泌物、呕吐物,血液、唾液流入下呼吸道造成阻塞,必要时先行环甲膜切开或高位气管切开。使患者保持头低位,同时高流量吸入氧气。常规做 TAT、普鲁卡因皮试、对局部皮肤进行清洗备皮,在抢救的同时将病情,手术有关事项、危险性、并发症向家属说明,取得患者家属的配合,详细记录抢救过程。以便在抢救的同时尽快施行手术。

(二)术后护理

全麻术后进病房监护室,因喉外伤施行喉整复术,需保持颈部伤口无张力,所以体位需平卧后头垫枕,使头前倾 30°,禁止左右摆动,避免将吻合口撕裂。观察伤口有无出血、渗血、气管切开周围皮下气肿。保持呼吸道通畅:喉腔整复术的患者先行气管切开,整复后喉腔放置扩张子关闭伤口。呼吸改为颈部气管切开造瘘口,因此做好气管切开护理保持呼吸道通畅尤为重要。严密观察生命体征及血氧饱和度的动态变化,根据病情调节氧流量,及时吸除气管内分泌物,一般术后 2 周左右拔除扩张子。伤口愈合拔除气管套管。保持室内清洁、安静,定期进行空气消毒。及时换药,保持伤口干燥,密切观察有无感染,应用足量广谱抗生素,防止伤口感染引起喉狭窄,给患者痊愈后的生活及治疗带来困难。喉外伤患者术后均需插鼻饲胃管,减少喉部活动及伤口污染,保证伤口愈合。在鼻饲期间做好口腔护理,保持口腔清洁,预防口腔黏膜糜烂。食物种类多选用米汤、牛奶、果汁,2 d 后改为面食、骨头汤等,用食品加工机加工成为糊状,由胃管注入。每天注入 4～5 次,在鼻饲期间要观察患者的胃部反应,随时调整饮食种类。

三、康复护理

喉部手术伤口愈合后,嘱患者预防上呼吸道感染,避免咳嗽,禁止烟酒刺激,少说话,多做深呼吸运动锻炼喉功能,保持室内空气湿润,新鲜,适当锻炼身体,提高机体免疫力和抵抗力。如出现咳嗽给予庆大霉素 16 万单位加地塞米松 5 mg 雾化吸入,每天 1～2 次,5 d 为 1 个疗程。如果堵管后出现憋气,呼吸不畅,不能拔除气管套管,半年后再做喉整复术。

(李艳平)

第十六节　急性喉梗阻

一、疾病概要

喉梗阻亦称喉阻塞。小儿发生喉阻塞的机会较成人多。喉阻塞有小儿急性喉炎、咽后壁脓肿、呼吸道异物、喉癌、喉乳头状瘤、喉外伤、双侧声带麻痹及先天性喉畸形等。临床症状为吸气性呼吸困难、吸气性喘鸣、吸气性三凹征(胸骨上凹、锁骨上凹、剑突下凹),根据喉阻塞的程度,引起呼吸困难分为四度,临床护理观察重点。

(一)Ⅰ度呼吸困难

平静时无症状,活动或哭闹时有轻度的吸气性呼吸困难,喉喘鸣及三凹征因为呼吸困难不明显,要详细询问病史、检查,针对病因治疗。

(二)Ⅱ度呼吸困难

安静时有轻微的吸气性呼吸困难,活动时加重,但不影响睡眠及进食。缺氧症状不明显,脉搏整齐有力。要密切观察病情变化、对症处理。给予氧气吸入,镇静药等。

(三)Ⅲ度呼吸困难

吸气性呼吸困难明显,喉鸣较响,三凹征及缺氧症状明显,出现发绀及烦躁不安,并影响睡眠及进食,脉搏快而弱。因为呼吸困难严重,其病因不明确或短时间内不能除去者,应立即行气管切开术。

(四)Ⅳ度呼吸困难

呼吸困难致极度缺氧及二氧化碳蓄积,患者手足乱动、面色苍白、口唇发绀、出汗、全身衰竭、脉搏细弱、心律不齐,可因窒息或心力衰竭而死亡。对于此类患者应快速气管切开,气管插管或插入气管镜,尽快使呼吸道通畅。

二、临床护理

(一)术前护理

严密观察呼吸,对表现呼吸困难和缺氧的患者应给予高流量氧气吸入,并做好术前准备。卧床休息,去枕半卧位,使颈部舒展以利于呼吸和咳痰。密切观察患者的呼吸变化,患者情绪较紧张,应给予心理疏导。对需行气管切开术的患者,向其本人及家属说明手术的必要性及注意事项,以减轻患者焦虑情绪。气管切开护理用物准备:吸痰器、气管套管(按患者年龄准备不同型号套管)、气管切开护理盘(无菌换药碗、吸痰管、血管钳、棉球、纱布、通内管用的探针)、弯盘、60 mL 小滴瓶(装抗生素液)及外用盐水。

（二）术后护理

术后取平卧位或半卧位,设专人护理,严密观察生命体征、血氧饱和度的动态变化,根据病情调节吸氧流量。还要注意观察患者呼吸频率及幅度的变化。24 h内尽量少活动,以防气管套管脱出。术后进流质或半流质饮食,进食时注意有无呛咳及吞咽困难。术后患者暂时不能说话,表现为烦躁不安,护理时应耐心仔细,及时领会患者的意图,可与患者进行书面交流,或让患者堵住气管套管口进行短时交流。保持病室内空气清洁、流通,温度在 18~20 ℃,湿度在 60%~80%,气管切开口处覆盖 1 层无菌湿纱布,以增加吸入空气的湿度,并防止异物误吸。保持呼吸道通畅,及时吸痰,吸痰时注意无菌操作,动作要轻柔,注意吸气管内分泌物的导管不得再用作吸口腔分泌物,以防止交叉感染。为预防套管内结痂形成和感染,每 30 min 气管内滴入抗生素药液2~3滴。痰液黏稠不易吸出,可行超声雾化吸入,1~2 次/天,必要时 1 次/2 h,每天更换 1~2 次气管切开口纱布。气管切开 48 h 抽出伤口内填塞的纱条,1 周后拆除缝线。气管套管外管固定要牢固,系带的松紧度要适宜(系好后能容纳一指为宜),在颈后系死结。执行气管切开护理常规。内管保持通畅。每 4~6 h 清洗内管 1 次,每天消毒 1~2 次。清洗内管时棉球要适量,以防内管变形。注意棉球勿遗漏在内管中。严密观察有无并发症,如刀口出血、皮下气肿、纵隔气肿、气胸、气管食管瘘、肺部感染等。发现并发症应及时汇报医师处理。术后禁用吗啡、可待因、阿托品等镇咳止痛药,以免抑制咳嗽而使分泌物不易咳出。患者剧烈咳嗽时可酌情使用止咳剂,以防脱管。由于剧烈咳嗽或活动、气管套管系带过松导致气管套管脱出时,患者主诉呼吸困难,小儿突然发出啼哭声,吸痰时有阻力,痰液不能够吸出。应立即用止血钳迅速撑开气管切开口,将气管套管插入气管内,同时给予高流量氧气吸入。喉梗阻去除病因后应尽快拔除气管套管,拔管前应先将大号气管套管换成小号的套管,无明显呼吸困难行堵管 48 h,堵管期间注意观察患者呼吸,平稳即可拔除套管。拔管后伤口用创可贴拉拢,不必缝合,一周左右可自愈。

三、康复护理

气管切开术后需长期带气管套管的患者或暂不能拔管的患者,做好出院指导。例如,气管套管内管的取出与放入;左手按住外套管,右后旋转内管上开关后取出,手法要轻柔,以防将外套管拔出;气管套管的清洗与煮沸消毒法;敷料更换与气管内滴药法;外套管固定的重要性及脱管的急救处理方法等。

（祁业英）

第十六章

麻醉科护理

第一节 疼痛评估与记录

疼痛是人类最为常见的生活和临床现象。任何人的一生,都不可避免地要经历疼痛的困扰。轻微而短暂的疼痛,能为机体提供特殊的警报信号,是生命不可缺少的保护功能之一,有利于机体趋利避害,我们可谓之为"好痛"。严重而持久的疼痛将给机体带来明显的伤害,这种伤害几乎是无法估量的。先天性缺失疼痛同样是有害无益的,此类患者终因不能感知和鉴别疼痛造成遍体鳞伤而危及生命。

国际疼痛研究会给疼痛的定义:疼痛是一种不愉快的感觉和情感体验,起源于实际的或潜在组织损伤。疼痛的产生是与实际的或潜在的组织损伤相关的主诉,但应包括不愉快的感觉和情感体验两个方面。

一、疼痛评估

(一)疼痛评估的内容

临床医护人员在对患者的疼痛进行评估过程中,应注意详细了解患者的疾病发生、发展情况,在全面、系统问诊的基础上,有重点地采集疼痛病史,对疼痛注意综合评估,包括病因、疼痛的性质、程度、部位,对日常生活的影响等多个方面。

1.性别和年龄

有许多疼痛病症存在明确的性别、年龄差异。如肋软骨炎多发生在 20 岁左右的青年女性;丛集性头痛初发多是 20～30 岁的青年男性。同是腰背痛,在老年人,多见于退行性疾病、转移癌;在中年人,多见于劳损、椎间盘突出症;在青少年,则多见于外伤、畸形。

2.职业

在没有明显损伤时,颈、腰区的疼痛可以是不正确的用力,不合适的体位或一种姿势保持过久而引起,如长时间伏案工作,搬运物品等。因此,要注意仔细询问患者的职业、工种、劳动时的姿势、用力方式等。一般患者往往不会主动汇报,需经仔细询问才能获得相关信息。

3.疼痛的诱发因素和起病情况

许多疼痛性疾病均有明显的诱发因素,如功能性疼痛在潮、湿、凉的环境中容易发病;神经血管性疼痛在精神紧张时易发病;偏头痛易在月经前发作。许多疼痛的出现或加重也有明显的诱因,如咳嗽、大便、憋气时出现向肢体放射性疼痛的病变多来自椎管;韧带损伤或炎症在某种体位时疼痛明显加重,有时则有明显的压痛点。

在询问病史时,应注意发病开始的时间,最初疼痛的情况,如有无外伤,外伤时体位及部位等,对判断起病原因及部位有重要意义。如睡眠后开始的颈区疼痛常为颈区肌肉痉挛或落枕所致。

4.疼痛的性质

疼痛是一种主观感觉,对疼痛性质的表达受多种因素的影响,包括患者的文化素质、疼痛经历等。因此,患者常常对疼痛表述不清或找不到恰当的词语来形容,但是疼痛的性质对诊断具有重要意义,如软组织内血肿、脓肿、外伤后水肿可表现为局部胀痛或跳痛;酸痛多为肌肉组织的功能性疼痛;神经根或神经干受压常引起放射痛;晚期肿瘤多呈部位固定、持续性且逐渐加重。医护人员应注意应用通俗的语言来指导患者表述自身所患疼痛的性质。

5.疼痛的伴随症状

了解疼痛的伴随症状在疼痛疾病的诊断和鉴别诊断中有着非常重要的意义。各种疼痛性疾病通常有各自的伴随症状,掌握这些规律可使诊断局限到某类疾病或某个疾病。如关节疼痛伴有肿胀,晨僵者多为类风湿关节炎;疼痛伴有发热者考虑感染性疾病、风湿热等。

疼痛的伴随症状比较复杂,几乎每个剧烈疼痛病例均伴有烦躁不安、心率增快、呼吸加快、瞳孔缩小等交感神经兴奋的症状。常见的伴随症状:头痛时伴有头晕、恶心、呕吐、视物模糊、耳鸣等;颈区痛伴有手麻、腿软、眩晕、心慌等;腰痛伴有泌尿系统、生殖系统症状等。

6.精神状态及有关心理社会因素

在了解患者的病史时,应注意观察患者的精神状态和心理反应,有助于甄别出那些需要特殊精神心理支持的患者,以给予相应的支持治疗。

绝大多数癌痛患者都存在有不同程度的恐惧、愤怒、抑郁、焦虑和孤独等心理障碍。如果不能发现这些心理障碍并努力地协助患者解除,即使给患者足量的镇痛药物,患者的痛苦一般仍得不到满意的解除。

7.其他

过去史、家族史、婚姻史、感染史、肿瘤史及手术史、应用激素史、疼痛的诊断和治疗过程,疼痛治疗效果等都是医护人员必须重视的要素。

(二)疼痛评估的原则

1.相信患者的主诉

疼痛是患者的主观感受,诊断患者是否有疼痛及疼痛严重程度主要依据是患者关于疼痛的主诉。因此,医护人员应鼓励患者充分表达疼痛的感受和疼痛相关的病史,鼓励患者积极参与疼痛评估,仔细倾听患者关于疼痛的表达,相信患者对疼痛感受的叙述。

2.全面评估疼痛

了解疾病的诊治及发展过程,疼痛的性质、程度,疼痛对生活的影响,药物治疗史及伴随症状及体征等。

3.动态评估疼痛

评估每次疼痛的发生、治疗效果及转归。评估的时机：①患者主诉出现新的疼痛；②进行新的操作时，如患者疼痛程度增加，之前的疼痛治疗措施效果不佳时；③在疼痛治疗措施达到峰值效果后；④对于一些长时间存在的疼痛，如术后疼痛、慢性疼痛需要根据疼痛情况规律地进行评估。

再评估的内容：①现在的疼痛程度、性质和部位；②过去 24 h 最严重的疼痛程度；③疼痛缓解的程度；④治疗方案实施中存在的障碍；⑤疼痛对日常生活、睡眠和情绪的影响；⑥疼痛治疗的不良反应。

(三)疼痛评估的意义

疼痛评估的意义可归纳为 4 个方面。

(1)更准确地判定疼痛特征，便于选用最恰当的治疗方法和药物。

(2)在治疗过程中，随时监测疼痛程度的变化，及时调整治疗方案，而不是在终止治疗后才由患者做出回顾性比较，避免治疗的偏差。

(3)用定量的方法判断治疗效果。

(4)有时治疗后疼痛缓解不完全，通过疼痛定量可以说明治疗后疼痛缓解减轻的程度和变化特点。

由于疼痛不仅与生理、病理有关，还受情绪、心理等因素的影响，因此客观的测定和评价是相当困难的。

(四)疼痛评估的方法

在疼痛治疗过程中，不仅要了解患者有无疼痛，还要了解患者疼痛强度的变化，从而对病情和治疗效果做出估计。但是，由于疼痛是主观的感觉，缺乏客观指标，迄今尚无一种行之有效的客观疼痛评定方法。本节仅介绍几种目前常用的定量评估方法。

1.视觉模拟量表(visual analogue scale,VAS)

VAS 通常是在一张白纸上画一条长 10 cm 的粗直线，两端分别写上"无痛"(0)和"剧烈疼痛"(10)字样(图 16-1)。被测者根据其感受程度，在直线上相应部位作记号，从"无痛"端至记号之间的距离即为疼痛评分分数，即表示疼痛的量，目前常使用一种改进的 VAS 尺，尺的正面有在 0 到 10 之间可移动的标尺，背面有 0 到 10 数字的视觉模拟评分尺，当被测者移动标尺定于自己疼痛强度的位置时，医师能立即在尺的背面看到 VAS 的具体数字。VAS 是最常用的疼痛强度评估方法。

无痛　　　　　　　　　　　　　　　　　　　　　　　　　　　最剧烈的痛

图 16-1　视觉模拟评分表(VAS)

2.语言评价量表(verbal rating scale,VRS)

VRS 是将疼痛测量尺与口述描绘评分法相结合而成。其特点是将描绘疼痛强度的词汇等通过测量尺图形来表达，使患者更容易理解和使用。VRS 将疼痛用"无痛""轻微痛""中度痛""重度痛"和"极重度痛"。口述描绘评分法有 4 级评分、5 级评分、6 级评分、12 级评分和 15 级评分等。各种口述描绘评分法均是根据疼痛的程度，采用从无痛到最严重疼痛的词汇表述。其中以 4 级评分或 5 级语言评分较简便、实用(图 16-2)。

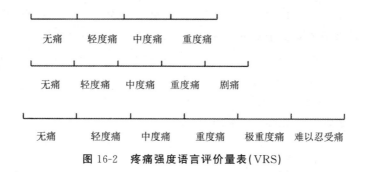

图 16-2 疼痛强度语言评价量表(VRS)

3.数字评价量表(numerical rating scale,NRS)

NRS是将VAS改用数字在表上表示,疼痛程度用0到10这11个数字表示。0表示无痛,10表示最痛。被测者根据个人疼痛感受在其中一个数作记号(图16-3)。

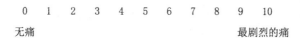

图 16-3 数字疼痛评价量表(NRS)

4.长海痛尺

上海长海医院根据自己的临床经验及应用体会,归纳总结出长海痛尺。选用长海痛尺的依据:符合Jensen选择痛尺的标准;保留0~10和0~5两个常用痛尺的功能和优点。这样,制定出的长海痛尺解决了0~10痛尺评估时的困难的随意性这一突出的问题,亦解决了单用0~5痛尺评估时的精度不够的问题。(图16-4)

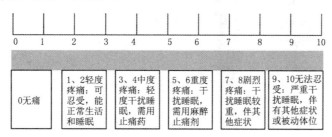

图 16-4 长海痛尺

5.疼痛问卷表

疼痛问卷表是一种多因素评分方法,是根据疼痛的生理感觉,患者的情感和认识成分等因素设计而成,因此能较准确的评价疼痛的强度与性质。

(1)麦吉儿疼痛问卷表(McGill pain questionnaire,MPQ):McGill疼痛问卷包括4类20组疼痛描述词,从感觉、情感、评价和其他相关类四个方面因素,以及现时疼痛强度进行较全面的评价。每组词按疼痛程度递增的顺序排列,其中,1~10组为感觉类,11~15组为情感类,16组为评价类,17~20组为其他相关类。被测者在每一组词中选一个与自己痛觉程度相同的词。根据被测者所选的词在组中位置可得出一个相应数值(序号数),所有选出的词的数值之和为疼痛评定指数(pain rating index,PRI)。PRI可以求出四类的总和,也可以分别计算。

(2)简化的麦吉儿疼痛问卷表(short-form of McGill pain questionnaire,SF-MPQ):SF-MPQ是在MPQ基础上简化而来。由11个感觉类和4个情感类的描述词,以及现时疼痛强度(present pain intensity,PPI)和 VAS 组成。所有描述词均用 0～3 表示"无痛""轻度痛""中度痛"和"重度痛"。由此分类求出 PRI 或总的 PRI。PPI 用 6 分法评定。

(3)简明疼痛问卷表(brief pain questionnaire,BPQ):又称科明疼痛调查表(brief pain inventory,BPI),是将感觉、情感和评价这三因素分别量化。此表包括了有关疼痛原因、疼痛性质、对生活的影响、疼痛部位等描述词,以及采用 NRS(0～10 级)描述疼痛程度,从多方面进行评价。BPQ 是一种快速多维的测痛与评价方法。

6.面部量表

它是由一组表达不同痛苦程度的面部表情画面组成。每种表情按其次序设定一个数量值,反映疼痛的强度。其中 Bieri 等以面部不同表情的 7 张照片(图 16-5)反映小儿疼痛程度,主要用于 6～8 岁儿童的疼痛强度测量。

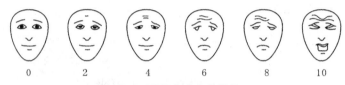

图 16-5 面部疼痛表情评价

7.其他量表

对于所有成年 ICU 患者,推荐常规进行疼痛监测,对于不能自行描述疼痛但运动能正常且行为可以观察的内科 ICU、术后或创伤的成年 ICU 患者(不包括颅脑外伤),疼痛行为量表(Behavioral Pain Scale,BPS)和重症监护疼痛观察工具(Critical-Care Pain Observation Tool, CPOT),是用于监测疼痛的最为准确、可靠的行为量表。在其他 ICU 人群中使用这两个量表,或将其翻译成法语或英语以外的其他语言,效度尚需要证实。

(五)疼痛评估的频率

(1)入院时首次评估:①首次评估≤2 分,不必再评,但每周要复评;②疼痛 3～4 分,每天 2 次,时间 6:00、14:00;③疼痛≥5 分,每天 3 次,时间 6:00、14:00、22:00;④连续 24 h 评估≤2 分,不再评。

(2)手术后患者麻醉苏醒后 24 h 内评估 3 次,与体温同测。

(3)当发生疼痛时立即评估,使用镇痛措施后 40 min 后复评。

(4)使用 PCA 镇痛期间,与体温同时评估疼痛程度。

(六)疼痛评估的流程

疼痛评估的流程见图 16-6。

二、疼痛护理记录单

采用简单易行的疼痛评估工具和记录表格来准确评估记录疼痛的强度、疼痛缓解的程度及其与疼痛有关的指标。临床评估和记录疼痛的常规可概括为:①定时询问疼痛情况并给予系统地评估;②相信患者及其家属报告的疼痛和什么方法能使疼痛缓解;③推荐和选择适合患者及其家属的疼痛处理方案;④以及时、合理、协作的方式实施疼痛管理方案;⑤教会患者及其家属让其主动报告疼痛情况,最大限度地参与镇痛方法的选择。

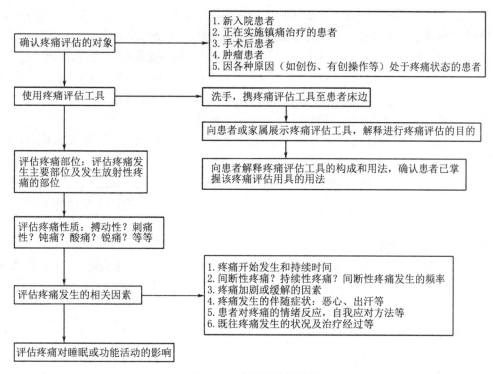

图 16-6 **疼痛评估的流程**

（崔兆坤）

第二节 PCA 镇痛与护理

一、PCA 的类型与实施流程

(一)概述

患者自控镇痛技术(patient controlled analgesia,PCA)是指借助一些(电子的或机械的)装置,由患者自己控制的小剂量复合镇痛药的方法,在遵循"按需止痛"的原则下,减少医护人员操作,减轻患者的心理负担。PCA 是现代疼痛治疗的较好方法,满足社会个体化镇痛的需求,是术后疼痛治疗的重要手段。

与临床传统肌内注射给药方法相比,PCA 给药的优点:①给药及时起效快,患者疼痛时不需要等待医护人员的处方和药物准备;②用较少量的镇痛药(最低有效浓度)而获得较好的止痛效果,血药浓度保持相对稳定,减少了不良反应;③有效地减少药代动力学和药效动力学的个体间差异,防止药物过量,也可避免意识不清的患者用药过量;④使患者自主、积极参与到对自己的治疗之中,增强信心和增加依从性,有利于康复。

使用 PCA 镇痛成功的关键首先取决于选择适宜的患者。不适合使用 PCA 镇痛者包括年龄过大或过小、精神异常、无法控制按钮和不愿意接受 PCA 的患者,应在术前告知患者 PCA 的使用方法及注意事项。患者应该清楚自己在镇痛治疗中所起的积极作用(包括如实汇报疼痛情况及自主给药),并消除对使用阿片类药物的恐慌及错误概念。需要强调的是,PCA成功而安全的应用有赖于医护人员和患者及其家属对PCA技术的认可和正确而充分的使用。

(二)PCA的原理

PCA通过一个反馈回路来实现,即在信号输入控制器—信号输出过程中,不断有反馈信息进入信号输入端,如果此信息达足够量,控制器将改变系统的输出。在PCA回路中,患者感受的疼痛与其所能忍受的程度比较;当患者认为疼痛时,便可给予镇痛指令,PCA仪运转,输注镇痛药,产生镇痛。基于反馈原理的PCA系统主要由贮药盒(器),动力泵,输注控制器和连接管路构成。核心部分输注控制器的功能部件包括:自控按键或按钮,输注模式设定(包括输注速度或剂量调节,给药时间间隔锁定,限速控制)和安全报警装置(包括抗反流装置或单向活瓣,空气过滤及报警)。

(三)PCA的技术参数

除按医嘱配置好的药物浓度和总体积外,PCA的技术参数包括负荷剂量、单次给药剂量、锁定时间、最大给药剂量、持续输注速度或背景输注速度和给药次数等。

1.负荷剂量

旨在迅速达到镇痛所需要的血药浓度,即最低有效镇痛浓度(MEAC),使患者迅速达到无痛状态。

2.单次给药剂量

指患者每次按压PCA泵所给的镇痛药剂量,单次给药剂量过大或过小均有可能导致并发症或镇痛效果欠佳。

3.锁定时间

指该时间内PCA装置对患者再次给药的指令无反应。锁定时间可以防止患者在前一次给药完全起效之前再次给药,是PCA安全用药的重要环节。

4.最大给药剂量

是PCA装置在单位时间内给药剂量限定参数,是PCA装置的另一保护性措施。一般设有1h或4h限制量。其目的在于对超过平均使用量的情况引起注意并加以限制。

5.连续背景输注给药

理论上,连续背景输注给药将减少患者的PCA给药次数,降低镇痛药物的血药浓度。但当镇痛需求发生变化时难以及时调整给药量,易导致镇痛给药超过其实际需要,因此对是否设置连续背景输注应视具体情况而定。

(四)PCA的种类

目前临床上使用的PCA泵主要分两大类:一类为电子泵,另一类为一次性使用机械泵。

(五)PCA的临床分类

临床上,根据给药途径常将PCA分为静脉PCA(PCIA),硬膜外PCA(PCEA)、外周神经阻滞PCA(PCNA)和皮下PCA(PCSA)。

1.静脉PCA(PCIA)

是指经静脉给药途径实施的PCA治疗。可供选择的药物较多,操作简便,起效快,适应范围广,效果可靠,维持时间长,但由于药物作用是全身性而非针对性的,同时用药量比较大,因此对全身影响较大,但可能出现和药物不良反应相关的全身性不良反应,如镇静、呼吸抑制、恶心、呕吐等。

PCIA 采用的主要镇痛药有阿片类药物,如吗啡、芬太尼、舒芬太尼、布托啡诺、地佐辛、喷他佐辛等、曲马多和 NSAIDs 等(表 16-1)。

表 16-1 常用 PCIA 药物的推荐方案

药物	负荷剂量/次	单次给药剂量	锁定时间	连续输注量
吗啡	1~3 mg	1~2 mg	10~15 min	0~1 mg/h
芬太尼	10~30 μg	10~30 μg	5~10 min	0~10 μg/h
舒芬太尼	1~3 μg	2~4 μg	5~10 min	1~2 μg/h
布托啡诺	0.25~1.00 mg	0.2~0.5 ng	10~15 min	0.1~0.2 mg/h
曲马朵	1.5~3.0 mg/kg,术毕前 30 min 给予	20~30 mg	6~10 min	10~15 mg/h

2.硬膜外 PCA(PCEA)

是指经硬膜外腔给药途径实施的 PCA 治疗。PCEA 用药以长效局麻药(罗哌卡因、左旋布比卡因及布比卡因)为主(表 16-2),辅以小剂量阿片类药物,发挥其作用于脊髓阿片受体的协同作用,以增强镇痛效果,减轻不良反应。由于伤害性刺激、交感神经等被阻滞,PCEA 对应激反应的抑制均优于 PCIA,有利于改善肺功能,促进胃肠道功能恢复,早期进行功能锻炼,缩短住院时间。PCEA 主要用于胸腹部躯干手术的镇痛。但硬膜外穿刺困难或禁忌的患者不能使用(图 16-7)。

表 16-2 硬膜外术后镇痛的局麻药和阿片类药物配方

药物	配方
局麻药	罗哌卡因 0.15%~0.20% 或布比卡因 0.10%~0.15% 或左旋布比卡因 0.1%~0.2% 或氯普鲁卡因 0.8%~1.4%
阿片药(可加)	舒芬太尼 0.4~0.8 μg/mL 或芬太尼 2~4 μg/mL 或吗啡 20~40 μg/mL
PCEA 方案	首次剂量 6~10 mL,维持剂量 4~6 mL/h,冲击剂量 2~4 mL,锁定时间 20~30 min,最大剂量 12 mL/h

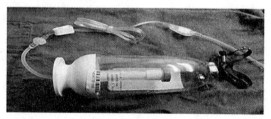

图 16-7 一次性使用机械泵

3.外周神经阻滞 PCA(PCNA)

PCNA 是指经外周神经干或神经丛留置导管采用 PCA 持续给药,如肋间神经阻滞、上肢神经阻滞(臂丛)、下肢神经阻滞(腰丛、股神经、坐骨神经和腘窝)等。镇痛效果可靠,对呼吸、循环功能影响小,尤其适用于老年、接受抗凝治疗患者和心血管功能代偿不良者。神经电刺激器和超声引导下的神经阻滞术可提高导管留置的精确性(表 16-3)。

表 16-3　常用持续外周神经阻滞局麻药及用量

常用局麻药	导管留置部位	用量
0.2%罗哌卡因或 0.100%～0.125%布比卡因或 0.1%～0.2%左旋布比卡因	肌间沟(臂丛)	5～9 mL/h
	锁骨下(臂丛)	5～9 mL/h
	腋窝(臂丛)	5～10 mL/h
	腰大肌间隙(腰丛)	15～20 mL/h
	大腿(坐骨神经、股神经)	7～10 mL/h
	腘窝(腓总神经、胫神经)	3～7 mL/h

4.皮下 PCA(PCSA)

适用于静脉穿刺困难的患者(图 16-8)。起效慢于静脉给药,镇痛效果与 PCIA 相似。常用药物有吗啡、曲马多等。哌替啶具有组织刺激性不宜用于 PCSA。

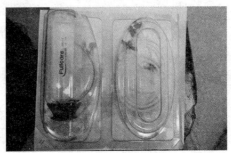

图 16-8　皮下 PCA

(六)PCA 的护理

1.一般护理

(1)掌握各种 PCA 泵的工作原理、参数设置、使用方法、常见故障处理和镇痛药物特性,对不能处理的故障,及时通知麻醉医师。

(2)患者带 PCA 泵返回病房时,病房护士应与麻醉医师详细交接班,确定 PCA 的药量、给药途径、用药方案,检查 PCA 的连接情况及泵体、管道有无漏液情况。

(3)使用 PCA 泵时应保持导管通畅,防止导管扭曲、打折、受压、牵拉或脱出,确保 PCA 泵的正常运行。

(4)PCA 泵应低于患者心脏水平放置,电子 PCA 泵勿接近磁共振仪,不可在高压氧舱内使用。

(5)做好宣教工作:向患者及家属详细介绍 PCA 泵的使用方法及可能出现的不良反应,以便及时报告。告知患者及其家属除非患者确实需要帮助,一般情况下应尽量由患者自己选定何时按压自控键以追加给药。

(6)评估患者疼痛程度及治疗效果,详细记录患者的镇痛方案、用药剂量、速度、浓度、镇痛效果及不良反应,出现镇痛不全或过度镇静时,应及时向医师汇报,并协助处理。

(7)严密观察并记录患者的生命体征变化,加强对患者血压、脉搏、呼吸、心率等监测,特别是危重患者及老年患者。

(8)防治并发症:如恶心、呕吐、呼吸抑制、皮肤瘙痒、便秘等。

(9)防治感染。

(10)在为患者换补液或静脉推药后,始终保持三通接头的通畅,以免影响镇痛泵的进药。随着药物的减少,镇痛泵的扩张囊会渐渐缩小,直至完全瘪陷,才表明药物已经用完,硬膜外泵可等待麻醉医师来移除,静脉泵则可由病房护士卸除。

2.各类 PCA 泵的护理要点

(1)静脉 PCA(PCIA)期间的监护:使用 PCIA 者尽可能使用单独的静脉通道,如果连接三通接头,必须将 PCIA 泵接在延长管近端,严禁将 PCIA 泵接在延长管远端;若确需通过 PCA 的静脉通路滴注其他液体,必须严格控制最初的给药速度,防止将管道内的镇痛药快速冲入人体内而发生危及生命的状况。

(2)硬膜外镇痛(PCEA)期间的监护:使用 PCEA 泵时,导管固定在后背,应让患者保持正确卧姿,防止导管受压、牵拉、折断导致管道不通或脱出。开始 12 h 内,每小时观察呼吸频率、血压、脉搏、镇静程度及疼痛 VAS 评分,12 h 后改为间隔 4 h。同时观察硬膜外置管部位,有无肿胀、压痛或渗漏等,当导管有问题(导管脱出、阻塞或接口断开),或患者感觉或运动功能发生变化(双下肢)时及时报告麻醉科。

(3)神经阻滞(PCNA)镇痛期间的监护:使用 PCNA 泵时,导管深度一般固定较浅,应嘱咐患者变换体位时,防止导管受压、牵拉、脱出导致管道不通或脱出。最初 24 h 内每 4 h 一次观察疼痛评分、镇静程度评分、肢体的感觉和运动状态和血流灌注情况等,之后每 8 h 观察记录一次。当出现任何局麻药中毒的征象、镇痛效果不好、24 h 后所阻滞的肢体运动阻滞过深,阻滞部位出现漏液、肿胀或皮肤颜色改变,导管问题(脱落,折断等)及时报告麻醉科。

(七)PCA 不良反应及处理

1.恶心、呕吐

女性、使用阿片类镇痛药物、无吸烟史、有 PONV 史或晕动病史是成人 PONV 的危险因素。但术后引起恶性呕吐的因素还和术前用药、麻醉操作、术中术后用药、手术种类和部位及空腹与否有关。

(1)评估、观察要点及处理方案:①评估患者恶心与呕吐发生的时间、频率,呕吐的特点及呕吐物的色、质、量、气味及伴随的症状等;②评估患者生命体征、神志、营养状况,有无脱水表现,腹部体征情况;③评估患者既往有无胃部疾病、胃部手术;④评估患者体位是否舒适或刚搬运;⑤评估留置胃管患者,胃管是否通畅;⑥评估患者使用的药物是否有恶心、呕吐的不良反应;⑦评估静脉 PCA 泵里药物是否可导致恶心、呕吐。

(2)处理方案:①暂停饮食,无病情禁忌头偏向一侧或取坐位;②纠正血压过低或过高,注意电解质及酸碱平衡的情况;③协助患者取舒适卧位,平静后再次评估;④无病情禁忌通胃管,保证有效胃肠减压;⑤如使用的药物易致恶心、呕吐,报告专科医师,并予暂停使用;⑥汇报专科医师的同时,联系镇痛热线,反馈麻醉医师根据病情予相应处理,如恩丹西酮 4 mg 静脉注射,注意排除低血压可能。

2.疼痛(镇痛不全)

(1)评估、观察要点:①评估患者疼痛的部位、性质、程度、发生及持续的时间,生命体征情况;②评估患者既往史、痛阈及心理反应;③应用疼痛评估量表评估疼痛的严重程度;④评估静脉 PCA 泵通路是否通畅。

（2）处理方案：①根据疼痛部位协助患者取舒适体位；②给予患者安静、舒适环境，协助家属予听音乐、分散注意力等放松技巧；③如疼痛≥4分，予静脉 PCA 泵加压一次，并及时评估镇痛效果；④如疼痛仍无法缓解，则汇报专科医师的同时，联系镇痛热线，反馈麻醉医师根据病情予相应处理，如芬太尼 50 μg 静脉注射，根据效果每 10～15 min 可重复给药直至患者疼痛缓解（≤3分），但芬太尼静脉注射给药后 15 min 内宜加强呼吸、循环观察。

3.头晕、眼花

（1）评估、观察要点：①评估患者头晕、眼花的性质、持续时间、伴随症状，与体位及进食有无相关；②评估生命体征，意识状况等；③评估患者治疗情况、心理反应；④评估患者有无既往史及个人史；⑤评估静脉 PCA 泵里药物是否可导致头晕、眼花。

（2）处理方案：①严密观察生命体征及意识的变化；指导患者改变体位时，尤其转动头部时，应缓慢；②患者活动时应有人陪伴，症状严重需卧床休息；③对于精神紧张、焦虑不安的患者，给予心理安慰和支持；④夹闭静脉 PCA 泵，并汇报专科医师，联系镇痛热线，反馈麻醉医师根据病情予相应处理。

4.嗜睡

（1）评估、观察要点：①评估患者睡眠形态，是否长时间处于睡眠状态，呼之能应，后又进入睡眠状态；②评估静脉 PCA 泵里药物是否可导致嗜睡。

（2）处理方案：立即夹闭静脉 PCA 泵，停用阿片药物，唤醒患者，并汇报专科医师同时，即刻联系麻醉医师，期间加强病情观察，维持呼吸道通畅。

5.呼吸抑制

（1）评估、观察要点：①评估患者病史、发生时间、起病急缓、伴随症状和用药情况等；②评估患者神志、面容与表情、口唇、指端皮肤颜色，呼吸频率、节律、深浅度、体位、胸部体征、心率等情况；③评估患者血氧饱和度、血气分析等情况。

（2）处理方案：①无病情禁忌，协助患者取半卧位或坐位，改善通气，以患者自觉舒适为原则；②保持呼吸道通畅，痰液不易咳出者采用辅助排痰法，协助患者有效排痰；③根据疾病不同、严重程度及患者实际情况，选择合理的氧疗或机械通气；④如呼吸频率＜8 次/分钟或 SpO_2＜90%，立即夹闭静脉 PCA 泵，停用阿片药物，给予强疼痛刺激，给氧，辅助通气，并立即汇报专科医师同时，即刻通知麻醉医师。

6.尿潴留

（1）评估、观察要点：①评估患者下腹部有无移动性浊音；②评估留置尿管患者尿管是否通畅，有无打折、堵塞。

（2）处理方案：首先鼓励患者按平常习惯姿势试行排尿，热敷下腹部，不成功的视其疼痛程度可考虑夹闭镇痛泵或插尿管。

7.皮肤瘙痒

（1）评估、观察要点：评估患者皮肤瘙痒情况，患者用药、输血情况，既往有无过敏史等。

（2）处理方案：告知患者剪短指甲，避免抓挠。轻者可不处理，重者汇报专科医师予以抗过敏药物，必要时可静脉注射布托啡诺 1 mg，效果不佳予以夹闭静脉 PCA 泵。

（八）常用 PCA 泵报警的原因

1.电源报警

当电量过低时出现报警，提醒需要更换电池或接上电源。

2.空气报警

当输注管道内有气泡时出现报警,提示要重新排气。

3.堵塞报警

当输液管道或导管前端阻塞、打折时出现报警,提示检查并处理堵塞原因。

4.设备未安装到位报警

若药盒与主机衔接不好时,机器会报警。

5.液体输注完毕报警

当到达设定的输入量时,出现报警,提示药液用完。

二、PCA 镇痛健康宣教

疼痛的主观性和多因素决定了疼痛管理中必须有患者自身参与,因此应加强疼痛的健康宣教,使患者了解疼痛相关知识,主动参与并配合治疗与护理。

(1)术前评估患者及其家属对疼痛相关知识的了解程度,了解既往疼痛史和预期疼痛处理应达到的目标。

(2)向患者讲明术后止痛和缓解疼痛的重要性。疼痛是伤害性刺激作用于人体所产生的痛感,是一种主观感觉;每个人对疼痛的感受是不一样的,术后疼痛是手术引起伤害性刺激所产生的一种痛感。缓解疼痛有利于呼吸,有利于肠蠕动恢复,增加食欲,有利于改善睡眠,有利于避免并发症发生(深静脉血栓、肺不张等)等。

(3)向患者介绍 PCA 的安全性。简单介绍 PCA 的运行原理、技术参数的意义等。有些患者担心按压镇痛键会造成过多剂量的镇痛药进入体内导致不良的后果,医护人员应向患者介绍 PCA 泵设有保险装置:①术后由麻醉医师将 PCA 泵与留置的静脉输液管或硬膜外导管相连接,并设定 PCA 参数后即可实施镇痛;②在锁定时间内患者按压镇痛键不管多少次,只有第 1 次是有效的;③当单位时间内进入人体的镇痛药剂量达到设定值时,再按压镇痛键都是无效的;④当各种原因导致 PCA 泵不能正常工作时,机器自行停止并报警。

(4)应向患者讲明使用 PCA 泵可能会出现的问题。①疼痛:由于个体用药量存在差异性,使用 PCA 泵一点不痛是不现实的,PCA 镇痛的目的就是当患者安静时感觉不痛,活动时会感觉有轻微的疼痛。当感觉疼痛时,可按压 PCA 泵镇痛键追加镇痛药用量,若疼痛仍未减轻,应调整 PCA 泵的参数,重新设定镇痛药的用量。②恶心、呕吐:由于个体差异,部分患者使用镇痛泵后会发生恶心、呕吐,一旦患者有恶心反应,应让头偏向一侧,防止呕吐误吸,呕吐严重者应及时报告护士和医师。③报警:主要原因是由于导管脱出、扭曲、堵塞或药液用完等情况下 PCA 泵会自动报警,应及时告诉医护人员进行处理。

(5)向患者说明何时表达疼痛反应及如何表达,疼痛反应包括疼痛强度、性质、持续时间和部位,并说明这些主诉将成为疼痛治疗的依据,护士将根据主诉所反映的疼痛特点采取必要的护理措施。

(6)向患者介绍自我解痛的方法,在镇痛治疗的同时辅助使用放松、想象、冷敷和热疗等方法缓解疼痛。

(崔兆坤)

第三节　麻醉安全的护理管理

良好的麻醉不但可消除患者疼痛感、保持安静利于术者顺利操作,还可降低术中应激反应,减轻或消除不良心理体验,提高围术期安全性。随着近代新麻醉药、新型麻醉机的临床应用及电子监护仪的不断更新和完善,临床麻醉进入了一个更安全的境地;但由于医师应用麻醉技术的熟练程度、应急状态判断和处理的方法、患者对麻醉药及手术耐受的个体差异,使既有的"手术风险"依然存在;同时随着手术适应证扩大,高龄、幼儿、复杂、危重和急诊手术的患者日趋增多等因素,新的"手术风险"不断产生。手术室护士与麻醉医师是一个工作整体,手术过程需要相互密切配合。因此,加强手术室护理技术、质量管理,尤其是提高对麻醉实施、病情监护、意外情况救治过程中的护理技术水平,落实麻醉安全所必需的具体护理措施是麻醉安全不可或缺的重要环节。

一、护理技术管理

"质量就是生命"。手术室是外科治疗、抢救的重要场所,人员复杂、工作节奏快,各种意外情况多。其中,麻醉意外常突然发生、病情变化快,抢救不当或不及时将导致严重后果,要求医务人员应急能力强,医护配合好,因此,加强麻醉护理技术的质量管理必不可少。

(一)规范护理工作行为

制度是工作的法规,是处理各项工作的准则,是评价工作的依据,是消灭事故、差错的重要措施。因此,要把建章立制作为确保安全的关键环节来抓。

1.依法从事

临床工作是事关患者健康甚至生命的行为,为保障患者的切身利益和医护人员合法权益,需运用现有法律、法规对医疗过程加以防范。因此,医护人员在执行各项医疗护理技术操作过程中,必须遵守国家制订的各种法律、法规,严格按国家卫生部或军队总后卫生部制订医疗护理技术操作常规执行(以下简称"常规")。各省、市卫生部门以及各医院制订的相关补充规定,也作为其工作依据。科室在制订管理规定、操作标准时必须遵循常规要求,对个别操作项目暂时不能够按照规范要求执行时,必须报告医院职能部门,征求他们的意见和建议,获得技术指导和支持,有利于保护医护人员合法权益。任何人或科室不要私自更改操作方法或标准,以免造成医疗问题。麻醉过程更是高风险、易出意外的医护行为,更需遵守各种医疗法律、法规,严格按麻醉医疗护理技术操作常规进行,并以此制订各种麻醉医疗护理技术操作规范和质量管理措施。

2.制度先行

确保安全的良方在于事前预防,而不是事后检讨。认真执行查对制度、交接班制度和各种操作规程,建立健全各项管理制度。经常将科室的具体工作与医护技术操作常规、各项管理规定、标准流程等进行对照检查,及时纠正存在的问题,以适应情况的不断变化。在不断健全制度的基础上,做到学制度、用制度,以制度或规定规范各项护理行为;此外,定期召开安全分析会,查找工作问题,制订改进措施;利用"质量园地",定期张贴标准流程、隐患告示、防护措施等警示,起到常提醒的作用。对于麻醉过程中的护理、护理配合内容和程序可辅以"麻醉护理安全防护预案",协助进行。

3.有章可循

对各专科具体基础操作、难点环节、质量重点等,制订标准流程、质量标准和检查细则,做到各项管理有章可循,质量评价有量化指标。对一些高危操作、急救技术,在制订标准操作流程、应急处理流程的基础上,应将其置放在机器旁或玻璃下,使每位医护人员都能遵从执行。尤其是对各专科在麻醉、手术过程中所出现常见麻醉和专科意外的应急处理、护理配合更应有明确的标准流程。

(二)强化理论技能培训

手术工作是一项科学性、实践性很强的工作,要高度重视麻醉手术的风险性,严防麻醉意外的发生,要不断进行理论和技能培训,以具备娴熟的技术和丰富的临床经验,治病救人。

1.加强作风养成,确保手术麻醉的质量控制

手术配合与麻醉工作是一个不可分割的整体,而医师实施麻醉与护理配合也是密不可分的。麻醉医师与护士定期开展业务培训、安全质量分析、危重病例讨论等,不断提高诊治能力和救治水平;培养护士能胜任各种手术麻醉配合、熟知药物反应判断和急救器材操作、充分评估术中出血,以及在意外情况发生时护士的应急准备和护理配合;严格麻醉期间的医护管理,密切观察患者病情变化,适时调整麻醉用药,确保各项治疗操作及时、正确、有效。在麻醉或手术操作中发现问题,要及时报告,确保手术麻醉安全或将负面影响降至最低。通过以上医护的互动,养成麻醉过程中医、护间的默契配合的良好作风。

2.拓宽知识结构,注重临床能力的培养

随着医学的发展和技术的不断创新,新医药、新设备不断在临床上的应用,在强化专业理论知识学习和技能培训的同时,加强临床麻醉学、危重医学、现代药理学及法律知识的学习和运用,尤其是监护设备的应用和技术参数的分析等,不断培养护士对手术病情的观察力、判断力和处理问题的能力,做好麻醉医师的参谋和助手,确保手术安全。

(三)提高患者手术麻醉耐受力

1.实施术前访视

手术和麻醉均为有创性治疗,术前常导致患者出现生理和心理的应激反应,表现为对手术和麻醉怀有紧张、恐惧、焦虑等负性心理,并对麻醉用药的药物效应造成直接影响。因此,术前一天应访视患者。术前一天,医护人员应深入病房向患者简单介绍手术环境、麻醉手术经过,耐心解答患者的提问,让其对手术有一个大概了解,尤其是非全麻状态下可能听到电刀切割、心电监护、手术器械操作等发出的各种声音,应做必要的说明,消除恐惧心理,使其处于良好的心理状态接受麻醉和手术;配合护士查看手术病历、明确诊断、手术方式、手术部位、生化检验结果(尤其是生化阳性结果)及药物过敏情况等,以便做好术前各项物品准备;同时,与患者接触时,医护人员应仪表端庄、态度和蔼、举止稳重,以增加亲近感和信任感,起到安定患者情绪的作用。

2.完善手术工作内容

保持手术间安静,关闭门户,既保障患者隐私,又排除使患者兴奋的因素。患者进入手术间实施麻醉前,护士立即给予问候和自我介绍,利用有限的时间与患者进行简单交流,稳定情绪,安抚其进入陌生环境后的恐惧感;通过术前核对手术资料,了解患者前日的饮食、睡眠、术前医嘱执行等情况;对药物高敏者,应及时报告麻醉医师;对患者提出的某些合理要求,应及时予以帮助、解决,使其体会到医护人员的关心、爱护。

术中非全麻患者,多数意识存在或未完全丧失。因此,手术人员应做到说话、走步和拿放物

品轻;各种监护仪器的报警声应调低音量,尽量减少噪声;避免大声谈笑,不谈与手术无关的事情,更不能拿患者的隐私或病情开玩笑。护理操作及配合过程中,动作要轻巧、利索,给患者安全感。遇病情变化或紧急抢救时,应有条不紊,积极配合医师采取有效抢救措施,以免增加患者的恐惧和焦虑。

术后护送患者返回病房,应摆好麻醉后体位,说明麻醉注意事项,主动告知患者或亲属手术顺利,使其放心,并适当给予术后指导。

二、麻醉安全的护理措施

(一)麻醉前配合

麻醉前准备的目的在于消除或减轻患者对麻醉与手术产生的恐惧与紧张心理,以减少麻醉的并发症,利于麻醉的诱导与维持,减少麻醉意外。

1.核对记录手术资料

患者入手术室后,将手术患者与手术通知单、病理进行资料核对,核对患者姓名、性别、住院号、手术名称(何侧)、手术时间,以及术前禁食、禁饮、术前用药等情况,并将相关资料记录于"手术护理记录登记本",防止开错刀。

若患者进食后实施急诊手术,可能会发生呕吐和误吸。巡回护士应将其去枕、头偏向一侧或垂头仰卧,有助于呕吐物排出,防止误吸。

2.建立静脉通道

通常在下肢建立静脉通道,以免影响手术者操作;手术历时短、术后下地活动早的手术患者,可选择上肢静脉穿刺。全麻、大手术,宜选择大号套管针(如 18 号、20 号),连接输液专用三通接头,方便术中加药;输液连接头一定要解除紧密,必要时用胶布加固,防止肢体移动或摆体位时松脱;小儿输液,应选择小儿输液装置,每次液体量 100~150 mL,方便麻醉医师临时调整用药。选择近关节部位的静脉穿刺后,应用小夹板或空纸盒跨关节固定,既保证输液通畅,又防止套管针拖出。

静脉穿刺前,应脱下患者衣服,以便手术消毒和麻醉医师观察呼吸、测量血压。

3.麻醉用药护理

(1)严格执行查对制度:术中用药多为口头遗嘱(无医嘱单),护士在给药过程中必须严格执行给药前的二人查对制度及大声重复药名、浓度、剂量、用法,无误后方可执行;若为大制剂(如哈特曼500 mL换瓶),也应先征得医师同意后方可悬挂使用,严防用错。用药毕,及时提醒麻醉医师将用药情况记录在麻醉记录单上,以便核查。克服习惯性思维方式,以免用错药。抽吸药液的注射器,必须贴药品标签纸或用油笔标记,套上原药空安瓿,定位放置;所有使用后的液体瓶或空袋、空安瓿,必须保留,待患者离室后方可处理。

(2)严格执行无菌操作技术:操作前应着装整齐,洗手;抽取麻药前,瓶口应消毒,尤其是腰麻的操作配合,避免污染。

(3)掌握正确用药方法:不同部位黏膜吸收麻药的速度不同,在大片黏膜上应用高浓度及大剂量麻药时,易出现毒性反应。因此,局部浸润麻醉时,应按组织解剖逐层注射、反复抽吸,以免误入血管;感染及癌肿部位不宜做局部浸润麻醉,以防扩散及转移。若麻醉剂量使用较大时,宜采用低浓度麻醉药;采用气管及支气管喷雾法时,局麻药吸收最快,应严格控制剂量。

常用局麻药中加用肾上腺素时,要注意浓度及适应证;浸渍局麻药的棉片,填敷于黏膜表面之前,应先挤去多余的药液,以防黏膜吸入过多药液而引起中毒反应;易引起变态反应的药物,使用前注意应查对药物过敏试验结果,并及时转告医师。

(4)准备急救药品和器材:巡回护士连接吸引器、吸引管,并处于备用状态;协助麻醉医师备好麻醉机、氧气、气管插管、急救药品及复苏器材。

(二)麻醉配合护理要点

1.气管插管全麻的护理配合

气管插管全麻成功的关键在于物品准备充分、体位摆放合适、选择用药合理及医护人员默契配合。

协助医师准备麻醉用品,如吸引器、心电监护仪、抢救药品及宽胶布等;去枕,协助患者头向后仰,肩部抬高。

全麻诱导时,由于患者最后丧失的知觉是听觉,应关闭手术间的门,维持正压,停止谈话,室内保持安静;行气管插管时,患者可能会有咳嗽和"强烈反抗",护士应床旁看护,给予适当约束和精神支持,避免发生意外伤;外科麻醉期,护士应再次检查患者卧位,注意遮挡和保护患者身体暴露部位。

急诊手术患者可能在急性发病前或事故发生前刚进食、进饮,应仔细询问,以供麻醉方式的选择;若必须立即行全麻手术,应先插管将胃内容物排空,此时麻醉监测护士或麻醉医师应备好插管用物,协助麻醉医师插管。

若只有一位医师实施全麻操作,麻醉监测护士应协助医师工作,面罩给氧、患者口咽部局麻药喷雾,快速插管时静脉推注肌松剂,插管时协助显露声门、固定导管等。

插管过程中要注意:①保证喉镜片明亮,特别是在快速诱导致呼吸肌松弛,需迅速插入气管导管接通氧气。②固定气管插管时,应先安置牙垫再退出喉镜,防止患者咬瘪导管致通气障碍。③正确判断气管插管位置,护士可在患者胸前按压1~2下,辅助麻醉医师用面部感触气流或用听诊器试听双肺呼吸音,确保在气管中,避免导管插入过深进入支气管妨碍肺通气。④注入气管导管套囊内空气5~8 mL。气压过大,可压迫气管导管使管腔通气变小,也可压迫气管黏膜致坏死。

气管拔管时,麻醉变浅,气管导管机械性刺激,切口疼痛、吸痰操作等,使患者肾上腺素能神经过度兴奋、血管紧张素-醛固酮系统失衡致血浆肾上腺素浓度明显升高。因此,拔管过程中要注意监测血氧饱和度、血压、心率变化,给予相应的拮抗药物;吸痰动作要轻柔,减少刺激,保持患者略带俯倾的侧卧位,易使分泌物排出,防止误吸;苏醒期患者烦躁不安,护士要守在床旁,上好约束带,将患者卧位固定稳妥,防止因烦躁而坠床、输液管道脱出、引流管拔出等意外情况发生。如患者未能彻底清醒,应在复苏室观察,待生命体征平稳后方可送回病房。

护送患者回病房时,仍应交代护士监测呼吸、血压情况,防止由于麻醉药和肌松药的残余作用,熟睡后下颌松弛造成的上呼吸道梗阻或由于腹部手术后切口疼痛、腹部膨胀、腹带过紧造成的呼吸困难或呼吸停止。

若为浅麻醉复合硬膜外阻滞麻醉时,体位变动多,应向患者做必要解释,以取得配合;同时,加强体位护理,防止摔伤。

2.椎管内麻醉的护理配合

(1)协助麻醉医师摆放穿刺体位,即患者背部靠近手术边缘,头下垫枕,尽量前屈;肩部与臀部水平内收,双手或单手抱屈膝,显露脊柱。可利用术前访视的机会指导患者体位摆放要点,说明意义,以便能较好配合。

(2)穿刺前应备好穿刺包及药品,核查患者有无局麻药过敏史,协助麻醉医师抽药;穿刺操作时,护士站在患者腹侧,保持患者身体姿势平稳,不宜摇摆身体或旋转头部,防止躯体移动造成邻近椎体移位致穿透硬膜甚至损伤脊髓神经或导致穿刺针折断等意外发生。

(3)穿刺过程中,护士应注意观察患者面部表情、呼吸、脉搏情况,发现异常及时报告麻醉医师;同时,不时与患者交谈,分散其注意力,减轻紧张心理。

(4)实施腰麻的患者,宜在穿刺前建立静脉通路,以便及时扩容;根据麻醉需要,调节手术床的倾斜度。

(5)固定硬膜外导管时,应先用胶布压住穿刺点,再顺势平推黏附两端,防止导管误拔;在翻身摆放体位和移动患者时,应用手托扶穿刺点进行移位,防止导管脱出。

(6)护送患者返回病房时,向病房护士交代患者术中的情况及注意事项;鼓励患者消除术后切口疼痛心理,指导术后康复锻炼。

3.小儿麻醉的护理配合

(1)一般护理:由于患者对就医持有本能的害怕、恐惧,拒绝接受治疗操作。因此,进入手术间前,可让亲属在等候厅陪护,协助安抚患者情绪,必要时准备玩具,减轻患者焦虑和哭闹,减少胃肠胀气和呼吸道分泌物的增加;一般情况下,术前禁食2岁以上为8 h、1～2岁为6 h、6个月左右为4 h;由于婴幼儿耐受饥饿的能力差,患儿择期手术宜安排在上午第一台为宜。

提前准备好麻醉后体位所需物品,长条形软垫一个置于患者肩背部、四头带4个固定四肢腕踝部、小夹板1块固定静脉穿刺部位。

手术铺巾前,室温宜相对调高(尤其是冬天),防止受凉;选择小号套管针(如24号)、小包装液体,控制滴速;备好吸引器、氧气、4 mm吸氧导管(可用头皮针上的导管代替)、气管插管等急救物品。

连续监测氧分压、呼吸、心率变化,>2岁则应监测无创血压,严密观察患者辅助呼吸参与的强弱及呼吸节律,皮肤、指甲、口唇色泽,如患者分压下降或呼吸抑制(口唇发绀),应立即托起下颌,面罩吸氧2～3 min,一般情况下症状可缓解;如患者有痰鸣音,呼吸短促,口中有涎液流出时,应予吸痰,吸痰不超过10 s,动作轻柔,边吸边向上旋转。

(2)全面恢复期护理:苏醒前期,患儿意识尚未恢复,出现幻觉、呼吸不规则、躁动、哭闹,四肢不随意运动,往往容易发生窒息和意外伤。因此,应注意观察患儿意识,年长儿尤应注意其神志变化;加强床旁看护和制动,防止坠床;保持呼吸道通畅,防止窒息。躁动也可由于尿潴留、疼痛引起,应观察膀胱充盈情况,及时对症处理。同时,患者躁动时可能将被子踢开,应随时盖好,注意保暖。及时处理并发症:①呼吸不规则,多由于全麻后分泌物积聚于咽喉及呼吸道、麻醉本身对呼吸抑制以及口腔手术后出血、舌根后坠等引起。应立即吸出呼吸道分泌物;口腔手术的患者取肩部垫高头偏向一侧仰卧位;呼吸有鼾声屏气等症状的患者,应立即托住下颌,双手将下颌向前向上托起至听到呼吸音通畅为止,若效果不佳,可用舌钳拉出舌头或置通气导管。②喉头水肿,可由于插管时动作粗暴或管径较粗、插管时间过长引起。积极协助医师用药处理。③呕吐物误吸造成窒息、肺不张或吸入性肺炎。

(3)用药护理:小儿施行手术和麻醉多不能合作,常选择氯胺酮作为基础麻醉药。患者进入手术间前,应准确测量体重,保证用药剂量的准确;氯胺酮作用快、维持时间短,麻醉诱导后应尽早开始手术,节省手术过程时间,减少氯胺酮用量。

氯胺酮用药后分泌物明显增加,当麻醉浅、手术刺激、缺氧等情况时,均可诱发喉痉挛。因此,术中应将患者头偏向一侧,及时吸出口腔分泌物,给予吸氧,保证呼吸道通畅,备好气管插管用物及抢救药物。

采取深部肌内注射,促进药物洗手、减少麻醉药及组织刺激。由于小儿自制能力差,多不能很好配合肌内注射或静脉穿刺;肌内注射时应固定好针头,防止断针。

防止液体外渗,穿刺部位在足背与手背的患者,穿刺好后常规用一小药盒或夹板,在穿刺部位上下方各用一长胶布固定,注意松紧度以不影响血液回流为宜。穿刺部位在关节处的患者,术后常规用小夹板固定,尽可能使用套管针进行静脉穿刺输液,可避免因患者躁动穿刺针损伤血管而造成液体外渗。

(4)椎管阻滞麻醉的体位配合:小儿腹部、会阴部、下肢手术采用基础麻醉加复合骶管阻滞麻醉,可有效减轻内脏牵拉和神经刺激反应、减少麻醉药使用剂量、术后患者苏醒快的麻醉效果。但临床上常见骶管阻滞不全或出现单侧阻滞现象,若单纯追加麻药用量将使药物中毒概率增加。因此,穿刺时协助麻醉医师让患者取倾侧卧位,暴露骶裂孔,此时应显露患者面部,观察呼吸情况,防止患者口鼻被被褥堵塞;穿刺成功后缓慢注入麻药,并保持手术侧在下 5 min,然后再摆放手术体位。同时,基础麻复合骶麻是在患者无知觉下变动体位,容易导致缺氧,故术中应严密监护。

4.局麻的护理配合

(1)局麻下手术的患者更易出现精神紧张、恐惧,手术时肌肉紧张甚至颤抖,严重者出现面色苍白、心悸、出冷汗、恶心、眩晕、脉搏加快、血压升高等。适时与患者进行交流,分散注意力,解释术中可能出现的感觉,必要时为患者按摩一下受压部位,有助于提高麻醉效果,使手术顺利完成。

(2)熟悉所用局麻药的性质、用法及剂量,严格落实用药查对制度。正确识别局麻后各种不良反应:①中毒反应。轻者出现精神紧张、面部肌肉抽搐、多语不安、判断力一时减退、心悸脉快、呼吸急促、血压升高,重者出现谵望、肌肉抽动、皮肤发绀、血压稍下降、脉率减慢、周围循环迟滞、出冷汗、昏睡及深度昏迷,处理不及时呼吸抑制或停止、循环衰竭及心跳停止。②防治。掌握局麻药的一次性剂量,采用小剂量分次注射的方法;局麻药中加用肾上腺素,减慢吸收;麻醉注药前必须回抽,防止误入血管。出现中毒反应,立即停止局麻药,报告麻醉医师;早期吸氧、补液严密观察病情变化,积极配合麻醉医师,维持呼吸循环稳定。

(3)巡回护士在手术过程中应坚守岗位,不可离开手术间。

(三)合理摆放手术体位

不同体位对椎管内麻醉效果有影响,根据需要调节有利于麻醉药的扩散、增加麻醉平面。因此,正确摆放体位,可充分显露手术野、让患者舒适、防止意外伤,又可减少药物用量,避免麻药中毒。

1.麻醉侧卧位

侧卧位穿刺插管麻醉时,协助患者摆放体位,尽量显露椎间隙;穿刺过程,护士站在患者腹侧进行床旁照顾,并协助固定穿刺部位,嘱患者若有不适可立即说明但不要移动身体,防止断针;穿刺中,注意观察患者面部表情,必要时与患者交谈,分散其注意力。

2.升腰桥(或折床)侧卧位

据报道,患者行硬膜外阻滞麻醉后丧失知觉,肌肉处于松弛状态,机体的保护性反射及自身调节能力下降,此时给予侧卧位升腰桥,可导致回心血量减少,心排血量下降。体位摆放不适,随着手术时间延长,患者耐受能力下降,出现躁动、不配合等。因此,摆放体位时,动作轻柔,准确迅速,一次到位,减少重复移动。侧卧前,应准备好体位垫、托手板、床沿挡板、肢体约束带等物品;翻身侧卧时,注意头部、肩部、髂部的着力点均匀受力,平移患者身体,避免压迫神经和血管;肾及肾区手术升高腰桥(或折床),应正对肋缘下3 cm,使患侧腰部皮肤有轻微的张力,髂嵴抬高,腰部平展;腋下、髂嵴前后、双腿之间放置体位垫固定,必要时上骨盆挡板,四肢上约束带,防止术中因患者烦躁发生身体移位,造成意外损伤和增加出血机会。

3.剖宫产仰卧位

硬膜外阻滞麻醉下剖宫产术,由于产妇巨大的子宫压迫下腔静脉,可造成一时性回心血量减少、心排血量下降,出现血压下降;同时,硬膜外阻滞麻醉给药后,阻滞了腰以下的感觉运动及交感神经,腹部及下腔静脉扩张,血管容量增加,血液存留于腹部及下肢,造成血容量相对不足,出现血压下降,常常发生低血压。因此,麻醉后取水平位仰卧时,应将手术床左倾15°～30°,将产妇子宫推向左侧,减少下腔静脉的压迫。同时,选择左上肢静脉穿刺,左侧卧位麻醉穿刺,麻醉后仰卧,适当加快输液速度,积极配合医师进行补液,预防低血压。

(四)注意保暖

手术创面越大、麻醉范围越广、手术时间越长以及输液量越多,患者体温降低的可能性和降温幅度也就越大。环境温度在23 ℃时,冷感受器受到刺激,经体温调节中枢发生肌肉寒战产热,以维持体温;冷的消毒液直接刺激皮肤,引起患者寒战;冷的生理盐水冲洗体腔,吸收机体热量,额外增加机体能量消耗,使体温下降。对手术紧张、害怕引起情绪波动,使周围血管痉挛收缩。硬膜外阻滞麻醉阻断了交感神经,使阻滞区皮肤血管扩张,骨骼肌已丧失收缩产热能力,为保持体温恒定则通过非阻滞区的骨骼肌收缩,即发生寒战。同时,硬膜外阻滞麻药初量用足后,阻滞区血管扩张,有效循环减少,血量下降。此时麻醉医师往往用加快输液速度来纠正,造成单位时间内大量冷液体进入血液,直接刺激体温调节中枢出现寒战。因此,加强术中保暖,对小儿、老人的术后恢复尤为重要(如预热输入的液体、切口冲洗,体弱或手术历时长的手术患者使用变温毯等)。

1.控制手术间温度

接患者前30 min,将手术间空调调至24～26 ℃,冬季应适当调高至26～27 ℃;等待麻醉期间,应盖好小棉被,注意双肩、双足保暖,在对皮肤进行消毒时,患者穿衣少或不穿衣,注意覆盖非消毒区域躯体部位,必要时暂停冷气输入,待手术铺巾盖好后在降室温;手术过程中,台上应加强术野以外部位的敷料覆盖,台下应注意肢体暴露部位的遮盖保暖,避免不必要的暴露;手术结束前将室温及时调高;对于婴幼儿、老年人、低温麻醉患者,最好使用变温毯,必要时提前预热被褥或暖箱。如果使用热水袋,温度不得超过50 ℃,以免烫伤。

2.加温输液

为防止体温下降过多,术中静脉输注的液体及血液应加温输注为宜。可将液体加温至37 ℃左右、库存血加温至34 ℃左右,必要时使用液体加温器控制;及时处理输液引起的热源反应,此类反应除寒战外,伴有皮疹等临床表现,应认真细致观察并加以区别,及时给予抗过敏处理。

3.温水冲洗体腔

提醒医师尽量缩短皮肤消毒时间,减少体热丢失;术中使用盐水纱布拭血;进行体腔冲洗时,应使用37 ℃左右热盐水冲洗,以免引起体热散失。

4.严格麻醉药品及用量

低体温可引起麻醉加深,出现苏醒延迟,增加呼吸系统的并发症等,如区域麻醉时,阻滞区域的血管不能代偿性收缩,削弱了机体对寒冷的血管收缩防御反应,体热由深部向外传导,使体温下降,甚至刺激机体的温度感受器引起寒战反应;全麻药可抑制体温调节中枢,导致全身皮肤血管扩张,散热增加;肌松药使全身骨骼肌处于松弛状态,消除肌紧张及肌肉运动产热的来源。因此,必须科学、正确、合理地使用麻醉药。

(五)紧急抢救原则

(1)迅速解除呼吸道梗阻,保持呼吸道通畅,给氧、吸痰。

(2)迅速建立静脉输液通道,若穿刺困难,立即协助医师做深静脉穿刺或静脉切开,需要动脉输血者,立即准备输血器材。迅速备齐急救药品和器材,包括盐酸肾上腺素、阿托品、多巴胺、地塞米松、利多卡因、氯化钙、盐酸异丙嗪、肾上腺素、呋塞米、5%碳酸氢钠,以及除颤器、心电图机、心脏监护仪、血液加温仪以及心脏按压包等,除颤器应处于备用状态,并置于手术间便于取用的中心位置上。

(3)严格按医嘱用药,严格执行"三查八对"制度,及时记录用药、治疗、复苏的全过程;使用中的注射器、液体袋,必须贴有药名、浓度、剂量标志;使用后的药袋或瓶、安瓿,全部保留至抢救结束止。

(4)固定患者,上好约束带,防止坠床,并注意保暖。

(5)保持良好照明,协助安装人工呼吸机、除颤器等。

(6)密切观察体温、脉搏、呼吸及血液变化,并详细记录。

(7)严格执行无菌技术操作规程,及时、准确留取各种标本,随时配合手术、麻醉医师工作。

(8)具有防受伤观念,一切操作应轻、稳,防止粗暴,避免在抢救中并发其他损伤。

(9)抢救完毕,及时清洁、整理、补充急救药品和器材,保持基数齐备,器材性能良。

三、局部麻醉

(一)麻醉药液的配置和用药

采用复方局部浸润麻醉剂,其中包括盐酸普鲁卡因 3 g,盐酸利多卡因 400 mg,盐酸丁哌卡因200 mg,哌替啶 100 mg,盐酸肾上腺素(1∶1 000)0.5 mL,生理盐水加到 1 000 mL。要求一次性将 1 000 mL 药液配置好备用,不允许随用随配以免在药量比例上发生问题,影响麻醉效果或出现中毒现象。局部浸润麻醉时分次进行皮内、皮下、肌肉或神经根周围注射。成人量500～1 000 mL,8 岁以内的小儿用量减半(250～500 mL)。

(二)术中用药

术中患者如果有难以忍受的疼痛时,还可以在 3～5 h 再给予二次哌替啶肌内注射,每次50 mg,8 岁以内的小儿减半量,加上局部麻药液中的哌替啶 100 mg,共计不超过 200 mg。

四、术前护理配合

(一)术前访视

手术患者难免存在种种思想顾虑、恐惧、紧张和焦虑心情。情绪激动和失眠均可导致中枢神经系统和交感神经系统过度活动。这些反应过于强烈,不仅对神经、内分泌及循环系统产生影响,并且会直接干扰麻醉和手术,因而削弱对麻醉和手术的耐受力,引发术中术后的并发症,通过术前访视患者,护士能够全面了解每个患者在身心方面的需求,从关怀、安慰、解释和鼓励着手,酌情将手术目的、麻醉方式、手术体位及麻醉和术中可能出现的不适情况,用通俗、恰当的语言向患者做具体的解释,针对存在的顾虑疑问进行交谈,取得患者的信任和配合,顺利地完成麻醉和手术。

(二)麻醉前用药护理

麻醉前给患者注射苯巴比妥钠、阿托品、哌替啶等药物,以达到镇定、止痛、降低基础代谢及神经反射的应激性,减少麻醉药用量,减少术中发生反射性低血压症,预防和对抗某些麻醉药物的不良反应。因此,麻醉前用药后注意观察患者的血压、脉搏和呼吸,并且应用推车将患者送到手术室,以避免因其步行引起的直立性低血压而发生意外。

(三)严格执行查对制度

患者入手术室后,仔细核对患者的姓名、性别、床号、住院号、麻醉方式、手术名称、手术部位等,检查麻醉前用药情况,各种皮试反应结果,是否禁饮食等。

(四)建立静脉通道

建立和保持静脉通路通畅,使麻醉及术中给药、补液、输血和患者出现危症时极为重要的一项抢救措施。静脉通路首选上肢静脉,由于循环时间短,药效发生快,便于麻醉管理,较大手术或紧急情况可做锁骨下静脉穿刺,监测中心静脉压,以指导输液。

五、术后护理配合

手术完毕,手术室护士应与麻醉师一同护送患者回病房,并与病房护士详细交换所施手术麻醉方法,手术中用药及术中和麻醉过程中患者的基本情况,麻醉后注意事项等。

(崔兆坤)

第四节　围麻醉期并发症

围麻醉期导致并发症的三个方面:患者的疾病情况;麻醉医师素质;麻醉药、麻醉器械及相关设备的影响和故障。其中,这些麻醉期间常见的并发症包括呼吸道梗阻、呼吸抑制、低血压和高血压、心肌缺血、体温升高或降低、术中知晓和苏醒延迟、咳嗽、呃逆、术后呕吐、术后肺感染、恶性高热等。下面将与患者疾病情况、麻醉操作与不当、麻醉药影响及麻醉器械故障有关的并发症介绍如下。

一、围麻醉期环境

良好的麻醉不但可消除患者痛感、保持安静利于术者顺利操作,还可以降低术中应激反应,减轻或消除不良心理体验,提高围术期安全性。随着近代新麻醉药、新型麻醉机的临床应用及电子监护仪的不断更新和完善,临床麻醉进入了一个更安全的境地;但由于医师应用麻醉技术的熟练程度、应急状态判断和处理方法、患者对麻醉及手术耐受的个体差异,使既有的"手术风险"依然存在;同时随着手术适应证扩大、高龄、幼儿、复杂、危重和急诊手术的患者日趋增多等因素,新的"手术风险"不断产生。手术室护士与麻醉医师是一个工作整体,手术过程需要相互密切配合。

因此,加强手术室护理技术、质量管理,尤其是提高对麻醉实施、病情监护、意外情况救治过程中的护理技术水平,落实麻醉安全、具体护理措施是麻醉安全不可或缺的重要环节。

(一)护理技术管理

"质量就是生命"。手术室是外科治疗、抢救的重要场所,人员复杂、工作节奏快,各种意外情况多。其中,麻醉意外常突然发生、病情变化快,抢救不当或不及时将导致严重后果,要求医务人员应急能力强,医护配合好,因此,加强麻醉护理技术的质量管理必不可少。

1.规范护理工作行为

制度是工作的法规,是处理各项工作的准则,是评价工作的依据,是消灭事故、差错的重要措施。因此,要把建章立制作为确保安全的关键环节来抓。

(1)依法从事:临床工作是事关患者健康甚至生命的行为,为保障患者的切身利益和医护人员合法权益,需运用现有法律、法规对医疗过程加以规范。

(2)制度先行:确保安全的方法在于事前预防,而不是事后检讨。认真执行查对制度、交接班制度和各种操作规程,建立健全各项管理制度。

(3)有章可循:对各专科具体基础操作、难点环节、质量重点等,制订标准流程、质量标准和检查细则,做到各项管理有章可循,质量评价有量化指标。

2.强化理论技能培训

手术工作是一项科学性、实践性很强的工作,要高度重视麻醉手术的风险性,严防麻醉意外的发生,要不断进行理论和技能培训,以具备娴熟的技术和丰富的临床经验,治病救人。

(1)加强作风养成,确保手术麻醉的质量控制。

(2)拓宽知识结构,注重临床能力的培养。

3.提高患者手术麻醉耐受力

(1)实施手术前访视。

(2)完善手术内容。

(二)麻醉安全的护理措施

1.麻醉前配合

麻醉前准备的目的在于消除或减轻患者对麻醉手术产生的恐惧与紧张心理,以减少麻醉的并发症,利于麻醉的诱导与维持,减少麻醉意外。

(1)核对记录手术资料。

(2)建立静脉通道。

(3)麻醉用药护理:①严格执行查对制度;②严格执行无菌操作技术;③掌握正确用药方法;④准备急救药品和器材。

2.麻醉配合护理要点

(1)气管插管全麻的护理配合:气管插管全麻成功的关键在于物品准备充分、体位摆放合适、选择用药合理及医护人员默契配合。

1)协助医师准备麻醉用品,如吸引器、心电监护仪、抢救药品及宽胶布等;去枕,协助患者头向后仰,肩部抬高。

2)全麻诱导时,由于患者最后丧失的知觉是听觉,所以当开始施行麻醉时,应关闭手术间的门,维持正压,停止谈话,室内保持安静;行气管插管时,患者可能会有咳嗽和"强烈反抗",护士应床旁看护,给予适当约束和精神支持,避免发生意外伤;外科麻醉期,护士应再次检查患者卧位,注意遮挡和保护患者身体暴露部位。

3）急诊手术患者可能在急性发病前或事故发生前刚进食、进饮，应仔细询问，以供麻醉方式的选择；若必须立即全麻手术，应先插胃管将胃内容物排空，此时巡回护士应备好插管用物，协助麻醉医师插管。

4）若只有一位医师实施全麻操作，巡回护士应协助医师工作，插管时协助显露声门、固定导管等。

5）插管过程中要注意：①保证喉镜片明亮；②固定气管插管；③正确判断气管插管位置；④注入气管导管套囊内空气 5～8 mL。

6）气管拔管时，麻醉变浅，气管导管机械性刺激，切口疼痛、吸痰操作等，使患者肾上腺素神经过度兴奋、血管紧张素失衡致血浆肾上腺素浓度明显升高。因此拔管过程中要注意检测氧饱和度、血压、心率变化，给予相应的抵抗药物；吸痰动作要轻柔，减少刺激；苏醒期患者烦躁不安，护士要守在床旁，上好约束带，将患者卧位固定稳妥，防止因烦躁而坠床、输液管道脱出、引流管拔出等意外情况发生。如有患者未能彻底清醒，应在苏醒室观察，待生命体征平稳后方可送回病房。

7）护送患者回病房时，仍应交代护士检测呼吸、血压情况，防止由于麻醉药和肌松药的残余作用，复醒后下颌松弛造成的上呼吸道梗阻或由于腹部手术后切口疼痛、腹部膨胀、腹带过紧造成的呼吸困难致呼吸停止。

8）若为浅全麻复合硬膜外阻滞麻醉时，体位变动多，应向患者做必要解释，以取得配合；同时，加强体位护理，防止摔伤。

（2）椎管内麻醉的护理配合：①协助麻醉医师摆放穿刺体位，即患者背部靠近手术床边缘，头下垫枕，尽量前屈；肩部与臀部水平内收，双手或单手抱屈膝，显露脊柱。②穿刺前应备好穿刺物品及药品，核查患者有无局麻药过敏史，协助麻醉医师抽药；穿刺操作时，护士站在患者腹侧，保持患者身体姿势平稳，不宜摇摆身体或旋转头部，防止躯体移动造成邻近椎体移位致穿透硬膜甚至损伤脊髓神经或导致穿刺针折断等意外发生。③穿刺过程中，护士应注意观察患者面部表情、呼吸、脉搏情况，发现异常及时报告麻醉医师；同时，不时与患者交谈，分散其注意力，减轻紧张心理。④实施腰麻的患者，宜在穿刺前建立静脉通路，以便及时扩容；根据麻醉需要，调节手术床的倾斜度。⑤固定硬膜外导管时，应先用胶布压住穿刺点，再顺势平推黏附两端，防止导管误拔；在翻身摆放体位和移动患者时，应用手托扶穿刺点进行移位，防止导管脱出。⑥护送患者返回病房时，向病房护士交代患者术中的情况及注意事项；鼓励患者消除术后切口疼痛心理，指导术后康复锻炼。

3.合理摆放手术体位

不同体位对椎管内麻醉效果有影响，根据需要调节体位有利于麻醉的扩散、增加麻醉平面。因此，正确摆放体位，可充分显露手术野、让患者舒适、防止意外伤，又可减少药物用量，避免麻药中毒。

4.注意保暖

手术创面越大、麻醉范围越广、手术时间越长及输液量越多，患者体温降低的可能性和降温幅度也就越大。环境温度在 23 ℃时，冷感受器受到刺激，经体温调节中枢发生肌肉寒战产热，以维持体温；冷的消毒液直接刺激皮肤，引起患者寒战；冷的生理盐水冲洗体腔，吸收机体热量，额外增加机体能量消耗，使体温下降。对手术紧张、害怕引起情绪波动，使周围血管痉挛收缩。硬膜外阻滞麻醉阻断了交感神经,使阻滞区皮肤血管扩张,骨骼肌已丧失收缩产热能力,为保持体温恒定则通过非阻滞区的骨骼肌收缩,即发生寒战。同时,硬膜外阻滞麻药初量用足后,阻滞区血管扩张,有效循环减少,血压下降。此时,麻醉医师往往用加快输液速度来纠正,造成单位时间内大量冷液体进入血液,直接刺激体温调节中枢出现寒战。因此,加强术中保暖,对小儿、老人的术后恢复尤为重要(如预热输入的液体、切口冲洗液,体弱或手术历时长的手术患者使用变温毯等)。

(1)控制手术间温度:接患者前 30 min,将手术间空调调至 24～26 ℃,冬季适当调高至26～27 ℃;等待麻醉期间,应盖好小棉被,注意双肩、双足保暖;在对皮肤进行消毒时,患者穿衣少或不穿衣,注意覆盖非消毒区域躯体部位。

(2)加温输液:为防止体温下降过多,术中静脉输注的液体及血液应加温输注为宜。可将液体加温至 37 ℃左右、库存血加温至 34 ℃左右,必要时使用液体加温器控制。

(3)温水冲洗体腔:提醒医师尽量缩短皮肤消毒时间,减少体热丢失;术中使用温盐水纱布拭血;进行体腔冲洗时。应使用 37 ℃左右热盐水冲洗,以免引起体热散失。

(4)严格麻醉药品及用量:低体温可引起麻醉加深,出现苏醒延迟,增加呼吸系统的并发症等,因此,必须科学、正确、合理地使用麻醉药。

5.紧急抢救原则

(1)迅速解除呼吸道梗阻,保持呼吸通畅,给氧、吸痰。

(2)迅速建立静脉输液通道,若穿刺困难,立即协助医师做深静脉穿刺或静脉切开,迅速备齐急救药品和器材,并置于手术间便于取用的中心位置上。

(3)严格按医嘱用药,严格执行"三查七对"制度,及时记录用药、治疗、苏醒的全过程;使用中的注射器、液体袋,必须贴有药名、浓度、剂量标志;使用后的药袋或瓶需全部保留至抢救结束止。

(4)固定患者,使用约束带,防止坠床,并注意保暖。

(5)保持良好照明,协助安装人工呼吸机、除颤器等。

(6)密切观察体温、脉搏、呼吸及血压变化,并详细记录。

(7)严格执行无菌技术操作规程,及时、准确留取各种标本,随时配合手术、麻醉医师工作。

(8)具有防受伤观念,一切操作应轻、稳,防止粗暴,避免在抢救中并发其他损伤。

(9)抢救完毕。及时清洁、整理、补充急救药品和器材,保持基数齐备,器材性能良好。

二、术后麻醉评估

由于麻醉药物的影响、手术的直接创伤、神经反射的亢进以及患者原有的病理生理的特殊性等,均可导致某些并发症的发生。手术结束后,麻醉作用并未结束。即使患者已经清醒,药效却未必完全消除,保护性反射也未必恢复正常,如意识不清醒,难免发生"意外"。麻醉时如果对发生并发症的可能不予考虑,或是缺乏经验或认识,如此则对并发症毫无防范措施,并发症不仅易于发生,甚至可以酿成事故。

(一)全麻术后护理常规

(1)对于麻醉清醒的患者,去枕仰卧位 6 h,头偏向一侧,以防唾液或呕吐物吸入呼吸道,引起呼吸道感染或误吸。去枕平卧 6 h 后可改为半卧位。

(2)保持呼吸道通畅,及时清除呼吸道内分泌物,防止舌根下坠或呕吐物堵塞呼吸道。

(3)给予吸氧,一般用低流量吸氧(一般呼吸功能恢复良好的 30%左右,呼吸差的需要面罩浓度就高了)。

(4)密切观察病情变化,每30～60 min监测血压、脉搏、呼吸1次并做好记录。

(5)妥善固定好各类引流管,防止扭曲、折叠和脱落。

(6)一般术后禁食6 h,根据医嘱给予饮食。

(二)椎管内麻醉后护理常规

(1)术后去枕平卧或头低位6～8 h。麻醉后头痛者平卧24 h,必要时取头高足低位。

(2)保持呼吸道通畅,及时清理呼吸道分泌物。术后有呼吸抑制或呼吸困难者,给予吸氧或使用人工呼吸器辅助呼吸。

(3)严密观察病情变化,每60 min监测呼吸、血压、脉搏1次至血压平稳,并做好记录。

(4)观察患者有无恶心、呕吐、头痛、尿潴留及神经系统症状,对症处理。避免突然改变体位,引起血压下降。

(5)评估患者下肢活动情况,注意有无局部麻木、刺痛、麻痹、瘫痪等,并及时报告医师处理。

(6)术后6 h遵医嘱给予饮食。

(三)硬脊膜外腔阻滞麻醉后护理常规

(1)术后平卧6 h,血压平稳后酌情取适当卧位。避免突然改变体位,引起血压下降。

(2)监测患者生命体征变化,做好记录。

(3)麻醉后出现恶心、呕吐、穿刺处疼痛及尿潴留等现象,及时报告医师,查明原因,对症处理。

(4)术后禁食4～6 h,遵医嘱给予饮食。

三、气道完整性

(一)支气管痉挛

在麻醉过程和手术后均可发生急性支气管痉挛,表现为支气管平滑肌痉挛性收缩,气道变窄,气道阻力骤然增加,呼气性呼吸困难,引起严重缺氧和二氧化碳潴留。若不及时予以解除,患者因不能进行有效通气,不仅发生血流动力学的变化,甚至发生心律失常和心搏骤停。

1.病因

(1)气道高反应性:患有呼吸道疾病的患者如支气管哮喘或慢性炎症,使气道对各种刺激反应较正常人更为敏感。此与兴奋性神经和受体活性增强,而抑制性神经和受体活性的减弱有关。还有炎症细胞致敏、气道上皮损伤以及气道表面液体分子渗透浓度改变等,也都是不容忽视的诱发因素。

(2)与麻醉手术有关的神经反射,如牵拉反射、疼痛反射,乃至咳嗽反射和肺牵张反射都可成为诱发气道收缩的因素。

(3)气管插管等局部刺激是麻醉诱导期间发生气道痉挛最常见的原因。由于气道上皮下富含迷走神经传入纤维,尤其是隆突部位。气管插管过深直接刺激隆突,或浅麻醉下行气管插管、吸痰也都可引起反射性支气管痉挛。一般认为,其反射途径除了经迷走神经中枢反射外,还有轴反射和释放的神经介质如P物质、神经激肽A和降钙素基因相关肽受体(CGRPR)、色胺受体的参与。

(4)应用了具有兴奋性迷走神经、增加气道分泌物促使组胺释放的麻醉药、肌松药或其他药物。如支气管哮喘患者应避免应用兴奋性迷走神经药物如硫喷妥钠、γ-羟丁酸钠,或促进组胺释放的肌松药(筒箭毒碱)。手术后早期的支气管痉挛,多非哮喘所致,常见的原因是由于气管内导管移位或受阻,以致气管发生部分梗阻或受到刺激而引起支气管痉挛。应该指出的是,支气管痉挛可能是急性肺水肿早期唯一的症状,远比啰音或泡沫样痰出现得更早。

2.预防

(1)预防存在的诱发因素。术前应禁吸烟2周以上。若近期有炎症急性发作,则应延缓择期手术2~3周。术前患者应行呼吸功能的检查,可请呼吸专科医师会诊,必要时应用激素、支气管扩张药、抗生素等作为手术前准备。

(2)避免应用可诱发支气管痉挛的药物如可用哌替啶或芬太尼来取代吗啡,因前几种药对支气管平滑肌张力影响较弱。若异喹啉类肌松药要比甾体类肌松药易引起组胺释放,如泮库溴铵、维库溴铵、哌库溴铵在临床剂量下不至于引起明显的组胺释放。肌松药引起组胺释放是与药量、注药速度有关,减少用药量和注药速度可减少组胺释放量。琥珀胆碱仍可引起少量组胺释放,故文献上既有用来治疗支气管痉挛,也有数例患者引起支气管痉挛的报道。吸入性麻醉药则可选用氟烷、恩氟烷、异氟烷等,氯胺酮可明显减低支气管痉挛的气道阻力,这与拟交感效应,促进内源性儿茶酚胺释放有关。此外,还能抑制肥大细胞释放组胺,故对气道高反应患者,可选氯胺酮麻醉诱导。

(3)阻断气道的反射,选用局麻药进行完善的咽喉部和气管表面的麻醉,可防止因刺激气道而诱发支气管痉挛。

3.处理

(1)明确诱因、消除刺激因素,若与药物有关应立即停用并更换。

(2)如因麻醉过浅所致,则应加深麻醉。

(3)面罩吸氧,必要时施行辅助或控制呼吸。

(4)静脉输注类固醇皮质激素(如氢化可的松和地塞米松)、氨茶碱等,两药同时应用可能吸收效更好。若无心血管方面的禁忌,可用β受体激动剂如异丙肾上腺素稀释后静脉滴注或雾化吸入。目前,还可采用选择性$β_2$受体激动剂如吸入特布他林,尤其适用于心脏病患者。

呼吸系统的并发症仍是全身麻醉后能威胁患者生命安危的主要原因之一,以及拖延术后的康复。除了误吸之外还包括气道阻塞、低氧血症和通气不足(高碳酸血症)等。据报告在接受全身麻醉后转入PACU的24 057例患者中,发生呼吸系统紧急问题的有1.3%,其中低氧血症发生率为0.9%,通气不足发生率为0.2%,气道阻塞发生率为0.2%。需要置入口咽或鼻咽气道的为59.7%,需手法处理气道者占47.6%。虽然只有2例患者(占0.1%)需要行气管内插管,80例需行人工通气。

(二)气道阻塞

全麻后气道阻塞最常见的原因是神志未完全恢复舌后坠而发生咽部的阻塞;喉阻塞则可因喉痉挛或气道直接损伤所致。对舌后坠采用最有效的手法是患者头后仰的同时,前提下颌骨,下门齿反咬于上门齿。根据患者不同的体位进行适当的调整,以达到气道完全畅通。如果上述手法处理未能解除阻塞,则应置入鼻咽或口咽气道。但在置入口咽气道时,有可能诱发患者恶心、呕吐甚至喉痉挛,故需密切观察。极少数患者才需重行气管内插管。

(三)低氧血症

低氧血症不仅是全身麻醉后常见的并发症,而且可导致严重的后果。据丹麦相关文献报道,术后发生一次或一次以上低氧血症($SaO_2 < 90\%$)的患者占55%,并指出其发生是与全麻时间、

麻醉药应用及吸烟史有关。自采用脉搏血氧饱和度(SpO_2)的监测方法后,能及时地发现低氧血症,且有了较准确的评估标准。

1.易于引起麻醉后低氧血症的因素

(1)患者的年龄>65岁。

(2)体重超重的患者,如>100 kg。

(3)施行全身麻醉的患者要比区域性麻醉更易于发生。

(4)麻醉时间>4 h。

(5)施行腹部手术者对呼吸的影响显著于胸部,以肢体手术的影响较为轻微。

(6)麻醉用药:如苯二氮䓬类与阿片类药物并用,用硫喷妥钠诱导麻醉对呼吸的影响要显著于异丙酚。术前应用芬太尼>2.0 $\mu g/(kg \cdot h)$或并用其他阿片类药物则影响更为显著。尤其非去极化肌松药的应用剂量、时效和肌松是否已完全反转都是极其重要的因素,如术中应用阿曲库铵>0.25 $mg/(kg \cdot h)$,则将增加发生低氧血症的危险。至于术前患者一般情况(ASA 分级)对此的影响无明显的差异。

2.发生低氧血症是主要原因

在全麻后发生低氧血症的原因是多因素的,也较为复杂。

(1)由于供氧浓度的低下或因设备的故障引起吸入氧浓度<0.21。尽管发生此意外并不多见,但发生误接电源或混合气体装置的失灵可能性仍然存在,是不能大意的。

(2)通气不足。

(3)术后肺内右至左的分流增加,如术后发生肺不张、急性气胸或急性肺梗死等,使经肺的静脉血得不到充分的氧合,提高了动脉内静脉血的掺杂,造成动脉低氧血症是必然的结果。

(4)肺通气/灌流(V/Q)的失衡,如因麻醉药的影响损害了低氧下肺血管收缩的补偿,V/Q的失衡加重。同时,术后患者的心排血量低下也促进了这种失衡。

(5)采用不正确的吸痰方法,易被忽视的原因。应用过高的吸引负压、过粗的吸痰管和超时限的吸引,可以引起患者 SaO_2 的显著下降,尤其是危重和大手术后患者。

(6)其他:术后患者的寒战可使氧耗量增高 500%,对存在肺内分流患者,通过混合静脉血氧张力,使 PaO_2 下降。

(四)通气不足

通气不足是指因肺泡通气的降低引起 $PaCO_2$ 的增高。手术后通气不足的原因如下。

(1)中枢性呼吸驱动的削弱。

(2)呼吸肌功能恢复的不足。

(3)体内产生 CO_2 增多。

(4)由于呼吸系统急性或慢性疾病所影响。

(五)处理方法

1.削弱中枢性呼吸驱动

事实上,应用任何麻醉药对呼吸中枢都具有抑制的效应,尤其是麻醉性镇痛药。这种呼吸的抑制,可以通过对 CO_2 曲线的向下、向右的移位来加以证实。又如芬太尼或芬太尼-氟哌利多混合剂的应用,可呈双相性呼吸抑制,在手术终末可用较小剂量的拮抗剂来消除其呼吸抑制。

2.呼吸肌功能的障碍

包括手术切口部位、疼痛均影响到深呼吸的进行。如上腹部手术后,患者是以胸式呼吸为主,呼吸浅快,肺活量（Vc）和功能余气量（FRC）均呈降低,直至术后 2～3 d 才开始逐渐恢复。Vc 在手术当天可降至术前的 40%～50%,术后 5～7 d 才恢复至术前 60%～70%。Vc 的下降使术后患者有效的咳嗽能力受限,为肺部并发症发生提供有利条件。FRC 的下降,使 FRC 与闭合容量（CC）的比率发生了改变,CC/FRC 相对升高具有重要的临床意义。小气道易于闭合,局部通气/血灌流比率失调,导致肺泡气体交换障碍,则发生低氧血症和通气不足是必然的结果。

目前认为膈肌功能障碍是造成术后肺功能异常的一个重要原因。用麻醉药、镇静药或疼痛等对膈肌功能虽有一定的影响。但对膈肌功能障碍的原因不能全面加以说明。如今较能为人们所接受的观点:由于手术创伤通过多渠道传入神经途径减弱了中枢神经系统的驱动,对膈神经传出冲动减少,而引起术后膈肌功能障碍。

应用非去极化肌松药的残留效应。长效肌松药应用、拮抗肌松药的效应不足和肾功能障碍等均可使肌松药的作用残留,而影响了术后呼吸肌功能的恢复,也是造成术后患者通气不足的常见原因。有报告指出,在术后发生呼吸系统问题的患者中,有 25% 是与肌松药的应用有关,其中8.3% 的患者需要进一步反转肌松药的残留效应。

3.其他

肥胖患者、胃胀气、胸腹部的敷料包扎过紧也会影响到呼吸肌功能。

(六)监护与预防

这里要着重指出的是,临床上不能忽视肉眼的观察,如呼吸的深度、呼吸肌的协调和呼吸模式等,监测方面包括脉搏血氧饱和度的持续、$PETCO_2$ 和 $PaCO_2$ 的监测。

一般认为对如下患者应加强术后的呼吸功能监测和氧的支持:①胸腹部手术后;②显著超重的患者,如 BMI＞27 kg/m^2;③用过大剂量阿片类药物;④存在急性或慢性呼吸系统疾病。

以下患者即使其 PaO_2 处于正常范围,但仍有发生组织低氧或缺氧的可能:①低血容量(低CVP、少尿);②低血压;③贫血,血红蛋白＜70 g/L;④心血管或脑血管缺血患者;⑤氧耗增高,如发热的患者。

一般要求这些患者可以增强氧的支持,至于呼吸空气时的 SpO_2＞90% 或恢复至手术前的水平。对有气道慢性阻塞的患者,其呼吸功能有赖于 CO_2 或低氧的驱动,所以谨慎调节供氧的浓度,经常进行动脉血气分析是必要的措施。

四、心血管系统稳定性

(一)高血压

全身麻醉中最常见的并发症。除原发性高血压外,多与麻醉浅、镇痛药用量不足、未能及时控制手术刺激引起的强烈应激反应有关。故术中应加强观察、记录,当患者血压＞18.7/12.0 kPa(140/90 mmHg)时,即应处理;包括加深麻醉,应用降压药和其他心血管药物。

全身麻醉恢复期,随着麻醉药作用的消退、疼痛不适,以及吸痰、拔除气管内导管的刺激等原因极易引起高血压的发生。尤其是先前有高血压病史的概率占一大半,且多始于手术结束后30 min 内。如果在术前突然停用抗高血压药物,则发生高血压情况更加严重。高血压的发生率为 4%～6%。

1.原因

(1)疼痛:除了手术切口刺激外,其他造成不适之感还来自胃肠减压管、手术引流和输液的静脉通路等,同时还伴有恐惧、焦虑等精神因素的影响。疼痛的刺激是与麻醉前后和麻醉维持过程处理有关。

(2)低氧血症与高碳酸血症:轻度低氧血症所引起循环系统反应是心率增快与血压升高,以高动力的血流动力学来补偿血氧含量的不足。血内 CO_2 分压的升高,可直接刺激颈动脉和主动脉化学感受器,以及交感-肾上腺系统反应,则呈现心动过速和血压的升高。

(3)术中补充液体超负荷和升压药用量不当。

(4)吸痰的刺激,吸痰管对口咽、气管隆嵴的刺激,尤其操作粗暴或超时限吸引更易引起患者的呛咳和躁动、挣扎,则使循环系统更趋显著。

(5)其他:如术后寒战,尿潴留膀胱高度膨胀也会引起血压的升高。

对术后持续重度高血压,若不能及时消除其发生原因和必要的处理,则可因心肌氧耗量的增高,而导致左心室心力衰竭、心肌梗死或心律失常,高血压危象则可发生急性肺水肿或脑卒中。

2.预防和处理

(1)首先要发现和了解引起高血压的原因,并给予相应的处理,如施行镇痛术,呼吸支持以纠正低氧血症以及计算液体的出入量以减缓输液的速率或输入量。

(2)减少不必要的刺激,使患者处于安静姿态。当患者呼吸功能恢复和血流动力学稳定时,应尽早拔除导管,为了减少拔管时的刺激和心血管不良反应,可在操作前 3～5 min 给予地西泮 0.1 mg/kg 或美达唑仑 1～2 mg 和 1％利多卡因(1 mg/kg)。有报告在拔管前 20 min 用 0.02％硝酸甘油 4 μg/kg。经鼻孔给药,可防止拔管刺激引起高血压。

(3)药物治疗:由于多数患者并无高血压病史,且在术后 4 h 内高血压能缓解,故不必应用长效抗高血压药物。值得选用的药物:①硝普钠的优点在于发挥药效迅速,且停止用药即可反转。对动脉、静脉壁均有直接的扩张效应。一般多采用持续静脉滴注给药,开始可以 0.5～1.0 μg/(kg·min)给药达到可以接受的血压水平。但应密切监测动脉的动态,适时调整给药速率。②乌拉地尔若在拔管时给予0.5 mg/kg,可有效预防当时高血压反应和维持循环功能的稳定。③β 受体阻滞剂如拉贝洛尔和艾司洛尔,前者兼有 α 和 β 受体阻滞的作用,常用来治疗术后高血压。但对 β 受体阻滞更为突出,由于负性变力效应使血压降低。艾司洛尔为超短效 β 受体阻滞剂,对处理术后高血压和心动过速有效。但因半衰期短应予持续静脉滴注给药,依据血压的反应调节给药速率,相当于 25～300 mg/(kg·min)。④对高龄、体弱或心脏功能差的患者,则可采用硝酸甘油降压。它对心脏无抑制作用,可扩张冠脉血管,改善心肌供血和提高心排血量。停药后血压恢复较缓,且较少发生反跳性血压升高。

(二)急性心肌梗死

麻醉期间和手术后发生急性心肌梗死,多与术前有冠心病,或潜在有冠脉供血不足有关。同时又遭受疾病、疼痛和精神紧张的刺激,以及手术和麻醉等的应激反应,都将进一步累及心肌耗氧和供氧间的平衡,任何导致耗氧量增加或心肌缺氧都可使心肌功能受损,特别是心内膜下区。有资料表明,非心脏手术的手术患者围术期心肌缺血的发生率可高达 24％～39％,冠心病患者中可高达 40％。如果发生心肌梗死的范围较广,势必影响到心肌功能,排血量锐减,终因心泵衰竭而死亡。尤其是新近(6 个月内)发生过心肌梗死的患者,更易于出现再次心肌梗死。

1.病因

(1)诱发心肌梗死的危险因素:①冠心病患者;②高龄;③有外周血管疾病,如存在外周血管狭窄或粥样硬化,则提示冠脉也有相同的病变;④高血压(收缩压≥21.3 kPa(160 mmHg),舒张压≥12.4 kPa (95 mmHg)患者,其心肌梗死发生率为正常人的 2 倍;⑤手术期间有较长时间的低血压;⑥据文献报道,手术时间1 h的发生率为1.6%,6 h以上则可达16.7%;⑦手术的大小,心血管手术的发生率为16%,胸部手术的发生率为13%,上腹部手术的发生率为8%;⑧手术后贫血。

(2)麻醉期间易于引起心肌氧耗量增加或缺氧的因素:①患者精神紧张、焦虑和疼痛、失眠,均可致体内儿茶酚胺释放和血内水平升高,周围血管阻力增加,从而提高心脏后负荷、心率增速和心肌氧。②血压过低或过高均可影响到心肌的供血、供氧。若在麻醉过程中发生低血压,比基础水平低30%并持续10 min以上者,其心肌梗死发生率,特别是透壁性心肌梗死明显增加。另外,高血压动脉硬化的患者,多伴有心肌肥厚,其发生心内膜下(非Q波型)心梗的机会较多,即使未出现过低血压,也可发生心肌缺血性损伤。③麻醉药物对心肌收缩力均有抑制的效应,如氟烷、甲氧氟烷、恩氟烷、异氟烷,且抑制程度随吸入浓度而递增。曾报告当恩氟烷的呼末浓度为1.4%时,使动脉压降低50%,11例中有4例呈心肌缺血。同时,还应该注意药物对整个心血管和机体代偿机制的影响。④麻醉期间供氧不足或缺氧,势必使原冠状动脉供血不全的心肌供氧进一步恶化。⑤因麻醉过浅或其他用药引起了心率增快或心律失常。

2.诊断

在全身麻醉药物作用下,掩盖了临床上急性心肌梗死的症状和体征。在全麻期间,如发生心律失常尤其是室性期外收缩,左心室功能衰竭(如急性肺水肿),或不能以低血容量或麻醉来解释的持续性低血压时,都应及时地追查原因。直至排除急性心肌梗死的可能。

心电图的记录仍然是诊断急性心肌梗死的主要依据,尤其是用12导联心电图检查,诊断心肌梗死的依据是Q波的出现(即所谓透壁性心肌梗死),以及ST段和T波的异常,非透壁性则可不伴有Q波的出现。同时应进行血清酶的检查,如谷草转氨酶(GOT)、乳酸脱氢酶(LDH)和磷酸肌酸激酶(CPK),尤其是CPK-MM;但酶水平的升高多出现在前24 h,对即时的诊断仍帮助不大。近年提出的测定血内心肌肌钙蛋白T,肌钙蛋白(tyoponin,TN)包括3个亚单位,即肌钙蛋白C(cTnC)肌钙蛋白I(cTnI)和肌钙蛋白T(cTnT)。当心肌细胞缺血时,细胞内pH下降,激活蛋白溶解酶使心肌肌钙蛋白,透过细胞膜进入循环。测定cTnT的优点在于:在心肌梗死3 h左右开始升高,12~24 h呈峰值,可持续5 d以上;对诊断急性心肌梗死的敏感度高达98%~100%。

3.预防

对手术患者,特别是有高血压或冠状动脉供血不足的患者,要力求心肌氧供求的平衡,在降低氧耗的同时,还要提高供氧,如减轻心脏做功(高血压的治疗),改善和保持满意的血流动力学效应(如麻醉方法选择,纠正心律失常,洋地黄等);提高供氧如纠正贫血以提高携氧能力,保持满意的冠状动脉灌注压和心舒间期。术前对患有心肌供血不足患者应给予必要药物治疗和镇静药。对心肌梗死患者的择期手术,尽量延迟到4~6个月再施行,如此可把再梗死的发生率降至15%,两者相距的时间越短,则再发率越高。再发心肌梗死患者的死亡率可在50%~70%。

4.处理

(1)麻醉期间或手术后心肌梗死的临床表现很不典型,主要依据心电图的提示和血流动力学的改变,宜及时请心血管专科医师会诊和协同处理。

(2)必不可少的血流动力学监测如平均动脉压、中心静脉压、体温、尿量,以及漂浮导管置入,以便进一步了解肺动脉压(PAP)、肺毛细血管楔压(PCWP)和左室舒张末压(LVEDP)等。

(3)充分供氧,必要时行机械性辅助呼吸。

(4)暂停手术,或尽快结束手术操作。

（5）应用变力性药物，如多巴胺、去甲肾上腺素以保持冠状动脉血液灌注。近年有推荐用多巴酚丁胺具有较强的变力性效应，对变时性和诱发心律失常要比异丙肾上腺素少见。变力性药物可使心肌氧耗量增加，如并用血管扩张药硝酸甘油或硝普钠，不仅可降低心肌氧供量，且将提高心排血指数和降低已升高的 LVEDP。处于心源性休克或低血压状态的治疗，可参阅本书有关章节处理。

（6）应用辅助循环装置——主动脉内球囊辅助（IABP），即反搏系统，通过降低收缩压，减少左心室做功，使心肌氧耗量随之下降，同时还增加舒张压，有利于冠状动脉血流和心肌供氧。

（7）其他对症治疗，如应用镇静和镇痛药（罂粟碱或吗啡）。

五、胃肠反应

（一）反流、误吸

1.原因

麻醉过程中，易于引起呕吐或胃内容物反流的几种情况。

（1）麻醉诱导时发生气道梗阻，在用力吸气时使胸膜腔内压明显下降；同时受头低位的重力影响。

（2）胃膨胀除了与术前进食有关外，麻醉前用药、麻醉和手术也将削弱胃肠道蠕动，胃内存积大量的空气和胃液或内容物，胃肠道张力下降。

（3）用肌松药后，在气管插管前用面罩正压吹氧，不适当的高压气流不仅使环咽括约肌开放，使胃迅速胀气而促其发生反流；同时喉镜对咽部组织的牵扯，又进一步使环咽括约肌功能丧失。

（4）患者咳嗽或用力挣扎；以及晚期妊娠的孕妇，由于血内高水平的孕酮也影响到括约肌的功能。

（5）胃食管交界处解剖缺陷而影响正常的生理功能，如膈疝患者，置有胃管的患者也易于发生呕吐或反流；带有套囊的气管导管，在套囊的上部蓄积着大量的分泌物也易于引起误吸。

（6）药物对食管括约肌功能的影响，如抗胆碱能药物阿托品、东莨菪碱和格隆溴铵对括约肌的松弛作用，吗啡、哌替啶和地西泮则可降低括约肌的张力。琥珀胆碱因肌颤，使胃内压增高，引起胃内容物反流。易致反流与误吸的危险因素：①胃内容物增多，增加反流的倾向，喉功能不全；②胃排空延迟，食管下端括约肌，全身麻醉；③张力低下，急症手术；④无经验麻醉医师；⑤胃液分泌增多，胃食管反流，夜间手术；⑥头部创伤；⑦脑梗死/出血；⑧神经肌肉疾病；⑨过饱，食管狭窄/食管癌，多发性硬化；⑩没有禁食，食管内压性，帕金森病；⑪食管内压性失弛缓症；⑫肌肉营养不良；⑬大脑性麻痹；⑭高龄患者，颅脑神经病；⑮创伤、灼伤；⑯糖尿病性自主神经病。

口咽部或胃内大量出血，胃食管反流或衰竭的患者都易于发生误吸。临产的孕妇因麻醉发生误吸窒息而致死者，国外报告的较多。国内对孕妇施行剖宫产术或其他手术采用硬膜外阻滞麻醉，保持神志清醒和吞咽、咳嗽反射，是减少误吸发生的重要原因。当然，当孕妇具有施行全身麻醉的适应证，或手术过程中改行全麻，此时更应谨慎保护气道，严密防止误吸的发生。

孕妇易于发生反流、误吸的因素：①传统习惯上临产孕妇多不限制进食，甚至鼓励多进食才有力气分娩，以致决定手术时孕妇仍处于"满胃"。②精神焦虑、失眠和疼痛使胃排空时间显著延缓。③增大的子宫使腹内压和胃内压增高。④胎盘可能是产生促胃酸激素的场所，促使胃液容量增多（>25 mL）和 pH 的下降（pH<2.5）。

麻醉下发生呕吐或反流有可能导致严重的后果，胃内容物的误吸，以致造成急性呼吸道梗阻和肺部其他严重的并发症,仍然是目前全麻患者死亡的重要原因之一。据有关资料报告,麻醉反流的发生率为4%～26.3%,其中有62%～76%出现误吸,误吸大量胃内容物的死亡率达70%。Waner MA等报告56 138例18岁以下儿童共施行3 180次全身麻醉,其中有24例发生肺部误吸,发生率为1∶2 632即0.04%。急症手术与择期手术的发生率为1∶373对1∶4 544。误吸主要是发生在麻醉诱导时,在置入喉镜和气管插管之前,或正在置入喉镜时。Olsson GL等报告0～9岁儿童围术期的肺误吸发生率为1∶1 163(0.09%),要比成年人高2.5倍。但在法国文献中报告0～14岁的发生率仅为0.01%。上述发生率的差异,可能与不同的研究方法和围术期肺误吸的诊断标准有关。

虽然喉罩的出现为临床麻醉提供了一种有效的器具,但仍不能完全防止胃内容物的肺误吸,尤其不要用于肥胖患者。

2.误吸胃内容物的性质

麻醉过程中发生误吸会使患者发生急性肺损伤,而急性肺损伤的严重程度与误吸入胃内容物的理化性质(如pH、含脂碎块及其大小)、误吸量以及细菌污染程度直接相关。来自Robert和Shirley的动物试验结果显示,误吸引起急性肺损伤的胃内容物PH临界值为2.5,而误吸量临界值约为0.4 mL/kg(相当于25 mL)。Schwartz等进行的动物试验(试验对象为狗)结果显示,当误吸的内容物pH为5.9、误吸量达到2 mL/kg时可引起严重肺内分流和低氧血症,若伴有食物残渣的吸入则可导致高二氧化碳血症、酸中毒以及肺炎的发生,但是在42 h内并未引起试验动物死亡。另有试验表明,当对猴子进行气管盐酸滴入时,盐酸容量达到0.4～0.6 mL/kg时,仅仅会产生轻度X线改变和轻微临床表现,其LD_{50}为1.0 mL/kg。若以此参数推算成人误吸量的临界值,结果约为50 mL。

(1)高酸性(pH<2.5)胃液:误吸后,即时(3～5 min)出现斑状乃至广泛肺不张,肺泡毛细血管破裂,肺泡壁显著充血,还可见到间质水肿和肺泡内积水,但肺组织结构仍比较完整,未见坏死。患者迅速出现低氧血症,这可能与继发的反射机制,肺表面活性物质失活或缺失,以及肺泡水肿、肺不张有关。由于缺氧性血管收缩而出现肺高压症。

(2)低酸性(pH≥2.5)胃液:肺损伤较轻,偶见广泛斑状炎症灶,为多型核白细胞和巨噬细胞所浸润。迅速出现PaO_2下降和Qs/Qt的增加;除非吸入量较多,此改变一般在24 h内可恢复,且对$PaCO_2$和pH影响较小。

酸性胃内容物吸入肺内,低pH可被迅速中和,但却因导致促炎症细胞因子如TNF、IL-8的释放,并将激活中性粒细胞趋集于受损的肺内。隐匿于肺微循环内的中性粒细胞,则与广泛的肺毛细血管内皮和肺泡上皮细胞黏附和移行,引起肺毛细血管壁和上皮细胞通透性改变和损害,以致出现含蛋白质的肺间质水肿。在此过程中,将涉及一系列黏附分子(如选择素、整合素)以及细胞间黏附分子(如IACM-1)的活化与参与。有理由认为,误吸引起的急性肺损伤过程中,中性粒细胞的趋化、激活和黏附是发挥着重要作用的环节。

(3)非酸性食物碎块:炎症主要反映在细支气管和肺泡管的周围,可呈斑状或融合成片,还可见到肺泡水肿和出血。炎症特点是对异物的反应,以淋巴细胞和巨噬细胞浸润为主,在食物碎屑周围可呈肉芽肿。实际上小气道梗阻,而低氧血症远比酸性胃液的误吸更为严重,且呈升高$PaCO_2$和pH下降。多存在肺高压症。

(4)酸性食物碎块:此类食物的误吸,患者的死亡率不但高,且早期就可发生死亡。引起肺组织的严重损害,呈广泛的出血性肺水肿和肺泡隔坏死,肺组织结构完全被破坏。患者呈严重的低氧血症、高碳酸血症和酸中毒，多伴有低血压和肺高压症。晚期肺组织仍以异物反应为主，或有肉芽肿和纤维化。

总之，误吸胃内容物引起的肺生理学紊乱、病理生理学改变，早期除了与反射的机制有关外，细胞因子和介质的释放是引起肺急性损伤不可忽视的重要环节。晚期肺组织仍以异物反应为主，出现肉芽肿和纤维化。

3.误吸的临床表现

（1）急性呼吸道梗阻：无论固体或液体的胃内容物，均可引起气道机械性梗阻而造成缺氧和高碳酸血症。如果当时患者的肌肉没有麻痹，则可见到用力地呼吸，尤以呼气时更为明显，随之出现窒息。同时血压骤升、脉速；若仍未能解除梗阻，则两者均呈下降。由于缺氧使心肌收缩减弱、心室扩张，终致心室颤动。有的患者因吸入物对喉或气管的刺激而出现反射性心搏停止。

（2）哮喘样综合征：在误吸发生不久或 2～4 h 出现，患者呈发绀、心动过速、支气管痉挛和呼吸困难。在受累的肺野可听到哮鸣音或啰音。肺组织损害的程度与胃内容物的 pH 直接相关外，还与消化酶活性有关。胸部 X 射线的特点是受累的肺野呈不规则、边缘模糊的斑状阴影，一般多在误吸发生后 24 h 才出现。

（3）吸入性肺不张：大量吸入物可使气道在瞬间出现堵塞，而完全无法进行通气，则后果严重。若只堵塞支气管，又由于支气管分泌物的增多，可使不完全性梗阻成为完全性梗阻，远侧肺泡气被吸收后发生肺不张。肺受累面积的大小和部位，取决于发生误吸时患者的体位和吸入物容量，平卧位时最易受累的部位是右下叶的尖段。

（4）吸入性肺炎：气道梗阻和肺不张导致肺内感染。有的气道内异物是可以排出的，但由于全身麻醉导致咳嗽反射的抑制和纤毛运动的障碍，使气道梗阻不能尽快地解除，随着致病菌的感染，势必引起肺炎，甚至发生肺脓肿。

4.预防

主要是针对构成误吸和肺损害的原因采取措施：①减少胃内容量和提高胃液 pH；②降低胃内压，使其低于食管下端括约肌阻力；③保护气道，尤其当气道保护性反射消失或减弱时，更具有重要意义。

（1）禁食和胃的排空：对刚进食不久的患者，若病情许可，理应推迟其手术时间。其所需延迟的时间，可依据食物性质、数量、病情、患者情绪和给药的情况等因素综合加以考虑。过去临床上多以手术前日晚餐后开始禁食禁饮或。事实上如此长时间禁食，特别是禁饮会增加患者的水和电解质紊乱。有的患者由于饥饿或口渴难忍而佯装已禁食禁饮，反而增加医疗上困难。对饱胃患者尽可能采用局部麻醉或椎管内阻滞麻醉。若是全身麻醉适应证，又不允许推迟手术时间，则可采取如下措施。

置入硬质的粗胃管（直径为 7 mm），通过吸引以排空胃内容物，细而软的胃管是难以吸出固体食物的碎块。要检查吸引的效果，切不可置而不顾。

采用机械性堵塞呕吐的通道，如带有套囊的 Macintoch 管或 Miller-Abbott 管等，但因食管壁有高度的可扩张性，故对其确切的效果尚有疑问。

过去在临床上曾用不同的药物以求达到如下的目的：抗恶心呕吐、抗酸和抑制胃液量和减少误吸的危险。事实上用药未必都能达到预期的效果，不同药物各有其适应证，而不作为常规的应用。依据 ASA 专家小组提出的建议，可作为参考。用药提高 pH 和减少胃液的分泌，如口服 0.3M枸橼酸钠 30 mL 于手术前 15～20 min，作用可持续 1～3 h。近年来主张用组胺 H_2 受体拮抗药,如西咪替丁 300 mg 于术前1 小时口服或肌内注射,儿童的剂量为 7.5 mg/kg,提高 pH>2.5 的有效率可达 90%,但对胃液容量影响较差。西咪替丁的峰效应在给药后 60～90 min,持续 4 h。雷尼替丁在术前 1 h 静脉注射,不仅可提高 pH,且能降低胃液容量,作用可持续 8 h 左右。若为降低误吸的危险为目的,不推荐应用抗胆碱能药物如阿托品和东莨菪碱,因这两种药物可使下食管括约肌能力降低,有利于胃内容物反流至食管。

(2)麻醉的诱导:麻醉诱导过程更易于发生呕吐和反流,对饱胃患者可采用如下的方法。

1)清醒气管内插管,可用 1%～2%丁卡因或 2%～4%利多卡因溶液进行表面麻醉和经环甲膜气管内注射,一旦气管插管成功,即将气管导管的套囊充气,此法较为有效。

2)处平卧位的患者,在诱导时可把环状软骨向后施压于颈椎体上,为了闭合食管来防止误吸。

3)采用头高足低进行诱导,当足较平卧位低于 40°时,此时咽的位置较食管贲门交界处高 19 cm。一般认为,即使在胃膨胀情况下,胃内压的增高也不超过 1.8 kPa(18 cmH$_2$O),因此可以防止反流。但在此体位下一旦发生胃内容物反流,则发生误吸是难以避免的,特别是心血管功能差的患者,不宜采用此体位。另一体位,是轻度头低足高位。虽然由于胃内压增高而易致反流,但头低位使反流的胃内容物大部滞留于咽部,迅速予以吸引可避免误吸入气管,故临床上可采用此体位。

4)恰当选用诱导药物,如应用氧化亚氮-氧-氟烷诱导,让患者保持自主呼吸和咽反射,直至麻醉深度足以插管,则发生呕吐和反流的机会较少。至于硫喷妥钠-琥珀胆碱快速诱导插管,因大剂量可迅速抑制呕吐中枢,同时琥珀胆碱对膈肌和腹肌麻痹作用,故在短暂时间内不至于发生呕吐,但要求具有很熟练的插管技巧。无论采用何种方法进行麻醉诱导,都应准备好有效的吸引器具。

5)应完全清醒时才能拔气管内导管。患者作呕、吞咽或咳嗽并非神志完全清醒的标志,所以拔管时患者不仅能睁眼,应具有定向能力、能做出相应表情的应答。否则仍有误吸之可能。

(3)采用附有低压、高容量套囊的气管导管,通过染料进行误吸试验表明,用普通高压低容量套囊的导管,其误吸率可达 56%;若改用前一种导管,则其发生率可降至 20%。

5.处理

关键在于及时发现和采取有效的措施,以免发生气道梗阻窒息和减轻急性肺损伤。

(1)重建通气道:①使患者处于头低足高位,并转为右侧卧位,因受累的多为右侧肺叶,如此则可保持左侧肺有效的通气和引流。②迅速用喉镜检查口腔,以便在明视下进行吸收清除胃内容物。如为固体物可用手法直接清除,咽部异物则宜用 Magil 钳夹取。若气道仅呈部分梗阻,当患者牙关紧闭时,可通过面罩给氧,经鼻腔反复进行吸引,清除反流物。亦可采用开口器打开口腔,或纤维光导支气管镜经鼻腔导入进行吸引。此时不宜应用肌松药,因喉反射的消失有进一步扩大误吸的危险。

(2)支气管冲洗:适用于气管内有黏稠性分泌物,或为特殊物质所堵塞。在气管内插管后用生理盐水 5～10 mL 注入气管内,边注边吸和反复冲洗,或用双腔导管分别冲洗两侧支气管。

(3)纠正低氧血症:大量酸性胃液吸入肺泡,不仅造成肺泡表面活性物质的破坏,而且导致肺泡Ⅱ型细胞的广泛损害和透明膜形成,使肺泡萎陷,并增加肺内分流和静脉血掺杂。用一般方式吸氧,不足以纠正低氧血症和肺泡-动脉血氧分压差的增大,需应用机械性通气以呼气末正压通气(PEEP)0.49～0.98 kPa (5～10 cmH$_2$O),或 CPAP 以恢复 FRC 和肺内分流接近生理学水平,避免或减轻肺损害的严重性。

（4）激素：至今为止，对误吸后患者应用类固醇类药物的认识不一，仍有争议。早期应用有可能减轻炎症反应，改善毛细血管通透性和缓解支气管痉挛的作用；虽不能改变其病程，也难以确切的说明激素对预后的最终影响，但在临床上仍多有应用。一般要早期应用并早期停药，如静脉内给予氢化可的松或地塞米松。

（5）气管镜检查：可待病情许可后进行，其目的在于检查并清除支气管内残留的异物，以减少和预防肺不张和感染的发生。

（6）其他支持疗法：如保持水和电解质的平衡，纠正酸中毒。进行血流动力学、呼末 CO_2、SpO_2 和动脉血气分析，以及心电图的监测，必要时给予变力性药物和利尿剂。

（7）抗生素的应用：以治疗肺部继发性感染。

（二）术后恶心与呕吐

术后的恶心与呕吐（postoperation nausea and vomiting，PONV）是全麻后很常见的问题，尽管不是严重的并发症，但仍造成患者的不安不适而影响休息；甚至延迟出院的时间，尤其是非住院患者的手术。PONV 发生率为 20%～30%。

1.易于发生 PONV 的危险因素

（1）倾向性因素：包括年轻患者、妇女、早期妊娠、月经周期的天数（与排卵和血内孕酮的水平有关），以及糖尿病和焦虑的患者。

（2）胃容量增加：如肥胖、过度焦虑等。

（3）麻醉用药与方法：全麻远比区域性麻醉或局部麻醉多见；用药以氧化亚氮、乙醚酯和氯胺酮，以及新斯的明为多见。

（4）手术部位与方式：如手术时间、牵拉卵巢和宫颈扩张术，以及腹腔镜手术、斜视纠正术、中耳的手术等为多见。

（5）手术后的因素：如疼痛，应用阿片类药、运动、低血压和大量饮水等。胃肠减压导管刺激也常引起呕吐。

对术前有明显发生 PONV 倾向的患者，才考虑采用药物预防，一般不需预防性用药。

2.治疗

用来预防和治疗恶心、呕吐的药物主要有如下几类。

（1）丁酰苯类：常用的药物为氟哌利多是强效神经安定药。通过对中枢多巴胺受体的拮抗而发挥镇吐效应，又不影响非住院患者的出现时间。当 $>20~\mu g/kg$ 时将呈明显的镇静作用可延长出院时间。有报告指出，小剂量氟哌利多与甲氧氯普胺并用时，对腹腔镜胆囊切除术的镇吐作用要比恩丹西酮效果好。如剂量过大时则可出现不良反应，包括运动障碍、好动和烦躁不安的反应。

（2）吩噻嗪类：此类药物抗呕吐的作用，可能是通过阻断中枢化学触发带多巴胺受体所致。如多年来应用氯丙嗪和异丙嗪来拮抗阿片类药物引起的恶心、呕吐。但有可能发生低血压、强度镇静而影响出院时间，特别是可能发生椎体系统的症状如烦躁不安和眼球旋动等。

（3）胃动力性药：甲氧氯普胺和多潘立酮均为胃动力性药。以促进胃和小肠运动和提高食管下括约肌的张力。甲氧氯普胺（20 mg 静脉推注或 0.2 mg/kg 静脉推注）用于预防 PONV，由于半衰期短应在即将结束手术前给药，以保证术后早期的药效。

（4）抗胆碱能药：传统的抗胆碱能药物有阿托品、格隆溴铵和东莨菪碱，因它们具有止涎和解迷走神经效应。但由于这些药物不良反应较为突出,如口干、谵妄、瞳孔扩大和眩晕等而限制了应用。

(5)抗组胺药:茶苯醇胺和羟嗪主要作用于呕吐中枢和前庭通路可用于预防 PONV 的发生。尤其用于治疗运动病和中耳手术后的患者。

(6)5-羟色胺拮抗剂:由于发现 5-羟色胺(5-HT)在细胞毒性药物引起呕吐中所发生的病理生理作用,因此启发人们用 5-HT 拮抗剂如恩丹西酮、granisetron、dolasetron 等对 5-HT 受体有高度选择性能有效预防和治疗 PONV,且无多巴胺受体拮抗剂、毒覃碱或组胺拮抗剂的不良反应。但偶尔可出现镇静、焦虑、肌张力失常、视力紊乱和尿潴留等不良反应,对呼吸和血流动力学无明显的影响。静脉输注时,可发生无症状性 QRS、PR 间期的延长。预防性用量为 0.05～0.20 mg/kg 静脉推注或口服。由于目前此类药物的耗费高昂,而影响其广泛常规的应用。

六、神经系统问题

近年来全身麻醉逐渐增加,老年患者手术也越来越多,全麻后并发症防治受到重视,以往认为全麻后中枢神经系统的并发症并不常见,但随着临床研究深入和监测技术的发展,麻醉医师知识面的扩展以及患者对医疗要求的提高,对全麻后中枢神经系统并发症更加关注。全麻后中枢神经系统损伤的范畴包括行为和认知功能的变化,也可有严重的甚至是致命的脑损伤,如脑出血和脑梗死。

(一)脑梗死与脑出血

脑梗死与脑出血可由很多原因引起:①患者本身存在的心脑血管疾病;②手术麻醉方法或药物引起的血栓或气栓造成的脑梗死;③围术期血压异常升高而导致脑出血;④长时间低血压引起脑血栓形成,导致脑梗死。在手术结束停止麻醉后,患者苏醒延迟或有异常神经系统表现,如偏瘫、截瘫、单瘫、偏身感觉障碍、偏盲、象限盲、皮质盲等时,应按神经系统体格检查纲要进行检查,同时应及时与神经专科医师联系会诊。

(二)术后谵妄和认知功能障碍

术后谵妄指在术后数天内发生的一种可逆的,波动性的急性精神紊乱综合征,包括注意、定向、感知、精神运动行为以及睡眠等方面的紊乱。根据临床表现,术后精神障碍可分为:①躁狂型,表现为交感神经过度兴奋,对刺激的警觉性增高,以及精神运动极度增强;②抑郁型,表现为对刺激的反应下降和退却行为;③混合型,在躁狂和抑郁状态间摆动。

术后认知功能障碍按照北美精神障碍诊断和统计手册(DSM-IV-R)对认知障碍的分类,术后认知功能障碍属于轻度神经认知障碍,其特征是由一般的医疗处理引起而又不属于谵妄、痴呆、遗忘等临床类型,最重要的是其诊断需神经心理学测试。认知功能障碍在临床上较常见,表现为患者在麻醉和术后出现记忆力、集中力等智力功能的损害,在老年患者易被误诊为痴呆恶化,它可能是某些严重基础疾病(如急性心肌梗死、肺梗死、肺炎、感染等)的最初或唯一表现。

七、体温调节

体温是监测患者状态的重要生命体征之一,麻醉可以打破机体产热散热的平衡,继而会引起体温上升或降低,这种体温变化常可以导致极为有害的后果。

(一)低体温

当中心体温低于 36 ℃时,即为低体温,低体温是麻醉和手术中常见的体温失调。

1.原因

(1)低室温:当室温低于21 ℃时,皮肤和呼吸道散热明显增多,患者体温易下降,体温下降幅度和手术时间长短、患者体表面积大小与体重有关。经研究证实,手术室温度低于21 ℃时,一般患者均有体温降低,室温在21~24 ℃,70%的患者可保持体温正常,若室温在24~26 ℃,患者均能维持体温稳定。故手术室温度应该控制在24~26 ℃,相对湿度维持在40%~50%。

(2)室内通风:对流散热是在空气流动情况下实现的,手术室内使用层流通气设备,可以使对流散热由正常的12%上升到61%,而使蒸发散热由正常的25%下降到19%。

(3)术中大量输注较冷液体,特别是输入4 ℃的冷藏库血,可使体温下降0.5~1 ℃,输血量越大,体温下降明显。为防止体温下降过多,宜将输入的液体或库血用40 ℃温水加温或输血、输液加温器加温后再输入。

(4)术中内脏暴露时间长及用冷溶液冲洗腹腔或胸腔,可使体温明显降低。

(5)全身麻醉药有抑制体温调节中枢的作用,此种情况下如使用肌松剂,使体热产生减少(肌肉活动是体热产生的来源),致使体温降低。

2.低体温的影响

(1)使麻醉药及辅助麻醉药作用时间延长。

(2)出血时间延长。

(3)使血流黏稠性增高,影响组织灌流。

(4)如有寒战反应,可使组织耗氧量明显增多。

（二）体温升高

当中心体温高于37.5 ℃即为体温升高,体温升高也称为发热。临床常按发热程度将发热分为低热、高热、超高热。

1.诱发原因

(1)室温超过28 ℃,湿度过高。

(2)无菌单覆盖过于严密妨碍散热。

(3)开颅手术在下视丘附近操作。

(4)麻醉前用药给阿托品量大,抑制出汗。

(5)输血输液反应。

(6)采用循环紧闭法麻醉,钠石灰可以产热,通过呼吸道使体温升高。

(7)恶性高热。

2.体温升高的影响

(1)体温升高1 ℃,基础代谢增加10%,需氧量也随之增加。

(2)高热时常伴有代谢性酸中毒、高血钾及高血糖。

(3)体温升高到40 ℃以上时,常导致惊厥。

（崔兆坤）

第五节　术后麻醉恢复室护理常规

　　麻醉术后患者在麻醉术后监护病房,虽然仅有短暂的停留,但因在此期间对其生命的支持等同于手术中的麻醉管理,所以 PACU 是保证麻醉手术后患者的生命安全重要的一个监护治疗环节;在 PACU 期间主要的管理工作是由护理人员完成的。当患者的病情出现变化时护士首先给予初步的处理;当发生严重并发症时,护士会迅速汇报医师进行急救,稍有贻误便可发生不可逆转的后果。患者从手术间至 PACU 及从 PACU 返回病房的二次转运,也都存在着很大的风险,所以必须严格按照统一可行的制度和流程去执行,才能确保 PACU 患者的生命安全。

一、PACU 医护人员的基本素质和工作要求

　　(1)PACU 是个相对封闭并与外界隔离的治疗环境,对医护人员基本素质要求更高,医护人员首先具备较高的业务素质,熟练的专业护理技能,同时还必须具备高尚的医德品质、优良的医德修养,更需具备能够处处严于律己、踏实工作、慎独工作的敬业精神;对患者实施人文护理关怀及优质的护理服务。

　　(2)PACU 医务人员须具备熟练使用苏醒室内的呼吸机、监护仪、除颤器、简易呼吸器、负压吸引器等设备的能力,患者进入前需确保这些设备均处于良好的备用状态(图 16-9、图 16-10)。

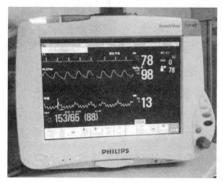 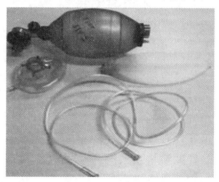

图 16-9　监护仪　　　　　　　　图 16-10　简易呼吸器与加压吸氧面罩

　　(3)熟知常规必备物品,如喉镜、气管插管、氧气袋、手电、吸痰管、口咽通气管、鼻咽通气管、加压面罩、听诊器、血压计及抢救药品的放置位置,随手便可触及(图 16-11、图 16-12、图 16-13)。

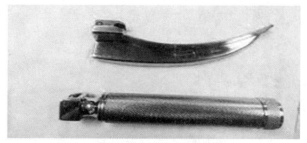

图 16-11　麻醉用喉镜

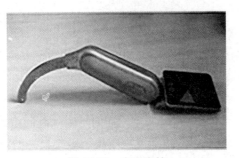

图 16-12　电子喉镜

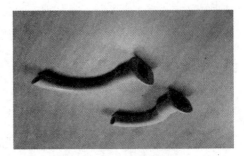

图 16-13　口咽通气道

（4）保证吸痰管、注射器、吸氧管、电极片、消毒剂、洗手液、手消毒液、无菌手套等一次性用品充足供应。

（5）保证供给氧气的准确性，防止吸入混合气体而致意外低氧血症甚至是死亡的情况发生；保障用电不可间断，专人负责管理。

（6）感染控制制度：为预防医院患者间发生交叉感染，入室前需要穿着隔离服，除苏醒室工作人员及相关麻醉及手术医师外，减少其他人员出入；与患者接触的医护人员须佩戴口罩帽子；传染病及感染患者需要专用病室监护，并在其使用呼吸机时配用人工鼻；患者出 PACU 后做空气及用物消毒处理；苏醒室内严格执行无菌技术操作原则及操作前洗手制度，执行物体表面、地面、空气消毒制度，避免医源性感染的发生。

二、PACU 入室的标准

麻醉术后的患者，都有一个恢复的过程，为确保患者术后安全，避免术后意外情况或并发症的发生，同时减少医疗工作不必要的重复性工作，术后进入 PACU 按如下标准执行。

（1）凡是全麻患者麻醉后清醒不完全，自主呼吸未完全恢复者、肌肉张力差或因某些原因气管导管未拔除者，均应送入恢复室。

（2）各种神经阻滞麻醉术后生命体征不稳定、术中发生意外情况、术中使用大量镇痛镇静药物、有迟发性呼吸抑制危险者。

（3）特殊病情手术后，需要在手术室环境短暂监测、治疗者。但乙肝等传染性患者在手术间内苏醒，不入恢复室。

三、进入 PACU 的交接流程和内容

（一）交接流程

负责患者的麻醉医师、巡回护士与恢复室医师护士交接，护士还需在"手术患者签字单"三联单上签字备案。

（二）交接内容

1.麻醉医师与 PACU 医师交接内容

（1）一般资料：手术名称、时间、麻醉方法。

（2）药物使用：镇痛药、肌松药、心血管活性药等。

（3）特殊情况：失血量、输血量、液体量、尿量、牙齿松动等情况；拔管特殊注意事件、病情特殊注意事项。

2.手术巡回护士与 PACU 护士交接内容

(1)核对资料:病历、患者身份(腕带)、物品、记录单、病号服、药品、X 线等各种片子。

(2)输液管路通畅及固定情况、皮肤情况、各种引流管通畅情况、妥善安置固定情况。

(3)安全检查:输液用药性质、血液制品、腕带、病历核对。

四、患者入苏醒室的转运

麻醉术后患者,多数转运过程都是很常规的工作,但是有部分患者因手术间面临紧急的接台手术,或手术结束过快而麻醉药物还需要时间代谢,或是呼吸功能恢复不完全需要简易呼吸器辅助呼吸,或术后已苏醒出现躁动,甚至还有因血压低用升压药物持续维持等情况出现,所以术后转运过程要根据病情不同而有侧重,存在一定的风险,应该重视并要严格按工作流程执行。

(1)由麻醉医师负责把患者送入 PACU,或由 PACU 护士从手术间接患者至 PACU。

(2)将患者从手术台移至苏醒室平车上,给予患者头低脚高位或头低位。

(3)妥善固定好各种管路,维持各管路通畅,生命支持药物正常输入,防治各种管路被刮碰或被患者自行拔除。

(4)转运途中有气道阻塞或呕吐误吸发生的危险,注意让患者保持侧卧位。

(5)病情重者,途中应不间断给予吸氧或辅助呼吸,以防发生低氧血症;并适当加快转运速度。

(6)转运中负责麻醉医师或巡回护士,应在患者头部位置严密观察患者面色、呼吸状态等,防止发生病情突变以急救。

五、PACU 评估及监测处理

常规工作是对术后患者进行呼吸功能恢复的正确评估,选择有效的给氧方式,降低低氧血症发生概率;给予术后患者保温,以提高患者舒适度并加快复苏。病情发生变化时,护士首先要快速进行初步处理,有困难时需立即通知医师。

(1)常规监测血氧饱和度、心电及无创血压,评估气道通畅程度;少数患者因病情的需要给予监测 $ETCO_2$、有创动脉压力及体温,至少 15 min 一次并记录。

(2)实时对患者意识、疼痛、恶心呕吐、手术切口出血等进行评估和初步的处理,必要时按医嘱执行用药并记录。

(3)气管插管者等待呼吸完全恢复,血气分析正常,患者清醒,循环功能基本稳定及无特殊情况即可拔除插管。

(4)全麻后苏醒期间需要重点注意如下几点。

1)保持呼吸道通畅,插管患者注意保持插管固定的牢靠性,防止脱出。及时负压吸引清除气道内分泌物,保持插管气囊压力在 $1.5\sim2.5$ kPa($15\sim25$ cmH$_2$O),检查插管深度并记录,拔管后清醒者去枕平卧,头偏向一侧,有效方式吸氧。加强对呼吸频率、呼吸幅度、皮肤颜色的观察,对缺氧及二氧化碳蓄积应做出确切诊断并汇报医师治疗处理。

2)保持循环稳定,密切观察血压、脉搏、中心静脉压,如有血压下降、高血压、心律失常,立刻汇报医师查明原因并及时处理。

3)监测心电,观察尿量、引流情况,若有继发出血立即报告医师,做好二次手术准备。

4)意识恢复评估:全麻后 2 h 意识未恢复即认为麻醉苏醒延迟,应考虑麻醉药物的影响,回顾手术麻醉中有无严重低血压与低氧血症；严重贫血、低温、糖代谢紊乱及中枢神经系统本身疾病影响，均应及早防治，除加强呼吸循环管理，查明原因对症处理外，必要时遵照医嘱给相应麻醉药拮抗如纳洛酮、毒扁豆碱、氨茶碱、贝美格、哌甲酯（利他林）等药物处理。

六、离室标准

（一）PACU 离室标准

1.全麻患者需要达到如下几点

（1）全麻患者需完全清醒，恢复知觉、能正确辨别时间和地点。

（2）呼吸道通畅，呼吸交换满意，无呕吐及误吸危险。

（3）全麻后四肢能自主活动。

（4）循环功能稳定。

2.患者离室的其他标准

（1）中枢神经系统标准：术前神智正常者，神志恢复，有指定性动作；定向能力恢复，能辨认时间和地点；肌张力恢复，平卧抬头能持续 5～10 s。

（2）呼吸系统标准：能自行保持呼吸道通畅，吞咽及咳嗽反射恢复，通气功能正常，呼吸频率为 12～30 次/分钟，能自行咳嗽排除呼吸道分泌物，$PaCO_2$ 在正常范围，或达到术前水平，呼吸空气条件下 10 min 后血氧饱和度仍能高于 92%。

（3）循环系统标准：心率血压不超过术前值的 20% 并稳定 30 min。

（4）椎管内麻醉后，呼吸循环稳定，麻醉平面在 T_6 以下，最后一次椎管内给予局麻药 1 h 以后，感觉及运动神经功能已有恢复，交感神经功能已恢复，循环功能稳定不需要升压药。

（5）术后麻醉性镇痛药或镇静药用后观察 30 min 无异常反应。凡是术中术后使用了镇静镇痛药物，出室前均由麻醉医师根据 Steward 评分≥4 分，或 Aldrete 评分≥9 分方可离开恢复室。

（6）没有麻醉或手术并发症，如气胸、活动性出血等。

（7）如果病情危重，需进一步加强监测和治疗患者则直接转入 ICU。

（二）PACU 转出流程及交接内容

患者达到转出标准，由 PACU 护士提出，麻醉医师确认签字转送原来病房。

1.转出流程

转出流程见图 16-14。

2.与病房护士交接内容

（1）与病房护士交接病情，监护仪显示患者生命体征正常且平稳，在护理记录单上双方签字。

（2）交接内容包括简要病史、诊断、麻醉及手术经过，术中用药、生命体征变化、输血输液情况、麻醉药及拮抗剂使用情况、恢复苏醒经过、仍有可能发生的问题、下一步需要注意观察和处理事项，以及皮肤完好情况等，并将患者随身携带的病服、活动义齿、药品、各种片子等一并交予护士及家属，签字备案。

（3）转运工作应由 PACU 护士及护工护送；重危患者应由麻醉医师或与手术医师共同护送，转运流程参见患者入苏醒室的转运；并向病房医师详细交接病情，移交病历与治疗记录。

3.术后患者转入 ICU 标准

（1）病情危重，循环不稳定，仍需血管活性药物维持者，应在不间断监测和治疗的条件下转入 ICU。

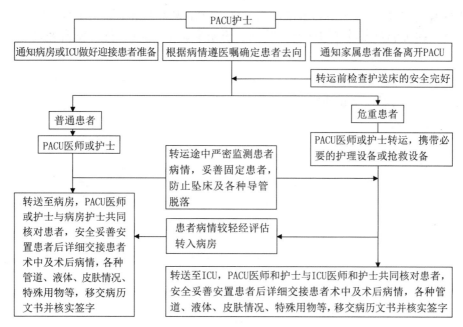

图 16-14　转出流程

（2）呼吸衰竭,其他多脏器功能不全或衰竭者,休克纠正患者,尚未彻底或估计较长时间呼吸仍不能恢复到满意程度或出现呼吸系统并发症,复杂的口腔、咽部等特殊部位手术后患者仍需呼吸支持或监测的条件下转至 ICU。

（3）心肺复苏患者直接转至 ICU。

（4）术前既有昏迷,呕吐误吸等情形,直接送入 ICU。

（5）感染伤口大面积暴露患者。

（6）特殊感染患者:多重耐药菌感染、炭疽气性坏疽破伤风、艾滋病狂犬病患者。

（7）其他医院感染管理规定需要特殊隔离患者。

（8）其他器官系统功能异常或病情需要送入 ICU 进一步治疗情形的。

（三）PACU 患者转入 ICU 的流程及交接

凡是需要转入 ICU 的患者,均是因为在 PACU 短时间内其意识不能恢复、需要长时间带气管插管、需长时间循环支持、术中或术后发生过严重并发症等患者,这些患者的转运过程都存在着生命危险,有的需要辅助呼吸,有的需要升压药维持,必须重视转运过程中的安全。

（1）对较为复杂的大手术,评估生理功能在 1～2 d 难以稳定,随时可能出现严重并发症者,手术后直接转至 ICU。

（2）对已经进入恢复室的患者,术后 2～4 h 生理功能不稳定或出现比较严重并发症,由 PACU 室护士提出,麻醉医师下达医嘱,与患者家属沟通后转入 ICU 继续监测治疗。

（3）首先电话联系 ICU 做好准备;呼叫电梯等候,以缩短患者等待时间。

（4）苏醒室进行病情记录小结,对患者现在状态、下一步加强观察护理问题总结并记录。

（5）各种管路妥善放置,需要泵入药物要保证连续不间断;需要使用简易呼吸器辅助呼吸的患者途中不可间断,必要时携带氧气袋等急救物品。

(6)由麻醉医师、苏醒室护士和手术医师同时参加患者 ICU 的转运。外科医师和护士在转运车前方,麻醉医师在转运车后方(患者头部位置处)保证充分通气,必要时简易呼吸器辅助呼吸。

(7)途中密切观察患者的呼吸、血压、心率及面色等,以维持途中的治疗和应对病情突变。

(8)至 ICU 后,与护士交接内容同病房交接并签字。

(崔兆坤)

第十七章

营养科护理

第一节 营养与健康

一、我国居民的健康状况与营养问题

(一)慢性病严重危害人体健康,带来沉重社会经济负担

随着经济的快速发展,我国居民的膳食营养和健康状况有了很大的改善,儿童青少年平均身高、体重增加,营养不良率下降。然而,部分人群膳食结构不合理及身体活动不足,引起肥胖、高血压、糖尿病、血脂异常等慢性病的发病和死亡增加,已成为威胁国民健康的突出问题。

2012年,全国18岁及以上成人超重率为30.1%,肥胖率为11.9%,高血压患病率为25.2%,糖尿病患病率为9.7%。与2002年相比,患病率呈上升趋势。40岁及以上人群慢性阻塞性肺病患病率为9.9%。根据2013年全国肿瘤登记结果分析,我国癌症发病率为235/10万,肺癌和乳腺癌分别位居男、女性发病首位,10年来我国癌症发病率呈上升趋势。2012年全国居民慢性病死亡率为533/10万,占总死亡人数的86.6%。心脑血管病、癌症和慢性呼吸系统疾病为主要死因,占总死亡的79.4%,其中心脑血管病死亡率为271.8/10万,癌症死亡率为144.3/10万(前5位分别是肺癌、肝癌、胃癌、食管癌、结直肠癌),慢性呼吸系统疾病死亡率为68/10万。有报告指出,45%的慢性病患者死于70岁之前,全国因慢性病过早死亡占早死总人数的75%。在我国由于慢性病造成的疾病负担占总疾病负担的70%,对家庭和社会造成极大的经济负担,是家庭因病致贫返贫的重要原因。

(二)营养不足与营养过剩并存

1.营养不足

我国居民仍然存在营养缺乏的问题,如营养不良及钙、铁、维生素 A、维生素 D 等微量营养素缺乏,特别是在贫困地区居民及儿童、孕妇和老年人等特殊人群中,营养不良的挑战依然较大。

(1)生长迟缓和消瘦:《中国居民营养与慢性病状况报告(2015)》(以下简称《报告》)显示,2012年,我国6~17岁儿童发育迟缓率和消瘦率分别为3.2%和9.0%,与2002年相比,分别下降了3.1%和4.4%。总体上看,6~17岁儿童青少年生长迟缓近年来持续下降,已不是主要营养

问题,但在贫困农村地区,还需要给予关注。消瘦仍然是6～17岁儿童青少年主要的营养不良问题,大城市、中小城市、普通农村和贫困农村依次加重。

(2)成人营养不良:《报告》显示,2012年全国18岁及以上居民营养不良率为6.0%,虽然比2002年降低了2.5%,多数群体营养不良率有所降低,但农村60岁及以上老年人营养不良率为8.1%,需要予以重视。

(3)贫血:2012年,我国6岁及以上居民贫血率为9.7%,其中6～11岁儿童和孕妇贫血率分别为5.0%和17.2%,虽然较2002年有明显下降,但仍需重视。

2.营养过剩

营养过剩造成的营养性疾病,如超重肥胖、血脂异常、糖尿病等发生率却呈现快速增加的趋势。

(1)超重肥胖:2012年,我国成年居民超重率为30.1%,肥胖率为11.9%,比2002年上升了7.3%和4.8%,6～17岁儿童青少年超重率为9.6%,肥胖率为6.4%,比2002年上升了5.1%和4.3%,农村增长幅度高于城市。

(2)高血压:2012年,我国成年居民的高血压患病率为25.2%,呈上升趋势,其中60岁及以上老年人超过一半人患高血压。儿童青少年的高血压患病率有所升高,呈现低龄化的趋势。

(3)糖尿病:我国成年居民糖尿病患病率为9.7%,60岁及以上人群19.6%。

(4)血脂异常:我国成年居民高胆固醇血症患病率为3.3%,其中城市老年人高达6.4%;高甘油三酯血症患病率为11.3%。

二、我国居民的营养需要与食物选择建议

"营养"作为一个专业术语,与我们日常所说"食物有营养"中的"营养"不同。这里的"营养"是指一个动态的过程,也是人体利用食物维持生理需要的过程。因此,"营养"的定义是指人体通过摄取食物,经过体内消化、吸收和代谢,利用食物中对身体有益的物质作为构建机体组织器官的材料、满足生理功能和身体活动需要的过程。

食物里包含很多物质,有的具有营养作用,有的具有药用作用,有的还可能有些毒副作用,只有那些可以给人提供能量、提供构建组织器官的"建筑材料"、提供维持人类生命活动所必需的有益物质才可以被称为"营养素"。

蛋白质、脂类和碳水化合物因为需要量多,每天从食物中获取的量也较多,被称为宏量营养素,是提供能量的三大物质。矿物质和维生素的需要量相对较少,每天从食物中获取的也较少,被称为微量营养素。目前已证实人类必需的营养素有40余种,这些营养素大多必须通过食物摄入来满足人体需要。

因此,食物中对人体具有营养功能的物质称为"营养素",它包括蛋白质、脂类、碳水化合物、矿物质、维生素和水六大类。

营养素需要量是指机体为了维持健康和活跃的生活,在一段时间内平均每天需要获得的各种营养素的最低量。制定营养素需要量的目的是指导膳食,确保大多数人能够满足健康需要,因此,营养素需要量是针对人群而不是针对每一个人制定的。

膳食营养素参考摄入量(DRIs)是一组每天平均膳食营养素摄入量的参考值,针对人体所需的主要营养素,从7个方面定义其需要量。①平均需要量(EAR):EAR是根据个体需要量的研究资料制订的营养素摄入水平;该摄入水平可以满足某一特定性别、年龄及生理状况群体中

50％个体需要量,但不能满足群体中另外 50％个体对该营养素的需要。②推荐摄入量(RNI):RNI 是可以满足某一特定性别、年龄及生理状况群体中绝大多数(97％～98％)个体营养需要量的摄入水平。③适宜摄入量(AI):AI 是个体需要量的研究资料不足不能计算 EAR 和 RNI 时,通过观察或实验获得的健康人群某种营养素的摄入量。④可耐受最高摄入量(UL):UL 是平均每天摄入营养素的最高量。当摄入量超过 UL 时,损害健康的危险性随之增大。有些营养素没有足够的资料来制定其 UL,并不意味着过多摄入没有潜在的危害。⑤宏量营养素可接受范围(AMDR):AMDR 是脂肪、蛋白质和碳水化合物理想的摄入量范围。⑥预防非传染性慢性病的建议摄入量(PI-NCD):简称 PI(建议摄入量),是以非传染性慢性病(NCD)一级预防为目标的必需营养素的每天摄入量。当 NCD 易感人群摄入量接近或达到 PI 时可降低发生 NCD 的风险。⑦特定建议值(SPL):除营养素以外具有改善人体生理功能、预防慢性疾病的某些膳食成分的每天摄入量。当某些疾病易感人群这些成分摄入量接近或达到 SPL 时有利于健康。

(一)能量基本概念和需要量

能量是人类赖以生存和生命活动的基础。人类生命的维持、生长发育和身体活动等,都离不开能量,就如同汽车在马路上行驶离不开汽油一样。离开了能量,生命就会停止。能量来源于日常所吃的各种食物之中。食物中只有三种营养素可以提供能量,即碳水化合物、蛋白质和脂肪。这三种营养素各自提供的能量是不同的,占总能量的比例也不一样。能量的国际单位是焦耳(J),目前营养学上更多应用的能量单位是千卡(kcal),其换算关系如下:1 kcal＝4.184 kJ,1 kJ＝0.239 kcal。1 g 碳水化合物和 1 g 蛋白质提供的能量都为 4 kcal,而 1 g 脂肪提供的能量为9 kcal。

《中国居民膳食营养素参考摄入量(2013)》中,可以根据自己的年龄、性别、劳动强度和生理状况,查找适合自己的能量需要量。如果体重过轻或过重,则需要调整能量的摄入。比如,一个体重正常的健康成年人,劳动强度不强的情况下,每天需要能量 9 204.8～9 623.2 kJ。

(二)营养素基本概念和需要量

1.蛋白质

蛋白质是一种含氮的有机化合物,除了提供能量外,也是人体重要的组成成分。它是儿童少年生长发育所必需的营养素,参与组成人体细胞和各种组织如肌肉、毛发、血液等。人体细胞中除水分外,蛋白质约占细胞内物质的 80％。身体的生长发育可视为蛋白质的不断积累过程,成年人组织的更新也需要摄入足够的蛋白质,身体受伤后也需要蛋白质作为修复材料。同时,蛋白质在体内是构成多种生物活性物质的成分,如促进食物消化、吸收和利用的酶蛋白,维持机体免疫功能的免疫蛋白,携带、运送氧的血红蛋白等。一切生命的表现形式,本质上都是蛋白质功能的体现。

根据《中国居民膳食营养素参考摄入量(2013)》,一个体重正常的健康成年男性,每天需要蛋白质 65 g。

2.碳水化合物

碳水化合物也叫糖类,由碳、氢、氧三种元素组成。它是人体最主要、最经济的能量来源。另外,碳水化合物也是构成生命细胞的主要成分。它是生命细胞结构的主要成分及主要功能物质,其生理功能主要包括储存和提供能量,构成组织及重要生命物质,节约蛋白质,抗生酮和解毒作用,增强肠道功能等。大脑工作时,只有碳水化合物才可以为大脑提供能量,所以糖类对于脑力劳动者来说,是非常重要的。

碳水化合物尽管也被称为糖类,但是和我们平常吃的糖果、白糖、红糖等是不同的。我们平常吃的糖属于碳水化合物的一种,但碳水化合物种类很多,几乎所有的食物都含有碳水化合物,如米面中的淀粉、牛奶中的乳糖、水果蜂蜜中的果糖、甘蔗中的蔗糖、肉中的糖原等。尽管碳水化合物是身体所必需的,但也不能多吃白糖等糖果类,更不能用它来代替日常其他食物,否则就有可能导致营养不良,或因能量过剩造成肥胖,还有可能患上龋齿。

人体中碳水化合物的存在形式主要有葡萄糖、糖原和含糖的复合物三种。碳水化合物的食物来源根据其种类而不同:膳食中淀粉的来源主要是粮谷类和薯类,粮谷类一般含碳水化合物60%～80%,薯类含15%～29%,豆类为40%～60%;单糖和双糖的来源主要是蔗糖、糖果、甜食、糕点、甜味水果、含糖饮料和蜂蜜等。碳水化合物(主要是淀粉和少量糖)以占能量55%～65%计算,每天300～400 g。

3.脂类

脂肪也发挥着十分重要的作用。脂肪能提供能量,1 g脂肪产生的能量是37.7 kJ(9 kcal),要比1 g碳水化合物或蛋白质产生的能量高2倍多;脂肪是组成人体的重要成分,人体的每一个细胞,包括大脑、神经等都离不开脂肪;脂肪除了本身能提供脂溶性维生素外,还是人体吸收脂溶性维生素(如维生素A、维生素D、维生素E等)的必需条件;脂肪中的"必需脂肪酸"是生长发育过程中必不可少的,只能由脂肪来提供;皮肤下的脂肪有助于保温,腹腔内的脂肪有利于保护身体内的各个脏器,使胃、肠、肝脏等隔离开,不让它们随着身体的移动而互相碰撞;食物中的脂肪具有促进食欲的作用。因此,脂肪也是人体所必需的营养素。脂肪的需要量可以按照能量的20%～30%计算,每天最多不要超过80 g。

4.矿物质

矿物质是一组无机元素。矿物质中有7种(钙、磷、钠、钾、硫、氯、镁)在人体内含量较多,叫作常量元素;还有8种在人体内含量较少,称为微量元素,如铁、锌、硒、碘等。

这些无机元素是构成身体结构和组织、维持生命活动和保证生长发育不可缺少的营养素,如钙、磷是构成牙齿和骨骼的主要原材料,铁是红细胞中血红蛋白的原料,参与人体内氧的转运和交换等。这15种矿物质中任何一种摄入不充足,都会对健康造成危害,如铁缺乏会导致缺铁性贫血,不但会影响儿童少年的生长发育,还会影响智力发育;缺钙会影响儿童身体的生长,老年人发生骨质疏松;缺碘会造成呆小症,个子矮小,智力障碍。矿物质中钙应保证800 mg/d;男性铁应保证12 mg/d,女性因容易发生缺铁性贫血应摄入20 mg/d;锌约12.5 mg/d;碘为120 μg/d。

人体需要的钠主要从食物中来,食盐、酱油、味精、酱和酱菜、腌制食品等都可以提供较多的钠,肉类和蔬菜也可以提供少部分钠。预防非传染性慢性病钠的建议摄入量(PI)2 g,我国成人一般日常所摄入的食物本身大约含有钠1 g,需要从食盐中摄入的钠为1 g左右,因此,实际在每天食物的基础上,摄入3 g食盐就基本上达到人体钠的需要,由于人们的膳食习惯和口味的喜爱,盐的摄入都远远超过3 g的水平。世界卫生组织建议健康成年人一天食盐(包括酱油和其他食物中的食盐量)的摄入量是5 g。

5.维生素

维生素是一类有机化合物,天然存在于各类食物中,人体几乎不能合成。维生素参与了人体的很多生理活动,虽然每天需要的量不多,但是对维持生命和健康作用很大。根据溶解性将维生素可以分为两大类:脂溶性维生素和水溶性维生素。脂溶性维生素只能溶解于油脂,有维生素A、维生素D、维生素E、维生素K等,这类维生素在肠道内必须借助脂肪才能吸收。水溶性维生素只能溶解于水,包括维生素 B$_1$、维生素 B$_2$、维生素 C、叶酸、维生素 B$_6$、维生素 B$_{12}$等。

脂溶性维生素被机体吸收后,除了满足机体的需要之外,如有多余则在体内贮存起来。所以,如果长期过量服用脂溶性维生素(如鱼肝油)可引起中毒。水溶性维生素进入体内极少贮存,多余的维生素会很快随尿液排出体外。所以,每天必须从食物中获取,如果供给不足,则很容易出现缺乏症。对于维生素,维生素 A 应保证每天摄入 800 μg,维生素 D 为 10 μg,维生素 B$_1$、维生素 B$_2$分别为 1.4 mg,维生素 C 为 100 mg。

6.水

水是人类赖以生存、维持基本生命活动的物质。体内水的来源有饮水、食物中含的水和体内代谢产生的水。水的排出主要通过肾脏,以尿液的形式排出,其次是经肺呼出、经皮肤和随粪便排出。进入体内的水和排出来的水基本相等,处于动态平衡。

一个人可以几天不吃饭,只要能保证供应足够的水分,即使体重减轻 40% 也还不会死亡。但如果几天没有水喝,我们的皮肤要丢失水,排尿要丢失水,当失去的水分仅占体重的 2% 时,就会出现口渴、少尿;当失水达到体重的 10% 以上时,可出现烦躁、眼球内陷、皮肤失去弹性、全身无力、血压下降;当失水超过体重的 20% 时,人就会死亡。由此可见,水也是人体必不可少的营养素之一。

水的需要量主要受年龄、环境温度、身体活动等因素的影响。一般来说,健康成人每天水的总摄入量为 3 000 mL(男)/2 700 mL(女);适宜饮水量为 1 700 mL(男)/1 500 mL(女)。在高温或强体力劳动的条件下,应适当增加。饮水不足或过多都会对人体健康带来危害。饮水应少量多次,要主动,不要感到口渴时再喝水。饮水最好选择白开水。

三、食物营养价值特点

营养价值是指食物中营养素及能量满足人体需要的程度。各种食物可提供的营养成分存在一定的差异,其营养价值也就不同。例如,谷类食物能提供较多的碳水化合物和能量,但其蛋白质的营养价值较低;蔬菜水果能提供丰富的维生素、矿物质和膳食纤维,但蛋白质、脂肪的营养价值较低。即使是同一种食物由于品种、产地、贮藏烹调方式等不同,其营养价值也不完全相同。所以,食物的营养价值是相对的。

《中国居民膳食指南》根据食物的营养成分把食物分成了以下 5 个大类。①谷类及薯类:包括米、面、杂粮、马铃薯等,是我国居民膳食的基本食物。谷类包括米、面、杂粮,薯类包括马铃薯、甘薯、木薯等。②动物性食物:包括肉、禽、鱼、奶、蛋等。③豆类和坚果:包括大豆及其制品,其他干豆类及花生、核桃、杏仁等坚果类。④蔬菜、水果和菌藻类。⑤纯能量食物:包括动植物油、淀粉、食用糖及酒类等。

(一)谷类及薯类的营养价值特点

谷物食物是中国传统膳食中最主要的能量来源,也是碳水化合物、蛋白质、膳食纤维和 B 族维生素的主要来源,对健康的作用不容忽视。淀粉是谷类的最主要成分。在蒸煮过程中淀粉会吸收水分、膨胀、糊化,糊化越完全越容易消化,相对来讲,籼米不如粳米易消化。在矿物质方面,谷类中虽也含有一定的矿物质,如钙等,但由于吸收较差,因此并非钙的良好来源。

完整的谷粒分为谷皮、糊粉层、谷胚和胚乳,谷皮中含纤维素和半纤维素,糊粉层含蛋白质和 B 族维生素,谷胚中富含 B 族维生素和维生素 E,胚乳中含淀粉和少量蛋白质。由于各种营养素的分布不均匀性,在加工中易造成一些成分的损失。谷类对 B 族维生素(如维生素 B$_1$、烟酸、生物素)的贡献非常重要,由于主要分布在胚芽部,加工时越精损失越多。加工精度高的大米、面粉可以满足人们的口感喜好,但从营养学角度讲加工精度高并不意味着营养价值高,加工过精的大米白面损失了大量营养素,特别是 B 族维生素和矿物质。因此,尤其在食物种类相对较少的农村地区更应避免吃精米精面,以免造成维生素和矿物质缺乏。此外,烹调方式包括在淘洗中容易造成水溶性维生素及矿物质的损失,以及在蒸煮中也会损失维生素。

薯类主要包括马铃薯、甘薯、木薯、红薯、芋头及山药等,不同种类的薯类所含的营养成分略有不同。薯类也是高淀粉食物,其含量甚至比谷类食物还高;所含的蛋白质量不高,但属于完全蛋白。因此很多国家和地区会把薯类当作主食,在膳食设计时也常把薯类与谷物互换。薯类食物膳食纤维丰富,是谷类的 1～2 倍,主要包括纤维素、半纤维素、果胶等,有利于肠道健康。另外,薯类中含有胡萝卜素和维生素 C,这在谷类食物中是很难得的,而且其矿物质含量也较为丰富。

(二)动物性食物的营养价值特点

蛋白质中氨基酸种类多,各种必需氨基酸的构成比例与人体接近,氨基酸的利用率高,也就是蛋白质的营养价值高,这种蛋白质称之为优质蛋白质。肉、禽、鱼、奶、蛋均属于动物性食物,是人类优质蛋白质、脂类、脂溶性维生素、B 族维生素和矿物质的良好来源。

猪、牛、羊等畜肉类食物及其制品可以提供优质蛋白质和脂肪。由于品种、饲养环境和部位不同,肉中蛋白质和脂肪含量差异很大。畜肉的肌肉组织,也就是常说的"瘦肉"(里脊、臀尖、排骨、肋条等)中蛋白质含量较高。畜肉除动物皮属于胶原蛋白外,大部分蛋白质属于优质蛋白质。畜肉的脂肪无处不在,不要说肥膘,即便是看不到一点白的"瘦猪肉"脂肪含量也至少有 8%,有的高达 30%。畜肉中的脂肪以饱和脂肪酸为主,同时胆固醇含量也相当高,如果吃得过多会引起血胆固醇升高,因此应与其他来源的油脂配合食用。此外,在矿物质方面,瘦肉中的含量高于肥肉中的,如磷、硫、钾、钠等。畜肉的维生素以维生素 A、维生素 B_{12} 和烟酸为主。

禽类的营养价值与畜肉非常相近。禽肉类蛋白质大部分存在于肌肉组织中,如胸脯肉、翅膀、腿肉,属优质蛋白质。禽肉中脂肪含量因品种、年龄、肥瘦程度、养殖方法及部位不同有较大差异,总体来说一般在 5%～30%,低于猪肉,其中肥鸡、鸭和鹅肉的脂肪含量较高;如果是带皮禽肉,尤其是鸭皮,脂肪含量猛增至 50%～60%,所以在享受鸭皮独特美味的同时,不要吃得太多。禽肉和动物血中铁含量丰富,生物利用率高,是膳食铁的良好来源。此外,在矿物质方面,禽肉中也含钾、钙、钠等,其中硒的含量高于畜肉。

水产品可分为鱼类、甲壳类和软体类,是蛋白质的良好来源。鱼类食物中蛋白质含量一般为 15%～20%,含有人体必需的各种氨基酸,属于优质蛋白质。水产品脂肪含量与组成上与畜肉有很大不同:总体来讲,水产品的脂肪含量明显低于畜肉类,蟹、河虾、软体动物等的脂肪含量较低,但在脂肪组成上以不饱和脂肪酸为主,吸收率较高。在矿物质方面,水产品中含量丰富,如钙含量远比畜、禽肉高,且虾皮是钙的良好来源;海鱼、藻类中碘含量丰富,可辅助预防碘缺乏病;鱼类含锌、铁、硒也较丰富。鱼类肝脏和鱼油是维生素 A 和维生素 D 的重要来源,维生素 E 和维生素 B_1、B_2 和烟酸等 B 族维生素含量也较高,贝类食物中维生素 E 含量较高。因此,日常膳食中应经常食用水产品。

奶类含有丰富的蛋白质、脂肪、碳水化合物、维生素和矿物质。奶类中蛋白质大体可以分为酪蛋白和乳清蛋白,易消化、易吸收,属于优质蛋白质。乳品中脂肪的组成比较复杂,含有多达 400 种的脂肪酸,其中短链脂肪酸含量较高,具有良好的风味,易被人体消化吸收。奶类中天然的碳水化合物主要为乳糖,在体内需要特定的酶水解为半乳糖和葡萄糖后再吸收,而部分人会出现饮后不适症状,可以选择酸奶或乳糖水解奶缓解这些不适症状。另外,奶类是钙的良好来源,奶类中的钙吸收好,奶类中还含有人体所需的各种维生素,特别是维生素 B_2。根据奶制品的加工方式不同又各具营养特色:酸奶是用有益菌发酵后生产的奶制品,和原奶相比基本营养物质相似,而且不会出现乳糖相关的不适症状;配方奶是在原奶基础上按照不同人群的营养需要进行了复配营养成分的产品;奶油或黄油主要提取了乳品中的脂肪成分;奶酪主要是蛋白质;炼乳相对来讲营养价值较低,无论蛋白质还是脂肪含量都比较低,并且添加了很多糖;乳饮料是以乳类为原料之一配制的饮料产品,不可用来代替原奶。

和其他食物相比,蛋类的营养价值相对较高。从蛋白质来看,无论是蛋清中的蛋白还是蛋黄中的卵黄磷蛋白和卵黄球蛋白,都属优质蛋白质。鸡蛋中 98% 的脂肪集中在蛋黄内,分散成细小颗粒,易于消化吸收。此外,蛋类食物几乎含有所有的维生素,特别富含叶酸、生物素等与细胞核及 DNA 合成密切相关的物质。在矿物质方面,蛋黄也是钙、镁、锌、硒的良好来源,但受到饲料来源的影响较大。但要注意的是,蛋类中胆固醇含量较高,所以不宜过多进食。

(三)大豆和坚果的营养价值特点

豆类大致可分为大豆及其他豆类,常见的有黄豆、青豆、黑豆、豌豆、蚕豆、绿豆、红豆、豇豆、芸豆等。大豆的根系有非常强的固氮作用,蛋白质含量较高,氨基酸组成接近人体需要,而且富含谷类蛋白较为缺乏的赖氨酸,属优质蛋白质。大豆中脂肪含量达 15%~20%,可作为油料作物。大豆的碳水化合物中,有一半是不能被人体消化吸收的棉籽糖、木苏糖等大豆低聚糖,在肠道微生物作用下可发酵产生气体,具有促进肠道蠕动、降低血糖的作用。此外,大豆中还含有丰富的钙、维生素 B_1、维生素 B_2 和维生素 E,并且含有磷脂、异黄酮、植物固醇等多种植物化学物质,具有健脑、降低血脂和抗氧化等作用。其他豆类的蛋白质含量中等,脂肪含量极少,碳水化合物含量较高,其他营养素近似大豆。

坚果类包括富含油脂的坚果,如杏仁、南瓜子等蛋白质含量较高;淀粉类坚果,如栗子、莲子等蛋白质含量稍低。坚果中的蛋白质一般需要与其他食品互补后才具有较好的生物学价值。坚果中脂肪含量较高,特别是富含油脂的坚果中脂肪含量通常在 40% 以上,其中所含的脂肪酸多为不饱和脂肪酸,是人体必需脂肪酸的来源。富含油脂的坚果其碳水化合物含量较低,淀粉类坚果碳水化合物含量较高。坚果类的膳食纤维含量较高。此外,坚果类也是维生素 E 和 B 族维生素的良好来源。虽然营养丰富,但坚果的能量很高,要注意适量,不可过量食用。

(四)蔬菜、水果和菌藻类的营养价值特点

从形态、部位来分,蔬菜可以分为根茎类、叶菜类、鲜豆类、瓜类、茄果类、花等。从食物成分来看,蔬菜水分含量高,蛋白质和脂肪含量大多很低,碳水化合物以多糖为主,是维生素 C、胡萝卜素、维生素 B_2 和叶酸等维生素、矿物质及植物化学物的主要来源。不同种类的蔬菜又各有特色,如根茎类蔬菜含较多的碳水化合物,比如藕的淀粉含量达 15%;茎菜膳食纤维较高;叶菜是蔬菜中营养最为丰富的一类食物,维生素 C、叶酸、维生素 B_2 含量丰富;深色蔬菜胡萝卜素含量较高,而且是钾、钙、镁、铁等矿物质的重要来源;茄果类以维生素 C、类胡萝卜素见长;瓜类因水分含量高清脆爽口,可直接食用。由于蔬菜中存在的草酸会影响所含钙和铁的吸收,利用率并不很高,但如果烹调前用开水焯一下,可去除部分草酸。

水果是味甜多汁的植物性食物的总称,可以不经烹调直接食用,感官外形清新爽口,其营养价值因水果构成各有差异。大多数水果分为果皮、果肉及果仁三部分,不同部位具有不同的营养

物质:果皮往往含有丰富的色素、维生素和膳食纤维,果肉含有丰富的糖分、有机酸,果仁作为种子含有丰富的蛋白质、脂肪和矿物质。很多水果中的糖是成熟过程中由淀粉分解而来,所以越熟的水果越甜。除了葡萄糖外,水果富含果糖。和其他食品相比,水果含有非常丰富的维生素 C、B 族维生素,钾、镁等矿物元素,并且含有多种有益健康的生物活性物质,如橘子、柿子等黄红色水果中含有类胡萝卜素,柠檬、枇杷中含有黄酮类物质,柠檬、苹果等水果中含有有机酸,以及樱桃、草莓、葡萄中含有花青素等。这类生物活性物质通常具有非常强的抗氧化、抗衰老作用,对心脑血管有保健作用。由于水果特殊的营养特点,鼓励大家多吃水果,且不宜用蔬菜替代。

菌藻类食物包括食用菌和藻类,如海带、紫菜、菇类等,其特点是能量低,脂肪含量少,维生素 C 含量不高,但维生素 B_2、烟酸和泛酸等 B 族维生素含量较高,还含有丰富的矿物质,尤其是钾、铁、锰、锌。菌藻类食物还富含蛋白质,其中蛋氨酸和胱氨酸都极丰富,一般动物性食物中相对缺乏这两种氨基酸,所以菌藻类适宜与动物性食物搭配食用,提高蛋白质的生物利用率。另外,菌藻类食物还含有丰富的多糖,这些多糖在调节免疫力、降血脂方面具有重要作用。

(五)纯能量食物的营养价值特点

顾名思义,纯能量食物主要是提供能量。这类食物包括动植物油、淀粉、食用糖和酒类。但动植物油含有的脂肪是脂溶性维生素能被肠道吸收的必要条件,还可以提供维生素 E 和必需脂肪酸。

四、中国居民膳食指南

平衡膳食是指膳食中所含的营养物质种类齐全、数量充足、比例适当,所供给的营养素与机体的需要保持平衡。正是因为人体必需的营养素有 40 多种,而各种营养素的需要量又各不相同,并且每种天然食物中营养成分的种类和数量也各有不同,所以必须由多种食物合理搭配才能组成平衡膳食,即从食物中获取营养成分的种类和数量应能满足人体的需要而又不过量,使蛋白质、脂肪和碳水化合物提供的能量比例适宜。中国居民平衡膳食宝塔就是将五大类食物合理搭配,构成符合我国居民营养需要的平衡膳食模式。

《中国居民膳食指南》根据平衡膳食理论,提供了最基本、科学的健康膳食信息,对各年龄段的居民摄取合理营养和避免由不合理的膳食带来疾病具有普遍的指导意义。长期坚持《中国居民膳食指南》的膳食原则,就可以预防营养失衡引起的疾病,使机体处于良好的健康状态,最终达到合理营养、平衡膳食、促进健康的目标。

(一)食物多样,谷类为主,粗细搭配

人体对各种营养物质的需求数量需要保持一定的比例关系,各种营养素在体内发挥作用时是互相依赖、互相影响、互相制约的关系。各类食物所含的营养物质不完全相同,且各种食物各有其营养优势。食物没有好坏之分,但如何选择食物的种类和数量来搭配膳食却存在着合理与否的问题。平衡膳食必须由多种食物组成,才能满足人体各种营养需求。此外,随着科学的发展,植物化学物质及其生物活性还将不断被发现,只有摄取多样化的膳食,才能获得足够对健康有益的植物化学物质。在不改变能量摄入总量的基础上,同类食物间一定程度上可以互换,以保证食物的多样化。

坚持谷类为主,就是为了保持我国膳食的良好传统,强调膳食中谷类食物应是提供能量的主要来源,应达到 50% 以上。谷类为主的膳食模式既可提供充足的能量,又可避免高能量、高脂肪和低碳水化合物膳食的弊端,有利于预防相关慢性病的发生。谷类食物是人体能量的主要来源,

也是最经济的能源食物,一般成年人每天应保持适量的谷类食物摄入。中国居民平衡膳食宝塔建议每天摄入 250～400 g。

此外,要注意粗细搭配,经常吃一些粗粮、杂粮和全谷类食物。稻米、小麦不要研磨得太精,否则谷类表层所含维生素、矿物质等营养素和膳食纤维大部分会流失到糠麸之中。而且,适当多吃粗粮有利于防止肥胖、糖尿病和高血糖的发生。每天最好能摄入 50～100 g 的粗粮。

(二)多吃蔬菜水果和薯类

蔬菜水果是维生素、矿物质、膳食纤维和植物化学物质的重要来源,水分多、能量低,是平衡膳食的重要组成部分,也是中国传统膳食重要特点之一。薯类富含淀粉、膳食纤维及多种维生素和矿物质。含有丰富蔬菜、水果和薯类的膳食对保持身体健康,维持肠道正常功能,提高免疫力,降低患肥胖、糖尿病、高血压等慢性疾病风险具有重要作用。

我国膳食指南强调增加蔬菜和水果的摄入种类和数量,中国居民平衡膳食宝塔推荐成年人每天吃蔬菜 300～500 g,最好深色蔬菜约占一半,水果 200～400 g。

近二十年来,我国居民薯类的摄入量明显下降:平均每标准人日薯类摄入量在 1982 年为 179.9 g,而 2002 年下降到 49.1 g。中国居民平衡膳食宝塔建议适当增加薯类的摄入,每周吃 5 次左右,每次摄入 50～100 g。薯类最好用蒸、煮、烤的方式,可以保留较多的营养素。尽量少用油炸方式,减少食物中油和盐的含量。

(三)每天吃奶类、大豆或其制品

奶类营养成分齐全,除含丰富的优质蛋白质和维生素外,含钙量较高,且利用率也很高,是膳食钙质的极好来源。大量研究表明,儿童少年饮奶有利于其生长发育,增加骨密度,从而推迟成年后发生骨质疏松的年龄;中老年人饮奶可以减少骨质丢失,有利于骨健康。

中国居民营养与健康状况调查结果显示,我国居民平均每天钙摄入量约为 400 mg,不足膳食参考摄入量的一半;奶类制品摄入量为 26.5 g/标准人日。目前我国居民膳食钙的主要来源是蔬菜和谷薯类食物,奶类或其制品提供的钙不到 7%。考虑到我国居民膳食钙的摄入量远远低于推荐摄入量。因此,应大大提高奶类的摄入量以改善我国居民营养健康状况。中国居民平衡膳食宝塔建议每人每天饮奶 300 g 或食用其他相当量的奶制品,可获得约 300 mg 钙,再加上其他食物中的钙,基本能够满足人体钙的需要。对于饮奶量更多或有高血脂和超重肥胖倾向者,应选择低脂、脱脂奶及其制品。

同时,2002 年中国居民营养与健康状况调查结果显示,我国居民平均干豆类摄入量为每人每天 4.2 g,豆制品摄入量为每人每天 11.8 g,远低于中国居民平衡膳食宝塔的建议摄入量 50 g。大豆及其制品营养丰富,也是重要的优质蛋白质来源。为提高农村居民的蛋白质摄入量及防止城市居民过多消费肉类带来的不利影响,应适当多吃大豆及其制品,建议每人每天摄入 40 g 大豆或相当量的豆制品。以所提供的蛋白质计,40 g 大豆分别约相当于 200 g 豆腐、100 g 豆腐干、30 g 腐竹、700 g 豆腐脑、800 g 豆浆。豆浆中蛋白质含量与牛奶相当,且易于消化吸收,其饱和脂肪酸、碳水化合物含量低于牛奶,也不含胆固醇,适合于老年人及心血管疾病患者饮用;但豆浆中钙和维生素 C 含量远低于牛奶,锌、硒、维生素 A、维生素 B_2 含量也比牛奶低,它们在营养上各有特点,两者最好每天都饮用。

(四)常吃适量的鱼、禽、蛋和瘦肉

随着经济的发展和生活的改善,人们倾向于食用更多的动物性食物和油脂。目前我国部分城市居民食用动物性食物较多,尤其是食入的猪肉过多,应调整肉食结构,适当多吃鱼、禽肉,减

少猪肉摄入。相当一部分城市和多数农村居民平均吃动物性食物的量还不够,应适当增加。

鱼类脂肪含量一般较低,且含有较多的多不饱和脂肪酸,有些海产鱼类富含二十碳五烯酸(EPA)和二十二碳六烯酸(DHA),对预防血脂异常和心脑血管病等有一定作用。禽类脂肪含量也较低,且不饱和脂肪酸含量较高,其脂肪酸组成也优于畜类脂肪。蛋类富含优质蛋白质,各种营养成分比较齐全,是很经济的优质蛋白质来源。畜肉类一般含脂肪较多,能量高,但瘦肉脂肪含量较低,铁含量高且利用率好。肥肉和荤油为高能量和高脂肪食物,摄入过多往往会引起肥胖,并且是某些慢性病的危险因素,应当少吃。

鱼、禽、蛋和瘦肉均属于动物性食物,是优质蛋白质、脂类、脂溶性维生素、B族维生素和矿物质的良好来源,尤其富含赖氨酸和蛋氨酸,如与谷类或豆类食物搭配食用,可明显发挥蛋白质互补作用。这些动物性食物是平衡膳食的重要组成部分。

根据2002年中国居民营养与健康状况调查的结果,在一些比较富裕的家庭中动物性食物的消费量已超过了谷类的消费量,这类膳食提供的能量和脂肪过高,且一般都含有一定量的饱和脂肪和胆固醇,而膳食纤维过低,摄入过多可能增加心血管病的罹患危险性。中国居民平衡膳食宝塔推荐成人每天摄入鱼虾类50～100 g,畜禽肉类50～75 g,蛋类25～50 g。

(五)减少烹调油用量,吃清淡少盐膳食

脂肪是人体能量的重要来源之一,并可提供必需脂肪酸,有利于脂溶性维生素的消化吸收,但是脂肪摄入过多是引起肥胖、高血脂、动脉粥样硬化等多种慢性疾病的危险因素之一。膳食盐的摄入量过高与高血压的患病率密切相关。《中国居民营养与慢性病状况报告(2015)》显示,我国居民平均每天摄入烹调油40 g,已远高于膳食指南的推荐量;每天食盐平均摄入量为10.5 g,是世界卫生组织建议值的2.4倍。建议我国居民应养成吃清淡少盐膳食的习惯,即膳食不要太油腻,不要太咸,不要摄食过多的动物性食物和油炸、烟熏、腌制食物。中国居民平衡膳食宝塔其中建议每人每天烹调油用量不超过25 g;食盐摄入量不超过6 g,包括酱油、酱菜、酱中的食盐量。

采用以下方法可有效控制烹调油或盐的使用,并烹制出美味佳肴:合理选择有利于健康的烹调方法,如蒸、煮、炖、焖、水滑熘、拌、急火快炒等,用煎的方法代替炸也可减少烹调油的摄入;坚持家庭定量烹调油或盐,控制总量,可将全家每天应该食用的油或盐倒入一量具内,炒菜用油或盐均从该量具内取用。逐步养成习惯,久之,控制烹调油或盐用量,对防治慢性疾病大有好处。

(六)食不过量,天天运动,保持健康体重

进食量和运动量是保持健康体重的两个主要因素,食不过量指每天摄入的各种食物所提供的能量不宜超过人体所需要的能量。由于生活方式的改变,我国居民的身体活动减少,进食量却相对增加,我国超重和肥胖的发生率正在逐年增加,这是心血管疾病、糖尿病和某些肿瘤发病率增加的主要原因之一。各种食物所提供的能量应能满足人体需要,体重过高和过低都是不健康的表现,易患多种疾病,危害健康。所以,适当限制进食量,保持进食量和运动量的平衡,使体重维持在适宜范围。

中国居民平衡膳食宝塔中成年人平均能量摄入是代表人群的平均水平,如城市18～59岁男子为9 208.9 kJ(2 200 kcal),相当于每天摄入的食物量约为谷类300 g,蔬菜400 g,水果300 g,肉、禽和鱼虾150 g,蛋类50 g,豆和豆制品40 g,奶和奶制品300 g,油脂25 g。成年女子每天所需要的能量为7 534.5 kJ(1 800 kcal),相当于每天摄入的食物量约为谷类250 g,蔬菜300 g,水果200 g,肉、禽和鱼虾100 g,蛋类25 g,豆和豆制品30 g,奶和奶制品300 g,油脂25 g。对于具体每个人来讲,由于自身生理条件和日常生活工作的活动量不同,能量需要因人而异。体重是判

定能量平衡的最好指标,每个人应根据自身体重及变化适当调整食物的摄入,各类食物的摄入同样应该考虑合理的比例。

身体活动是指日常生活、工作、出行和体育锻炼等各种消耗体力的活动,身体活动在体力付出的同时,肌肉收缩,能量消耗增加。因此,走路、骑自行车、打球、跳舞、上下楼梯、清扫房间等都是身体活动的不同形式。体育锻炼是一种以健身为目的的主动身体活动,如参加跑步、体操、球类、游泳、太极拳等运动。运动不仅有助于保持健康体重,还能够降低患高血压、脑卒中、冠心病、2 型糖尿病、结肠癌、乳腺癌和骨质疏松等慢性疾病的风险;同时还有助于调节心理平衡,有效消除压力,缓解抑郁和焦虑症状,改善睡眠。中国居民平衡膳食宝塔建议成年人每天进行累计相当于步行 6 000 步以上的身体活动,每周约相当于 40 000 步活动量;如果身体条件允许,最好进行 30 min 中等强度的运动。

为降低心血管病等慢性疾病的风险,则需要更多的运动,可以是达到中等强度的日常活动,也可以是体育锻炼。每次活动应达到相当于中速步行 1 000 步以上的活动量,每周累计约 20 000 步活动量。运动锻炼应量力而行,体质差的人活动量可以少一点;体质好的人,可以增加运动强度和运动量。根据能量消耗量,骑车、跑步、游泳、打球、健身器械练习等活动都可以转换为相当于完成 1 000 步的活动量。完成相当于 1 000 步活动量,强度大的活动内容所需的时间更短,心脏所承受的锻炼负荷更大。不论运动强度和内容,适当多活动消耗更多的能量,对保持健康体重更有帮助。

（七）三餐分配要合理,零食要适当

1.三餐分配要合理

一日三餐的时间及食量安排要合理,进餐须定时定量。早餐提供的能量应占全天总能量的 25%~30%,午餐应占 30%~40%,晚餐应占 30%~40%,可根据职业、劳动强度和生活习惯进行适当调整。一般情况下,早餐安排在 6:30~8:30,午餐在 11:30~13:30,晚餐在 18:00~20:00进行为宜。早餐所用时间以 15~20 min,午、晚餐都以 30 min 左右为宜,不宜过短,也不宜太长。进餐时应细嚼慢咽,不宜狼吞虎咽。三餐定时定量,不宜饥一顿饱一顿。

早餐营养要充足。早餐距离前一晚餐的时间最长,一般在 12 h 以上;而且作为一天的第一餐,对膳食营养摄入、健康状况和工作或学习效率至关重要。不吃早餐,容易引起能量及其他营养素的不足,降低上午的工作或学习效率。所以,每天都应该吃早餐,并且要吃好早餐。可以根据食物种类的多少来快速评价早餐的营养是否充足:如果早餐中包括了谷类、动物性食物(肉类、蛋)、奶及奶制品、蔬菜和水果等四类食物,则为早餐营养充足;如果只包括了其中三类,则早餐的营养较充足;如果只包括了其中两类或以下则早餐的营养不充足。早晨起床半小时后吃早餐比较适宜。一般情况下,早餐提供的能量应占全天总能量的 25%~30%,成年人早餐的能量应为 2 930.1 kJ(700 kcal)左右,谷类为 100 g 左右,可以选择馒头、面包、麦片、面条、豆包、粥等,适量的含优质蛋白质的食物,如牛奶、鸡蛋或大豆制品,再有 100 g 的新鲜蔬菜和 100 g 的新鲜水果。不同年龄、劳动强度的个体所需要的能量和食物量不同,应根据具体情况加以调整。

午餐要吃好。经过上午紧张的工作或学习,从早餐获得的能量和营养不断被消耗,需要进行及时补充,为下午的工作或学习生活提供能量。因此,午餐在一天三餐中起着承上启下的作用。午餐提供的能量应占全天所需总能量的 30%~40%,以每天能量摄入 9 204.8 kJ 的人为例,主食的量应在 125 g 左右,可在米饭、面食(馒头、面条、麦片、饼、玉米面发糕等)中选择;并按照均衡营养的原则从肉、禽、豆类及其制品、水产品、蔬菜中挑选几种进行搭配,可选择 75 g 动物性食品、20 g 大豆或相当量的制品、150 g 蔬菜和 100 g 水果,以保证午餐中维生素、矿物质和膳食纤维的摄入。

晚餐要适量。晚餐与次日早餐间隔时间很长,所提供能量应能满足晚间活动和夜间睡眠的能量需要,所以晚餐在一日中也占有重要地位。晚餐提供的能量应占全天所需总能量的 30%～40%,谷类食物应在 125 g 左右,可在米面食品中多选择富含膳食纤维的食物如糙米、全麦食物。这类食物既能增加饱腹感,又能促进肠胃蠕动。另外,可选择动物性食品 50 g,20 g 大豆或相当量的制品,150 g 蔬菜,100 g 水果。

从事夜间工作或学习的人,对能量和营养素的需要增加。如果晚上工作或学习到深夜,晚饭到睡眠的时间间隔往往在 5～6 h 或者更长。在这种情况下,一方面要保证晚餐的营养摄入,要吃饱,不宜偏少;另一方面,还要适量吃些食物,以免营养摄入不足,影响工作或学习效率。一杯牛奶,几片饼干,或一个煮鸡蛋,一块点心等,都可以补充一定的能量和营养。

2.合理选择零食

零食作为一日三餐之外的营养补充,可以合理选用,但来自零食的能量应计入全天能量摄入之中。有些人特别注意控制正餐时的食物量和能量摄入,而常常忽视来自零食的能量,在聊天、看电视或听音乐时往往不停地吃零食,结果不知不觉中摄入了较多的能量。合理选择零食,要遵循以下原则。

(1)根据个人的身体情况及正餐的摄入状况选择适合个人的零食,如果三餐能量摄入不足,可选择富含能量的零食加以补充;对于需要控制能量摄入的人,含糖或含脂肪较多的食品属于限制选择的零食,应尽量少吃;如果三餐蔬菜、水果摄入不足,应选择蔬菜、水果作为零食。

(2)一般说来,应选择营养价值高的零食,如水果、奶制品、坚果等,所提供的营养素,可作为正餐之外的一种补充。

(3)应选择合适的时间。两餐之间可适当吃些零食,以不影响正餐食欲为宜。晚餐后 2～3 小时也可吃些零食,但睡前半小时不宜再进食。

(4)零食的量不宜太多,以免影响正餐的食欲和食量;在同类食物中可选择能量较低的,以免摄入的能量过多。

(八)每天足量饮水,合理选择饮料

水是一切生命必需的物质,在生命活动中发挥着重要功能。一般来说,男性健康成人每天水的总摄入量为 3 000 mL,女性为 2 700 mL;男性健康成人每天适宜饮水量为 1 700 mL,女性为 1 500 mL。在高温或强体力劳动的条件下,应适当增加。饮水最好选择白开水。

饮料多种多样,需要合理选择,如乳饮料和纯果汁饮料含有一定量的营养素和有益膳食成分,适量饮用可以作为膳食的补充。有些饮料添加了一定的矿物质和维生素,适合热天户外活动和运动后饮用。有些饮料只含糖和香精香料,营养价值不高。多数饮料都含有一定量的糖,大量饮用特别是含糖量高的饮料,会在不经意间摄入过多能量,造成体内能量过剩。另外,饮后如不及时漱口刷牙,残留在口腔内的糖会在细菌作用下产生酸性物质,损害牙齿健康。有些人尤其是儿童青少年,每天喝大量含糖的饮料代替喝水,是一种不健康的习惯,应当改正。

(九)如饮酒应限量

在我国经济高速发展的今天,社会交往日趋增多,迎来送往时饮酒成为一种沟通感情的方式。尤其在节假日、喜庆和交际的场合,人们饮酒更是成为一种习俗。高度酒含能量高,白酒基本上是纯能量食物,不含其他营养素。无节制的饮酒,会使食欲下降,食物摄入量减少,以致发生

多种营养素缺乏、急慢性酒精中毒、酒精性脂肪肝,严重时还会造成酒精性肝硬化。过量饮酒还会增加患高血压、脑卒中等疾病的危险;并可导致事故及暴力的增加,对个人健康和社会安定都是有害的,应该严禁酗酒。另外饮酒还会增加患某些癌症的危险。若饮酒尽可能饮用低度酒,并控制在适当的限量以下。中国居民平衡膳食宝塔建议成年男性一天饮用酒的酒精量不超过25 g,成年女性一天饮用酒的酒精量不超过 15 g。孕妇和儿童青少年应忌酒。

(十)吃新鲜卫生的食物

食物放置时间过长就会引起变质,可能产生对人体有毒有害的物质。另外,食物中还可能含有或混入各种有害因素,如致病性微生物、寄生虫和有毒化学物等。一个健康人一生需要从自然界摄取大约 6×10^4 kg 食物、水和饮料。人体一方面从这些饮食中吸收利用本身必需的各种营养素,以满足生长发育和生理功能的需要;另一方面又必须防止其中的有害因素诱发食源性疾病。吃新鲜卫生的食物是防止食源性疾病、实现食品安全的根本措施。

(吉中华)

第二节　营养筛查与营养评价方法

一、营养风险筛查

营养风险筛查(nutrition risk screening,NRS)用于对患者进行可能出现营养相关临床并发症或营养因素影响患者结局的风险情况进行筛查,以便为临床营养干预提供线索。

在初次接诊患者、书写入院记录及病历等过程中,都会涉及患者饮食情况。除此之外,在进行营养支持的患者,还要对营养摄入情况进行全面评价。

(一)膳食调查

1.饮食史

通过直接询问患者或家属及陪护人员,了解患者过去的饮食结构和数量、饮食习惯及特殊爱好等情况,尤其是发病以来或近一周以来的进食情况。这在下面的"营养风险筛查"部分还会提到。

2.摄入量计算和评价

如需较准确地了解患者饮食摄入量,则一般要求患者详细记录至少 3 d 的饮食摄入情况,由营养科医师或技师通过相应的工具或软件计算出能量及各种营养素的摄入情况,并与参考标准或目标值进行比较,以做出客观评价。

(二)肠内及肠外营养供给量

1.常用肠内营养制剂

(1)乳剂或混悬液:注意能量密度及蛋白质等营养素含量。

(2)粉剂:可按说明书含量及实际用量进行计算。

2.静脉营养

(1)供能营养制剂:包括脂肪乳、葡萄糖和氨基酸注射液,常用剂型及能量、营养素含量。

(2)电解质及微量营养素:如钾、钠、钙、磷、镁等电解质需常规或根据生化结果进行适量补充,维生素、微量元素制剂常规补充。

(三)判断及评价

1.能量

(1)参照《中国居民膳食参考摄入量(2013)》有关标准。

(2)根据患者的病情、体型、年龄及活动强度,采用系数 83.7~104.6(或 125.5~146.4)kJ/kg[20~25(或 30~35)kcal/kg]进行估算。

(3)根据患者的性别、年龄、身高、体重等参数,利用经典的 Harris-Benedict 公式计算基础能量消耗(BEE)值,再乘以相应的应激系数及活动系数进行估算。

2.蛋白质

(1)参照《中国居民膳食参考摄入量(2013)》有关标准。

(2)根据患者的肾功能、病情、清蛋白水平、体重等情况,采用系数 0.6~0.8(或 1~1.2)g/kg进行估算后评价。

二、人体测量

(一)身高、体重

1.体重

$$理想体重(kg)=身高(cm)-105(适用于成年人)$$

评价方法:实际体重/理想体重×100%,在 90%~110%范围为正常,110%~120%范围为超重,120%以上为肥胖,80%~90%范围为体重偏轻,80%以下为消瘦。

2.体重指数

$$体重指数(BMI)=体重(kg)/[身高(m)]^2$$

评价方法:18.5~23.9 kg/m² 为正常,24~27.9 kg/m² 为超重,28.0 kg/m² 及以上为肥胖,18.5 kg/m² 以下为消瘦。

3.体重改变

1 周内体重丢失 1%~2%,或 1 个月内体重丢失低于 5%,为中度体重丢失;1 个月内体重丢失大于 5%,或 3 个月内体重丢失大于 7.5%,为重度体重丢失。

4.身高的测量

(1)器材。①卧式量板(或量床):24 月龄内的婴儿一般采用卧式量板(或量床)测量身长。测量身长用的卧式量板由一长为 120 cm 的底板及在其一端与之垂直的顶板组成,另有一可以移动于底板纵槽上的足板。该足板必须与顶板平行,与底板垂直,在底板中线两侧要嵌有两条与长边平行的量尺,其刻度可读至 0.1 cm。②人体测高计:使用前应校对零点,并用标准钢卷尺校正人体测高计刻度尺,每米误差不得大于 0.1 cm。同时,应检查立柱与底板、立柱与滑测板是否垂直,连接处是否紧密,零件有无松动等情况,应及时加以校正。

(2)方法。①卧式量板(或量床):测量前先脱去婴儿的鞋、袜、帽、外衣裤及尿布。将量板放在平坦地面或桌面;脱去婴儿的鞋帽和厚衣裤,使其仰卧于量板中线上;助手固定婴儿头部使其接触头板,此时,婴儿面向上,两耳在同一水平上,两侧耳郭上缘至眼眶下缘的连线与量板垂直;测量者位于婴儿右侧,在确定婴儿平卧于底板中线后,将左手置于婴儿膝部,使其固定,用右手滑动滑板,使之紧贴婴儿足跟,然后读取读数至小数点后一位(0.1 cm)。②人体测高计:选择平坦靠墙的地面水平放置人体测高计,立柱的刻度尺面向光源。被检者赤足,立正姿势站立在人体测高计的底板上,两上肢自然下垂,足跟并拢,足尖分开成 60°,挺胸收腹,头部正直,两眼平视前方,眼眶下缘与耳屏上缘呈水平位,足跟、骶骨部及两肩胛间区三点与立柱相接触。检测人员站立于被检者的右侧,将滑测板轻轻沿立柱下滑,直到与颅顶点接触。检测人员双眼应与滑测板等高时读数。测量误差范围为±0.5 cm。

（3）结果记录:以厘米(cm)为单位记录,读数至小数点后一位。

（4）注意事项:①滑测板与颅顶点相接触,松紧适度。头顶的发辫、发结应解开,饰物应取下。②完成测量后,应立即将滑测板推到最高处,避免其他被检者发生意外创伤。

5.体重的测量

（1）器材:杠杆秤或便携式电子体重测量仪。使用前应检验其准确度和灵敏度,用 50 kg 及 0.1 kg 标准砝码进行校正,准确度要求误差不超过 0.1%,灵敏度应能测出 0.1 kg,达不到要求应及时更换。

（2）方法。①婴儿体重的测量:体重的测量应尽可能使用杠杆式体重计,最好是带有躺卧厢或折叠椅床的婴幼儿专用体重计。体重计应定期校验,确保测量准确。体重测量应在温度适宜的房间进行。测量体重时,应让婴幼儿排空大小便,衣服尽量减少,脱掉衣裤、鞋袜,最好仅穿内衣、短裤或内层薄衣。1 岁内的婴儿应平卧在体重计的卧厢内,1 岁后的儿童可坐在体重计的小椅子上。测量者移动体重计上的游码,直到刻度尺呈水平位置时,读取游码处刻度数。带有电子显示的体重计,应在儿童安静无哭闹时读取数据。婴幼儿体重精确到 10 g,幼儿体重精确到 50 g。在没有婴幼儿专用体重计的情况下,可采用如下办法进行测量。成人抱着婴幼儿站在磅秤上称体重,然后再称量成人的体重,两数相减即为婴幼儿的体重。将婴幼儿用被单兜起,用杠杆秤勾挂称重,然后减去被单及包括尿布在内的一切衣物重量,即为婴幼儿体重。由于普通家用体重秤的测量误差在 100 g 左右,因此采用这种方法不能准确得知婴幼儿在一周内的体重增长,而只是适用于了解较长时间的体重变化。在没有取暖条件的情况下,寒冷季节测量婴幼儿体重时,应将婴幼儿所穿的衣服及尿布等重量扣除。②儿童青少年体重的测量:将体重秤放置在平坦的硬地面上。男学生穿短裤,女学生穿短裤、背心,站立秤台面中央。使用杠杆秤时,检测人员应站立于秤台正前方,先调整零点至刻度尺呈水平位,测量时,添加砝码,移动游码至刻度尺平衡,双眼正视刻度尺读数。测量误差范围为±0.1 kg。

（3）结果记录:以千克(kg)为单位记录,读数至小数点后一位。

（4）超重、肥胖的判断:根据我国 BMI 标准进行超重、肥胖判断。儿童青少年的判断标准应考虑年龄、性别,当被检者 BMI 值大于或等于相应年龄、性别组的超重值,而小于相应组段的肥胖值时,判断为超重。当被检者 BMI 值大于或等于相应年龄、性别组的肥胖值时判断为肥胖。

（5）注意事项:①被检者上、下秤台动作要轻;②每天使用体重秤前均需校正。

（二）脂肪及肌肉储备

1.三头肌皮褶厚度

三头肌皮褶厚度(TSF)是最常用的评价脂肪贮备及消耗的良好指标。目前常用日本参考值为:男性为 8.3 mm,女性为 15.3 mm。也可采用治疗前后的变化来反映脂肪营养状况。

评价方法:测量值/参考值×100%,在 90% 以上为正常,90% 以下为皮下脂肪储备不足。

2.上臂肌围

$$上臂肌围(MAMC)=上臂围(cm)-[0.314×三头肌皮褶厚度(mm)]$$

MAMC 能较好地反映体内蛋白质贮存情况,也可用作为患者营养状况好转或恶化的指标。

我国目前常用参考值为:男性为 24.8 cm,女性为 21.0 cm。

评价方法:测量值/标准值×100%,在 90%以上为正常,90%以下为肌肉蛋白不足。

3.腰围

腰围(WC)是反映身体脂肪总量和脂肪分布的综合指标,常用来衡量腹部肥胖程度,特别是对于那些体重指数虽然正常,但腹部脂肪过多者。腰围超标可以作为独立诊断肥胖的指标。

评价方法:我国成年男性≥85 cm,成年女性≥80 cm,称为腹部脂肪过多。

4.腰围/上臂围的测量

(1)器材:长度为 1.5 m,宽度为 1 cm,最小刻度为 0.1 cm 尼龙带尺。

(2)方法。①腰围:被检查者自然站立,双臂适当张开下垂,两足分开 30～40 cm,露出腹部。测量时平缓呼吸,带尺下缘距肚脐上缘 1 cm 处,并经两侧十二肋骨下缘与髂嵴上缘之间的中点,水平环绕一周测量。测量误差不应超过±1.0 cm。②上臂围:右臂自然下垂,肌肉放松,找出肩峰到尺骨鹰嘴连线中点,水平环绕一周。

(3)结果记录:以 cm 为单位记录,读数至小数点后一位。

(4)注意事项:①尼龙带尺在使用前用钢卷尺校正,每米误差范伟为±0.2 cm;②测量时应使尼龙带尺贴近皮肤但避免紧压而陷入皮肤。

5.三头肌皮褶厚度的测量

(1)器材:皮褶厚度的测量采用 Lange 皮褶计,分度值为 1 mm,测量范围为 0～7 mm。

(2)方法:被检查者上臂自然下垂,右上臂背侧中点(肩峰至尺骨鹰嘴的中点)上约 2 cm 处(记为标记点)的皮肤连同皮下组织捏起,检查者右手持皮褶计手柄,打开测试臂,从标记点下 1 cm 处钳入测试臂,待指针静止不变后读数。

(3)结果记录:以毫米(mm)为单位记录,读数至小数点后一位。

(4)注意事项:①皮褶计在使用前用需进行校准,确保其压力符合规定标准(10 g/mm^2);②测量时要防止将上臂的肌肉也提起误判为皮下脂肪,读数前令被检查者主动收缩该部位的肌肉,可以使肌肉滑脱,避免误差;③测量及读数时,应保持皮褶计平面与上臂平行。

三、血液生化指标

常用指标为清蛋白、总蛋白、前清蛋白、转铁蛋白、血红蛋白(Hb)、淋巴细胞总数、氮平衡等,并结合其他临床生化指标进行综合判断。

(一)清蛋白

清蛋白(albumin,ALB)全部由肝细胞合成,是血浆中含量最多的蛋白质,占血浆总蛋白的40%～60%。清蛋白的半衰期较长,为 14～20 d。其主要代谢部位是肠道和血管内皮。短期内蛋白质摄入不足时,机体通过肌肉分解释放氨基酸,提供合成清蛋白的基质,同时伴有循环外清蛋白向循环内转移,使血浆内清蛋白维持在相对稳定水平。只有在长期蛋白质摄入不足或营养不良时,清蛋白才有较显著的下降。

1.清蛋白的主要功能

(1)维持血浆胶体渗透压的平衡。

(2)作为载体和代谢产物、金属离子、胆红素、游离脂肪酸、激素、药物等结合而被运输。

(3)作为外周组织蛋白质合成的氨基酸库。

(4)血浆中主要的抗氧化剂。

2.清蛋白降低的情况

(1)营养不良:可能为摄入不足或消化吸收不良。持续的低清蛋白血症被认为是判断营养不良最可靠的指标之一。

(2)消耗增加:如多种慢性消耗性疾病(严重结核、甲亢或恶性肿瘤)。

(3)合成障碍:主要是肝功能障碍。

(4)蛋白丢失过多:如急性大出血、严重烧伤及慢性肾脏病变等。短期内的低清蛋白血症是系统性炎症反应的主要表现。

(5)妊娠尤其是妊娠晚期,清蛋白浓度可减少,但分娩后可迅速恢复正常。

(6)较罕见的先天性清蛋白缺乏症病例。

3.清蛋白增高的情况

(1)严重失水导致的血浆浓缩。

(2)水分不足:晨间空腹取血禁食如同时也禁水,常有水不足,一般情况可增加 4%～5%(1.5～2.5 g/L)。

(3)先天性免疫球蛋白缺乏症:清蛋白代偿性增多(约可增加 70%)。

(二)总蛋白

血清总蛋白(total protein,TP)是血清中全部蛋白质的总称,清蛋白和球蛋白则是应用盐析法或电泳法从血清总蛋白中分离出来的两类重要组分。

1.总蛋白降低的情况

(1)血清水分增加:使总蛋白浓度相对减少,如水、钠潴留或静脉应用过多低渗液等。

(2)营养不良:如摄入不足或消化吸收不良。

(3)消耗增加:如多种慢性消耗性疾病(严重结核、甲亢或恶性肿瘤等)。

(4)合成障碍:主要是肝功能障碍。

(5)蛋白丢失:如急性大出血、严重烧伤及慢性肾脏病变等。

2.总蛋白增高的情况

(1)血清水分减少:使总蛋白浓度相对增加,水不足时血清钠、血红蛋白(Hb)、血细胞比容(HCT)均平行增高,A/G 在正常范围,如急性失水,肾上腺皮质功能减退等。

(2)清蛋白合成增加:如多发性骨髓瘤(主要是球蛋白的增加),如 Na^+、Hb、HCT 不增高,A/G 减小,球蛋白增多,则可判断为高清蛋白血症。

(三)前清蛋白

血清前清蛋白(prealbumin,PAL)是由肝细胞合成的一种糖蛋白,其半衰期仅 0.5 d,属急性时相蛋白,是一种载体蛋白,又称转甲状腺激素蛋白。结合甲状腺激素的能力受水杨酸影响,后者可从载体中置换甲状腺激素;与视黄醇结合蛋白(RBP)结合成蛋白复合体,以避免从肾小球滤出丢失。

1.前清蛋白的主要功能

(1)结合并转运约 1/3 的内源性甲状腺激素。

(2)营养学评价、消化外科、胃肠外营养、昏迷及其他消耗性疾病营养监测,PAL、总蛋白(TP)、ALB、转铁蛋白(TRF)、视黄醇结合蛋白(RBP)、总胆固醇(TC)、甘油三酯(TG)应联合测定,是反映营养支持患者早期内脏蛋白合成的指标。当患者在输注清蛋白时,使清蛋白升高,而不会影响前清蛋白的水平,故宜选择前清蛋白而非清蛋白作为营养状况的评价指标。

2.前清蛋白降低的情况

(1)蛋白质-能量营养不良:作为蛋白质-能量营养不良(PEM)的监测指标较 ALB 敏感,可用于早期诊断,是消化外科、慢性疾病和儿童营养评价的有用指标。

(2)前清蛋白降低是肝细胞损害早期和敏感的指标,较丙氨酸氨基转移酶(ALT)特异性高,比 ALB 敏感,多数肝病患者可下降50%以上,重型肝炎可降至0。急性肝炎持续降低提示有发展为重型肝炎的可能性。慢性肝炎活动期降低明显,疾病稳定或恢复时回升,是判断慢性肝病活动性的有用指标。

(3)急性应激反应如感染、创伤、组织坏死,与急性期反应蛋白(ARP)升高相反,ALB、TRF、PAL 均降低,以 PAL 更为敏感,进行性降低提示预后不良。

(4)分娩或其他严重疾病也见降低。幼儿的前清蛋白含量约为成人的一半,青春期迅速增加到成人水平。

3.前清蛋白增高的情况

(1)甲状腺功能亢进、肢端肥大症、同化激素治疗,系由于合成增多。肾病综合征 ALB、TRF 因漏出而明显减少,PAL 虽也漏出增多,但与生成比较,生成多于漏出,故血浓度增高。

(2)脱水和慢性肾衰竭:由于前清蛋白清除的主要场所是肾脏,因此肾衰患者可出现血清前清蛋白升高的假象。

(四)转铁蛋白

转铁蛋白(transferrin,TRF)在肝脏合成,半衰期 8 d,主要功能为结合并转运铁,调节体内铁的平衡,防止铁的毒性作用,提高机体免疫力,用于铁代谢评价、蛋白质能量营养不良监测和红细胞生成素(EPO)治疗监测。1 个 TRF 分子可结合 2 个 Fe 原子,结合铁者呈棕色,未结合铁者为无色。前者称饱和铁结合力(SIBC),后者称未饱和铁结合力(UIBC),两者之和即总铁结合力(TIBC)。TRF 结合铁的百分比称铁饱和度(IS)或转铁蛋白铁饱和度。

1.转铁蛋白降低的情况

(1)蛋白质-能量营养不良和蛋白质丢失性疾病,如蛋白质摄取或吸收障碍、氨基酸缺乏、失蛋白性胃肠症、大面积烧伤、慢性肝炎、肾病综合征等。

(2)重症肝炎、肝硬化等严重肝病。

(3)急性感染、炎症和应激、胶原病、严重疾病状态、部分肿瘤。

(4)先天性转铁蛋白缺乏症。

2.转铁蛋白增高的情况

铁缺乏状态和缺铁性贫血、妊娠后期、蛋白同化激素、雌激素或口服避孕药使用。

(五)血红蛋白

血红蛋白(hemoglobin,Hb)是由珠蛋白和亚铁血红蛋白组成的结合蛋白质,从早幼红细胞时期开始生成,直到网织红细胞仍可合成少量血红蛋白。血红蛋白可与血液中的氧结合形成氧合血红蛋白,起到运输氧和二氧化碳的作用。血红蛋白增减的临床意义基本同红细胞计数,且能更好地反映贫血程度。

(六)淋巴细胞总数

淋巴细胞来源于淋巴系干细胞,在骨髓、脾、淋巴结和其他淋巴组织生发中心发育成熟者为 B 细胞,在胸腺、脾、淋巴结和其他组织依赖胸腺素发育成熟者为 T 细胞。淋巴细胞一般占白细胞总数的 20%～40%。患者营养不良及应激反应可使其分解代谢增高,从而造成淋巴细胞总数

(lymphacytes,L 或 Lym)减少。

淋巴细胞在免疫应答中起核心作用,以维持机体正常细胞免疫功能。其总数增多主要见于:①某些传染病,如百日咳、结核病、水痘、麻疹、风疹、流行性腮腺炎、流行性感冒、病毒性肝炎、艾滋病、梅毒、鼠疫、传染性单核细胞增多症等;②淋巴细胞性白血病、器官移植术后等。淋巴细胞总数减少主要见于放射病、营养不良、应用激素等。

(七)氮平衡

正常人食物中氮摄入量和排泄物内的含氮量往往是相等的,此种情况称为氮平衡。氮平衡测定是了解体内蛋白质代谢状况最常用的方法。体内氮代谢的最终产物主要随尿排出,汗液和脱落的皮屑中含有少量含氮化合物,还有微量的氮随毛发、鼻涕、月经、精液等丢失。肠道中未被吸收的含氮化合物从粪排出。尿中主要的含氮化合物有尿素、氨、尿酸和肌酐,其量随蛋白质的摄入而异。普通膳食时,尿素氮占总氮量80%以上;低蛋白膳食时,尿素氮降低;饥饿时,氨氮增高。尿肌酐的排出量似乎与膳食蛋白的含量无关。

氮的摄入量大于排出量为正氮平衡(合成状态),摄入量小于排出量称负氮平衡(分解状态)。氮平衡试验一般为 7 d,前 4 d 为适应时间,后 3 d 为实验期,记录食入蛋白质的量及测定每天尿氮排出量。氮平衡的计算要求氮的摄入量与排出量都要准确地收集和分析。摄入氮包括经口摄入、经肠道输入及经静脉输入的氮量。一般情况下氮是以蛋白质或氨基酸形式摄入的,此时可按 6.25 g 蛋白质=1 g 氮或 7.5 g 氨基酸进行计算。排出氮包括经尿、大便、皮肤、消化液等丢失氮的总和。

1.氮平衡计算方法

$$蛋白质摄入量(g)/6.25-[24\ h\ 尿尿素氮(g)+3.5]$$

2.临床意义

(1)摄入氮=排出氮:提示氮平衡。在实际工作中,为了安全可靠起见,往往摄入氮较排出氮多 5%,才可认为确实处于平衡状态。

(2)摄入氮>排出氮:为正氮平衡,提示部分摄入的蛋白质用于体内合成蛋白质,以供细胞增殖,往往发生在儿童、孕妇、患病初愈的患者,说明蛋白质的需要量大。

(3)摄入氮<排出氮:为负氮平衡,常见于蛋白质需要量不足时,如饥饿或消耗性疾病患者。

(吉中华)

第三节　原发性高血压的营养护理

一、营养与原发性高血压

(一)钠

钠的摄入量与高血压显著相关。在日常膳食中,钠主要是以食盐(NaCl)的形式摄入的。流行病学调查资料证实,食盐摄入量高的地区,高血压的发病率高,限制食盐的摄入可改善高血压。随着食盐摄入量的增加,血压也随之升高。国外的大量干预研究证实,钠的每天摄入量减少 2.3 g,高血压者的收缩压下降约 0.8 kPa(5.8 mmHg),舒张压下降 0.4 kPa(3 mmHg);血压正常者,收缩压和舒张压则分别下降 0.3 kPa(2.3 mmHg)和 0.2 kPa(1.4 mmHg)。家族性高血压和中老年人的血压较血压正常者对钠的敏感度增加,尤其是超重和肥胖者,与其存在胰岛素抵抗有关。

(二)超重和肥胖

超重和肥胖是导致高血压的一个重要危险因素。其原因可能是:①血容量过多;②心排血量增加而周围阻力无相应地降低;③交感神经系统活性增加;④胰岛素抵抗。一般来说,超重使发生高血压的危险性增加 2~6 倍。当体重减轻后,高血压患者的血压也会随之降低。

(三)钾

钾有直接扩张血管作用,能增加尿钠排出而降低血压。其他的降压机制还包括抑制血管紧张肽原酶释放;对血管紧张肽Ⅱ反应的升高血压物质的拮抗;减少血管收缩剂凝血噁烷的产生;增加血管扩张剂赖氨酰舒缓激肽的产生等。钠/钾的减小可引起血压的降低。

(四)钙

流行病学研究表明,膳食钙摄入量和血压呈负相关。钙可增加钠的排出,降低对钠敏感人的血压。钙摄入量不足时,细胞外液中钙含量降低,导致血管壁平滑肌细胞膜的通透性增加,细胞外钙内流,细胞内钙增加,导致平滑肌细胞收缩,血管阻力升高,引起血压升高。其他可能的降压机制还有钙调节激素[如甲状旁腺激素、1,25-$(OH)_2$维生素 D 等]潜在的血管活性作用;对交感神经系统活性的调节。

(五)镁

高血压患者红细胞内镁降低,与血压呈负相关。镁可以降低血管弹性和收缩力,可能是由于降低了细胞内的钙所致。此外,在血清镁增加时,可以刺激血管扩张剂前列腺素Ⅰ的产生。

(六)饮酒

饮酒与血压的关系与饮酒量有关,即少量饮酒(每天摄入酒精 10~30 g)者的血压比不饮酒者低,但每天摄入酒精 30 g 以上者随饮酒量的增加血压显著升高。据推测,酒精在低剂量时是血管扩张剂,而在高剂量时则为血管收缩剂。因此长期大量饮酒是高血压的独立危险因素。

(七)其他营养素

近年我国研究发现,膳食蛋白质摄入量与高血压发病之间呈负相关,摄入蛋白质越多,高血压的相对风险越低。蛋白质及其所含的某些氨基酸可能对血压的调节有重要作用。如精氨酸是合成一氧化氮(NO)的前体,NO 是调节血管张力和血流动力学内皮舒张因子,精氨酸或 NO 的缺乏会引起高血压,而静脉输注精氨酸可使高血压患者的血压降低;又如富含蛋氨酸和牛磺酸的鱼类蛋白也可使高血压大鼠的血压下降。

此外,其他与超重或肥胖相关的一些营养素,如脂肪、碳水化合物、膳食纤维等与高血压也存在直接或间接的关系。

二、饮食原则

(一)低钠高钾高钙高镁膳食

高血压患者应采用低盐(或无盐、低钠)高钾膳食,并适当增加钙和镁的摄入量。每天食盐摄入量不超过 5 g,根据病情可有以下三种摄钠量等级。

1.低盐膳食

全天摄入钠在 2 g(相当于食盐每天摄入 5 g)以内。

2.无盐膳食

全天摄入钠在 1 g 以内,烹调中不放食盐。

3.低钠膳食

全天摄入钠在 0.5 g 以内,除烹调中不放食盐外,还应注意控制高钠食物。

高钾膳食是指全天膳食中钾的摄入量至少应达到 3.1 g。

(二)减体重(低能量)膳食

高血压患者每天的进食量要适当,以保持适宜的体重。体重正常的高血压患者每天能量的摄入可按每千克体重 105～126 kJ 计算;超重和肥胖者除适当增加身体活动外,应当适当减少每天的能量摄入。减少能量的方法是每天比原来摄入的能量减少 1 255～2 094 kJ,或者女性患者能量摄入在每天 4 184～5 020.8 kJ,男性患者能量摄入在每天 5 020.8～6 694.4 kJ。

(三)限制饮酒

尽量少喝或不喝酒,因饮酒可增加服用降压药物的抗性。对于原来有饮酒习惯者,每天饮用酒的酒精量成年男性不超过 25 g,相当于啤酒 750 mL,或葡萄酒 250 mL,或 38 度的白酒 75 g,或高度白酒 50 g;成年女性每天饮用酒的酒精量不超过 15 g,相当于啤酒 450 mL,或葡萄酒 150 mL,或 38 度的白酒 50 g。

三、合理选择食物

在食物的选择上,高血压患者应遵循食物多样化及平衡膳食的原则,尽量减少摄入富含钠盐、油脂和精制糖的食物,限量食用烹调油。在饮食习惯上,进食应有规律,不宜进食过饱,也不宜漏餐。

(一)谷类和薯类

增加全谷类和薯类食物的摄入,粗细搭配。视身体活动的不同,每天谷类和薯类的摄入量不同,轻、中度身体活动的高血压患者,推荐每天摄入谷类 150～400 g,其中 1/3～1/2 为粗粮和杂粮。少食用或不食用加入钠盐的谷类制品如咸面包、方便面、挂面等。

(二)动物性食品

选择鱼、虾、禽、蛋和瘦肉类食品,每天摄入鱼虾类 25～50 g、禽肉 25～50 g、蛋类 25～50 g、畜肉类 25～50 g。少食用或不食用高钠盐、高脂肪、高胆固醇的动物性食品。优先选择脱脂或低脂牛奶、酸奶,建议每天摄入奶类 200～300 g。

(三)豆制品

每天适量食用豆制品,例如,豆腐、豆浆、豆腐脑、豆腐干、豆腐丝等。推荐每天摄入豆腐干 50 g,其他豆制品按水分含量折算。不宜食用豆豉、豆瓣酱、腐乳、臭豆腐、咸豆汁等。

(四)蔬菜和水果

每天蔬菜摄入量为 500 g,至少 3 个品种,最好 5 个品种以上,每天摄入的蔬菜中要有深色蔬菜、叶类蔬菜等;推荐食用富钾蔬菜,例如,菠菜、芥蓝、莴笋叶、空心菜、苋菜等;水果摄入量至少每天 200 g,每天至少 1 个品种,最好 2 个品种以上。

(五)坚果

可适量食用坚果,每周 50 g,食用坚果时应注意控制摄入的总能量,合并肥胖和超重者应注意防止摄入过多的脂肪,以免增加体重或导致减重失败。

(六)油脂

优先选择富含单不饱和脂肪酸的橄榄油、菜籽油、茶籽油及含多不饱和脂肪酸的大豆油、玉米油、花生油等。尽量不食用动物油、椰子油、棕榈油。推荐交替使用不同种类的植物油,每天烹调用油控制在 20～30 g。少食用或不食用油炸和富含油脂的食品及含反式脂肪酸的食品,如蛋糕、点心、人造黄油等。

(七)酒水、饮料

不宜饮用含糖饮料和碳酸饮料,可适量饮用白开水、茶水(红茶和绿茶)、矿泉水、低糖或无糖的水果汁和蔬菜汁,保证摄入充足的水分。限制饮酒,尽量少喝或不喝酒。

(八)其他

建议少食用或不食用特别辛辣和刺激性食物,也不推荐饮用浓茶和浓咖啡。

高血压合并水肿、肾功能不全等患者适用无盐膳食;高血压危象或合并心衰等患者适用低钠膳食,且应适当注意限制水分的摄入。无盐膳食和低钠膳食及水的限制量需遵循临床医师或营养师的指导。

高血压患者合并高尿酸血症或痛风时,除遵循以上膳食原则外,还要限制富含嘌呤的食物。

高血压患者服用华法林等抗凝药物治疗时,需适当限制富含维生素 K 的食物。

高血压患者合并糖尿病、慢性肾脏病变及妊娠高血压和儿童高血压患者,听从临床医师和(或)营养师的指导意见。

治疗高血压时,常用单胺氧化酶抑制剂如帕吉林等治疗时,不要食用含酪胺高的食物,如扁豆、蘑菇、腌肉、腌鱼、干酪、酸牛奶、香蕉、葡萄干、啤酒、红葡萄酒等食物。因酪胺可使血压急剧升高而发生高血压危象。降压治疗时,患者不宜服用天然甘草或含甘草的药物,因甘草酸可引起低钾血症和钠潴留。

四、膳食营养干预指导方案举例

患者男性,47 岁,因"反复头晕 5 年,加重 2 个月"入院。临床诊断为"高血压 3 级(极高危)"。入院时测血压为 25.0/16.0 kPa(186/120 mmHg)。5 年前在当地医院即因头晕发现血压高[21.3/13.3 kPa(160/100 mmHg)],因休息后可缓解一直未规律治疗。患者身高 172 cm,体重 78 kg,近一年来体重下降约 10 kg。入院后给予降压药规范治疗。

该患者为中年男性,一年前 BMI＝29.7 kg/m²,体型肥胖,目前 BMI＝26.4 kg/m²,仍为超重;患者对所患高血压病一直未予重视,在饮食和体重方面也未在意;近一年来体重减轻与病情引起的不适相关,非主观意愿减肥。首先应对该患者进行健康教育,明确该病的危害性、与饮食的关系,取得饮食治疗和生活方式调整的主观依从性,然后再根据其具体情况制定相应的饮食治疗方案。饮食原则如下。

(1)总原则是控制能量的摄入[全天 8 372 kJ(2 000 kcal)],并适当增加身体活动,最好能将体重控制在 71 kg 以下。

(2)主食:全天以 0.25 kg 左右为宜。粗细搭配,常吃粗粮及含膳食纤维高的食物,如薯类、玉米、小米等。

(3)肉蛋禽类:选择鱼、各种瘦肉、鸡蛋等,全天摄入以 0.15 kg 左右为宜。

(4)奶制品:最好选用脱脂奶,每天 0.25 kg。

(5)豆制品:全天摄入以 25 g 为宜。

（6）蔬菜水果类：每天进食新鲜蔬菜 0.5 kg 左右，水果 0.2 kg 左右为好。大枣、番茄、芹菜、油菜、青笋叶、山楂、橙子等是良好的食物来源。

（7）食盐：建议每天不超过 5 g。适当增加含钾高的食物如土豆、菠菜、蒜苗、香蕉、苹果等。

（8）食用油：以每天 25 g 以内为宜，以植物油为主，限制动物脂肪摄入。

（9）戒烟限酒，饮茶以绿茶为好。此外，应节制饮食，定时定量进食，不暴饮暴食。适当运动，做到生活规律。

（10）禁忌食物：禁忌食用咸食物及腌制品、虾米、松花蛋、浓茶、咖啡、辛辣刺激性食物。

（吉中华）

第四节 高脂血症的营养护理

一、营养与高脂血症

（一）膳食结构对血脂水平的影响

中国居民营养与健康状况调查结果显示，膳食结构与血脂异常的患病危险密切相关。膳食结构中总能量、脂肪供能比与患病风险呈正相关，碳水化合物和谷类等植物性食物则呈负相关。

能量摄入、脂肪供能比越高，超重或肥胖的患病风险越高，血浆甘油三酯（TG）和总胆固醇（TC）水平显著升高。与脂肪供能比＜20％的人群组相比，随着膳食脂肪供能比的增加，人群患高胆固醇血症、高低密度脂蛋白胆固醇（LDL-C）血症的风险增加，当脂肪供能比＞35％时，高胆固醇血症患病风险增高 82％、高 LDL-C 血症患病风险增高 89％。碳水化合物供能比越高，血浆总胆固醇水平越低，与碳水化合物供能比＜55％者相比，碳水化合物供能比 55％～65％者高胆固醇血症减少 18％，碳水化合物供能比≥65％者高胆固醇血症减少 31％。

（二）膳食脂肪对血脂的影响

1.膳食胆固醇对血脂的影响

膳食胆固醇对 TC 水平的影响是复杂的，高胆固醇血症是多种因素共同作用的结果。膳食胆固醇的吸收率并不随摄入量增加而增加，而是随摄入量增加而减少。有调查显示，在摄食 1 g、3 g、6 g 胆固醇后，其吸收率分别为 60％、40％、30％。胆固醇吸收增加时，机体代偿性地减少体内胆固醇合成和增加胆固醇排泄。除了食物中的胆固醇外，膳食中脂肪酸及植物固醇等成分也是影响体内胆固醇水平的因素。膳食胆固醇摄入量过多可引起血浆胆固醇升高，但并不是决定体内胆固醇合成速率和血浆 TC、LDL-C 水平升高的最主要因素，而膳食中脂肪的摄入量和膳食脂肪酸的饱和度对其影响更为明显。

2.膳食脂肪酸对血脂的影响

膳食中的饱和脂肪酸对血浆 TC 的影响与其所含碳原子数有关，含有 14 个碳原子的豆蔻酸升高血 TC 的作用最强，棕榈酸次之，月桂酸再次之。而硬脂酸没有升高 TC 和 LDL-C 的作用。单不饱和脂肪酸有助于降低 TC，用单不饱和脂肪酸替代膳食中的饱和脂肪酸可在降低 TC、LDL-C 的同时，不降低 HDL-C 或使其略有增加。食物中最常见的多不饱和脂肪酸包括亚油酸和亚麻酸。多不饱和脂肪酸中的 ω-6 脂肪酸可降低血清 TC，但在降低 LDL-C 的同时也降低

HDL-C,亚油酸属于 ω-6 脂肪酸。膳食中的 ω-3 多不饱和脂肪酸,如 α-亚麻酸、EPA 和 DHA,不仅能降低血清 TC,还降低 TG,并可升高血清 HDL-C。

反式脂肪酸是油脂在氢化过程中产生的,如氢化法榨油、人造黄油、起酥油。不饱和脂肪酸在高温条件下,从顺式转为反式异构体,加热时间越长转化得越多。凡是熔点高的油脂,如人造黄油,产生的反式脂肪酸越多。典型的西餐每天可摄入 15 g,美国膳食结构中含 8 g/d。有调查显示,我国城市和农村居民每天反式脂肪酸的摄入量分别为 1.8 g 和 1.3 g。反式脂肪酸可增加血浆 TC、升高 LDL 和脂蛋白(a),降低 HDL,其作用比饱和脂肪酸强,是心血管疾病的危险因素。

(三)膳食碳水化合物对血脂的影响

膳食中的碳水化合物是人体主要的能量来源,主要包括淀粉和一些简单糖(葡萄糖、果糖、蔗糖、麦芽糖、乳糖等)。高碳水化合物膳食(特别是蔗糖、葡萄糖和果糖)可使血清 TG 增高和 HDL-C 降低。究其原因:一方面,过量摄入简单糖可使糖的酵解途径被中间物饱和,果糖被用于甘油三酯中甘油部分的合成,或进入合成脂肪的途径生成脂肪酸,然后酯化成甘油三酯,导致血浆中 TG 升高;另一方面,富含简单糖的食物往往缺乏膳食纤维,食物的能量密度高,不仅易增强糖代谢和多种脂肪酶的活性,同时高能量促使脂肪合成增加而导致肥胖,降低血中 HDL-C 水平。

(四)膳食纤维对血脂的影响

非淀粉多糖是膳食纤维的主要成分,主要由纤维素、半纤维素、果胶及树胶等成分组成。膳食纤维在调节血脂、降低心脑血管疾病发病危险方面具有独到的作用。流行病学调查表明,膳食纤维摄入量高者血脂代谢异常和冠心病的危险性相对较低。膳食纤维降低血浆 TC 的效果与膳食纤维的溶解性有关,大多数可溶性膳食纤维都可使 LDL-C 水平降低,而不降低或很少降低 HDL-C。不溶性膳食纤维则很少能改变血浆 TC 水平。膳食纤维调节血脂的机制可能是其促进胆汁排出,加速胆固醇转化为胆酸,从而使血液中胆固醇浓度降低;也可能与水溶性膳食纤维在小肠内形成凝胶样物质,干扰肠道内胆固醇或胆酸的吸收有关。

(五)植物甾醇对血脂的影响

甾醇是动植物细胞膜所必需的一种物质,哺乳动物体内的主要甾醇是胆固醇,植物细胞中的甾醇即植物甾醇,也被称为植物固醇。植物甾醇能抑制胆固醇的吸收,降低血浆 TC 和 LDL-C 水平,且不降低 HDL-C 水平。美国食品药品监督管理局(FDA)根据大量临床试验结果得出结论:植物甾醇对降低 TC 和 LDL-C 有效。摄入植物甾醇降低胆固醇的机制目前尚不十分清楚,可能是植物甾醇和胆固醇在分子结构上相似,当它们共存肠道时,植物甾醇抑制肠道内胆固醇酯的水解及游离胆固醇的再酯化,促进胆固醇随粪便排出;植物甾醇竞争性地占据微粒体内胆固醇的位置,影响胆固醇与肠黏膜细胞接触的机会,妨碍其吸收。

较低剂量天然食物中的植物甾醇即具有降低血浆胆固醇的作用,在特定人群的膳食中每天补充 2 g 植物甾醇酯或甾烷醇酯可使血浆 LDL-C 降低 10%,但继续增加摄入量对于进一步降低胆固醇的作用很小。由于植物甾醇具有降低血浆 TC 和 LDL-C 的作用而被广泛地添加到功能性食品中。但值得关注的是,植物甾醇在降低胆固醇吸收的同时,也会影响脂溶性维生素的吸收利用,主要为类胡萝卜素和维生素 E。2001 年美国国家胆固醇教育计划(NCEP)建议:在特定人群的膳食中每天补充 2 g 植物甾醇酯或甾烷醇酯可以降低血中 LDL-C 水平,从而降低冠心病的发病风险。

（六）维生素及矿物质

目前认为对血脂代谢有影响的维生素主要是维生素 C 和维生素 E。维生素 C 可促进胆固醇降解、转变为胆汁酸，从而降低血清 TC 水平；还可增加脂蛋白酯酶活性，加速血清 VLDL、TG 降解。维生素 E 能影响参与胆固醇分解代谢的酶的活性，有利于胆固醇的转运和排泄，对血脂水平起调节作用。

镁对心血管系统有保护作用，具有降低胆固醇、降低冠状动脉张力、增加冠状动脉血流量等作用。缺钙可引起血 TC 和 TG 升高，缺锌可引起血脂代谢异常，缺铬可使血清 TC 增高，并使 HDL-C 下降。

（七）饮酒

饮酒对脂质代谢的影响需辨证认识。一方面，饮酒可升高血清 HDL-C 水平，对心血管有一定的保护作用，但同时又可使血浆 TG 升高。因为酒精除提供能量外，还可刺激脂肪细胞释放脂肪酸，使肝脏合成 TG 的前体 VLDL-C 增加，乳糜微粒从血中清除减慢，从而导致 TG 升高。

二、饮食原则

饮食治疗的原则基于平衡膳食，即在平衡膳食的基础上，根据血脂代谢异常的临床类型和不同营养素对血脂的影响调整能量及主要营养素的供给，最终达到改善血脂代谢的目的。

（一）控制总能量，保持适宜体重

膳食能量摄入要与机体能量消耗相匹配，长期能量摄入过多是肥胖的重要原因，而肥胖是血脂代谢异常的重要危险因素。对于体重超重或肥胖的血脂代谢紊乱患者的能量摄入应少于身体能量消耗，以控制体重增长，并争取逐渐减少体重至理想状态。控制饮食、增加运动是减少体重的最有效方法。尽管肥胖患者短期内难以将体重减至理想状态，但减少目前体重的 5%～10% 也可明显改善异常血脂代谢。

（二）限制脂肪和胆固醇摄入

膳食脂肪提供的能量一般控制在总能量的 30% 以下，其中饱和脂肪酸占总能量百分比应 <7%、单不饱和脂肪酸占 10%～20%、多不饱和脂肪酸占 6%～10%，膳食胆固醇摄入 <200 mg/d。反式脂肪酸对血脂的影响与饱和脂肪酸相似，也需限制摄入。

（三）饮食清淡、少盐

每天食盐摄入量<6 g，包括酱油、盐腌食品、酱味调料等所含食盐。10 g 黄酱约含盐 1.5 g，20 mL 酱油相当于 3 g 食盐。

（四）合理安排餐次，少量多餐

在控制总能量的前提下，将全日所需食物均衡分配在各餐食用。以少量多餐为原则，一日三餐为主，两餐间可适量加餐，晚餐不宜吃得过饱，切忌随意减少餐次和暴饮暴食。

（五）限制饮酒

因饮酒可使 TG 升高，故应限制饮酒，尤其是对于高 TG 血症患者，最好不喝或少喝酒。限制饮酒的原则如前所述，即每天不超过 28 g，最好采用葡萄酒，每天不超过 250 mL。

三、合理选择食物

（一）食物多样化，膳食营养合理

在能量控制范围内，尽量做到膳食营养平衡。选择多样化的食物是达到膳食平衡的基础，每天饮食内容应包括粮谷类、蔬菜、水果、豆类等植物性食物和适量肉类、蛋类、乳类等动物性食物，并按比例合理搭配。

(二)适当增加植物性食物和大豆的比例

植物性食物含有较丰富的膳食纤维、维生素和矿物质，及多种植物化学物质，且能量密度较低，有利于控制体重和调节血脂。动物性蛋白质食物常常含有相当量的动物脂肪和胆固醇，适当增加大豆蛋白不仅可以在替代动物蛋白的同时减少动物脂肪和胆固醇摄入，还可增加植物甾醇、大豆低聚糖等有益于改善血脂水平的物质。

(三)限制胆固醇和饱和脂肪含量高的食物

动物内脏(肝、脑、肾等)、鱼子、虾皮、蟹黄、肥肉、猪皮、鸡皮、鸭皮等，蛋黄最好每周不超过3个。增加含 ω-3 脂肪酸的食物，如鱼类，特别是深海鱼。

(四)适量蛋白质和碳水化合物

可由瘦肉、鱼类、禽类(去皮)、脱脂奶、大豆制品等提供。碳水化合物来源以含多糖的食物为主，如谷类，薯类等；避免摄取蔗糖、葡萄糖或果糖等简单糖，如白糖、红糖、甜食、含糖饮料、各式糖果、糕点、果酱、水果罐头等加糖制品。

(五)增加富含膳食纤维的食物

如各种粗杂粮、整粒的谷物、未加工的豆类、新鲜的蔬菜、水果等。

四、膳食营养干预指导方案举例

患者男性，35 岁，身高 175 cm，体重 85 kg，轻身体活动强度。常规体检异常生化指标：TC 6.36 mmol/L，LDL-C 4.64 mmol/L，TG 1.9 mmol/L。平时饮食不规律，很少运动。建议膳食处方如下。

(一)能量及营养素摄入量

总能量约为 29 773.1 kJ(7 112.8 kcal)；蛋白质 75 g(占总能量 18%)；脂肪 48 g(占总能量 25%)；糖类 242 g(占总能量 57%)。

(二)合理分配餐次

一日三餐为主，两餐之间可适量加餐，尽量将食物均衡分配在各餐食用。食物数量可根据身体活动适当调整，身体活动增加较多时可增加一些食物摄入。

（吉中华）

第五节　糖尿病的营养护理

一、饮食营养与糖尿病的关系

糖尿病是一组遗传和环境因素相互作用而导致的代谢性疾病，由于胰岛素分泌功能缺陷和(或)胰岛素生物作用障碍而导致的碳水化合物、脂肪、蛋白质等代谢紊乱，其主要特点是慢性高血糖，长期慢性高血糖可导致眼、神经、肾脏和心血管等组织器官的损害而出现一系列的并发症，严重危害人类健康。糖尿病主要包括 1 型糖尿病、2 型糖尿病、妊娠糖尿病和特殊类型糖尿病。

肥胖与 2 型糖尿病的关系密切,流行病学研究表明,肥胖是糖尿病的重要危险因素,摄入的能量过多促进了糖尿病、肥胖的发生。向心性(内脏型)肥胖、血脂异常与糖尿病之间的相互关系密切,于是有糖尿病肥胖症糖脂病的说法。

动物研究发现,高脂膳食可导致胰岛素抵抗、糖代谢异常,在人类,特别是摄入高脂膳食者也发生类似情况。研究显示,糖尿病患者的脂肪摄入较非糖尿病患者群高。缺乏身体活动是导致 2 型糖尿病发生的另一重要危险因素,中等程度身体活动的人群发生糖尿病的危险性明显降低,即使经年龄、BMI 和其他危险因素的调整后亦是如此。缺乏身体活动可能间接促使糖尿病的发生,也可能独立发挥作用,增加身体活动也能改善胰岛素抵抗。糖尿病的另一个常见的代谢特点是血脂异常,主要表现为血液甘油三酯血症、总胆固醇和低密度脂蛋白胆固醇(LDL-C)增高和(或)高密度脂蛋白胆固醇(HDL-C)降低。

二、饮食原则

饮食治疗或控制是糖尿病五项治疗方法(饮食、运动、药物、自我监测与教育)中最基本的方法,这些方法的配合才能更好控制体重、血糖、血脂、血压等,尽可能地延缓和预防慢性并发症的发生。

2014 年美国糖尿病协会(ADA)《糖尿病治疗指南》指出有证据提示糖尿病患者并没有一个理想的碳水化合物、蛋白质和脂肪的能量来源比例,宏量营养素的分配应根据目前饮食方式、喜好和代谢控制目标的个体化评估来决定,不同的食物或食物种类的组合对于治疗糖尿病是可以接受的。给予饮食建议时,应考虑个人喜好(如传统、文化、宗教、健康信条和目标、经济)和代谢控制目标。

就能量而言,适宜的能量摄入,即维持能量平衡、保持标准体重;超重、肥胖者适当限制能量的摄入,在开始治疗后的 3～6 个月减重 5%～10%为宜;低体重或体重过轻者适当增加能量的摄入。

推荐碳水化合物、蛋白质和脂肪的比例为饮食中碳水化合物占能量的 55%～60%,蛋白质占 15%～20%,总脂肪和饱和脂肪不超过总能量的 30% 和 7%;限制精制碳水化合物和反式脂肪的摄入减少;限酒、戒酒;从膳食中摄入的膳食纤维要达到 14 g/4 186 kJ(1 000 kcal);适当增加 ω-3 脂肪酸的摄入,提倡食用海鱼。

食品要多样化,以保证摄入充足的微量营养素。

合理设计和规划食谱,灵活应用食品交换以实施食谱。

三、合理选择食物

(一)每天需要能量的估算

1.标准体重计算

每天总能量供给原则是以标准体重而不是按患者实际体重来计算。

标准体重=身高(cm)−110(身高在 165 cm 以上或年龄＜40 岁者)或=身高(cm)−105(身高在 165 cm 以下或年龄＞40 岁者)。

2.每天能量的计算

根据不同的体力劳动强度和实际体重的类别(消瘦、正常及超重和肥胖)确定每天每千克标准体重所需能量。

(二)三大营养素的分配和食物的选择

1.碳水化合物

碳水化合物即糖类,是主要供能的营养素,我国大多数民族的饮食习惯是以粮食为主食,粮食主要含有淀粉,可以水解为葡萄糖。一般推荐糖尿病患者每天摄入的总碳水化合物不宜少于每天 130 g,否则可能导致饥饿性酮症。按主食平均含碳水化合物 70% 计算,则 130 g 碳水化合物相当于主食 185 g。

考虑到碳水化合物对餐后血糖的影响,在计算碳水化合物总量同时,还要考虑食物的血糖生成指数(glycemic index,GI)。GI 是衡量食物摄入后引起血糖反应的一项有生理意义的指标,提示含有 50 g 有价值的碳水化合物的食物与相当量的葡萄糖和面包相比,在一定时间内体内血糖应答水平的百分比值。高 GI 食物进入胃肠后消化快,吸收完全,葡萄糖迅速进入血液而升高血糖;低 GI 食物在胃肠停留时间长,释放缓慢,葡萄糖进入血液后峰值低。为控制血糖的需要,建议糖尿病患者尽量选择 GI 值低的食物,以避免餐后高血糖。中国人习惯以谷类食物为主,如主食过精则 GI 较高,故宜选用粗粮、杂粮、全麦面包更好。如习惯于精粮食品,若同时用 α-糖苷酶抑制剂(如阿卡波糖)或深色蔬菜同时食用可延缓碳水化合物的消化吸收,起到降低 GI 的类似效果。

血糖负荷(glycemic load,GL)反映摄入食物后血中葡萄糖的水平和所需要的胰岛素量。GL 涉及每种食物的 GI 和每餐所食用的碳水化合物量。GI 确定一种特定碳水化合物食物升高血糖的速度,GL 确定根据一餐中碳水化合物的克数,得出某一种碳水化合物食物对血糖水平的影响有多大程度。GL=GI÷100×每餐碳水化合物的克数,GL≥20 为高 GL 食物,10～20 为中 GL 食物,GL≤10 为低 GL 食物。

2.蛋白质

一些研究认为过高的蛋白质摄入可引起肾小球滤过压增高,易发生糖尿病肾病,低蛋白饮食可明显减缓糖尿病和肾病的发展。一般来说,糖尿病患者每天蛋白质的需要量为 1.0 g/kg,约占总能量的 15%,其中动物性蛋白质应占总蛋白质摄入量的 40%～50%。对处于生长发育期的儿童或有特殊需要或消耗者如妊娠、哺乳、消耗性疾病、消瘦患者,蛋白质的比例可适当增加,1.2～1.5 g/kg 能够满足需要。对于已经有微量蛋白尿的患者来说,蛋白质供给以 0.8 g/kg 为宜;有显性蛋白尿的患者控制在 0.6～0.7 g/kg,有肾功能不全的患者蛋白质摄入量宜控制在 0.6 g/kg以下。

3.脂肪

糖尿病患者对脂肪的日需要量为 0.6～1.0 g/kg,占总能量较适合的比例为 20%～30%,烹调食油及多种食品中所含的脂肪均应计算在内。动物性脂肪含饱和脂肪酸多(鱼油除外),熔点高,摄入过多可导致血清胆固醇增高而引起动脉硬化症,应严格限制摄入。植物性脂肪(主要指植物油)富含不饱和脂肪酸应占脂肪总摄入量的 40% 以上。

不饱和脂肪酸包括单不饱和脂肪酸和多不饱和脂肪酸。多不饱和脂肪酸是必需脂肪酸,在人体内不能自身合成,必须由膳食供给,如亚油酸和亚麻酸等。玉米、大豆之类的植物油是饮食中多不饱和脂肪酸的主要来源,由于多不饱和脂肪酸在体内代谢过程中容易氧化,可对机体产生不利影响,也需限量,一般不超过总能量的 10%;单不饱和脂肪酸则是较理想的脂肪来源,在菜籽油及橄榄油中含量丰富,应优先选用;饱和脂肪酸的总量控制在 7% 以内。尽量减少反式脂肪的摄入。反式脂肪主要存在于使用氢化植物油制作的各类食物中,例如,各式饼干、蛋糕、面包圈、糕点等。

对于超重肥胖的糖尿病患者应采取低能量、低脂肪膳食,无论是饱和脂肪酸或不饱和脂肪酸均应严格加以限制。

糖尿病患者特别容易并发动脉粥样硬化,在胆固醇摄入量上应与冠心病患者同样对待,因此,还应注意限制饮食中的胆固醇的含量,一般应低于每天 300 mg,对于血胆固醇已经升高的糖尿病患者,每天胆固醇的摄入量应控制在 200 mg 以下。高胆固醇的食品主要有动物内脏、皮肤、脑、蛋黄及一些海鱼等。

4.膳食纤维

膳食纤维可分为可溶性和非溶性两种,前者有豆胶、果胶、树胶和藻胶等,在豆类、水果、海带等食品中较多,在胃肠道遇水后与葡萄糖形成粘胶而减慢糖的吸收,使餐后血糖和胰岛素的水平降低,并具有降低胆固醇的作用。后一种(非溶性)膳食纤维有纤维素、半纤维素和木质素等,存在于谷类和豆类的外皮及植物的茎叶部,可在肠道吸附水分,形成网络状,使食物与消化液不能充分接触,故淀粉类消化吸收减慢,可降低餐后血糖、血脂,增加饱腹感并软化粪便。美国糖尿病协会推荐膳食纤维摄入量为 14 g/4 186 kJ(1 000 kcal)。一般来说,糖尿病患者每天的膳食纤维摄入量以 30 g 左右为宜。

5.微量营养素

糖尿病患者碳水化合物、脂肪、蛋白质的正常代谢需要微量营养素,适量和平衡的维生素和微量元素摄入有利于糖尿病患者纠正代谢紊乱、防治并发症。

(1)抗氧化的维生素:包括维生素 C、维生素 E、β-胡萝卜素等。糖尿病患者产生氧自由基增加,血和组织中抗氧化酶活性下降,可使低密度脂蛋白氧化成氧化型的低密度脂蛋白(Ox-LDL),后者会损伤动脉内皮细胞,引起动脉粥样硬化。氧自由基本身也能损伤动脉内皮细胞,引起动脉粥样硬化。氧自由基还能损伤肾小球微血管引起糖尿病肾病,损伤眼的晶状体引起眼白内障,损伤神经引起多发性神经炎。①β-胡萝卜素:β-胡萝卜素在人体内可以转化成维生素 A,为脂溶性,有较好的抗氧自由基的能力。因糖尿病患者抗氧化系统失衡,服 β-胡萝卜素有利于控制糖尿病,防止糖尿病并发症。每天可以补充 15~25 mg。②维生素 E:维生素 E 又名生育酚,是脂溶性的抗氧化营养素,有保护 β-胡萝卜素免予被氧化的作用,故两者有协同作用。有报道糖尿病患者中维生素 E 低于正常对照,且随年龄增加而下降,正常人每天推荐摄入量为 10 mg,而糖尿病患者为预防心脑血管疾病等的并发症,每天可补充维生素 E 100~200 mg。③维生素 C:又称抗坏血酸,是水溶性抗氧化剂,与维生素 E 及 β-胡萝卜素有协同抗氧化作用。补充维生素 C 可以降低 2 型糖尿病患者增高的血浆脂质过氧化物(LPO),降低血总胆固醇、甘油三酯,提高高密度脂蛋白胆固醇,降低 Ox-LDL,缓解微量蛋白尿及早期的糖尿病性视网膜病变。维生素 C 的一般成人每天推荐摄入量为 60 mg,糖尿病患者可补充 100~500 mg。

(2)其他维生素:维生素 B_1、维生素 B_2、维生素 B_6、维生素 B_{12} 对糖尿病多发性神经炎有一定的辅助治疗的作用。维生素 B_6 和维生素 B_{12} 及叶酸能降低血浆中的同型半胱氨酸,而后者的血浓度与动脉粥样硬化呈正相关。B 族维生素还是糖代谢的不同环节中辅酶的主要成分,故糖尿病患者应该适当补充 B 族维生素。

(3)微量元素:有一些微量元素与糖尿病之间有较密切的关系,讨论比较多的是锌、铬、钒、硒、镁等。

锌参与胰岛素的合成与降解,缺锌时胰腺和 β 细胞内锌丢失增加,胰岛素合成减少。β 细胞分泌胰岛素也分泌锌,两者释放是平衡的。当血锌降低时,β细胞可获得的锌减少,而胰岛素可替代锌而释放增加,这是造成高胰岛素血症、产生胰岛素抵抗的原因之一。糖尿病患者应注意补充锌,成人每天锌的推荐摄入量为 15 mg,含锌丰富的食物有贝壳类及肉类食物,治疗糖尿病常用的益气健脾的中药如淮山药、太子参、白术等含锌量较高。

三价铬是人体必需的微量元素,而六价铬则有毒性,三价铬的复合物在人体中称"葡萄糖耐量因子",有利于提高糖耐量,其中三价铬是活性成分。糖尿病患者每天可补充铬 200 μg,含铬丰富的食物有海带、莲子、绿豆等。

硒是谷胱甘肽过氧化酶的重要成分,后者有清除氧自由基的作用,糖尿病患者血硒低,补硒可使血中的脂质过氧化物减少,保护心肌细胞、肾小球及眼晶状体免受氧自由基的攻击,预防糖尿病并发症。硒的每天推荐摄入量为 50 μg,糖尿病患者可每天补充 150～200 μg。含硒丰富的食品为海产品,如海带、紫菜等,大蒜中含硒也较丰富。

钒能促进心脏糖苷的作用,增加心室肌的收缩力。钒也影响胰岛素的分泌,促进脂肪组织中葡萄糖的氧化和运输及肝糖原的合成,抑制肝糖异生,具有保护胰岛的功能。钒的每天摄入量为 3 μg,含钒丰富的食物有芝麻、苋菜、黑木耳、核桃、莲子、黑枣等。

此外,钙和磷缺乏时糖尿病患者更易引起骨质疏松,镁对防止糖尿病视网膜病变、高血脂有一定作用,应注意补充,且镁作为人体代谢过程中某些酶的激活剂有利于胰岛素的分泌与作用。

(三)糖尿病患者的饮食设计

1.饮食分配和餐次安排

一日至少保证三餐,早、中、晚餐能量按 25%、40%、35% 的比例分配。在身体活动量稳定的情况下,饮食要做到定时、定量。每餐要主副食搭配,餐餐都应该有碳水化合物、蛋白质和脂肪。注射胰岛素或易发生低血糖者,要求在三餐之间加餐,加餐量应从正餐的总量中扣除,做到加餐不加量。不用胰岛素治疗的患者也可酌情用少食多餐、分散进食的方法,以减轻单次餐后对胰腺的负担。

2.食物的多样化与烹饪方法

实际上,糖尿病患者的健康饮食与非糖尿病患者的健康饮食并没有什么本质上的差别,一般来说每天主食 200～350 g;蔬菜 500 g,水果 150～200 g;奶及奶制品 100～200 g;肉、鱼、虾、蛋 150～200 g;豆制品 100～200 g;烹调油 20～30 g;食盐 3～6 g。这样的食物组合能满足绝大多数糖尿病患者的能量和营养素需要。糖尿病患者的饮食治疗需要长期坚持;在限制总能量、合理搭配的情况下,饮食计划可以包括各种患者喜欢的食物。事实上没有绝对需要禁忌的食品,这样可以大大提高糖尿病患者的生活质量及情趣。在烹调方法上多采用蒸、煮、烧、烤、凉拌的方法,避免食用油炸的食物。

3.主食分餐制

主食实行分餐制既能较好地控制餐后高血糖,也能防止低血糖的发生。

4.调料

限制含糖(加糖)食物,少用酱汁,长期摄入过量的盐,会与高血糖、高血脂和高胰岛素血症一起诱发高血压病,并且加速和加重糖尿病其他心血管并发症的进展。每天盐的摄入量应控制在 6 g 以下,对口味较重的患者可提倡选用低钠盐。

5.食用油

宜用植物油,如菜油、豆油、葵花籽油、玉米油、橄榄油、芝麻油、色拉油,忌食动物油、猪皮、鸡皮、鸭皮、奶油。即使是使用植物油也应该限量。

6.酒

虽然国外有某些证据证明少量或中等量的饮酒可以预防糖尿病,但对糖尿病患者来说饮酒并不利于糖尿病的控制,首先酒精会产生很高的能量,加上下酒的菜会使能量摄入更多。而若空腹饮酒则易导致低血糖,长期饮酒会引起肝功能受损,酒精还降低脂肪在体内的消耗率。因此,血糖控制不佳的糖尿病患者不应饮酒。对血糖控制良好的患者适当饮酒应该允许,但需设计严格的饮食计划。如每个星期2次,不饮用烈性酒,每次饮啤酒200～375 mL,相当于普通玻璃杯1杯或易拉罐装的1罐;或葡萄酒100 mL,相当于普通玻璃杯半杯,并计入总能量。有的人根据自身的特点,也许要更少些,血糖水平不稳定时,尽可能不喝酒。总之对平时不饮酒者不鼓励饮酒,对有饮酒习惯的患者在病情稳定的情况下不强调戒酒,但要控制饮用量。

(四)食物交换份及其应用

糖尿病饮食是一种需要计算能量和称重量的饮食。具体操作时很麻烦,而用"食物交换份"的方法,可以快速、简便地制定食谱,已为国内外广泛使用。食物交换份法将食品分成六大类:主食类(或称谷类、米面类)、蔬菜类、水果类、鱼肉类(含豆制品)、乳类(含豆奶)和油脂类,每个食物交换份可产生376.2 kJ(90 kcal)能量。所有食物均指可食部分,即去除皮、籽、核、骨头等后的净重。列出各类食物的交换份数,可以随意组成食谱。下面是从4 186～8 372 kJ(1 000～2 000 kcal)的不同能量需求饮食的交换份(单位)举例(表17-1)。

表 17-1　不同能量饮食内容的交换份(单位)举例

能量 kJ(kcal)	交换份	主食类		蔬菜类		鱼肉类		乳类		油脂类	
		份	约重(g)	份	约重(g)	份	约重(g)	份	约重(mL)	份	植物油
4 185(1 000)	12	6	150	1	500	2	100	2	220	1	1 汤勺
5 021(1 200)	14.5	8	200	1	500	2	100	2	220	1.5	1.5 汤勺
5 858(1 400)	16.4	9	225	1	500	3	150	2	220	1.5	1.5 汤勺
6 694(1 600)	18.5	10	250	1	500	4	200	2	220	1.5	1.5 汤勺
7 531(1 800)	21	12	300	1	500	4	200	2	220	2	2 汤勺
8 368(2 000)	23.5	14	350	1	500	4.5	225	2	220	2	2 汤勺

四、食谱制作

首先,根据不同的体力劳动强度和实际体重的类别(消瘦、正常及超重和肥胖)确定每天所需能量,按照总能量除以90 kcal得出所需总交换份数,再确定每类食物交换份份数,根据同类食物交换份表选择食物进行食谱设计,要注意个体化、多样化及家庭化。要符合患者的饮食习惯、经济条件及市场供应情况。在烹调方法上多采用蒸、煮、烧、烤、凉拌的方法,避免食用油炸的食物。

五、运动指导

超重和肥胖者应限制能量的摄入量,在进行饮食治疗的时候,不必苛求太快的减重速度,体重减轻每周0.5 kg为宜。一般来说,在饮食疗法开始后的1～2个月,可减重3～4 kg,此后可与运动疗法并用,保持每月减重1～2 kg,这样可获得比较理想的治疗效果。通过单纯节食减体重,减少的体成分以瘦体组织为主,而通过运动减少的体成分主要是体脂肪,提倡每天中等强度的身体活动至少 30 min 或每天快步行走 6 000～10 000 步。如果 1 个月后体重没有变化,则需要调整饮食和运动计划。监测体重变化,每周称体重 1 次。

运动疗法也是糖尿病治疗的一种常用方法,对于控制血糖、血脂,防治或延缓并发症的发生,提高身体体质具有重要的意义。糖尿病患者运动时在饮食上需要注意以下几个问题。

(1)在进餐后 1～2 h 进行运动,不要在进餐后立即进行运动。

(2)如果运动时间较长,宜在运动前和(或)运动中途适当进食,以防止运动过程中发生低血糖。在进行体育锻炼时,不宜空腹。

(3)根据运动强度和运动持续时间,在运动结束后的 2 h 内可增加进食量。晚饭后至睡前如工作或活动时间过长,要适当增加食物。当活动强度有较大的变化,如游泳、打球等,也应增加少量食品。

(4)如果体重在理想体重范围内,而不需要控制体重,那么运动消耗的能量应该从饮食中补偿,原则是消耗多少补充多少,以维持理想体重。

(吉中华)

第六节　老年骨质疏松的营养护理

一、高危人群

(一)绝经后妇女

很多因素会导致绝经后妇女骨密度降低,其主要原因是绝经后妇女体内雌激素分泌量大大减少,而体内雌激素有助于骨量增加与储存,导致了绝经后妇女患骨质疏松的概率远高于男性。

(二)65 岁以上老年人

65 岁以上老年人户外运动减少,且随着年龄增加,钙调节激素分泌失调,引起骨代谢紊乱,牙齿逐渐脱落,胃肠道消化能力降低,营养吸收较少,致使体内各种营养成分严重缺失,骨量以每年 2%～3% 速度减少。

(三)30～50 岁男性

30～50 岁年龄段的男性比女性更容易患骨质疏松,这与男性更喜欢高蛋白、高糖、高脂食物,嗜烟酒等不健康生活习惯有关。很多研究证实,人体内体液 pH 一般维持在 7.35～7.45,即处于弱碱性环境,但当人体大量摄入高蛋白、高糖、高脂食物后,体内弱碱性环境遭受破坏,为了维持体液的酸碱平衡,机体会动用大量碱性物质来中和这些酸性物质,而骨骼中钙质是人体内含量最多的碱性物质,久而久之骨骼中钙含量就会越来越少,骨质疏松风险随之增加。

(四)其他

此外,还包括有骨质疏松症家族史,尤其是髋部骨折家族史的人群;饮食中钙或维生素 D 缺乏(光照少或摄入少)的人群;有影响骨代谢的疾病或正在服用影响骨代谢药物的人群;以及有吸烟酗酒,饮用过量浓茶、咖啡、碳酸饮料等不良嗜好的人群。

二、营养相关因素

(一)蛋白质

蛋白质对骨健康的影响存在矛盾。一方面,骨基质主要是由胶原蛋白构成,作为合成骨基质的原料蛋白质作用非常重要。当饮食中的蛋白质摄入不足时会引起不适当的蛋白质代谢,可导致骨微结构的不利变化,从而降低骨强度。另一方面,蛋白质吸收后释放的酸性氨基酸,如半胱氨酸和蛋氨酸,能刺激破骨细胞骨吸收,从而减少骨密度。过高的蛋白质饮食会促进尿液中钙的排泄。

(二)钙与维生素 D

钙是人体内重要的、含量最多的矿物元素,其中 99% 存在于骨骼和牙齿之中,用于维持人体骨骼的物理强度,而且与循环中可溶性钙保持动态平。维生素 D 对促进钙的吸收和维持钙及磷酸盐动态平衡至关重要,其缺乏或代谢异常,会降低肠道对钙的吸收。1,25-二羟维生素 D 的合成是调节骨吸收和促进骨形成所必需的。

(三)磷

磷是骨质中仅次于钙的第二大无机盐,与钙以一个适宜的比值构成羟基磷灰石,以维持骨骼健康。每天磷的最低需要量为 800 mg,因此每天摄入 1.5 g 即可。

(四)镁

镁离子是人体细胞中第二丰富的阳离子。正常成人体内一半的镁存在于软组织细胞内,另一半镁以二价阳离子、表面结合及可交换的形式存在于骨骼中,能作为维持正常细胞外镁水平的储藏库,或者作为骨基质中羟基磷灰石的重要组成部分,可在骨吸收过程中释放。

(五)锌

锌是增加成骨细胞的数量和骨形成的必需微量元素。锌是骨中最丰富的微量元素,质量浓度每克骨可高达 300 μg,是骨代谢中的一个重要因素。锌缺乏伴随着骨重塑的不平衡。WHO 建议每天需摄入 6.5 mg 锌。

(六)钠

尿钠排出增加必然伴随着尿钙增加,肾脏每排出 2 300 mg 钠,就要排出 20~60 mg 的钙。高钠摄入可导致尿中钠、钙增加,血钙减少,血 PTH 增加与骨丢失。在我国北方地区与沿海地区普遍存在高钠摄入的问题,应该适量摄入钠盐。

(七)维生素 C

维生素 C 能促进成骨细胞生长,增加机体对钙的吸收。骨基质中含有超过 90% 的蛋白质,如胶原蛋白等,维生素 C 是胶原蛋白、羟脯氨酸、羟赖氨酸合成必不可少的辅助因子。因此,维生素 C 可能有助于加强骨质量和预防骨折。

(八)维生素 K

维生素 K 在骨代谢中起重要作用。作为羧化酶活动的辅因子,维生素 K 是骨钙素的 γ 羧化所必需的。有学者在对 440 名骨量减少的绝经后妇女的研究中得出结论:每天补充 5 mg 维生素 K_1 持续 2~4 年可以预防骨量减少的绝经后妇女骨折的发生。

三、营养指导原则

营养治疗的目的是通过饮食补充钙、磷和维生素 D,有效防治骨质疏松症。充足而合理的营养素摄入对维持骨骼的健康十分必要,调整膳食结构和各种营养素的摄入量在一定程度上可以预防和减缓骨质疏松的发生。

(一)能量供应与个人生理需要相适应,蛋白质的量适中

一般认为健康成年人每天摄入 1.0 g/kg 蛋白质比较合适,个别老年人可达每天 1.2～1.5 g/kg。

(二)加强钙的营养,科学补钙

目前,单用维生素 D 预防骨质疏松性骨折的疗效还不清楚,但在饮食中补充足够的钙和维生素 D 可以逆转年龄相关的甲状旁腺亢进症、增加骨密度,进而降低跌倒和骨质疏松性骨折的风险。对大多数老年人来说,目前推荐,老年人每天钙需求量为 1 000～1 500 mg、维生素 D 为 400～800 U。同时,适当增加日光浴,可增强钙的吸收能力。每天摄入 1～1.5 g 磷有益于防止骨质疏松。

(三)适量而平衡的无机盐

钙、磷离子的乘积小于 35 时矿化受阻,但过量摄入磷可能诱发骨质疏松症,因此应注意磷的适量摄入。同时也常注意镁锌铜锰等微量元素的摄入。

(四)丰富的维生素

骨的生长与代谢受多种维生素的影响,其中与维生素 D、维生素 K、维生素 C、维生素 A 的关系最为密切。

(五)膳食调配和烹饪加工

应尽量消除和避免干扰钙质吸收的膳食因素。

四、合理选择食物

平时应多吃含钙、磷、维生素较多的食物。牛奶是食物中最理想的钙磷来源,每天喝 2 杯牛奶可有效预防骨质疏松。膳食中应含有足够蛋白质,因为蛋白质是组成骨基质的原料,可增加钙的吸收和储存,有利于体内血钙水平稳定。不必要的饮食限制对骨骼健康极为不利。日常生活中必须合理选择和搭配食物,主食应以米、面、杂粮为主,注意粗细搭配,副食以高蛋白质、低脂肪饮食为主,尽可能做到食物多样化并能满足人体对各类营养的需求。

在饮食中钙摄入不足的情况下,适时适量补充钙制剂也是改善机体内钙营养状态的一种有效措施。研究发现,骨质疏松发生与否,与年轻时骨钙含量的多少直接相关,年轻时骨骼含钙量多就会延缓甚至防止骨质疏松发生。因此,补钙是治疗和预防骨质疏松的基础方法之一。

在其他饮食因素方面,食盐摄入过量、吸烟、酗酒、饮用咖啡和过多饮用碳酸类饮料等,均不利于骨质疏松预防,应注意避免。应尽量少吃酸性食品,因为人体是弱碱性体质,摄入酸性食品过多,机体需要消耗大量钙、钾、镁、钠等碱性元素来中和这些酸性物质,导致血钙水平降低,骨骼中钙质被释放来维持血钙水平稳定,导致骨强度降低,骨脆性增强。同时不能偏食,应多吃蔬菜和水果,保持体内酸碱平衡。

食物选择:含钙高的食物如牛奶、鱼类、虾蟹、豆类、坚果类、青菜、乳制品等;富含维生素 D 的食物,如沙丁鱼、鳜鱼、青鱼、牛奶、鸡蛋等,也可以加用适量的鱼肝油,但需注意不能过量摄入。此外,硬水中含有相当量的钙,也不失为一种钙的来源。

五、膳食营养干预指导方案举例

男性患者,75 岁,文职退休;身高 177 cm,体重 65 kg。5 年前体检发现骨量减少,弯腰起立后腰痛 1 年,并有第一腰椎压缩性骨折病史。既往健康状况可,运动量少。吸烟史约 40 年,少量饮酒。血常规、肝肾功能指标正常,血钙 2.28 mmol/L,24 h 尿钙 6.6 mmol;$L_{1\sim4}$ 骨密度 T 值为 -2.2,腰椎 MRI 提示 L_1 压缩性骨折,胸腰椎骨质稀疏。

患者为老年男性,已经发现骨量减少 5 年,轻微外伤或用力后出现脆性骨折,骨密度 T 值 -2.2,腰椎 MRI 提示骨质稀疏,综合病史,考虑严重骨质疏松。目前,除了常规补钙治疗外,营养建议可参考如下。

每天能量需要量估计:65 kg×125.6 kJ(30 kcal/kg)=8 162.4 kJ(1 950 kcal)。

膳食医嘱:适量高钙饮食。

早餐:牛奶 250 mL,发面饼 0.05 kg+1 个鸡蛋,蒜蓉海带(湿海带 0.05 kg)。

加餐:水果(橙子 0.2 kg 左右)。

午餐:米饭(大米 0.1 kg),海米炝芹菜半盘(海米 0.05 kg,芹菜 0.075 kg),蒜蓉拌豇豆(豇豆 0.1 kg),紫菜蛋花汤(紫菜、鸡蛋各 0.025 kg)。

加餐:水果(梨 0.2 kg 左右)。

晚餐:花卷(标准粉 0.05 kg),肉末木耳炖冬瓜(肉末 0.05 kg,木耳 0.025 kg,冬瓜 0.2 kg)。

睡前加餐:酸奶一杯。

全天用烹调油 30 g,盐 6 g。

（吉中华）

参 考 文 献

[1] 马红霞.现代临床护理基础与实践[M].南昌:江西科学技术出版社,2021.

[2] 姜芹.新编临床护理研究[M].天津:天津科学技术出版社,2023.

[3] 吴雯婷.实用临床护理技术与护理管理[M].北京:中国纺织出版社,2021.

[4] 袁婷.临床护理常规与精要[M].天津:天津科学技术出版社,2023.

[5] 史敏.临床护理技术与应用[M].北京/西安:世界图书出版有限公司,2023.

[6] 谭锦凤.临床专科护理实践[M].南昌:江西科学技术出版社,2021.

[7] 陈晴.新编临床护理实践[M].天津:天津科学技术出版社,2023.

[8] 李娟.常见疾病临床护理[M].哈尔滨:黑龙江科学技术出版社,2023.

[9] 李娟,郭颖,彭骄英.临床疾病的诊疗与综合护理[M].武汉:湖北科学技术出版社,2021.

[10] 李进男.临床护理思维与实训指导[M].南昌:江西科学技术出版社,2023.

[11] 党传欣,卢晴,徐佳慧.临床护理技术操作与指导[M].北京:科学技术文献出版社,2023.

[12] 朱日霞.全科护理临床应用知识与技能培养[M].长沙:湖南科学技术出版社,2021.

[13] 卜玉环,丁明慧,厉桂杰.临床护理规范与应用指导[M].北京:科学技术文献出版社,2023.

[14] 邱恒菊.实用临床护理指南[M].长春:吉林科学技术出版社,2023.

[15] 陈莉莉.临床护理基础与实践[M].沈阳:辽宁科学技术出版社,2021.

[16] 程海英.临床护理研究与实践[M].长春:吉林科学技术出版社,2023.

[17] 马文龙,陈惠刚,唐晓健,等.临床护理实践与研究[M].长春:吉林科学技术出版社,2023.

[18] 吴旭友,王奋红,武烈.临床护理实践指引[M].济南:山东科学技术出版社,2021.

[19] 盛蕾.临床护理操作与规范[M].上海:上海交通大学出版社,2023.

[20] 徐娟.临床护理管理与常见病护理[M].上海:上海交通大学出版社,2023.

[21] 罗健,陈雪峰,韩福金.现代临床护理精要[M].长春:吉林科学技术出版社,2021.

[22] 王芳.临床护理技能[M].北京:人民卫生出版社,2023.

[23] 张玉凤,孙晓琳,杨青青,等.临床护理技术与操作[M].武汉:湖北科学技术出版社,2023.

[24] 秦芳.实用临床护理操作[M].北京:科学技术文献出版社,2021.

[25] 戴光霞,高华英,李秀霞,等.临床护理实践要点[M].哈尔滨:黑龙江科学技术出版社,2023.

[26] 袁菲,杨翠翠,张金荣,等.临床护理思维与实践[M].上海:上海科学普及出版社,2023.

[27] 张缦莉.临床护理实践指导[M].长春:吉林科学技术出版社,2021.

［28］李阿平.临床护理实践与护理管理［M］.上海:上海交通大学出版社,2023.

［29］吴晓珩.临床护理理论与实践［M］.武汉:湖北科学技术出版社,2022.

［30］肖秋香.临床护理策略与实践［M］.北京:科学技术文献出版社,2021.

［31］张海燕,陈艳梅,侯丽红.现代实用临床护理［M］.武汉:湖北科学技术出版社,2022.

［32］史永霞,王云霞,杨艳云.常见病临床护理实践［M］.武汉:湖北科学技术出版社,2022.

［33］熊柱凤.临床护理技术及实践［M］.南昌:江西科学技术出版社,2021.

［34］冯霞,王晓靖.实用临床护理手册［M］.兰州:甘肃科学技术出版社,2021.

［35］徐磊磊,赵慧聪,王凌云.实用各科临床护理［M］.长春:吉林科学技术出版社,2021.

［36］李娜,安启萍,刘丹.护理人员对脑卒中吞咽障碍病人经口进食护理安全管理质量评价的质性研究［J］.循证护理,2024,10(1):143-146.

［37］艾春雨,周敏,贺萍,等.帕金森病病人护理依赖研究进展［J］.护理研究,2021,35(20):3661-3664.

［38］赵洪莲.基于多学科协作的预见性护理对肺结核患者心理状态及治疗依从性的影响［J］.中国医药科学,2021,11(10):134-137.

［39］焦翠丽,张艳艳,陈晓,等.预防性护理预防老年脊柱骨折术后患者压疮和下肢深静脉血栓风险的价值［J］.现代中西医结合杂志,2021,30(7):774-777.

［40］杨兴萍,樊亚婷.支持性心理护理干预对异位妊娠保守治疗患者焦虑抑郁情绪及创伤后成长的影响［J］.中国药物与临床,2021,21(8):1438-1440.